Thieme

Tipps

. . . und noch mehr Tipps für die Prüfungsvorbereitun

Das Repetitorium MEDI-LEARN hat fast alle seit 1981 gestellten Prüfungsfragen analysiert. Im Physikum sind das mehr als 10.000 Fragen.
Dabei wurde festgestellt, daß sich im Fach **Physiologie** 70% aller bisher gestellten Fragen durch wenige Themen abdecken lassen.

Die „Top-Themen" enthalten die Stichw diesem Zeitraum mit mindestens 10 Frag treten waren.

→ Die Top-Themen der Prüfung

Thema	Anteil
Filtration, Resorption, Sekretion	4,9%
Herzmechanik	2,9%
Spinale Motorik	2,6%
Spezielle Funktionen des vegetativen Nervensystems	2,5%
Atemmechanik	2,5%
Energiehaushalt	2,4%
Hormonale Regulation des Wasser- und Elektrolythaushalts	2,4%
Abbildender Apparat des Auges	2,4%
Wachen, Schlafen, Bewusstsein	2,1%
Hormonale Regulation	2,0%
EKG	2,0%
Wärmehaushalt und Temperaturregulation	2,0%
Ruhe- u. Aktionspotential, Erregungsbildung	1,8%
Erregungsfortleitung und -übertragung	1,8%
Organkreisläufe	1,7%
Hormonale Regulation der Fortpflanzung	1,6%
Erregungs-Kontraktions-Koppelung, Kontraktionsmechanismus	1,5%
Erythrozyten	1,4%
Sensomotorik	1,4%
Hämostase und Fibrinolyse	1,4%
Grundlagen des Blutkreislaufs	1,4%
Gasaustausch in der Lunge	1,3%
Säure-Basen-Gleichgewicht	1,3%
Muskelmechanik	1,3%
Schalleitung und Cochlea-Funktion	1,3%
Lernen und Gedächtnis	1,3%
Wirkung gesteigerter Muskeltätigkeit	1,2%
Blutgruppen	1,1%
Eigenschaften und Funktion des Hochdrucksystems, systemarterieller Druck	1,1%
Stofftransport	1,1%
Abwehrsysteme und zelluläre Identität	1,1%
Motorischer Cortex und Basalganglien	1,1%
Nozizeption	1,1%
Blutdruckregulation	1,1%
Vestibuläres System	1,0%
Gewebsdurchblutung	1,0%
Grundlagen der Pathophysiologie der Atmung	0,9%
Harnkonzentrierung	0,9%
Kleinhirn	0,9%
Koronardurchblutung und Herzstoffwechsel	0,9%
Nervale und humorale Steuerung der Herztätigkeit	0,9%
Resorption und Aufschluss der Nahrung	0,9%
Motorik des Magen-Darm-Traktes	0,9%
Regulation der Nierenfunktion	0,8%
Allgemeine Neuro- und Sinnesphysiologie	0,8%
Reiz und Erregung	0,8%
Retinale Signalaufnahme und -verarbeitung	0,8%
Empfindung und Wahrnehmung	0,8%
Summe	**72,3%**

→ Fragenanteil pro Kapitel Physiologie

	Kapitel	Anteil
1	Allgemeine und Zellphysiologie, Zellerregung	3,6 %
2	Blut und Immunsystem	10,3 %
3	Herz	8,5 %
4	Blutkreislauf	8,2 %
5	Atmung	7,0 %
6	Arbeits- und Leistungsphysiologie	1,9 %
7	Ernährung, Verdauungstrakt, Leber	5,7 %
8	Energie- und Wärmehaushalt	3,4 %
9	Wasser- und Elektrolythaushalt, Nierenfunktion	9,3 %
10	Hormonale Regulationen	6,7 %
11	Sexualentwicklung und Reproduktionsphysiologie	1,5 %
12	Funktionsprinzipien des Nervensystems	4,9 %
13	Muskulatur	5,3 %
14	Vegetatives Nervensystem	3,4 %
15	Motorik	5,9 %
16	Somatoviscerale Sensorik	3,2 %
17	Visuelles System	3,8 %
18	Auditorisches System	2,3 %
19	Chemische Sinne	1,3 %
20	Integrative Leistungen des Zentralnervensystems	3,5 %

Die Darstellung des prozentualen Fragenanteils pro Kapitel empfehlen wir als Grundlage Ihrer Lernplanung.

Für die Hinweise danken wir:

MEDI-LEARN
Bahnhofstr. 26 b, 35037 Marburg
Tel. 06421/681668
Fax 06421/961910
http://www.medi-learn.de

GK1

Original-Prüfungsfragen
mit Kommentar

Physiologie

Mit 245 Lerntexten und 100 Tipps
für die mündliche Prüfung

18. Auflage

Bearbeitet von
Klaus Golenhofen

Georg Thieme Verlag
Stuttgart · New York

Prof. Dr. med. Dr. hc. Klaus Golenhofen
Physiologisches Institut der Universität
Deutschhausstraße 2

35033 Marburg

1. Auflage 1982, Bearbeitung H. Zeuner
2. Auflage 1984
3. Auflage 1985, Bearbeitung K. Golenhofen
4. Auflage 1986
5. Auflage 1987
6. Auflage 1988
7. Auflage 1989
8. Auflage 1990
9. Auflage 1991
10. Auflage 1993
11. Auflage 1994
12. Auflage 1996
13. Auflage 1997
14. Auflage 1999
15. Auflage 2000
16. Auflage 2002
17. Auflage 2003
18. Auflage 2005

Bibliografische Information Der Deutschen Bibliothek
Die Deutsche Bibliothek verzeichnet diese Publikation in der Deutschen Nationalbibliographie; detaillierte bibliographische Daten sind im Internet über http://dnb.ddb.de abrufbar.

Rüdigerstr. 14, D-70469 Stuttgart
Unsere Homepage:
http://www.thieme.de

Umschlaggestaltung:
Thieme Verlagsgruppe

Umschlagfoto:
Mauritius Die Bildagentur 5B1 62 066736

Satz:
Graphik & Text Studio, Barbing

Druck:
Druckhaus Götz GmbH, Ludwigsburg
Printed in Germany

ISBN 3-13-114948-5

Vorwort

Dieses Buch hat inzwischen eine Bewährungsprobe von 20 Jahren hinter sich. Hauptaufgabe des Buches ist es nach wie vor, dem Studierenden eine gute Vorbereitung auf die Ärztliche Vorprüfung – das gute alte „Physikum" heißt nach neuer AO ab Herbst 05 „Erster Abschnitt der ärztlichen Prüfung" – zu ermöglichen, wobei der schriftliche Teil der Prüfung im Vordergrund steht. Die Beantwortung der Multiple Choice (MC)-Fragen erfordert eine spezielle Vorbereitung auf diese Prüfungstechnik, die am besten im Umgang mit den Original-Prüfungsfragen gelingt. Die Einleitung gibt dazu einige allgemeine Hinweise.

Nachdem ab Herbst 1974 die Ärztliche Vorprüfung ausschließlich aus einer zentral-schriftlichen Prüfung mittels MC-Fragen bestand, wurde ab Herbst 1989 wieder ein mündlicher Prüfungsteil zusätzlich eingeführt. Mit der Approbationsordnung (AO) von 2002 wurde das Gewicht der mündlichen Prüfung verstärkt, unter anderem dadurch, dass jetzt jeder Kandidat in den Fächern Anatomie, Physiologie und Biochemie geprüft wird. Der schriftliche Teil der Prüfung bleibt im Wesentlichen unverändert, lediglich im Bewertungssystem haben sich Änderungen ergeben (nur noch 5 statt vorher 6 Noten).

Neu ist außerdem, dass beim Nichtbestehen eines Prüfungstests nur dieser Teil zu wiederholen ist (maximal zweimal).

Bemerkenswert bei der **neuen Approbationsordnung** ist, dass immer wieder eine enge **Verknüpfung von Theorie und Praxis** gefordert wird. So heißt es in § 2 zu den Unterrichtsveranstaltungen: „Die Vermittlung des theoretischen und klinischen Wissens soll während der gesamten Ausbildung so weitgehend wie möglich miteinander verknüpft werden." Dieser Leitsatz ist zwar für jeden guten Physiologen seit eh und je eine Selbstverständlichkeit - niemand wird beispielsweise das Elektrokardiogramm erörtern, ohne Entgleisungen wie Herzblock oder Extrasystolen zu besprechen. Dennoch ist diese Leitlinie der AO wichtig, da mit der immer stärkeren Verlagerung der Forschung zum Molekularen hin die Gefahr besteht, dass solche Selbstverständlichkeiten zu sehr in den Hintergrund treten.

Auch für die 1. Ärztliche Prüfung wird die Konzentrierung auf ärztlich relevante Inhalte gefordert (§ 22): „Die Prüfung der naturwissenschaftlichen und theoretischen Grundlagen ist im schriftlichen und mündlich-praktischen Teil in Verbindung mit klinischen Fragestellungen auf die medizinisch relevanten Ausbildungsinhalte zu konzentrieren". Eine Realisierung dieser Ziele ist in vielen schriftlichen Fragen der Physiologie deutlich erkennbar. Wir haben diese neuen Tendenzen gern aufgegriffen und jetzt im Rahmen der Lerntexte die **klinischen Bezüge** besonders hervorgehoben.

Umrahmte **Lerntexte** mit den **klinischen Bezügen** bilden den inhaltlichen Kern des Buches. **Die Summe der Lerntexte mit den Abbildungen stellt ein Kompendium der Physiologie dar**, welches eine Wiederholung des Prüfungsstoffes ermöglicht, für den mündlichen ebenso wie für den schriftlichen Prüfungsteil.

Rund 1100 Original-Prüfungsfragen decken den gesamten Prüfungsstoff für den schriftlichen Teil der Ärztlichen Vorprüfung ab und ermöglichen im Zusammenhang mit den Kommentaren eine optimale Selbstkontrolle.

100 Tipps für die mündliche Prüfung sollen bei der Vorbereitung auf die mündliche Prüfung behilflich sein. Die Fragen und Antworten, die natürlich nur exemplarisch sein können, mögen die Diskussion in kleinen Gruppen anregen, wobei man sich am besten auf die mündliche Prüfung einstimmen kann.

30 Jahre nach dem Beginn des MC-Prüfungssystems ist es nicht mehr sinnvoll, alle einmal gestellten Fragen vollständig abzudrucken. Die wichtigsten Prüfungsinhalte tauchen in modifizierter Form immer wieder auf. Ähnliche Fragen zu gleichen Inhalten wurden unter Wahrung der inhaltlichen Vollständigkeit weggelassen. Beim Eliminieren älterer Fragen zu Inhalten, die in jüngerer Zeit kaum geprüft wurden, bin ich allerdings behutsam vorgegangen. In den letzten Jahren sind immer wieder einmal Aufgaben aufgetaucht, die 10 Jahre geruht hatten. So habe ich Fragen, die heute noch so aktuell sind wie vor 20 Jahren, im Buch belassen, wenn diese Inhalte nicht durch neuere Fragen abgedeckt sind.

Im Januar 2001 hat das IMPP einen neuen **„Gegenstandskatalog für den schriftlichen Teil der Ärztlichen Vorprüfung“** veröffentlicht (der ab Herbst 2002 gelten soll). In diesem Buch ist die Gliederung des Stoffes dem neuen Katalog angepasst. Für den Lernenden hat der Katalog kaum inhaltliche Konsequenzen. Es ist eine Sammlung von Stichworten, die praktisch den gesamten Stoff der Physiologie abdecken, bis zum Kleingedruckten in den dicksten Lehrbüchern. Wenn es beispielsweise unter „spezifischer Abwehr“ unter anderem heißt: „Rolle und Aktivierung der T-Zellen und der B-Lymphozyten“, so ist damit alles abgedeckt bis zur feinsten Untergliederung der Zelltypen und bis zum letztentdeckten Mechanismus bei der Zellaktivierung. Das hilft also dem Studierenden nicht, weil er nicht erkennen kann, was er weglassen darf. Außerdem ist in den Vorbemerkungen noch darauf hingewiesen, dass der Katalog rechtlich unverbindlich ist: „Zur Funktion des Katalogs ist klarzustellen, dass Grundlage für den schriftlichen Teil der Ärztlichen Vorprüfung allein der in der jeweils gültigen Approbationsordnung für Ärzte festgelegte Prüfungsstoff ist“. In der Approbationsordnung stehen aber nur wenige Sätze, die wie Überschriften die gesamte Physiologie umfassen. So ergibt sich, dass Leitlinie zum Lernen fürs Physikum **nur die Prüfungswirklichkeit** sein kann. Prüfungswirklichkeit bedeutet die Summe der Original-Prüfungsfragen, wie sie in diesem Buch nach dem neuen Gegenstandskatalog zusammengestellt sind.
Mit Auflage 14 haben wir begonnen, eine **Gewichtung der Fragen** vorzunehmen, mit einer Gliederung in drei Klassen:
Bedeutungsstufe 2: sehr wichtiger und häufig geprüfter Stoff, kenntlich gemacht durch **„■■“.**
Bedeutungsstufe 1: wiederholt geprüfter Stoff, kenntlich gemacht durch **„■“.**
Bedeutungsstufe 0: gelegentlich geprüfter Stoff bzw. problematische Fragen, ohne **„■“.**
Diese Gewichtung soll dem Studierenden helfen, zu einem ökonomischen Lernverhalten zu gelangen und die begrenzte Zeit bevorzugt zum Lernen der wichtigsten Gegenstände einzusetzen (Näheres dazu in der Einleitung).
Ermutigt durch die positive Resonanz auf dieses Buch habe ich noch eine umfangreichere Physiologie geschrieben, die ein kurzgefasstes, aber im Hinblick auf das ärztlich Notwendige doch komplettes Lehrbuch darstellt. Integriert in dieses Buch sind ein Kompendium sowie Fragen und Antworten (Urban & Fischer, München 2004).
Dem studentischen Leser wünsche ich ein erfolgreiches Physikum und hoffe zugleich, dass er aus der Auseinandersetzung mit der Physiologie viel Gewinn in das klinische Studium mitnehmen kann. Studierenden und Kollegen bin ich dankbar für kritische Anregungen. Namentlich nennen möchte ich die Herren Prof. Dr. Ernst Lammel, Prof. Dr. Thomas Noack, Dr. Kurt Mandrek und meine Tochter Prof. Dr. Nikola Golenhofen.
Schließlich ist es mir ein Anliegen, dem Team im Georg Thieme Verlag für die erfreuliche Zusammenabeit zu denken, wobei ich Frau Dr. Petra Fode besonders nennen möchte.

Marburg, im Januar 2005
Klaus Golenhofen

ANMEKUNGEN DER REDAKTION

Zur besseren Übersicht über die Schwerpunkte des umfangreichen Prüfungswissens wurden Fragen und Kommentare mit Quadraten gekennzeichnet. Diese gehören Stoffgebieten an, zu denen wiederholt in verschiedener Form Fragen gestellt werden.

■ **wiederholt geprüfter Stoff**

■■ **sehr wichtiger, häufig geprüfter Stoff**

Inhalt

Die Numerierung der Kapitel ist an den Gegenstandskatalog (GK1) angelehnt.

Lerntextverzeichnis		IX
Einleitung		XIII
Bearbeitungshinweise		XV
1	**Allgemeine und Zellphysiologie, Zellerregung**	2, **160**
1.1	Stoffmenge und Konzentration	2, **160**
1.2	Osmose	2, **160**
1.3	Stofftransport	2, **161**
1.4	Zellorganisation und -beweglichkeit	4, **165**
1.5	Elektrische Phänomene an Zellen	4, **165**
	Fragen/Kommentare aus dem Examen Herbst 2004	6, **170**
2	**Blut und Immunsystem**	6, **171**
2.1	Blut	6, **171**
2.2	Blutzellen, Erythrozyten	6, **171**
2.3	Blutplasma	9, **176**
2.4	Hämostase und Fibrinolyse	10, **178**
2.5	Abwehrsystem und zelluläre Identität	12, **183**
2.5.5	Blutgruppen	14, **188**
	Fragen/Kommentare aus dem Examen Herbst 2004	15, **190**
3	**Herz**	16, **191**
3.1	Elektrophysiologie des Herzens	16, **191**
3.1.4	Elektrokardiographie (EKG)	18, **197**
3.2	Mechanik des Herzens	21, **204**
3.3	Ernährung des Herzens	26, **212**
3.4	Steuerung der Herztätigkeit	27, **213**
	Fragen/Kommentare aus dem Examen Herbst 2004	29, **219**
4	**Blutkreislauf**	30, **221**
4.1	Allgemeine Grundlagen	30, **221**
4.2	Hochdrucksystem	33, **226**
4.3	Niederdrucksystem	37, **236**
4.4	Organdurchblutung	38, **237**
4.5	Fetaler und plazentarer Kreislauf	43, **247**
4.6	Lymphsystem	43, **248**
	Fragen/Kommentare aus dem Examen Herbst 2004	44, **249**
5	**Atmung**	45, **251**
5.1	Morphologische Grundlagen	45, **251**
5.2	Nicht-respiratorische Lungenfunktion	45, **251**
5.3	Physikalische Grundlagen	45, **251**
5.4	Atemmechanik	46, **252**
5.5	Lungenperfusion	51, **259**
5.6	Gasaustausch in der Lunge	51, **259**
5.7	Atemgastransport im Blut	53, **264**
5.8	Atmungsregulation	56, **270**
5.9	Atmung unter ungewöhnlichen Bedingungen	57, **272**
5.10	Säure-Basen-Gleichgewicht und Pufferung	57, **273**
	Fragen/Kommentare aus dem Examen Herbst 2004	60, **280**
6	**Arbeits- und Leistungsphysiologie**	61, **282**
	Fragen/Kommentare aus dem Examen Herbst 2004	63, **288**
7	**Ernährung, Verdauungstrakt, Leber**	64, **288**
7.1	Ernährung	64, **288**
7.2	Motorik des Magen-Darm-Trakts	64, **290**
7.3	Sekretion	65, **295**
7.4	Aufschluss der Nahrung	69, **303**
7.5	Absorption	69, **303**
	Fragen/Kommentare aus dem Examen Herbst 2004	72, **306**
8	**Energie- und Wärmehaushalt**	72, **307**
8.1	Energiehaushalt	72, **307**
8.2	Wärmehaushalt und Temperaturregulation	75, **312**
9	**Wasser- und Elektrolythaushalt, Nierenfunktion**	79, **320**
9.1	Wasser- und Elektrolythaushalt	79, **320**
9.2	Niere	80, **324**
9.2.1	Bau und Funktion	80, **324**
9.2.2	Durchblutung	80, **324**
9.2.3	Filtration	81, **325**
9.2.4	Transport an renalen Epithelien	84, **331**
9.2.5	Resorption, Sekretion	84, **331**
9.2.6	Harnkonzentrierung	87, **338**
9.2.7	Globale Nierenfunktion und Regulation	89, **342**
9.2.8	Stoffwechsel und Hormonbildung	89, **342**
9.2.9	Ableitende Harnwege	91, **346**
	Fragen/Kommentare aus dem Examen Herbst 2004	91, **346**
10	**Hormonale Regulationen**	92, **348**
10.1	Grundlagen und Allgemeines	92, **348**

Die fett gedruckten Seitenzahlen beziehen sich auf den Kommentarteil.

10.2	Wasser- und Elektrolythaushalt	93, **352**
10.3	Energiehaushalt und Wachstum	95, **357**
	Fragen/Kommentare aus dem Examen Herbst 2004	98, **365**
11	**Sexualentwicklung und Reproduktionsphysiologie**	99, **367**
11.1	Geschlechtsfestlegung und Pubertät	99, **367**
11.2	Weibliche Sexualhormone	99, **367**
11.3	Menstruationszyklus	99, **367**
11.4	Androgene	100, **369**
11.5	Gameten	100, **369**
11.6	Kohabitation und Befruchtung	100, **369**
11.7	Schwangerschaft	101, **370**
11.8	Fetus	101, **370**
11.9	Geburt	101, **370**
11.10	Laktation	101, **370**
	Fragen/Kommentare aus dem Examen Herbst 2004	102, **372**
12	**Funktionsprinzipien des Nervensystems**	103, **372**
12.1	Ionenkanäle	103, **372**
12.2	Ruhemembranpotential	103, **372**
12.3	Signalübertragung in Zellen	103, **372**
12.4	Signalübetragung zwischen Zellen	106, **380**
12.5	Signalverarbeitung im Nervensystem	106, **380**
12.6	Funktionsprinzipien sensorischer Systeme	108, **388**
	Fragen/Kommentare aus dem Examen Herbst 2004	110, **391**
13	**Muskulatur**	111, **391**
13.1	Allgemeine Muskelphysiologie	111, **391**
13.2	Quergestreifte Muskulatur	111, **391**
13.3	Glatter Muskel	115, **401**
	Fragen/Kommentare aus dem Examen Herbst 2004	116, **404**
14	**Vegetatives Nervensystem**	116, **404**
	Fragen/Kommentare aus dem Examen Herbst 2004	120, **414**
15	**Motorik**	121, **415**
15.1	Programmierung der Willkürbewegung	121, **415**
15.2	Motorische Repräsentation auf dem Kortex	121, **415**
15.3	Efferente Projektion der motorischen Kortizes	121, **415**
15.4	Neuronale Systeme des Rückenmarks	123, **417**
15.5	Motorische Funktionen des Hirnstamms	127, **425**
15.6	Basalganglien	129, **429**
15.7	Zerebellum	131, **432**
	Fragen/Kommentare aus dem Examen Herbst 2004	133, **435**
16	**Somatoviszerale Sensorik**	134, **436**
16.1	Funktionelle und morphologische Grundlagen	134, **436**
16.2	Tastsinn	134, **436**
16.3	Temperatursinn	136, **440**
16.4	Tiefensensibilität	136, **441**
16.5	Viszerale Sensorik	137, **441**
16.6	Nozizeption	137, **442**
	Fragen/Kommentare aus dem Examen Herbst 2004	139, **444**
17	**Visuelles System**	139, **445**
17.1	Dioptrischer Apparat	139, **445**
17.2	Signalverarbeitung in der Retina	142, **453**
17.3	Zentrale Repräsentation des visuellen Systems	145, **459**
17.4	Informationsverarbeitung in der Sehbahn	145, **459**
	Fragen/Kommentare aus dem Examen Herbst 2004	146, **461**
18	**Auditorisches System**	147, **462**
18.1	Physiologische Akustik	147, **462**
18.2	Gehörgang und Mittelohr	147, **462**
18.3	Innenohr	149, **465**
18.4	Zentrale Hörbahn und kortikale Repräsentation	150, **467**
18.5	Sprachbildung und Sprachverständnis	150, **467**
	Fragen/Kommentare aus dem Examen Herbst 2004	150, **467**
19	**Chemische Sinne**	151, **468**
19.1	Grundlagen der chemischen Sinne	151, **468**
19.2	Geschmack	151, **468**
19.3	Geruchssinn und trigeminaler chemischer Sinn	152, **470**
	Fragen/Kommentare aus dem Examen Herbst 2004	153, **471**
20	**Integrative Leistungen des Zentralnervensystems**	153, **471**
20.1	Allgemeine Physiologie und funktionelle Anatomie der Großhirnrinde	153, **471**
20.2	Integrative Funktionen durch Interaktion zwischen Hirnrinde und subkortikalen Hirnregionen	156, **476**
	Fragen/Kommentare aus dem Examen Herbst 2004	158, **480**
Literaturverzeichnis		**481**
Tipps für die mündliche Prüfung		**483**
Sachverzeichnis		**501**

Die fett gedruckten Seitenzahlen beziehen sich auf den Kommentarteil.

Lerntextverzeichnis

1 Allgemeine und Zellphysiologie, Zellerregung

Grundlagen für den Umgang mit Stoffen I.1 160
Osmose I.2 160
Diffusion und Konvektion I.3 161
Aktive Transportprozesse an Zellmembranen I.4 162
Erleichterte Diffusion, Zytose und axonaler Transport I.5 164
Ionenverteilung an der Membran erregbarer Zellen I.6 165
Diffusion geladener Teilchen – Diffusionspotential – Gleichgewichtspotential I.7 165
Ruhepotential des Nerven I.8 168
Donnan-Verteilung von Ionen I.9 169

2 Blut und Immunsystem

Blutvolumen II.1 171
Hämatokrit II.2 171
Blutzellen II.3 171
Erythrozyten, Hämoglobin II.4 172
Anämie II.5 173
Regulation der Erythrozytenkonzentration II.6 174
Blutkörperchensenkungsgeschwindigkeit, Verformbarkeit der Erythrozyten II.7 175
Osmotische Resistenz und Hämolyse II.8 176
Zusammensetzung des Blutplasmas II.9 176
Effektiver Filtrationsdruck II.10 177
Blutstillung II.11 178
Blutgerinnung und Fibrinolyse II.12 179
Spezifische und unspezifische Abwehrfunktionen II.13 183
Differenzierung der Leukozyten II.14 183
Unspezifische Abwehrprozesse II.15 184
Spezifische Abwehrprozesse II.16 185
Das AB0-System II.17 188
Rh-Faktor II.18 189

3 Herz

Aktionspotential des Herzmuskels III.1 191
Refraktärzeit beim Herzmuskel III.2 193
Erregungsbildung und -ausbreitung III.3 194
Herzflimmem (Kammerflimmern) III.4 197
Das normale EKG III.5 197
Lagetypen des Herzens III.6 199
Störungen im EKG, Extrasystolen III.7 202
Phasen der Herzaktion III.8 204
Druck-Volumen-Diagramm des Herzens III.9 208
Kontraktilität, Arbeit und Leistung III.10 210
Bestimmung des Herzzeitvolumens III.11 211
Koronare Durchblutung III.12 212
Herz-Innervation III.13 213
Inotrope Wirkung und Calcium III.14 216
Afferente Herznerven; das Herz als endokrines Organ III.15 219

4 Blutkreislauf

Funktionelle Gliederung des Blutkreislaufs IV.1 221
Gefäßquerschnitt und Blutströmung IV.2 222
Strömungsgesetz IV.3 223
Viskosität des Blutes IV.4 226
Windkessel-Funktion IV.5 226
Arterieller Puls IV.6 227
Pulswellengeschwindigkeit IV.7 228
Blutdruckmessung IV.8 229
Blutdruckregelung und Pressorezeptoren IV.9 230
Orthostatische Regulation IV.10 233
Arterielle Hypertonie und Hypotonie IV.11 235
Zentraler Venendruck IV.12 236
Durchblutungsregulation IV.13 237
Vergleich verschiedener Organstrombahnen IV.14 240
Sauerstoffausschöpfung des Blutes und O_2-Verbrauch IV.15 242
Kreislauf bei Emotion IV.16 243
Lungendurchblutung IV.17 244
Gehirndurchblutung IV.18 245
Muskeldurchblutung IV.19 246
Fetaler Kreislauf IV.20 247
Lymphsystem IV.21 248

5 Atmung

Bedingungen für die Bestimmung von Gasvolumina V.1 252
Atemmechanik, intrapulmonaler Druck, intrapleuraler Druck V.2 252
Intrathorakaler Druck V.3 253
Spirometrie V.4 254
Bestimmung der funktionellen Residualkapazität V.5 255
Dynamische Atemgrößen V.6 255
Compliance, Druck-Volumen-Beziehung des Atemapparates V.7 257
Surfactant V.8 258
Alveoläre Ventilation V.9 259
Diffusion der Atemgase in der Lunge V.10 261
Verteilung von Ventilation und Perfusion V.11 262
Sauerstoff-Partialdruck und Sauerstoff-Gehalt V.12 264
Sauerstoff-Bindungskurve V.13 265
Regulation der O_2-Transportkapazität bzw. des O_2-Gehaltes im Blut V.14 267
Beeinträchtigung des O_2-Transportes durch Vergiftungen V.15 268
Transportformen des CO_2 im Blut V.16 268

CO_2-Bindungskurve des Blutes V.17 269
Regulation der Atmung V.18 270
Verschiedene Atmungsformen V.19 271
Atmung in größeren Höhen V.20 272
Regulation des Säure-Basen-Haushalts V.21 273
Pufferbasen und BE-Wert V.22 275
Störungen im Säure-Basen-Haushalt V.23 277

6 Arbeits- und Leistungsphysiologie
Energieumsatz bei Arbeit und Sport VI.1 282
Blutkreislauf und Atmung bei steigender Leistung VI.2 283
Kraft- und Ausdauertraining VI.3 287

7 Ernährung, Verdauungstrakt, Leber
Zusammensetzung der Nahrung VII.1 288
Eiweißaufnahme VII.2 289
Glatte Muskulatur des Verdauungstraktes VII.3 290
Schluckreflex VII.4 291
Magenmotorik VII.5 292
Magenentleerung VII.6 293
Motorik des Dünndarms VII.7 293
Motorik des Kolons VII.8 294
Übersicht der Sekretionsprozesse VII.9 295
Speichelsekretion VII.10 295
Magensaftsekretion VII.11 296
Gastrointestinale Hormone und Peptide VII.12 299
Pankreas-Sekretion VII.13 300
Gallensekretion VII.14 301
Absorptionsprozesse im Darm VII.15 303
Aufnahme der Nahrungsstoffe VII.16 303

8 Energie- und Wärmehaushalt
Brennwert der Nahrungsstoffe VIII.1 307
Energetisches Äquivalent des Sauerstoffs und respiratorischer Quotient (RQ) VIII.2 308
Kalorimetrie beim Menschen VIII.3 309
Grundumsatz VIII.4 310
Spezifisch-dynamische Wirkung VIII.5 310
Steigernde Einflüsse auf den Energieumsatz; Wirkungsgrad VIII.6 311
Homoiothermie als Regelung VIII.7 312
Schwankungen der Kerntemperatur im Tages- und Monatsrhythmus VIII.8 312
Glieder der Thermoregulation VIII.9 313
Nutzeffekt der Wärmebildung VIII.10 315
Hautdurchblutung und Thermoregulation VIII.11 315
Arteriovenöse Anastomosen (AVA) und Wärmeabgabe VIII.12 316
Evaporative Wärmeabgabe, Schweißabgabe VIII.13 316
Perspiratio insensibilis VIII.14 317
Thermoregulation im Wasser VIII.15 319
Hitze- und Kälteakklimatisation VIII.16 319
Thermoregulation beim Neugeborenen VIII.17 319
Fieber VIII.18 320

9 Wasser- und Elektrolythaushalt, Nierenfunktion
Wasserräume des Körpers IX.1 320
Abweichungen vom normalen Wasserhaushalt IX.2 321
Nierendurchblutung IX.3 324
Filtration im Glomerulus IX.4 325
Renale Clearance zur Beurteilung der Nierenfunktion IX.5 327
Endogene Kreatinin-Clearance IX.6 330
Resorption im proximalen Tubulus IX.7 331
Glucoseresorption IX.8 334
Stickstoffausscheidung IX.9 335
Niere und Säure-Basen-Haushalt IX.10 336
Harnkonzentrierung im Gegenstrom IX.11 338
Wasserdiurese und osmotische Diurese IX.12 341
Hormonale Regulation der Elektrolytresorption, Renin-AngiotensinAldosteron-System IX.13 342

10 Hormonale Regulationen
Allgemeine Übersicht, Hierarchie der hormonalen Regulationen X.1 348
Hypothalamus-Hypophysen-System X.2 349
Osmoregulation X.3 352
Natrium-Kalium-Haushalt, Aldosteron, ANP, Regelung des Blutvolumens X.4 353
Calciumhaushalt X.5 354
Schilddrüse X.6 357
Regelung des Blutzuckerspiegels X.7 359
Stress: ACTH und Cortisol X.8 361
Alarmreaktion, Nebennierenmark (NNM) X.9 363
Regulation des Wachstums X.10 364

11 Sexualentwicklung und Reproduktionsphysiologie
Hypothalamische und hypophysäre Steuerung der Sexualfunktionen XI.1 367
Menstruationszyklus XI.2 367
Sexualfunktionen beim Mann XI.3 369
Schwangerschaft, Geburt und Laktation XI.4 370

12 Funktionsprinzipien des Nervensystems
Aktionspotential beim Nerven XII.1 372
Ionentheorie der Eregung XII.2 373
Refraktärität XII.3 376
Elektrische Reizung, Rheobase und Chronaxie XII.4 376
Erregungsleitung im Nerven XII.5 377
Elektrische und chemische Synapsen XII.6 380
Neuromuskuläre Erregungsübertragung XII.7 381
Komplexe chemische Synapse XII.8 384
Präsynaptische Hemmung XII.9 386
Modalität und Qualität XII.10 388
Subjektive und objektive Sinnesphysiologie, Eigenmetrik und Fremdmetrik XII.11 388
Reizschwelle und Unterschiedsschwelle XII.12 388
Rezeptives Feld XII.13 389
Laterale Hemmung XII.14 389

Kodierungsprozesse am Sinnesrezeptor (Sensor) XII.15 389
Adaptation von Rezeptoren (Sensoren) XII.16 390

13 Muskulatur
Filament-Gleit-Theorie XIII.1 391
Der Querbrückenzyklus XIII.2 392
Energetik der Kontraktion und Wärmebildung XIII.3 393
Elektromechanische Kopplung XIII.4 393
Einzelzuckung und Tetanus XIII.5 395
Kraft-Längen-Diagramm XIII.6 396
Verschiedene Kontraktionsformen XIII.7 397
Kraft-Geschwindigkeits-Beziehung XIII.8 398
Motorische Einheit XIII.9 399
Elektromyographie XIII.10 399
Abstufung der Kontraktionskraft in situ XIII.11 399
Schnelle und langsame Muskelfasern XIII.12 400
Mannigfaltigkeit der glatten Muskulatur XIII.13 400

14 Vegetatives Nervensystem
Gliederung des vegetativen Nervensystems XIV.1 404
Sympathikus, Parasympathikus und enterisches Nervensystem (Darm-Nervensystem) XIV.2 405
Überträgerstoffe, Neurotransmitter XIV.3 406
Wirkungen auf dei Organe XIV.4 407
Cholinerge Erregungsübertragung, Typen von Acetylcholin-Rezeptoren XIV.5 411
Adrenerge Erregungsübertragung XIV.6 411
Spinale vegetative Reflexe XIV.7 413
Miktionsreflex XIV.8 413
Defäkationsreflex XIV.9 414

15 Motorik
Motorischer Kortex und Pyramidenbahn XV.1 415
Hemiplegie XV.2 416
Handlungsantrieb und Willkürbewegung XV.3 416
Muskelspindel XV.4 417
Golgi-Sehnenrezeptoren XV.5 419
Der phasische Dehnungsreflex (Muskeleigenreflex) XV.6 419
Golgi-Sehnenrezeptoren und autogene Hemmung XV.7 420
Reziproke antagonistische Hemmung XV.8 422
Rekurrente Hemmung XV.9 422
Fremdreflexe XV.10 423
Hierarchie der motorischen Regulationen XV.11 425
Vestibularapparat XV.12 426
Nystagmus XV.13 428
Funktion der Basalganglien XV.14 429
Parkinson-Syndrom und Dopamin XV.15 431
Spastik und Rigor XV.16 432
Kleinhirn XV.17 432

16 Somato-viszerale Sensorik
Tastsinn XVI.1 436
Raumschwelle des Tastsinns XVI.2 438
Sensorik und Rückenmark XVI.3 438
Sensorische Rindenfelder XVI.4 439
Temperatursinn und Thermorezeptoren XVI.5 440
Tiefensensibilität, Propriozeption XVI.6 441
Schmerz XVI.7 442
Übertragener Schmerz XVI.8 444

17 Visuelles System
Abbildung durch Linsen XVII.1 445
Brechende Medien des Auges XVII.2 446
Akkomodation des Auges XVII.3 447
Akkomodationsbreite XVII.4 448
Kurz- und Weitsichtigkeit XVII.5 449
Alterssichtigkeit (Presbyopie) XVII.6 451
Astigmatismus XVII.7 451
Pupillenreaktionen XVII.8 451
Kammerwasser und Augeninnendruck XVII.9 453
Verarbeitungsprozesse in der Retina XVII.10 453
Adaptation des Auges XVII.11 456
Sehschärfe XVII.12 458
Dreifarbentheorie XVII.13 458
Gesichtsfeld und Gesichtsfeldausfälle (Skotome) XVII.14 459
Räumliches, dreidimensionales Sehen XVII.15 460

18 Auditorisches System
Schalldruck, Schallleistung, Schalldruckpegel XVIII.1 462
Das Hörfeld XVIII.2 462
Unterschiedsschwellen XVIII.3 464
Klinische Audiometrie XVIII.4 464
Testung der Hörfunktion mit der Stimmgabel XVIII.5 465
Schalltransport im Mittelohr XVIII.6 465
Frequenzanalyse im Innenohr XVIII.7 465
Rezeptorprozesse XVIII.8 466

19 Chemische Sinne
Geschmack XIX.1 468
Geruch XIX.2 470

20 Integrative Leistungen des Zentralnervensystems
Elektroenzephalogramm (EEG) XX.1 471
Evozierte Potentiale XX.2 472
Split-Brain-Versuche und Bewusstsein XX.3 473
Sprachzentren XX.4 474
EEG und Schlaf XX.5 476
Gedächtnis und Lernen XX.6 477
Hunger und Sattheit XX.7 478
Motivation und Emotion XX.8 479

Einleitung

Vorbemerkungen zur Prüfungssituation

Abb. E 1 gibt eine Übersicht zum Verlauf der Prüfungsergebnisse seit 1995. Das Auf und Ab der Prüfungsschwierigkeit und das Hin und Her bei den Bestehensregeln in den ersten 12 Jahren des MCSystems (seit Herbst 1974) sind in den früheren Auflagen dieses Buches genauer beschrieben – der Interessierte sei darauf verwiesen. Die anfangs starre Bestehensgrenze wurde zunehmend flexibilisiert. Da es dem IMPP (Institut für Medizinische und Pharmazeutische Prüfungsfragen) nicht gelungen ist, die Prüfungsschwierigkeit konstant zu halten, hat der Gesetzgeber versucht, durch Bestehensgrenzen mit Gleitklauseln für gleichbleibende Bestehensquoten in der Prüfung zu sorgen.
Zur Zeit gilt: „Der schriftliche Teil des Ersten und Zweiten Abschnitts der Ärztlichen Prüfung ist bestanden, wenn der Prüfling mindestens 60 Prozent der gestellten Prüfungsfragen zutreffend beantwortet hat oder wenn die Zahl der vom Prüfling zutreffend beantworteten Fragen um nicht mehr als 22 Prozent die durchschnittlichen Prüfungsleistungen der Prüflinge unterschreitet, die nach der Mindeststudienzeit von zwei Jahren beim Ersten Abschnitt der Ärztlichen Prüfung und sechs Jahren beim zweiten Abschnitt der Ärztlichen Prüfung erstmals an der Prüfung teilgenommen haben." (Approbationsordnung für Ärtze, 2002).
Für die Zukunft ist zu beachten, dass steigende Prüfungsanforderungen Rückwirkungen auf das Meldeverhalten haben. Der Anteil der Studenten, die sich nach dem 4. Semester zur Prüfung melden, könnte sich reduzieren, wenn beispielsweise der Prüfungsdruck bei den Praktikumsklausuren der Universitäten wächst. Ein solcher Effekt hätte zur Folge, dass die Referenzgruppe (Erstteilnehmer mit Mindeststudienzeit) immer „elitärer" wird, die Bestehensgrenze würde nach oben verlagert werden, was die Bestehenschancen für das Gesamtkollektiv vermindern würde. Es ist eine Illusion zu glauben, irgendeine feste Gleitklausel könnte Prüfungsgerechtigkeit realisieren.

Situation in der Physiologie

Die Leistungen in Physiologie liegen im allgemeinen etwas unter dem Gesamtdurchschnitt, d. h. die Physiologiefragen sind etwas schwieriger als die Fragen der anderen Fächer. In den Jahren 1987 bis 1990 war das durchweg der Fall, und es gilt auch bei Mittelung über die Prüfungstermine für den Zeitraum von Abb. E 1.
Auffallend in der Physiologie waren über viele Jahre hinweg starke Schwankungen der Prüfungsschwierigkeit von Termin zu Termin. Dies beruhte auf Fehlleistungen des IMPP. In den letzten Jahren sind solche Schwierigkeitssprünge nicht mehr aufgetreten.
Die fehlende Fragentestung hat man ab Herbst 1987 durch die Regel ersetzt, dass „offensichtlich fehlerhafte" Fragen als nicht gestellt zu werten sind. Dieser gesetzlichen Forderung ist die zuständige Kontrollkommission nur unzureichend gefolgt. Nach einem Urteil des Bundesverfassungsgerichtes von 1991 müssen die Fragen einer inhaltlichen Überprüfung standhalten. Bis dahin hatte bei gerichtlichen Anfechtungen praktisch immer das IMPP Recht bekommen, mit Hin-

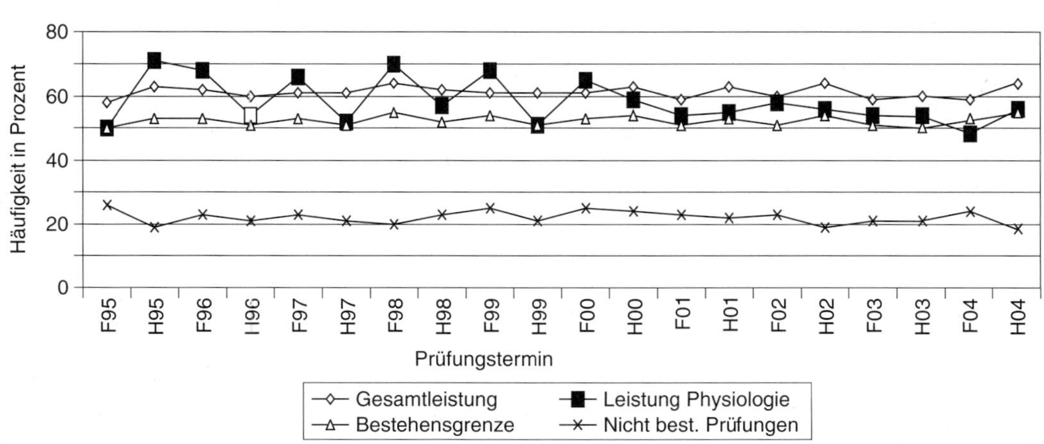

Abb. **E 1** Verlauf der Prüfungsresultate seit 1995. Prüfungsleistungen und Bestehensgrenze in Prozent richtiger Antworten. Nicht bestandene Prüfungen in Prozent der Gesamtteilnehmer. F = Frühjahrstermin, H = Herbsttermin.

weis auf den „Ermessensspielraum des Prüfers“, der aus der Zeit der mündlichen Prüfungen stammt und da natürlich großzügig interpretiert werden musste. Das ist zum Glück nicht länger möglich! Zu sehr hatte auch das IMPP im Hinblick auf die gerichtlichen Gepflogenheiten in seinen Sorgfaltspflichten nachgelassen. Im Augenblick werden etwa zwei bis drei der 320 Fragen eines Termins aus der Wertung genommen. Ich finde daneben immer noch weitere ungeeignete Fragen, auf die ich in den Kommentaren besonders hinweise.

Inhaltlich wird immer wieder kritisiert, auch von vielen Hochschullehrern, dass zu viele Fragen auf „Kleingedrucktes“ abzielen. Lassen Sie sich durch Fragen dieser Art nicht dazu verleiten, zu viel Zeit auf das Pauken von Details zu verwenden, die jeder vernünftige Mensch im Buch nachschlägt, wenn er sie braucht. Auch ohne Beantwortung der Fragen der Bedeutungsstufe 0 können Sie die Prüfung glatt bestehen. Zum Bestehen reicht es aus, wenn man die Hälfte der Fragen richtig beantworten kann. Die Zufallsmarkierung bei den anderen 50% bringt weitere 10% richtiger Antworten. Die Bestehensgrenze liegt seit Jahren um 50% (Abb. E 1). Mit 60% hat man also noch etwas Spielraum. Man sollte deshalb mit Fragen der Stufe 0 nicht zu viel Zeit vertun, solange der Stoff der Stufen 1 und 2 nicht richtig sitzt.

Der Anteil identischer Wiederholungsfragen ist in jüngerer Zeit sehr gering, meist unter 10%. Auch bei inhaltlicher Gleichheit wird die Form der Fragen meist verändert, Diagramme werden modifiziert, Zahlenwerte verändert usw. Es hat also keinen Sinn, alte Fragen einfach auswendig zu lernen. Die adäquate Vorbereitung auf die Physiologie ist das Lernen des Basiswissens mit dem Bemühen um das Verständnis der funktionellen Zusammenhänge, wobei das Durcharbeiten der Original-Prüfungsfragen die beste Möglichkeit ist, den Lernerfolg zu testen und sich auf die spezielle Form der schriftlichen Prüfungstechnik einzustellen.

Bewertung der Prüfungsfragen: Schwierigkeit und Trennschärfe

Zur Analyse der Prüfungsfragen bestimmt man Schwierigkeit und Trennschärfe der einzelnen Aufgaben. Der **Schwierigkeitsindex S** (auch als p-Wert bezeichnet) gibt an, wieviel Prozent der Teilnehmer die Aufgabe richtig gelöst haben. Der **Trennschärfe-Koeffizient T** gibt ein Maß dafür, wieweit eine Aufgabe in der Lage ist, zwischen guten und schlechten Teilnehmern zu differenzieren. Der T-Wert ist ein Korrelationskoeffizient zwischen der Beantwortung der Einzelaufgabe und der Gesamtleistung in der Prüfung. Von einer guten Frage wird erwartet, dass sie von den Kandidaten mit guten Gesamtleistungen auch besonders gut, von den Kandidaten mit schlechten Gesamtleistungen besonders schlecht beantwortet wird. Dann besteht eine positive Korrelation, der T-Wert ist positiv, zwischen 0 und +l.

Besteht keine Korrelation zwischen Einzel- und Gesamtleistung, so trägt die betreffende Aufgabe nicht zur Differenzierung guter und schlechter Kandidaten bei, sie ist nach formalen Testkriterien wertlos. Eine negative Korrelation, d. h. ein negativer T-Wert, weist in der Regel auf einen Konstruktionsfehler in der Aufgabe hin. Man kann eine derartige Analyse nicht nur für die richtige Antwort, sondern auch für die Ablenker (Distraktoren) vornehmen, wobei naturgemäß der gute Distraktor durch einen besonders stark negativen T-Wert gekennzeichnet ist. T-Werte über +0,3 für die richtige Antwort gelten als sehr gut, Werte zwischen +0,2 und +0,3 sind noch gut, niedrigere und insbesondere negative Werte kennzeichnen dagegen eine Aufgabe als formal minderwertig. S- und T-Werte sind wertvolle Hilfen, die aber erst im Zusammenhang mit einer inhaltlichen Beurteilung zu einer Bewertung der Prüfungsaufgabe führen können.

Die Analysedaten werden vom IMPP den medizinischen Fakultäten bekanntgegeben (neuerdings nur noch der S-Wert). Ich habe diese Angaben regelmäßig verfolgt und bei den Kommentaren berücksichtigt, weil sich aus diesen Daten ja auch ergibt, wo für den Studenten die besonderen Schwierigkeiten liegen. Die Analysedaten sind im Kommentar mitangeführt.

Bearbeitungshinweise

Die Original-Prüfungsfragen bilden die Grundlage dieses Prüfungsbandes. Die Reihenfolge der Aufgaben richtet sich in den Original-Aufgabenheften nach inhaltlichen Gesichtspunkten. Zur Prüfungsvorbereitung erscheint eine fachbezogene Fragenordnung, wie sie in diesem Band praktiziert wird, geeignet.

Seit dem Examen Herbst 2000 wurden vom IMPP ausschließlich Aufgaben vom Typ *Einfachauswahl* und *Zuordnung* gestellt, deshalb kommen Aufgaben vom Typ *Kausale Verknüpfung* in diesem Band nicht mehr und Aufgaben vom Typ *Aufgabenkombination* nur noch bedingt vor. Die Aufgaben sind nicht nach Aufgabentypen zusammengefasst, der Aufgabentyp kann sich folglich von Aufgabe zu Aufgabe ändern.

Die Lösung zu jeder Frage ist am Unterrand derselben Seite vermerkt. Im Lösungsteil findet sich ein ausführlicher Kommentar.

Es ist zweckmäßig, beim ersten Durchgang die falsch beantworteten Fragen zu markieren, um sie kurz vor dem Prüfungstermin nochmals zu wiederholen.

Aber Vorsicht! Manche Fragen werden im Examen wortgetreu wiederholt, doch kann die Reihenfolge der möglichen Antworten geändert sein.

Lesen Sie immer alle Antwortmöglichkeiten durch, bevor Sie sich für eine Lösung entscheiden!

Aufgabentypen:

→ Aufgabentyp A: Einfachauswahl

Erläuterung: Bei diesem Aufgabentyp ist von fünf mit (A) bis (E) gekennzeichneten Antwortmöglichkeiten eine einzige auszuwählen, und zwar entweder die allein bzw. am ehesten zutreffende Aussage oder die einzig falsche bzw. am wenigsten zutreffende Aussage.
Wenn die Falschaussage zu markieren ist, enthält der Vorsatz ein unterstrichenes <u>nicht</u> oder einen ähnlichen Hinweis.

→ Aufgabentyp B: Aufgabengruppe mit gemeinsamem Antwortangebot – Zuordnungsaufgaben

Erläuterung: Jede dieser Aufgabengruppen besteht aus:

a) einer Liste mit nummerierten Begriffen, Fragen oder Aussagen (Liste 1 = Aufgabengruppe)
b) einer Liste von 5 durch die Buchstaben (A) bis (E) gekennzeichneten Antwortmöglichkeiten (Liste 2)

Sie sollen zu jeder nummerierten Aufgabe der Liste1 aus der Liste 2 eine Antwort auswählen, die Sie für zutreffend halten oder von der Sie meinen, dass sie im engsten Zusammenhang mit dieser Aufgabe steht. Bitte beachten Sie, dass jede Antwortmöglichkeit der Liste 2 für mehrere Aufgaben der Liste 1 die Lösung darstellen kann.

→ Aufgabentyp: Aussagenkombination

(Dieser Aufgabentyp wird zurzeit vom IMPP nicht gestellt.)

Erläuterung: Bei diesem Aufgabentyp ist die Richtigkeit mehrerer nummerierter Aussagen zu beurteilen. Es können je nach den vorgegebenen Aussagenkombinationen (A) bis (E) eine einzige, mehrere, alle oder keine der Aussagen richtig sein. Eine Aufgabe gilt nur als richtig gelöst, wenn der Buchstabe markiert wurde, der für die zutreffende Beurteilung aller Aussagen als richtig oder falsch steht.

Allen Aufgabentypen ist gemeinsam, dass am Ende eine und nur eine der fünf möglichen Lösungen (A) bis (E) zu markieren ist. Die beste Antwort ist diejenige, die im Vergleich der fünf Antwortmöglichkeiten die Aufgabe am umfassendsten beantwortet. Eine Mehrfachmarkierung wird als falsch gewertet. Das Fehlen einer Markierung wird in gleicher Weise falsch gewertet wie eine Markierung an falscher Stelle. Man sollte also, auch wenn man die Aufgabe nicht lösen kann, in jedem Falle eine Lösung raten, weil man so eine 20-prozentige Chance hat, die richtige Lösung zu treffen.

Fragen

1 Allgemeine und Zellphysiologie, Zellerregung

1.1 Stoffmenge und Konzentration

1.2 Osmose

H86 ■

1.1 In 1 l Wasser befinden sich 50 mmol Kochsalz und 200 mmol Glucose. Die Osmolarität der Lösung liegt am nächsten bei

(A) 50 mosmol/l
(B) 225 mosmol/l
(C) 250 mosmol/l
(D) 300 mosmol/l
(E) 500 mosmol/l

H82 ■

1.2 Wenn eine 0,9 g/dl NaCl-Lösung blutisoton und eine 0,9 g/dl KCl-Lösung hypoton ist, dann ist dafür verantwortlich ein(e)

(A) geringere Dissoziation von KCl in der Lösung
(B) depolarisierende Wirkung von K^+
(C) größere K^+-Permeabilität der Erythrozytenmembran
(D) Nichtberücksichtigung von Kristallwasser bei KCl
(E) Keine der Aussagen trifft zu.

F04

1.3 Die reale osmotische Druckdifferenz $\Delta\pi$ über ein Epithel oder Endothel berechnet sich aus

$$\Delta\pi = X \cdot R \cdot T \cdot \Delta C_{osm},$$

wobei R = allgemeine Gaskonstante, T = absolute Temperatur, ΔC_{osm} = transepithelialer bzw. transendothelialer realer Osmolaritätsunterschied und X eine der unten genannten Größen bedeutet. Für welche Größe steht X?

(A) Diffusionskoeffizient
(B) Löslichkeitskoeffizient
(C) Reflexionskoeffizient
(D) Michaelis-Menten-Konstante
(E) Epithel- bzw. Endotheldicke

1.3 Stofftransport

H94 ■

1.4 Welches der fünf Diagramme gibt die Abhängigkeit der pro Zeiteinheit durch eine Membran transportierten Menge einer Substanz X ($\dot{M}_x$; Ordinate) von ihrer Konzentrationsdifferenz über die Membran (Δ[X]; Abszisse) am ehesten wieder, wenn dieser Transport durch Diffusion (Ficksches Gesetz) erfolgt? (Koordinaten linear geteilt)

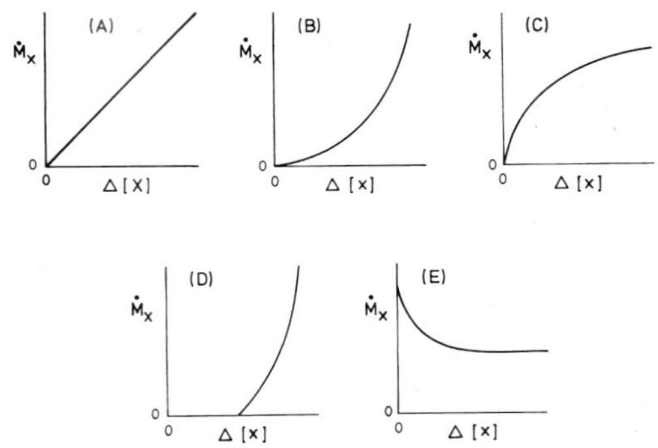

H98 ■

1.5 Die Gleichung dQ/dt = D ·A · X/d beschreibt die Netto-Diffusionsrate dQ/dt (Stoffmenge pro Zeit) eines Stoffes durch eine Membran, wobei D = Fickscher Diffusionskoeffizient, d = Diffusionsstrecke und A = Membranfläche ist. Um welche Größe handelt es sich bei X?

(A) Differenz der Stoffkonzentration diesseits und jenseits der Membran
(B) relative Molekülmasse des Stoffes
(C) Leitfähigkeit der Membran für diesen Stoff
(D) Permeabilitätskoeffizient der Membran für diesen Stoff
(E) Viskosität der Membran

1.1 (D) 1.2 (E) 1.3 (C) 1.4 (A) 1.5 (A)

H99

1.6 Für die Diffusion durch Membranen gilt, daß die pro Zeit und Membranfläche nettodiffundierende Stoffmenge Q sowohl proportional der Differenz der Stoffmengenkonzentrationen beidseits der Membran (Δc) als auch proportional dem Permeabilitätskoeffizienten P ist.
Welche Eigenschaft hat P?

(A) P hat die Dimension Weg/Zeit.
(B) P kann die Maßeinheit S(iemens) · m^{-2} haben.
(C) P ist bei allen Molekülen mit gleichem Molekülradius gleich groß.
(D) P ist bei allen Molekülen mit gleicher Molekularmasse gleich groß.
(E) P ist identisch mit dem Diffusionskoeffizienten.

F98 ■

1.7 Der Transportmechanismus der Na^+/K^+-Pumpe der Zellmembran wird als primär-aktiv bezeichnet. Hierbei bezeichnet „primär" die Tatsache, daß die Pumpe

(A) Ionen gegen einen elektrochemischen Gradienten („bergauf") transportiert
(B) bei ihrer Tätigkeit ATP spaltet (ATPase)
(C) Einfluß auf die Membranpolarisation hat
(D) durch typische Rezeptoragonisten wie Adrenozeptoren oder Cholinozeptoren gesteuert wird
(E) durch typische Second messenger wie cAMP, IP_3 oder DAG gesteuert wird

F02 ■■

1.8 Nach Blockade der ATP-Synthese in einer Muskelzelle

(A) sinkt die Ca^{2+}-Konzentration im Zytosol
(B) sinkt die K^+-Konzentration im Zytosol
(C) sinkt die Na^+-Konzentration im Zytosol
(D) wird das Na^+-Gleichgewichtspotential stärker positiv
(E) wird das Ca^{2+}-Gleichgewichtspotential stärker positiv

F99 ■

1.9 Welche Aussage über die Na^+/K^+-ATPase trifft <u>nicht</u> zu?

(A) Sie transportiert primär-aktiv.
(B) Sie transportiert pro Zyklus 3 Na^+-Ionen aus dem Zellinneren nach außen und 2 K^+-Ionen nach innen.
(C) Sie ist in ihrer Funktion temperaturabhängig.
(D) Sie wird durch Ouabain (g-Strophantin) spezifisch gehemmt.
(E) Sie wird durch die Senkung der intrazellulären Na^+-Konzentration aktiviert.

F00 ■

1.10 K^+-Ionen

(A) liegen im Zytosol in etwa der gleichen Konzentration vor wie Cl^--Ionen
(B) liegen im Zytosol in einer um etwa 15% höheren Konzentration als im Blutplasma vor
(C) liegen im Plasma in einer Konzentration von rund 25 mmol/L vor
(D) werden primär-aktiv aus dem Interstitium ins Zytosol transportiert
(E) sind im Blutplasma etwa zur Hälfte an Albumin gebunden

F98 ■

1.11 Welcher der folgenden Membran-Transportprozesse von Epithelzellen ist elektroneutral?

(A) Na^+-Glucose-Cotransport
(B) Na^+/K^+-Austausch durch Na^+/K^+-ATPase
(C) Na^+/H^+-Austausch durch Antiport-Carrier
(D) Na^+-Transport durch Na^+-Kanal
(E) Cl^--Diffusion durch Anionenkanal

F04 ■

1.12 Welcher der folgenden Transporte durch die Zellmembran ist elektrogen?

(A) Thiazid-sensitiver Na^+-Cl^--Symport (z. B. im Konvolut des distalen Nierentubulus)
(B) H^+/K^+-ATPase (z. B. in der Magen-Belegzelle)
(C) Na^+/K^+-ATPase (ubiquitär)
(D) Na^+/H^+-Antiport (z. B. im proximalen Nierentubulus)
(E) Cl^-/HCO_3^--Antiport (z. B. in der Erythrozytenmembran)

1.6 (A) 1.7 (B) 1.8 (B) 1.9 (E) 1.10 (D) 1.11 (C) 1.12 (C)

F95

1.13 Eine Substanz X, deren Transport durch eine Membran hindurch von einem Carrier vermittelt wird, zeige die in der Kurve 1 dargestellte Abhängigkeit der pro Zeiteinheit transportierten Menge ($\dot{M}_x$; Ordinate) von der Konzentrationsdifferenz über die Membran (Δ[X]; Abszisse).
Welche der folgenden Änderungen würden diesen Transport so beeinflussen, daß die Kurve 2 gemessen wird?

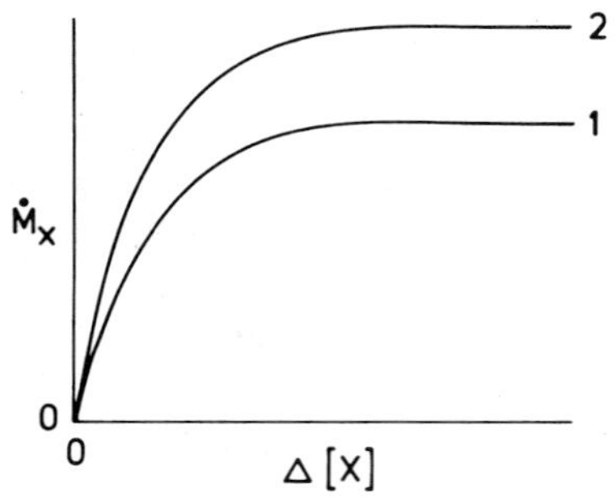

(1) Erhöhung der Gesamtkonzentration von X
(2) Erhöhung der Zahl der Carriermoleküle
(3) Erhöhung der Affinität von X zum Carrier

(A) nur 1 ist richtig
(B) nur 2 ist richtig
(C) nur 3 ist richtig
(D) nur 1 und 2 sind richtig
(E) nur 2 und 3 sind richtig

1.4 Zellorganisation und -beweglichkeit

Dieses Thema wird im Rahmen von Kapitel 13 besprochen.

1.5 Elektrische Phänomene an Zellen

F00 ■■

1.14 Welches der folgenden Ionen hat im Zytosol die höchste Konzentration?
(A) Ca^{2+}
(B) Cl^-
(C) HCO_3^-
(D) K^+
(E) Na^+

H93 ■■

1.15 In welcher Beziehung stehen die freien Konzentrationen der folgenden Ionen im Zytosol der ruhenden Skelettmuskelfaser zueinander?
(A) $Na^+ > Cl^- > Ca^{2+} > K^+$
(B) $K^+ > Na^+ > Ca^{2+} > Cl^-$
(C) $K^+ > Cl^- > Na^+ > Ca^{2+}$
(D) $Na^+ > K^+ > Cl^- > Ca^{2+}$
(E) $K^+ > Na^+ > Cl^- > Ca^{2+}$

H95 ■

1.16 Das Verhältnis von zytosolischer zu extrazellulärer Konzentration freier Ca^{2+}-Ionen beträgt bei einer nichterregten Zelle gewöhnlich etwa
(A) über 1 000
(B) 10
(C) 1
(D) 0,1
(E) unter 0,001

F99 ■■

1.17 Die extrazelluläre Na^+-Konzentration betrage 130 mmol/l, die intrazelluläre 13 mmol/l.
Wie hoch ist etwa das Gleichgewichtspotential für Natrium bei 37 °C?
(A) +30 mV
(B) −30 mV
(C) +60 mV
(D) −60 mV
(E) +90 mV

F99 ■■

1.18 Welche Aussage zum Gleichgewichtspotential für K^+-Ionen trifft <u>nicht</u> zu?
(A) Beim Gleichgewichtspotential sind elektrische und chemische Triebkraft gleich groß, aber entgegengesetzt gerichtet.
(B) Das Gleichgewichtspotential wird durch die Anzahl der geöffneten Ionenkanäle bestimmt.
(C) Das Gleichgewichtspotential läßt sich mit der Nernst-Gleichung berechnen.
(D) Während der Repolarisation eines Aktionspotentials nähert sich das Membranpotential einer Nervenzelle dem Gleichgewichtspotential für K^+-Ionen.
(E) Das elektrochemische Potential E (= Triebkraft) für K^+-Ionen über die Membran errechnet sich aus der Differenz von aktuellem Membranpotential (E_m) und Gleichgewichtspotential für K^+-Ionen (E_k).

1.13 (B) 1.14 (D) 1.15 (E) 1.16 (E) 1.17 (C) 1.18 (B)

H97 ■■

1.19 Die Plasmamembran einer Zelle sei praktisch ausschließlich für K^+-Ionen permeabel.
Wie hoch ist etwa die intrazelluläre K^+-Aktivität (in mmol/kg H_2O), wenn die extrazelluläre K^+-Aktivität 5 mmol/kg H_2O und das Membranpotential der Zelle (bei 37 °C) –61 mV betragen?

(A) 0,5
(B) 5
(C) 50
(D) 150
(E) 305

H03 ■■

1.20 Unter welcher der folgenden Konstellationen (A) bis (E) ist der Netto-Ionenstrom für K^+ durch die Zellmembran bei 37 °C und hoher K^+-Leitfähigkeit der Zellmembran (etwa) Null?
$[K^+]_i$ = zytosolische K^+-Konzentration
$[K^+]_a$ = extrazelluläre K^+-Konzentration
E_m = Membranpotential

	$[K^+]_i$	$[K^+]_a$	E_m
(A)	5 mmol/L	5 mmol/L	–90 mV
(B)	5 mmol/L	5 mmol/L	–61 mV
(C)	50 mmol/L	10 mmol/L	–90 mV
(D)	50 mmol/L	5 mmol/L	–61 mV
(E)	150 mmol/L	5 mmol/L	–61 mV

F03 ■■

1.21 Bei 37 °C betrage das Membranpotential einer Zelle –61 mV und die extrazelluläre Cl^--Konzentration 80 mmol/L.
Bei etwa welcher zytosolischen Cl^--Konzentration findet keine Nettodiffusion von Cl^- durch die Cl^--Kanäle der Plasmamembran statt?

(A) 0,8 mmol/L
(B) 6,1 mmol/L
(C) 8 mmol/L
(D) 61 mmol/L
(E) 800 mmol/L

F02 ■■

1.22 Eine Zelle habe ein Membranpotential (E_m) von –70 mV und ein K^+-Gleichgewichtspotential (E_K) von –90 mV.
Wie groß ist die elektrochemische Potentialdifferenz für K^+ und in welche Richtung wird K^+ dadurch getrieben?

(A) –160 mV, in die Zelle hinein
(B) –20 mV, in die Zelle hinein
(C) +20 mV, in die Zelle hinein
(D) +20 mV, aus der Zelle heraus
(E) +160 mV, aus der Zelle heraus

F02 ■

1.23 Die Ca^{2+}-Konzentration im Zytosol einer Zelle sei zehntausendfach geringer als extrazellulär, d. h. $c_i : c_a = 1 : 10\,000$. Die Zellmembran sei für Ca^{2+} sehr gut und für andere Ionen praktisch nicht durchlässig. Das Membranpotential (innen gegen außen) entspricht dann dem Gleichgewichtspotential E_{Ca} für Ca^{2+}. Es gilt (bei 30 °C; lg bedeutet Logarithmus zur Basis 10) die Gleichung $E_{Ca} = -(\lg \frac{c_i}{c_a}) \cdot 30\,\text{mV}$.

Damit ergibt sich:

(A) E_{Ca} = –120 mV
(B) E_{Ca} = –90 mV
(C) E_{Ca} = +90 mV
(D) E_{Ca} = +120 mV
(E) E_{Ca} = +150 mV

H02 ■■

1.24 In einem α-Motoneuron werde das Ruhemembranpotential in Richtung Hyperpolarisation verschoben.
Dies kann zustande kommen durch eine

(A) Abnahme der K^+-Leitfähigkeit der Membran
(B) Erhöhung der Ca^{2+}-Leitfähigkeit der Membran
(C) Erhöhung der Na^+-Leitfähigkeit der Membran
(D) Erniedrigung der intrazellulären K^+-Konzentration
(E) Zunahme der Aktivität der Na^+/K^+-ATPase

H03 ■

1.25 Das K^+-Gleichgewichtspotential einer Zelle betrage –90 mV, das Na^+-Gleichgewichtspotential +60 mV; die Zellmembran sei nur für diese Ionen permeabel.
Wie hoch ist das Membranpotential dieser Zelle, wenn die Na^+-Leitfähigkeit der Membran doppelt so hoch ist wie die K^+-Leitfähigkeit?

(A) +10 mV
(B) 0 mV
(C) –40 mV
(D) –60 mV
(E) –70 mV

H94

1.26 Für die Leitfähigkeit der Zellmembran für K^+-Ionen (g_K) gilt (wobei I_K = K^+-Stromstärke/Membranfläche, E_K = K^+-Gleichgewichtspotential, E_m = Membranpotential):

(A) $g_K = I_K/(E_K + E_m)$
(B) $g_K = I_K/(E_m - E_K)$
(C) $g_K = I_K \cdot (E_m - E_K)$
(D) $g_K = I_K/E_m$
(E) $g_K = I_K/E_K$

1.19 (C) 1.20 (D) 1.21 (C) 1.22 (D) 1.23 (D) 1.24 (E) 1.25 (A) 1.26 (B)

H00

1.27 **Welche Aussage zum Donnan-Gleichgewicht trifft nicht zu?**

(A) Das Donnan-Gleichgewicht beschreibt Ionengleichgewichte an semipermeablen Membranen, bei denen Ionen beteiligt sind, die die Membran nicht passieren können.
(B) Die Einstellung des Donnan-Gleichgewichts an der Membran wird durch die Diffusion von Ionen erreicht, die die Membran passieren können.
(C) Aus dem Donnan-Gleichgewicht kann ein Membranpotential resultieren.
(D) Im Donnan-Gleichgewicht sind die Produkte der Konzentrationen der wanderungsfähigen Kationen und Anionen auf jeder der beiden Seiten der Membran gleich.
(E) Die Geschwindigkeit der Einstellung des Donnan-Gleichgewichts ist von der Temperatur unabhängig.

Fragen aus dem Examen Herbst 2004

H04

1.28 **Die Zellmembran sei ausschließlich für K^+ und Na^+ durchlässig. Ihr Gleichgewichtspotential betrage für K^+ −90 mV und für Na^+ +60 mV; das Membranpotential sei −70 mV.**
Nun werden die Leitfähigkeiten für beide Ionen verdoppelt. Dann ist relativ zum Ausgangswert am stärksten verändert:

(A) das Membranpotential in hyperpolarisierender Richtung
(B) das Membranpotential in depolarisierender Richtung
(C) das Gleichgewichtspotential für Na^+
(D) das Gleichgewichtspotential für K^+
(E) der K^+-Strom durch die Membran

H04 ■

1.29 **Die extrazelluläre K^+-Konzentration eines Neurons steigt akut auf 7 mmol/L an (z. B. aufgrund starker elektrischer Aktivität benachbarter Neurone im epileptischen Anfall).**
Welche Folge hat dies für die Zellmembran des Neurons typischerweise?

(A) Anstieg des Anteils aktivierbarer spannungsabhängiger Na^+-Kanäle
(B) Blockade der axonalen Weiterleitung von Aktionspotentialen
(C) Depolarisation
(D) verminderte Aktivität der Na^+/K^+-ATPase
(E) K^+-Einstrom durch spannungsaktivierte Kalium-Kanäle

2 Blut und Immunsystem

2.1 Blut

2.2 Blutzellen, Erythrozyten

F92

2.1 **Einem 70 kg schweren gesunden Probanden wird 1 mmol radioaktiv markiertes Serumalbumin intravenös injiziert. Nach 15 min wird ihm eine Blutprobe entnommen und darin dieser Indikator bestimmt.**
Wie groß ist etwa die hierbei gefundene Indikator-Konzentration im Blut?

(A) 25 µmol/l
(B) 40 µmol/l
(C) 70 µmol/l
(D) 150 µmol/l
(E) 200 µmol/l

H91 ■■

2.2 **Man bezeichnet als Hämatokrit**

(A) das kritische Blutvolumen zur Aufrechterhaltung des Kreislaufs
(B) den Anteil der Erythrozytenzahl an der gesamten Blutkörperchenzahl
(C) den Volumenanteil der Erythrozyten am Blutvolumen
(D) die Hämoglobinkonzentration im Blut
(E) die Hämoglobinkonzentration im Einzelerythrozyten

F97

2.3 Welche Aussage trifft nicht zu?
Erythrozyten

(A) besitzen eine Na^+/K^+-ATPase
(B) besitzen einen Cl^-/HCO_3^--Austauschcarrier
(C) tragen wesentlich zur Pufferung des Blut-pH-Werts bei
(D) bilden ihr ATP etwa zur Hälfte in Mitochondrien
(E) decken ihren Energiebedarf praktisch ausschließlich aus Glucose

F00

2.4 Wenn
MCH = mittlere Hämoglobinmasse/Erythrozyt,
MCV = mittleres Volumen eines Erythrozyten und
Hk = Hämatokrit,
so gilt für die mittlere Hämoglobinkonzentration in einem Erythrozyten (MCHC):

(A) MCH · MCV
(B) MCH/MCV
(C) MCV/MCH
(D) MCV/Hk
(E) Hk/Erythrozytenzahl

F97 ■

2.5 Welche Aussage zum Blut beim Erwachsenen trifft zu?

(A) Das Gewicht des Blutes beträgt etwa 20% des Körpergewichtes.
(B) Der Anteil der Blutzellen am Blutvolumen beträgt beim Mann normalerweise 0,55.
(C) Nach Höhenanpassung ist der Hämatokrit-Wert in der Regel vermindert.
(D) Das mittlere Volumen eines Erythrozyten (= MCV) kann aus Hämatokrit-Wert und Erythrozytenzahl pro µl Blut berechnet werden.
(E) Der kolloidosmotische Druck des Blutplasmas wird überwiegend durch die Konzentration der Globuline bestimmt.

H98 ■

2.6 Etwa wieviel Erythrozyten werden beim Erwachsenen täglich neu gebildet?

(A) $2 \cdot 10^5$
(B) $2 \cdot 10^7$
(C) $2 \cdot 10^9$
(D) $2 \cdot 10^{11}$
(E) $2 \cdot 10^{13}$

H02 ■

2.7 Die Erythrozytenkonzentration im Blut eines Erwachsenen von 70 kg betrage $5,0 \cdot 10^{12}$/L, die mittlere Lebensdauer der Erythrozyten 120 Tage (= $1,0 \cdot 10^7$ s).
Welcher der folgenden Werte kommt der Neubildungsrate der Erythrozyten wahrscheinlich am nächsten?

(A) $2,5 \cdot 10^4\ s^{-1}$
(B) $5,0 \cdot 10^4\ s^{-1}$
(C) $2,5 \cdot 10^5\ s^{-1}$
(D) $5,0 \cdot 10^5\ s^{-1}$
(E) $2,5 \cdot 10^6\ s^{-1}$

F01 ■■

2.8 Die mittlere Hämoglobin-Masse in einem Erythrozyten (MCH)

(A) ist bei langjährigem Mangel an Cobalaminen erhöht
(B) ist gleich dem Quotienten Hämatokrit/Erythrozytenzahl
(C) ist bei einer megaloblastischen (= hyperchromen) Anämie erniedrigt
(D) ist bei einer Eisenmangelanämie erhöht
(E) beträgt normalerweise 28–36 µg

H03 ■■

2.9 Eine 34-jährige Frau klagt über mangelnde körperliche Leistungsfähigkeit. Haut und Schleimhäute sind blass. Eine Blutuntersuchung ergibt:
Hämoglobinkonzentration 120 g/L;
Hämatokrit 0,35;
Retikulozytenzahl, MCH (mittlere Hämoglobinmasse der einzelnen Erythrozyten) und MCV (mittleres Volumen der einzelnen Erythrozyten) sind vermindert.
Welche Diagnose ist am wahrscheinlichsten?

(A) Vitamin-B_{12}-Mangel
(B) Folsäuremangel
(C) renal bedingte Anämie
(D) Eisenmangelanämie
(E) aplastische Anämie

2.3 (D) 2.4 (B) 2.5 (D) 2.6 (D) 2.7 (E) 2.8 (A) 2.9 (D)

F03 ■■

2.10 Ein 21-jähriger Mann klagt über mangelnde körperliche Leistungsfähigkeit. Haut und Schleimhäute sind blass. Die Untersuchung des Blutes ergibt:

Hämoglobin-Konzentration:	**100 g/L**
Erythrozytenzahl:	**$4{,}5 \cdot 10^{12}$/L**
Hämatokritwert:	**0,30**
Retikulozytenzahl:	**vermindert**
mittleres Erythrozytenvolumen (MCV):	**vermindert**

Welche Diagnose ist am wahrscheinlichsten?

(A) Mangel an Vitamin B_{12}
(B) Folsäuremangel
(C) aplastische Anämie
(D) Eisenmangelanämie
(E) renal bedingte Anämie

F04 ■

2.11 Bei einer 41-jährigen Sportlehrerin wurde vor 5 Jahren wegen eines Magenkarzinoms der Magen operativ entfernt. Jetzt klagt sie über mangelnde körperliche Belastbarkeit, besonders im Sportunterricht. Haut und Schleimhäute sind blass. Die Blutuntersuchung ergibt:

Hämoglobinkonzentration im Vollblut: vermindert
Hämatokrit: vermindert
mittleres Erythrozyten-Volumen (MCV): erhöht
Retikulozytenzahl im Vollblut: vermindert

Welche Diagnose ist am wahrscheinlichsten?

(A) perniziöse Anämie
(B) hämolytische Anämie
(C) chronische Blutungsanämie
(D) Eisenmangelanämie
(E) aplastische Anämie

F02 ■■

2.12 Bei einer Frau mit (unbehandelter) Eisenmangelanämie ist (vom Genannten) am wenigsten wahrscheinlich:

(A) verminderte Hämoglobinkonzentration im Blut
(B) blasse Haut
(C) chronischer Blutverlust in der Vorgeschichte
(D) verminderte Erythropoietin-Konzentration im Plasma
(E) normale Cobalamin-(Vitamin B_{12}-)Konzentration im Plasma

F01

2.13 Ein typischer Befund bei einer ausgeprägten hämolytischen Anämie (chronische Hämolyse) ist eine

(A) mittlere Erythrozytenlebensdauer von 5 Monaten
(B) verminderte Retikulozytenzahl (in % der Erythrozyten)
(C) erhöhte Plasmakonzentration von unkonjugiertem Bilirubin
(D) erhöhte renaltubuläre Eisensekretion
(E) verminderte Erythropoetinsekretion

H95 ■■ B

2.14 Welche Aussage zum Erythropoetin trifft zu?

(A) Es wird beim Erwachsenen vor allem in der Leber gebildet.
(B) Es wird bei Hypoxie vermehrt ausgeschüttet.
(C) Es ist ein Produkt unreifer Erythrozyten.
(D) Seine Konzentration im Plasma steigt bei Niereninsuffizienz.
(E) Es ist ein Steroidhormon.

H02 ■

2.15 Die Anzahl der Retikulozyten im Blut ist gesteigert bei

(A) chronisch erhöhter Hämolyse
(B) Cobalaminmangel
(C) Eisenmangel
(D) Störungen der Hämsynthese
(E) Störungen der Globinsynthese

F98 ■

2.16 Einer erniedrigten Erythropoetin-Konzentration im Plasma kann am ehesten zugrunde liegen:

(A) Folsäuremangel
(B) intravasale Hämolyse
(C) Cobalaminmangel
(D) Störung der Hämoglobinbildung
(E) terminale Niereninsuffizienz

H99

2.17 Welche Aussage trifft für die Blutkörperchensenkungsgeschwindigkeit (BSG) nicht zu?

(A) Eine BSG von 30 mm in der ersten Stunde bei einem Mann liegt außerhalb des Referenzbereichs.
(B) Sie ist bei niedriger Erythrozytenkonzentration vermindert.
(C) Sie wird durch systemische Entzündungsreaktionen erhöht.
(D) Sie ist bei erhöhter Fibrinogenkonzentration beschleunigt.
(E) Sie muß in ungerinnbar gemachtem Blut bestimmt werden.

2.10 (D) 2.11 (A) 2.12 (D) 2.13 (C) 2.14 (B) 2.15 (A) 2.16 (E) 2.17 (B)

H93

2.18 Werden Erythrozyten in destilliertes Wasser gegeben, so wird eine osmotische Druckdifferenz wirksam von etwa

(A) 3 kPa (≈ 30 cm H_2O)
(B) 13 kPa (≈ 100 mmHg)
(C) 100 kPa (≈ 1 atm)
(D) 700 kPa (≈ 7 atm)
(E) 2 200 kPa (≈ 22 atm)

F93 ■

2.19 In welcher der folgenden Lösungen nimmt das Volumen der in ihr suspendierten Erythrozyten am raschesten zu?

(A) 0,9 molare NaCl-Lösung
(B) 0,3 molare NaCl-Lösung
(C) 0,3 molare Harnstofflösung
(D) eine Salzlösung, die 0,2 mol/l freie Na^+-Ionen enthält
(E) Plasma ohne Plasmaproteine (kolloidosmotischer Druck = Null)

2.3 Blutplasma

H03 ■

2.20 Die Konzentration welches der folgenden Ionen liegt im Blutplasma am nächsten bei 100 mmol/L?

(A) Ca^{2+}
(B) Cl^-
(C) HCO_3^-
(D) K^+
(E) Na^+

H97 ■■

2.21 Welche Elektrolytzusammensetzung trifft am ehesten für das arterielle Plasma zu? (Werte in mmol/l)

	Na^+	K^+	Cl^-	HCO_3^-
(A)	143	4,5	105	25
(B)	115	6,5	135	26
(C)	143	8,5	135	16
(D)	143	4,5	105	11
(E)	143	4,5	105	35

F92

2.22 Der osmotische Druck einer physiologischen Kochsalzlösung beträgt ungefähr

(A) 3 kPa (≈ 30 cmH_2O)
(B) 13 kPa (≈ 100 mmHg)
(C) 100 kPa (≈ 1 atm)
(D) 700 kPa (≈ 7 atm)
(E) 2 200 kPa(≈ 22 atm)

H96 ■

2.23 Eine Reihe von Substanzen liegt im Plasma proteingebunden vor. Bei welcher Substanz ist die gebundene Fraktion am geringsten?

(A) langkettige Fettsäuren
(B) Bilirubin
(C) Testosteron
(D) Kalium
(E) Calcium

F90 ■

2.24 Der kolloidosmotische (= onkotische) Druck betrage im Plasma 25 mmHg und in der interstitiellen Flüssigkeit 5 mmHg. Der hydrostatische Druck betrage in den Kapillaren 32,5 mmHg und in der interstitiellen Flüssigkeit 3 mmHg. Die Gefäßwand sei impermeabel für kolloidal gelöste Substanzen. Wie hoch ist der effektive Filtrationsdruck?

(A) −0,5 mmHg
(B) 0,5 mmHg
(C) 9,5 mmHg
(D) 15,5 mmHg
(E) 49,5 mmHg

F04 ■■

2.25 Welcher der folgenden Faktoren/Mechanismen bewirkt eine vermehrte Auswärtsfiltration von Flüssigkeit aus den Kapillaren im großen Kreislauf?

(A) erniedrigter hydrostatischer Druck in den Kapillaren
(B) erhöhter hydrostatischer Druck im Gewebe
(C) Hyperalbuminämie
(D) arterioläre Vasodilatation
(E) Abnahme des zentralen Venendrucks

2.18 (D) 2.19 (C) 2.20 (B) 2.21 (A) 2.22 (D) 2.23 (D) 2.24 (C) 2.25 (D)

H02 ■

2.26 Eine ausgeprägte Proteinurie kann zu Ödemen führen.
Wesentliche Ursache dafür ist, dass
(A) die damit verbundene Hypoproteinämie den onkotischen Druck im Interstitium erhöht
(B) dabei der effektive Filtrationsdruck in den Kapillaren des Körperkreislaufs ansteigt
(C) die dabei erhöhte Proteinkonzentration im Tubuluslumen die Na^+-Resorption erhöht
(D) dabei die hydraulische Leitfähigkeit der Kapillarwand für Wasser steigt
(E) eine damit verbundene osmotische Diurese eine Na^+-Retention bewirkt

2.4 Hämostase und Fibrinolyse

F03 ■

2.27 Welche Aussage zu den Thrombozyten trifft zu?
(A) Sie zirkulieren durchschnittlich etwa 120 Tage in der Blutbahn.
(B) Ihre Anzahl im Blut beträgt 150 000 bis 400 000 pro Milliliter.
(C) Sie besitzen Rezeptoren für den von-Willebrand-Faktor.
(D) Ihre Aggregation wird durch Thrombin gehemmt.
(E) Bei ihrer Aktivierung schütten sie Heparin aus.

H98 ■

2.28 Welche Aussage zum von-Willebrand-Faktor (vWF) trifft zu?
(A) Er aktiviert den extrinsischen Gerinnungsweg.
(B) Er dient der Adhäsion von Thrombozyten.
(C) Er hemmt die Bindung des Endothels an subendotheliale Kollagenfasern.
(D) Er wird überwiegend von Hepatozyten gebildet.
(E) Seine Synthese wird durch Vitamin-K-Antagonisten gehemmt.

F02 ■

2.29 Welche der folgenden Substanzen wird von aktivierten Thrombozyten <u>nicht</u> sezerniert?
(A) ADP
(B) Thromboxan A_2
(C) Serotonin
(D) Thrombomodulin
(E) Thrombospondin

H01

2.30 Nach Gefäßverletzung ist an Thrombozyten zu beobachten:
(A) Aktivierung von Genen für Plättchen-Aktivationsfaktor PAF
(B) Freisetzung von Protein C
(C) vermehrte Synthese von Prostacyclin
(D) Aufnahme von Plättchenfaktor 3 aus dem Plasma
(E) Bindung von Fibrinogen an den Rezeptorkomplex GP IIb/IIIa auf der Thrombozytenmembran

F94 ■

2.31 Welcher der folgenden Vorgänge gehört <u>nicht</u> zur primären Hämostase?
(A) reversible Thrombozytenaggregation
(B) Vasokonstriktion
(C) Bindung von Thrombozyten an den von-Willebrand-Faktor
(D) Fibrinretraktion
(E) Serotoninfreisetzung

F96 ■

2.32 Welche Aussage über Thrombozyten trifft <u>nicht</u> zu?
Thrombozyten
(A) entstehen aus Megakaryozyten
(B) werden u. a. in der Milz abgebaut
(C) haben eine Lebensdauer von ca. 100 Tagen
(D) sind kernlos
(E) haben an ihrer Oberfläche Bindungsstellen für Thrombin

F98

2.33 Thrombozyten werden aktiviert durch
(A) Thrombomodulin
(B) Prostacyclin
(C) Endothelium derived relaxing factor (EDRF = Stickstoffmonoxid)
(D) Heparin
(E) Thrombin

F98 ■

2.34 Welcher der Gerinnungsfaktoren wird <u>nicht</u> Vitamin-K-abhängig gebildet?
(A) I (Fibrinogen)
(B) II (Prothrombin)
(C) VII (Prokonvertin)
(D) IX (Christmas-Faktor, PTC)
(E) X (Stuart-Prower-Faktor)

2.26 (B) 2.27 (C) 2.28 (B) 2.29 (D) 2.30 (E) 2.31 (D) 2.32 (C) 2.33 (E) 2.34 (A)

F00 ■

2.35 Welche Aussage trifft für Vitamin K nicht zu?
(A) Es wird im Dünndarm absorbiert.
(B) Orale Antikoagulantien (Cumarinderivate) wirken durch eine Hemmung der Synthese von Vitamin K.
(C) Es gehört zu den fettlöslichen Vitaminen.
(D) Es wird zur Synthese von Prothrombin benötigt.
(E) Es wird zur Synthese von Faktor IX (Christmas-Faktor) benötigt.

H99

2.36 Welche der genannten Wirkungen besitzt das Thrombin nicht?
(A) Aktivierung der Aggregation der Thrombozyten
(B) Katalyse der Umwandlung von Fibrinogen in Fibrin
(C) Aktivierung von Faktor VIII
(D) Aktivierung von Faktor XIII
(E) Aktivierung der Prothrombinsynthese in der Leber

F97 ■

2.37 Antithrombin III wirkt gerinnungshemmend, weil es
(A) Ca^{2+} bindet
(B) Vitamin K bei der Synthese von Prothrombin und anderen Gerinnungsfaktoren verdrängt
(C) Thrombin und einige andere Gerinnungsfaktoren durch Komplexbildung hemmt
(D) Plasminogen aktiviert
(E) die Heparinfreisetzung aktiviert

H01 ■

2.38 Welche Aussage zu Antithrombin III trifft zu?
(A) Bei Mangel ist das Thromboserisiko erhöht.
(B) Seine Wirkung wird durch Heparin verhindert.
(C) Es hemmt die Heparinbildung.
(D) Es wird vor allem in den Thrombozyten gebildet.
(E) Es fördert die Fibrinolyse.

F02

2.39 Die primäre Störung bei der Hämophilie A betrifft den Gerinnungsfaktor
(A) Fibrinogen
(B) Prothrombin
(C) Faktor V
(D) Faktor VIII
(E) Faktor IX

F02

2.40 Die Fibrinolyse wird aktiviert von:
(A) ε-Aminocapronsäure
(B) Hirudin
(C) Cumarin-Derivaten
(D) Urokinase
(E) α_2-Makroglobulin

H01 ■

2.41 Welche Aussage zu Plasmin trifft zu?
(A) Es kann therapeutisch durch Gabe von ε-Aminocapronsäure aktiviert werden.
(B) Seine Aktivierung wird durch Protein S gehemmt.
(C) Seine Aktivierung wird durch Protein C gehemmt.
(D) Plasmin inaktiviert Gerinnungsfaktoren proteolytisch.
(E) Streptokinase aktiviert Plasmin durch Phosphorylierung.

H03

2.42 Die Fibrinolyse wird aktiviert von
(A) α_2-Makroglobulin
(B) Antithrombin III
(C) Cumarin-Derivaten
(D) Kallikrein
(E) Gerinnungsfaktor VIII

H03 ■

2.43 Wenn Patienten mit frischem Myokardinfarkt Streptokinase intravenös gegeben wird, so erfolgt dies im Wesentlichen zur
(A) Thrombus-Auflösung (-Lyse)
(B) Antagonisierung von Vitamin K
(C) Aktivierung von Antithrombin III
(D) Hemmung von Gerinnungsfaktor VIII
(E) Hemmung der Thrombozytenaggregation

F99 ■ ■

2.44 Mit welcher der folgenden Substanzen kann man in der ärztlichen Routine die Blutgerinnung sowohl in vivo als auch in vitro hemmen?
(A) Oxalat
(B) Heparin
(C) Citrat
(D) Vitamin-K-Antagonisten
(E) EDTA

2.35 (B) 2.36 (E) 2.37 (C) 2.38 (A) 2.39 (D) 2.40 (D) 2.41 (D) 2.42 (D) 2.43 (A) 2.44 (B)

H97

2.45 Vitamin-K-Antagonisten werden oral verabreicht. Welche Zeit nach ihrer intestinalen Absorption vergeht, bis sie ihre volle antikoagulative Wirkung entfalten?

(A) wenige Minuten
(B) 20–30 min
(C) 2–3 Stunden
(D) 5–10 Stunden
(E) > 24 Stunden

H98 ■

2.46 Die unzureichende Zufuhr bzw. Absorption einzelner Stoffe im Magen-Darm-Trakt führt zu Mangelsymptomen.
Welche Zuordnung Substanz/wichtiges Mangelsymptom trifft nicht zu?

(A) Cobalamine/perniziöse Anämie
(B) Calcium/Blutgerinnungsstörung
(C) Eisen/hypochrome Anämie
(D) Iod/Struma
(E) Folsäure/megaloblastäre Anämie

H99 ■

2.47 Heparin

(A) wird von eosinophilen Granulozyten freigesetzt
(B) hemmt die Lipoproteinlipase
(C) wird proteolytisch inaktiviert
(D) verstärkt die Wirksamkeit von Antithrombin III
(E) wird bei Langzeitbehandlung bevorzugt oral gegeben

F04

2.48 Heparin als gerinnungshemmendes Mittel

(A) ist bei Schwangeren wegen guter Plazentagängigkeit kontraindiziert
(B) wird in vivo durch partielle Proteolyse aktiviert
(C) inaktiviert Thrombin proteolytisch
(D) wird nur parenteral, nicht aber oral gegeben
(E) verhindert die Bildung des Prothrombinasekomplexes durch Bindung von Ca^{2+}

H00

2.49 Der Quick-Test der Blutgerinnung

(A) dient der Bestimmung der Heparinkonzentration im Plasma
(B) ergibt bei ausgeprägtem Faktor-VII-Mangel einen erniedrigten Quick-Wert (in %)
(C) erfordert die Anwesenheit von Thrombozyten
(D) dient als Suchtest für die Hämophilien A und B
(E) ergibt bei Fibrinogenmangel einen erhöhten Quick-Wert (in %)

2.5 Abwehrsystem und zelluläre Identität (Immunologie)

F95 ■

2.50 Lymphozyten erhalten ihre Immunkompetenz (Prägung) in den folgenden Organen:

(1) Knochenmark
(2) Milz
(3) Thymus
(4) Lymphknoten

(A) nur 1 ist richtig
(B) nur 1 und 3 sind richtig
(C) nur 2 und 4 sind richtig
(D) nur 1, 2 und 3 sind richtig
(E) 1–4 = alle sind richtig

F03 ■

2.51 Was zählt zu den Eigenschaften der neutrophilen Granulozyten?

(A) Sie zirkulieren durchschnittlich etwa 120 Tage in der Blutbahn.
(B) Ihre Anzahl im Blut beträgt 150 000 bis 400 000 pro Milliliter.
(C) Zur Zeit der Geburt werden sie im Thymus geprägt.
(D) Aktiviert bilden sie reaktive Sauerstoffmetabolite.
(E) Bei ihrer Aktivierung schütten sie Heparin aus.

H02 ■

2.52 Welche der folgenden Zellen sind für die Phagozytose von Bakterien am wichtigsten?

(A) basophile Granulozyten
(B) eosinophile Granulozyten
(C) neutrophile Granulozyten
(D) Mastzellen
(E) T-Lymphozyten

F00

2.53 Welche Aussage zu basophilen Granulozyten trifft nicht zu?

(A) Sie schütten bei Aktivierung Histamin aus.
(B) Sie locken bei Aktivierung eosinophile Granulozyten an (Chemotaxis).
(C) Sie werden durch Bindung von Immunglobulin M (IgM) aktiviert.
(D) Sie schütten bei Aktivierung Heparin aus.
(E) Sie sind an anaphylaktischen Reaktionen beteiligt.

2.45 (E) 2.46 (B) 2.47 (D) 2.48 (D) 2.49 (B) 2.50 (B) 2.51 (D) 2.52 (C) 2.53 (C)

F97 ■

2.54 Welche Aussage trifft nicht zu? Makrophagen können
(A) bestimmte Erreger lysosomal verdauen
(B) Sauerstoffradikale bilden
(C) den T-Lymphozyten Antigene präsentieren
(D) Lysozym bilden
(E) Immunglobulin M bilden

H01

2.55 Eine Opsonisierung wird bewirkt oder gefördert durch
(A) Alpha-Interferon
(B) C-reaktives Protein
(C) Lysozym
(D) Gamma-Interferon
(E) Protein C

H99

2.56 Welche Aussage zum Komplementsystem trifft nicht zu?
(A) Es kann durch Immunkomplexe aktiviert werden.
(B) Es kann durch an Bakterien gebundene Antikörper aktiviert werden.
(C) Nach Aktivierung bildet es ionendurchlässige Poren in Zellen.
(D) Nach Aktivierung entstandene Komplementfragmente erhöhen die Gefäßpermeabilität.
(E) Komplementfragmente führen zu proteolytischer Aktivierung von Lysozym.

H94 ■

2.57 Welche Aussage trifft nicht zu? B-Lymphozyten
(A) sind zytotoxisch
(B) können Immunglobulin M produzieren
(C) reagieren auf bestimmte Interleukine mit Proliferation
(D) können Antigene präsentieren
(E) besitzen Antigen-spezifische Rezeptoren

F99 ■ ■

2.58 Welcher der Zelltypen bildet und sezerniert Antikörper?
(A) Mastzellen
(B) T-Helferzellen (CD4)
(C) T-Killerzellen (CD8)
(D) Plasmazellen
(E) Makrophagen

H96 ■

2.59 Welche Aussage trifft für IgG zu?
(A) wichtigstes Ig für immunologischen Schutz von Schleimhautoberflächen (z. B. Magen-Darm, Bronchien, Bindehaut)
(B) ist unter den Ig am besten plazentagängig
(C) bindet sich vorwiegend an Mastzellen und basophile Granulozyten
(D) Molekularmasse ca. 900 000 Dalton
(E) Keine der Aussagen (A)–(D) trifft zu.

F98

2.60 In der Tränenflüssigkeit hat welches der folgenden Immunglobuline die höchste Konzentration?
(A) IgA
(B) IgD
(C) IgE
(D) IgG
(E) IgM

H00 ■

2.61 Humorale Antikörper
(A) sind im Milchdrüsensekret enthalten
(B) finden sich nur im Blutplasma
(C) werden von den T-Helferzellen gebildet
(D) haben je nach Typ eine relative Molekularmasse von 30 000–70 000 Dalton
(E) werden von Makrophagen gebildet

F98

2.62 Immunglobulin E
(A) wird mit seinem F_c-Anteil auf Mastzellen gebunden
(B) ist für die sog. verzögerte Immunabwehr verantwortlich
(C) setzt aus Makrophagen Histamin frei
(D) ist für die AB0-Blutgruppenunterschiede verantwortlich
(E) dient der Opsonisierung infizierter B-Lymphozyten

H97

2.63 HLA-Klasse-I-Proteine (= MHC-Klasse-I-Proteine des Menschen)
(A) sind art-, aber nicht individualspezifisch
(B) dienen der Aktivierung von B-Lymphozyten
(C) sind an der Antigenerkennung durch zytotoxische T-Lymphozyten (= T-Killerzellen) wesentlich beteiligt
(D) bilden den Membranangriffskomplex des Komplementsystems
(E) sind die Liganden der CD4-Moleküle von CD4-T-Lymphozyten

2.54 (E) 2.55 (B) 2.56 (E) 2.57 (A) 2.58 (D) 2.59 (B) 2.60 (A) 2.61 (A) 2.62 (A) 2.63 (C)

H00 ■

2.64 Welche der folgenden Molekülstrukturen werden von den B-Lymphozyten präsentiert, wenn diese mit T-Helfer-Lymphozyten kooperieren (MHC = major histocompatibility complex)?

(A) MHC-Proteine der Klasse I + γ-Interferon
(B) MHC-Proteine der Klasse II + Antigenfragment
(C) MHC-Proteine der Klasse I + Interleukin-2 + Antigenfragment
(D) MHC-Proteine der Klasse II + Immunglobulin
(E) MHC-Proteine der Klasse II + Interleukin-2

F02 ■

2.65 Welche der genannten Zellen sind am ehesten in der Lage, über MHC-Proteine der Klasse II Antigene zu präsentieren?

(A) NK-Zellen (Natürliche Killer-Zellen)
(B) B-Lymphozyten
(C) eosinophile Granulozyten
(D) basophile Granulozyten
(E) Thrombozyten

F00 ■

2.66 Präsentation von Antigen Epitopen zusammen mit MHC-Proteinen des Typs I löst klonale Expansion und Differenzierung vor allem von welchen Zellen aus?

(A) zytotoxische T-Lymphozyten ($CD8^+$)
(B) T-Helferzellen, Typ T_{H1}
(C) T-Helferzellen, Typ T_{H2}
(D) B-Lymphozyten
(E) Makrophagen

H94 ■

2.67 Bei der passiven Immunisierung

(1) werden abgetötete Krankheitserreger als Antigen injiziert
(2) wird eine rasche, rein humorale Immunität erzeugt
(3) ist die Immunität gegen den Krankheitserreger nach der Zweitinjektion wesentlich stärker als nach der Erstinjektion

(A) nur 1 ist richtig
(B) nur 2 ist richtig
(C) nur 1 und 3 sind richtig
(D) nur 2 und 3 sind richtig
(E) 1–3 = alle sind richtig

2.5.5 Blutgruppen

H99 ■■

2.68 Erythrozyten werden gemischt mit Seren der Blutgruppen 0, A, B und AB. (+) bedeutet Auftreten einer Agglutination, (–) bedeutet keine Agglutination. Welche der aufgeführten Kombinationen kann <u>nicht</u> zutreffen?

	Serum der Blutgruppe 0	A	B	AB
(A)	–	–	–	–
(B)	+	–	+	–
(C)	+	+	–	–
(D)	+	+	+	–
(E)	–	+	+	+

F98 ■■

2.69 Welche Aussage über das AB0-System trifft zu?

(A) Serum der Blutgruppe 0 enthält weder Antikörper Anti-A noch Anti-B.
(B) Spendererythrozyten der Blutgruppe 0 zeigen im Empfängerserum der Gruppe B eine Agglutination.
(C) Die Antikörper im AB0-System gehören überwiegend zum IgA-Typ.
(D) In Europa tritt die Blutgruppe AB deutlich häufiger in der Bevölkerung auf als die Blutgruppe 0.
(E) Ein Mann mit der Blutgruppe AB kann mit hoher Wahrscheinlichkeit als Vater eines Kindes mit der Blutgruppe 0 ausgeschlossen werden.

H00 ■

2.70 Welche Aussage zum AB0-System trifft <u>nicht</u> zu?

(A) Antikörper des AB0-Systems werden von Plasmazellen gebildet.
(B) Antikörper des AB0-Systems gehören überwiegend zur IgG-Klasse.
(C) Blutgruppenantigene des AB0-Systems sind auf der Erythrozytenmembran lokalisiert.
(D) Sowohl die Mutter als auch der Vater eines Kindes mit der Blutgruppe 0 können die Blutgruppe A oder B haben.
(E) Im Blut der Blutgruppe 0 finden sich Anti-A-Antikörper.

2.64 (B) 2.65 (B) 2.66 (A) 2.67 (B) 2.68 (E) 2.69 (E) 2.70 (B)

F95 ■■

2.71 Weder Isohämagglutinine Anti-A oder Anti-B noch die Blutgruppenantigene A oder B sind enthalten in

(A) Blut der Blutgruppe AB
(B) Blut der Blutgruppe 0
(C) Plasma der Blutgruppe AB
(D) Plasma der Blutgruppe 0
(E) keiner der unter (A)–(D) genannten Proben

H98 ■

2.72 Zu welcher Klasse gehören die Anti-D-Antikörper, welche die Erythroblastosis fetalis hervorrufen?

(A) IgA
(B) IgD
(C) IgE
(D) IgG
(E) IgM

F91 ■■

2.73 Bei welcher der folgenden Konstellationen ist am ehesten mit einer Rhesus-Unverträglichkeit beim zweiten Kind einer Mutter zu rechnen?

	Mutter	1. Kind	2. Kind
(A)	rh-negativ	rh-negativ	Rh-positiv
(B)	rh-negativ	Rh-positiv	rh-negativ
(C)	rh-negativ	Rh-positiv	Rh-positiv
(D)	Rh-positiv	rh-negativ	rh-negativ
(E)	Rh-positiv	Rh-positiv	rh-negativ

Fragen aus dem Examen Herbst 2004

H04 ■

2.74 Welcher der folgenden Gerinnungsfaktoren bewirkt nach seiner Aktivierung die kovalente Vernetzung der Fibrinmonomere?

(A) Faktor II
(B) Faktor V
(C) Faktor VII
(D) Faktor XII
(E) Faktor XIII

H04

2.75 Bei atherosklerotisch bedingten Endothelfunktionsstörungen kommt es häufig zu einer verstärkten Thromboseneigung.
Dies ist u. a. zurückzuführen auf eine

(A) reduzierte Plasmin-Freisetzung aus den Endothelzellen
(B) erhöhte Prostacyclin-Freisetzung aus den Endothelzellen
(C) verminderte Verfügbarkeit des Endothelfaktors NO
(D) Hemmung der Bildung von Faktor VII (Proconvertin)
(E) erhöhte Thrombomodulin-Expression durch das Endothel

H04 ■

2.76 Nach intravenöser Gabe von Heparin wird (mit Hilfe von Cofaktoren) gehemmt die

(A) Bildung von Thrombin aus Prothrombin
(B) Aktivierung von Thrombin durch Thrombomodulin
(C) Bindung von aktiviertem Protein C an Faktor VII (Proconvertin)
(D) Aktivierung von Präkallikrein durch von-Willebrand-Faktor
(E) Inaktivierung von Antithrombin III durch Protamin

H04

2.77 Eine aktive Immunisierung gegen eine Infektionskrankheit

(A) aktiviert die spezifische (adaptive) Abwehr
(B) führt bei Wiederholung in einmonatigem Abstand zu Toleranz des Immunsystems
(C) führt zu Proliferation von neutrophilen Granulozyten
(D) wird mit Erreger-spezifischen Antikörpern durchgeführt
(E) wirkt rascher als eine passive Immunisierung

H04

2.78 Interleukin-10 aus aktiviertem T_{H2}-Lymphozyten

(A) bewirkt eine Differenzierung von Monozyten zu natürlichen Killerzellen
(B) hemmt die Aktivität von Makrophagen
(C) regt neutrophile Granulozyten zur Proliferation an
(D) regt T_{H1}-Lymphozyten zur Proliferation an
(E) regt T-Killerzellen zu klonaler Expansion an

2.71 (C) 2.72 (D) 2.73 (C) 2.74 (E) 2.75 (C) 2.76 (A) 2.77 (A) 2.78 (B)

3 Herz

3.1 Elektrophysiologie des Herzen

H95 ■■

3.1 Welche Registrierung entspricht am ehesten dem Aktionspotential einer Ventrikelmyokardzelle in körperliche Ruhe?

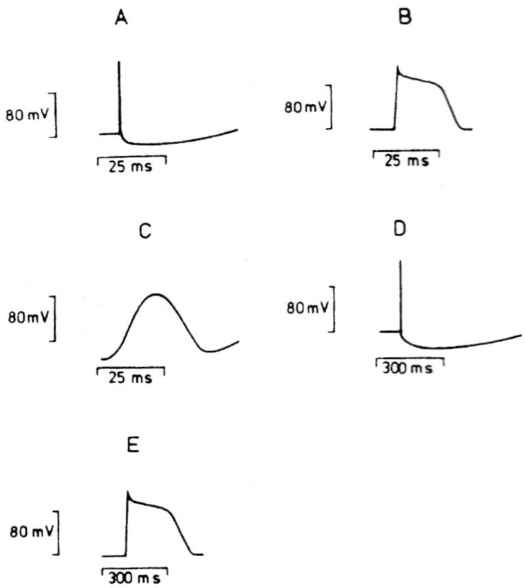

F03 ■

3.2 Das Membranpotential der ruhenden Myokardzelle wird hyperpolarisiert durch

(A) Aktivierung des Na^+/Ca^{2+}-Austauschers des Sarkolemm
(B) Hemmung der Na^+/K^+-ATPase des Sarkolemm
(C) Steigerung der K^+-Permeabilität des Sarkolemm
(D) Steigerung der Na^+-Permeabilität des Sarkolemm
(E) Steigerung der Ca^{2+}-Permeabilität des Sarkolemm

H00 ■

3.3 Das Ruhemembranpotenzial einer Myokardzelle wird in Richtung Depolarisation verschoben durch eine

(A) Verminderung der Aktivität der Na^+/K^+-ATPase der Zellmembran
(B) Erhöhung der intrazellulären K^+-Konzentration
(C) Zunahme der Offenwahrscheinlichkeit der K^+-Kanäle der Zellmembran
(D) Abnahme der Offenwahrscheinlichkeit der Na^+-Kanäle der Zellmembran
(E) Aktivierung von muskarinergen Cholinozeptoren

H93

3.4 In welcher der folgenden Strukturen im Herzen ist die Dauer des Aktionspotentials bei einer Herzfrequenz von ca. 60 pro Minute am längsten?

(A) Sinusknoten
(B) Vorhofmyokard
(C) AV-Knoten
(D) Purkinje-Fasern
(E) Kammermyokard

F98 ■■

3.5 Die obere Kurve der Abbildung zeigt das Aktionspotential einer Herzventrikelzelle.

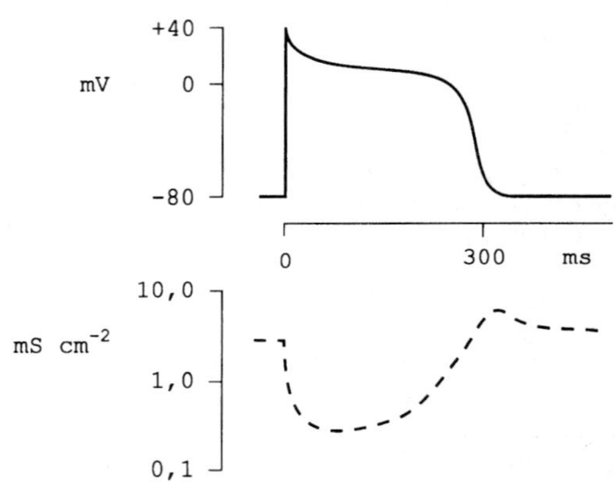

Die unterbrochen dargestellte Kurve entspricht der gleichzeitig gemessenen Änderung der Leitfähigkeit der Zellmembran für folgendes Ion:

(A) Na^+
(B) K^+
(C) Ca^{2+}
(D) Mg^{2+}
(E) H^+

F02 ■■

3.6 Welche der Aussagen über Potentiale an einer Ventrikelmyokardzelle trifft zu?

(A) Das Ruhemembranpotential beträgt ca. –55 mV.
(B) Das Aktionspotential dauert etwa 1,5-mal so lang wie das an den Zellen der Purkinje-Fäden.
(C) Die Na^+/K^+-ATPase bewirkt die auf ein Aktionspotential folgende Nachdepolarisation.
(D) Das Aktionspotential dauert etwa 10 ms.
(E) Während eines Aktionspotentials steigt die zytosolische Ca^{2+}-Konzentration deutlich an.

3.1 (E) 3.2 (C) 3.3 (A) 3.4 (D) 3.5 (B) 3.6 (E)

F04

3.7 Eine Zunahme der Kaliumkonzentration im Blutplasma auf 6 mmol/L führt am Herzen am ehesten zu einer

(A) Zunahme der Kontraktionskraft
(B) Hyperpolarisation des Ruhemembranpotentials der Kardiomyozyten
(C) Abnahme der Aktionspotentialdauer im Arbeitsmyokard
(D) Hemmung der Na^+/K^+-ATPase
(E) koronaren Vasokonstriktion

H92 ■

3.8 Welche Aussage trifft nicht zu?
Spannungsgesteuerte Na^+-Kanäle der Herz-Ventrikel-Zelle

(A) sind während aller Phasen des Aktionspotentials aktivierbar
(B) werden erst bei der Repolarisation der Membran wieder aktivierbar
(C) sind bei einem Ruhemembranpotential von −70 mV nur unvollständig aktivierbar
(D) sind nach anhaltender Depolarisation auf Werte positiver als −30 mV inaktiviert
(E) sind in ihrer Aktivierbarkeit von der Höhe der extrazellulären Ca^{2+}-Konzentration abhängig

H88 ■

3.9 Der früheste Zeitpunkt nach Beginn einer normalen Erregung im Herzen, an dem sich eine elektrische Extra-Systole auslösen läßt, ist

(A) die Aufstrichphase des Aktionspotentials (AP)
(B) der Overshoot des AP
(C) das Plateau des AP
(D) das mittlere Drittel der Repolarisationsphase des AP
(E) das Ende der Diastole

F92 ■

3.10 Mit dem Ende der absoluten Refraktärperiode der Ventrikelmuskulatur

(A) sind wieder schnelle Natriumkanäle aktivierbar
(B) erreicht die Membranleitfähigkeit für Kaliumionen den niedrigsten Wert
(C) erreicht die Membranleitfähigkeit für Calciumionen (langsamer Calciumeinwärtsstrom) den Maximalwert
(D) erreicht das Membranpotential den Wert des Ruhepotentials
(E) beginnt die spontane diastolische Depolarisation

H03

3.11 Welche der folgenden ausgeprägten ionalen Konzentrationsänderungen (Anstieg = ↑; Abfall = ↓) im Zytosol von Myokardzellen führt am wahrscheinlichsten zum Schließen der Gap-junction-Kanäle?

(A) K^+ ↑
(B) H^+ ↓
(C) Ca^{2+} ↑
(D) Cl^- ↓
(E) Na^+ ↓

H94 ■■

3.12 Das dargestellte Aktionspotential ist typisch für eine Zelle aus dem/den

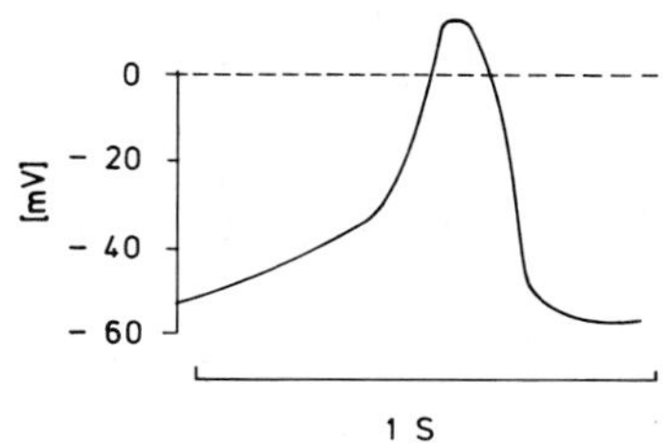

(A) Sinusknoten
(B) Vorhofmyokard
(C) His-Bündel
(D) Purkinje-Fasern
(E) Ventrikelmyokard

H01 ■

3.13 Der steile Aufstrich des Aktionspotentials in den Schrittmacherzellen des Sinusknotens

(A) beruht auf einer Öffnung spannungsgesteuerter, schneller Natriumkanäle
(B) beruht auf einem Einstrom von Calciumionen
(C) wird durch Sympathikusaktivierung verlangsamt
(D) kann durch Tetrodotoxin gehemmt werden
(E) wird durch eine erhöhte Kaliumleitfähigkeit verursacht

F00 ■■

3.14 Die Erregungsbildungsfrequenz des Sinusknotens erhöht sich, wenn

(A) das Schwellenpotential weniger negativ wird
(B) die diastolische Depolarisation rascher erfolgt
(C) das maximale diastolische Potential negativer wird
(D) die Offenwahrscheinlichkeit der Kaliumkanäle der Zellmembran in den Schrittmacherzellen zunimmt
(E) die myokardialen muscarinergen Cholinozeptoren aktiviert werden

3.7 (C) 3.8 (A) 3.9 (D) 3.10 (A) 3.11 (C) 3.12 (A) 3.13 (B) 3.14 (B)

H91 ■■

3.15 Welche Aussage trifft nicht zu?
Der AV-Knoten
(A) ist potentieller Schrittmacher mit einer Frequenz um 50/min
(B) wird mehr durch Fasern des linken N. vagus als durch Fasern des rechten N. vagus innerviert
(C) bewirkt durch Verzögerung der Erregungsleitung eine gleichzeitige Kontraktion von Vorhof und Kammer
(D) leitet die Erregung langsamer als das Kammermyokard
(E) wird während der PQ-Strecke des EKG erregt

H93 ■

3.16 Die Geschwindigkeit, mit der Aktionspotentiale im Herzen fortgeleitet werden, ist in welcher Struktur am niedrigsten?
(A) Vorhofmuskulatur
(B) AV-Knoten
(C) His-Bündel
(D) Purkinje-Fasern
(E) Ventrikelmuskulatur

H92

3.17 Die Erregungsleitung vom Sinusknoten zum AV-Knoten des Herzens benötigt etwa
(A) 0,5 ms
(B) 5 ms
(C) 50 ms
(D) 500 ms
(E) 5000 ms

F96

3.18 Die Erregungsausbreitung zwischen benachbarten Herzmuskelzellen erfolgt über
(A) motorische Endplatten
(B) Ausschüttung von Transmittern
(C) sympathische Herznerven
(D) parasympathische Herznerven
(E) Gap junctions

F82

3.19 In welcher der im Bild markierten Phasen eines Herz-Erregungszyklus läßt sich durch einen elektrischen Stromstoß am leichtesten Herzflimmern auslösen?

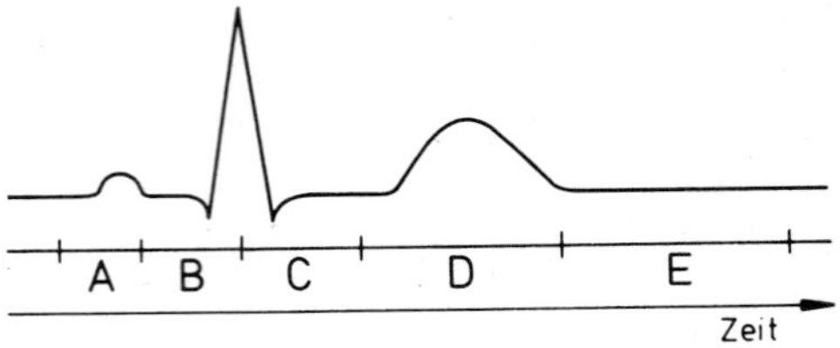

H03

3.20 Welcher der folgenden Faktoren ist am ehesten in der Lage, Herzkammerflimmern auszulösen?
(A) Auftreten einer ventrikulären Extrasystole während der T-Welle des EKG
(B) akut verlängerte Refraktärzeit von Muskelfasern in bestimmten Bereichen des Ventrikelmyokards
(C) Steigerung der Geschwindigkeit der intraventrikulären Erregungsausbreitung
(D) akuter Anstieg des systolischen arteriellen Blutdrucks auf 180 mmHg
(E) Hemmung der kardialen β-Adrenozeptoren

3.1.4 Elektrokardiographie (EKG)

F99 ■■

3.21 Die P-Zacke im EKG ist Ausdruck der
(A) Erregung des Sinusknotens
(B) Erregungsausbreitung in der Vorhofmuskulatur
(C) Kontraktion der Vorhofmuskulatur
(D) Erregung des AV-Knotens
(E) Schließung der Segelklappen

H02 ■■

3.22 Während der PQ-Strecke im EKG (Ende P bis Anfang Q)
(A) beginnt die Depolarisation der Vorhofmuskulatur
(B) breitet sich die Erregung in der Kammermuskulatur aus
(C) breitet sich die Erregung in der Vorhofmuskulatur aus
(D) ist die Vorhofmuskulatur vollständig erregt
(E) ist die Vorhofmuskulatur vollständig repolarisiert

F00

3.23 Die Dauer des QRS-Komplexes im EKG (Herzfrequenz 60/min) beträgt am ehesten:
(A) 5 ms
(B) 40 ms
(C) 80 ms
(D) 200 ms
(E) 400 ms

H92 ■■

3.24 Welche Aussage trifft nicht zu?
Aus den Standard-EKG-Ableitungen kann man Rückschlüsse ziehen auf
(A) den Ort der Erregungsbildung im Herzen
(B) den Verlauf der Erregungsausbreitung im Herzen
(C) die Lage der elektrischen Herzachse
(D) die Art von Herzrhythmusstörungen
(E) die Inotropie des Herzens

F96 ■■

3.25 Welche Angabe trifft normalerweise für das EKG (Indifferenztyp) nicht zu?
(A) Die Erregungsleitung durch den AV-Knoten ist gleich der Dauer des PQ-Intervalls (PQ-Dauer).
(B) Die Höhe der R-Zacke der Ableitung II beträgt etwa 1 mV.
(C) Die Erregungsrückbildung der Ventrikel ruft die T-Welle hervor.
(D) Während der ST-Strecke sind die Ventrikel gleichmäßig und maximal erregt.
(E) Der QRS-Komplex dauert weniger als 100 ms.

H98 ■■

3.26 Wenn der Winkel der elektrischen Herzachse (zur Bestimmung des Lagetyps) 45° beträgt, ist die Amplitude des QRS-Komplexes in Ableitung
(A) III > II > I
(B) I > II = III
(C) I = III > II
(D) aVR positiv
(E) aVF positiv

H00 ■■

3.27 Der Positionstyp des Herzens entspreche einem Winkel von +55°.
In welcher Ableitung ist die Amplitude des QRS-Komplexes am kleinsten?
(A) I
(B) II
(C) aVR
(D) aVL
(E) aVF

F01 ■■

3.28 Wenn in den Extremitätenableitungen des EKG der größte negative Ausschlag in der Ableitung aVR gemessen wird, so ergibt sich ein Lagetyp des Herzens von etwa
(A) + 0°
(B) + 30°
(C) + 60°
(D) + 90°
(E) + 120°

H01 ■■

3.29 Wenn in den Extremitätenableitungen des EKG der größte positive Ausschlag in der Ableitung aVF gemessen wird, so ergibt sich ein Lagetyp der elektrischen Herzachse von etwa
(A) + 0°
(B) + 30°
(C) + 60°
(D) + 90°
(E) + 120°

H99

3.30 Welche Aussage über die respiratorische Beeinflussung der Herztätigkeit beim Intermediärtyp trifft zu?
Während der Inspiration
(A) sinkt die Herzfrequenz (respiratorische Arrhythmie)
(B) verlängert sich die TP-Strecke im EKG
(C) wird die elektrische Herzachse steiler
(D) erhöht sich die maximale Amplitude im QRS-Komplex in Ableitung I
(E) wird der Hauptausschlag in aVR positiv

H93

3.31 Bei vorbestehendem Indifferenztyp wird eine Rechtsdrehung der elektrischen Herzachse hervorgerufen durch
(A) tiefe Exspiration
(B) chronische Erhöhung des Widerstandes im kleinen Kreislauf
(C) Schwangerschaft
(D) arteriellen Bluthochdruck
(E) Adipositas

3.23 (C) 3.24 (E) 3.25 (A) 3.26 (E) 3.27 (D) 3.28 (B) 3.29 (D) 3.30 (C) 3.31 (B)

F00

3.32 Welche Spannung hat die Amplitude des QRS-Komplexes in Ableitung II (Indifferenztyp) etwa?
(A) 1 – 2 mV
(B) 5 – 8 mV
(C) 10 – 30 mV
(D) 50 – 80 mV
(E) 100 – 200 mV

H86

3.33

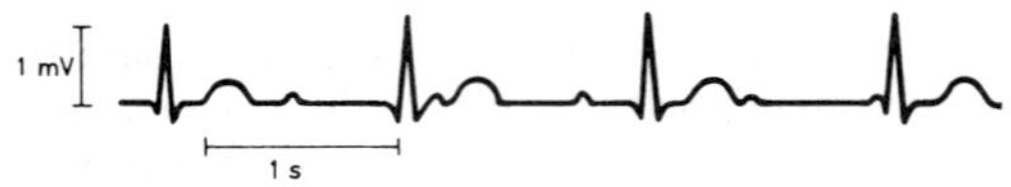

Im oben dargestellten Elektrokardiogramm findet sich folgende pathologische Veränderung:
(A) partieller Atrioventrikular-Block
(B) totaler Atrioventrikular-Block
(C) ventrikuläre Extrasystole
(D) Senkung der ST-Strecke
(E) Tachykardie

H03 ■

3.34 Welcher EKG-Befund spricht am ehesten für die Diagnose von ventrikulären Extrasystolen?
(A) PQ-Intervall > 0,2 s
(B) doppelgipflige P-Welle
(C) gegenüber dem Grundrhythmus vorzeitig auftretende, in ihrer Form veränderte und > 0,12 s dauernde QRS-Komplexe
(D) Abstand zwischen den beiden regulären R-Zacken vor und nach einer Extrasystole geringer als 2 normale RR-Abstände (nicht-kompensatorische Pause)
(E) Auftreten einer U-Welle

F03 ■

3.35 Bei einer 65-jährigen Patientin war vor einer Woche das EKG in den Extremitätenableitungen nach Einthoven unauffällig, wohingegen jetzt eine Verbreiterung des QRS-Komplexes auf 0,18 s sowie eine Änderung des Lagetyps vorliegt.
Diese Veränderungen sind am ehesten bedingt durch
(A) Vorhofflimmern
(B) Herzverlagerung infolge Zwerchfellhochstand
(C) Blockierung im ventrikulären Erregungsleitungssystem
(D) AV-Block 1. Grades
(E) ischämisch bedingte Repolarisationsstörung des Myokards

H79

3.36

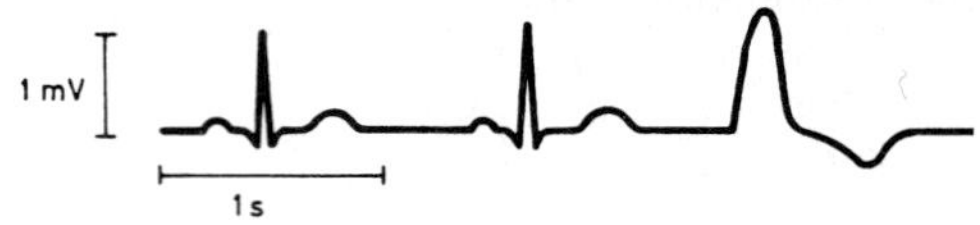

Im oben dargestellten Elektrokardiogramm findet sich folgende pathologische Veränderung:
(A) partieller Atrioventrikular-Block
(B) totaler Atrioventrikular-Block
(C) ventrikuläre Extrasystole
(D) Senkung der ST-Strecke
(E) Tachykardie

H01

3.37 Eine vollständige kompensatorische Pause in der Herzschlagfolge weist hin auf
(A) eine supraventrikuläre Extrasystole
(B) eine ventrikuläre Extrasystole
(C) eine interponierte Extrasystole
(D) einen AV-Block 1. Grades
(E) einen AV-Block 2. Grades

F84

3.38 Welche Aussage trifft nicht zu?
Vorhofflimmern ist charakterisiert durch
(A) unregelmäßigen Ablauf der Vorhofdepolarisation
(B) absolute Arrhythmie
(C) irreguläre atrioventrikuläre Überleitung
(D) Vorhoffrequenz im EKG von 350–600/min
(E) deformierte QRS-Komplexe im EKG

H86

3.39 Welche andauernde Herzrhythmusstörung ist mit dem Leben nicht vereinbar?
(A) absolute Arrhythmie
(B) Vorhofflattern
(C) Kammerflimmern
(D) Linksschenkelblock
(E) totaler AV-Block

3.32 (A) 3.33 (B) 3.34 (C) 3.35 (C) 3.36 (C) 3.37 (B) 3.38 (E) 3.39 (C)

F86

3.40 Welche Störung läßt sich auf folgender EKG-Ableitung erkennen?

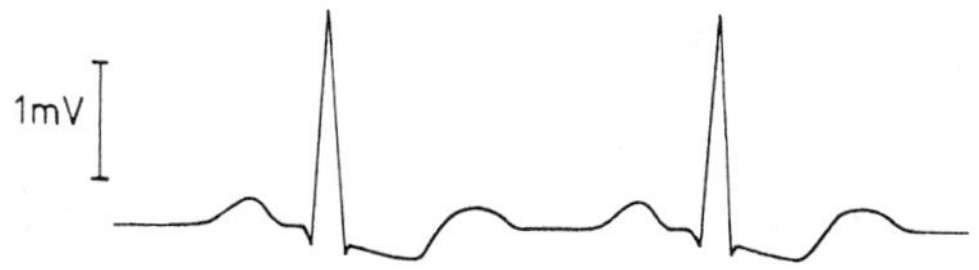

(A) Vorhofflattern
(B) Senkung der ST-Strecke
(C) ventrikuläre Extrasystolie
(D) totaler Atrioventrikularblock
(E) Erregungsursprung im Atrioventrikularknoten (AV-Knotenrhythmus)

3.2 Mechanik des Herzens

H03 ■

3.41 Welche Aussage zu den Drücken während des Herzzyklus trifft zu?

(A) In der Mitte der Austreibungsphase ist der Druck in der Aorta etwa gleich groß wie der in der A. pulmonalis.
(B) In der Mitte der Füllungsphase ist der Druck im rechten Vorhof kleiner als der in der rechten Kammer.
(C) Zu Beginn der Anspannungsphase beträgt der Aortendruck etwa 120 mmHg.
(D) Während der frühen Austreibungsphase ist der Druck in der Aorta niedriger als im linken Herzventrikel.
(E) In der Mitte der Austreibungsphase erreicht der zentrale Venendruck ein Maximum.

H03 ■

3.42 Welche Aussage zum Herzzyklus eines gesunden 30-Jährigen trifft zu?

(A) Das Volumen im linken Ventrikel ist am Ende der Austreibungsphase etwa gleich groß wie am Ende der Entspannungsphase.
(B) Das endsystolische Volumen beträgt etwa 2/3 des enddiastolischen Volumens.
(C) Das Schlagvolumen des linken Ventrikels ist im Mittel um etwa 1/3 größer als das des rechten Ventrikels.
(D) In körperlicher Ruhe trägt die Vorhofkontraktion etwa 1/3 zur Ventrikelfüllung bei.
(E) Am Beginn der T-Welle des EKG erreicht das Füllungsvolumen des rechten Ventrikels sein Maximum.

H99 ■

3.43 Welches der Ereignisse folgt innerhalb eines Herzzyklus als erstes auf das Ende der P-Welle des EKG?

(A) Beginn des Druckanstiegs im zentralen arteriellen Puls
(B) Spitze der R-Zacke
(C) Beginn des II. Herztones
(D) Öffnen der Segelklappen
(E) Öffnen der Taschenklappen

H94 ■

3.44 Die Austreibungszeit des Herzens ist gleich der Dauer von

(A) Beginn der Q-Zacke bis Beginn des II. Herztones
(B) Beginn des II. Herztones bis Inzisurminimum im Puls der Aorta ascendens
(C) Beginn des Druckanstieges bis Inzisurminimum im Puls der Aorta ascendens
(D) Beginn der Q-Zacke bis Beginn des I. Herztones
(E) Beginn der Q-Zacke bis Ende der T-Zacke

F00 ■ ■

3.45 Bei einer Herzfrequenz von 60 pro Minute sind alle Herzklappen während welcher Phase des EKG gleichzeitig geschlossen?
Während

(A) der P-Wellen
(B) der PQ-Strecke
(C) der S-Zacke
(D) des Beginns der T-Welle
(E) des Gipfels der T-Welle

H02 ■ ■

3.46 In welcher Aktionsphase des Herzzyklus ist die Mitralklappe geöffnet?

(A) Anspannungsphase
(B) Austreibungsphase
(C) Entspannungsphase
(D) Füllungsphase
(E) Systole

3.40 (B) 3.41 (D) 3.42 (A) 3.43 (B) 3.44 (C) 3.45 (C) 3.46 (D)

F02 ■■

3.47 Welche Aussage zur Öffnungszeit der Atrioventrikularklappen des Gesunden bei körperlicher Ruhe trifft zu?

(A) Sie ist länger als die der Taschenklappen.
(B) Ihre Dauer ist der Herzfrequenz annähernd (direkt) proportional.
(C) Ihr Beginn entspricht der P-Welle im EKG.
(D) Ihr Ende entspricht dem Beginn der ST-Strecke im EKG.
(E) Sie fällt in den Zeitraum zwischen dem 1. und 2. Herzton.

H01

3.48 Bei einer Herzfrequenz von ca. 60/min liegt das Maximum der T-Welle im EKG zeitlich am nächsten dem

(A) Ende des zweiten Herztones
(B) Beginn der Austreibungsphase
(C) Ende des ersten Herztones
(D) Beginn der Füllungsphase
(E) Maximum des Druckes im linken Ventrikel

F01 ■■

3.49 Welches Volumen entspricht am ehesten dem enddiastolischen Volumen des linken Ventrikels beim untrainierten Erwachsenen unter Ruhebedingungen?

(A) 70 mL
(B) 120 mL
(C) 180 mL
(D) 230 mL
(E) 260 mL

H00 ■■

3.50 Die Abbildung zeigt Druckkurven im linken Ventrikel und im linken Vorhof.
An welchem Zeitpunkt öffnet die Mitralklappe?

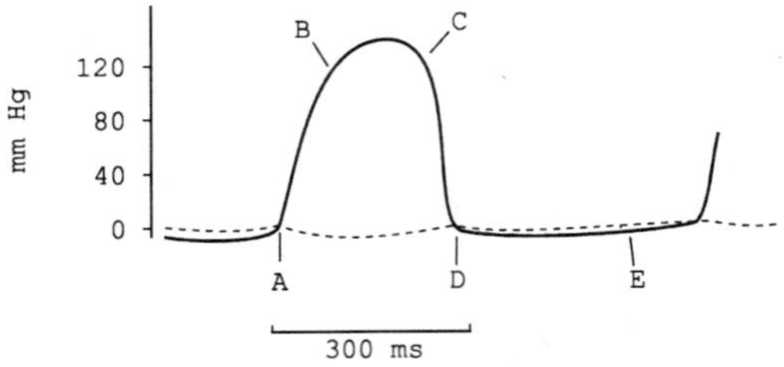

H94 ■■

3.51 Dargestellt ist die Änderung des Blutvolumens im linken Ventrikel während der Herzaktion.
Mit welchem der mit A–E markierten Zeitpunkte fällt am ehesten die R-Zacke im EKG zusammen?

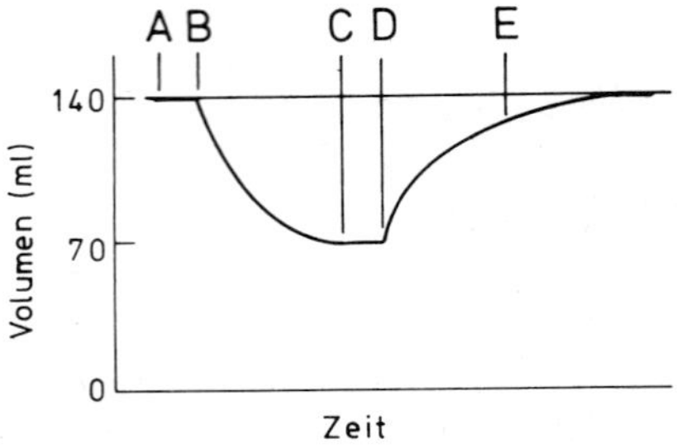

F99 ■■

3.52 Die Abbildung zeigt die Änderung des Volumens des linken Herz-Ventrikels während einer Herzaktion.
Zu welchem Zeitpunkt beginnt die Systole des linken Vorhofs?

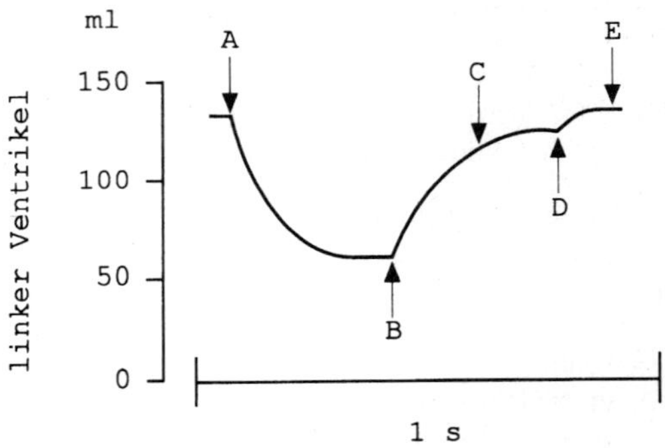

H97 ■

3.53 Welche der unten aufgeführten Zeiten entspricht am ehesten dem Abstand zwischen Beginn des Druckanstiegs und der Inzisur in der Aortendruckkurve (Herzfrequenz 60/min)?

(A) 8 ms
(B) 80 ms
(C) 280 ms
(D) 580 ms
(E) 800 ms

3.47 (A) 3.48 (E) 3.49 (B) 3.50 (D) 3.51 (A) 3.52 (D) 3.53 (C)

H98 ■■

3.54 Welche Aussage über den Druck im linken Ventrikel trifft für den liegenden gesunden Menschen zu?

(A) Am Ende der Diastole ist der Druck etwa 80 mmHg.
(B) Das Druckmaximum ist höher als das in der A. femoralis.
(C) Die Druckamplitude beträgt etwa 40 mmHg.
(D) Der Mitteldruck ist im linken Ventrikel höher als in der Aorta.
(E) Die Druckdifferenz über die geschlossene Segelklappe kann mehr als 100 mmHg betragen.

F98 ■■

3.55 Der II. Herzton wird verursacht durch

(A) den Herzspitzenstoß
(B) die isovolumetrische Kontraktion der Ventrikel
(C) den Schluß der Taschenklappen
(D) den Schluß der Atrioventrikularklappen
(E) die turbulente Strömung bei der Ventrikelfüllung

F03 ■

3.56 Folge einer Aortenklappenstenose ist am ehesten:

(A) rechtsventrikuläre Hypertrophie
(B) erhöhte Blutdruckamplitude in der Aorta
(C) diastolisches Strömungsgeräusch
(D) erhöhte Druckdifferenz zwischen linker Herzkammer und Aorta in der Austreibungsphase
(E) Rechtslagetyp im EKG

H03 ■

3.57 Bei einer 67-jährigen Frau besteht ein Herzgeräusch mit Punctum maximum parasternal über dem rechten 2. Interkostalraum, das nach dem ersten Herzton beginnt und zunächst an Lautstärke zunimmt, um dann bis zum zweiten Herzton wieder zu verebben. Das EKG weist auf eine linksventrikuläre Hypertrophie hin.
Um welche der folgenden Erkrankungen handelt es sich am ehesten?

(A) Insuffizienz der Aortenklappe
(B) Insuffizienz der Pulmonalklappe
(C) Stenose der Aortenklappe
(D) Stenose der Mitralklappe
(E) Stenose der Trikuspidalklappe

H93

3.58 Ein systolisches Geräusch über dem Herzen

(A) tritt zwischen dem II. und dem darauf folgenden I. Herzton auf
(B) kann auf eine Stenose der Segelklappen hinweisen
(C) kann durch Polyglobulie (Anstieg des Hämatokrit) bedingt sein
(D) tritt typischerweise zeitlich im Anschluß an die Inzisur des zentralen Pulses auf
(E) entsteht durch Turbulenzen in der Blutströmung

F04

3.59 Ein 61-jähriger Patient wacht nach Mitternacht mit vernichtenden Thoraxschmerzen auf, die in den linken Arm ausstrahlen. Er tut sich schwer beim Atmen (Dyspnoe), beim Atmen sind Rasselgeräusche zu hören und seine Haut ist kalt und klebrig. In der Notaufnahme der Klinik wird eine Koronarinfarkt-bedingte akute Insuffizienz des linken Ventrikels diagnostiziert.
Welche der folgenden Angaben passt am besten zu dieser Diagnose?

(A) vermindertes endsystolisches Volumen des linken Ventrikels
(B) vermindertes enddiastolisches Volumen des linken Ventrikels
(C) verminderte Ejektionsfraktion des linken Ventrikels
(D) normaler Druck im linken Vorhof
(E) erhöhtes Herzschlagvolumen

F02 ■■

3.60 Welcher der mit A–E markierten Punkte in dem dargestellten Druck-Volumen-Diagramm des linken Ventrikels zeigt die Höhe der Vorlast (preload)?

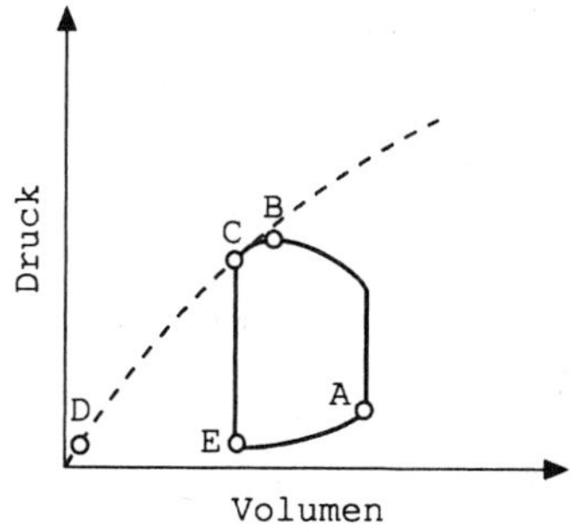

F02 ■

→ **3.61 Bei akuter Zunahme des enddiastolischen Volumens des linken Herzventrikels von 120 mL auf 160 mL beobachtet man bei gleich bleibendem mittlerem Aortendruck eine**

(A) Abnahme des Schlagvolumens aufgrund der erhöhten Vorlast
(B) Verringerung des Wirkungsgrades des Herzens
(C) Zunahme der Wandspannung des Ventrikels
(D) Abnahme des endsystolischen Volumens des Ventrikels
(E) Zunahme der Auswurffraktion von 50 % auf ca. 80 %

F03

→ **3.62 Mit welcher Maßnahme kann man die maximale Wandspannung der Muskulatur des linken Ventrikels im Verlauf eines Herzzyklus reduzieren?**

(A) Gabe eines Vasokonstriktors zur Erhöhung des peripheren Widerstands
(B) Reduktion des enddiastolischen Volumens im linken Ventrikel
(C) Herzfrequenzsenkung
(D) pharmakologische Erweiterung der Herzkranzgefäße
(E) stehende Patienten hinlegen

F99 ■ ■

→ **3.63 Am Herzen bewirkt eine akute mäßige Steigerung der Nachlast (Afterload) primär eine**

(A) Zunahme des Schlagvolumens
(B) Zunahme des Herzzeitvolumens
(C) Zunahme des endsystolischen Ventrikelvolumens
(D) Abnahme des enddiastolischen Ventrikelvolumens
(E) Zunahme der Beschleunigungsarbeit

H98 ■ ■

→ **3.64 In ein Druck-Volumen-Diagramm sind schematisch 2 Herzzyklen eingezeichnet. Die Ausgangswerte sind im Zyklus 1 dargestellt. Der Herzzyklus 2 stellt den Zustand nach vermehrter Füllung dar.**

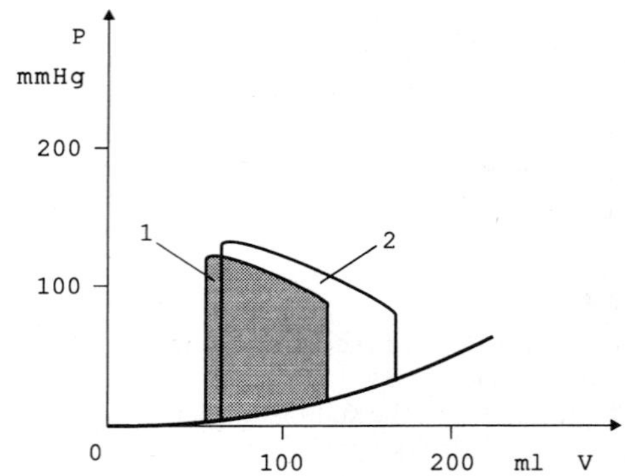

Welcher Parameter hat sich prozentual <u>am wenigsten</u> verändert?

(A) Preload
(B) Afterload
(C) Druck-Volumen-Arbeit
(D) Schlagvolumen
(E) enddiastolisches Volumen

F02 ■

→ **3.65 Welches der Diagramme (A) bis (E) gibt am besten wieder, wie sich die Kurve der Unterstützungsmaxima im Arbeitsdiagramm des Herzens durch Sympathikusstimulation verändert, wobei die Kurve vor Stimulation gepunktet und während Stimulation mit durchgezogener Linie gezeichnet ist?**

(P = ventrikulärer Druck, V = Füllungsvolumen des Ventrikels)

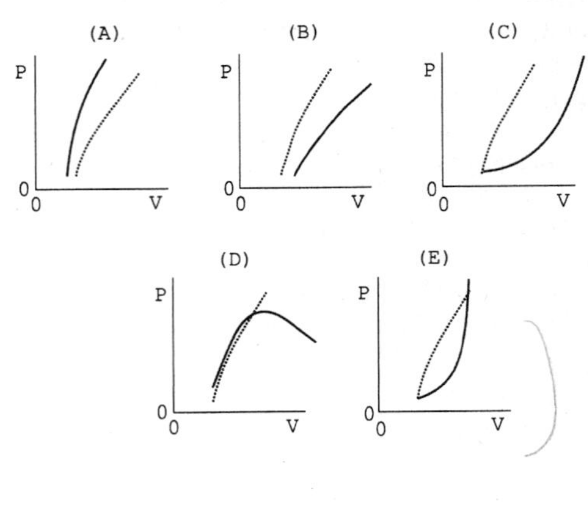

3.61 (C) 3.62 (B) 3.63 (C) 3.64 (B) 3.65 (A)

F04 ■■

3.66 Welche der folgenden Aussagen zum linken Ventrikel des Herzens trifft zu?

(A) Der linksventrikuläre enddiastolische Druck beträgt normalerweise etwa 90 mmHg.
(B) Das linksventrikuläre Blutvolumen beträgt am Ende der Austreibungsphase in Ruhe etwa 140 mL.
(C) Das linksventrikuläre Schlagvolumen nimmt bei erhöhter diastolischer Füllung ab.
(D) Das linksventrikuläre Blutvolumen nimmt in der Entspannungsphase um etwa 70 mL zu.
(E) Der linksventrikuläre Druckanstieg in der Anspannungsphase wird durch Sympathikuseinfluss beschleunigt.

F93

3.67 In körperlicher Ruhe wird das Maximum der Geschwindigkeit des Druckanstiegs (dP/dt max) im linken Ventrikel erreicht

(A) beim Schließen der Mitralklappe
(B) während der isovolumetrischen Anspannungsphase
(C) zeitgleich mit dem Druckmaximum des linken Ventrikels
(D) zeitgleich mit dem Druckmaximum in der Aorta ascendens
(E) während des letzten Drittels der Austreibungsphase

F94

3.68 In körperlicher Ruhe beträgt beim jungen Erwachsenen der Anteil der Beschleunigungsarbeit an der Gesamtarbeit des linken Ventrikels etwa

(A) 1–2%
(B) 5–8%
(C) 10–12%
(D) 15–18%
(E) 20–25%

H90

3.69 Steigen gleichzeitig der mittlere Druck in der Aorta um 20%, das Schlagvolumen um 25% und die Herzfrequenz auf das Doppelte, so steigt die Herzleistung etwa auf das

(A) 1,2fache
(B) 1,5fache
(C) 2,0fache
(D) 3,0fache
(E) 4,0fache

F96 ■

3.70 Welche Aussage zur Herzarbeit trifft nicht zu?

(A) Die Arbeit des rechten Ventrikels ist deutlich kleiner als die Arbeit des linken Ventrikels.
(B) Die Druck-Volumen-Arbeit ist deutlich geringer als die Beschleunigungsarbeit.
(C) Vermehrte Füllung steigert die Herzarbeit.
(D) Vermehrte Druckbelastung steigert die Herzarbeit.
(E) Sympathikusaktivierung steigert die Herzarbeit.

F88 ■

3.71 Die O_2-Aufnahme eines Menschen betrage 300 ml/min. Die O_2-Konzentration im Blut der V. cubitalis betrage 0,1 ml/ml, in der V. cava sup. 0,12 ml/ml, in der A. pulmonalis 0,15 ml/ml und in der Aorta 0,2 ml/ml.
Nach dem Fickschen Prinzip errechnet sich das Herz-Zeit-Volumen zu

(A) 3000 ml/min
(B) 3750 ml/min
(C) 4000 ml/min
(D) 5000 ml/min
(E) 6000 ml/min

F99 ■■

3.72 Wenn der O_2-Verbrauch 0,5 l/min, die O_2-Konzentration im rechten Vorhof 0,15 l/l, die O_2-Konzentration in der A. femoralis 0,20 l/l und die Herzfrequenz 100 min^{-1} betragen, so errechnet sich nach dem Fickschen Prinzip ein Herzschlagvolumen von

(A) 10 ml
(B) 50 ml
(C) 70 ml
(D) 100 ml
(E) 120 ml

H00 ■

3.73 Nach dem Fick'schen Prinzip lässt sich das Herzzeitvolumen (HZV) aus der folgenden Gleichung bestimmen:

$$HZV = \frac{x}{Ca_{O_2} - Cv_{O_2}},$$

worin Ca_{O_2} und Cv_{O_2} die Konzentration von O_2 im arteriellen und gemischtvenösen Blut sind.
Um welche Größe handelt es sich bei x?

(A) Differenz zwischen pro Zeit ein- und ausgeatmeter O_2-Menge
(B) arteriovenöse Partialdruckdifferenz von O_2
(C) Herzfrequenz
(D) arteriovenöse Konzentrationsdifferenz von CO_2
(E) respiratorischer Quotient

3.66 (E) 3.67 (B) 3.68 (A) 3.69 (D) 3.70 (B) 3.71 (E) 3.72 (D) 3.73 (A)

3.3 Ernährung des Herzens

H00 ■

3.74 Welcher Wert (angegeben pro 100 g Herzgewebe) entspricht am ehesten der mittleren spezifischen Koronardurchblutung in Ruhe?

(A) 30–50 mL/min
(B) 70–90 mL/min
(C) 130–150 mL/min
(D) 170–190 mL/min
(E) 220–250 mL/min

H01 ■

3.75 Welche Aussage zum Koronarkreislauf ist richtig?

(A) Im Vergleich zum Ruhezustand ist der diastolische Strömungswiderstand im Koronarkreislauf bei körperlicher Arbeit vermindert.
(B) Die koronarvenöse O_2-Sättigung beträgt in körperlicher Ruhe etwa 75 %.
(C) Während der Austreibungsphase ist der transmurale Druck in den epikardialen Koronararterien des linken Ventrikels zeitweise kleiner als 20 mmHg.
(D) Bei mittelschwerer körperlicher Arbeit ist die Koronarreserve gegenüber Ruhebedingungen erhöht.
(E) Im Vergleich zum Ruhezustand kann die Koronardurchblutung bei schwerer körperlicher Arbeit auf das 8–12fache erhöht sein.

F01 ■

3.76 Die Koronardurchblutung des gesunden Herzens kann gegenüber Ruhe maximal gesteigert werden um den Faktor

(A) 4–5
(B) 8–10
(C) 12–14
(D) 16–18
(E) 20–22

F98 ■

3.77 In der Abbildung sind oben der Druckverlauf in der Aorta ascendens und unten der Stromstärkeverlauf im Kapillarbett eines Organs wiedergegeben.

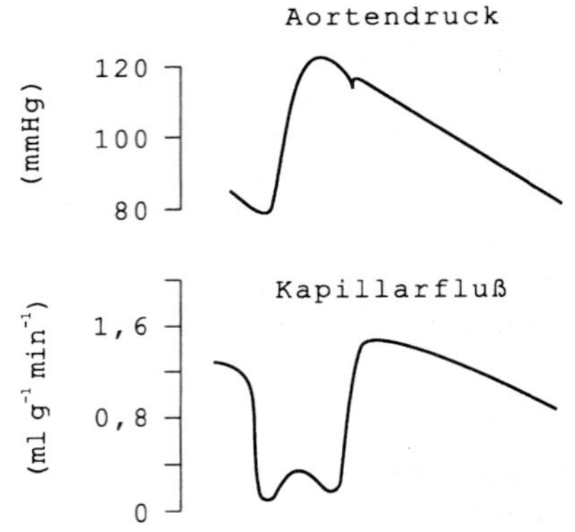

Um welches Organ handelt es sich?

(A) Niere
(B) Leber
(C) ruhender Skelettmuskel
(D) Gehirn
(E) linker Ventrikel des Herzens

H98 ■■

3.78 Typisch für die Koronardurchblutung ist:

(A) Sie findet im Bereich der linken Koronararterie vor allem während der Ventrikeldiastole statt.
(B) Während der Ventrikelsystole ist der transmurale Druck der endokardnahen Koronargefäße größer als der epikardnahen Koronargefäße.
(C) Der arterielle Zufluß findet vor allem während der Ventrikelsystole und der venöse Abfluß vor allem während der Diastole statt.
(D) Sie kann bei körperlicher Arbeit auf etwa das 15fache des Ruhewertes gesteigert sein.
(E) Die arteriovenöse O_2-Differenz beträgt in körperlicher Ruhe etwa 10% der O_2-Kapazität des Blutes.

F97 ■

3.79 Wenn die Koronardurchblutung bei konstanter arterio-koronarvenöser O_2-Konzentrationsdifferenz um 100% gestiegen ist, dann

(A) ist der myokardiale O_2-Verbrauch um 150% gestiegen
(B) hat bei konstantem Strömungswiderstand der mittlere Aortendruck um 50% zugenommen
(C) ist die Koronarreserve ausgeschöpft
(D) ist bei konstantem mittleren Aortendruck der koronare Strömungswiderstand auf die Hälfte gesunken
(E) kann das O_2-Angebot nicht mehr dem O_2-Bedarf des Herzens entsprechen

3.74 (B) 3.75 (A) 3.76 (A) 3.77 (E) 3.78 (A) 3.79 (D)

3.4 Steuerung der Herztätigkeit

F03 ■■

3.80 Welche der folgenden Veränderungen kann am ehesten durch eine Aktivierung von β_1-Adrenozeptoren am Herzen hervorgerufen werden?

(A) Zunahme der Aktionspotentialdauer
(B) Abnahme der Erschlaffungsgeschwindigkeit
(C) Verkürzung der PQ-Strecke im EKG
(D) Abnahme der Stromstärke der Koronardurchblutung in der Diastole
(E) Abnahme der Anstiegssteilheit der Ventrikelkontraktion (dP/dt max)

H00 ■

3.81 Selektive Stimulierung der β_2-Rezeptoren in den Koronargefäßen führt zu einer Steigerung der/des

(A) Herzfrequenz
(B) Koronarwiderstandes
(C) koronarvenösen O_2-Gehaltes
(D) Kontraktionsgeschwindigkeit des Myokards
(E) Schlagvolumens

H96 ■■

3.82 Welche Aussage über die Zellmembran des Sinusknotens des Herzens trifft nicht zu?

(A) Während der Repolarisationsphase des Aktionspotentials steigt die Kalium-Leitfähigkeit.
(B) Das Aktionspotential beruht vor allem auf einer Änderung der Calcium-Leitfähigkeit.
(C) Während der diastolischen Spontandepolarisation sinkt die Kalium-Leitfähigkeit.
(D) Adrenalin beschleunigt durch Inaktivierung spannungsabhängiger Natrium-Kanäle die diastolische Spontandepolarisation.
(E) Acetylcholin öffnet Kalium-Kanäle.

F00 ■■

3.83 Welche Aussage über die Wirkung von Noradrenalin am Myokard trifft zu?

(A) Es wirkt ausschließlich über α-Adrenozeptoren.
(B) Es wirkt vor allem über IP_3-vermittelte Aufnahme der Ca^{2+}-Ionen in das sarkoplasmatische Retikulum.
(C) Es wirkt am Sinusknoten positiv chronotrop.
(D) Seine inotrope Wirkung beruht auf einer Verlängerung des Aktionspotentials.
(E) Es wirkt vor allem über den Frank-Starling-Mechanismus.

F01 ■

3.84 Eine Aktivierung der β_1-Adrenozeptoren der Myokardfaser bewirkt

(A) eine verminderte Offenwahrscheinlichkeit der Ca^{2+}-Kanäle vom L-Typ des Sarkolemms
(B) eine Hyperpolarisation der Membran
(C) eine beschleunigte (Wieder-)Aufnahme von Ca^{2+} in das sarkoplasmatische Retikulum
(D) einen negativ inotropen Effekt
(E) eine Zunahme der Systolendauer

F97 ■■

3.85 Die hyperpolarisierende Wirkung von Acetylcholin am Vorhofmyokard

(A) steigert dort die Erregbarkeit
(B) beschleunigt die Spontandepolarisation des Schrittmachers
(C) verlängert die Aktionspotentialdauer
(D) entsteht durch Zunahme der K^+-Permeabilität
(E) entsteht durch Aktivierung von nicotinischen Cholinozeptoren

H02

3.86 Aus welchem der folgenden Befunde lässt sich folgern, dass der Herzvagus bei der Einstellung der Ruheherzfrequenz gegenüber dem Herzsympathikus dominiert?

(A) Druck auf den Karotissinus erzeugt Bradykardie.
(B) Durch Ausdauertraining wird die Ruheherzfrequenz gesenkt.
(C) Intravenöse Injektion von Noradrenalin führt reflektorisch (über Blutdruckanstieg) zu Bradykardie.
(D) Nach Unterbrechung der ganglionären Übertragung im vegetativen Nervensystem durch Gabe von Ganglienblockern steigt die Ruheherzfrequenz.
(E) Unterbrechung der vagalen kardialen Innervation steigert die Ruheherzfrequenz.

H97 ■

3.87 Das Aktionspotential einer Faser des Arbeitsmyokards der Herzkammer

(A) ist etwa doppelt so lang wie das einer Skelettmuskelfaser
(B) ist bei Ruhe-Herzfrequenz etwa doppelt so lang wie der Abstand zwischen zwei Aktionspotentialen
(C) weist in der Regel keinen Overshoot (überschießendes Spitzenpotential) auf
(D) wird mit zunehmender Herzfrequenz kürzer
(E) ist kürzer als das des Sinusknoten

3.80 (C) 3.81 (C) 3.82 (D) 3.83 (C) 3.84 (C) 3.85 (D) 3.86 (D) 3.87 (D)

F04

3.88 Bei einer Zunahme der Herzfrequenz von 60 min^{-1} auf 150 min^{-1} infolge dynamischer körperlicher Arbeit kommt es beim gesunden jungen Probanden zu

(A) einer relativ stärkeren Abnahme der Systolen- als der Diastolendauer
(B) einer Zunahme der Bedeutung der Vorhofkontraktion für die Ventrikelfüllung
(C) einer Zunahme der Aktionspotentialdauer der Ventrikelmyozyten
(D) einem Abfall des Schlagvolumens
(E) einer Zunahme des enddiastolischen Volumens der Ventrikel

H99 ■

3.89 Bei einer Herzfrequenz von 150/min beträgt die Diastolendauer etwa

(A) 0,6 s
(B) 0,45 s
(C) 0,35 s
(D) 0,15 s
(E) 0,08 s

F96 ■■

3.90 Welche Aussage zur Wirkung des Sympathikus am Herzen trifft nicht zu?

(A) Er erhöht während des Aktionspotentials die Ca^{2+}-Leitfähigkeit der Zellmembran im Vorhof.
(B) Er wirkt nur am Vorhofmyokard.
(C) Er verkürzt die Zeit zwischen Vorhof- und Kammererregung.
(D) Er erhöht die Steilheit der Spontandepolarisation der Zellen des Sinusknotens.
(E) Er führt zu einer Verkürzung der Kontraktionsdauer der Myokardfaser.

H01 ■

3.91 Welche Aussage über den Herzmuskel trifft nicht zu?

(A) Im Sarkolemm gibt es spannungsabhängige Calciumkanäle.
(B) Die bei Depolarisation des Sarkolemm einströmenden Calciumionen werden zum Teil im sarkoplasmatischen Retikulum gespeichert.
(C) Acetylcholin vermindert den transmembranösen Calciumeinstrom.
(D) Die Aktivierung von β_1-Adrenozeptoren erhöht den Calciumeinstrom durch das Sarkolemm.
(E) cAMP-Anstieg im Zytosol hemmt die Ca^{2+}-ATPase in der Membran des sarkoplasmatischen Retikulums.

F01

3.92 Im Rahmen der elektromechanischen Kopplung öffnen sich in der Membran des sarkoplasmatischen Retikulums der Myokardzelle Ca^{2+}-Kanäle (Ryanodin-Rezeptoren).
Sie werden unter physiologischen Bedingungen in vivo direkt aktiviert durch:

(A) Ryanodin
(B) Calcium
(C) cAMP
(D) cGMP
(E) Depolarisation

H00 ■

3.93 Die zytosolische Ca^{2+}-Konzentration im Myokard wird erhöht durch

(A) Aktivierung der Ca^{2+}-ATPase der Membran des sarkoplasmatischen Retikulum
(B) Aktivierung von Ryanodin-empfindlichen Rezeptoren der Membran des sarkoplasmatischen Retikulum
(C) Aktivierung der Ca^{2+}-ATPase des Sarkolemm
(D) Steigerung der K^+-Permeabilität des Sarkolemm
(E) Aktivierung der Na^+/K^+-ATPase des Sarkolemm

H02 ■

3.94 Zur raschen Absenkung der zytosolischen Ca^{2+}-Konzentration in Myokardzellen nach einer Kontraktion trägt bei:

(A) Aktivität von Ca^{2+}-ATPasen
(B) Aktivierung von Dihydropyridin-Rezeptoren in den transversalen Tubuli
(C) Aktivierung von Ryanodin-Rezeptoren in den longitudinalen Tubuli
(D) Dephosphorylierung von Phospholamban
(E) elektrochemischer Gradient für Ca^{2+} vom Zytosol in den Extrazellulärraum

H95

3.95 Am Herzen versteht man unter elektromechanischer Entkoppelung

(A) das Aufhören der mechanischen Herztätigkeit infolge fehlender Erregungsbildung
(B) das Entleeren der intrazellulären Calciumspeicher durch Acetylcholin
(C) das Fehlen von Myokardkontraktionen bei erhaltenen Aktionspotentialen
(D) eine Herztätigkeit ohne entsprechende EKG-Ausschläge
(E) die Unerregbarkeit des Myokards während der absoluten Refraktärphase

3.88 (B) 3.89 (D) 3.90 (B) 3.91 (E) 3.92 (B) 3.93 (B) 3.94 (A) 3.95 (C)

H96 ■

3.96 Der Na^+/Ca^{2+}-Austauscher der Herzmuskelzellmembran

(A) ist ein primär aktives Transportsystem
(B) ist elektroneutral
(C) transportiert in der Diastole Ca^{2+} ins Zellinnere und Na^+ nach außen
(D) wird direkt durch Strophantin (einem Digitalisglykosid) blockiert
(E) wird vom elektrochemischen Natrium-Gradienten angetrieben

H02 ■

3.97 Der positiv inotrope Effekt am Ventrikelmyokard von Digitalisglykosiden entsteht am wahrscheinlichsten durch:

(A) Blockade von Dihydropyridin-Rezeptoren
(B) Herabsetzung der Adenylatcyclaseaktivität
(C) Reduktion der Aktivität von Proteinkinase A
(D) Reduktion der Offenwahrscheinlichkeit von L-Typ-Calcium-Kanälen
(E) Verminderung der Na^+/K^+-ATPase-Aktivität

F99 ■

3.98 Im Arbeitsmyokard ist die zytosolische Konzentration freier Ca^{2+}-Ionen während der Diastole um etwa wieviel Mal geringer als die extrazelluläre?

(A) 2mal
(B) 10mal
(C) 100mal
(D) 1000mal
(E) 10000mal

F00 ■

3.99 Welche Aussage gilt sowohl für Arbeitsmyokard- als auch für Skelettmuskelzellen?

(A) Das gesamte Calcium, das über das Sarkolemm einströmt, gelangt in die intrazellulären Calciumspeicher.
(B) Die Muskelfasern werden durch Desmosomen funktionell miteinander zu einer motorischen Einheit verknüpft.
(C) Das Aktionspotential bewirkt eine Calciumfreisetzung aus dem sarkoplasmatischen Retikulum.
(D) Eine Stimulierung von β_1-Adrenozeptoren verstärkt den transmembranösen Calciumeinstrom.
(E) Acetylcholin hyperpolarisiert die Zellmembran.

H97

3.100 Eine verstärkte Erregung von B-Rezeptoren des Vorhofs

(A) erfolgt hauptsächlich gegen Ende der Ventrikeldiastole
(B) ist hauptsächlich die Folge einer stärkeren Vorhofkontraktion
(C) führt zu einem erhöhten Parasympathikustonus
(D) bewirkt eine vermehrte ADH-Ausschüttung
(E) erfolgt bei Abnahme des intravasalen Blutvolumens

Fragen aus dem Examen Herbst 2004

H04 ■

3.101 Eine Zunahme der Aktivität des Parasympathikus am Sinusknoten des Herzens bewirkt an den Sinusknotenzellen typischerweise:

(A) Aktivierung eines G_i-Proteins durch muscarinerge Cholinozeptoren
(B) Verringerung der Leitfähigkeit von K^+-Kanälen
(C) Aktivierung der Adenylatcyclase
(D) Erhöhung des Ca^{2+}-Einstroms ins Zytosol
(E) steilere diastolische Depolarisation

H04

3.102 Bei Anstieg der Herzfrequenz nimmt die Dauer des Aktionspotentials in den Zellen des Arbeitsmyokards ab.
Dies beruht vor allem auf

(A) verkürzter Öffnungszeit schneller Natriumkanäle
(B) gehemmter Na^+/K^+-ATPase
(C) erhöhter Kalium-Leitfähigkeit der Zellmembran
(D) verlängerter Refraktärzeit
(E) verminderter elektromechanischer Kopplung

H04 ■

3.103 Welche der folgenden Veränderungen geht am wahrscheinlichsten mit einer plötzlichen, ausgeprägten Änderung des elektrischen Lagetyps im EKG einher?

(A) akuter AV-Block I. Grades
(B) iatrogen verursachte Hyperkaliämie
(C) vermehrte Vorhoffüllung
(D) komplette Blockierung des linken Tawara-Schenkels
(E) Ausfall des Sinusknotens als Schrittmacher

3.96 (E) 3.97 (E) 3.98 (E) 3.99 (C) 3.100 (C) 3.101 (A) 3.102 (C) 3.103 (D)

H04

3.104 Bei einem 60-jährigen 65 kg schweren Patienten mit Angina pectoris wird in Ruhe ein endsystolisches Volumen im linken Ventrikel von 120 mL gemessen. Der arterielle Blutdruck und die Herzfrequenz in Ruhe liegen im Normbereich.
Welche Schlussfolgerung ist am ehesten zu ziehen?

(A) Der enddiastolische Druck im linken Ventrikel ist vermindert.
(B) Die Ejektionsfraktion des linken Ventrikels ist erhöht.
(C) Die Vorhofkontraktion ist hämodynamisch ineffizient.
(D) Der Sauerstoffverbrauch des Herzens in Ruhe ist gegenüber Gesunden erhöht.
(E) Es besteht eine Mitralklappeninsuffizienz.

H04 ■

3.105 Welche der folgenden kombinierten Veränderungen von Herzfrequenz und Schlagvolumen entspricht am besten einer Verdoppelung des Herzminutenvolumens?

	Herzfrequenz	Schlagvolumen
(A)	+ 10 %	+ 10 %
(B)	+ 45 %	+ 40 %
(C)	+100 %	+ 20 %
(D)	+100 %	+100 %
(E)	+170 %	+ 30 %

H04 ■

3.106 Der venöse Rückstrom zum rechten Herzen wird gefördert durch

(A) den Ventilebenenmechanismus des Herzens
(B) forcierte Ausatmung
(C) Steigerung des peripheren Kreislaufwiderstands
(D) Hemmung der Sympathikusfaseraktivität in der Wand peripherer Venen
(E) Zunahme des Parasympathikotonus

H04 ■

3.107 Welcher der nachfolgenden Kurvenverläufe beschreibt am ehesten den Zusammenhang zwischen enddiastolischem Füllungsdruck und Schlagvolumen des linken Ventrikels eines gesunden Herzens?

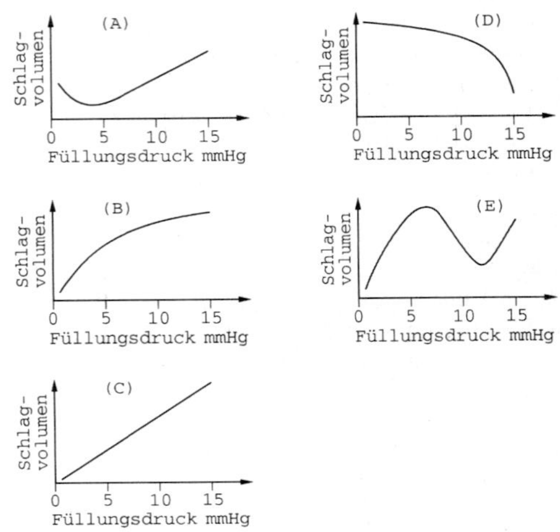

4 Blutkreislauf

4.1 Allgemeine Grundlagen

H94 ■

4.1 An welchem der folgenden Orte im Kreislauf ist die Blutdruckamplitude in körperlicher Ruhe am niedrigsten?

(A) rechter Ventrikel
(B) Arteria pulmonalis
(C) Aorta
(D) Arteria carotis
(E) Arteria femoralis

H99

4.2 Welche der Zeilen (A) bis (E) gibt am ehesten normale mittlere Blutdruckwerte bei körperlicher Ruhe im rechten Vorhof, in der A. pulmonalis und im linken Vorhof wieder?

	rechter Vorhof	A. pulmonalis	linkere Vorhof
(A)	0,0 kPa (0 mmHg)	0,8 kPa (6 mmHg)	0,4 kPa (3 mmHg)
(B)	0,0 kPa (0 mmHg)	3,3 kPa (25 mmHg)	0,4 kPa (3 mmHg)
(C)	0,4 kPa (3 mmHg)	1,7 kPa (13 mmHg)	0,8 kPa (6 mmHg)
(D)	0,4 kPa (3 mmHg)	4,0 kPa (30 mmHg)	0,8 kPa (6 mmHg)
(E)	0,9 kPa (7 mmHg)	1,7 kPa (13 mmHg)	0,4 kPa (3 mmHg)

3.104 (D) 3.105 (B) 3.106 (A) 3.107 (B) 4.1 (B) 4.2 (C)

F01 ■

4.3 Der enddiastolische Druck im linken Herzventrikel unter Ruhebedingungen liegt am nächsten bei

(A) −2 kPa (−15 mmHg)
(B) −1 kPa (−8 mmHg)
(C) +1 kPa (+8 mmHg)
(D) +3 kPa (+23 mmHg)
(E) +10 kPa (+75 mmHg)

F02 ■

4.4 Der systolische Druck in der Pulmonalarterie

(A) liegt in Ruhe unter 35 mmHg
(B) entspricht dem Druck im linken Ventrikel während der Auswurfphase
(C) ist vom Kontraktionszustand der Lungenkapillaren abhängig
(D) ist bei Vorliegen einer Pulmonalklappenstenose erhöht
(E) liegt etwa 5 mmHg über dem diastolischen Druck in der Pulmonalarterie

H93

4.5 In welchem der folgenden Teilbereiche des Herz-Kreislauf-Systems befindet sich der größte Anteil des Blutvolumens?

(A) arterieller Windkessel
(B) Lungengefäße
(C) Herzventrikel während der Diastole
(D) Kapillaren
(E) Venolen und kleine Venen

H95 ■

4.6 Im folgenden Histogramm ist die Größe eines Parameters in verschiedenen Abschnitten des Körperkreislaufs angegeben:
A = Arterien,
A′= terminale Arterien und Arteriolen,
K = Kapillaren,
V′= Venolen,
V = Venen.

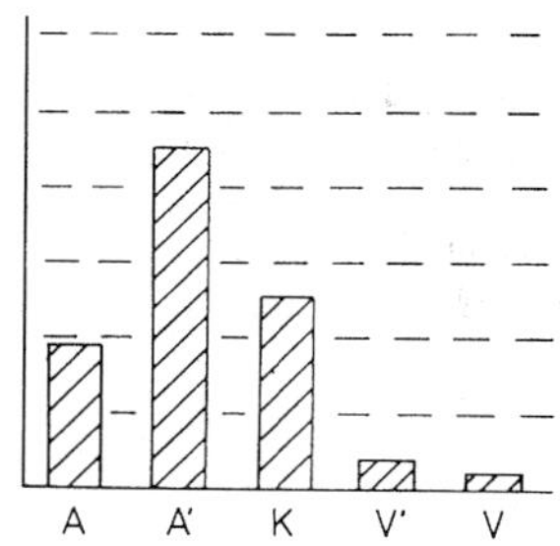

Um welchen Parameter handelt es sich?

(A) Blutvolumen
(B) Strömungsgeschwindigkeit
(C) Strömungswiderstand
(D) Gefäßoberfläche
(E) Blutdruckamplitude

F96 ■

4.7 Im folgenden Histogramm ist die Größe eines Parameters in der Strombahn des Körperkreislaufs angegeben.
(A = Arterien, A′= terminale Arterien und Arteriolen, K = Kapillaren, V′= Venolen, V = Venen)

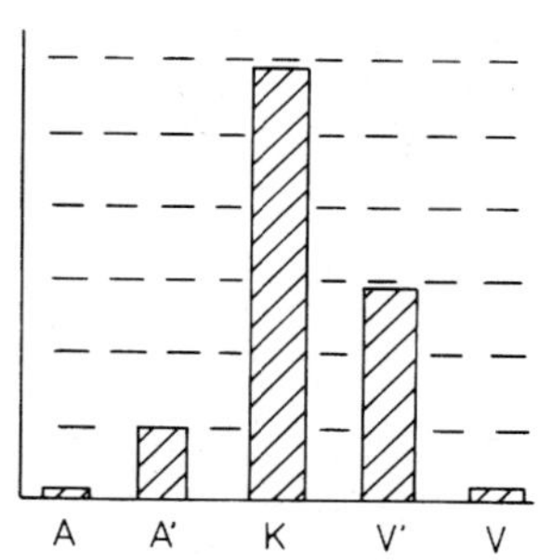

Welcher Parameter ist es?

(A) Blutvolumen
(B) Strömungsgeschwindigkeit
(C) Strömungswiderstand
(D) Gefäßoberfläche
(E) Blutdruckamplitude

4.3 (C) 4.4 (A) 4.5 (E) 4.6 (C) 4.7 (D)

H99

4.8 Welche Aussage zum Blutkreislauf trifft zu?

(A) Während der Diastole des Herzens sinkt die Stromstärke in der Aorta abdominalis proportional zum Druck.
(B) Die Blutdruckamplitude im linken Ventrikel unterscheidet sich von der in der Aorta um höchstens 5%.
(C) Die Pulswellengeschwindigkeit der großen Arterien ist bei einem 70jährigen niedriger als bei einem 20jährigen.
(D) Die maximale Strömungsgeschwindigkeit (m/s) in der A. femoralis ist kleiner als die in der Aorta abdominalis.
(E) In der A. femoralis weichen Pulswellen- und Strömungsgeschwindigkeit um höchstens 10% voneinander ab.

H96

4.9 Kreislaufzeiten (Arm-Ohr-Zeit: Indikator-Injektion in die Armvene und Messung am Ohrläppchen) sind am ehesten verlängert bei

(A) Hyperthyreose
(B) Anämien
(C) Rechts-Links-Shunt
(D) Fieber
(E) dekompensierter Herzinsuffizienz

F00 ■

4.10 Nach dem Hagen-Poiseuille-Gesetz hängt der Strömungswiderstand (R) eines langen, geraden Rohres mit kreisförmigem Querschnitt sowohl vom Gefäßradius (r) als auch von der Länge des Rohres (l) ab. Dabei ist R proportional zu

(A) r^4/l
(B) r^2/l
(C) r/l^4
(D) l/r^2
(E) l/r^4

H80 ■

4.11 Eine zähe Flüssigkeit fließt in laminarer Strömung durch das skizzierte Rohr

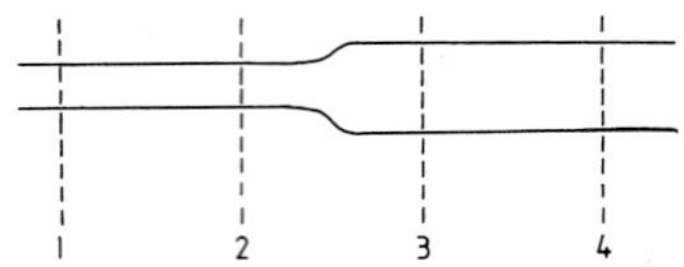

Dann ist der Druckabfall zwischen den Punkten 1 und 2

(A) kleiner als der Druckabfall zwischen den Punkten 3 und 4
(B) größer als der Druckabfall zwischen den Punkten 3 und 4
(C) gleich dem Druckabfall zwischen den Punkten 3 und 4
(D) ohne Angabe der Stromstärke nicht mit dem Druckabfall zwischen den Punkten 3 und 4 vergleichbar
(E) Keine der obigen Aussagen trifft zu.

F93 ■

4.12 Um etwa wieviel sinkt die Durchblutung einer Arterie, wenn ihr Innendurchmesser von 10 mm ringsum durch eine Wandablagerung von 0,5 mm Dicke eingeengt wird?
(Die treibende Druckdifferenz bleibe unverändert).

(A) 5%
(B) 10%
(C) 20%
(D) 30%
(E) 35%

F98

4.13 Sei P_0 der Druck am Zufluß eines Gefäßgebietes, P_1 derjenige am Abfluß und $\dot{V}$ die Durchblutung, so errechnet sich der Gefäßwiderstand dieses Gefäßgebietes als

(A) $\dot{V}/P_0$
(B) $\dot{V}/(P_0 - P_1)$
(C) $P_0/\dot{V}$
(D) $P_1/\dot{V}$
(E) $(P_0 - P_1)/\dot{V}$

4.8 (D) 4.9 (E) 4.10 (E) 4.11 (B) 4.12 (E) 4.13 (E)

H97

4.14 Der totale periphere Widerstand (Gesamtwiderstand im großen Blutkreislauf) beträgt bei körperliche Ruhe etwa

(A) 2 mmHg · l^{-1} · min
(B) 10 mmHg · l^{-1} · min
(C) 20 mmHg · l^{-1} · min
(D) 120 mmHg · l^{-1} · min
(E) 200 mmHg · l^{-1} · min

H02

4.15 Welche Aussage über den totalen peripheren Widerstand im systemischen Kreislauf (TPR) trifft zu?

(A) Aktivierung des Sympathikus erniedrigt den TPR.
(B) Bei maximaler körperlicher Dauerleistung ist der TPR gegenüber Ruhe angestiegen.
(C) Der TPR ist der Quotient aus dem systolischen Aortendruck und dem Herzzeitvolumen.
(D) Der TPR wird zu über 80 % vom Widerstand der Arteriolen bestimmt.
(E) Um den TPR genau zu berechnen, wird u. a. der zentrale Venendruck bestimmt.

F03

4.16 Eine turbulente Blutströmung entsteht

(A) um so leichter, je höher die Strömungsgeschwindigkeit ist
(B) um so leichter, je kleiner das Gefäß (der Gefäßradius) ist
(C) um so leichter, je niedriger die Dichte des Blutes ist
(D) um so leichter, je höher die Viskosität des Blutes ist
(E) eher in Arteriolen als in großen Arterien

H97

4.17 Bei körperlicher Ruhe herrscht während der Austreibungsphase des Herzens eine turbulente Blutströmung in

(A) der Vena cava superior
(B) den Venolen
(C) der Arteria femoralis
(D) der Vena pulmonalis
(E) der Aorta ascendens

H01

4.18 Die tangentiale Wandspannung der Blutgefäße, die proportional zum Transmuraldruck und zum Innenradius ist, hat den geringsten Wert im Bereich der

(A) Aorta
(B) kleinen Arterien
(C) Arteriolen
(D) Kapillaren
(E) Venolen

F01

4.19 Die tangentiale Wandspannung einer Kapillare ist:

$$\frac{\text{Transmuraldruck}}{\text{Wanddicke}} \cdot X$$

Dabei ist X die/der

(A) Länge des Gefäßes
(B) Querschnittsfläche des Gefäßes
(C) Innenradius des Gefäßes
(D) Strömungswiderstand des Gefäßes
(E) Viskosität der in dem Gefäß strömenden Flüssigkeit

H01

4.20 Die Viskosität des Blutes ist vermindert

(A) bei längerem Höhenaufenthalt
(B) bei Erythropoietinmangel
(C) bei stark verlangsamter Blutströmung
(D) nach starken Wasserverlusten
(E) bei krankhaft verminderter Verformbarkeit der Erythrozyten

F94

4.21 Welche Aussage trifft nicht zu?
Die Viskosität des Blutes im Gefäßsystem

(A) ist temperaturabhängig
(B) ist bei laminarer Strömung bei einem Hämatokrit von 40% in größeren Arterien etwa doppelt so hoch wie die Viskosität des Plasmas
(C) steigt bei Abnahme der Strömungsgeschwindigkeit
(D) ist in Gefäßen mit einem Radius unter 250 µm größer als in Gefäßen mit einem Radius über 250 µm (Fåhraeus-Lindqvist-Effekt)
(E) wird von der Zusammensetzung des Plasmas beeinflußt

4.2 Hochdrucksystem

H91

4.22 Welche Aussage über den Volumenelastizitäts-Koeffizienten (E′= ΔP/ΔV) der Aorta trifft nicht zu?

Der E′der Aorta

(A) ist bei einem Blutdruck von 120 mmHg bei 10jährigen größer als bei 30jährigen
(B) ist bei einem Blutdruck von 120 mmHg bei 80jährigen größer als bei 30jährigen
(C) nimmt bei steigendem Blutdruck zu
(D) ist der reziproke Wert der Weitbarkeit der Aorta
(E) ist kleiner als der E′des venösen Systems

4.14 (C) 4.15 (E) 4.16 (A) 4.17 (E) 4.18 (D) 4.19 (C) 4.20 (B) 4.21 (D) 4.22 (E)

H96 ■

4.23 Wenn die Volumendehnbarkeit (ΔV/ΔP) des kapazitiven Systems 200mal so groß ist wie die des arteriellen Systems und wenn nach einer Infusion von 500 ml Blut der Druck in beiden Systemen um den gleichen Betrag ansteigt, dann hat das Blutvolumen im arteriellen System zugenommen um ca.

(A) 2,5 ml
(B) 25 ml
(C) 50 ml
(D) 100 ml
(E) 250 ml

F03 ■

4.24 Welche Aussage zur Änderung des Druckpulses im Verlauf von der Aorta ascendens hin zur A. tibialis anterior trifft zu?

Im Verlauf der Strombahn nimmt beim liegenden Menschen stetig

(A) das systolische Maximum zu
(B) das diastolische Minimum zu
(C) der Mitteldruck zu
(D) die Schärfe und Tiefe der Inzisur zu
(E) die Amplitude der zweiten Welle des Druckpulses (Dikrotie) ab

H01 ■

4.25 Die Inzisur in der arteriellen Druckpuls-Kurve

(A) wird durch Öffnen der Aortenklappe verursacht
(B) ist nur in peripheren Arterien zu messen
(C) entsteht beim Schluss der Aortenklappe
(D) liegt am Übergang von Anspannungs- und Austreibungsphase des Herzens
(E) tritt nur unter pathologischen Bedingungen auf

F00 ■

4.26 Welche Aussage über den arteriellen Blutdruck trifft zu?

(A) Die Inzisur ist in peripheren Arterien deutlicher als in der Aorta.
(B) Der Druckanstieg beginnt am Anfang der Anspannungsphase des Herzens.
(C) Die Blutdruckamplitude nimmt zur Peripherie hin ab.
(D) Erhöhung des Schlagvolumens erhöht die Blutdruck-Amplitude.
(E) Erhöhung des peripheren Widerstandes senkt den diastolischen Blutdruck.

F98

4.27 Die dikrote Welle im peripheren Druckpuls wird verursacht durch

(A) den Schluß der Taschenklappen im Herzen
(B) die Vorhofkontraktion
(C) Pulswellenreflexion
(D) die Bewegung der Ventilebene während der Systole
(E) atmungsbedingte Änderungen des intrathorakalen Druckes

H03 ■

4.28 Die Druckpulswelle in der Aorta eines 20-jährigen Mannes

(A) hat in der Aorta ascendens eine kürzere Dauer als die Strompulswelle
(B) breitet sich mit einer Geschwindigkeit von etwa 4–6 m/s aus
(C) hat in der Aorta ascendens eine höhere Amplitude als beim Übergang in die Aa. iliacae communes
(D) erreicht das Maximum in der Aorta ascendens früher als die Strompulswelle
(E) wird in der Aorta abdominalis durch peripher reflektierte, rückläufige Wellen abgeschwächt

H97 ■

4.29 Welche Aussage trifft <u>nicht</u> zu?

Die Fortpflanzungsgeschwindigkeit des Druckpulses

(A) ist in Venen geringer als in Arterien
(B) steigt in Arterien bei Zunahme des Blutdrucks
(C) ist in peripheren Arterien höher als in der Aorta
(D) kann unblutig bestimmt werden
(E) ist etwa ebenso hoch wie die Strömungsgeschwindigkeit des Blutes in derselben Arterie

H98

4.30 Der Volumenelastizitätsmodul κ ($\kappa = V \cdot \Delta P/\Delta V$) betrage 20 kPa.

Wie groß ist die Volumenänderung in einem Gefäßabschnitt von 100 ml, wenn der Druck um 4 kPa ansteigt?

(A) 4 ml
(B) 5 ml
(C) 10 ml
(D) 15 ml
(E) 20 ml

4.23 (A) 4.24 (A) 4.25 (C) 4.26 (D) 4.27 (C) 4.28 (B) 4.29 (E) 4.30 (E)

F03

→ **4.31 Die folgende Abbildung zeigt verkleinert zwei gleichzeitig registrierte Druckpulskurven. Von der herznahen Abnahmestelle für die obere Kurve bis zur Abnahmestelle für die untere Kurve hat die Pulswelle 70 cm zurückzulegen, wobei die Pulswellengeschwindigkeit zwischen den beiden Abnahmestellen als konstant angenommen wird. Die horizontale Ablenkgeschwindigkeit der Registrierung beträgt 10 cm/s.**

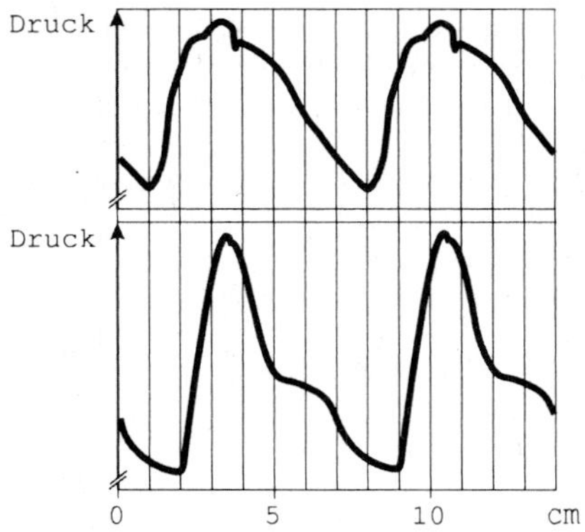

Bestimmen Sie über den zeitlichen Abstand der Fußpunkte (Beginn des systolischen Druckanstiegs) zwischen beiden Kurven die ungefähre Pulswellengeschwindigkeit:

(A) 0,7 $m \cdot s^{-1}$
(B) 1 $m \cdot s^{-1}$
(C) 7 $m \cdot s^{-1}$
(D) 14 $m \cdot s^{-1}$
(E) 70 $m \cdot s^{-1}$

F81

→ **4.32 Für die auskultatorische Messung des Blutdruckes beim Menschen (nach Riva-Rocci) gilt:**

(1) Wenn der Manschettendruck zwischen systolischem und diastolischem Druck liegt, ist über der A. brachialis ein pulssynchrones Geräusch zu hören.
(2) Wenn die pneumatische Manschette in Relation zum Durchmesser des Oberarmes zu schmal ist, wird der Blutdruck zu niedrig gemessen.
(3) Das bei der Blutdruckmessung hörbare Geräusch über der A. brachialis kommt durch Fortleitung der Herztöne im Arteriensystem zustande.

(A) nur 1 ist richtig
(B) nur 2 ist richtig
(C) nur 1 und 2 sind richtig
(D) nur 1 und 3 sind richtig
(E) 1–3 = alle sind richtig

H89

→ **4.33 Für die rhythmischen arteriellen Blutdruckschwankungen gilt:**

(1) Die pulsatorischen Blutdruckschwankungen sind Blutdruckwellen I. Ordnung.
(2) Respiratorische Blutdruckschwankungen sind Blutdruckwellen II. Ordnung.
(3) Der Blutdruck unterliegt einer zirkadianen Rhythmik.

(A) nur 1 ist richtig
(B) nur 3 ist richtig
(C) nur 1 und 3 sind richtig
(D) nur 2 und 3 sind richtig
(E) 1–3 = alle sind richtig

H99 ■■

→ **4.34 Arterielle Pressorezeptoren**

(A) liegen im Glomus caroticum
(B) werden durch den Druckabfall in der A. carotis stimuliert
(C) besitzen Differentialeigenschaften
(D) steigern bei ihrer Aktivierung den Sympathikustonus am Gefäßsystem
(E) werden gleichzeitig mit den Rezeptoren Typ B in den Herzvorhöfen stimuliert

F00 ■■

→ **4.35 Welche Aussage zu den arteriellen Pressorezeptoren trifft zu?**

(A) Sie befinden sich in den Glomera carotica und aortica.
(B) Sie sind reine Proportionalrezeptoren.
(C) Sie sind bei normalem Blutdruck nicht aktiv.
(D) Ihre Aktivierung hemmt den Sympathikus.
(E) Ausschalten der arteriellen Pressorezeptoren führt zur arteriellen Hypotonie.

F01 ■■

→ **4.36 Sinkt die Impulsfrequenz in den Afferenzen der arteriellen Barorezeptoren, kommt es zur**

(A) Erniedrigung des totalen peripheren Widerstandes
(B) Erhöhung des Atemwegswiderstandes
(C) Zunahme der Herzfrequenz
(D) Erhöhung der Venenkapazität
(E) Verlängerung der PQ-Strecke im EKG

4.31 (C) 4.32 (A) 4.33 (E) 4.34 (C) 4.35 (D) 4.36 (C)

F04 ■■

4.37 Die nachfolgende Abbildung zeigt oben eine Registrierung der Aktionspotentiale einer Faser des Karotissinusnerven, die zum Nucleus tractus solitarii zieht. Darunter ist eine zeitgleiche Registrierung der Aktionspotentiale einer zum Herzen ziehenden vegetativen Nervenfaser zu sehen. Mit dem Pfeil ist ein akutes Ereignis markiert.

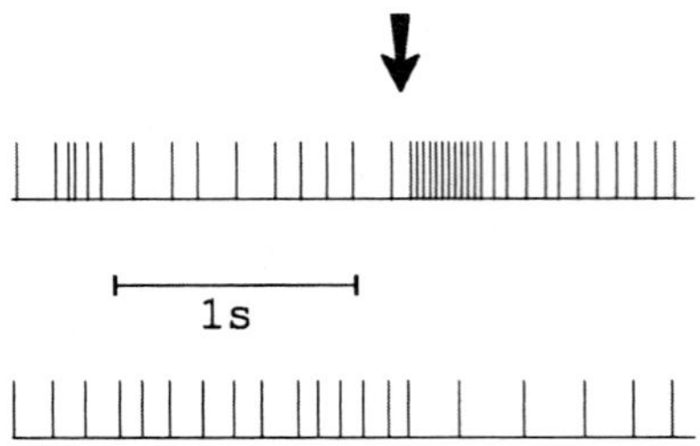

Um welches der auslösenden akuten Ereignisse und um was für eine zum Herzen ziehende vegetative Nervenfaser handelt es sich am wahrscheinlichsten?
(A) arterielle Drucksenkung, Vagusfaser
(B) arterielle Drucksteigerung, sympathische Faser
(C) arterielle Drucksenkung, sympathische Faser
(D) arterielle Drucksteigerung, Vagusfaser
(E) arterielle Hypoxämie, Vagusfaser

F97 ■■

4.38 Welche Aussage trifft <u>nicht</u> zu?
Wenn der mittlere Blutdruck akut von 100 mmHg auf 70 mmHg abfällt, so
(A) wird vermehrt Angiotensin II gebildet
(B) sinkt die glomeruläre Filtrationsrate
(C) steigt die Herzfrequenz
(D) steigt die Adiuretin-Ausschüttung
(E) erhöht sich die Parasympathikus-Aktivität

F03 ■

4.39 Im Verlauf eines Valsalva-Pressversuches kommt es zu einer Verringerung des Schlagvolumens.
Über eine Beeinflussung der arteriellen Barosensoren führt das zu:
(A) Hemmung von α_1-Rezeptoren in Muskelarteriolen
(B) Erregung parasympathischer Efferenzen zum Herzen
(C) Hemmung von β_1-Rezeptoren der Arbeitsmuskulatur des Herzens
(D) Hemmung von β_2-Rezeptoren in Muskelarteriolen
(E) Erregung von β_1-Rezeptoren des Sinusknotens

H02 ■

4.40 Nach pharmakologischer Blockierung der α-Adrenozeptoren kommt es am ehesten zu einem Anstieg
(A) der Herzfrequenz
(B) des mittleren systemarteriellen Drucks
(C) des peripheren Gefäßwiderstands
(D) des diastolischen Blutdrucks
(E) des zentralvenösen Drucks

H03 ■

4.41 Zu einem gesteigerten Rückstrom von venösem Blut zum rechten Vorhof führt am ehesten:
(A) Aktivierung von Sympathikusfasern zu den Venenwänden
(B) arterielle Drucksteigerung infolge arteriolärer Vasokonstriktion in der Beinmuskulatur
(C) verlängerte Exspiration
(D) Abnahme der Muskeltätigkeit der Beinmuskulatur
(E) erhöhter intrathorakaler Druck

H03 ■■

4.42 Einer jungen Frau wird es morgens beim raschen Aufstehen aus dem Bett „schwarz vor den Augen". Diese kurzzeitige Ohnmacht wurde am wahrscheinlichsten eingeleitet durch eine
(A) Zunahme des hydrostatischen Drucks in den Venen unterhalb der hydrostatischen Indifferenzebene
(B) Abnahme der Aktivität der arteriellen Barosensoren beim Aufstehen
(C) Aktivierung afferenter Vagusfasern im Bereich der Vorhöfe des Herzens
(D) rasche Abnahme des totalen peripheren Widerstands
(E) Zunahme des Gefäßwiderstands im Gehirn (Autoregulation)

H00 ■■

4.43 Welche Aussage zur Orthostase eines 180 cm großen Menschen trifft <u>nicht</u> zu?
(A) Im Stehen ist der Blutdruck in den Fußarterien höher als in der Aorta ascendens.
(B) Im Stehen ist der Blutdruck in den Hirnsinus negativ.
(C) Der Perfusionsdruck (arteriovenöse Blutdruckdifferenz) in den Gefäßen der Füße ist bei bewegungslosem Stehen etwa gleich groß wie im Liegen.
(D) In der hydrostatischen Indifferenzebene ist der Blutdruck in den Venen Null.
(E) Beim Aufstehen aus dem Liegen vermindert sich dass intrathorakale Blutvolumen um mindestens 300 mL.

4.37 (B) 4.38 (E) 4.39 (E) 4.40 (A) 4.41 (A) 4.42 (A) 4.43 (D)

H01 ■■

→ **4.44 Welcher der folgenden Parameter ist 1 bis 2 Minuten nach dem Aufstehen aus dem Liegen nicht abgesunken?**
(A) das Schlagvolumen
(B) das Herzzeitvolumen
(C) die Splanchnikusdurchblutung
(D) das zentrale Blutvolumen
(E) die Herzfrequenz

F01 ■

→ **4.45 Etwa wie hoch ist der mittlere Druck im Sinus sagittalis superior beim aufrecht stehenden Menschen?**
(A) unter –1 kPa (–8 mmHg)
(B) 0 kPa (0 mmHg)
(C) +1 kPa (+8 mmHg)
(D) +2 kPa (+15 mmHg)
(E) +3 kPa (+23 mmHg)

F04

→ **4.46 Bei einem 56-jährigen Mann wird ein arterieller Blutdruck von 180/125 mmHg gemessen. Bei der Auskultation wird ein lautes Strömungsgeräusch über dem rechten Abdomen festgestellt. Als Ursache des Hochdrucks wird eine Stenose der Nierenarterie vermutet (renovaskulärer Hochdruck).**
Welcher Befund kann diese Verdachtsdiagnose stützen?
(A) Das Extrazellulärvolumen ist vermindert.
(B) Die Reninaktivität im Blutplasma ist erhöht.
(C) Bei Gabe von Hemmern des Angiotensin-converting-Enzyms (ACE) bleibt der Blutdruck unverändert hoch.
(D) Die Aldosteronkonzentration im Blutplasma ist vermindert.
(E) Die Strömungsgeschwindigkeit in der rechten Nierenarterie ist im Bereich der vermuteten Stenose erniedrigt.

H87

→ **4.47 Die primäre, sog. essentielle arterielle Hypertonie**
(A) ist überwiegend renal bedingt
(B) stellt etwa die Hälfte der Hochdruckerkrankungen
(C) verschlimmert sich bei natriumarmer Kost
(D) geht in der Regel mit stärkerem Anstieg im Mitteldruck als im diastolischen Druck einher
(E) ist häufig mit einer Verminderung des linksventrikulären Füllungsdrucks verbunden

4.3 Niederdrucksystem

H03 ■■

→ **4.48 Der Druck in den herznahen Venae cavae**
(A) ist beim liegenden Menschen subatmosphärisch
(B) nimmt in der Austreibungsphase des rechten Herzventrikels zu
(C) nimmt beim Aufstehen aus dem Liegen zu
(D) sinkt bei einer forcierten Inspiration ab
(E) liegt im Mittel über dem Druck in der Vena portae hepatis

H02 ■■

→ **4.49 Das Bild zeigt die Pulskurve der V. jugularis mit ihren Druckwellen (a, c, v) und Drucksenkungen (x, y).**

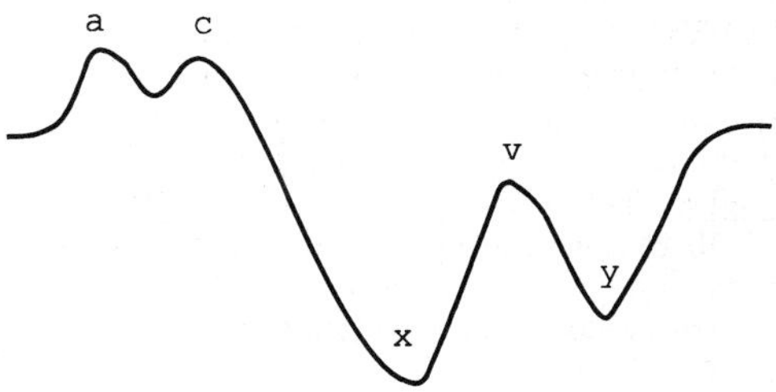

Welche dieser Druckschwankungen wird durch die Vorhofkontraktion bewirkt?
(A) a-Welle
(B) c-Welle
(C) v-Welle
(D) x-Senkung
(E) y-Senkung

F99 ■■

4.50 Das Bild zeigt die Pulskurve der V. jugularis mit ihren Wellen (a, c, v) und Senkungen (x, y).

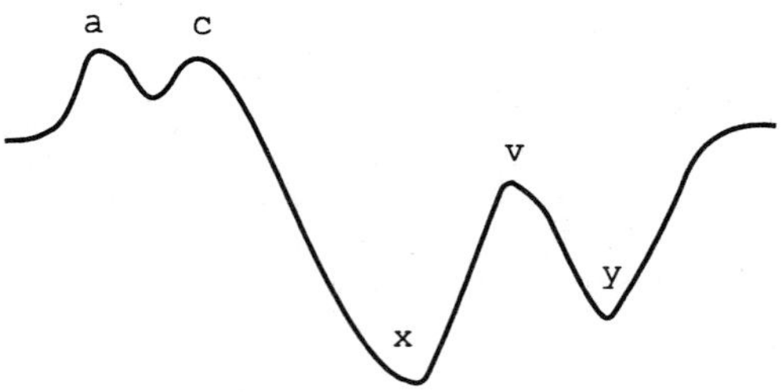

Welche dieser Schwankungen wird durch den frühdiastolischen venösen Rückstrom bewirkt?

(A) a-Welle
(B) c-Welle
(C) x-Senkung
(D) Anstieg von x nach v
(E) y-Senkung

H95 ■

4.51 Als zentralen Venendruck bezeichnet man den Druck

(A) in den venösen Sinus des Schädels
(B) in den Pulmonalvenen
(C) in der Vena cava inferior in Höhe der hydrostatischen Indifferenzebene
(D) im rechten Vorhof
(E) in der V. cubitalis bei Zentralisation des Kreislaufs

F95

4.52 Der mittlere venöse Druck am hydrostatischen Indifferenzpunkt

(A) steigt bei Orthostase
(B) nimmt beim Hinlegen ab
(C) sinkt beim Valsalva-Versuch ab
(D) sinkt bei Zunahme des Blutvolumens
(E) sinkt beim orthostatischen Kollaps

F93

4.53 Der statische Blutdruck

(A) ist definiert als der zentrale Venendruck im Stehen
(B) wird von der Höhe des Herzzeitvolumens und des totalen peripheren Strömungswiderstands bestimmt
(C) bestimmt die Höhe des kritischen Verschlußdrucks
(D) beträgt 20 bis 30 mmHg
(E) ist eine Funktion von Blutvolumen und Gefäßkapazität

H91

4.54 Die Venenklappen

(A) sind wesentlich für die Wirkung der „Muskelpumpe"
(B) liegen an der Einmündung der Venen in die Vorhöfe des Herzens
(C) befinden sich vor allem in den Hohlvenen
(D) sind am Entstehen des 1. Herztones beteiligt
(E) sind rudimentär und haben keine physiologische Bedeutung

4.4 Organdurchblutung

H92 ■

4.55 Die reaktive Hyperämie nach einer 1–2minütigen vollständigen Unterbrechung der Skelettmuskeldurchblutung

(A) beruht hauptsächlich auf einem Anstieg des zentralen arteriellen Blutdrucks
(B) wird nach Blockade der β-Rezeptoren nicht mehr beobachtet
(C) wird vor allem durch lokale metabolische Faktoren ausgelöst
(D) wird in der Strombahn isolierter Muskeln nicht beobachtet
(E) dauert 20–40 min

F97

4.56 Welche lokale Veränderung trägt zur Durchblutungszunahme bei der reaktiven Hyperämie der Muskelstrombahn bei?

(A) Abfall des P_{CO_2}
(B) Anstieg des pH-Wertes
(C) Abfall der ADP-Konzentration
(D) Anstieg der Adenosin-Konzentration
(E) Abfall der AMP-Konzentration

F87 ■

4.57 Der basale Tonus eines Blutgefäßes

(A) ist der Tonus eines Blutgefäßes unter Ruhebedingungen
(B) wird durch Erregung der parasympathischen Gefäßinnervation vermindert
(C) wird durch Erregung der α-adrenergen Gefäßinnervation verstärkt
(D) bleibt nach Ausschalten der Gefäßinnervation wirksam
(E) wird durch Kalziumantagonisten erhöht

4.50 (D) 4.51 (D) 4.52 (E) 4.53 (E) 4.54 (A) 4.55 (C) 4.56 (D) 4.57 (D)

H96 ■

4.58 Welche Aussage trifft nicht zu?

NO (Stickstoffmonoxid)

(A) steigert die cGMP-Konzentration in Gefäßmuskelzellen
(B) hemmt die Plättchenaggregation
(C) wird aus L-Arginin gebildet
(D) wird in Endothelzellen gebildet
(E) hat eine Halbwertszeit von mehreren Minuten

H03 ■

4.59 Welche Aussage über das Gefäßendothel in Skelettmuskelgefäßen trifft zu?

(A) Es hemmt Protein C und Protein S durch Bildung von Thrombomodulin.
(B) Es beeinflusst parakrin den cGMP-Spiegel in der glatten Gefäßmuskulatur.
(C) Es reagiert auf Acetylcholin mit verminderter NO-Synthese.
(D) Es spaltet Angiotensin I aus im Blutplasma zirkulierendem Renin ab.
(E) Es wird unter dem Einfluss von Histamin weniger permeabel.

F04 ■

4.60 Welche Aussage zum Stickstoffmonoxid (NO) trifft nicht zu?

(A) NO ist an der Verteidigung gegen Mikroorganismen beteiligt.
(B) Endothelzellen geben NO ab.
(C) NO entsteht bei der Umwandlung von Arginin in Citrullin durch NO-Synthase.
(D) NO erhöht die cGMP-Konzentration in Gefäßmuskelzellen.
(E) NO erhöht den Tonus der glatten Muskulatur.

F01 ■

4.61 Welche Aussage zum Stickstoffmonoxid (NO) trifft nicht zu?

(A) NO entsteht aus Arginin.
(B) NO benötigt $NADPH/H^+$ für seine Synthese.
(C) NO stimuliert eine Guanylatcyclase.
(D) NO wirkt vasokonstriktorisch.
(E) NO wirkt als neuronaler Botenstoff.

F03 ■

4.62 Welcher Mediator bewirkt eine Vasodilatation?

(A) Prostaglandin $F_{2\alpha}$
(B) Angiotensin II
(C) Bradykinin
(D) Thromboxan (TX) A_2
(E) Noradrenalin über α_1-Rezeptoren

F02 ■

4.63 Welcher Mediator bewirkt eine Vasodilatation?

(A) Endothelin-1 über ET_A-Rezeptoren
(B) Angiotensin II
(C) Prostacyclin
(D) Thromboxan A_2
(E) Noradrenalin über α_1-Rezeptoren

F98 ■

4.64 Welche Aussage trifft nicht zu?

Vasodilatatorisch auf Gefäße können wirken:

(A) Bradykinin
(B) Histamin
(C) Thromboxan A_2 (TXA_2)
(D) Prostacyclin (PGI_2)
(E) Stickoxid (NO)

F84

4.65 Die Venenverschluß-Plethysmographie

(A) ermöglicht die Durchführung eines dynamischen Venenfunktionstests
(B) dient der Durchblutungsmessung
(C) erlaubt die Lokalisation eines Venenverschlusses
(D) ist eine gängige Methode zur Bestimmung des Venendrucks
(E) dient der Volumenbestimmung von Körperteilen

F93 ■

4.66 Durch welches Organ fließt in körperlicher Ruhe der geringste Anteil des Herz-Zeit-Volumens?

(A) Herzmuskel
(B) Gehirn
(C) Leber
(D) Niere
(E) Skelettmuskulatur

H96 ■

4.67 Welcher Wert für die Ruhedurchblutung des jeweils genannten Organs eines 70 kg schweren Mannes weicht um mehr als 100% vom richtigen Wert ab?

(A)	Skelettmuskulatur	1,2 l/min
(B)	Gehirn	0,7 l/min
(C)	Nieren	1,1 l/min
(D)	Herzmuskel	0,8 l/min
(E)	Leber (nur Pfortader)	1,2 l/min

4.58 (E) 4.59 (B) 4.60 (E) 4.61 (D) 4.62 (C) 4.63 (C) 4.64 (C) 4.65 (B) 4.66 (A) 4.67 (D)

H95 ■

→ **4.68 Welches Organ hat in körperlicher Ruhe bezogen auf 1 g Organgewicht die höchste Durchblutung?**
(A) Haut
(B) Nieren
(C) Gehirn
(D) Skelettmuskel
(E) Herzmuskel

F99 ■

→ **4.69 In welchem der folgenden Organe nimmt die Durchblutung bei länger dauernder mittelschwerer körperlicher Arbeit im Vergleich zur Ruhe am stärksten zu?**
(A) Gehirn
(B) Niere
(C) Leber
(D) Haut
(E) nicht an der Arbeit beteiligte Muskulatur

F97

→ **4.70 Bei schwerer körperlicher Arbeit mit Steigerung des Herzzeitvolumens auf das 4–5fache des Ruhewertes ändert sich die Durchblutung in welchem Organ prozentual am wenigsten?**
(A) Darm
(B) Leber
(C) Niere
(D) Gehirn
(E) Herzmuskel

F03 ■

→ **4.71 Bei körperlicher Arbeit nimmt die O_2-Sättigung des Blutes in der A. pulmonalis gegenüber dem Wert in Ruhe ab.**
Welche der folgenden Veränderungen ist am ehesten für diese Abnahme verantwortlich?
(A) Zunahme der Herzfrequenz
(B) Abnahme des totalen peripheren Widerstands
(C) verminderte Kontaktzeit des Blutes in den Lungenkapillaren
(D) prozentual geringere Zunahme des Herzzeitvolumens im Vergleich mit dem O_2-Verbrauch
(E) prozentual stärkere Zunahme der Myokarddurchblutung im Vergleich mit dem Herzzeitvolumen

H97 ■

→ **4.72 Die arterio-venöse Sauerstoff-Differenz der Lungenstrombahn erreicht bei schwerer körperlicher Arbeit Werte von**
(A) 40–60 ml O_2/l Blut
(B) 120–190 ml O_2/l Blut
(C) 220–380 ml O_2/l Blut
(D) 500–700 ml O_2/l Blut
(E) > 800 ml O_2/l Blut

H02 ■

→ **4.73 Während schwerer dynamischer Muskelarbeit (mehr als 250 W) ändert sich gegenüber Ruhe relativ am stärksten der**
(A) arterielle O_2-Partialdruck
(B) arterielle CO_2-Partialdruck
(C) O_2-Partialdruck in der Arteria pulmonalis
(D) koronarvenöse O_2-Partialdruck
(E) koronarvenöse CO_2-Partialdruck

F96 ■

→ **4.74 In welchem Organ ist der O_2-Verbrauch pro Gramm Gewebe und Minute in körperlicher Ruhe am niedrigsten?**
(A) Gehirn
(B) Herz
(C) Leber
(D) Niere
(E) Skelettmuskel

F97

→ **4.75 Für welche der nachfolgenden Größen ist bei anämischer Hypoxie am wenigsten mit einer Abnahme zu rechnen?**
(A) gemischt-venöser O_2-Partialdruck
(B) O_2-Bindungskapazität des Blutes
(C) arterielle O_2-Sättigung
(D) gemischt-venöse O_2-Sättigung
(E) Konzentration des zweiwertigen Häm-Eisens

4.68 (B) 4.69 (D) 4.70 (D) 4.71 (D) 4.72 (B) 4.73 (C) 4.74 (E) 4.75 (C)

H80

4.76 Welche Aussage über die vasomotorische Innervation trifft nicht zu?

(A) Bei der Regulation der Gehirndurchblutung spielt die vasokonstriktorische Innervation nur eine untergeordnete Rolle.
(B) Die Größe der akralen Hautdurchblutung wird vor allem durch vasokonstriktorische Nerven eingestellt.
(C) An der emotionalen Steigerung der Muskeldurchblutung wirken vasodilatatorische Nerven mit.
(D) Als Transmitter der vasokonstriktorischen Nerven gilt das Noradrenalin.
(E) Beim Myokard ist die Durchblutungssteigerung bei Zunahme der Herzarbeit vor allem durch Änderung des Vasokonstriktorentonus bedingt.

H03

4.77 Ein junger Mann kollabiert bei der Punktion einer Armvene, noch bevor Blut abgenommen wurde, durch eine zentralnervös ausgelöste Reaktion des vegetativen Nervensystems.
Für den erniedrigten Blutdruck im Kollaps ist welcher der folgenden Mechanismen am wahrscheinlichsten (mit-)verantwortlich?

(A) Hemmung der vagalen Efferenzen zum Herzen
(B) Hemmung der sympathischen Efferenzen zu den Muskelarteriolen
(C) Hemmung der Freisetzung von Atriopeptin
(D) Erregung der sympathischen Efferenzen zu den Eingeweidearteriolen
(E) Erregung der sympathischen Efferenzen zum Herzen

H02 ■

4.78 Welche Aussage zum Lungenkreislauf trifft zu?

(A) Bei Erhöhung der Aktivität pulmonaler Sympathikusfasern sinkt die Stromstärke in der A. pulmonalis.
(B) Bei Erhöhung des Herzzeitvolumens sinkt der Widerstand in der Lungenstrombahn.
(C) Bei Inspiration steigt der Widerstand in den größeren Lungengefäßen.
(D) Der mittlere Blutdruck in der A. pulmonalis beträgt etwa 4,0 kPa (30 mmHg).
(E) Der Widerstand im Lungenkreislauf ist etwa halb so hoch wie im Körperkreislauf.

H99 ■

4.79 Welche Aussage über die Lungenstrombahn trifft zu?

(A) Die Anzahl der durchströmten Kapillaren bleibt nach Beginn schwerer körperlicher Arbeit gleich.
(B) Die mittlere Pulswellengeschwindigkeit in der A. pulmonalis ist höher als in der Aorta.
(C) Die mittlere Strömungsgeschwindigkeit in der A. pulmonalis beträgt etwa 20% der in der Aorta ascendens.
(D) Der Strömungswiderstand ist nur etwa halb so groß wie im arteriellen System.
(E) Bei verminderter Belüftung eines Lungensegments nimmt der Strömungswiderstand in diesem Bereich zu.

H00 ■

4.80 Welche Aussage zur Lungenstrombahn, zum pulmonalen vaskulären Widerstand PVR und seiner Regulation trifft zu?

(A) Der PVR ist etwa doppelt so hoch wie der totale periphere Widerstand TPR.
(B) Die Lungenstrombahn ist autoreguliert.
(C) Der PVR unterliegt einer ausgeprägten sympathischen Regulation.
(D) Der PVR unterliegt einer ausgeprägten parasympathischen Regulation.
(E) Hypoxie führt zur Erhöhung des PVR.

Weitere Fragen zur Lungendurchblutung in Kapitel 5.5.

F03 ■

4.81 Der Gefäßwiderstand der arteriellen Hirngefäße

(A) ist abhängig vom Perfusionsdruck
(B) steigt bei alveolärer Hyperventilation
(C) steigt bei Zentralisation des Kreislaufs deutlich
(D) erhöht sich beim Aufstehen aus liegender Position um ca. 50 %
(E) steigt mit zunehmender Aktivität der Hirnneurone

H02 ■

4.82 Eine deutlich erhöhte Gesamtdurchblutung des Gehirns ist am ehesten zu erwarten infolge von

(A) geistiger Anspannung
(B) Erhöhung des arteriellen CO_2-Partialdrucks auf 6,4 kPa (48 mmHg)
(C) Anstieg des arteriellen Mitteldrucks auf 130 mmHg
(D) intravenöse Gabe von α-Adrenozeptorenblockern
(E) Abfall des arteriellen O_2-Partialdrucks auf 9,3 kPa (70 mmHg)

F00 ■

→ **4.83 Welche Aussage zur Gehirndurchblutung trifft nicht zu?**

(A) Sie beträgt etwa 15% des HZV.
(B) Sie sinkt bei Hypokapnie.
(C) Sie zeigt Autoregulation.
(D) Sie steigt bei schwerer körperlicher Arbeit auf das Doppelte der Durchblutung in körperlicher Ruhe.
(E) Sie ist in der grauen Substanz um das Mehrfache höher als in der weißen.

F04

→ **4.84 Bei einem erheblichen Blutverlust kommt es im Rahmen der „Zentralisation" des Kreislaufs zu einer präferenziellen Durchblutung u. a. des Gehirns. Welche der folgenden Aussagen ist hierfür am meisten von Bedeutung?**

(A) Aktivierung des Parasympathikus dilatiert die Gehirnarteriolen.
(B) Die Gehirnarteriolen dilatieren bei Abnahme des CO_2-Partialdrucks im arteriellen Plasma.
(C) Die Ausstattung der Arteriolen mit α-Adrenozeptoren ist im Gehirn geringer als z. B. im Splanchnikusgebiet.
(D) Nur die hierbei präferenziell durchbluteten Arteriolen verfügen über eine Autoregulation.
(E) Zirkulierendes NO wirkt selektiv auf die hierbei präferenziell durchbluteten Arteriolen.

F02 ■

→ **4.85 Der Gefäßwiderstand im Gehirn steigt bei**

(A) Verdoppelung der interstitiellen K^+-Konzentration
(B) Lagewechsel vom Liegen zum Stehen
(C) Abnahme des interstitiellen pH-Werts
(D) Hyperventilation
(E) Hypoventilation

F01 ■

→ **4.86 Welche der Aussagen zur Durchblutung des Gehirns trifft nicht zu?**

(A) Bei einem ruhenden Menschen entfallen etwa 13–15 % des Herzzeitvolumens auf die Durchblutung des Gehirns.
(B) Die Durchblutung der weißen Substanz ist geringer als die Durchblutung der Hirnrinde.
(C) Erhöhung des CO_2-Partialdrucks im Gewebe führt zu einer Zunahme der Durchblutung.
(D) Bei aktivem Öffnen und Schließen der Hand ist die Parietalregion der ipsilateralen Hirnhälfte deutlich stärker durchblutet als die anderen kortikalen Areale.
(E) Die regionalen Durchblutungsänderungen des Gehirns sind überwiegend metabolisch gesteuert.

F02

→ **4.87 Welche Aussage zur Blut-Hirn-Schranke trifft nicht zu?**

(A) Sie beruht u. a. auf Abdichtung des Endothels der Hirnkapillaren durch Tight junctions
(B) Sie ist für gut lipidlösliche Stoffe unselektiv durchgängig.
(C) Sie ist für D-Glucose leichter zu passieren als für L-Glucose.
(D) Sie ist für CO_2 weniger durchlässig als für H^+-Ionen.
(E) Sie ist im Bereich zirkumventrikulärer Organe nur schwach ausgebildet oder fehlt.

F96 ■■

→ **4.88 Bei Arbeit wird die gesteigerte Durchblutung des Muskels hauptsächlich aufrechterhalten durch**

(A) Aktivierung dilatatorisch wirkender β_2-Adrenozeptoren in den Widerstandsgefäßen
(B) spinale Hemmung der sympathischen Efferenzen
(C) lokal-chemische Vasodilatation
(D) parasympathisch verursachte Vasodilatation
(E) Mitinnervation der Gefäßmuskulatur über die Motoneurone

F99 ■

→ **4.89 Welche Aussage trifft nicht zu? An der Regulation des Tonus der Widerstandsgefäße im Skelettmuskel sind beteiligt:**

(A) sympathische Gefäßnerven
(B) parasympathische Gefäßnerven
(C) zirkulierende Katecholamine
(D) Konzentration vom H^+ im Gewebe
(E) Partialdruck von O_2 im Gewebe

H91 ■

→ **4.90 Welche der folgenden Reaktionen bei Umstellung von Ruhe auf körperliche Arbeit kann nicht für den Anstieg des arteriellen Blutdrucks verantwortlich sein?**

(A) Konstriktion der Venen
(B) Vasokonstriktion in der nicht arbeitenden Muskulatur
(C) Vasodilatation in der arbeitenden Muskulatur
(D) Erhöhung des Herzzeitvolumens
(E) Erhöhung der Herzfrequenz

4.83 (D) 4.84 (C) 4.85 (D) 4.86 (D) 4.87 (D) 4.88 (C) 4.89 (B) 4.90 (C)

H96

→ **4.91 Kurve 1 stellt den Zeitverlauf des Strömungswiderstandes (R) eines isoliert perfundierten, ruhenden Skelettmuskels dar, dem zum Zeitpunkt des Pfeils rasch arteriell Adrenalin injiziert wurde (Ausschlag nach oben = Zunahme von R). Nach Gabe eines Rezeptorenblockers ändert sich R nach derselben Adrenalingabe gemäß Kurve 2.**

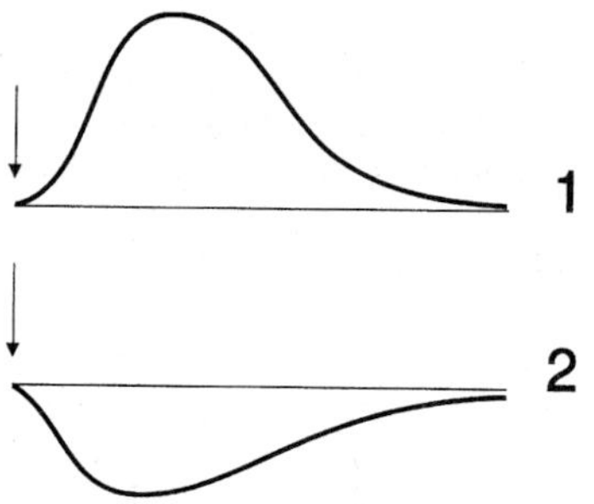

Welche Rezeptoren sind blockiert worden?

(A) nur die α-Adrenozeptoren
(B) nur die β-Adrenozeptoren
(C) die α- und β-Adrenozeptoren
(D) nur die Acetylcholin-Rezeptoren
(E) die Acetylcholin-Rezeptoren und die β-Adrenozeptoren

4.5 Fetaler und plazentarer Kreislauf

H02

→ **4.92 Für die Umstellung des kindlichen Kreislaufs nach der Geburt gilt:**

(A) Der Lungengefäßwiderstand nimmt zu.
(B) Der periphere Kreislaufwiderstand sinkt.
(C) Ein Druckgefälle vom linken zum rechten Vorhof führt zum Verschluss des Foramen ovale.
(D) Die Strömungsrichtung in den Vv. hepaticae kehrt sich um.
(E) Der im Ductus arteriosus in den ersten Tagen noch vorhandene Blutstrom fließt von der A. pulmonalis in die Aorta.

H03

→ **4.93 In welchem Abschnitt des fetalen Kreislaufs ist die O_2-Sättigung des Blutes am höchsten?**

(A) rechter Vorhof
(B) Aorta ascendens
(C) Ductus arteriosus (Botalli)
(D) Ductus venosus (Arantii)
(E) Arteria carotis interna

H93

→ **4.94 Welche Aussage über den Fetalkreislauf trifft zu?**

(A) Etwa die Hälfte des von beiden Ventrikeln geförderten Blutstromes fließt durch die Plazenta.
(B) Der mittlere arterielle Blutdruck beträgt ca. 90 mmHg.
(C) Die Herzfrequenz beträgt 60–80 pro Minute.
(D) Die Durchblutung der Lunge ist höher als die des Ductus arteriosus Botalli.
(E) Die O_2-Sättigung des Blutes in der Vena umbilicalis beträgt ca. 90%.

F04

→ **4.95 Ein Neugeborenes hat einen großen, persistierenden Vorhofseptumdefekt mit Links-Rechts-Shunt. Das am ehesten resultierende Herz-/Kreislaufproblem ist:**

(A) Minderdurchblutung der Lunge
(B) erhöhte Vorlast (Volumenbelastung) der rechten Herzkammer
(C) vermehrter Blutfluss durch die Mitralklappe mit funktioneller (relativer) Mitralklappenstenose
(D) verminderte arterielle Sauerstoffsättigung
(E) erhöhte Nachlast (Druckbelastung) der linken Herzkammer

4.6 Lymphsystem

H01

→ **4.96 Welche Aussage über die Lymphe trifft zu?**

(A) Der gesamte Lymphfluss beträgt 0,2–0,3 L pro Tag.
(B) Die größeren Lymphgefäße sind klappenlos.
(C) Die Lymphe ist gerinnungsfähig.
(D) Die Proteinkonzentration der Lymphe ist in allen Organen etwa gleich.
(E) Die in der Lymphe enthaltenen Antikörper sind überwiegend vom Typ IgA.

H97 ■

→ **4.97 Welche Aussage trifft für das Lymphgefäßsystem des Organismus <u>nicht</u> zu?**

(A) Es werden 2–3 l Lymphe pro Tag transportiert.
(B) Die Strömung wird durch Klappen gerichtet.
(C) Zur Strömung tragen rhythmische Kontraktionen der Gefäßwand bei.
(D) Die Eiweißkonzentration der Lymphe ist höher als im Blutplasma.
(E) Behinderung des Abstromes kann Ödeme auslösen.

F99 ■

→ **4.98 Welche Aussage über das Lymphgefäßsystem trifft nicht zu?**

(A) Die Lymphgefäße besitzen Klappen.
(B) Die Lymphe im Ductus thoracicus enthält im Mittel mehr als 5 g Eiweiß/l.
(C) Die Lymphgefäße transportieren mehr als 1 Liter Flüssigkeit täglich ins venöse System.
(D) Der Lymphstrom kann in der arbeitenden Muskulatur um das mehr als 10fache steigen.
(E) Der Lymphstrom drainiert im Mittel ca. 30% des filtrierten Plasmavolumens in der Skelettmuskulatur.

H98

→ **4.99 In welchem der folgenden Organe ist die Permeabilität der Blutkapillaren für Proteine am größten?**

(A) Haut
(B) Magen
(C) Lunge
(D) Hirn
(E) Leber

Fragen aus dem Examen Herbst 2004

H04 ■

→ **4.100 Bei schwerer dynamischer Arbeit kommt es zu einer so erheblichen Abnahme des Strömungswiderstands in den arteriellen Gefäßen der arbeitenden Muskulatur, dass ohne Kompensationsmechanismen ein Abfall des arteriellen Blutdrucks zu erwarten wäre. Als bedeutendster physiologischer Gegenregulationsmechanismus ist vom nachfolgend Genannten einzustufen:**

(A) sympathisch induzierte Vasokonstriktion im Einzugsbereich der Pfortader
(B) Anstieg der Pressorezeptorenakitivität
(C) Aktivierung von β-Rezeptoren der Gefäßmuskulatur nicht aktiver Skelettmuskeln
(D) Senkung des arteriovenösen Druckunterschieds im Beinbereich durch Kontraktion der Beinmuskeln
(E) Erhöhung des pulmonalen Strömungswiderstands

H04 ■

→ **4.101 Ein Patient leidet seit einiger Zeit an einer Muskelschwäche des rechten Herzventrikels. Als Folge stellt sich ein erhöhter zentraler Venendruck ein.**
Welche der folgenden Veränderungen ist eine funktionelle Konsequenz dieses erhöhten zentralen Venendrucks?

(A) Die Vorlast des linken Ventrikels nimmt zu.
(B) Der Druckgradient zwischen peripheren Venen und dem rechten Vorhof nimmt zu.
(C) Die Plasmakonzentration von Atriopeptin (atriales natriuretisches Peptid) ist erniedrigt.
(D) Die kapilläre Filtration im Körperkreislauf ist erhöht.
(E) Der Druck in der hydrostatischen Indifferenzebene wird negativ.

H04 ■

→ **4.102 Ein Patient erhält versehentlich zu viele Infusionen, sodass eine akute Zunahme seines Blutvolumens um etwa 30 % resultiert.**
Welcher der folgenden Mechanismen ist Teil eines physiologischen Gegenregulationsprozesses?

(A) erhöhte Ausschüttung von Atriopeptin (atriales natriuretisches Peptid)
(B) Abnahme der Aktivität der arteriellen Barosensoren
(C) erhöhte Aktivität von renalen Sympathikusfasern
(D) erhöhte Aldosteronausschüttung
(E) vermehrter Einbau von Wasserkanälen (Aquaporinen) in die Sammelrohre der Niere

H04 ■

→ **4.103 Eine 25-jährige Frau, die über seit Monaten zunehmende Ermüdbarkeit und Atemnot bei Belastung klagt, leidet an einer primären pulmonalen Hypertonie aufgrund einer präkapillären Lungengefäßerkrankung.**
Bei dieser Patientin ist am ehesten zu erwarten:

(A) Hypertrophie und Dilatation des rechten Herzventrikels
(B) erhöhter Atemwegswiderstand
(C) erhöhte Vorlast des linken Herzventrikels
(D) Anstieg des arteriellen CO_2-Partialdrucks
(E) mittlerer pulmonalvenöser Druck > 5 kPa (> 38 mmHg)

4.98 (E) 4.99 (E) 4.100 (A) 4.101 (D) 4.102 (A) 4.103 (A)

H04

4.104 Das Volumenelastizitätsmodul ist das Verhältnis einer Druckänderung zu einer relativen Volumenänderung. Das Volumenelastizitätsmodul der Aorta steigt z. B. bei einer arteriosklerotischen Verhärtung der Aortenwand. **Welche der folgenden in der Aorta bestimmten Größen lässt (bei normaler Blutviskosität) am besten auf das Volumenelastizitätsmodul der Aorta schließen?**

(A) Blutdruckamplitude
(B) Geschwindigkeit der Druckpulswelle
(C) Volumenänderung während des Herzzyklus
(D) enddiastolischer Gefäßdurchmesser
(E) Höhe der dikroten Welle

H04

4.105 Die Schubspannung am Endothel einer kleinen Arterie in vivo

(A) stellt die Gegenkraft zur Gefäßdehnung durch den Transmuraldruck dar
(B) ist proportional zur Geschwindigkeit der Druckpulswelle
(C) ist der Quotient „Schergrad geteilt durch Blutviskosität"
(D) steigt mit zunehmender Stromstärke
(E) ist kleiner als die im Zentralfaden der Strömung (Axialstrom)

H04

4.106 Ein Helfer versorgt ein Unfallopfer 15 min lang mit Mund-zu-Mund-Beatmung; dann muss er die Beatmung unterbrechen, weil ihm infolge zerebraler Vasokonstriktion schwarz vor den Augen wird. In diesem Zustand trifft für den Helfer am wahrscheinlichsten zu:

(A) alveoläre Hypoxie durch Rückatmung
(B) Verschiebung der O_2-Bindungskurve des Hämoglobin zu höheren O_2-Partialdruck-Werten
(C) erniedrigter pH-Wert des arteriellen Blutes
(D) erhöhte arterielle Plasma-Bicarbonatkonzentration
(E) arterielle Hypokapnie

5 Atmung

5.1 Morphologische Grundlagen

5.2 Nicht-respiratorische Lungenfunktion

5.3 Physikalische Grundlagen

5.1 Welche Kurve der Abbildung gibt die Volumen-Temperatur-Abhängigkeit eines idealen Gases bei konstantem Druck richtig wieder?

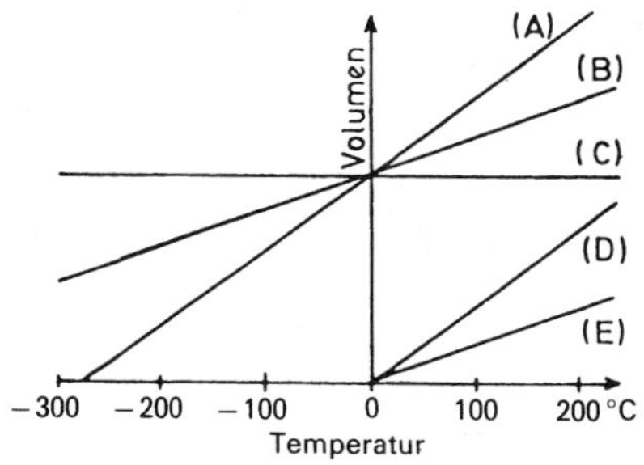

5.2 Ein Glasgefäß (10 l) ist mit Argon gefüllt. Wieviel Gas entweicht, wenn das Gas von 0 °C auf 2,73 °C erwärmt wird (und sich dabei der Druck nicht ändert)?

(A) ca. $\frac{1}{273}$ der Gasmenge
(B) ca. $\frac{1}{100}$ der Gasmenge
(C) ca. $\frac{2{,}73}{100}$ der Gasmenge
(D) ca. $\frac{1}{10}$ des molaren Volumens
(E) ca. $\frac{2{,}73}{22{,}4}$ Liter

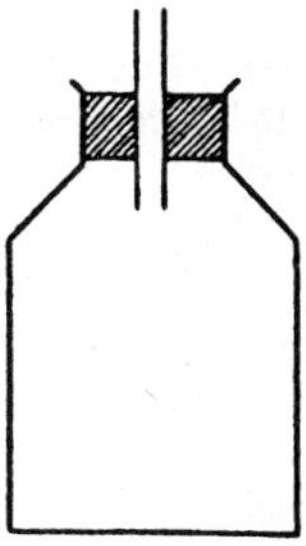

→ 5.3 Eine in einem festen Volumen V_0 eingeschlossene Menge eines idealen Gases steht bei 273 °C unter dem Druck p_0. Welche der folgenden Angaben kommt dem Druck p am nächsten, den das Gas nach Abkühlung auf 0 °C annimmt?

(A) p = 0
(B) $p = 0{,}1\ p_0$
(C) $p = 0{,}3\ p_0$
(D) $p = 0{,}5\ p_0$
(E) $p = 0{,}7\ p_0$

H80 ■

→ 5.4 Ein Sporttaucher atmet Luft aus einer Vorratsflasche über einen Druckregler, der den Druck der eingeatmeten Luft automatisch dem der Tauchtiefe entsprechenden Wasserdruck angleicht. Wenn der Taucher in 30 m Tiefe seine Lungen mit 6 l Luft füllt und anschließend, ohne auszuatmen, schnell an die Wasseroberfläche steigt, welches Volumen würde dann die eingeatmete Luft einzunehmen versuchen?

(A) 1,5 l
(B) 2 l
(C) 6 l
(D) 18 l
(E) 24 l

F96

→ 5.5 Wie lauten die BTPS-Bedingungen (Body Temperature, Pressure, Saturated)?

	Temperatur	Druck	Wasserdampfdruck
(A)	20 °C	101 kPa (760 mmHg)	0 kPa (0 mmHg)
(B)	0 °C	101 kPa (760 mmHg)	0 kPa (0 mmHg)
(C)	0 °C	101 kPa (760 mmHg)	5,3 kPa (40 mmHg)
(D)	37 °C	aktueller Luftdruck	6,3 kPa (47 mmHg)
(E)	37 °C	aktueller Luftdruck	0 kPa (0 mmHg)

H94 ■

→ 5.6 Ein Proband hat in ein Spirometer 0,5 l ausgeatmet (Spirometertemperatur 20 °C).
Wie groß ist ungefähr das ausgeatmete Volumen (V) bei Körperbedingungen (BTPS) bzw. bei Normalbedingungen (STPD)?

	$V\ (l_{BTPS})$	$V\ (l_{STPD})$
(A)	0,45	0,55
(B)	0,45	0,40
(C)	0,55	0,50
(D)	0,55	0,45
(E)	0,60	0,55

H89 ■

→ 5.7 Wie hoch ist ungefähr der O_2-Partialdruck in der Einatmungsluft eines Bergsteigers bei einem Barometerdruck von 33 kPa (247 mmHg), z. B. auf dem Mt. Everest (nach Sättigung der Einatmungsluft mit Wasserdampf bei 37 °C)?

(A) 5,3 kPa (40 mmHg)
(B) 6,7 kPa (50 mmHg)
(C) 8,0 kPa (60 mmHg)
(D) 10,7 kPa (80 mmHg)
(E) 13,3 kPa (100 mmHg)

5.4 Atemmechanik

F94 ■■

→ 5.8 Welches der Diagramme stellt den Zeitverlauf des intraalveolären Drucks (P_A) während Inspiration und Exspiration am ehesten dar?

(A)

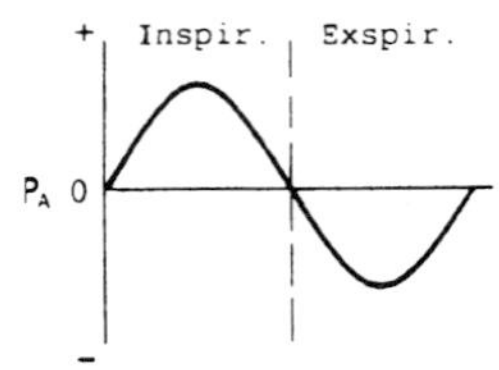

(B)

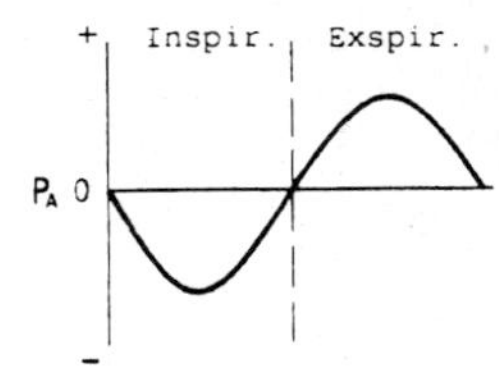

(C)

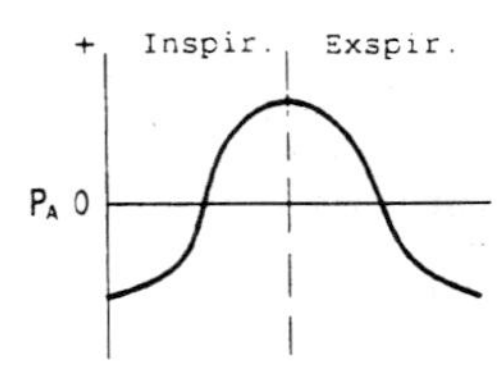

(D)

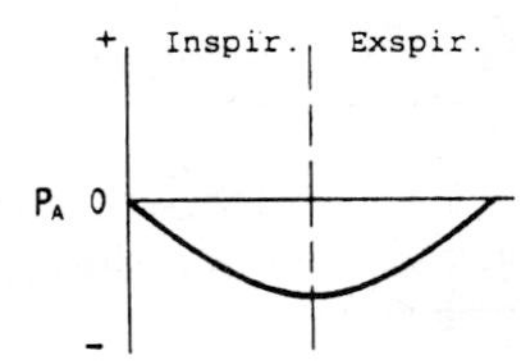

(E)

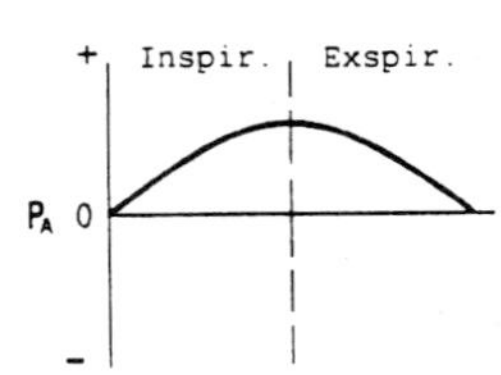

F93 ■■

→ **5.9 Kurve 1 stellt den Zeitverlauf des Lungenvolumens in einem Atemzyklus bei normaler Ruheatmung dar (Ausschlag nach oben = Volumenanstieg). Welcher gleichzeitig gemessene Druckverlauf (Ausschlag nach unten = Druckabfall) entspricht am ehesten der Kurve 2?**

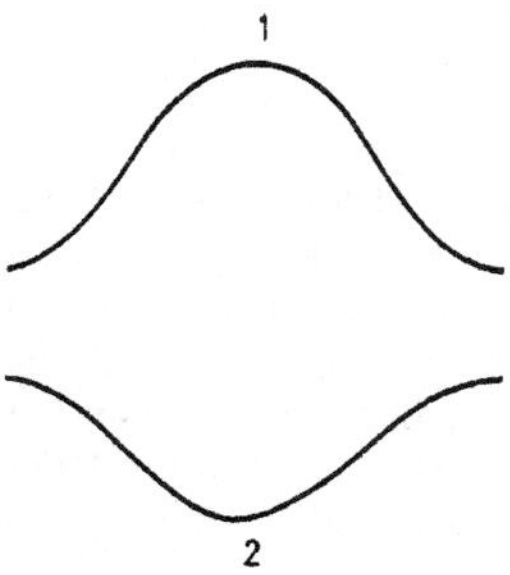

(A) Alveolardruck
(B) Pleuradruck (= intrapleuraler Druck)
(C) Differenz Alveolardruck minus Pleuradruck
(D) Druck im Bauchraum
(E) Druck in den oberen Atemwegen (Totraum)

H01 ■■

→ **5.10 Bei welchem der folgenden Zustände ist die Differenz zwischen den Drücken im Alveolarraum und im Pleuraraum <u>am geringsten</u>?**

(A) nach maximaler Einatmung bei offener Glottis
(B) bei normaler Einatemstellung bei offener Glottis
(C) in Atemruhelage
(D) in maximaler Exspirationslage bei offener Glottis
(E) bei maximalem Pressdruck (Versuch nach Valsalva)

F98 ■■

→ **5.11 Bei Ruheatmung ist der Druck im Pleuraspalt**

(A) am Ende der Exspiration gleich dem atmosphärischen Druck
(B) am Ende der Inspiration gleich dem atmosphärischen Druck
(C) bei der Inspiration höher, bei der Exspiration niedriger als der atmosphärische Druck
(D) während des gesamten Atemzyklus niedriger als der atmosphärische Druck
(E) bei der Inspiration niedriger, bei der Exspiration höher als der atmosphärische Druck

H93 ■

→ **5.12 In Atemruhelage sei der Druck im Alveolarraum, PALV = 0 und im Pleuraspalt, PPL = –0,5 kPa. Welche Werte sind beim Atemanhalten nach tiefer Inspiration und offener Glottis möglich?**

	PALV (kPa)	PPL (kPa)
(A)	–0,5	–1
(B)	0	0
(C)	0	–1
(D)	+0,5	0
(E)	+0,5	–1

F03 ■■

→ **5.13 Ein Proband atmet aus der Atemruhelage (Lungenvolumen = Funktionelle Residualkapazität, FRC) sehr langsam 1 L aus. Welche der Kurven (A)–(E) beschreibt dabei am ehesten die Beziehung zwischen Lungenvolumen (Ordinate) und Pleuradruck (Abszisse)?**

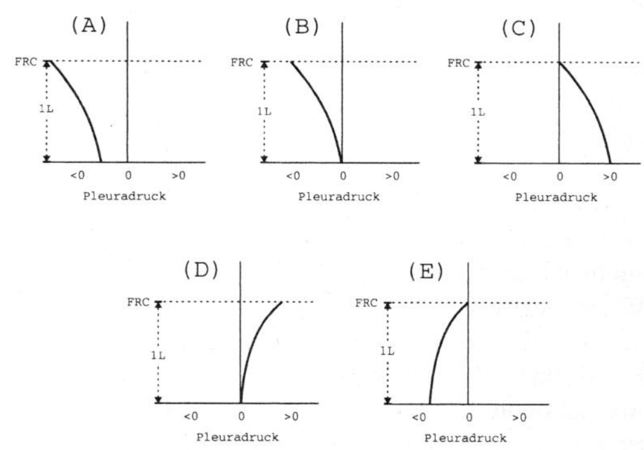

H02 ■

5.14 Ein Proband atmet von der Atemruhelage (Lungenvolumen = Funktionelle Residualkapazität, FRC) 1 L ein und dann von diesem Wert aus mit maximaler Anstrengung bis FRC aus. Bei diesem Atemmanöver wird gleichzeitig der Pleuradruck gemessen.
Welche der Kurven (A)–(E) beschreibt am ehesten die Beziehung zwischen Lungenvolumen (Ordinate) und Pleuradruck (Abszisse) während dieser Exspiration?

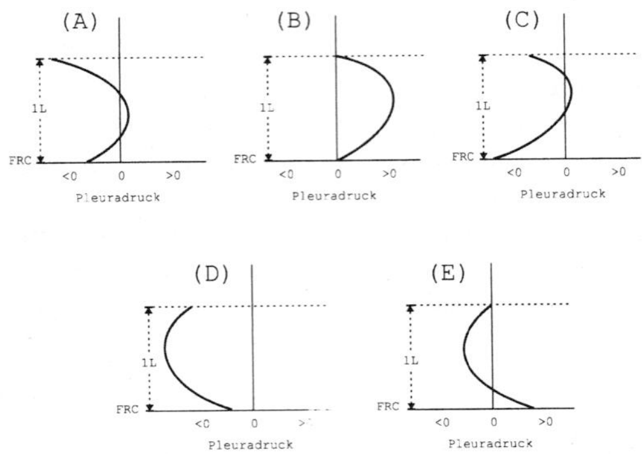

F88 ■■

5.15 Die folgenden Meßwerte wurden bei einer Versuchsperson gemessen.

Vitalkapazität	6,0 l
Inspiratorisches Reservevolumen	2,5 l
Funktionelle Residualkapazität	4,0 l
Atemzugvolumen	1,0 l

Hiernach ist der Wert des Residualvolumens
(A) 0,5 l
(B) 1,0 l
(C) 1,5 l
(D) 2,0 l
(E) nicht berechenbar

H96 ■

5.16 Bei 25jährigen Männern beträgt der Anteil der funktionellen Residualkapazität an der Totalkapazität der Lunge etwa
(A) 5%
(B) 25%
(C) 45%
(D) 65%
(E) 85%

H95 ■■

5.17 Welches der folgenden Lungenvolumina kann nicht allein mit dem Spirometer bestimmt werden?
(A) Atemzugvolumen
(B) inspiratorisches Reservevolumen
(C) exspiratorisches Reservevolumen
(D) funktionelle Residualkapazität
(E) Vitalkapazität

H89

5.18 Bei einer Messung mit der Helium-Verdünnungsmethode (Helium-Einwaschmethode) sei das Spirometervolumen 5 l, die anfängliche fraktionelle Heliumkonzentration im Spirometer (F_{He}) 0,12. Nach maximaler Exspiration wird der Proband mit dem Spirometer verbunden, in dem nach 15–20 tiefen Atemzügen eine Heliumkonzentration von 0,10 gemessen wird.
Wie groß ist das Residualvolumen?
(A) 0,8 l
(B) 1,0 l
(C) 1,2 l
(D) 1,4 l
(E) 1,6 l

F99 ■

5.19 Im Diagramm ist das forcierte Exspirogramm (Tiffeneau-Test) enthalten.

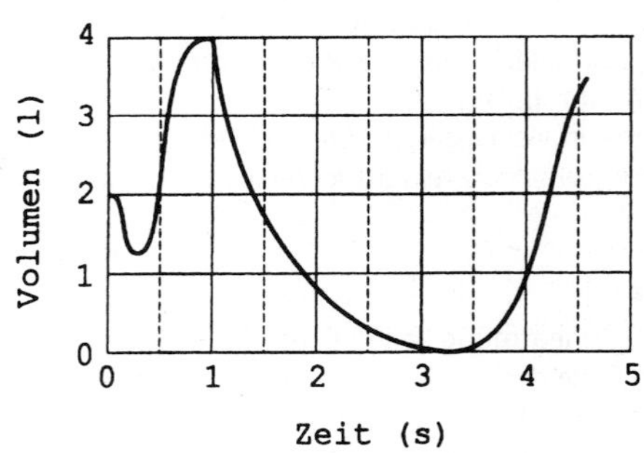

Wie groß sind hierin etwa die absolute Sekundenkapazität (FEV_1) und die relative Sekundenkapazität ($rFEV_1$)?

	FEV_1 (1)	$rFEV_1$ (%)
(A)	0,8	20
(B)	1,6	40
(C)	1,6	80
(D)	3,2	40
(E)	3,2	80
(F)		

F00

5.20 **Die Einsekundenkapazität eines Probanden beträgt 4,0 L. Es wird bei ihm der Atemgrenzwert bei einer Atemfrequenz von 30 min^{-1} bestimmt (Inspirations- und Exspirationszeit betragen je 1 s).**
Welches ist die Obergrenze, die man hierbei für den Atemgrenzwert erwarten kann?

(A) 100 L · min^{-1}
(B) 120 L · min^{-1}
(C) 140 L · min^{-1}
(D) 160 L · min^{-1}
(E) 180 L · min^{-1}

H95 ■

5.21 **Die durchgezogene Kurve stellt den normalen Verlauf des Lungenvolumens während des Tiffeneau-Tests dar (= forcierte, maximale Exspiration nach maximaler Inspiration).**
Welche der folgenden Aussagen trifft für den Patienten zu, dessen Kurvenverlauf beim Tiffeneau-Test der gestrichelten Kurve entspricht?

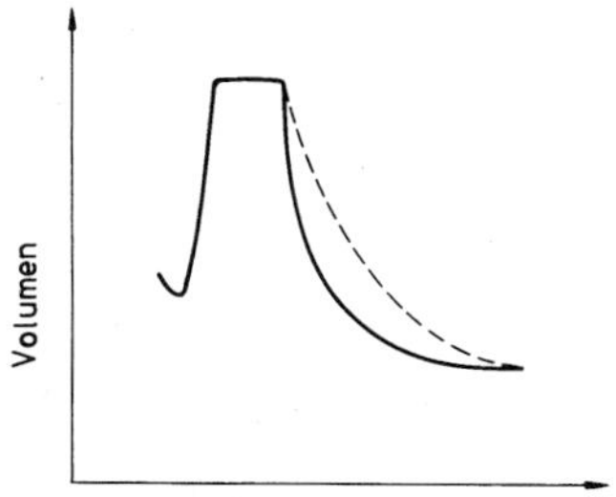

(A) Compliance der Lunge erhöht
(B) Vitalkapazität erniedrigt
(C) Atemwegswiderstand erhöht
(D) Einsekundenkapazität erhöht
(E) maximale Atemstromstärke erhöht

H00 ■

5.22 **Welche Aussage zum Atemwegswiderstand R ist nicht richtig?**

(A) Die oberen Atemwege (proximal der kleinen Bronchien) tragen am meisten zu R bei.
(B) Der Atemwegswiderstand nimmt bei Exspiration zu.
(C) Erhöhung des R kann an einer Zunahme der Einsekundenkapazität erkannt werden.
(D) Bei körperlicher Arbeit sinkt R.
(E) Zunahme des Parasympathikustonus in den Atemwegen führt zur Erhöhung von R.

F03

5.23 **Der Atemwegswiderstand R_L kann aus Messgrößen des Alveolardrucks P_A und des Munddrucks P_{ao} nach folgender Formel berechnet werden:**
$R_L = (P_A - P_{ao})/x$
Um welche Größe handelt es sich bei x?

(A) Lungenvolumen
(B) Atemstromstärke
(C) alveoläre Ventilation
(D) Pleuradruck
(E) Totraumvolumen

H01

5.24 **Welche Aussage zum Atemwegswiderstand R_L trifft nicht zu?**

(A) Die peripheren Luftwege mit einem Durchmesser unter 2 mm tragen am meisten zu R_L bei.
(B) R_L ist bei forcierter Exspiration höher als bei forcierter Inspiration.
(C) Eine verminderte relative Einsekundenkapazität spricht für erhöhten R_L.
(D) Bei erhöhtem R_L wird der intrapleurale Druck bei Einatmung stärker negativ.
(E) Der R_L stellt den Hauptanteil des nichtelastischen Atemwiderstands.

H94 ■

5.25 **Bei einem Patienten werden Atemgrenzwert (AGW), relative exspiratorische Sekundenkapazität (rel. ESK) und Vitalkapazität (VK) bestimmt.**
Was ist für eine ausgeprägte restriktive Ventilationsstörung typisch?

	AWG	rel. ESK	VK
(A)	normal	normal	vermindert
(B)	normal	vermindert	normal
(C)	vermindert	normal	vermindert
(D)	vermindert	vermindert	normal
(E)	vermindert	vermindert	vermindert

5.20 (B) 5.21 (C) 5.22 (C) 5.23 (B) 5.24 (A) 5.25 (C)

F91 ■

5.26 Dargestellt sei die Beziehung zwischen dem Lungenvolumen V (Ordinate) und dem intrapulmonalen (= alveolären) Druck P. Die gestrichelten Linien entsprechen der Atemruhelage.
Welche der Kurven (A)–(E) stellt am ehesten das passive Druck-Volumen-Verhalten des Atemapparates dar (= Ruhedehnungskurve von Lunge und Thorax)?

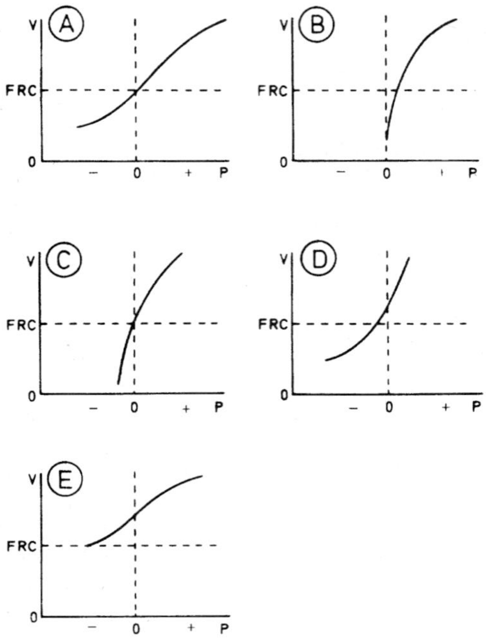

H94 ■

5.27 In der Abbildung ist die Ruhedehnungskurve des Atemapparates (Lunge + Thorax) dargestellt.
Wie groß ist etwa die Compliance des Atemapparates im Punkt R?

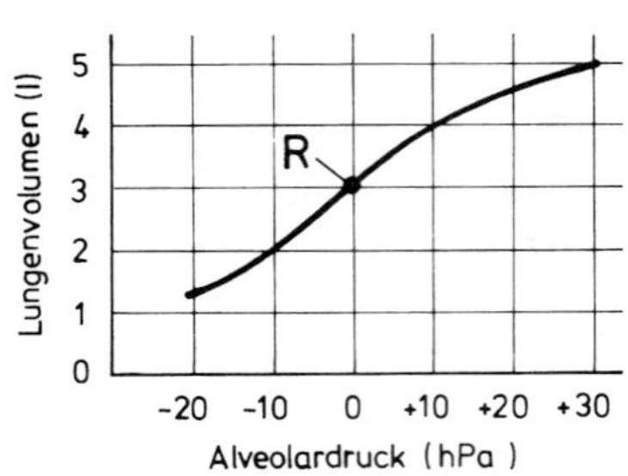

(A) 10 hPa · l^{-1}
(B) 1 hPa · l^{-1}
(C) 1 l · hPa^{-1}
(D) 0,1 l · hPa^{-1}
(E) kann aus dem Diagramm nicht abgeschätzt werden

H01 ■

5.28 Welche Aussage zum Atemapparat trifft zu?
(A) Die Compliance des Atemapparates ist der Kehrwert der Resistance.
(B) Die elastische Rückstellkraft der Lunge ist in ihrer Gleichgewichtslage am größten.
(C) Die Gleichgewichtslage des Thorax (Ruhestellung des isolierten Thorax) ist am Ende einer normalen Ausatmung erreicht.
(D) Die Gleichgewichtslage des gesamten Atemapparates (Ruhestellung des ventilatorischen Systems) ist bei maximaler Ausatmung erreicht.
(E) Die Compliance von Lunge und Thorax zusammen ist geringer als die Compliance des isolierten Thorax.

H00

5.29 Bei einem Probanden wurde die Compliance der Lunge C_L und des Thorax C_{Th} gemessen.
Nach welcher Formel errechnet sich hieraus die Compliance des gesamten Atemapparates C_{L+Th}?
(A) $C_{L+Th} = C_L + C_{Th}$
(B) $C_{L+Th} = C_L - C_{Th}$
(C) $1/C_{L+Th} = 1/C_L + 1/C_{Th}$
(D) $1/C_{L+Th} = 1/C_L - 1/C_{Th}$
(E) $1/C_{L+Th} = 1 + C_L/C_{Th}$

H98

5.30 Alveolar-Epithelzellen vom Typ I
(A) sind an der Blut-Gas-Barriere beteiligt
(B) entfernen Fremdkörper aus dem Alveolarraum (Phagozytose)
(C) bilden und sezernieren Surfactant
(D) sind Reservezellen für Alveolar-Epithelzellen vom Typ II
(E) sind eine Vorstufe der Alveolarmakrophagen

H02 ■

5.31 Mangel an Surfactant führt am ehesten zu
(A) erhöhtem Residualvolumen
(B) erniedrigtem endexspiratorischem Alveolardruck
(C) stärker negativem endexspiratorischem Pleuraldruck
(D) vermindertem Strömungswiderstand in den Atemwegen
(E) verminderter Atemarbeit

5.26 (A) 5.27 (D) 5.28 (E) 5.29 (C) 5.30 (A) 5.31 (C)

H02

→ 5.32 Nach dem Laplace-Gesetz hängt der transmurale Druck P einer kugelförmigen Alveole von deren Radius r und der Oberflächenspannung γ der die Wand auskleidenden Flüssigkeit ab.
Welche der folgenden Gleichungen beschreibt diesen Zusammenhang?
(A) $P = 2\gamma/r$
(B) $P = 2\gamma/r^2$
(C) $P = 2\gamma \cdot r$
(D) $P = 2\gamma \cdot r^2$
(E) $P = \sqrt{2\gamma \cdot r}$

5.5 Lungenperfusion

5.6 Gasaustausch in der Lunge

F02 ■

→ 5.33 Etwa wie groß ist unter Normalbedingungen der Sauerstoff-Partialdruck (O_2-Partialdruck) in der uns umgebenden Luft?
(A) 2 kPa
(B) 5 kPa
(C) 20 kPa
(D) 80 kPa
(E) 100 kPa

H03 ■

→ 5.34 Bei normoventilatorischer Beatmung mit reinem O_2 und einem Luftdruck von 101 kPa (760 mmHg) liegt der alveoläre O_2-Partialdruck am nächsten bei folgendem der genannten Werte:
(A) 64 kPa (480 mmHg)
(B) 75 kPa (560 mmHg)
(C) 89 kPa (670 mmHg)
(D) 97 kPa (730 mmHg)
(E) 101 kPa (760 mmHg)

H99 ■

→ 5.35 Berechnen Sie aus den angegebenen Werten das Totraumvolumen!

Atemzugvolumen	300 ml
CO_2-Konzentration in der Alveolarluft	0,05 ml/ml
CO_2-Konzentration in der Exspirationsluft	0,04 ml/ml

Wie lautet das richtige Ergebnis?
(A) 20 ml
(B) 60 ml
(C) 120 ml
(D) 150 ml
(E) 240 ml

F02 ■

→ 5.36 Bei Hechelatmung hat ein Proband (gesunder junger Erwachsener von 70 kg) ein Atemzugvolumen von 0,3 L und eine Atemfrequenz von 30 min^{-1}.
Welche der folgenden Angaben entspricht am wahrscheinlichsten seiner alveolären Ventilation?
(A) 3,0 L · min^{-1}
(B) 4,5 L · min^{-1}
(C) 6,0 L · min^{-1}
(D) 7,5 L · min^{-1}
(E) 9,0 L · min^{-1}

F04 ■

→ 5.37 Wird bei unveränderter CO_2-Produktion bei einer normokapnischen Versuchsperson die Atemfrequenz von 12 min^{-1} auf 16 min^{-1} erhöht, die alveoläre Ventilation aber unverändert gelassen, so erhöht sich typischerweise
(A) das Atemzugvolumen
(B) die Totraumventilation
(C) der alveoläre CO_2-Partialdruck
(D) die Druckamplitude im Pleuraspalt
(E) der physiologische Totraum

F98

→ 5.38 Welches der Diagramme (lineare Teilung) gibt die Veränderung des alveolären CO_2-Partialdruckes (P_{ACO_2}; Ordinate) bei unveränderter CO_2-Produktion und willkürlicher Veränderung der alveolären Ventilation ($\dot{V}_A$; Abszisse) am besten wieder?

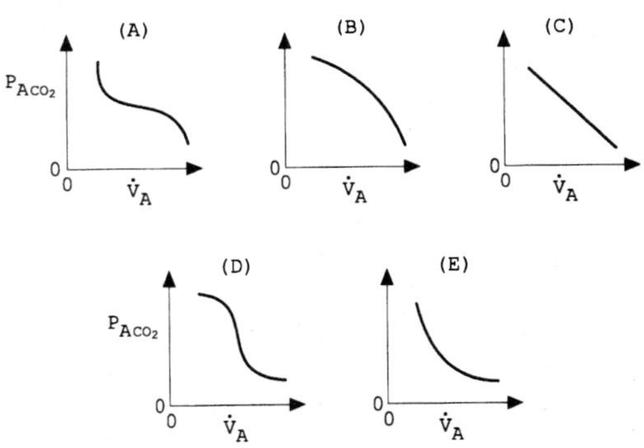

H01 ■

5.39 Ein Proband hat in Ruhe eine alveoläre Ventilation $\dot{V}_A$ von 5,0 L · min^{-1} und einen alveolären CO_2-Partialdruck $P_{A_{CO_2}}$ von 6,0 kPA.

Welchen Wert hat in etwa $P_{A_{CO_2}}$, wenn $\dot{V}_A$ für einige Minuten auf 6,0 L · min^{-1} bei unveränderter CO_2-Produktion angestiegen ist?

(A) 6,5 kPa
(B) 6,0 kPa
(C) 5,5 kPa
(D) 5,0 kPa
(E) 4,5 kPa

F94

5.40 Wenn bei maschineller Beatmung gleichzeitig die Atemfrequenz von 15 auf 30 min^{-1} erhöht und das Atemzugvolumen von 0,5 auf 0,25 l gesenkt wird, so steigt

(A) das Atemzeitvolumen
(B) die alveoläre Ventilation
(C) das Totraumvolumen
(D) der arterielle CO_2-Partialdruck
(E) der arterielle O_2-Partialdruck

H94

5.41 Kurve 1 zeigt den Zeitverlauf des Lungenvolumens während eines Atemzyklus bei normaler Ruheatmung (Ausschlag nach oben = Volumenzunahme).

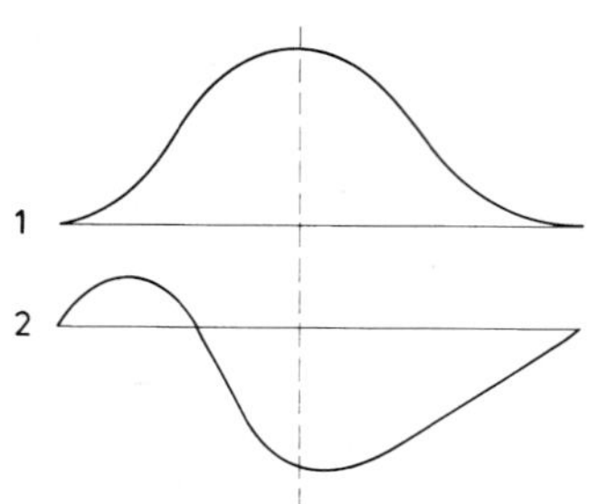

Welcher gleichzeitig registrierte Druckverlauf (Ausschlag nach oben = Druckzunahme) entspricht am ehesten der Kurve 2?

(A) alveolärer CO_2-Partialdruck
(B) alveolärer O_2-Partialdruck
(C) alveolärer Gesamtdruck (= Alveolardruck)
(D) Pleuradruck
(E) zentraler Venendruck

H90

5.42 Die Sauerstoffaufnahme des Probanden betrage 300 ml O_2 · min^{-1} und die Diffusionskapazität der Lunge 200 ml O_2 · kPa^{-1} · min^{-1}.
Wie groß ist etwa die mittlere O_2-Partialdruckdifferenz zwischen Alveolargas und Lungenkapillarblut?

(A) 0,7 kPa
(B) 1,5 kPa
(C) 4,5 kPa
(D) 13,3 kPa
(E) 15,0 kPa

H91

5.43 Ein Proband atmet ein Kohlenmonoxid (CO)-haltiges Gemisch ein, wobei sein alveolärer CO-Partialdruck 0,2 kPa beträgt. Seine CO-Diffusionskapazität beträgt 300 ml · min^{-1} · kPa^{-1}.
Wieviel CO ist nach 2 min ins Blut aufgenommen worden?

(A) 30 ml
(B) 60 ml
(C) 120 ml
(D) 300 ml
(E) 600 ml

F02

5.44 Welche Aussage zum Gasaustausch trifft zu?

(A) Die Diffusion der Atemgase zwischen Alveolarraum und Kapillarlumen erfolgt überwiegend parazellulär.
(B) In den Lungenkapillaren strömt Bicarbonat netto aus den Erythrozyten ins Plasma und setzt dort CO_2 frei.
(C) Der O_2-Partialdruck in den Alveolen ist um ca. 2/3 niedriger als der in der Außenluft.
(D) Die Diffusionskapazität der Lunge für CO_2 ist vielfach größer als die für O_2.
(E) Verdoppelung des Atemzeitvolumens erhöht die O_2-Sättigung des arteriellen Blutes um etwa 20 %.

F94

5.45 Beim stehenden Menschen gilt für die Alveolen der Lungenbasis im Vergleich zu denen in der Lungenspitze:

(A) Ihr Ventilations-Perfusions-Verhältnis ist kleiner.
(B) Der O_2-Partialdruck im Alveolarraum ist größer.
(C) Der CO_2-Partialdruck im Alveolarraum ist kleiner.
(D) Sie sind schlechter durchblutet.
(E) Die O_2-Sättigung ihres endkapillären Blutes ist höher.

5.39 (D) 5.40 (D) 5.41 (A) 5.42 (B) 5.43 (C) 5.44 (D) 5.45 (A)

F00

5.46 Welcher der folgenden Zustände führt nicht zur Verminderung des arteriellen O_2-Partialdrucks?

(A) vermehrte Verteilungsstörungen des Ventilations/Perfusions-Verhältnisses in der Lunge
(B) Hypoventilation bei Atmung von Raumluft
(C) Rechts-Links-Shunt am Herz
(D) inspiratorische Hypoxie
(E) erhöhte O_2-Kapazität des Blutes

H00

5.47 Ventilation $\dot{V}_A$ und Perfusion $\dot{Q}$ sowie deren Verhältnis $\dot{V}_A/\dot{Q}$ sind nicht gleichmäßig auf alle Lungenabschnitte verteilt.
Nehmen bei aufrechter Körperhaltung diese Größen von der Lungenspitze zur Lungenbasis hin zu oder ab?

	$\dot{V}$	$\dot{Q}$	$\dot{V}_A/\dot{Q}$
(A)	zu	ab	zu
(B)	ab	zu	ab
(C)	ab	ab	ab
(D)	zu	zu	ab
(E)	zu	zu	zu

F01 ■

5.48 Welche Aussage zur regionalen Verteilung der alveolären O_2- und CO_2-Partialdrücke $P_{A_{O_2}}$ und $P_{A_{CO_2}}$ trifft zu?
In Bereichen der Lunge mit hohem Ventilations-Perfusions-Verhältnis V_A/Q sind im Vergleich zu Bereichen mit niedrigem Ventilations-Perfusions-Verhältnis:

	$P_{A_{O_2}}$	$P_{A_{CO_2}}$
(A)	höher	niedriger
(B)	höher	höher
(C)	niedriger	niedriger
(D)	niedriger	höher
(E)	gleich	gleich

H03

5.49 Eine 65-jährige Frau klagt über schon bei geringer körperlicher Belastung auftretende Kurzatmigkeit. Die Untersuchung ergibt eine arterielle Hypoxämie.
Mit Hilfe welcher der Messgrößen kann am ehesten belegt werden, dass Rechts-Links-Shunts (intrapulmonal mit $\dot{V}_A/\dot{Q} = 0$ oder extrapulmonal) der Hypoxämie zugrunde liegen?

(A) Herzzeitvolumen unter Belastung
(B) arterieller O_2-Partialdruck bei inspiratorischer Gabe von 100 % O_2
(C) arterieller CO_2-Partialdruck bei willkürlich erhöhter Ventilation
(D) forciertes Exspirogramm (Tiffeneau-Test)
(E) alveolo-arterielle O_2-Partialdruck-Differenz (AaD_{O_2}) in Ruhe

H01 ■

5.50 Welche Aussage über den Strömungswiderstand des Pulmonalkreislaufs in körperlicher Ruhe trifft nicht zu?

(A) Er beträgt weniger als 20 % von dem des Systemkreislaufs.
(B) Er ändert sich weitgehend druckpassiv.
(C) Er ist höher als bei körperlicher Belastung.
(D) Er sinkt bei Hypoxie (hypoxische Vasodilatation).
(E) Er lässt sich aus den Drücken in der A. pulmonalis und dem linken Vorhof sowie dem Herzzeitvolumen berechnen.

5.7 Atemgastransport im Blut

H03 ■

5.51 Im Blut der Aorta

(A) ist insgesamt (physikalisch gelöst und chemisch gebunden) mehr als doppelt so viel CO_2 enthalten wie O_2
(B) ist die physikalische Löslichkeit für CO_2 etwa 4-mal so groß wie die für O_2
(C) ist die H^+-Aktivität höher als im Blut der A. pulmonalis
(D) beträgt die O_2-Bindungskapazität etwa 20 mL/L Blut
(E) ist die Pufferbasenkonzentration niedriger als im Blut der A. pulmonalis

5.46 (E) 5.47 (D) 5.48 (A) 5.49 (B) 5.50 (D) 5.51 (A)

H93

→ **5.52 Von dem im arteriellen Blut enthaltenen O_2 liegt in physikalisch gelöster Form ungefähr vor:**

(A) 0,01%
(B) 0,1%
(C) 1%
(D) 5%
(E) 10%

F02

→ **5.53 Konzentration C und Partialdruck P eines in einer Flüssigkeit physikalisch gelösten Gases hängen über die folgende Beziehung voneinander ab:**
$C = X \cdot P$
Was ist dabei die Größe X?

(A) Löslichkeitskoeffizient
(B) Volumen, das das Gas in der Gasphase einnimmt
(C) Gasmenge
(D) Fraktion des Gases in der Gasphase
(E) allgemeine Gaskonstante

F99 ■

→ **5.54 Welcher der Werte kommt dem O_2-Partialdruck im Blut der Arteria femoralis des 20jährigen in körperlicher Ruhe am nächsten?**

(A) 29 kPa (150 mmHg)
(B) 15 kPa (112 mmHg)
(C) 12 kPa (90 mmHg)
(D) 10 kPa (75 mmHg)
(E) 8 kPa (60 mmHg)

H97

→ **5.55 Ungefähr welchen Wert hat der O_2-Partialdruck im Blut der A. pulmonalis bei körperlicher Ruhe?**

(A) 10 kPa (75 mmHg)
(B) 8,5 kPa (64 mmHg)
(C) 7 kPa (53 mmHg)
(D) 5,5 kPa (41 mmHg)
(E) 3,5 kPa (26 mmHg)

F04

→ **5.56 Bei einem männlichen Patienten mittleren Alters (70 kg Körpergewicht) werden in Ruhe eine Sauerstoffaufnahme von 310 mL/min sowie eine Differenz der Sauerstoffsättigung des Hämoglobins zwischen arteriellem und gemischtvenösem Blut (Arteria pulmonalis) von 35 % gemessen.**
Dieser Befund weist am ehesten hin auf

(A) erheblich erniedrigtes Herzzeitvolumen
(B) erhebliche Linksverschiebung der Sauerstoffbindungskurve des Hämoglobins
(C) erhebliche Diffusionsstörung in der Lunge
(D) erheblich reduzierten Gesamtsauerstoffverbrauch
(E) erheblichen Links-Rechts-Shunt im Bereich der Ventrikel

H94 ■■

→ **5.57 Die gestrichelte Kurve in den Diagrammen zeigt die normale O_2-Bindungskurve des Blutes.**
Welche der durchgezogenen Kurven gibt die Veränderungen dieser O_2-Bindungskurve durch erschöpfende körperliche Arbeit am ehesten wieder?

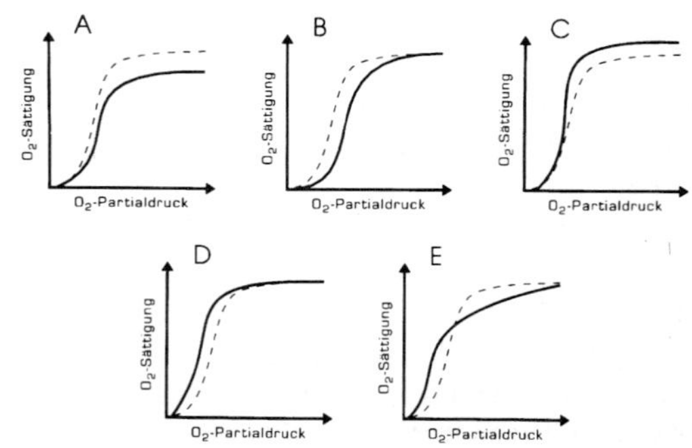

F04 ■■

→ **5.58 Die Sauerstoffaffinität des Hämoglobins wird größer bei**

(A) Abnahme des CO_2-Partialdrucks im Blut
(B) Abnahme des pH-Wertes im Blut
(C) Erhöhung der Temperatur des Blutes
(D) Ersatz des fetalen Hämoglobins (HbF) durch HbA_1
(E) Zunahme der 2,3-Bisphosphoglycerat-Konzentration in den Erythrozyten

5.52 (C) 5.53 (A) 5.54 (C) 5.55 (D) 5.56 (A) 5.57 (B) 5.58 (A)

H99 ■■

→ **5.59 Als P_{50} bezeichnet man den O_2-Partialdruck des Blutes bei einer 50%igen O_2-Sättigung des Hämoglobins.**

Der P_{50} ist gegenüber der Norm erhöht, wenn
- (A) das Blut vermehrt mit CO_2 beladen ist
- (B) der Gehalt an 2,3-Bisphosphoglycerat vermindert ist
- (C) der Hämoglobingehalt des Blutes erhöht ist
- (D) das Blut zu 20% mit CO beladen ist
- (E) das Blut abgekühlt ist

H01 ■

→ **5.60 Welche Aussage zur Bindungsfähigkeit von tetramerem Hämoglobin (Hb) trifft nicht zu?**
- (A) Hb kann pro g mehr als 1,0 mL O_2 binden.
- (B) Hb kann mit seiner O_2-Bindungsstelle H^+-Ionen binden.
- (C) Hb bindet CO_2.
- (D) Oxygeniertes Hb hat eine geringere Affinität für H^+-Ionen als desoxygeniertes.
- (E) Hb kann pro Mol Tetramer unter Normalbedingungen über 80 L O_2 binden.

F00 ■■

→ **5.61 Bei einem Sauerstoffpartialdruck um 6,7 kPa (50 mmHg) nimmt die Sauerstoffsättigung des Blutes zu, wenn**
- (A) die Konzentration des 2,3-Bisphosphoglycerats im Erythrozyten abnimmt
- (B) die Temperatur des Blutes von 20 °C auf 37 °C ansteigt
- (C) der pH-Wert des Blutes von 7,4 auf 7,2 abnimmt
- (D) der Partialdruck für Kohlendioxid von 5,3 auf 8 kPa (40 auf 60 mmHg) ansteigt
- (E) die Hämoglobinkonzentration von 160 g/L auf 120 g/L abfällt

F03 ■

→ **5.62 Fetales Hämoglobin (HbF) unterscheidet sich vom Hämoglobin im maternalen Blut (HbA) durch**
- (A) höheren O_2-Halbsättigungsdruck (O_2-Partialdruck bei Halbsättigung des Hämoglobins)
- (B) etwa 10 % höheren Sauerstoffgehalt pro Mol Hb bei Vollsättigung
- (C) veränderte Hämstruktur
- (D) Wertigkeit des Eisenatoms im Häm
- (E) höhere Sauerstoffaffinität

H95 ■

→ **5.63 In welcher Verbindung ist das Eisen dreiwertig?**
- (A) oxygeniertes Hämoglobin
- (B) desoxygeniertes Hämoglobin
- (C) Carbaminohämoglobin
- (D) Carboxyhämoglobin (CO-Hb)
- (E) Methämoglobin

F01

→ **5.64 Welche Aussage zum Hämoglobin trifft nicht zu?**
- (A) Fetales Hb (HbF) besitzt eine höhere Sauerstoffaffinität als adultes Hb (HbA).
- (B) Die Affinität von HbF zu 2,3-Bisphosphoglycerat ist geringer als die von HbA.
- (C) HbF unterscheidet sich von HbA in der Primärstruktur.
- (D) CO bindet an endständige Aminogruppen des Hb.
- (E) Am Abbau von Häm zu Biliverdin ist NADPH beteiligt.

F99

→ **5.65 Die Summe der Konzentrationen von physikalisch gelöstem und chemisch gebundenem CO_2 (= Gesamt-CO_2) im arteriellen Blut beträgt etwa 22 mmol/l. Welche Form liefert den größten Beitrag zu dieser Konzentration?**
- (A) physikalisch gelöstes CO_2 im Plasma
- (B) physikalisch gelöstes CO_2 im Erythrozyten
- (C) HCO_3^- im Plasma
- (D) HCO_3^- im Erythrozyten
- (E) proteingebundenes CO_2

H00

→ **5.66 Bei der CO_2-Aufnahme in die Erythrozyten wird das entstehende HCO_3^- teilweise an das Plasma abgegeben. Welches Ion und welcher Ionentransporter sind hieran beteiligt?**
- (A) Cl^- in einem Antiport
- (B) Ca^{2+} in einem Antiport
- (C) K^+ in einem Symport
- (D) H^+ in einem Symport
- (E) Na^+ in einem Symport

5.59 (A) 5.60 (B) 5.61 (A) 5.62 (E) 5.63 (E) 5.64 (D) 5.65 (C) 5.66 (A)

H98

→ **5.67 Welche der folgenden Veränderungen kann nicht Folge einer akuten Erhöhung des CO_2-Partialdruckes in einer Blutprobe sein?**
(A) Abfall des Plasma-pH
(B) Anstieg der HCO_3^--Konzentration im Plasma
(C) Anstieg des O_2-Partialdruckes im Plasma
(D) Cl^--Ausstrom aus den Erythrozyten
(E) HCO_3^--Ausstrom aus den Erythrozyten

H90 ■

→ **5.68 Welche Aussage trifft nicht zu?**
Im arteriellen Blut
(A) ist insgesamt mehr als doppelt soviel CO_2 enthalten wie O_2
(B) ist die physikalische Löslichkeit für CO_2 etwa 20mal so groß wie die für O_2
(C) ist die H^+-Aktivität höher als im Blut der A. pulmonalis
(D) beträgt die O_2-Bindungskapazität etwa 0,2 l/l Blut
(E) ist der P_{N_2} etwa ebenso hoch wie der im Blut der A. pulmonalis

F98 ■■

→ **5.69 Eine Hyperkapnie**
(A) besteht bei einem arteriellen CO_2-Partialdruck von 7 kPa (53 mmHg)
(B) entsteht durch einen arteriellen O_2-Partialdruck von 20 kPa (150 mmHg)
(C) entsteht durch eine Hyperventilation
(D) senkt den aktuellen Bicarbonatgehalt im Plasma
(E) wirkt atemsteigernd vor allem durch Stimulation peripherer Chemozeptoren (z. B. im Glomus caroticum)

F98 ■

→ **5.70 Welche Aussage trifft nicht zu?**
(A) Im Blut kommt die Carboanhydrase vorwiegend in den Erythrozyten vor.
(B) Die Carboanhydrase beschleunigt die Bildung von Bicarbonat aus CO_2 und Wasser.
(C) Die Carboanhydrase beschleunigt die Bildung von CO_2 und Wasser aus Bicarbonat.
(D) Die Konzentration des im Blut gelösten CO_2 hängt vom CO_2-Partialdruck ab.
(E) Die CO_2-Bindungskurve erreicht bei einem CO_2-Partialdruck von etwa 13 kPa (100 mmHg) ein Plateau (Sättigungswert).

F01 ■

→ **5.71 Welche Aussage kennzeichnet nicht eine typische Funktion bzw. Eigenschaft des Hämoglobins (Tetramer)?**
Hämoglobin
(A) katalysiert in den Erythrozyten die Reaktion $CO_2 + H_2O \rightleftharpoons HCO_3^- + H^+$
(B) puffert H^+-Ionen
(C) bindet CO_2 über Carbaminobindungen
(D) ist in desoxygenierter Form eine schwächere Säure als in oxygenierter Form
(E) bindet pro Mol Tetramer maximal etwa 90 L O_2

5.8 Atmungsregulation

F90 ■

→ **5.72 Der Hering-Breuer-Reflex bei Lungendehnung**
(A) vertieft die Atmung
(B) wird durch Pressorezeptoren in den Alveolen ausgelöst
(C) hat sein Reflexzentrum im Hypothalamus
(D) ist nach Vagotomie nicht mehr auslösbar
(E) wird von den Muskelspindelafferenzen der Atmungsmuskulatur ausgelöst

F96

→ **5.73 Rezeptoren des Hering-Breuer-Reflexes finden sich**
(A) im rechten Vorhof
(B) im Aortenbogen
(C) in den Bronchien
(D) im Glomus caroticum
(E) an der ventralen Oberfläche der Medulla oblongata

H89

→ **5.74 Denervierung der peripheren, arteriellen Chemorezeptoren**
(A) hebt die Atemsteigerung bei Senkung des arteriellen O_2-Drucks auf
(B) hebt die Atemsteigerung bei Erhöhung des arteriellen CO_2-Drucks auf
(C) senkt den Sauerstoffverbrauch unter den des Grundumsatzes
(D) führt zu Hyperventilation
(E) führt zum Entzügelungshochdruck

5.67 (D) 5.68 (C) 5.69 (A) 5.70 (E) 5.71 (A) 5.72 (D) 5.73 (C) 5.74 (A)

H98 ■

5.75 Bei Atmung von normaler Luft liegt eine Hypoventilation mit Sicherheit vor, wenn
(A) die Lungenventilation erniedrigt ist
(B) das Atemzugvolumen erniedrigt ist
(C) die Atemfrequenz erniedrigt ist
(D) der arterielle CO_2-Partialdruck erhöht ist
(E) der arterielle O_2-Partialdruck erniedrigt ist

F00 ■

5.76 Eine Hyperventilation liegt mit Sicherheit vor bei:
(A) erhöhter Atemfrequenz
(B) vergrößertem Atemzugvolumen
(C) erniedrigtem PCO_2 im Ausatemgemisch
(D) erhöhtem PCO_2 im arteriellen Blut
(E) erniedrigtem PCO_2 im arteriellen Blut

5.9 Atmung unter ungewöhnlichen Bedingungen

F01

5.77 Beim Aufstieg in welche Höhe halbiert sich der äußere Luftdruck?
(A) 3–4 km
(B) 5–6 km
(C) 7–8 km
(D) 9–10 km
(E) 11–12 km

F04 ■

5.78 Etwa wie hoch sind in einer Höhe von 5 500 m die Partialdrücke in der Inspirationsluft, nachdem diese im Totraum der oberen Atemwege angewärmt und mit Wasserdampf gesättigt wurde?

	P_{O_2}	P_{CO_2}	P_{H_2O}
(A)	9 kPa (70 mmHg)	0 kPa (0 mmHg)	3,1 kPa (23 mmHg)
(B)	9 kPa (70 mmHg)	0 kPa (0 mmHg)	6,3 kPa (47 mmHg)
(C)	9 kPa (70 mmHg)	5 kPa (40 mmHg)	6,3 kPa (47 mmHg)
(D)	19 kPa (140 mmHg)	0 kPa (0 mmHg)	6,3 kPa (47 mmHg)
(E)	19 kPa (140 mmHg)	3 kPa (20 mmHg)	3,1 kPa (23 mmHg)

F03 ■

5.79 Eine 27-jährige Frau kommt von einer Bergtour zurück, wo sie sich 3 Wochen in einer Höhe von über 5 500 m aufhielt, ohne zu erkranken.
Welche der Blutwerte ist als Folge des Höhenaufenthalts unmittelbar nach der Rückkehr auf Meereshöhe am ehesten zu erwarten?
(A) Hämoglobin-Konzentration: 170 g/L
(B) O_2-Halbsättigungsdruck: 23 mmHg (3,1 kPa)
(C) arterielle O_2-Sättigung: 0,90
(D) arterieller O_2-Partialdruck: 85 mmHg (11,3 kPa)
(E) gemischt-venöse O_2-Sättigung: 0,47

H03 ■

5.80 Die bei der Höhenakklimatisation auftretende Erhöhung der Hämoglobinkonzentration aufgrund einer gesteigerten Erythropoese
(A) führt zu einer Erhöhung des arteriellen O_2-Partialdrucks
(B) führt zu einer Erhöhung des peripheren Kreislaufwiderstands
(C) beseitigt kompensatorisch die respiratorische Höhenalkalose
(D) erhöht die O_2-Affinität des Hämoglobins
(E) erhöht die O_2-Sättigung des arteriellen Blutes

5.10 Säure-Basen-Gleichgewicht und Pufferung

F04

5.81 Zur Pufferung einer respiratorischen Azidose trägt am wenigsten bei:
(A) Hämoglobin
(B) Phosphat
(C) Albumin
(D) Globulin
(E) Bicarbonat

H96 ■

5.82 In einer Blutprobe soll ein bestehender Basenüberschuß von 10 mmol/l durch Zugabe von Säure ausgeglichen werden.
Welcher der folgenden Parameter der Blutprobe muß zur Berechnung der benötigten Säuremenge bekannt sein?
(A) Pufferkapazität
(B) CO_2-Partialdruck
(C) Hämoglobinkonzentration
(D) Hämatokrit
(E) Volumen der Blutprobe

5.75 (D) 5.76 (E) 5.77 (B) 5.78 (B) 5.79 (A) 5.80 (B) 5.81 (E) 5.82 (E)

H03 ■

→ **5.83 Eine Blutprobe ist in vitro mit einem O_2-Partialdruck von 4 kPa (30 mmHg) und einem CO_2-Partialdruck von 5,3 kPa (40 mmHg) äquilibriert. Dann wird sie bei konstantem O_2-Partialdruck mit einem CO_2-Partialdruck von 8,0 kPa (60 mmHg) äquilibriert.**
Welcher der folgenden Parameter der Blutprobe verändert sich dadurch nicht?

(A) Sauerstoffsättigung des Hämoglobins
(B) Basenüberschuss (base excess, BE)
(C) pH-Wert
(D) aktuelle Bicarbonat-Konzentration
(E) mittleres Erythrozytenvolumen

H97

→ **5.84 Zu 20 ml Blut werden 0,5 ml 0,1 M Na-Lactat gegeben.**
Wie groß ist etwa die dadurch bewirkte Veränderung des Basenüberschusses (BE)?

(A) +10 mmol/l
(B) +2,5 mmol/l
(C) 0
(D) −2,5 mmol/l
(E) −10 mmol/l

H99 ■

→ **5.85 Zu 10 ml Blut werden 0,5 ml 0,1 M HCl gegeben.**
Wie groß ist etwa die dadurch bewirkte Veränderung des Basenüberschusses (BE)?

(A) −10 mmol/l
(B) −5 mmol/l
(C) 0 mmol/l
(D) +5 mmol/l
(E) +10 mmol/l

F01 ■

→ **5.86 Welche Aussage zum Säure-Basen-Haushalt trifft zu?**

(A) Durch Hypoventilation kann eine nicht-respiratorische Azidose kompensiert werden.
(B) Die Ursache für die häufig zu beobachtende respiratorische Alkalose beim Aufenthalt in großen Höhen ist die dort verminderte CO_2-Konzentration der eingeatmeten Luft.
(C) Eine rein nicht-respiratorische Azidose verändert die Pufferbasenabweichung (BE) nicht.
(D) Bei einer nicht-kompensierten respiratorischen Azidose ist die aktuelle HCO_3^--Konzentration im Blut erhöht.
(E) Eine respiratorische Azidose kann durch eine erhöhte HCO_3^--Ausscheidung renal kompensiert werden.

H97 ■■

→ **5.87 Bei einem Patienten wird folgender Säure-Basen-Status (im arteriellen Blut) erhoben:**
pH = 7,13
P_{CO_2} = 8,7 kPa (65 mmHg)
(HCO_3^-) aktuell = 21 mmol/l
(HCO_3^-) Standard = 16,5 mmol/l
BE = −11 mmol/l
Es handelt sich um eine

(A) Kombination von nicht-respiratorischer und respiratorischer Azidose
(B) reine nicht-respiratorische Azidose
(C) reine respiratorische Azidose
(D) teilkompensierte respiratorische Azidose
(E) teilkompensierte nicht-respiratorische Azidose

F04 ■■

→ **5.88 Im arteriellen Blut eines Patienten ist der**
CO_2-Partialdruck erhöht,
pH leicht erniedrigt,
BE (base excess) erhöht.
Es handelt sich hierbei am ehesten um eine

(A) rein nicht-respiratorische Azidose
(B) nicht-respiratorische Azidose mit respiratorischer Teilkompensation
(C) rein respiratorische Azidose
(D) respiratorische Azidose mit nicht-respiratorischer Teilkompensation
(E) kombinierte nicht-respiratorische und respiratorische Azidose

F00 ■■

→ **5.89 Zu einer nicht-kompensierten respiratorischen Azidose passt nicht eine Änderung**

(A) des Basenüberschusses (BE) von +1 auf −7 mmol/L
(B) der aktuellen Bikarbonatkonzentration im arteriellen Plasma von 24 auf 27 mmol/L
(C) des arteriellen PCO_2 von 5 kPa (38 mmHg) auf 8 kPa (60 mmHg)
(D) des pH-Wertes im arteriellen Plasma von 7,4 auf 7,3
(E) des O_2-Halbsättigungsdruckes des Hämoglobins (auch P_{50} oder $P_{0,5}$ genannt) von 3,5 kPa (26 mmHg) auf 3,7 kPa (28 mmHg)

5.83 (B) 5.84 (C) 5.85 (B) 5.86 (D) 5.87 (A) 5.88 (D) 5.89 (A)

H86 ■■

→ **5.90 Bei der Untersuchung des Säure-Basen-Status im arteriellen Blut eines Patienten ergaben sich folgende Werte:**
pH: 7,50
CO_2-Partialdruck: 6,7 kPa (50 mmHg)
Basenüberschuß (BE): +12 mmol/l
Es handelt sich hierbei um eine

(A) voll kompensierte respiratorische Alkalose
(B) teilweise kompensierte respiratorische Alkalose
(C) respiratorische und nichtrespiratorische Alkalose
(D) teilweise kompensierte nichtrespiratorische Alkalose
(E) voll kompensierte nichtrespiratorische Alkalose

H03 ■■

→ **5.91 Die eingezeichnete Gerade gibt die Beziehung zwischen pH und CO_2-Partialdruck des oxygenierten Blutes eines Gesunden wieder.**

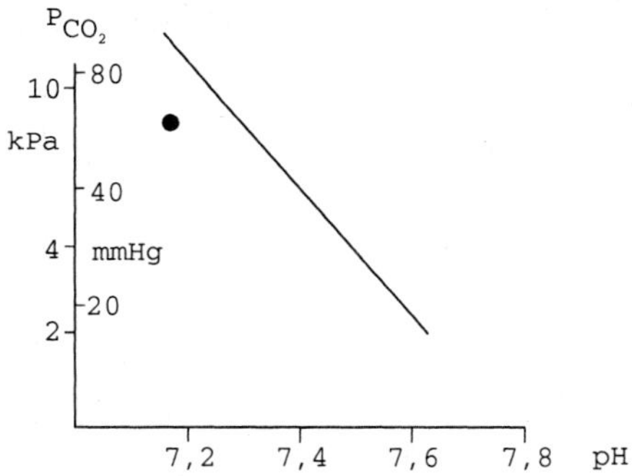

Der eingezeichnete Punkt gibt die Werte des arteriellen Blutes eines Patienten an und spricht für eine Azidose, die

(A) respiratorisch und nicht-respiratorisch bedingt ist
(B) teilweise nicht-respiratorisch kompensiert ist
(C) metabolisch bedingt und teilweise respiratorisch kompensiert ist
(D) rein respiratorisch bedingt ist
(E) rein nicht-respiratorisch bedingt ist

H99

→ **5.92 Bei einem arteriellen Blut-pH von 7,3 läßt sich das Vorliegen einer reinen respiratorischen Azidose (ohne nichtrespiratorische Modifikation) unmittelbar erkennen, wenn bekannt ist:**

(A) die arterielle Bicarbonatkonzentration
(B) der Basenüberschuß (BE)
(C) der arterielle CO_2-Partialdruck
(D) der Gesamt-CO_2-Gehalt des arteriellen Blutes
(E) die alveoläre Ventilation
(F)

F99 ■

→ **5.93 Bei einer seit 2 Tagen bestehenden deutlichen metabolischen Azidose nicht-renalen Ursprungs ist am wenigsten zu erwarten, daß**

(A) der Urin-pH-Wert > 6,8 ist
(B) die NH_4^+-Ausscheidung im Urin mehr als doppelt so hoch wie normal ist
(C) der CO_2-Partialdruck im Blut erniedrigt ist
(D) der Glutamin-Verbrauch der Nieren erhöht ist
(E) der Patient hyperventiliert

H02

→ **5.94 Ein 12-jähriger Junge klagt seit mehreren Wochen über starken Durst und trinkt täglich mehrere Liter Wasser, obwohl er sich weder körperlich besonders anstrengt noch heißes Wetter herrscht. Jetzt fühlt er sich schlecht und erbricht mehrfach. Der Arzt stellt die Verdachtsdiagnose Diabetes mellitus Typ I. Welcher Befund würde zu dieser Diagnose passen?**

(A) Basenüberschuss im Blut von +7 mmol/L
(B) erhöhte Plasmakonzentration von C-Peptid
(C) erniedrigte Konzentration freier Fettsäuren im Plasma
(D) Hyperventilation
(E) Hypokaliämie

F01

→ **5.95 Welcher der Punkte A–E im folgenden HCO_3^--pH-Diagramm ist im arteriellen Blut bei schwerer körperlicher Arbeit zu erwarten?**

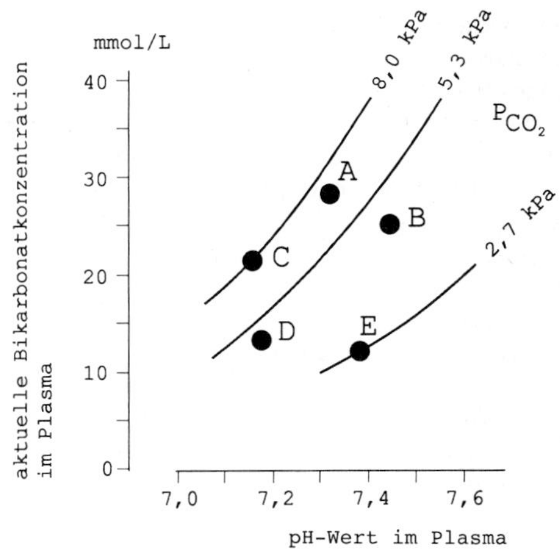

Fragen aus dem Examen Herbst 2004

H04

5.96 Das Volumen einer Gasprobe sei bei Spirometerbedingungen V(ATPS), bei Körperbedingungen V(BTPS) und bei Standardbedingungen V(STPD). Welche der folgenden Beziehungen gilt bei normalen Werten von Luftdruck sowie Raum- und Körpertemperatur?

(A) V(ATPS) > V(BTPS) > V(STPD)
(B) V(ATPS) > V(STPD) > V(BTPS)
(C) V(BTPS) > V(ATPS) > V(STPD)
(D) V(BTPS) > V(STPD) > V(ATPS)
(E) V(STPD) > V(ATPS) > V(BTPS)

H04

5.97 Wenn es im Rahmen einer Lungenerkrankung zu einem Mangel an Surfactant kommt, führt dies am wahrscheinlichsten zu:

(A) Zunahme der Compliance der Lungen
(B) Vasokonstriktion von Lungenkapillaren
(C) erhöhter funktioneller Kurzschlussdurchblutung der Lunge (erhöhter funktioneller Rechts-Links-Shunt)
(D) Dilatation der betroffenen Alveolen
(E) Aufhebung des negativen Drucks im Intrapleuralspalt

H04

5.98 Ein Bäckergeselle klagt über Fließschnupfen und Atembeschwerden, die regelmäßig nach Arbeitsbeginn in der Backstube auftreten.

Um eine allergisch-obstruktive Lungenerkrankung mit erhöhtem Atemwegswiderstand unter Mehleinwirkung zu verifizieren, ist am besten geeignet die

(A) sonographische Bestimmung des Trachealdurchmessers
(B) spirometrische Messung der maximalen Einatmenstromstärke
(C) Ganzkörperplethysmographie
(D) Messung des Ösophagusdrucks bei maximaler Ausatemanstrengung
(E) pneumotachographische Bestimmung des Atemgrenzwerts

H04

5.99 Ein 30-jähriger gesunder Mann wird von Meereshöhe auf 3000 m Höhe gebracht. Als Folge der damit verbundenen Verminderung des inspiratorischen Sauerstoff-Partialdrucks ist am ehesten zu erwarten:

(A) Erhöhung der Vorlast des linken Herzventrikels
(B) Anstieg des mittleren Pulmonalarteriendrucks
(C) Abnahme des respiratorischen Quotienten RQ
(D) Ausbildung einer respiratorischen Azidose
(E) Anstieg des Standardbicarbonats

H04 ■

5.100 Bei einem Mann, der normalerweise ein Atemzeitvolumen $\dot{V}_E$ von 10 L/min und eine Atemfrequenz f von 10/min hat, vergrößert sich der funktionelle Totraum infolge einer Lungenerkrankung von ursprünglich 0,2 L auf das Doppelte.
Auf welchen Wert ist sein Atemzugvolumen V_T angestiegen, wenn sich weder die alveoläre Belüftung $\dot{V}_A$ noch die Atemfrequenz f geändert hat?

(A) 1,2 L
(B) 1,4 L
(C) 1,6 L
(D) 1,8 L
(E) 2,0 L

H04 ■■

5.101 In einem arbeitenden Skelettmuskel treten eine Azidose, ein Abfall des O_2-Partialdrucks sowie ein Anstieg des Gewebe-CO_2-Partialdrucks auf.
Diese Veränderungen führen zu

(A) akutem Anstieg des 2,3-Bisphosphoglycerat in den Erythrozyten
(B) erleichterter Desoxygenation des Hämoglobins
(C) verbesserter Sauerstoffbindungsfähigkeit von Hämoglobin
(D) verbesserter Löslichkeit von CO_2 im Plasma
(E) Verminderung des mittleren Erythrozytenvolumens

H04 ■■

5.102 Bei schwerer Arbeit gibt der Skelettmuskel Lactat in die Blutbahn ab. Dieses Lactat wird als Substrat insbesondere verwertet von

(A) der nicht arbeitenden Skelettmuskulatur zum Aufbau von Glykogen
(B) dem Myokard im oxidativen Stoffwechsel
(C) den univakuolären Adipozyten zur Synthese von Glycerin-3-phosphat
(D) den Fibroblasten zur Synthese von Glucose-6-phosphat
(E) den Erythrozyten zur Energiegewinnung

5.96 (C) 5.97 (C) 5.98 (C) 5.99 (B) 5.100 (A) 5.101 (B) 5.102 (B)

6 Arbeits- und Leistungsphysiologie

F96 ■

→ **6.1 Welche Veränderung ist während maximaler körperlicher Arbeit im Vergleich zur Ruhe nicht zu erwarten?**

(A) Die Herzfrequenz steigt im Verlauf der Arbeit stetig an und erreicht kein Plateau.
(B) Die Ventilation ist prozentual stärker erhöht als die O_2-Aufnahme.
(C) Die O_2-Konzentration in der A. pulmonalis ist erniedrigt.
(D) Der arterielle pH-Wert fällt ab.
(E) Der arterielle P_{CO_2} steigt an.

F98 ■■

→ **6.2 Welche Größe kann bei zunehmender körperlicher Arbeit auf den 10fachen Ruhewert steigen?**

(A) Atemzeitvolumen
(B) Atemzugvolumen
(C) Herzschlagvolumen
(D) Herzfrequenz
(E) arterio-venöse Differenz der O_2-Konzentration

H98 ■

→ **6.3 Die maximale Sauerstoff-Aufnahme eines untrainierten 30jährigen Mannes beträgt am ehesten**

(A) 300 ml/min
(B) 1 l/min
(C) 3 l/min
(D) 10 l/min
(E) 30 l/min

F01

→ **6.4 Die maximale O_2-Aufnahme ($\dot{V}_{O_{2max}}$) wird hauptsächlich begrenzt durch die/das**

(A) Lungenventilation (Atemgrenzwert)
(B) O_2-Diffusion von der Alveole ins Blut
(C) Bindungsgeschwindigkeit von O_2 an Hämoglobin
(D) Herzzeitvolumen
(E) O_2-Diffusion vom Blut in die Muskelzelle

H99

→ **6.5 Bei maximaler körperlicher Dauerleistung (z. B. Rudern) gilt im Vergleich zur Ruhe:**

(A) Die Leistung Untrainierter beträgt etwa 6 Watt/kg Körpergewicht.
(B) Das Herzzeitvolumen ist etwa 12fach erhöht.
(C) Der periphere Gesamtwiderstand hat sich ungefähr verdoppelt.
(D) Der mittlere arterielle Blutdruck bleibt in der Regel konstant.
(E) Die Sauerstoffaufnahme ist stärker als das Herzzeitvolumen angestiegen.

F04

→ **6.6 Am Ende einer 20-minütigen Belastung unterhalb der Dauerleistungsgrenze werden einem Sportler eine arterielle sowie eine zentralvenöse Blutprobe entnommen.**
Welcher der folgenden Befunde ist in dieser Situation im Vergleich zu den Ruhewerten am ehesten zu erwarten?

(A) arterielle Adrenalinkonzentration erniedrigt
(B) arteriovenöse Sauerstoffkonzentrationsdifferenz erniedrigt
(C) arterieller CO_2-Partialdruck erhöht
(D) arterielle Cortisolkonzentration erhöht
(E) arterielle Pufferbasenkonzentration erhöht

H03 ■

→ **6.7 Im zentralvenösen Blut eines Probanden, der auf dem Fahrradergometer erschöpfende Arbeit leistet und eine massive Tachypnoe zeigt, ist welcher der folgenden Befunde am ehesten zu erwarten?**

(A) Die H^+-Konzentration fällt zunehmend ab.
(B) Die Pufferbasenkonzentration nimmt ab.
(C) Die O_2-Bindungskapazität steigt zunehmend an.
(D) Die Sauerstoffsättigung steigt leicht an.
(E) Der Halbsättigungsdruck des Hämoglobins für O_2 nimmt ab.

6.1 (E) 6.2 (A) 6.3 (C) 6.4 (D) 6.5 (E) 6.6 (D) 6.7 (B)

H95 ■

→ **6.8 Die Kurve zeigt den Zeitverlauf einer Meßgröße X vor und während schwerer körperlicher Arbeit, die beim Pfeil beginnt.**

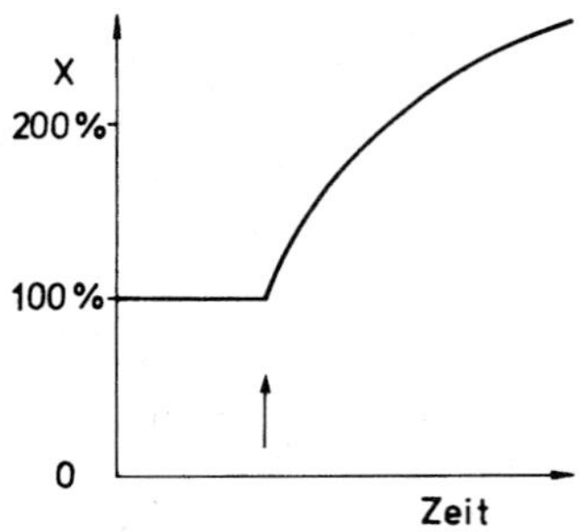

Welche der nachfolgenden Größen entspricht am ehesten der Größe X?

(A) Glucosekonzentration im Blut
(B) ATP-Konzentration im Muskel
(C) Herzschlagvolumen
(D) Herzfrequenz
(E) arterieller CO_2-Partialdruck

F99 ■

→ **6.9 Bei maximaler dynamischer körperlicher Arbeit steigt prozentual am stärksten**

(A) die Herzfrequenz
(B) das Schlagvolumen
(C) der systolische Blutdruck
(D) das Herzzeitvolumen
(E) das Atemzeitvolumen

H01 ■

→ **6.10 Welche Aussage zur Milchsäurebildung bei Muskelarbeit trifft bei gesunden Erwachsenen <u>nicht</u> zu?**

(A) Bei leichter Arbeit liegt die Lactatkonzentration im Blut unter 2 mmol/L.
(B) Das bei schwerer Arbeit gebildete Lactat dient dem Herzen als Substrat zur oxidativen Energiegewinnung.
(C) Bei maximaler Arbeit erreicht die Lactatkonzentration im Blut Werte über 7 mmol/L.
(D) Das bei anaerober Muskelarbeit gebildete Lactat ist Ursache des Muskelkaters.
(E) Die bei erschöpfender Muskelarbeit gebildete Milchsäure führt zu Hyperventilation.

H97

→ **6.11 Wie hoch ist etwa die Lactatkonzentration des Plasmas bei der anaeroben Schwelle körperlicher Arbeit?**

(A) 0,4 mmol/l
(B) 1 mmol/l
(C) 4 mmol/l
(D) 10 mmol/l
(E) 40 mmol/l

H01

→ **6.12 Welche der durchgezogenen Kurven (A)–(E) gibt am ehesten die Abhängigkeit der alveolären Ventilation ($\dot{V}_A$, Ordinate) vom O_2-Verbrauch ($\dot{V}_{O_2}$, Abszisse) bei zunehmender körperlicher Arbeit wieder?**
Die Abszisse erstreckt sich bis zur maximalen O_2-Aufnahme. Ordinate und Abszisse sind linear geteilt.

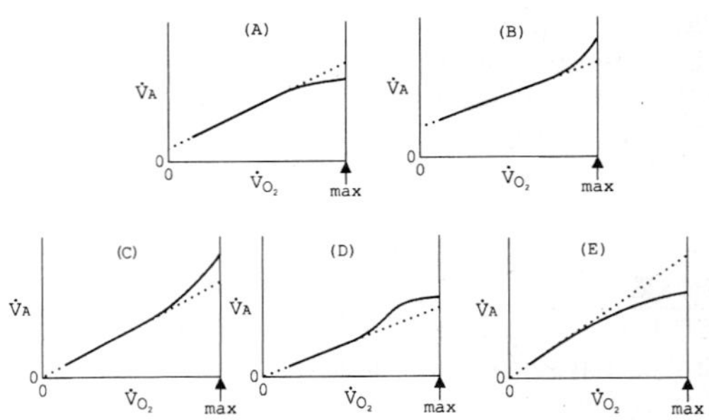

H03

→ **6.13 Die Dauerleistungsgrenze von dynamischer Muskelarbeit ist bei einem untrainierten 20- bis 30-jährigen Gesunden am ehesten als überschritten anzusehen bei**

(A) einer Blutlactatkonzentration von 1 mmol/L
(B) einer Herzfrequenz von 140 min^{-1}
(C) einer O_2-Aufnahme von 10 mL pro kg Körpergewicht und pro Minute
(D) einer O_2-Schuld von 1,5 L
(E) einem Herzzeitvolumen von 8 L/min

F02

→ **6.14 Zum Training seiner Beinmuskeln hebt sich ein 70 kg schwerer Mensch 60-mal in der Minute 10 cm hoch auf seine Fußspitzen.**
Wie hoch ist etwa seine mechanische Leistung?

(A) 10 W
(B) 42 W
(C) 60 W
(D) 70 W
(E) 90 W

6.8 (D) 6.9 (E) 6.10 (D) 6.11 (C) 6.12 (C) 6.13 (B) 6.14 (D)

F97 ■

→ **6.15 Welcher der folgenden Parameter wird durch Ausdauertraining prozentual am wenigsten verändert?**

(A) die Herzfrequenz in körperlicher Ruhe
(B) das Schlagvolumen bei körperlicher Belastung
(C) das maximale Atemzeitvolumen bei körperlicher Belastung
(D) der O_2-Verbrauch pro kg Körpergewicht in körperlicher Ruhe
(E) das enddiastolische Blutvolumen im linken Herzventrikel

H93 ■

→ **6.16 Welcher der genannten Parameter ist bei ausdauertrainierten, herzgesunden Probanden in körperlicher Ruhe deutlich höher als bei untrainierten herzgesunden Probanden?**

(A) Herz-Zeit-Volumen
(B) Herzschlagvolumen
(C) Atem-Zeit-Volumen
(D) O_2-Verbrauch des Organismus
(E) Hämatokrit

H96

→ **6.17 Stunden nach Überlastung eines untrainierten Muskels tritt ein Muskelkater auf.**
Welche der folgenden Aussagen trifft für diesen Schmerz nicht zu?

(A) Er kommt durch Mikrotraumen der Muskulatur zustande.
(B) Er wird durch langsam leitende afferente Nervenfasern vermittelt.
(C) Er ist durch die hohe Milchsäurekonzentration im Muskel bedingt.
(D) Er tritt vor allem nach Bremsbelastungen auf (Bergabgehen).
(E) Er wird durch Entzündungsmediatoren vermittelt.

H99

→ **6.18 Bei isometrischer Anspannung des M. biceps brachii mit 30–40% der maximalen Kraft**

(A) ist die Ermüdungszeit der geleisteten mechanischen Arbeit etwa umgekehrt proportional
(B) ist die Muskeldurchblutung unzureichend für eine rein aerobe Energiegewinnung
(C) wird eine Spannung von höchstens 3 N pro cm^2 Muskelquerschnitt erreicht
(D) beträgt der mechanische Wirkungsgrad 20–30%
(E) kann die Kraftentwicklung 10–15 Minuten aufrecht erhalten werden.

Fragen aus dem Examen Herbst 2004

H04

→ **6.19 Zu Beginn schwerer dynamischer Arbeit (z. B. 400-m-Lauf) steigt die Herzfrequenz rasch an.**
Eine Aktivierung welcher der folgenden Strukturen trägt am wahrscheinlichsten zur Auslösung dieses Herzfrequenzanstiegs bei?

(A) Barorezeptoren im arteriellen Kreislauf
(B) Afferenzen (C-Fasern) aus der arbeitenden Muskulatur
(C) periphere Chemorezeptoren (Glomus caroticum)
(D) zentrale Chemorezeptoren (Hirnstamm)
(E) Dehnungsrezeptoren im rechten Herzvorhof

H04 ■

→ **6.20 Bei einem 30-jährigen Leichtathleten ändern sich mit zunehmender dynamischer Belastung (und O_2-Aufnahme) eine Reihe von Größen des Herz-Kreislauf-Systems. Folgendes Diagramm zeigt die Änderung einer Größe X des Herz-Kreislauf-Systems in Abhängigkeit von der O_2-Aufnahme:**

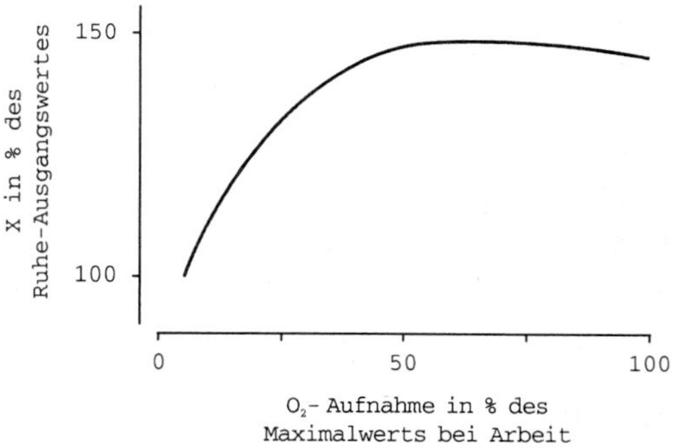

Um welche Größe handelt es sich bei X am ehesten?

(A) Herzfrequenz
(B) Dauer der Ventrikelsystole
(C) Herzzeitvolumen
(D) Herzschlagvolumen
(E) endsystolisches Volumen des linken Ventrikels

6.15 (D) 6.16 (B) 6.17 (C) 6.18 (B) 6.19 (B) 6.20 (D)

7 Ernährung, Verdauungstrakt, Leber

7.1 Ernährung

F03 ■

→7.1 Welche Aussage zum Cobalamin (Vitamin B_{12}) trifft zu?

(A) Es ist vor allem in pflanzlicher Nahrung enthalten.
(B) Es wird vor allem im oberen Jejunum absorbiert.
(C) Die Absorption aus dem Darmlumen geschieht durch rezeptorvermittelte Endozytose.
(D) Bei unterbrochener Zufuhr deckt die in der Leber gespeicherte Menge etwa den Bedarf eines Monats.
(E) Seine Aufnahme in Mizellen ist Voraussetzung für seine intestinale Absorption.

H95

→7.2 Der tägliche Bedarf (mg/Tag) des Organismus an welchem der folgenden Elemente ist <u>am geringsten</u>?

(A) Phosphor
(B) Calcium
(C) Chlor
(D) Kalium
(E) Eisen

H93

→7.3 Welches der folgenden Elemente zählt <u>nicht</u> zu den Spurenelementen?

(A) Zink
(B) Selen
(C) Phosphor
(D) Mangan
(E) Kobalt

→7.4 Das Bilanzminimum für die Eiweißaufnahme des Menschen ist definiert als

(A) die minimale tägliche Eiweißaufnahme, die der Mensch unter Grundumsatzbedingungen benötigt
(B) die minimale tägliche Eiweißaufnahme, die beim wachsenden Organismus einen Eiweißaufbau ermöglicht
(C) die tägliche Eiweißaufnahme, bei der das Körpergewicht konstant bleibt
(D) die Eiweißmenge, die bei eiweißfreier, kalorisch ausreichender Ernährung pro Tag abgebaut wird
(E) Keine der obigen Definitionen trifft zu.

7.2 Motorik des Magen-Darm-Trakts

**→7.5 Im Bild sind Druckkurven dargestellt *(Druckerhöhung = Ausschlag nach oben)*, die gleichzeitig an verschiedenen Stellen im Bereich Pharynx – Ösophagus – Magen während eines Schluckaktes aufgenommen worden sind. (Schematische Darstellung)
Welche der Kurven kennzeichnet am ehesten den Druckablauf im unteren Ösophagus-Sphinkter (oesophago-gastraler Sphinkter)?**

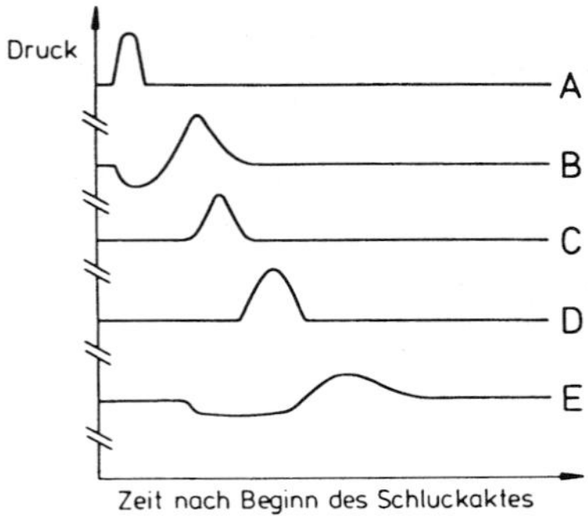

H99 ■

→7.6 Welche der Aussagen zum Tonus des unteren Ösophagussphinkters trifft <u>nicht</u> zu?

(A) Der Tonus wird durch Motilin erhöht.
(B) Der Tonus wird durch postganglionär freigesetztes Acetylcholin erhöht.
(C) Der Tonus wird durch VIP gesenkt.
(D) Beim Schlucken beginnt der Tonus dann zu sinken, wenn der verschluckte Bissen diesen Sphinkter erreicht.
(E) Hohe Plasmakonzentrationen von Gastrin steigern den Tonus.

H97 ■

**→7.7 Im distalen Magen laufen rhythmisch-peristaltische Kontraktionszyklen ab.
Die zugehörigen Erregungswellen haben ihren Ursprung**

(A) im oberen Ösophagus
(B) im Bereich der Kardia
(C) an der Antrum-Pylorusgrenze
(D) im Korpus
(E) in allen Bereichen des Magens

7.1 (C) 7.2 (E) 7.3 (C) 7.4 (E) 7.5 (E) 7.6 (D) 7.7 (D)

H03 ■

→ **7.8 Die Magenperistaltik**

(A) wird von parasympathischen Nervenfasern gehemmt
(B) läuft mit einer Maximalfrequenz von 0,3–0,5 min^{-1} ab
(C) geht von Schrittmacherzellen im Magenkorpus aus
(D) ist im Fundus stärker ausgeprägt als im Antrum
(E) wird durch Curare spezifisch gehemmt

H96

→ **7.9 Welche Aussage trifft nicht zu?**

Der Akkommodationsreflex des Magens

(A) ist im „proximalen" Magen stärker ausgeprägt als im „distalen" Magen
(B) hat die Dehnung der Magenwand als auslösenden Reiz
(C) führt zur Relaxation der Magenwand
(D) verläuft postganglionär in cholinergen Fasern des Plexus myentericus
(E) ist ein vagovagaler Reflex

H00 ■

→ **7.10 Welche Aussage zu gastrointestinalen Hormonen trifft nicht zu?**

	Hormon:	Wirkung:
(A)	Gastrin	erhöht die Magensaftsekretion
(B)	Histamin	erhöht die Magensaftsekretion
(C)	Motilin	verlangsamt die Magenentleerung
(D)	Sekretin	verlangsamt die Magenentleerung
(E)	Sekretin	steigert die Pankreassaftsekretion

H91

→ **7.11 Für die Dünndarm-Motilität gilt:**

(A) Pendelbewegungen werden durch die Ringmuskulatur ausgeführt.
(B) Segmentationsbewegungen erfolgen ca. 25–30mal pro Minute.
(C) Peristaltische Wellen dienen der Fortbewegung des Darminhaltes.
(D) Die Eigenbeweglichkeit der Zotten dient der aboralen Propulsion des Darminhaltes.
(E) Der Darminhalt wird mit einer mittleren Geschwindigkeit von 0,5 cm pro Sekunde in Richtung Dickdarm bewegt.

H88

→ **7.12 Welche der Aussagen über das Kolon trifft nicht zu?**

(A) Die mittlere Passagezeit durch das Kolon beträgt bei unserer faserstoffarmen Mischkost 2–3 Tage.
(B) Mehrmals täglich erfolgen propulsive Massenbewegungen.
(C) Es strömen täglich ca. 1,5 l Chymus in das Caecum.
(D) Durch Nahrungsaufnahme wird die Kolonmotilität gesteuert („gastrokolischer Reflex").
(E) Faserstoffreiche Nahrung verlangsamt die Kolonpassage.

H91

→ **7.13 Die Funktion, den Inhalt temporär zu speichern, ist am wenigsten ausgeprägt im (in der)**

(A) proximalen Magen
(B) Duodenum
(C) Gallenblase
(D) Zäkum
(E) Rektum

7.3 Sekretion

H97 ■

→ **7.14 Welche Aussage über die Mundspeichelsekretion trifft nicht zu?**

(A) In den Endstücken gelangt Na^+ passiv ins Lumen.
(B) In die Zellen der Endstücke wird Cl^- (sekundär-) aktiv transportiert.
(C) Bei mittlerem Speichelfluß ist die Osmolalität des Speichels wesentlich niedriger als im Blutplasma.
(D) Na^+ wird vom Epithel der Ausführungsgänge aktiv resorbiert.
(E) HCO_3^- wird vom Epithel der Ausführungsgänge aktiv resorbiert.

H99 ■

→ **7.15 Welche Aussage über den Speichel der Mundspeicheldrüsen trifft zu?**

(A) Der in den Endstücken gebildete Primärspeichel ist arm an NaCl.
(B) In den Ausführungsgängen werden K^+ und HCO_3^- aus dem Speichel resorbiert.
(C) Bei sehr hohem Speichelfluß ist seine NaCl-Konzentration höher als bei niedrigen Flußraten.
(D) Bei niedrigem Speichelfluß ähnelt seine Na^+- und K^+-Konzentration der des Blutplasmas.
(E) Der Speichel ist unabhängig von der Höhe des Speichelflusses etwa plasmaisoton.

7.8 (C) 7.9 (D) 7.10 (C) 7.11 (C) 7.12 (E) 7.13 (B) 7.14 (E) 7.15 (C)

F03

7.16 Blockiert man die muscarinerge Übertragung an einer submandibulären Speicheldrüse mit Atropin, dann kann durch elektrische Reizung der Chorda tympani keine Zunahme des Speichelflusses mehr ausgelöst werden. Diese Reizung ruft aber weiterhin eine Zunahme des Blutflusses in der Drüse hervor. Als Ursache kommt am ehesten in Betracht:

(A) Aktivierung von β-Adrenozeptoren
(B) Freisetzung von vasoaktivem intestinalem Polypeptid (VIP)
(C) Aktivierung von postganglionären nicotinergen Rezeptoren
(D) Hemmung von α-Adrenozeptoren
(E) Abfall des Blutdrucks

F04 ■■

7.17 Die HCl-Sekretion der Belegzellen des Magens wird typischerweise

(A) gehemmt durch Acetylcholin
(B) gehemmt durch Histamin
(C) stimuliert durch Gastrin
(D) stimuliert durch Prostaglandin E_2
(E) stimuliert durch Sekretin

F02 ■

7.18 Die Freisetzung von Histamin in der Magenwand wird gefördert durch

(A) Sekretin
(B) Somatostatin
(C) Galanin
(D) GIP
(E) Gastrin

H02 ■■

7.19 An der endokrinen Regulation der H^+-Produktion durch die Belegzellen des Magens ist/sind nicht beteiligt:

(A) Gastrin
(B) Histamin
(C) Somatostatin
(D) Gastrin-releasing Peptide (GRP)
(E) Intrinsic Factor

H00 ■■

7.20 Gastrin

(A) wird aus den Belegzellen der Magendrüsen freigesetzt
(B) hemmt die H^+-Sekretion der Magendrüsen
(C) wird im Magen weniger sezerniert, wenn der pH-Wert im Magenlumen stark sinkt
(D) hemmt die Histaminausschüttung in der Magenwand
(E) wirkt vor allem auto- und parakrin

F96 ■■

7.21 Welche Aussage zum Gastrin trifft nicht zu?

(A) Es stimuliert die H^+-Sekretion aus den Belegzellen.
(B) Es fördert die peristaltischen Kontraktionswellen im distalen Magen.
(C) Der N. vagus fördert die Gastrinfreisetzung aus den G-Zellen.
(D) Dehnung der Wand des Antrum fördert die Gastrinfreisetzung.
(E) Saurer Magensaft (pH < 3) fördert die Gastrinfreisetzung.

F02 ■■

7.22 Wofür stehen X, Y und Z in folgender schematischer Darstellung einer Belegzelle des Magens?

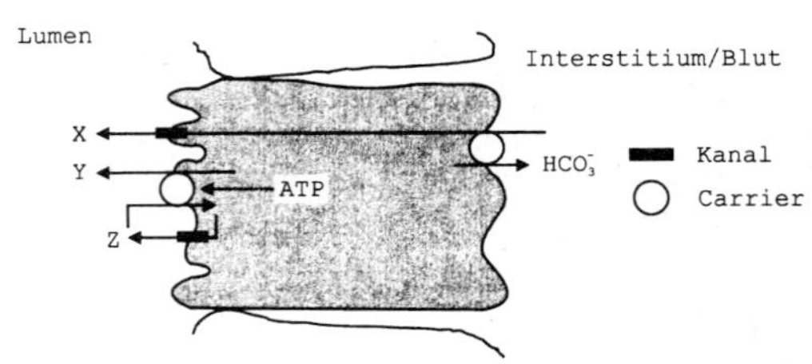

	X =	Y =	Z =
(A)	K^+	Na^+	H^+
(B)	Cl^-	Na^+	K^+
(C)	Cl^-	H^+	K^+
(D)	H^+	Cl^-	HCO_3^-
(E)	Na^+	H^+	K^+

H01 ■

7.23 Welche Aussage zu den Belegzellen des Magens trifft nicht zu?

(A) Sie besitzen auf der Basolateral-Seite Na^+/K^+-ATPase.
(B) Sie besitzen auf der Basolateral-Seite Anionenaustausch-Carrier.
(C) Sie besitzen in der luminalen Membran H^+-Kanäle.
(D) Sie werden durch Gastrin stimuliert.
(E) Sie sezernieren Intrinsic factor.

7.16 (B) 7.17 (C) 7.18 (E) 7.19 (E) 7.20 (C) 7.21 (E) 7.22 (C) 7.23 (C)

F04 ■

→ **7.24 Bei einem 45-jährigen Mann wird gastroskopisch ein Magengeschwür entdeckt, das auf eine zu hohe Magensäuresekretion zurückgeführt wird.**
Um die Magensaftsekretion des Patienten herabzusetzen, eignen sich Medikamente, die

(A) die Histaminrezeptoren vom Typ 2 (H_2) stimulieren
(B) die H^+/K^+-ATPase hemmen
(C) die Sekretion der G-Zellen des Antrums anregen
(D) die muskarinischen Cholinozeptoren der Belegzellen stimulieren
(E) die Freisetzung von SIH (Somatostatin) in der Magenwand hemmen

F94

→ **7.25 10 ml Magensaft gelangen mit einem pH von 1 in den Dünndarm.**
Wieviel HCO_3^- wird im Dünndarm benötigt, um diese Flüssigkeit ungefähr auf den Plasma-pH-Wert zu neutralisieren?
Etwa

(A) 0,01 mmol
(B) 0,05 mmol
(C) 0,1 mmol
(D) 0,5 mmol
(E) 1 mmol

H02 ■

→ **7.26 Welche Aussage zum Pankreassaft trifft zu?**

(A) Bei kleinen Sekretionsraten ist er stark hypoton.
(B) Seine azinäre Sekretion wird durch Acetylcholin gefördert.
(C) Sein pH-Wert beträgt etwa 6,5.
(D) Sein sezerniertes Volumen beträgt 6–8 Liter pro Tag.
(E) Stimulation der Gangsekretion senkt seine HCO_3^--Konzentration.

H01 ■

→ **7.27 Welche Aussage zum Pankreassaft trifft zu?**

(A) Bei der Passage durch die Pankreasgänge erhöht sich seine HCO_3^--Konzentration.
(B) Bei hohen Sekretionsraten verarmt er an Na^+.
(C) Sein sezerniertes Volumen beträgt max. ca. 0,2 L/d.
(D) Seine azinäre Sekretion wird durch Cholecystokinin (CCK) gehemmt.
(E) Er enthält Trypsin.

F99 ■

→ **7.28 Welche Aussage über den Pankreassaft trifft <u>nicht</u> zu?**

(A) Bei mittleren Flußraten beträgt seine Osmolalität weniger als 100 mosmol/kg.
(B) Unter Sekretinstimulation steigt seine HCO_3^--Konzentration an.
(C) Je höher seine HCO_3^--Konzentration steigt, um so niedriger ist seine Cl^--Konzentration.
(D) Seine Na^+- und K^+-Konzentration sind von der Flußrate weitgehend unabhängig.
(E) Vermehrte Ausschüttung von Cholecystokinin (CCK) erhöht seine Enzym-Konzentration.

F98 ■■

→ **7.29 Ein Anstieg der H^+-Konzentration im Lumen des Duodenums löst die Ausschüttung großer Mengen an HCO_3^--reichem Pankreassaft aus.**
Diese Reaktion wird hauptsächlich vermittelt durch

(A) Noradrenalin
(B) Cholezystokinin
(C) Pankreozymin
(D) Sekretin
(E) Gastrin

H98 ■

→ **7.30 Welche Aussage trifft <u>nicht</u> zu?**
Unter einer erhöhten Plasmakonzentration von Sekretin

(A) steigt der HCO_3^--Gehalt des Pankreassaftes
(B) steigt die Flußrate des Pankreassaftes
(C) wird die Magenentleerung gebremst
(D) sinkt die Flüssigkeitssekretion in den Gallengängen
(E) steigt die cAMP-Konzentration in den Epithelzellen des Pankreasausganges

7.24 (B) 7.25 (E) 7.26 (B) 7.27 (A) 7.28 (A) 7.29 (D) 7.30 (D)

F01 ■

7.31 Welche Aussage zur dargestellten Pankreasgangzelle trifft zu?

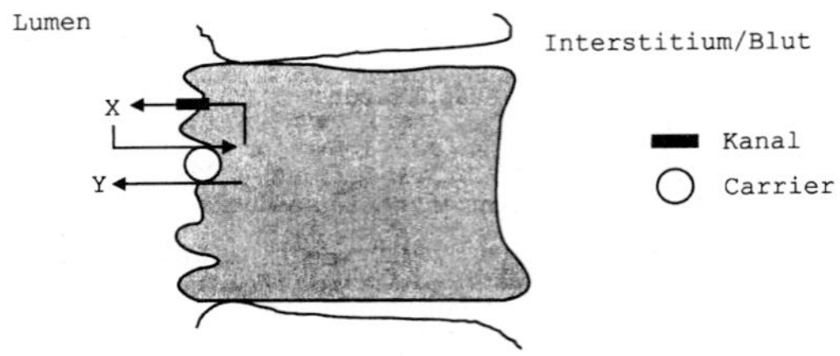

	X =	Y =
(A)	K^+	H^+
(B)	Cl^-	HCO_3^-
(C)	K^+	Na^+
(D)	H^+	Na^+
(E)	Na^+	H^+

H03

7.32 Bei einem 12-jährigen Jungen mit Mukoviszidose (zystischer Fibrose) ist aufgrund des genetischen Defekts (unter anderem) der Cl^--Ausstrom über Cl^--Kanäle aus den Pankreasgangzellen ins Lumen stark vermindert.
Welcher der Befunde ist hierdurch am ehesten zu erwarten?

(A) erhöhte Pankreassaft-Sekretionsrate
(B) erhöhte postprandiale H^+-Konzentration am Ende des Duodenums
(C) erhöhte HCO_3^--Konzentration im Pankreassaft
(D) Hypoosmolalität des Pankreassaftes
(E) verminderte Viskosität des Pankreassaftes

F99

7.33 Welche der folgenden Substanzen kommt nicht in der Lebergalle vor?

(A) Lecithin
(B) Cholesterol
(C) Bilirubin
(D) Lipase
(E) Glykocholsäure

F99

7.34 Welche Aussage trifft nicht zu?
Bilirubin

(A) wird von den Leberzellen als Konjugat in die Gallenkanälchen sezerniert
(B) wird in den Leberzellen an Glukuronsäure gekoppelt
(C) wird im Plasma vor allem Albumin-gebunden transportiert
(D) wird aus dem Darm fast vollständig resorbiert (enterohepatischer Kreislauf)
(E) ist in der Blasengalle als Konjugat höher konzentriert als in der Lebergalle

F03

7.35 Welche Aussage über die Galle trifft zu?

(A) In der Lebergalle ist die molare Konzentration von Cholesterin höher als die der Gallensäuren.
(B) Etwa 90 % des Bilirubins in der Galle rezirkuliert aus dem Darm zur Leber.
(C) Etwa 90 % der in die Galle sezernierten Gallensäuren werden unmittelbar vor der Sekretion aus Cholesterin neu synthetisiert.
(D) Wichtigstes Signal für die Kontraktion der Gallenblase ist Sekretin.
(E) Die Konzentration von Lecithin (Phosphatidylcholin) ist in der Blasengalle wesentlich höher als in der Lebergalle.

H03 ■

7.36 Der (anterograde) Gallenfluss im Ductus hepaticus communis wird am stärksten erhöht durch

(A) Cholezystokinin
(B) Serotonin
(C) Motilin
(D) Sekretin
(E) Galanin

H92

7.37 Bei einem Verschluß des Ductus choledochus ist welches der folgenden Ereignisse das am wenigsten wahrscheinliche?

(A) Der Stuhl verliert seine braune Farbe.
(B) Der Stuhl enthält vermehrt Fette (Steatorrhoe).
(C) Die Konzentration des Glucuronsäure-gekoppelten Bilirubins im Plasma steigt weniger stark an als die des ungekoppelten.
(D) Die Haut färbt sich gelb.
(E) Der Urin färbt sich braun.

7.31 (B) 7.32 (B) 7.33 (D) 7.34 (D) 7.35 (E) 7.36 (D) 7.37 (C)

H92 ■

→ **7.38 Welche Aussage zu den Gallensalzen trifft nicht zu?**

(A) Die pro Tag in die Galle sezernierte Gallensalz-Menge übersteigt den Gallensalz-Bestand des Körpers um ein Mehrfaches.
(B) Die pro Tag von der Leber sezernierte Gallensalz-Menge ist mehrfach größer als die täglich neu synthetisierte Menge an Gallensalzen.
(C) Von der in die Galle sezernierten Gallensalz-Menge wird weniger als 10% im Stuhl ausgeschieden.
(D) Je mehr Gallensalze die Leberzellen aus dem Blut aufnehmen, desto mehr Lebergalle wird gebildet.
(E) Die täglich im Ileum absorbierte Menge an Gallensalzen ist etwa halb so groß wie der Gallensalzbestand des Körpers.

H97 ■■

→ **7.39 Welche Aussage über die Gallensalze/Gallensäuren trifft nicht zu?**

(A) Erhöhung ihrer Konzentration im Portalvenenblut fördert ihre Sekretion in die Galle.
(B) Sie stabilisieren die Lipid-Emulsion im Duodenum.
(C) Mit ihrer Hilfe bilden sich gemischte Mizellen im Darmlumen.
(D) Sie werden im Ileum resorbiert.
(E) Sekretin fördert ihre Bildung in der Leber.

H98

→ **7.40 Welche Aussage zur Gallenblase des Erwachsenen trifft nicht zu?**

(A) Ihr Fassungsvermögen beträgt etwa 30–70 ml.
(B) Sie kann mindestens 80% des Wassers aus der Lebergalle resorbieren.
(C) Der wesentliche Stimulus zur Entleerung der Gallenblase ist Cholecystokinin.
(D) Acetylcholin regt die Kontraktion der Gallenblase an.
(E) Cholesterin und Lecithin werden in erheblichem Ausmaß von der Schleimhaut der Gallenblase aktiv resorbiert.

7.4 Aufschluss der Nahrung

7.5 Absorption

F90

→ **7.41 Welche Aussage über die Flüssigkeit im Darmtrakt trifft nicht zu?**

(A) Pro Tag gelangen mit Nahrung und Sekreten etwa 7–10 l Wasser in den Verdauungstrakt.
(B) Bis zum Ende des Dünndarms werden mehr als 80% des in den Verdauungstrakt gelangten Wassers resorbiert.
(C) Das Colon besitzt ein für Wasser dichteres Epithel als die übrigen Darmepithelien.
(D) Nur 1–2% der ins Lumen des Magen-Darm-Traktes eintretenden Flüssigkeit erscheint im Stuhl.
(E) Im Stuhlwasser hat Na^+ etwa die gleiche Konzentration wie im Plasma.

H99

→ **7.42 An der Aktivierung von Pepsinogen zu Pepsin im Magen wirkt/wirken mit:**

(A) Enteropeptidase
(B) Intrinsic Factor
(C) Trypsin
(D) H^+-Ionen (pH < 3)
(E) Kathepsin

F98

→ **7.43 Welche Aussage trifft nicht zu?**
Von den Azinuszellen des Pankreas werden als Proenzyme sezerniert, die zur Überführung in die aktive Form gespalten werden müssen:

(A) Trypsin
(B) Chymotrypsin
(C) Carboxypeptidase A
(D) Phospholipase A_2
(E) Lipase

7.38 (E) 7.39 (E) 7.40 (E) 7.41 (E) 7.42 (D) 7.43 (E)

F04 ■

→ **7.44 Bei einem 38-jährigen Mann mit Alkoholproblemen wurde bereits vor einem Jahr eine chronische Pankreasentzündung diagnostiziert, die seither zu einem fortschreitenden Parenchymverlust des Organs mit exokriner Pankreasinsuffizienz geführt hat.**
Welcher Befund ist eine typische Folge dieser Erkrankung?
(A) erhöhter Reflux von Magensaft in den Ösophagus
(B) Mangel an Vitamin C
(C) erhöhter Fettgehalt des Stuhles
(D) Unverträglichkeit von Lactose-haltigen Nahrungsmitteln
(E) Anstieg des pH-Wertes des Pankreassaftes

F98

→ **7.45 Wird der Lymphabfluß aus dem Dünndarm blockiert, so beeinträchtigt das vor allem die Absorption von**
(A) Fetten
(B) Aminosäuren
(C) Proteinen
(D) Glucose
(E) Vitamin C

F04

→ **7.46 Die Mukosazellen des Dünndarms absorbieren durch ihre luminale Membran mit Hilfe von H^+-Symportcarriern typischerweise:**
(A) Cobalamin
(B) D-Glucose
(C) 2-Monoacylglycerin
(D) Dipeptide
(E) Lactose

F03 ■

→ **7.47 Bei welcher Zelle ist die Glucoseaufnahme über die Zellmembran abhängig vom Cotransport mit Na^+?**
(A) Hepatozyt
(B) Skelettmuskelzelle
(C) Neuron
(D) Enterozyt
(E) Herzmuskelzelle

F91 ■

→ **7.48 Die intestinale Absorption von Eisen**
(A) findet vor allem im Ileum statt
(B) ist bei 30jährigen Männern gewöhnlich doppelt so hoch wie bei gleichaltrigen Frauen
(C) ist vom Intrinsic factor des Magensaftes abhängig
(D) umfaßt auch Bilirubin-gebundenes Eisen
(E) beträgt mengenmäßig nur etwa 5–30% des Eisens, das in der aufgenommenen Nahrung enthalten ist

F00

→ **7.49 Welche Aussage zum Eisen trifft nicht zu?**
(A) Eisen wird im Blutplasma vor allem in Form freier Fe^{2+}-Ionen transportiert.
(B) Eisen in zweiwertiger Form dient als entscheidende O_2-Anlagerungsstelle im Hämoglobin.
(C) Hämosiderin enthält Eisen.
(D) Ferritin ist ein Speicherprotein für Eisen.
(E) Eisen ist im Methämoglobin dreiwertig.

F02

→ **7.50 Von welchem der Ionen wird, wenn sie in der täglichen Nahrung reichlich enthalten sind, intestinal der höchste Prozentsatz (netto) resorbiert?**
(A) Na^+
(B) Ca^{2+}
(C) Mg^{2+}
(D) Fe^{3+}
(E) SO_4^{2-}

H00

→ **7.51 Durch Na^+-Symport-Carrier (Na^+-Kotransport) werden/wird im Dünndarm absorbiert**
(A) Cholesterin
(B) Triacylglyceride
(C) Phosphatidylcholin
(D) Vitamin A
(E) L-Aspartat

F00

→ **7.52 Durch Na^+-Symport-Carrier (Na^+-Kotransport) werden/wird im Dünndarm nicht absorbiert:**
(A) Phosphationen
(B) Monoacylglyceride (= Monoglyceride)
(C) D-Glucose
(D) Gallensäureanionen
(E) L-Phenylalanin

7.44 (C) 7.45 (A) 7.46 (D) 7.47 (D) 7.48 (E) 7.49 (A) 7.50 (A) 7.51 (E) 7.52 (B)

F00

7.53 **Die im Dünndarm entstehenden Mizellen enthalten in der Regel nicht**
(A) glukuroniertes Bilirubin
(B) langkettige freie Fettsäuren
(C) Monoacylglyceride
(D) Phosphatidylcholin
(E) Vitamin D

H95 ■

7.54 **Welche Aussage trifft nicht zu?**
Im oberen Dünndarm werden vorwiegend absorbiert:
(A) Glucose
(B) Alanin
(C) Eisen
(D) Cobalamin
(E) Glycin

H02 ■

7.55 **Einer 45-jährigen Frau musste wegen eines Darmtumors das terminale Ileum entfernt werden. Etwa 3 Jahre später wird bei der jetzt blass aussehenden Patientin eine Hämoglobinkonzentration von 90 g/L gemessen. Das MCV (mean corpuscular volume) ist auf 110 fl erhöht. Es wird die Diagnose einer Vitaminmangelkrankheit gestellt.**
Um welches Vitamin handelt es sich am wahrscheinlichsten?
(A) Folsäure
(B) Vitamin B_1
(C) Vitamin B_6
(D) Vitamin B_{12}
(E) Vitamin K

H03

7.56 **Welche der Aussagen zum Kolon trifft zu?**
(A) K^+ wird im Kolon im Austausch gegen Na^+ resorbiert.
(B) Unverdauliche Pflanzenfasern können bakteriell im Kolon zu Fettsäuren umgesetzt werden.
(C) Die Mehrzahl der Kolonbakterien ist aerob.
(D) Die Anionen im Kolon werden überwiegend von Bicarbonat gestellt.
(E) Das Stuhlgewicht beträgt bei normaler Nahrung durchschnittlich 400–500 g pro 24 Stunden.

F94

7.57 **Welche der Aussagen zum Kolon trifft nicht zu?**
(A) Na^+ wird im Kolon resorbiert, während K^+ in das Lumen sezerniert wird.
(B) Unverdauliche Pflanzenfasern können bakteriell im Kolon zu Fettsäuren umgesetzt werden.
(C) Die Mehrzahl der Kolonbakterien sind obligate Anaerobier.
(D) Die Anionen im Kolon sind zum großen Teil Anionen organischer Säuren.
(E) Das Stuhlgewicht beträgt bei normaler Nahrung durchschnittlich 400–500 g/24 Std.

H97 ■

7.58 **Welche Aussage über das Kolon trifft nicht zu?**
(A) In seinem Lumen herrscht eine um mehrere Zehnerpotenzen höhere Bakteriendichte als im Jejunum.
(B) Sein Inhalt kann peristaltisch sowohl analwärts als auch oralwärts befördert werden.
(C) Dort werden netto etwa 3,5 l Wasser/Tag absorbiert.
(D) Nahrungsaufnahme kann dort sog. Massenbewegungen auslösen.
(E) Es ist ein Zielorgan für Aldosteron.

H98

7.59 **Für die Darmbakterien gilt:**
(A) Es sind fast ausschließlich aerobe Bakterien.
(B) Im Lumen des Dickarms befinden sich gewöhnlich mehr als 10^9 Bakterien/ml.
(C) Im Lumen des Duodenums ist die Bakterienkonzentration rund 10mal geringer als im Dickdarm.
(D) Die medikamentöse Abtötung aller Darmbakterien führt zu keinen nennenswerten Störungen der Darmfunktion.
(E) Bakterien machen weniger als 1% des Trockengewichtes der Fäzes aus.

H99

7.60 **Welche der Aussagen über Darmgase trifft zu?**
(A) Ihre Menge hängt vor allem vom Gehalt der Nahrung an durch Verdauungsenzyme schlecht aufschließbaren Proteinen ab.
(B) Die pro Tag gebildete Menge liegt beim Erwachsenen bei 20–60 ml.
(C) Metabolische Azidose steigert den Ammoniakgehalt der Darmgase.
(D) Ihr Geruch wird insbesondere durch im bakteriellen Stoffwechsel gebildete flüchtige Fettsäuren (u. a. Buttersäure) bestimmt.
(E) Sie enthalten von den Dickdarmbakterien gebildeten molekularen Wasserstoff.

7.53 (A) 7.54 (D) 7.55 (D) 7.56 (B) 7.57 (E) 7.58 (C) 7.59 (B) 7.60 (E)

Fragen aus dem Examen Herbst 2004

H04 ■

7.61 Bei der basalen, unstimulierten Sekretion des Mundspeichels

(A) gelangt ein gegenüber dem Plasma hyperosmolarer Speichel in die Mundhöhle
(B) wird der Primärspeichel in den Azini durch Filtration gebildet
(C) liegt die HCO_3^--Konzentration im Speichel unter 10 mmol/L
(D) stellt Cl^- die Hauptmenge der Anionen im Speichel
(E) wird der größte Volumenanteil des Speichels von der Gl. submandibularis geliefert

H04

7.62 Der Plexus myentericus (Auerbach) des Darms

(A) liegt zwischen der zirkulären Muskelschicht und der Muscularis mucosae
(B) wird durch Vernetzung von Interneuronen sympathischer und parasympathischer Ganglienzellen gebildet
(C) bildet im Sphincter ani externus ein besonders dichtes Neuronennetz
(D) enthält hemmende präganglionäre noradrenerge Neurone
(E) steuert reflektorisch die peristaltischen Kontraktionen

H04

7.63 Welche Aussage zur Fettverdauung trifft zu?

(A) Langkettige Fettsäuren werden überwiegend im Dickdarm absorbiert.
(B) Triacylglycerine werden im Dünndarm vorwiegend zu 1,3-Diacylglycerinen gespalten.
(C) Die im Dünndarmlumen entstehenden Mizellen bestehen zu 80–90 % aus Triacylglycerinen.
(D) Die Pankreas-(Triacylglycerin-)Lipase wird zu ihrer Aktivierung von der Enteropeptidase limitiert proteolysiert.
(E) Die Motorik des distalen Magens dient u. a. der Emulgierung von Nahrungsfetten.

8 Energie- und Wärmehaushalt

8.1 Energiehaushalt

F97 ■■

8.1 Der physiologische Brennwert der Nahrungstriglyceride beträgt durchschnittlich etwa:

(A) 39 kJ/g (9,3 kcal/g)
(B) 17 kJ/g (4,1 kcal/g)
(C) 22 kJ/g (5,2 kcal/g)
(D) das 1,5-fache des physiologischen Brennwertes von Nahrungsproteinen
(E) knapp die Hälfte des physiologischen Brennwertes der pflanzlichen Stärke

H94 ■■

8.2 Wie hoch ist die physiologisch nutzbare Energie einer Nahrung, die 50 g Trigylceride, 100 g tierisches Eiweiß und 300 g Stärke, sonst aber keine energetisch nutzbaren Substanzen enthält?

(A) 400 – 1 000 kJ
(B) 2 000 – 3 000 kJ
(C) 4 000 – 6 000 kJ
(D) 7 000 – 10 000 kJ
(E) 11 000 – 14 000 kJ

7.61 (E) 7.62 (E) 7.63 (E) 8.1 (A) 8.2 (D)

H92 ■■

→ **8.3 In einer Diät sollen 90 g Fett äquikalorisch durch Eiweiß ersetzt werden.**
Welche Eiweißmenge erfüllt diese Bedingung am ehesten?
(A) 50 g
(B) 90 g
(C) 100 g
(D) 150 g
(E) 200 g

H98 ■■

→ **8.4 Mit einem halben Liter eines Weines mit 0,12 Volumenanteil Ethanol nimmt man etwa 50 g Alkohol zu sich.**
Ungefähr welche Menge Stärke muß man essen, um die gleiche Stoffwechselenergie wie durch die Alkoholaufnahme zu bekommen?
(A) 10 g
(B) 25 g
(C) 50 g
(D) 85 g
(E) 150 g

F00 ■

→ **8.5 Wie verhalten sich die im Körper enthaltenen Energiemengen in kJ an Adenosintriphosphat (ATP), Kreatinphosphat (KP), Fetten (F) und Kohlenhydraten (KH) zueinander?**
(A) KH < ATP < KP < F
(B) KP < KH < ATP < F
(C) KP < ATP < F < KH
(D) ATP < KP < KH < F
(E) ATP < KP < F < KH

H90 ■

→ **8.6 Der physiologische Brennwert von Eiweiß liegt niedriger als der physikalische, weil**
(A) der Brennwert von Proteinen durch die vor der Verwertung notwendige Proteolyse reduziert wird
(B) der physikalische Brennwert des Abbauprodukts Harnstoff über Null liegt
(C) Eiweiß nur zum Teil aus essentiellen Aminosäuren besteht
(D) die Resorption des Nahrungseiweißes durch aktiven energieverbrauchenden Transport erfolgt
(E) die spezifisch-dynamische Wärmebildung physiologisch nicht verwertet werden kann

H02 ■

→ **8.7 Für welche der folgenden Substanzen ist der physiologische Brennwert mehr als 10 % niedriger als der physikalische Brennwert?**
(A) Ethanol
(B) Glucose
(C) Glycin
(D) Glycerin
(E) Stearinsäure

F01

→ **8.8 Der Respiratorische Quotient der Lunge RQ kann aus folgender Gleichung berechnet werden:**

$$RQ = \frac{X}{Ca_{O_2} - Cv_{O_2}},$$

worin Ca_{O_2} und Cv_{O_2} die Konzentration von O_2 im arteriellen und gemischtvenösen Blut sind.
Um welche Größe handelt es sich bei X?
(A) venoarterielle Konzentrationsdifferenz von CO_2 ($Cv_{O_2} - Ca_{CO_2}$)
(B) arteriovenöse Partialdruckdifferenz von O_2 ($Pa_{CO_2} - Pv_{CO_2}$)
(C) Herzfrequenz
(D) O_2-Aufnahme in der Lunge
(E) Herzzeitvolumen

H00 ■

→ **8.9 Welcher der folgenden Parametersätze ist ausreichend, um den Sauerstoffverbrauch eines Probanden im Steady state zu berechnen?**
(F_i, F_E = inspiratorische bzw. exspiratorische Gasfraktion; RQ = respiratorischer Quotient)
(A) F_iO_2; F_EO_2; Atemfrequenz
(B) RQ; Atemzeitvolumen
(C) F_EO_2; Atemzugvolumen
(D) F_iO_2; F_EO_2; Atemzeitvolumen
(E) RQ; F_iCO_2

F88 ■

→ 8.10 Im Bild ist eine Registrierung des O_2-Verbrauchs dargestellt, wie sie bei der Bestimmung des Energieumsatzes nach dem Prinzip des „geschlossenen Systems" gewonnen werden kann.

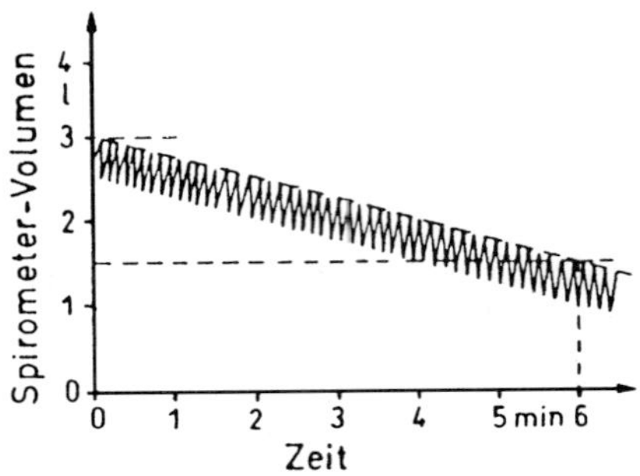

Welcher Energieumsatz errechnet sich etwa aus den Meßdaten?

(A) 200 kJ/h (50 kcal/h)
(B) 300 kJ/h (75 kcal/h)
(C) 400 kJ/h (100 kcal/h)
(D) 500 kJ/h (125 kcal/h)
(E) 600 kJ/h (150 kcal/h)

H03 ■

→ 8.11 Das Atemzeitvolumen einer Versuchsperson betrage 15 L/min (STPD), der exspiratorische Volumenanteil des O_2 0,17 L/L, der inspiratorische Volumenanteil des O_2 0,21 L/L.
Wie hoch ist ungefähr der Energieumsatz?

(A) 50 W
(B) 100 W
(C) 200 W
(D) 400 W
(E) 600 W

F01

→ 8.12 Die indirekte Kalorimetrie im geschlossenen System hat gegenüber der im offenen System den Vorteil, dass sie

(A) die Atemarbeit weniger erhöht
(B) eine gleichzeitige Messung des Atemwegswiderstands ermöglicht
(C) ohne Messung von Gaspartialdrucken bzw. Gaskonzentrationen auskommt
(D) unter konstanten STPD-Bedingungen durchgeführt werden kann
(E) eine genauere Bestimmung des kalorischen Äquivalents für O_2 ermöglicht

F92 ■

→ 8.13 Eine Versuchsperson mit einem Energieumsatz von 8 kJ/min (ca. 2 kcal/min) hat einen O_2-Verbrauch (STPD) von etwa

(A) 100 ml/min
(B) 200 ml/min
(C) 300 ml/min
(D) 400 ml/min
(E) 500 ml/min

F95 ■

→ 8.14 Wie hoch ist etwa der Energieverbrauch während eines 20minütigen Laufes, wenn die O_2-Aufnahme des Läufers in dieser Zeit 2 l/min beträgt und die Sauerstoffschuld vernachlässigbar klein ist?

(A) 200 kJ
(B) 400 kJ
(C) 800 kJ
(D) 1 000 kJ
(E) 1 200 kJ

F99 ■

→ 8.15 Welcher der Werte kommt der Sauerstoffaufnahme vom Alveolarraum ins Blut bei Ruheatmung des Erwachsenen am nächsten?

(A) 30 ml/min
(B) 100 ml/min
(C) 300 ml/min
(D) 1 000 ml/min
(E) 3 000 ml/min

H96 ■

→ 8.16 Wie hoch ist der tägliche Energieverbrauch eines 70 kg schweren Mannes bei Ruheumsatzbedingungen?

(A) 7 – 10 MJ/d
(B) 12 – 15 MJ/d
(C) 20 – 25 MJ/d
(D) 30 – 35 MJ/d
(E) 40 – 45 MJ/d

8.10 (B) 8.11 (C) 8.12 (C) 8.13 (D) 8.14 (C) 8.15 (C) 8.16 (A)

F99 ■

8.17 Welche Aussage zum Grundumsatz (GU) des Erwachsenen trifft nicht zu?

(A) Der GU entspricht etwa einer Leistung von 150 Watt.
(B) Bei gleichem Alter und gleicher Körperoberfläche ist der GU einer Frau um 10–20% niedriger als derjenige eines Mannes.
(C) Der GU pro m^2 Körperoberfläche nimmt mit dem Alter ab.
(D) Zur Messung des GU muss sich die Umgebungstemperatur in der thermoneutralen Zone (Indifferenztemperatur) befinden.
(E) Der GU kann aus der Messung der O_2-Aufnahme und der CO_2-Abgabe errechnet werden.

F86

8.18 Unter der spezifisch-dynamischen Wirkung versteht man in der Ernährungsphysiologie

(A) die Tatsache, daß nach Nahrungsaufnahme (z. B. gemischte Kost) eine Steigerung des Energieumsatzes auftritt
(B) den Unterschied zwischen dem physikalischen und biologischen Brennwert des Eiweißes
(C) den jeweiligen biologischen Brennwert von Kohlenhydraten, Eiweiß und Fett in kJ/kg
(D) die Tatsache, daß der respiratorische Quotient kurzfristig über 1 ansteigen kann
(E) die Eigenschaft, welche dafür verantwortlich ist, daß die Nährstoffe nicht uneingeschränkt gegeneinander austauschbar sind

H99 ■

8.19 Der (Brutto-)Wirkungsgrad der körperlichen Arbeit beim Menschen (bezogen auf den Gesamtumsatz)

(A) ist der Quotient: mechanische Arbeit pro Wärmeproduktion
(B) beträgt immer weniger als 30%
(C) kann unter optimalen Bedingungen 40–50% betragen
(D) ist bei statischer Haltearbeit am größten
(E) kann durch Kombination von direkter und indirekter Kalorimetrie ermittelt werden

F01 ■

8.20 Ein Proband leistet am Fahrradergometer 100 W. Es betrage die Sauerstoffaufnahme 1,5 L/min und das kalorische Äquivalent 20 kJ/L O_2.

Wie groß ist der Bruttowirkungsgrad?

(A) 5 %
(B) 10 %
(C) 15 %
(D) 20 %
(E) 30 %

8.2 Wärmehaushalt und Temperaturregulation

H00

8.21 Die Körperkerntemperatur zeigt einen Tagesrhythmus.
Welche Werte für die Differenz zwischen Temperaturmaximum und -minimum (Amplitude) dieser Schwankung sowie für die Uhrzeit des Auftretens des Temperaturminimums treffen am ehesten zu?

	Amplitude (°C)	Uhrzeit des Minimums
(A)	0,1	4 Uhr
(B)	0,1	18 Uhr
(C)	0,7	4 Uhr
(D)	0,7	18 Uhr
(E)	2	4 Uhr

F99

8.22 Während der zirkadianen Schwankungen der Körperkerntemperatur wird der tiefste Wert erreicht um

(A) 3–6 Uhr
(B) 7–10 Uhr
(C) 11–14 Uhr
(D) 19–22 Uhr
(E) 23–2 Uhr

H01

8.23 Nach selektiver Zerstörung folgender Hirnregion ist am ehesten mit einer Störung der zirkadianen Periodik zu rechnen:

(A) präfrontaler Cortex cerebri
(B) Corpus amygdaloideum
(C) Nucleus suprachiasmaticus
(D) Okzipitallappen des Cortex cerebri
(E) Nucleus caudatus

8.17 (A) 8.18 (A) 8.19 (B) 8.20 (D) 8.21 (C) 8.22 (A) 8.23 (C)

F88

→ **8.24 Die Körperkerntemperatur**

(A) kann bei schwerer körperlicher Dauerleistung (z. B. Marathonlauf) physiologischerweise auf 40 °C ansteigen
(B) dient als Sollwert für die Einstellung der Körperschalentemperatur
(C) hat eine zirkadiane Schwankung mit dem Maximum am frühen Vormittag
(D) fällt im Bereich der thermischen Neutralzone mit der Körperschalentemperatur zusammen
(E) kann exakt bestimmt werden, indem zur Axillartemperatur 1,5 °C addiert werden

H95 ■

→ **8.25 Die Gefäße der Haut dilatieren bei der Einwirkung von**

(A) Adrenalin
(B) Noradrenalin
(C) Bradykinin
(D) Vasopressin
(E) Oxytocin

H00

→ **8.26 Vasokonstriktion wird in den Hautgefäßen vermittelt durch**

(A) Prostacyclin
(B) Histamin
(C) Bradykinin
(D) NO
(E) Endothelin

F00

→ **8.27 Welcher der folgenden Mechanismen ist <u>nicht</u> am äußeren Wärmestrom beteiligt?**

(A) Konduktion (= Wärmeleitung)
(B) Konvektion mit dem Umgebungsmedium (Luft, Wasser)
(C) Wärmetransport mit dem Blut (Hautdurchblutung)
(D) Evaporation (= Verdunstung) über Haut und Atemwege
(E) Strahlung

H91

→ **8.28 Bei einer unbekleideten stehenden Person (Umgebungstemperatur 20 °C, Luftfeuchtigkeit 50%, Windgeschwindigkeit 0 m/s)**

(A) erfolgt keine Wärmebildung in der Muskulatur
(B) herrschen Behaglichkeitsbedingungen
(C) erfolgt die Wärmeabgabe zum größten Teil durch Wärmestrahlung
(D) wird keine Wärme durch Konvektion abgegeben
(E) erfolgt der venöse Rückstrom aus den Extremitäten hauptsächlich über die Hautvenen

F03 ■

→ **8.29 Bei einer Person erfolgt durch eine körperliche Dauerleistung von 100 W eine zusätzliche Wärmeproduktion von 400 W. Diese 400 W Wärme sollen vom Körper allein durch Verdunstung abgegeben werden. Die spezifische Verdunstungswärme (spezifische Verdampfungsenthalpie) von Wasser beträgt dabei 2,4 MJ/kg.**
Wie viel Wasser wird dadurch zusätzlich in 1 Stunde vom Körper verdunstet?

(A) 17 g
(B) 60 g
(C) 0,1 kg
(D) 0,6 kg
(E) 1,0 kg

H97 ■

→ **8.30 Welche Aussage über das thermoregulatorische Schwitzen des ruhenden Menschen trifft <u>nicht</u> zu?**

(A) Schweißsekretion wird durch sympathische Nervenfasern gesteuert.
(B) Überträgerstoff der Schweißdrüseninnervation ist Acetylcholin.
(C) Vorübergehend kann mehr als 0,5 l Schweiß pro Stunde gebildet werden.
(D) Schweiß muß von der Haut verdunsten, um einen Kühleffekt zu erzielen.
(E) Verdunsten des Schweißes von der Haut erfolgt nur, wenn die Umgebungstemperatur höher ist als die Hauttemperatur.

8.24 (A) 8.25 (C) 8.26 (E) 8.27 (C) 8.28 (C) 8.29 (D) 8.30 (E)

F04 ■

8.31 Bei körperlicher Schwerarbeit in Tropenklima (100 % relative Luftfeuchte) wird die Abhängigkeit der evaporativen Wärmeabgabe von der Umgebungstemperatur T_a (Lufttemperatur, keine Sonneneinstrahlung) gemessen.
Welche der im Diagramm dargestellten Kurven ist am ehesten zu erwarten?

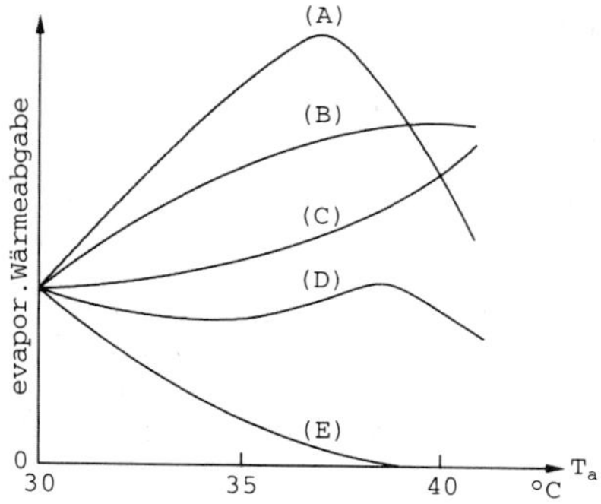

F03

8.32 Welche Aussage zur Perspiratio sensibilis bzw. insensibilis trifft zu?

(A) Die Basalsekretion der ekkrinen Schweißdrüsen ist die Grundlage der Perspiratio insensibilis.
(B) Über die Perspiratio insensibilis erfolgt im thermischen Neutralbereich etwa die Hälfte der konvektiven Wärmeabgabe.
(C) Eine erhöhte Schweißproduktion kann durch sympathische Vasodilatation über gesteigerte Ultrafiltration ausgelöst werden.
(D) In der Nähe der basalen Sekretionsrate ist der Schweiß nahezu plasmaisoton.
(E) Bei stark gesteigerter Perspiratio sensibilis besteht die Gefahr einer hypertonen Dehydratation.

F02

8.33 Welche der Kurven (A)–(E) gibt am ehesten den Zusammenhang zwischen Lufttemperatur (trockene Luft; Abszisse) und Wärmeabgabe durch Verdunstung (Ordinate) eines Menschen wieder, wenn der grau markierte Bereich seine thermoneutrale Zone bezeichnet?

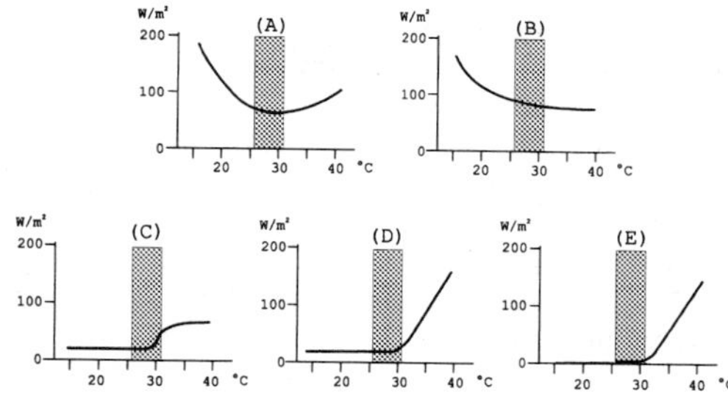

H02

8.34 Eine Versuchsperson (Körpertemperatur 37 °C) atmet 1 Stunde lang 8 L/min vollständig mit Wasserdampf gesättigte Luft von 37 °C (BTPS-Bedingungen) ein. Luft von 37 °C enthält unter Normaldruck bei voller Wasserdampfsättigung 43 mg H_2O/L.
Etwa wie groß ist in dieser Stunde die respiratorische Perspiratio insensibilis?

(A) 0,0 mL
(B) 0,3 mL
(C) 2,6 mL
(D) 13 mL
(E) 26 mL

F93

8.35 Welche der Aussagen zur Perspiratio insensibilis trifft zu?

(A) Die Wasserabgabe über die Perspiratio insensibilis beträgt beim Erwachsenen bei Indifferenztemperatur 100–200 ml pro Tag.
(B) Bei Indifferenztemperatur ist die Perspiratio insensibilis der Hauptmechanismus der Wärmeabgabe an die Umgebung.
(C) Bei konstanter Lufttemperatur nimmt die Perspiratio insensibilis mit steigender Luftfeuchtigkeit ab.
(D) Nach Hitzeakklimatisation ist die Schwellentemperatur für die Auslösung der Perspiratio insensibilis herabgesetzt.
(E) Die Perspiratio insensibilis wird cholinerg über den Sympathikus gesteuert.

H01

→ **8.36 In einer Sauna betrage die Temperatur von Luft und Wänden 80 °C, die relative Luftfeuchtigkeit 20 % (Wasserdampfpartialdruck 8,2 kPa bzw. 70 mmHg). Welche Aussage trifft für einen Menschen nach Eintritt aus normaler Raumtemperatur in diese Umgebung zu?**

(A) Schweißbildung kann eine ausreichende Wärmeabgabe gewährleisten.
(B) Eine evaporative Wärmeabgabe ist unter diesen Bedingungen unmöglich.
(C) Es kommt zu adrenerger Schweißsekretion.
(D) Die Differenz zwischen Körperkerntemperatur und Hauttemperatur an den Akren steigt auf über 10 °C an.
(E) Die Wärmeabgabe durch Konvektion übersteigt die durch Strahlung.

H01

→ **8.37 Hitzeakklimatisation führt typischerweise zu:**

(A) Hyperplasie der apokrinen Hautdrüsen
(B) Zunahme des Plasmavolumens
(C) Zunahme des Elektrolytgehalts im Schweiß
(D) Auftreten von Durstgefühl erst bei höhergradiger Dehydratation
(E) Verschiebung der Schwelle für das Schwitzen zu höheren Körperkerntemperaturen bei Arbeit

H99

→ **8.38 Nach Hitzeakklimatisation bei körperlicher Arbeit**

(A) beginnt die Schweißsekretion bei einer höheren Körperkerntemperatur
(B) besteht nach Produktion der gleichen Menge Schweißes ein geringeres Durstgefühl
(C) ist bei gleicher Hitzebelastung und ausreichender Trinkmenge die Herzfrequenz höher
(D) wird bei gleicher Hitzebelastung mehr Schweiß abgesondert
(E) ist der Schweiß weniger hypoton

F02

→ **8.39 Die Wärmebildung im braunen Fettgewebe des Säuglings wird aktiviert durch**

(A) muskarinerge Cholinozeptoren
(B) nikotinerge Cholinzeptoren
(C) α-Adrenozeptoren
(D) β-Adrenozeptoren
(E) metabotrope Glutamatrezeptoren

F89

→ **8.40 Welche der folgenden Aussagen über die Thermoregulation beim Neugeborenen trifft zu?**

(1) Das Neugeborene kann bei starker Kältebelastung die Wärmebildung nur durch Muskelzittern steigern.
(2) Wegen des größeren Verhältnisses Oberfläche zu Volumen ist die Gefahr von Wärmeverlusten beim Neugeborenen größer als beim Erwachsenen.
(3) Der Bereich der Umgebungstemperatur, innerhalb dessen das Neugeborene seine Körpertemperatur aufrecht erhalten kann, ist enger als beim Erwachsenen.

(A) nur 2 ist richtig
(B) nur 3 ist richtig
(C) nur 1 und 3 sind richtig
(D) nur 2 und 3 sind richtig
(E) 1–3 = alle sind richtig

F93

→ **8.41 Der Temperaturanstieg bei Fieber**

(A) wird durch von Leukozyten freigesetzte endogene Mediatoren ausgelöst
(B) ist synonym mit Hyperthermie
(C) beruht auf einer durch bakterielle Endotoxine direkt erzeugten Stoffwechselsteigerung
(D) ist Folge einer direkten Wirkung bakteriellen Pyrogens auf die Medulla oblongata
(E) ist mit einer Zunahme der Hautdurchblutung verbunden

F87

→ **8.42 Der Fieberanstieg unterscheidet sich vom Fieberabfall im allgemeinen durch**

(A) höhere Schweißsekretion
(B) höhere Hautdurchblutung
(C) höheres Temperaturverhältnis von Körperschale zu Körperkern
(D) höhere subjektive Wärmeempfindung
(E) höheren „Sollwert“ des Temperaturregelkreises

8.36 (B) 8.37 (B) 8.38 (D) 8.39 (D) 8.40 (D) 8.41 (A) 8.42 (E)

9 Wasser- und Elektrolythaushalt, Nierenfunktion

9.1 Wasser- und Elektrolythaushalt

H99

→ **9.1 Einem 70 kg schweren normalen Probanden wird tritiummarkiertes Wasser mit einer Aktivität von 10 000 Bq intravenös appliziert (Halbwertszeit von ^{3}H ca. 12 Jahre). Nach zwei Stunden wird die Aktivität des Markers im Plasma bestimmt.**
Welcher der Meßwerte ist hierbei am wahrscheinlichsten zu erwarten?

(A) 100 Bq/l
(B) 250 Bq/l
(C) 500 Bq/l
(D) 1000 Bq/l
(E) 2000 Bq/l

F89

→ **9.2 Der Inulinverteilungsraum entspricht etwa**

(A) dem Volumen des interstitiellen Körperwassers
(B) der Differenz zwischen extrazellulärem Wasser und Plasmavolumen
(C) der Summe von interstitiellem Wasser und Plasmavolumen
(D) 1/5 des gesamten Körperwassers
(E) der Menge des intrazellulären Wassers

F91

→ **9.3 Mit der Indikatorverdünnungs-Methode können die Flüssigkeitsräume des Körpers gemessen werden. Nach Injektion von 1 mmol eines Indikators wird bei einem jungen Mann (190 cm groß, 78 kg schwer) eine Indikator-Plasma-Konzentration von 0,02 mmol/l gemessen.**
In welchem Flüssigkeitsraum hat sich der Indikator verteilt und welcher Indikatorstoff wurde injiziert?

(A) Extrazellulärraum (Inulin)
(B) Intrazellulärraum (Antipyrin)
(C) Interstitialraum (Inulin)
(D) Plasmawasser (EVANS-Blau)
(E) Gesamtkörperwasser (Antipyrin)

H91

→ **9.4 Welches der genannten Organe hat den geringsten Wassergehalt pro Gramm Gewebe?**

(A) Lunge
(B) Leber
(C) Skelettmuskel
(D) Gehirn
(E) Fettgewebe

F91 ■

→ **9.5 Werden einem Probanden 0,5 l einer hypertonen Kochsalzlösung (20 g/l) infundiert, so ist <u>am wenigsten</u> zu erwarten, daß 20 min später**

(A) der Intrazellulärraum vergrößert ist
(B) der Extrazellulärraum vergrößert ist
(C) das Plasmavolumen vergrößert ist
(D) der Urin hyperton ist
(E) die Aldosteron-Plasmakonzentration gesunken ist

H99 ■

→ **9.6 Unter welcher Bedingung besteht ein vermindertes extrazelluläres Flüssigkeitsvolumen und ein erhöhtes intrazelluläres Flüssigkeitsvolumen?**

(A) hypertonische (hyperosmolale) Hyperhydratation
(B) isotonische (isoosmolale) Hyperhydratation
(C) hypotonische (hypoosmolale) Hyperhydratation
(D) hypertonische (hyperosmolale) Dehydratation
(E) hypotonische (hypoosmolale) Dehydratation

H02 ■

→ **9.7 Ein Arbeiter, der bei großer Hitze am Hochofen arbeitet und stark schwitzt, löscht seinen Durst mit sehr mineralarmem Leitungswasser. Trotzdem entwickelt sich eine Dehydratation.**
Welche der Veränderungen ist <u>am wenigsten</u> wahrscheinlich?

(F) vermindertes intrazelluläres Volumen
(G) verminderte Plasmaosmolalität
(H) niedrige Na^+-Konzentration im Harn
(I) erniedrigter Blutdruck
(J) vermindertes Herzzeitvolumen

H98

→ **9.8 Welche Aussage trifft <u>nicht</u> zu?**
Zu Hyperkaliämie führen:

(A) terminale Niereninsuffizienz
(B) Hämolyse
(C) akute Azidose
(D) Durchfall
(E) Hypoaldosteronismus

9.1 (B) 9.2 (C) 9.3 (E) 9.4 (E) 9.5 (A) 9.6 (E) 9.7 (A) 9.8 (D)

F04

→ **9.9 Bei Durchfallerkrankung von Kindern mit leichter bis mäßiger Dehydratation kann eine orale Rehydratation durchgeführt werden.**
Wenn der oralen Rehydratationslösung 50–80 g/L Stärke z. B. in Form von Reisschleim zugesetzt wird, wird damit vor allem angestrebt, die

(K) Osmolarität der Rehydratationslösung anzuheben
(L) Verweildauer der Lösung im Magen-Darm-Trakt zu erhöhen
(M) Adsorption löslicher Toxine zu bewirken
(N) enterale Na^+- und H_2O-Absorption zu steigern
(O) Diarrhö durch Wasserbildung zu reduzieren

F97

→ **9.10 Was kommt als Ursache für eine Na^+-Retention im Körper am ehesten in Frage?**

(A) Reduktion der glomerulären Filtrationsrate auf 10% der Norm
(B) verminderte Aldosteronausschüttung
(C) Hypokaliämie
(D) Hemmung der renal-tubulären Carboanhydrase
(E) Durchfall

F96 ■

→ **9.11 Bei ausgeprägtem Kochsalzmangel ist**

(A) mit interstitiellen Ödemen zu rechnen
(B) das Plasmavolumen gegenüber der Norm vergrößert
(C) das extrazelluläre Volumen vermindert
(D) die Aldosteronausschüttung kleiner als normal
(E) der zentralvenöse Druck erhöht

9.2 Niere

9.2.1 Bau und Funktion

9.2.2 Durchblutung

H01 ■

→ **9.12 Welche Aussage zum Nierenkreislauf trifft zu?**

(A) Im Vergleich zum Ruhezustand ist die Nierendurchblutung bei schwerer körperlicher Arbeit erhöht.
(B) Die O_2-Sättigung in der Nierenvene ist niedriger als die in der Vena cava inferior.
(C) Im Vas afferens ist der Blutdruck niedriger als im Vas efferens.
(D) Im Vas afferens ist der onkotische Druck niedriger als im Vas efferens.
(E) Bei Erhöhung des mittleren arteriellen Blutdrucks von 100 auf 150 mmHg steigt die Nierendurchblutung um ca. 50 %.

H99 ■

→ **9.13 Für die Nierendurchblutung gilt, daß**

(A) sie in körperlicher Ruhe etwa 6–8% des Herzzeitvolumens beträgt
(B) sie etwa doppelt so groß ist wie die glomeruläre Filtrationsrate
(C) es bei Erhöhung des Blutdrucks zu einer Steigerung des renalen Gefäßwiderstandes kommt
(D) sie (pro g Gewebe) im Nierenmark etwa doppelt so groß ist wie in der Nierenrinde
(E) sie der Differenz von p-Aminohippurat-Clearance und glomerulärer Filtrationsrate entspricht

H00 ■■

→ **9.14 Welche Aussage über die normale Nierenfunktion trifft <u>nicht</u> zu?**

(A) Die Nierendurchblutung beträgt in körperlicher Ruhe ca. 5 % des Herzzeitvolumens.
(B) Die Filtrationsfraktion beträgt rund 0,2.
(C) Bei starker Antidiurese werden mehr als 99 % der glomerulären Filtrationsrate resorbiert.
(D) Der Tubulusharn, der die Henle-Schleife verlässt, ist hypoton.
(E) Eine völlige Hemmung über Na^+/K^+-ATPase der Niere würde die renale Glucose-Resorption vermindern.

9.9 (D) 9.10 (A) 9.11 (C) 9.12 (D) 9.13 (C) 9.14 (A)

H01

→ **9.15 Welche Aussage zur Nierenfunktion trifft zu? (GFR = glomeruläre Filtrationsrate; RPF = renaler Plasmafluss)**

(F) Die Inulinclearance beträgt ca. 80 % des RPF.
(G) Die GFR vermindert sich, wenn an der Macula densa die NaCl-Konzentration stark über das Normalmaß ansteigt.
(H) Das glomeruläre Filter ist für negativ geladene Makromoleküle (40 kDa) besser durchlässig als für neutrale Makromoleküle gleicher Molekülmasse.
(I) Wenn der mittlere arterielle Blutdruck von 80 auf 160 mmHg steigt, so verdoppelt sich die GFR.
(J) Wenn der Strömungswiderstand im Vas afferens um den gleichen Betrag ansteigt wie der des Vas efferens abfällt, so steigt die Filtrationsfraktion (GFR/RPF).

9.2.3 Filtration

F00 ■

→ **9.16 Welche Aussage über die Filtration in Kapillaren trifft zu?**

(A) In systemischen Kapillaren nimmt der kolloidosmotische Druck vom arteriellen zum venösen Ende hin kontinuierlich ab.
(B) Dilatation der Arteriolen führt zu verstärktem Flüssigkeitsaustritt aus den nachgeschalteten Kapillaren.
(C) In Glomeruluskapillaren nimmt der kolloidosmotische Druck vom arteriellen zum venösen Ende hin kontinurierlich ab.
(D) Am Anfang der Glomeruluskapillare ist der kolloidosmotische Druck höher als der hydrostatische Druck.
(E) Im Plasma ist der kolloidosmotische Druck etwa halb so groß wie im Interstitium.

F01 ■

→ **9.17 Welche Aussage zum Flüssigkeitsaustausch durch die Wand der Blutkapillaren (beim normalen Erwachsenen) trifft nicht zu?**

(A) An den Glomerulus-Kapillaren der Nieren werden mehr als 100 L pro Tag filtriert.
(B) Der kolloidosmotische (onkotische) Druck des Plasmas wirkt der Filtration entgegen.
(C) Pro Tag wird mehr als 1 L Lymphe gebildet.
(D) Der effektive Filtrationsdruck sinkt entlang der Kapillaren.
(E) Am Ende der renalen Glomeruluskapillaren beträgt der effektive Filtrationsdruck etwa 2 kPa (15 mmHg).

H95

→ **9.18 In welchem der genannten Organe kommen die höchsten Werte des Blutdrucks in den Kapillaren vor?**

(A) Pankreas
(B) Leber
(C) Gehirn
(D) Niere
(E) Darm

H00 ■

→ **9.19 Der effektive Filtrationsdruck an den Nierenglomeruluskapillaren sinkt, wenn isoliert**

(A) der Druck im Bowman-Kapselraum sinkt
(B) das Vas efferens kontrahiert wird
(C) die Proteinplasmakonzentration sinkt
(D) das Vas afferens kontrahiert wird
(E) der onkotische Druck im Primärharn steigt

F04

→ **9.20 Bei einem Patienten mit einer unklaren Nierenerkrankung soll die Filtrationsfraktion der Nieren bestimmt werden.**
Die Ermittlung welcher Werte ist dazu am ehesten ausreichend?
(PAH = exogen zugeführtes p-Aminohippurat)

(K) PAH-Konzentration im Plasma und Urinzeitvolumen
(L) Kreatininkonzentration im Harn und PAH-Clearance
(M) Plasma- und Harn-Konzentrationen sowohl von Kreatinin als auch von PAH
(N) PAH-Clearance und Hämatokrit
(O) arterieller Blutdruck und Kreatinin-Clearance

F92 ■

→ **9.21 Wenn sich (bei unveränderter Nierendurchblutung) die glomeruläre Filtrationsfraktion von 0,2 auf 0,3 erhöht, so**

(A) kann eine Steigerung des Blutdrucks in den glomerulären Kapillaren die Ursache sein
(B) bleibt die Kreatinin-Clearance praktisch unverändert
(C) sinkt die absolute Wasser-Resorption (l/min) im proximalen Tubulus
(D) steigt die Kreatinin-Konzentration im renal-venösen Plasma
(E) sinkt die glomeruläre Filtrationsrate um 50%

H94 ■

9.22 Bei einem Probanden wurde eine Nierendurchblutung von 1000 ml/min, ein Hämatokrit von 0,5 und eine glomeruläre Filtrationsrate von 100 ml/min gemessen.
Wie groß etwa ist die glomeruläre Filtrationsfraktion?

(A) 0,05
(B) 0,10
(C) 0,20
(D) 0,50
(E) kann aus diesen Angaben nicht errechnet werden

H02 ■

9.23 Wenn eine glomerulär frei filtrierte Substanz X in der Niere sezerniert, jedoch weder gebildet noch resorbiert wird, so ist richtig, dass die Clearance von X

(P) bei erhöhter glomerulärer Filtrationsrate absinkt
(Q) bei steigender Plasmakonzentration ansteigt
(R) höchstens so hoch wie der renale Plasmafluss sein kann
(S) kleiner als die glomeruläre Filtrationsrate ist
(T) nicht höher sein kann als die Inulin-Clearance

F98 ■

9.24 Die glomeruläre Filtrationsrate eines Probanden betrage 100 ml/min, die Plasmakonzentration von Inulin 0,1 g/l und die Urinkonzentration von Inulin 2 g/l.
Wie groß ist das Harnzeitvolumen (ml/min)?

(A) 1
(B) 5
(C) 10
(D) 20
(E) 50

F85 ■

9.25 Welche der in der Abbildung wiedergegebenen Beziehungen zwischen der Plasmakonzentration und der renalen Clearance von Inulin trifft zu?

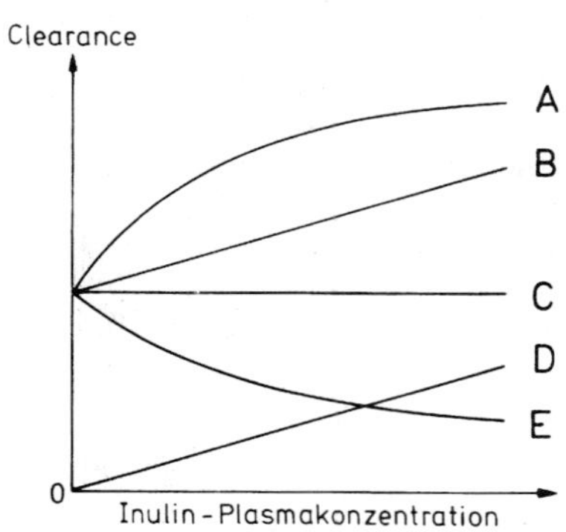

H99 ■■

9.26 Welche der Darstellungen (A)–(E) gibt am ehesten die Abhängigkeit der Inulinausscheidung im Harn (Ordinate) von der Inulin-Plasmakonzentration (Abszisse in mmol/l) wieder?

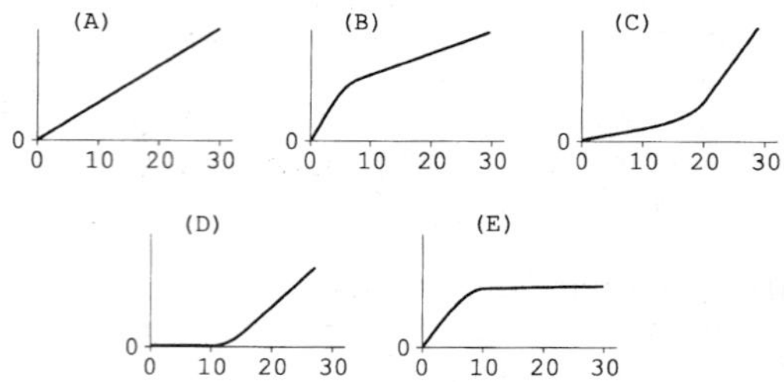

H97 ■■

9.27 Welche der Darstellungen A bis E gibt am ehesten die Abhängigkeit der Ausscheidungsrate (Menge pro Zeit) von PAH im Harn (Ordinate; linearer Maßstab) von der PAH-Plasmakonzentration in mmol/l (Abszisse) wieder?

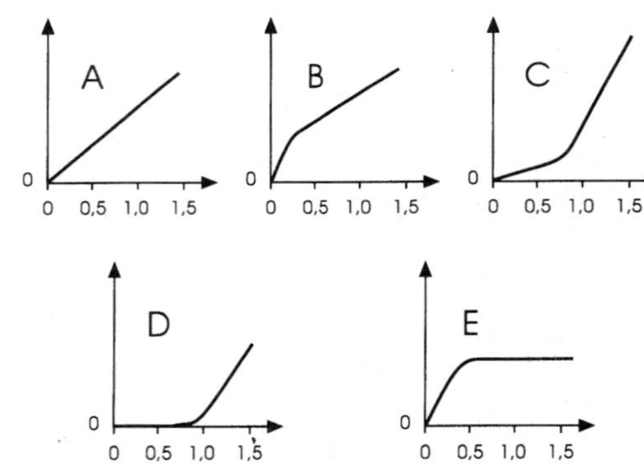

H94 ■

9.28 Ist die renale Clearance einer Substanz deutlich größer als die Inulin-Clearance, dann gilt für diese Substanz:

(A) Sie muß in den Nierenglomerula uneingeschränkt filtrierbar sein.
(B) Sie darf keiner tubulären Resorption unterliegen.
(C) Eine tubuläre Resorption darf erfolgen, jedoch muß die tubuläre Sekretion größer sein.
(D) Die tubulär sezernierte Menge muß größer als die glomerulär filtrierte Menge sein.
(E) Die tubulär resorbierte Menge muß kleiner als die glomerulär filtrierte Menge sein.

F95 ■

→ **9.29 Welcher der folgenden Stoffe hat im allgemeinen die kleinste renale Clearance?**

(A) Glucose
(B) Phosphat
(C) Harnstoff
(D) Kreatinin
(E) Kalium

H96

→ **9.30 Ein Medikament (relative Molekülmasse 435), das in der Niere weder resorbiert noch sezerniert wird, sei im Plasma zu 90% an Plasmaproteine gebunden, zu 10% liege es in freier Form vor.**
Wie hoch etwa ist die renale Clearance dieses Medikaments, wenn die glomeruläre Filtrationsrate 100 ml/min beträgt?

(A) 0,9 ml/min
(B) 1,0 ml/min
(C) 4 ml/min
(D) 10 ml/min
(E) 90 ml/min

H00 ■

→ **9.31 Welche Reihenfolge steigender renaler Clearancewerte ist richtig?**
(PAH = p-Aminohippurat)

(A) L-Valin < Harnstoff < Kreatinin < PAH
(B) Kreatinin < PAH < Harnstoff < L-Valin
(C) PAH < Harnstoff < L-Valin < Kreatinin
(D) Kreatinin < Harnstoff < L-Valin < PAH
(E) L-Valin < Harnstoff < PAH < Kreatinin

F02 ■

→ **9.32 Die Kreatininkonzentration**

(U) ist im Lumen des distalen Tubulus mehrfach höher als im Lumen des proximalen Tubulus
(V) beträgt im Glomerulusfiltrat rund 20 % der Konzentration im arteriellen Plasma
(W) ist im Plasma der Nierenvenen ca. 20 % höher als im arteriellen Plasma
(X) des Primärharns bleibt bei der Passage des proximalen Tubulus praktisch unverändert
(Y) ist im Endharn praktisch gleich groß wie im arteriellen Plasma

F98 ■

→ **9.33 Die Plasma-Kreatininkonzentration in der Nierenvene im Vergleich zu der in der Nierenarterie ist gewöhnlich**

(A) praktisch gleich groß (±2%)
(B) um ca. 20% niedriger
(C) um ca. 65% niedriger
(D) um ca. 20% höher
(E) um ca. 65% höher

F86

→ **9.34 Kreatinin wird in den Nierenglomerula frei filtriert und tubulär nicht rückresorbiert. Die (bei hohen Plasma-Kreatinin-Konzentrationen deutlicher werdende) tubuläre Sekretion bleibe unberücksichtigt. Unter der Annahme gleichbleibender Muskelmasse scheidet ein Mensch täglich etwa gleich viel Kreatinin über die Niere aus.**
Welche der Kurven (A)–(E) beschreibt die Plasma-Kreatinin-Konzentration K in Abhängigkeit von der renalen Kreatinin-Clearance X am besten (Abszisse und Ordinate sind linear geteilt)?

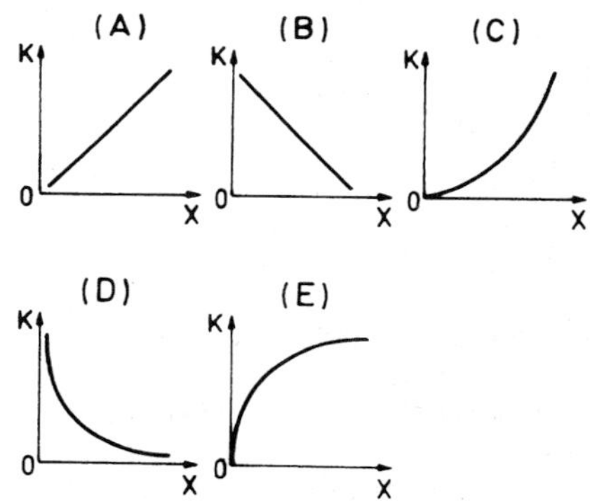

H03 ■

→ **9.35 Wenn die Kreatininkonzentration im Plasma (bei normaler Nierenfunktion) auf das Doppelte ansteigt, so führt dies auch zu einer ungefähren Verdoppelung der**

(A) glomerulären Filtrationsrate
(B) fraktionellen Kreatininausscheidung (in % der filtrierten Menge)
(C) absoluten Kreatininausscheidung (Menge/Zeit)
(D) reabsorbierten Kreatininmenge/Zeit
(E) Reststickstoffausscheidung (Menge/Zeit)

9.29 (A) 9.30 (D) 9.31 (A) 9.32 (A) 9.33 (B) 9.34 (D) 9.35 (C)

9.2.4 Transport an renalen Epithelien

9.2.5 Resorption, Sekretion

H98 ■

→ **9.36 Welche Aussage trifft nicht zu?**
Unmittelbar am Na^+-Transport in Epithelzellen hinein sind beteiligt:
(A) Na^+/H^+-Antiport
(B) Na^+-Symport mit negativ geladenen Aminosäuren
(C) Na^+-Symport mit Phosphationen
(D) Na^+-K^+-ATPase
(E) Na^+-Kanäle

H03 ■

→ **9.37 Um welchen der folgenden Stoffe handelt es sich am wahrscheinlichsten, wenn dessen renale Ausscheidung 1 % der glomerulär filtrierten Menge beträgt?**
(A) Harnsäure
(B) Kreatinin
(C) NH_4^+
(D) anorganisches Phosphat
(E) Wasser

F90 ■

→ **9.38 Welche Aussage trifft nicht zu?**
Steigt im proximalen Nierentubulus die intrazelluläre Na^+-Konzentration wesentlich an, so
(A) kann dies durch einen ATP-Mangel verursacht sein
(B) werden weniger H^+-Ionen ins Lumen sezerniert als zuvor
(C) steigt frühproximal die sekundär-aktive Aufnahme von neutralen L-Aminosäuren aus dem Lumen an
(D) wird dort die Resorption von Phosphat vermindert
(E) wird die Na^+-K^+-ATPase der baso-lateralen Tubulus-Zellmembran aktiviert

H95 ■

→ **9.39 Endozytose an der luminalen Membran der proximalen Tubuluszelle ist der wichtigste Transportmechanismus für die Resorption von**
(A) Albumin
(B) Dipeptiden
(C) D-Glucose
(D) Bicarbonat
(E) Harnstoff
(F)

H01

→ **9.40 Welche der folgenden Aussagen zum Verhalten von Albumin in der Niere ist richtig?**
(A) Pro Tag werden ca. 80 g Albumin glomerulär filtriert.
(B) Pro Tag werden im Mittel weniger als 200 mg Albumin im Urin ausgeschieden.
(C) Albumin wird vor allem im distalen Tubulus resorbiert.
(D) Albumin wird durch Na^+-Symport resorbiert.
(E) Resorbiertes Albumin wird größtenteils als solches in das Blut der peritubulären Kapillaren abgegeben (Transzytose).

H99

→ **9.41 Welche der Aussagen über Niere und Aminosäuren trifft zu?**
(A) Der Urin ist normalerweise frei von Aminosäuren.
(B) Bei einer stark erhöhten Arginin-Plasmakonzentration wird neben Arginin auch Lysin renal vermehrt ausgeschieden.
(C) Die normalerweise im Harn enthaltenen Aminosäuren stammen überwiegend aus renal-tubulärer Sekretion.
(D) Im Stoffwechsel als Abfallprodukt entstehende Aminosäuren (z. B. Taurin) werden renal-tubulär nicht reabsorbiert.
(E) Etwa 20% der renal filtrierten Aminosäuren werden im distalen Tubulus reabsorbiert

H99

→ **9.42 Welcher der folgenden Stoffe wird im proximalen Nierentubulus nicht durch das Sekretionssystem für organische Anionen sezerniert?**
(A) Penicillin
(B) Salicylat
(C) p-Aminohippurat (PAH)
(D) Furosemid
(E) Glutamat

H01

→ **9.43 Der quantitativ wichtigste Resorptionsort im Nephron ist**
(A) für Mg^{2+} die Henle-Schleife (einschließlich Pars recta und aufsteigendem dicken Teil)
(B) für Na^+ die Henle-Schleife (einschließlich Pars recta und aufsteigendem dicken Teil)
(C) für Ca^{2+} der distale Tubulus
(D) für HCO_3^- das Sammelrohr
(E) für Phosphat der distale Tubulus
(F)

9.36 (D) 9.37 (E) 9.38 (C) 9.39 (A) 9.40 (B) 9.41 (B) 9.42 (E) 9.43 (A)

F01 ■

→ **9.44 Bei welchem der folgenden Vorgänge wird Ca^{2+} passiv transportiert?**

(A) Ca^{2+}-Transport aus dem Zytosol des Myokards ins Interstitium über den Na^+/Ca^{2+}-Austauschcarrier
(B) parazelluläre Ca^{2+}-Resorption im dicken aufsteigenden Teil der Henle-Schleife
(C) Senkung der zytosolischen Konzentration freier Ca^{2+}-Ionen
(D) Anreicherung von Ca^{2+} im sarkoplasmatischen Retikulum
(E) Ca^{2+}-Transport durch eine Ca^{2+}-ATPase

H00 ■

→ **9.45 Bei einem Patienten sind folgende Werte erhoben worden:**
endogene Kreatininclearence = 200 L/d
Harnzeitvolumen = 4 L/d
Plasma-Na^+-Konzentration = 140 mmol/L
Urin-Na^+-Konzentration = 70 mmol/L
Wie groß etwa ist die fraktionelle Na^+-Ausscheidung?

(A) 0,5 %
(B) 1,0 %
(C) 2,0 %
(D) 3,0 %
(E) 4,0 %

H03 ■

→ **9.46 Bei einem Patienten wurden folgende Werte bestimmt:**
endogene Kreatinin-Clearance: 90 mL/min
Na^+-Konzentration im Plasma: 50 mmol/L
Na^+-Konzentration im Harn: 15 mmol/L
Harnzeitvolumen: 0,9 mL/min
Wie hoch ist die fraktionelle Na^+-Ausscheidung (= Quotient aus ausgeschiedener und filtrierter Na^+-Menge pro Zeit)?

(A) 0,1 %
(B) 1,0 %
(C) 1,35 %
(D) 1,6 %
(E) 10 %

H95

→ **9.47 Was ändert sich an der Na^+-Ausscheidung (Menge/Zeit), wenn die GFR auf die Hälfte absinkt, das Harnzeitvolumen und die Na^+-Konzentration im Harn jedoch gleich bleiben?**
Die Na^+-Ausscheidung

(A) sinkt auf etwa ein Viertel
(B) sinkt auf etwa die Hälfte
(C) bleibt unverändert
(D) nimmt um etwa 50% zu
(E) steigt auf etwa das Doppelte

F04

→ **9.48 Die fraktionelle Ausscheidung von Phosphat in der Niere**

(A) bleibt bei Verdoppelung der Phosphat-Plasmakonzentration praktisch konstant
(B) erhöht sich bei vermehrter Sekretion von PTH (Parathormon)
(C) steigt bei einer Alkalose
(D) beträgt ca. 0,5–2 %
(E) wird durch wechselnde Phosphattransporter-Dichte in den Sammelrohrzellen gesteuert

H98

→ **9.49 Welche Aussage trifft <u>nicht</u> zu?**
Das transepitheliale (= transzelluläre) Potential im proximalen Tubulus der Niere

(A) beträgt ca. 10–15 mV
(B) ist lumennegativ, wenn es durch Na^+-Glucose-Symport verursacht wird
(C) ist lumenpositiv, wenn es durch parazelluläre Cl^--Resorption verursacht wird
(D) kann, je nach Tubulusabschnitt, lumenpositiv oder lumennegativ sein
(E) kann Triebkraft für die parazelluläre Cl^--Resorption sein

H00 ■■

→ **9.50 Welche der Darstellungen (A) bis (E) gibt am ehesten die Abhängigkeit der pro Minute tubulär resorbierten Glucosemenge (Ordinate) von der Plasmakonzentration der Glucose in mmol/L (Abszisse) wieder?**

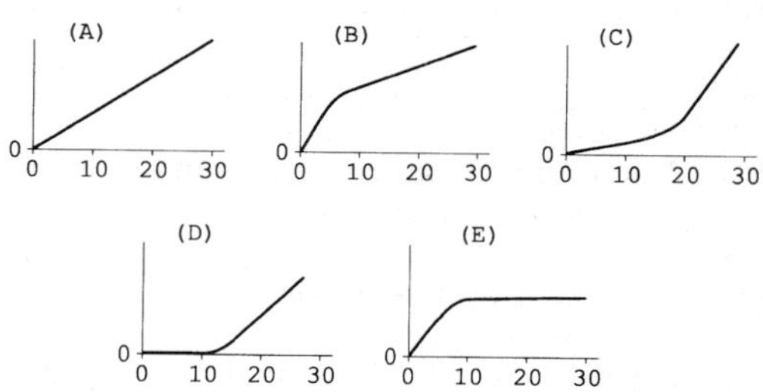

F00 ■

→ **9.51 Wenn die Glucose-Konzentration im Blutplasma vom Normalwert ausgehend auf das 8fache erhöht wird (und die glomeruläre Filtrationsrate unverändert bleibt), so kommt es nicht zu**

(A) einem Absinken der Glucose-Clearance
(B) einem Anstieg der Glucose-Konzentration im Endurin
(C) einer osmotischen Diurese
(D) einem Anstieg der glomerulär filtrierten Glucosemenge auf das 8fache
(E) einem Anstieg der tubulär resorbierten Glucosemenge

F00 ■

→ **9.52 Der mengenmäßig wichtigste Träger der Stickstoffausscheidung im Harn ist:**

(A) Harnsäure
(B) Harnstoff
(C) Kreatinin
(D) NH_4^+
(E) Glutamin

F96 ■

→ **9.53 Die Konzentration von Harnstoff ist im arteriellen Plasma (Pa), im renal-venösen Plasma (Prv) und im Endurin (U) unterschiedlich.**
Welche Reihenfolge trifft zu?

(A) Pa < Prv < U
(B) Prv < U < Pa
(C) Prv < Pa < U
(D) U < Pa < Prv
(E) Pa < U < Prv

F04 ■

→ **9.54 Welche Aussage zum Harnstoff trifft zu?**

(A) Er wird im proximalen Tubulus der Niere sezerniert.
(B) Entlang des proximalen Tubulus sinkt seine luminale Konzentration ab.
(C) Bei Antidiurese diffundiert Harnstoff leichter aus dem Sammelrohr in die Henle-Schleife als bei Wasserdiurese.
(D) Seine fraktionelle Ausscheidung im Harn ist größer als die von Kreatinin.
(E) Seine fraktionelle Ausscheidung im Harn ist bei Antidiurese größer als bei Wasserdiurese.

F95

→ **9.55 Bei einer glomerulären Filtrationsrate (GFR) von 200 l/d und einem Harnzeitvolumen von 2 l/d sei die Harnstoffkonzentration im Urin 50mal so hoch wie im Plasma.**
Wieviel der filtrierten Harnstoffmenge ist resorbiert worden?

(A) 1%
(B) 2%
(C) 20%
(D) 50%
(E) 98%

F01

→ **9.56 Welche der folgenden Aussagen zum Verhalten von Harnsäure (pK_s-Wert = 5,5) in der Niere trifft nicht zu?**

(A) Die Ausscheidung von Harnsäure (einschließlich Urat) beträgt etwa 90 % der filtrierten Menge.
(B) Bei einem Harn-pH-Wert von 4,5 wird Harnsäure überwiegend undissoziiert im Urin ausgeschieden.
(C) Harnsäure (einschließlich Urat) wird tubulär sowohl resorbiert als auch sezerniert.
(D) Die filtrierte Menge an Harnsäure (einschließlich Urat) steigt, wenn im Körper vermehrt Purine abgebaut werden.
(E) Bei 1,8 L Endharn pro Tag ist die Konzentration der Harnsäure (einschließlich Urat) im Endharn höher als im Plasma.

H96 ■

→ **9.57 Welche der folgenden Aussagen zur Nierenfunktion trifft nicht zu?**

(A) Der weit überwiegende Teil der H^+-Sekretion im Nephron dient der Bicarbonat-Rückresorption.
(B) Durch die H^+-Sekretion kann die Flüssigkeit am Ende des proximalen Tubulus einen pH-Wert unter 7,0 erreichen.
(C) Bei Hemmung der H^+-Sekretion im proximalen Tubulus (z. B. durch Carboanhydrasehemmer) wird die Na^+-Rückresorption gehemmt.
(D) Die im proximalen Tubulus reabsorbierte Na^+-Menge pro Zeit ist von der glomerulären Filtrationsrate unabhängig.
(E) Der pH-Wert des Endharns kann unter 5,0 absinken.

9.51 (A) 9.52 (B) 9.53 (C) 9.54 (C) 9.55 (D) 9.56 (A) 9.57 (D)

H03 ■■

→ 9.58 Welche Aussage zur HCO_3^--Resorption im proximalen Nierentubulus trifft zu?

(A) Bei einer respiratorischen Alkalose wird von der filtrierten HCO_3^--Menge ein kleinerer Teil als beim normalen Blut-pH-Wert resorbiert.
(B) Sie steigt bei Hemmung des Na^+/H^+-Antiporters der luminalen Membran des proximalen Tubulus.
(C) Sie steigt bei Gabe von Carboanhydrase-Hemmern (z. B. Acetazolamid).
(D) HCO_3^- wird an der luminalen Zellmembran mit Na^+ kotransportiert.
(E) Täglich werden höchstens etwa 400 mmol HCO_3^- resorbiert.

F99 ■

→ 9.59 Abgebildet ist eine Zelle des proximalen Tubulus der Niere mit zwei ihrer Carrier.

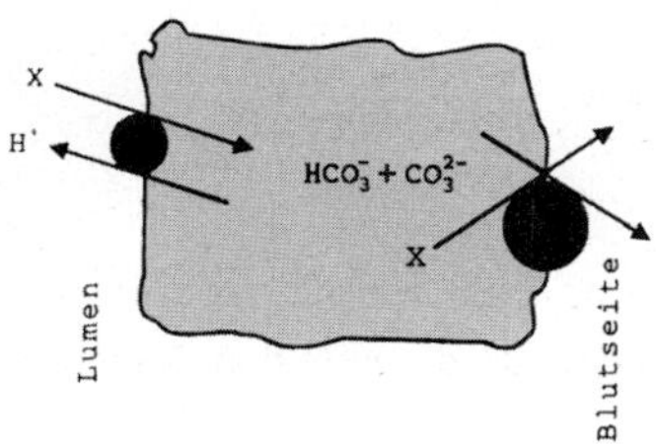

Welche Substanz ist X?

(A) basische Aminosäure
(B) p-Aminohippurat
(C) Glucose
(D) Na^+
(E) K^+

F97

→ 9.60 Welche Aussage trifft <u>nicht</u> zu?
Wenn die H^+-Sekretion in der Niere akut gehemmt wird, so

(A) steigt die renale Bicarbonat-Ausscheidung
(B) steigt der Urin-pH-Wert
(C) steigt die Ausscheidung sog. titrierbarer Säure
(D) sinkt die proximaltubuläre Na^+-Reabsorption
(E) kommt es zu einer nicht-respiratorischen Azidose

F00 ■

→ 9.61 Welche Aussage zum renalen Verhalten von Ammoniak (NH_3) und Ammoniumionen (NH_4^+) trifft <u>nicht</u> zu?

(A) Sie werden im proximalen Tubulus aus Harnstoff gebildet.
(B) NH_3 diffundiert leichter durch die Tubuluszellmembran als NH_4^+.
(C) Im Harn ist wesentlich mehr NH_4^+ enthalten als NH_3.
(D) Bei gemischter Kost ist ihre gemeinsame Konzentration ($NH_3 + NH_4^+$) im Lumen des endproximalen Tubulus wesentlich größer als im Plasma.
(E) Ihre gemeinsame Konzentration ($NH_3 + NH_4^+$) ist im Interstitium des Nierenmarks wesentlich größer als in dem der Nierenrinde.

H98 ■

→ 9.62 Welche Aussage zur Rolle der Niere im Säure-Basen-Haushalt trifft zu?

(A) Im proximalen Tubulus kann der pH-Wert im Tubuluslumen auf unter 5 absinken.
(B) Die NH_4^+-Ausscheidung kann sich bei nicht-renalen Azidosen auf ein Mehrfaches erhöhen.
(C) Die Menge der als „titrierbare Säure" ausgeschiedenen Protonen kann sich bei einer renal-tubulären Azidose auf mehr als das Fünffache erhöhen.
(D) Etwa 40% des glomerulär filtrierten HCO_3^- werden im medullären Sammelrohr rückresorbiert.
(E) Die Säureausscheidung mit dem Harn ist bei normaler Mischkost niedriger als bei vegetarischer Ernährung.

9.2.6 Harnkonzentrierung

F97 ■

→ 9.63 Wo in der Niere weicht bei Antidiurese die Osmolalität am meisten von der des Plasmas ab?

(A) im Lumen des proximalen Tubulus
(B) im Nierenbecken
(C) in der Bowmanschen Kapsel
(D) im Interstitium der Nierenrinde
(E) im Lumen des spät-distalen Tubulus

9.58 (A) 9.59 (D) 9.60 (C) 9.61 (A) 9.62 (B) 9.63 (B)

H00 ■

→ 9.64 Die Na^+-Konzentration

(A) kann im Endharn bei Antidiurese auf etwa das 4fache der Plasmakonzentration steigen
(B) ist im Tubulusharn, der die Macula densa passiert, deutlich geringer als die im Blutplasma
(C) sinkt im Tubulusharn im Verlauf des proximalen Konvoluts um 60–70 % ab
(D) kann im Tubulusharn des proximalen Tubulus bei osmotischer Diurese (z. B. infolge einer Hyperglykämie) ein Vielfaches des Normalwertes betragen
(E) sinkt im Endharn selbst bei starker Wasserdiurese nicht unter die Plasmakonzentration ab

F02 ■

→ 9.65 Die Osmolalität

(A) des Blutplasma in den Vasa recta der Nierenpapille und in der Nierenarterie ist etwa gleich groß
(B) im Nierenmark-Interstitium steigt nach Gabe eines Schleifendiuretikums (z. B. Furosemid)
(C) der Tubulusflüssigkeit an der Macula densa ist geringer als die des arteriellen Plasmas
(D) der Tubulusflüssigkeit steigt entlang des proximalen Konvoluts auf etwa das Dreifache an
(E) des Endurins ist bei Adiuretin-Mangel (Diabetes insipidus) höher als normal

F01 ■

→ 9.66 Welche Aussage zu Stoffkonzentrationen im Harn trifft zu?

(A) Bei fleischreicher Ernährung ist die HCO_3^--Konzentration im Harn größer als im Plasma.
(B) Bei Antidiurese ist die K^+-Konzentration im Harn größer als im Plasma.
(C) Die NaCl-Konzentration im Harn kann 600 mmol/L betragen.
(D) Die H^+-Ionenkonzentration im Harn kann 10^{-3} mol/L erreichen.
(E) Die Kreatininkonzentration im Harn ist 2–8mal so hoch wie im Plasma.

H99 ■

→ 9.67 Abgebildet ist eine Zelle des dicken aufsteigenden Teils der Henle-Schleife der Niere mit ihrem Symport-Carrier in der luminalen Membran.

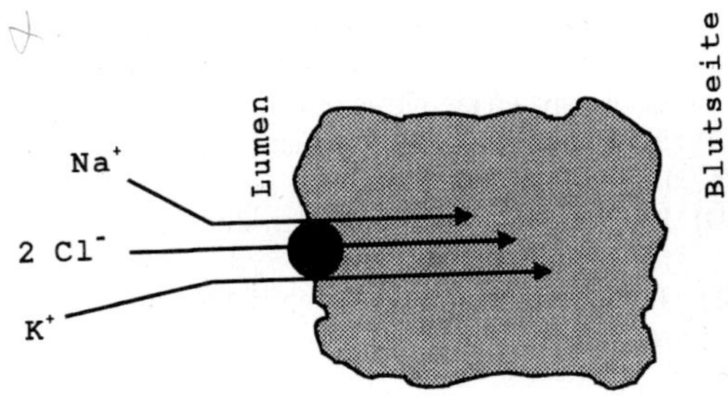

Von den drei gezeigten Ionenarten wird über den Symport-Carrier in die Zelle transportiert

(A) Na^+ primär-aktiv
(B) Na^+ sekundär-aktiv
(C) K^+ primär-aktiv
(D) Cl^- sekundär-aktiv
(E) Cl^- passiv

F01 ■

→ 9.68 Welche Aussage zur dargestellten Nierentubuluszelle trifft zu?

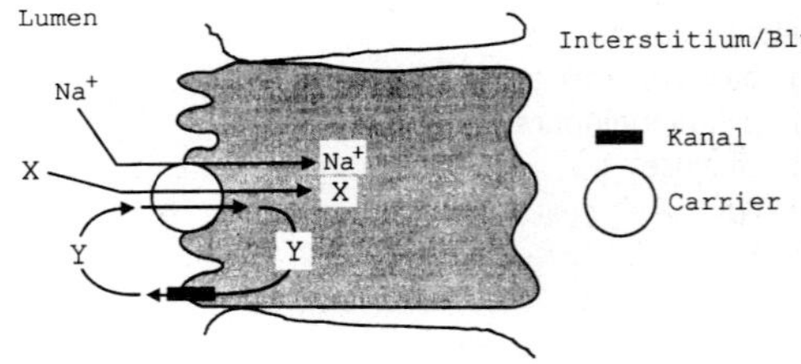

(A) $X = H^+$; $Y = K^+$
(B) $X = 2\,Cl^-$; $Y = K^+$
(C) Es handelt sich um eine proximale Tubuluszelle.
(D) $X = K^+$; Y = p-Aminohippurat
(E) $X = H^+$; $Y = NH_3$

F03

→ 9.69 Die fraktionelle Ausscheidung (FE) von Ca^{2+} in der Niere

(A) erhöht sich bei erhöhten Parathormon-Konzentrationen im Plasma
(B) sinkt, wenn das transepitheliale Potential im dicken aufsteigenden Schenkel der Henle-Schleife absinkt
(C) steigt bei Gabe von Schleifendiuretika (z. B. Furosemid)
(D) beträgt ca. 25–45 %
(E) wird vor allem durch Aldosteron gesteuert

9.64 (B) 9.65 (C) 9.66 (B) 9.67 (D) 9.68 (B) 9.69 (C)

H98

→ **9.70 Adiuretin (ADH) wirkt vor allem deswegen antidiuretisch, weil es**
(A) im medullären Sammelrohr den Einbau von Wasserkanälen in die luminale Membran bewirkt
(B) die aktive NaCl-Resorption im Sammelrohr aktiviert
(C) den Einbau von Wasserkanälen in die basolaterale Membran des distalen Tubulus bewirkt
(D) im proximalen Tubulus die luminale Osmolalität erhöht
(E) die Schlußleisten (Tight junctions) des medullären Sammelrohrepithels öffnet

H03

→ **9.71 Ein Patient scheidet große Mengen eines stark hypotonen Urins aus.**
Welcher der folgenden Mechanismen ist eine denkbare Ursache für diesen Befund?
(A) vermehrte Sekretion von Adiuretin
(B) genetischer Defekt von (V_2-)Rezeptoren für Adiuretin in Epithelzellen des Sammelrohrs
(C) Glucosurie bei Diabetes mellitus
(D) Renin-produzierender Tumor
(E) vermehrte Atriopeptinfreisetzung aus den Vorhöfen des Herzens

F99

→ **9.72 Wird bei zuvor ausgeglichenem Wasser- und Salzhaushalt 1 l Trinkwasser getrunken, so**
(A) sinkt die Kreatinin-Konzentration im Urin
(B) wird in der Niere vermehrt Renin ausgeschüttet
(C) vermindert sich der Druck im rechten Vorhof
(D) steigt die Harnstoff-Konzentration im Urin
(E) erhöht sich der Hämatokrit

H01 ■

→ **9.73 Welche Aussage zur dargestellten Zelle aus dem Sammelrohr der Niere trifft zu?**

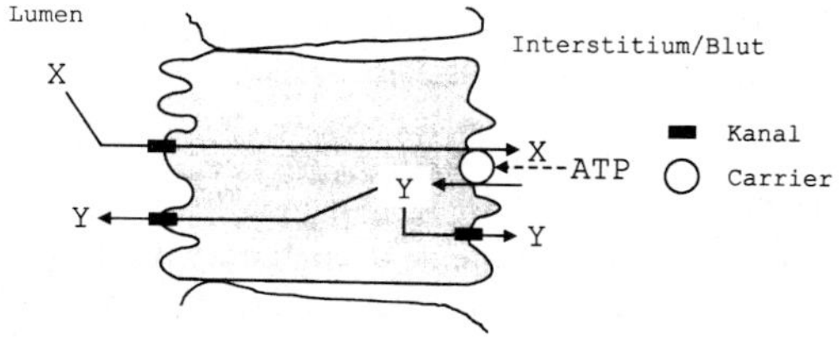

(A) X = Na^+; Y = K^+
(B) X = Cl^-; Y = K^+
(C) X = Cl^-; Y = HCO_3^-
(D) X = K^+; Y = Na^+
(E) X = H^+; Y = K^+

9.2.7 Globale Nierenfunktion und Regulation

9.2.8 Stoffwechsel und Hormonbildung

F03 ■■

→ **9.74 Welche Aussage zum Angiotensin II trifft <u>nicht</u> zu?**
(A) Es ist ein Peptidhormon.
(B) Es entsteht aus Renin.
(C) Es führt zu einer Kontraktion der glatten Gefäßmuskulatur.
(D) Es stimuliert die Aldosteronsekretion.
(E) Es wirkt über Membranrezeptoren.

F93

→ **9.75 Öffnen sich vermehrt Na^+-Kanäle in der luminalen Membran des Sammelrohrs der Niere, so wird im Sammelrohr**
(A) vermehrt Na^+ ins Lumen sezerniert
(B) das transepitheliale Potential lumenpositiver
(C) vermehrt D-Glucose resorbiert
(D) die luminale Membran hyperpolarisiert
(E) die basolaterale Na^+/K^+-ATPase aktiviert

F98

→ **9.76 Aldosteron**
(A) erniedrigt die Na^+-Resorption in den Sammelrohren der Niere
(B) wird vorwiegend in der Zona reticularis der Nebennierenrinde gebildet
(C) ist ein Glucocorticoid
(D) ist synonym mit Corticosteron
(E) erhöht das Lumen-negative, transepitheliale Potential in den Sammelrohren der Niere

H94 ■

→ **9.77 Die Aldosteronsekretion wird gesteigert bei**
(A) kaliumreicher Kost
(B) natriumreicher Kost
(C) vermehrter ADH-Sekretion
(D) Hypervolämie
(E) hypertoner Hyperhydratation

9.70 (A) 9.71 (B) 9.72 (A) 9.73 (A) 9.74 (B) 9.75 (E) 9.76 (E) 9.77 (A)

H98 ■

→ **9.78 Welche Aussage trifft nicht zu?**
Die K^+-Sekretion in den Verbindungsstücken und Sammelrohren der Niere

(A) kann die mit dem Harn ausgeschiedene K^+-Menge über die filtrierte K^+-Menge anheben
(B) steigt, wenn in stromaufwärts gelegenen Tubulusabschnitten die Na^+-Resorption (z. B. durch Diuretika) gehemmt wird
(C) steigt bei einem Anstieg der K^+-Plasmakonzentration
(D) ist um so geringer, je höher dort die Na^+-Resorption ist
(E) kann durch Aldosteron-Antagonisten gehemmt werden

H01

→ **9.79 Eine Hyperkaliämie tritt am ehesten auf bei**

(A) akuter Azidose
(B) Aldosteronüberproduktion
(C) Behandlung mit einem Schleifendiuretikum (z. B. Furosemid)
(D) schwerer Diarrhö
(E) Erbrechen

H02

→ **9.80 Die Zellen der Pars convoluta des distalen Nierentubulus**

(A) besitzen einen Cl^--Carrier, der durch Aldosteronantagonisten (z. B. Spironolacton) gehemmt wird
(B) besitzen Na^+-Kanäle in ihrer basolateralen Membran
(C) resorbieren etwa 50 % des glomerulär filtrierten HCO_3^-
(D) resorbieren etwa 50 % des glomerulär filtrierten Na^+
(E) resorbieren Na^+ und Cl^- mit dem gleichen luminalen Carrier

F02

→ **9.81 Die fraktionelle Ausscheidung (= FE = fraktionelle Exkretion) im Harn**

(A) von PAH steigt mit zunehmender PAH-Plasmakonzentration
(B) von Na^+ ist im Mittel höher als die von K^+
(C) von Ca^{2+} sinkt bei steigenden Parathyrin-Plasmakonzentrationen
(D) von Harnsäure beträgt fast 100 %
(E) von Harnstoff ist etwa so groß wie die von Inulin

F00 ■

→ **9.82 Stimulierend auf die renale Reninausschüttung wirkt nicht:**

(A) eine Minderdurchblutung der Niere (z. B. durch Stenose der A. renalis)
(B) eine Aktivierung renaler β-Adrenozeptoren
(C) ein Absinken des arteriellen Mitteldrucks unter 70 mmHg
(D) eine erhöhte Plasma-Aldosteronkonzentration
(E) eine ausgeprägte Hypovolämie

F97 ■

→ **9.83 Renin**

(A) verwandelt Angiotensin I in Angiotensin II
(B) senkt den systemischen Blutdruck
(C) ist ein Synonym für Angiotensinogen
(D) wird vermehrt sezerniert, wenn der arterielle Mitteldruck auf 55 mmHg abgesunken ist
(E) wird in der Niere aus 25-OH-Cholecalciferol gebildet

H03

→ **9.84 Bei einem Patienten mit Bluthochdruck wird eine starke Verengung im Bereich der rechten Arteria renalis festgestellt.**
Zu diesem Krankheitsbild passt am besten eine verminderte Plasmakonzentration von

(A) Aldosteron
(B) Renin
(C) Angiotensin II
(D) Kalium
(E) Natrium

F98 ■

→ **9.85 Welche Aussage trifft nicht zu?**
Der atriale natriuretische Faktor (Atriopeptin)

(A) wird in Zellen des Herzvorhofs gespeichert
(B) wird bei vermehrter Herzvorhofdehnung ins Blut abgegeben
(C) steigert die glomeruläre Filtrationsrate
(D) hemmt die Freisetzung von Renin in der Niere
(E) stimuliert die Aldosteronsekretion

F00 ■

→ **9.86 Welcher der folgenden Mechanismen dient nicht der Stabilisierung des arteriellen Blutdrucks bei Volumenmangel?**

(A) Ausschüttung von Atriopeptin
(B) Bildung von Angiotensin II
(C) Ausschüttung von Aldosteron
(D) Ausschüttung von Adiuretin (ADH)
(E) Erhöhung des totalen peripheren Widerstandes (TPR)

9.78 (D) 9.79 (A) 9.80 (E) 9.81 (C) 9.82 (D) 9.83 (D) 9.84 (D) 9.85 (E) 9.86 (A)

F03 ■

→ **9.87 Bei einer akuten Hypervolämie nach Trinken isotoner Elektrolytlösung erfolgt am ehesten:**
(A) positive tubuloglomeruläre Rückkopplung
(B) Abnahme der renalen Filtrationsfraktion
(C) Zunahme der Aktionspotentialfrequenz in renalen Sympathikusfasern
(D) Abfall des interstitiellen osmotischen Gradienten im Nierenmark
(E) Hemmung der Atriopeptinsekretion

H03

→ **9.88 Bei einem Säugling wird ein genetischer Defekt der epithelialen Na^+-Kanäle (ENaC) im Sammelrohr der Niere diagnostiziert. Dieser Defekt hat zur Folge, dass die Na^+-Kanäle eine nicht regelbare, konstant hohe Offenwahrscheinlichkeit besitzen (Liddle-Syndrom).**
Welcher der Befunde ist als Folge dieses Defekts am wahrscheinlichsten?
(A) hohe Aldosteronausschüttung
(B) Hyperkaliämie
(C) Hypokaliämie
(D) Azidose
(E) hohe Plasma-Reninkonzentrationen

H97

→ **9.89 Welche Aussage trifft nicht zu?**
Eine Hemmung der renalen Carboanhydratase (z. B. durch Acetazolamid)
(A) vermindert die proximal-tubuläre Na^+-Resorption
(B) erhöht die proximal-tubuläre H^+-Sekretion
(C) erhöht den HCO_3^--Gehalt des Harns
(D) führt zu einer Diurese
(E) hat eine Senkung des Blut-pH-Wertes zur Folge

F99 ■

→ **9.90 Welche Aussage trifft nicht zu?**
Bei einer chronischen Verminderung der glomerulären Filtrationsrate auf 10% der Norm
(A) bleibt die Harnstoff-Konzentration im Plasma im Norm-Bereich
(B) ist die Kreatinin-Konzentration im Plasma erhöht
(C) beträgt die Inulin-Clearance bei einem 70 kg schweren jungen Mann etwa 8–16 ml/min
(D) ist der Blut-pH-Wert gewöhnlich niedriger als 7,4
(E) kann hohe Kochsalzzufuhr zu interstitiellen Ödemen führen

F99

→ **9.91 Was gehört bei drohendem hämorrhagischen Schock nicht zu den Kompensationsmechanismen?**
(A) arterielle Vasokonstriktion in Haut, Niere und Magen-Darm-Trakt
(B) vermehrte Ausschüttung von Adiuretin (ADH)
(C) Flüssigkeitsverschiebung aus dem Interstitium in den Intravasalraum
(D) verminderte Ausschüttung von Renin
(E) Venokonstriktion

9.2.9 Ableitende Harnwege

H92

→ **9.92 Stoffe, die im Harn schlecht löslich sind, können Harnsteine bilden.**
Welche der folgenden Verbindungen bildet keine Harnsteine?
(A) Harnsäure
(B) Oxalat
(C) Harnstoff
(D) Zystin
(E) Urat

Fragen aus dem Examen Herbst 2004

H04 ■

→ **9.93 Zur Autoregulation der Nierendurchblutung trägt vor allem folgender Mechanismus bei:**
(A) reflektorische Aktivierung der vasokonstriktorischen sympathischen Nervenfasern
(B) reflektorische Hemmung der vasokonstriktorischen sympathischen Nervenfasern
(C) Ausschüttung von Adrenalin aus dem Nebennierenmark
(D) druckbedingte Kontraktion der glatten Muskulatur der präglomerulären Nierengefäße
(E) Dilatation der Glomeruluskapillaren

H04 ■

→ **9.94 Die Zellen des proximalen Nierentubulus**
(A) resorbieren mehr als 80 % des glomerulär filtrierten HCO_3^-
(B) resorbieren weniger als 50 % des glomerulär filtrierten Na^+
(C) resorbieren Na^+ und Cl^- mit dem gleichen luminalen Carrier
(D) besitzen einen Cl^--Carrier, durch dessen Hemmung Aldosteron-Antagonisten (z. B. Spironolacton) diuretisch wirken
(E) besitzen Na^+-Kanäle in ihrer baso-lateralen Membran

9.87 (D) 9.88 (C) 9.89 (B) 9.90 (A) 9.91 (D) 9.92 (C) 9.93 (D) 9.94 (A)

H04

→ **9.95 Erhöhter arterieller Mitteldruck kann zu einer verstärkten Diurese (Druckdiurese) führen.
Die Ursache dafür ist von den folgenden Mechanismen vor allem:**

(A) verstärkte Autoregulation der Nierengefäße
(B) verstärkte Durchblutung des Nierenmarkes
(C) erhöhte Osmolalität im Nierenmark
(D) erniedrigter Perfusionsdruck in den Glomerula
(E) erniedrigter Druck in den Vasa efferentia

H04

→ **9.96 Bei einem Harnzeitvolumen von 1,00 L/Tag und einer Harnosmolalität, die $^3/_4$ der Plasmaosmolalität ausmacht, beträgt die Ausscheidung „freien" Wassers pro Zeit („Freiwasserclearance" C_{H_2O}) etwa**

(A) −0,75 L/Tag
(B) −0,25 L/Tag
(C) 0,00 L/Tag
(D) 0,25 L/Tag
(E) 0,75 L/Tag

H04 ■

→ **9.97 Ein 12-jähriger Junge wird von seiner Mutter zum Arzt gebracht. Sie berichtet, dass ihr Sohn seit mehreren Wochen über starken Durst klagt und täglich mehrere Liter Wasser trinkt, obwohl er sich weder körperlich besonders anstrengt noch heißes Wetter herrscht.
Der Arzt stellt die Verdachtsdiagnose Diabetes mellitus.
Welcher Befund würde <u>am wenigsten</u> zu dieser Diagnose passen?**

(A) Glucosurie
(B) Hyperglykämie
(C) Hyperventilation
(D) nichtrespiratorische Azidose
(E) Harnosmolalität 100 mosm/kg H_2O

10 Hormonale Regulationen

10.1 Grundlagen und Allgemeines

F97 ■■

→ **10.1 Für welches der folgenden Hormone ist <u>kein</u> Releasing-Hormon bekannt?**

(A) TSH
(B) FSH
(C) Adiuretin (ADH)
(D) ACTH
(E) LH (ICSH)

H00 ■■

→ **10.2 Überwiegend im Hypophysenhinterlappen wird sezerniert**

(A) Dopamin
(B) Oxytocin
(C) POMC (Proopiomelanocortin)
(D) MSH (Melanozyten-stimulierendes Hormon)
(E) Prolactin

H99 ■■

→ **10.3 Überwiegend im Hypophysenvorderlappen wird sezerniert**

(A) Adiuretin
(B) Oxytocin
(C) Somatostatin
(D) Thyroliberin
(E) Prolactin

F03 ■

→ **10.4 Adiuretin (ADH) bewirkt am ehesten:**

(A) verminderte Rückresorption von Wasser im Sammelrohr
(B) Vasodilatation von Widerstandsgefäßen in der Haut
(C) Freisetzung von ACTH in der Hypophyse
(D) Hemmung der renalen K^+-Sekretion
(E) Milch-Ejektion

9.95 (B) 9.96 (D) 9.97 (E) 10.1 (C) 10.2 (B) 10.3 (E) 10.4 (C)

H99

10.5 Welche Aussage zu Dopamin trifft nicht zu?

(A) Es ist eine Vorstufe bei der Synthese von Noradrenalin.
(B) Bei Bindung an D_1-Rezeptoren erhöht es die intrazelluläre cAMP-Konzentration.
(C) Als Transmitter freigesetztes Dopamin wird im synaptischen Spalt durch Monoaminoxidase inaktiviert.
(D) Es hemmt die Prolactin-sezernierenden Zellen der Hypophyse.
(E) Dopaminrezeptoren aktivieren G-Proteine.

F95 ■

10.6 Welche Aussage trifft nicht zu?

Somatostatin (SIH)

(A) wird im Hypothalamus gebildet
(B) wird in den D-Zellen der Pankreasinseln gebildet
(C) hemmt die Insulinsekretion
(D) hemmt die Gastrinfreisetzung
(E) fördert die Glukagonsekretion

H97

10.7 Welches der folgenden Hormone wird in der hormonproduzierenden Zelle nicht gespeichert?

(A) Adrenocorticotropes Hormon (ACTH)
(B) Adiuretin (ADH)
(C) Aldosteron
(D) Insulin
(E) Noradrenalin

F99

10.8 Welches der folgenden Hormone vermittelt seine Wirkung nicht durch Bindung an einen intrazellulären Rezeptor?

(A) Cortisol
(B) Aldosteron
(C) Triiodthyronin (T_3)
(D) Adrenalin
(E) Östradiol

F99

10.9 Welche der folgenden Substanzen wird im Blut vorwiegend an Plasmaproteine gebunden transportiert?

(A) Adrenalin
(B) CO_2
(C) Thyroxin (T_4)
(D) Glucose
(E) Harnstoff

10.2 Wasser- und Elektrolythaushalt

F02 ■

10.10 Welche Aussage über ADH (Adiuretin) trifft nicht zu?

(A) ADH bzw. sein Vorläufermolekül wird im Hypothalamus synthetisiert.
(B) ADH bzw. sein Vorläufermolekül wird durch axonalen Transport vom Bildungsort abtransportiert.
(C) Es wird im Hypophysenhinterlappen gespeichert.
(D) Seine Ausschüttung steigt bei hypovolämischem Schock.
(E) Es bewirkt eine vermehrte Wasserresorption im proximalen Konvolut des Nierentubulus.

F98 ■

10.11 Welche Aussage trifft nicht zu?
Das antidiuretische Hormon (ADH, Adiuretin)

(A) bewirkt eine Erhöhung der Harnosmolalität
(B) kann vasokonstriktorisch wirken
(C) wird vor allem in den Nierenglomeruli gebildet
(D) senkt die Ausscheidung von sog. freien Wasser
(E) wird vermehrt sezerniert, wenn die Plasmaosmolalität über den Normalwert ansteigt

F02 ■

10.12 Welche Aussage zum ADH (Adiuretin) trifft nicht zu?

(A) Es kann vasokonstriktorisch wirken.
(B) Es wirkt antidiuretisch über V_2-Rezeptoren.
(C) Es stimuliert die Sekretion von ACTH (Corticotropin) in der Adenohypophyse.
(D) Es wird durch Exozytose freigesetzt.
(E) Dehnung der Herzvorhöfe stimuliert die ADH-Ausschüttung.

F04 ■

10.13 Welche der folgenden Veränderungen ist am wahrscheinlichsten durch einen Hypoaldosteronismus (Aldosteron-Mangel) verursacht?

(A) erhöhte Kaliumkonzentration im Blutplasma
(B) erhöhte Natriumkonzentration im Blutplasma
(C) erhöhtes Volumen der Extrazellularflüssigkeit
(D) erhöhter (system-arterieller) Blutdruck
(E) nicht-respiratorische Alkalose

10.5 (C) 10.6 (E) 10.7 (C) 10.8 (D) 10.9 (C) 10.10 (E) 10.11 (C) 10.12 (E) 10.13 (A)

H01 ■

→ **10.14 Eine vermehrte Freisetzung von Aldosteron wird nicht ausgelöst durch**
(A) Senkung des renalen Perfusionsdrucks
(B) Hypovolämie
(C) medikamentöse Hemmung des Angiotensin-Converting-Enzyms
(D) Steigerung der Aktivität renaler Sympathikusfasern
(E) Kaliumanstieg im Plasma

F04 ■

→ **10.15 Als Reaktion auf eine Abnahme des extrazellulären Flüssigkeitsvolumens (isoosmotische Bedingungen) mit arterieller Hypotonie**
(A) steigt die Sekretion von Adiuretin (ADH)
(B) sinkt die Aldosteronkonzentration im Blutplasma
(C) steigt die Freisetzung von Atriopeptin (ANP) aus dem Herzen
(D) sinkt die Reninsekretion
(E) steigt die Aktivität von B-Rezeptoren im rechten Vorhof

H00 ■

→ **10.16 Eine Hypervolämie mit Blutdruckanstieg stimuliert die Freisetzung von**
(A) Atriopeptin
(B) Aldosteron
(C) Adiuretin
(D) Renin
(E) Adrenalin

H00 ■

→ **10.17 Nimmt das extrazelluläre Flüssigkeitsvolumen deutlich ab, so steigt nicht**
(A) die Reninkonzentration im Blut
(B) die Angiotensin-II-Konzentration im Blut
(C) der renale Strömungswiderstand
(D) die Na^+-Ausscheidung im Urin
(E) die K^+-Ausscheidung im Urin

F01

→ **10.18 Was ist keine Folge von chronischem Erbrechen?**
(A) Hypokaliämie
(B) Hypovolämie
(C) Hemmung der Renin-Ausschüttung
(D) nicht-respiratorische Alkalose
(E) Anstieg der HCO_3^--Konzentration im Harn
(F)

H03 ■

→ **10.19 Welche Aussage zum Parathyrin (PTH) trifft zu?**
(A) PTH hemmt die Osteoklastenfunktion.
(B) PTH fördert die Bildung von 1,25-Dihydroxycholecalciferol (Calcitriol).
(C) PTH hemmt die renale Ca^{2+}-Resorption.
(D) PTH steigert die renale Phosphat-Resorption.
(E) Die Sekretion von PTH wird durch Hypokalzämie gehemmt.

H95 ■

→ **10.20 Welche Aussage zum Calcium-Bestand des Körpers trifft nicht zu?**
(A) $\leq$ 1% der gesamten Calcium-Menge ist in der Extrazellulärflüssigkeit gelöst.
(B) Die Calcium-Gesamtkonzentration im Plasma beträgt etwa 2,5 mmol/l.
(C) Weniger als 2/3 der Calcium-Menge im Plasma sind frei filtrierbar.
(D) Vom frei filtrierbaren Plasma-Calcium ist weniger als die Hälfte komplex gebunden.
(E) Der proteingebundene Anteil des Calcium in den Körperflüssigkeiten sinkt bei einer Alkalose.

F01

→ **10.21 Welche Aussage zur Hypokalzämie trifft zu?**
(A) Sie hemmt die Ausschüttung von Parathyrin (= PTH).
(B) Sie fördert die Ausschüttung von Calcitonin.
(C) Sie löst eine hormonell gesteuerte Entmineralisierung des Knochens aus.
(D) Sie hemmt die Bildung von Calcitriol (= 1,25-$[OH]_2$-Cholecalciferol = D-Hormon).
(E) Sie führt über längere Zeit zu einem Hypoparathyreodismus.

H97

→ **10.22 Für Calcitonin trifft nicht zu?**
(A) Es wird überwiegend in der Schilddrüse gebildet.
(B) Seine Plasmakonzentration ist bei Hyperkalzämie erniedrigt.
(C) Es hemmt die Osteoklastentätigkeit im Knochen.
(D) Es beeinflußt die renale Phosphatausscheidung.
(E) Es ist ein Peptidhormon.

F03

→ **10.23 Welches der folgenden Ereignisse ist eine typische Wirkung von Calcitriol (D-Hormon)?**
(A) Stimulation der Sekretion von Parathormon
(B) erniedrigte renale Ca^{2+}-Reabsorption
(C) erhöhte Ca^{2+}-Aufnahme im Dünndarm
(D) reduzierte renale Phosphat-Reabsorption
(E) Osteomalazie (Knochenerweichung)

H01

→ **10.24 Welches ist der hauptsächliche Bildungsort von Calcitriol (1,25-Dihydroxycholecalciferol) aus seiner Vorstufe 25-Hydroxycholecalciferol?**
(A) Leber
(B) Nebennierenrinde
(C) Epithelkörperchen
(D) Niere
(E) Knochenmark

F04 ■

→ **10.25 Bei einem Kleinkind kommt es während der lichtarmen Wintermonate zu Verkalkungsstörungen des Schädelknochens und anderer Skelettanteile. Bei der Verdachtsdiagnose Vitamin-D-Mangel-Rachitis ist am ehesten zu erwarten:**
(A) hohe Aldosteronausschüttung
(B) verminderte Ca^{2+}-Absorption im Darm
(C) erhöhte Calcitriol-Plasmakonzentration
(D) verminderte renale Phosphatclearance
(E) verminderte Sekretion von PTH (Parathormon)

H00 ■

→ **10.26 Welche Aussage über die Konzentration freier Ca^{2+}-Ionen trifft nicht zu?**
(A) Sie steigt in den Muskelzellen der Darmwand, wenn diese gedehnt wird.
(B) Im Blutplasma macht sie etwa die Hälfte der dortigen Gesamt-Ca^{2+}-Konzentration aus.
(C) Im Blutplasma erniedrigt sie sich, wenn dort der pH-Wert sinkt.
(D) Im Blutplasma erhöht sie sich bei verstärkter Sekretion von Parathyrin (PTH).
(E) Im Zytosol ist sie wesentlich kleiner als extrazellulär.

10.3 Energiehaushalt und Wachstum

F04 ■

→ **10.27 Die Schilddrüse bildet nicht:**
(A) Calcitonin
(B) thyroxinbindendes Globulin
(C) Thyreoglobulin
(D) Thyroxin
(E) Diiodtyrosylreste

H03

→ **10.28 Welche Aussage zum Thyreotropin (TSH) trifft zu?**
(A) TSH wird im Hypothalamus gebildet.
(B) Bei Iodmangel hemmt TSH die Kropfbildung.
(C) Thyreoglobulin hemmt die TSH-Synthese.
(D) Die TSH-Sekretion wird durch Somatostatin (SIH) gehemmt.
(E) Die TSH-Sekretion wird durch Prolactin stimuliert.

F04 ■

→ **10.29 Eine verminderte Sekretion (und Plasmakonzentration) von Thyrotropin (TSH)**
(A) ist typisch bei Iodmangel
(B) bewirkt Enthemmung des Schilddrüsenwachstums
(C) führt zu Anstieg der cAMP-Konzentration in den follikulären Schilddrüsenzellen
(D) ist typisch bei autonomem Adenom der Schilddrüse
(E) ist typisch bei primärer Hypothyreose

H99 ■■

→ **10.30 Welche Aussage zu den Schilddrüsenhormonen T_3 und T_4 trifft nicht zu?**
(A) T_4 wird nur in der Schilddrüse gebildet.
(B) T_3 entsteht hauptsächlich außerhalb der Schilddrüse.
(C) T_4 wird im Blut überwiegend an Plasmaproteine gebunden transportiert.
(D) T_3 wird in extrathyreoidalen Zellen an Protein gebunden.
(E) T_3 wirkt in extrathyreoidalen Zellen nach Umwandlung in T_4.

H98

→ **10.31 Welcher Hormonstoffwechselschritt findet im Organismus statt?**
(A) $T_4 \rightarrow rT_3$
(B) $T_3 \rightarrow rT_3$
(C) D-Hormon → Hydroxycholecalciferol
(D) Cortisol → Hydroxycorticosteron
(E) Progesteron → Pregnenolon

H98 ■

→ **10.32 Welche Aussage zu den Schilddrüsenhormonen trifft nicht zu?**
(A) Sie erhöhen in vielen Organen den O_2-Verbrauch.
(B) Sie sind für die Reifung des Nervensystems essentiell.
(C) Sie schwächen am Herzen die Sympathikuswirkungen ab.
(D) Sie erhöhen die Thermogenese.
(E) Sie stimulieren den Kohlenhydratstoffwechsel.

H97 ■

→ **10.33 Ein Jodmangel kann nicht zur Folge haben:**
(A) Senkung der Thyreotropin-Plasmakonzentration
(B) Senkung der Trijodthyronin-Plasmakonzentration
(C) Schilddrüsen-Vergrößerung (Kropf)
(D) Wachstumsstörungen
(E) Störungen der intellektuellen Entwicklung

F03 ■

→ **10.34 Bei einem Patienten wird eine Hypothyreose diagnostiziert und die Diagnose durch Nachweis einer erniedrigten Plasmakonzentration von freiem Triiodthyronin (T_3) verifiziert. Es ist jedoch unklar, ob es sich um eine primäre Schilddrüsenstörung oder um eine zentrale (hypothalamische/hypophysäre) Störung handelt.**
Welcher Messparameter im Plasma spricht bei dieser Konstellation für eine zentrale Störung?
(A) erniedrigte TSH-Konzentration
(B) erniedrigte Iod-Konzentration
(C) erhöhte Iod-Konzentration
(D) erhöhte Konzentration an reversem T_3 (rT_3)
(E) subnormales Verhältnis von T_3 zu T_4

F98 ■■

→ **10.35 Welche Aussage trifft nicht zu?**
Insulin
(A) erhöht die Glucoseaufnahme in Skelettmuskelzellen
(B) fördert den Proteinabbau im Skelettmuskel
(C) erhöht die Glucoseaufnahme in Fettzellen
(D) fördert die Glykogenbildung
(E) fördert die Fettspeicherung

F02 ■

→ **10.36 Die Insulin-Konzentration im Blut wird nicht erhöht durch**
(A) Glucose
(B) Glucagon-like peptide (GLP)
(C) proteinreiche Nahrung
(D) Adrenalin über α-Adrenozeptoren
(E) Gastrisches inhibitorisches Peptid (GIP)

F00 ■

→ **10.37 Welcher der folgenden Stoffe wird nicht in den Pankreasinseln gebildet?**
(A) Insulin
(B) Glucagon
(C) Somatostatin
(D) ATP
(E) Calcitriol (= 1,25-$(OH)_2$-Cholecalciferol)

F03 ■

→ **10.38 Welche der folgenden Veränderungen steigert die Insulin-Sekretion der B-Zellen (β-Zellen) der Langerhans-Inseln?**
(A) Erhöhung der ATP-Konzentration in den B-Zellen
(B) Steigerung der Freisetzung von Somatostatin (SIH) in den Langerhans-Inseln
(C) Aktivierung von α-Adrenozeptoren
(D) Absinken der Ca^{2+}-Konzentration in den B-Zellen
(E) Hypoglykämie

F03 ■

→ **10.39 Welche Aussage zum K^+-Haushalt trifft zu?**
(A) Insulin erhöht die K^+-Aufnahme in die Zellen.
(B) Adrenalin vermindert über β-Adrenozeptoren die K^+-Aufnahme in die Zellen.
(C) Bei einer Hyperkaliämie sinkt die Aldosteronsekretion.
(D) K^+ wird etwa je zur Hälfte mit dem Harn und dem Stuhl ausgeschieden.
(E) Die normale K^+-Konzentration im Blutplasma beträgt 5,5–6,3 mmol/L.

H97

→ **10.40 Welches der folgenden Organe ist bei einer Hypoglykämie am ehesten in seiner Funktion beeinträchtigt?**
(A) Leber
(B) Niere
(C) Herz
(D) Gehirn
(E) Muskel

H02

→ **10.41 Bei der Bildung von ACTH (adrenocorticotropem Hormon) aus seinem Vorläufermolekül entsteht zusätzlich**
(A) CRH (Corticotropin-Releasing-Hormon)
(B) β-Endorphin
(C) IGF-I (Somatomedin C)
(D) Leptin
(E) Melatonin

10.32 (C) 10.33 (A) 10.34 (A) 10.35 (B) 10.36 (D) 10.37 (E) 10.38 (A) 10.39 (A) 10.40 (D) 10.41 (B)

F03 ■

→ 10.42 Welcher der folgenden Befunde passt am ehesten zur Verdachtsdiagnose einer primären Nebennierenrindeninsuffizienz?

(A) wenig pigmentierte Haut
(B) erhöhte ACTH-Konzentration im Blutplasma
(C) Hypervolämie
(D) Hypokaliämie
(E) nicht-respiratorische Alkalose

F04

→ 10.43 Hyperkortisolismus bewirkt eine(n)

(A) Hypoglykämie
(B) erhöhte Konzentration an eosinophilen Granulozyten im Blut
(C) erniedrigten Blutdruck
(D) gesteigerte Empfindlichkeit für Katecholamine
(E) erhöhte Knochendichte

H94

→ 10.44 Die Ausschüttung von Corticotropin (ACTH)

(A) ist morgens um 7 Uhr wesentlich geringer als um Mitternacht
(B) schwankt in einem etwa 2–5stündigen Rhythmus
(C) wird durch Cortisol erhöht
(D) erfolgt vor allem in der Nebennierenrinde
(E) erfolgt vor allem im Nebennierenmark

H99 ■

→ 10.45 Eine längerdauernde hochdosierte Cortisolmedikation führt zu

(A) Anstieg von ACTH im Plasma
(B) vermehrter Freisetzung von CRH
(C) renalem Na^+-Verlust
(D) Atrophie der Nebennierenrinde
(E) arterieller Hypotonie

F99 ■■

→ 10.46 Welche Aussage zum ACTH trifft nicht zu?

(A) Seine Sekretion wird durch CRH gefördert.
(B) Es stimuliert die Sekretion von Cortisol aus der Nebennierenrinde.
(C) Seine Sekretion unterliegt einer Tagesrhythmik.
(D) Seine Sekretion wird durch Cortisol gefördert.
(E) Seine Sekretion kann durch psychische Belastung gefördert werden.

F95 ■■

→ 10.47 Welche Aussage trifft nicht zu?
Cortisol hemmt

(A) die Sekretion von Corticoliberin (CRH)
(B) die Sekretion von ACTH
(C) die Gluconeogenese
(D) Entzündungsprozesse
(E) Immunprozesse

H92 ■

→ 10.48 Die Ausschüttung der Katecholamine aus der Nebenniere wird gesteuert durch

(A) ACTH (Adrenocorticotropes Hormon)
(B) STH (Somatotropes Hormon)
(C) CRH (Corticotropin Releasing Hormon)
(D) präganglionäre sympathische Neurone
(E) cholinerge parasympathische Neurone

F96

→ 10.49 Der second messenger zyklisches AMP (cAMP) wird von welchem der folgenden Hormone nicht benutzt?

(A) Adrenalin (β-Rezeptor)
(B) Adiuretin
(C) ACTH
(D) Aldosteron
(E) Glukagon

F04 ■

→ 10.50 Eine 46-jährige Frau bekommt anfallsweise starkes Herzklopfen, ihr ist heiß, doch die Gliedmaßen fühlen sich kalt an. Ihr Arzt misst einen Blutdruck von 210/115 mmHg und eine Pulsfrequenz von 105/min. Weitere Untersuchungen führen zur Diagnose eines Katecholamin-produzierenden Tumors des Nebennierenmarks (Phäochromozytom). Bis zu dessen operativer Entfernung soll die Patientin ein blutdrucksenkendes Medikament einnehmen; welches der folgenden Mittel ist dazu am ehesten geeignet?

(A) α_1-Adrenozeptoren-Blocker
(B) β_2-Adrenozeptoren-Blocker
(C) Cholinesterase-Hemmer
(D) β_1-Adrenozeptoren-Agonist
(E) Acetylcholin

10.42 (B) 10.43 (D) 10.44 (B) 10.45 (D) 10.46 (D) 10.47 (C) 10.48 (D) 10.49 (D) 10.50 (A)

H00 ■

→ **10.51 Welche der folgenden Wirkungen des Somatotropins (= STH) wird am wenigsten über Somatomedine vermittelt?**
(A) Stimulation des Muskelwachstums
(B) Stimulation des Knochenwachstums
(C) Stimulation der Glykogenolyse
(D) Stimulation der Proteinsynthese
(E) Stimulation der Zellteilung

H98 ■

→ **10.52 Welche Aussage trifft nicht zu?**
Somatostatin (SIH) wirkt
(A) hemmend auf die Sekretion von Somatotropin in der Adenohypophyse
(B) hemmend auf die Sekretion von TSH in der Adenohypophyse
(C) hemmend auf die Sekretion von Gastrin im Magen
(D) hemmend auf die Sekretion von Insulin im Pankreas
(E) fördernd auf die Sekretion von Glukagon im Pankreas

H02

→ **10.53 Eine 32-jährige Frau konsultiert wegen Sehstörungen einen Augenarzt, der eine Scheuklappenblindheit (bitemporale Hemianopsie) feststellt. Im vergangenen Jahr sind der Patientin Schuhe und Fingerringe zu eng geworden, und ihr Gesicht hat sich vergröbert. Es wird die Diagnose eines diese Symptome verursachenden, hormonproduzierenden Tumors gestellt.**
Welches der Hormone wird vom Tumor am wahrscheinlichsten vermehrt produziert?
(A) adrenocorticotropes Hormon (ACTH)
(B) Lutropin (LH, ICSH)
(C) Somatomedin C (IGF 1)
(D) Somatotropin (STH)
(E) Thyreotropin (TSH)

F03 ■

→ **10.54 Welche Aussage zum Somatotropin (STH) trifft nicht zu?**
(A) STH wird im Hypothalamus synthetisiert und neuroendokrin zum Hypophysenvorderlappen transportiert.
(B) STH wird unter der Kontrolle eines Releasing-Hormons sezerniert.
(C) STH ist ein Proteohormon von hoher Speziesspezifität.
(D) STH bewirkt eine positive Stickstoffbilanz.
(E) STH löst in der Leber die Ausschüttung Insulin-ähnlicher Wachstumsfaktoren aus.

Fragen aus dem Examen Herbst 2004

H04 ■

→ **10.55 Parathyrin (PTH)**
(A) wird in den C-Zellen der Schilddrüse gebildet
(B) senkt die renale Phosphat-Ausscheidung
(C) fördert die renale Calcitriol-Synthese
(D) wird aufgrund einer Hyperkalzämie vermehrt ausgeschüttet
(E) verstärkt die Calcitonin-Wirkung am Knochen

H04 ■■

→ **10.56 Die Sekretion von Thyrotropin (TSH) wird am wahrscheinlichsten gehemmt durch**
(A) Iodmangel
(B) kurz dauernde Kälteexposition
(C) exogene Zufuhr von Thyroxin
(D) gesteigerte Bildung von reversem Triiodthyronin (rT_3)
(E) Anstieg der Plasmakonzentration von Thyroxin-bindendem Globulin

H04 ■

→ **10.57 Die Sekretion von Insulin wird am ehesten gehemmt durch Anstieg der Plasmakonzentration von**
(A) Gastric inhibitory peptide (GIP)
(B) Noradrenalin
(C) Aminosäuren
(D) Glucagon-like peptide 1 (GLP-1)
(E) Acetylcholin

10.51 (C) 10.52 (E) 10.53 (D) 10.54 (A) 10.55 (C) 10.56 (C) 10.57 (B)

H04 ■

→ **10.58 Ein Patient muss wegen einer Autoimmunerkrankung mit hohen Dosen eines wie Cortisol wirkenden Medikamentes behandelt werden.**
Welche Nebenwirkung ist aufgrund dieser Behandlung am wahrscheinlichsten zu erwarten?

(A) Muskelwachstum (anabole Wirkung)
(B) Erhöhung der Glucose-Konzentration im Blutplasma
(C) Erhöhung der ACTH-Konzentration im Blutplasma
(D) Hemmung der Katecholamin-Wirkung
(E) Steigerung der Kollagen-Synthese

H04 ■

→ **10.59 Ein 39-jähriger Patient leidet seit einiger Zeit an allgemeiner Muskelschwäche und heftigen Kopfschmerzen. Die Blutdruckmessung ergibt RR 180/100 mmHg. Nach diversen Untersuchungen wird die Verdachtsdiagnose primärer Hyperaldosteronismus (Conn-Syndrom) gestellt, dem ein Aldosteron produzierender Nebennierenrindentumor zugrunde liegt.**
Welcher der folgenden Laborbefunde passt am ehesten zu dieser Diagnose?

(A) arterieller Blut-pH-Wert: 7,3
(B) Standardbicarbonat: 17 mmol/L
(C) Na^+-Konzentration im Blutplasma: 122 mmol/L
(D) K^+-Konzentration im Blutplasma: 2,1 mmol/L
(E) Renin-Konzentration im Blutplasma: erhöht

11 Sexualentwicklung und Reproduktionsphysiologie

11.1 Geschlechtsfestlegung und Pubertät

11.2 Weibliche Sexualhormone

11.3 Menstruationszyklus

H02 ■

→ **11.1 Die Abbildung zeigt den Verlauf einer Hormonkonzentration im Blutplasma während des Menstruationszyklus der Frau.**

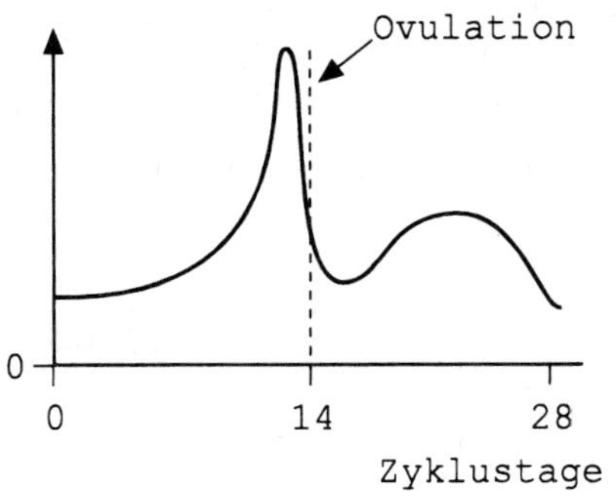

Um welches Hormon handelt es sich am ehesten?

(A) Estradiol
(B) Follitropin (FSH)
(C) Gonadotropin-Releasing-Hormon (GnRH)
(D) Lutropin (LH)
(E) Progesteron

F04 ■■

→ **11.2 Die Abbildung zeigt den Verlauf einer Hormonkonzentration im Blutplasma während des Menstruationszyklus der Frau.**

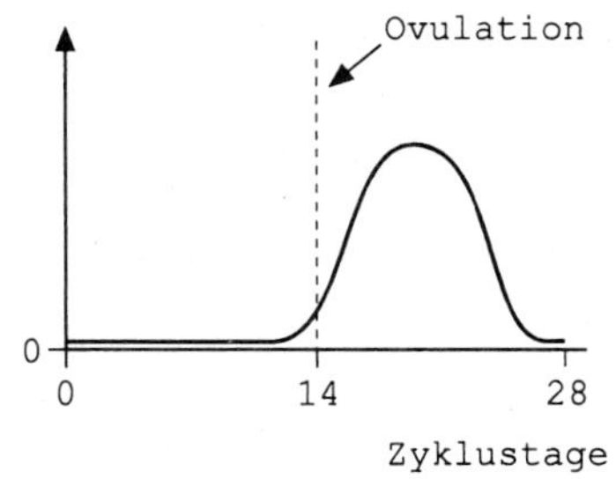

Um welches Hormon handelt es sich am wahrscheinlichsten?

(A) Lutropin (LH)
(B) Follitropin (FSH)
(C) Estradiol
(D) Progesteron
(E) Choriongonadotropin (hCG)

F03 ■

→ **11.3 In welcher der Antwortmöglichkeiten (A)–(E) ist die Zuordnung zwischen Hormon und dem Zeitpunkt während des Menstruationszyklus, an dem die Konzentration dieses Hormons im Blutplasma maximal ist, am zutreffendsten?**

(A) LH – in der Mitte der Follikelphase
(B) LH – in der Mitte der Lutealphase
(C) Estradiol – gegen Ende der Follikelphase
(D) Progesteron – am Beginn der Follikelphase
(E) Progesteron – kurz vor der Ovulation

H96 ■

→ **11.4 Welche Aussage trifft nicht zu?**
Östradiol
(A) wird im weiblichen und männlichen Organismus gebildet
(B) fördert die Proliferation des Endometriums
(C) wird in der Plazenta gebildet
(D) ist ein Steroidhormon
(E) erhöht den Sollwert der Körpertemperatur

F03 ■

→ **11.5 Welche Aussage zum Gonadoliberin (GnRH) trifft zu?**
(A) GnRH wird in der Adenohypophyse gebildet.
(B) GnRH wird pulsatil freigesetzt.
(C) Die GnRH-Freisetzung wird in der Lutealphase durch Progesteron gesteigert.
(D) Die GnRH-Freisetzung wird in der Lutealphase durch Estrogene gefördert.
(E) GnRH ist Releasing-Hormon auch für Prolactin.

F93

→ **11.6 Was ist keine typische Wirkung von Progesteron?**
(A) Förderung der Ei-Einnistung (Nidation)
(B) Hemmung der Uterusmotilität
(C) Verminderung der Penetrierbarkeit des Zervixsekrets für Spermien
(D) Hemmung des Wachstums der Uterusmuskulatur
(E) Erhöhung der Basaltemperatur

H99 ■

→ **11.7 Welche der Kurven (A)–(E) entspricht am ehesten dem Verlauf der Östradiol-Konzentration im Blut während eines Menstruationszyklus?**

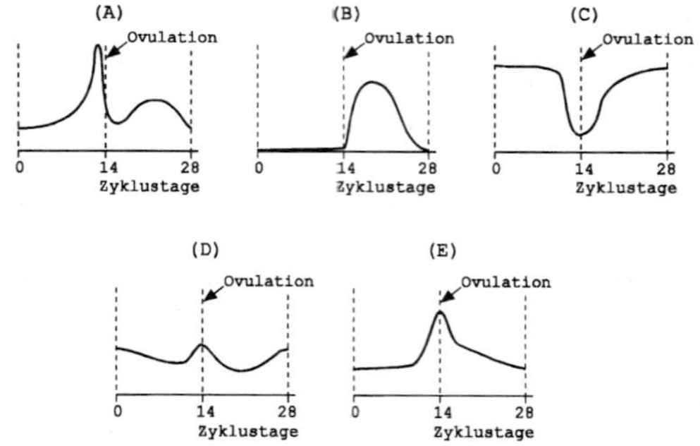

F02 ■

→ **11.8 Zu den typischen extragenitalen Wirkungen von Progesteron im Rahmen von Menstruationszyklus und Schwangerschaft gehört:**
(A) Hemmung des Atemzentrums (Hypoventilation)
(B) Anhebung des Sollwerts der Körperkerntemperatur
(C) Hemmung der renalen Wasserausscheidung
(D) Steigerung der renalen Kaliumausscheidung
(E) Senkung des Salzgehalts im Schweiß

11.4 Androgene

11.5 Gameten

H92

→ **11.9 Welche Aussage zu Steroidhormonen trifft nicht zu?**
(A) Die Zona glomerulosa der Nebennierenrinde bildet Mineralokortikoide.
(B) Androgene Hormone werden bei Mann und Frau in der Nebennierenrinde gebildet.
(C) Androgene Hormone werden in den Sertoli-Zellen des Hodens gebildet.
(D) Die Plasmakonzentration von Gestagenen bei der Frau fällt nach der Entbindung stark ab.
(E) Östrogene finden sich im Plasma des Mannes.

F84

→ **11.10 Das luteinisierende Hormon (LH)**
(A) bewirkt Ejakulation der Spermatozyten I. Ordnung
(B) bewirkt Ejakulation der Spermatozyten II. Ordnung
(C) wirkt auf die Leydigschen Zwischenzellen
(D) bewirkt Umwandlung von Spermatozoen in Spermatiden
(E) hemmt das spermatogene Epithel

11.6 Kohabitation und Befruchtung

H00

→ **11.11 Die Ejakulation wird ausgelöst durch**
(A) Aktivierung sympathischer Neurone aus dem lumbalen Rückenmark
(B) Aktivierung parasympathischer Neurone aus dem Sakralmark
(C) Ausschüttung von Gestagenen
(D) Ausschüttung von Androgenen
(E) Ausschüttung von Prostaglandinen

11.4 (E) 11.5 (B) 11.6 (D) 11.7 (A) 11.8 (B) 11.9 (C) 11.10 (C) 11.11 (A)

H03

→ **11.12 Welche Aussage zur Erektion beim Mann trifft zu?**

(A) Erektionen sind nach querer Durchtrennung des lumbalen Rückenmarks auf Dauer ausgeschlossen.
(B) Sympathische Efferenzen aus dem Sakralmark können eine Erektion auslösen.
(C) Die Blutzunahme in den Kavernen der Schwellkörper kommt durch Dilatation der Arteriolen der Corpora cavernosa zustande.
(D) Die Blutzunahme in den Kavernen der Schwellkörper kommt durch aktive Gefäßmuskelkontraktion der Venen der Corpora cavernosa zustande.
(E) Die Fließgeschwindigkeit des kavernösen Blutes ist bei vollständiger Erektion höher als vor der Erektion.

H91

→ **11.13 Welches der folgenden Ereignisse gehört <u>nicht</u> zur sexuellen Reaktion des Mannes?**

(A) Ejakulation
(B) Kapazitation der Spermien
(C) Emission
(D) Dilatation der Arteriolen der Corpora cavernosa
(E) Sekretabgabe der bulbo-urethralen Drüsen

H84

→ **11.14 Welche Aussage zum Orgasmus der Frau trifft <u>nicht</u> zu?**

(A) Die stärksten Kontraktionen der Vagina erfolgen im äußeren Drittel.
(B) Während des Orgasmus laufen Kontraktionswellen vom Fundus uteri zum unteren Uterinsegment.
(C) In der Orgasmusphase kontrahiert sich unwillkürlich der Musculus sphincter ani externus rhythmisch.
(D) Auf jeden Orgasmus folgt eine Refraktärphase.
(E) Wird der Orgasmus trotz starker Erregung nicht erreicht, ist die Rückbildungsphase länger.

F84

→ **11.15 Bei normaler Körpertemperatur können Spermien im weiblichen Genitaltrakt niemals länger überleben als**

(A) 45 Minuten
(B) 2 Stunden
(C) 5 Stunden
(D) 7 Stunden
(E) Keine der Aussagen (A) bis (D) trifft zu.

11.7 Schwangerschaft

11.8 Fetus

11.9 Geburt

11.10 Laktation

F04

→ **11.16 Etwa wie viele Tage nach der Konzeption beginnt die Implantation (Nidation) der befruchteten Eizelle im Endometrium des Uterus?**

(A) 1 Tag
(B) 2 Tage
(C) 6 Tage
(D) 10 Tage
(E) 14 Tage

F02 ■

→ **11.17 Im Verlauf der Schwangerschaft wird das Maximum der maternalen Plasmakonzentration bereits im ersten Schwangerschaftsdrittel erreicht bei**

(A) HCG (humanem Choriongonadotropin)
(B) Estriol
(C) Dehydroepiandrosteron
(D) HCS (humanem Chorionsomatomammotropin)
(E) CRH (Corticotropin Releasing Hormone)

H98 ■■

→ **11.18 Vorwiegend welches Hormon stimuliert in den ersten 3 Monaten der Schwangerschaft das Corpus luteum zur Sekretion von Östrogenen und Progesteron?**

(A) Lutropin (LH)
(B) Follitropin (FSH)
(C) Gonadoliberin (GnRH)
(D) Choriongonadotropin (hCG)
(E) Human placental lactogen (hPL)

F01 ■

→ **11.19 In der Schwangerschaft gebildetes Choriongonadotropin (HCG) ist funktionell am ähnlichsten dem**

(A) LH (luteinisierenden Hormon)
(B) FSH (follikelstimulierenden Hormon)
(C) ACTH (adrenocorticotropen Hormon)
(D) Progesteron
(E) Östradiol

11.12 (C) 11.13 (B) 11.14 (D) 11.15 (E) 11.16 (C) 11.17 (A) 11.18 (D) 11.19 (A)

F03

→ **11.20 Bei einer Schwangeren im zweiten Trimenon wird bei wiederholten Messungen ein Abfall der Estriol-Konzentration im Blutplasma beobachtet. Welcher Schluss ist aus den Messergebnissen am ehesten zu ziehen?**

(A) Sie entsprechen dem normalen Verlauf in einer Schwangerschaft.
(B) Der Gelbkörper (Corpus luteum) bildet sich zurück.
(C) Bei der Mutter besteht eine Überfunktion der Nebennierenrinde.
(D) Die Funktion der fetalen Nebennierenrinde ist möglicherweise unzureichend.
(E) Es liegt eine akut aufgetretene ovarielle Insuffizienz vor.

F98

→ **11.21 Wann ist die Progesteron-Plasmakonzentration bei der Frau am höchsten?**

(A) bei Beginn der Schwangerschaft
(B) gegen Ende der Schwangerschaft
(C) 2 Tage nach der Entbindung
(D) in der Proliferations-(Follikel-)phase
(E) in der Sekretions-(Gelbkörper-)phase

F02

→ **11.22 Welche Aussage zu Bildung bzw. Funktion von Dehydroepiandrosteron (DHEA) in der Schwangerschaft trifft zu?**

(A) Die Produktion von DHEA durch den Hoden induziert beim männlichen Feten die Rückbildung der Müller-Gänge.
(B) DHEA ist Substrat bei der Estriol-Synthese der Plazenta.
(C) In der Plazenta synthetisiertes DHEA dient dem Fetus als Substrat für die Synthese von Sexualhormonen.
(D) Das von männlichen Feten gebildete Testosteron wird im mütterlichen Organismus zu DHEA inaktiviert.
(E) Der Nachweis von glucuroniertem DHEA im Urin wird als Schwangerschaftstest eingesetzt.

F01 ■

→ **11.23 Welche Aussage zum Prolactin trifft zu?**

(A) Es wird hauptsächlich in hypothalamischen Zellen synthetisiert.
(B) Es wird unter Dopamineinfluss vermehrt ausgeschüttet.
(C) Es führt in der Pubertät beim Mädchen zur Ausbildung von Achsel- und Schambehaarung.
(D) Seine Sekretion wird beim Stillen durch Reizung der Mamille stimuliert.
(E) Es wird unter dem Einfluss von Thyroliberin (TRH) vermindert ausgeschüttet.

Fragen aus dem Examen Herbst 2004

H04 ■

→ **11.24 Welches der Hormone wird gegen Ende der Schwangerschaft im Wesentlichen von der Plazenta sezerniert?**

(A) Aldosteron
(B) Dehydroepiandrosteronsulfat (DHEA-S)
(C) Estriol
(D) Follitropin (FSH)
(E) Lutropin (LH)

11.20 (D) 11.21 (B) 11.22 (B) 11.23 (D) 11.24 (C)

12 Funktionsprinzipien des Nervensystems

12.1 Ionenkanäle

12.2 Ruhemembranpotential

12.3 Signalübertragung in Zellen

F98 ■

→ 12.1 Ein Aktionspotential einer myelinisierten Nervenfaser dauert (ohne Berücksichtigung etwaiger Nachpotentiale) etwa

(A) 0,0001 s
(B) 0,001 s
(C) 0,01 s
(D) 0,1 s
(E) 1 s

H01 ■

→ 12.2 Welche Aussage zum Aktionspotential eines Axons trifft <u>nicht</u> zu?

(A) Die beim Aufstrich involvierten Na^+-Kanäle sind spannungsgesteuert.
(B) Die Inaktivierung der Na^+-Leitfähigkeit beginnt während der Depolarisation.
(C) Der im Spitzenpotential erreichte Spannungswert ist deutlich positiver als das Na^+-Gleichgewichtspotential.
(D) Die Steilheit der Repolarisation wird durch die K^+-Leitfähigkeit beeinflusst.
(E) Die absolute Refraktärphase geht auf die Inaktivierung der spannungsgesteuerten Na^+-Kanäle zurück.

F99 ■

→ 12.3 Welche Registrierung entspricht am ehesten dem Aktionspotential eines α-Motoneurons?

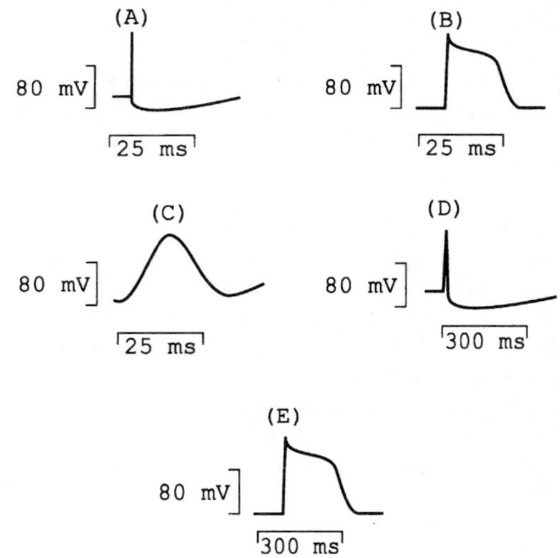

F97 ■■

→ 12.4 Der Aufstrich des Aktionspotentials eines Neurons entsteht durch die Aktivierung

(A) mechanisch gesteuerter Kationenkanäle
(B) transmittergesteuerter Kationenkanäle
(C) second-messenger-gesteuerter Kationenkanäle
(D) spannungsgesteuerter K^+-Kanäle
(E) spannungsgesteuerter Na^+-Kanäle

F01 ■

→ 12.5 Welche Aussage über das Membranpotential eines Axons trifft <u>nicht</u> zu?

(A) Der Aufstrich des Aktionspotentials ist mit einer Zunahme der spannungsgesteuerten Na^+-Permeabilität verbunden.
(B) An der Spitze des Aktionspotentials (Spitzenpotential) ist der Na^+-Einstrom maximal.
(C) Das Ruhepotential liegt näher am K^+- als am Na^+-Gleichgewichtspotential.
(D) Beim Ruhepotential ist die Na^+-Permeabilität wesentlich kleiner als die K^+-Permeabilität.
(E) Beim Schwellenpotential übertrifft der Kationen-Einwärtsstrom den Kationen-Auswärtsstrom.

12.1 (B) 12.2 (C) 12.3 (A) 12.4 (E) 12.5 (B)

H94 ■

12.6 Am Gipfel eines Aktionspotentials

(A) hat sich die intrazelluläre Na^+-Konzentration an die extrazelluläre angeglichen
(B) ist die treibende Kraft für den Na^+-Einstrom erschöpft
(C) ist das Gleichgewichtspotential für Na^+ erreicht
(D) haben die Na^+-Kanäle der Zellmembran ihre höchste Offenwahrscheinlichkeit
(E) ist das elektrochemische Potential, das K^+ aus der Zelle treibt, größer als dasjenige während des Ruhepotentials

H97 ■

12.7 An der Spitze des Aktionspotentials der Nervenmembran ist die Na^+-Konzentration

(A) außen gleich der äußeren K^+-Konzentration
(B) innen größer als die innere K^+-Konzentration
(C) innen größer als außen
(D) innen und außen etwa gleich groß
(E) innen und außen nahezu unverändert gegenüber dem Ruhezustand

H02

12.8 Eine Strom-Spannungskennlinie (Maximalwerte) wurde für ein bestimmtes Ion an einem Neuron in Gewebekultur durch sprunghafte Depolarisation ausgehend von –90 mV bestimmt.

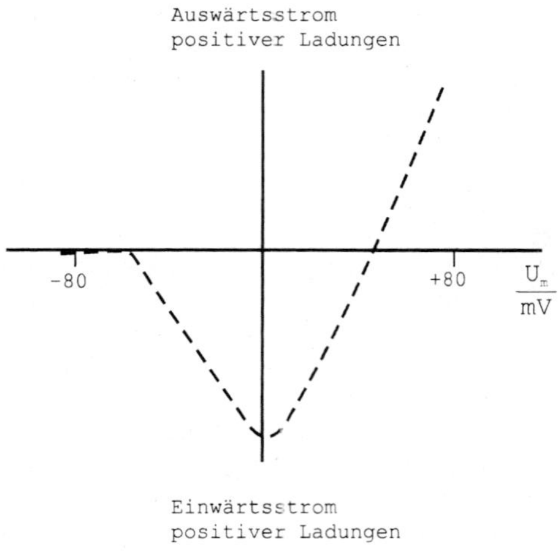

Dabei handelt es sich am ehesten um folgenden Ionenstrom:

(A) K^+
(B) Na^+
(C) Cl^-
(D) Ca^{2+}
(E) Mg^{2+}

F97 ■

12.9 Ein Axon werde während seiner relativen Refraktärphase durch einen elektrischen Reiz überschwellig erregt. Verglichen zur Reizauslösung in der Kontrollsituation (außerhalb jeder Refraktärphase) sind die Amplitude des Aktionspotentials und die zu seiner Auslösung benötigte Reizspannung wie folgt verändert:

	Amplitude AP	Reizspannung
(A)	kleiner	unverändert
(B)	kleiner	größer
(C)	unverändert	größer
(D)	größer	unverändert
(E)	größer	größer

F84

12.10 Die Chronaxie ist die

(A) kürzeste Einwirkungsdauer eines Gleichstromes von doppelter Rheobasenstärke zur Auslösung einer Muskelminimalzuckung
(B) Zuckungsdauer eines Muskels bei Gleichstrom
(C) längste Zeitdauer bis zum Auftreten einer Muskelminimalzuckung
(D) Zeitdauer eines Gleichstromes von Rheobasenstärke bis zur Auslösung einer Muskelminimalzuckung
(E) Nutzzeit eines Wechselstromes von Rheobasenstärke

H88

12.11 Welche Aussage zur elektrischen Reizung trifft zu?

(A) Die beiden Asymptoten der hyperbolischen Reizzeit-Spannungs-Kurve schneiden die Koordinaten jeweils im Punkt von Rheobase bzw. Chronaxie.
(B) Bei transkutaner Reizung wird die Chronaxie des Nervs durch die Hautfeuchtigkeit beeinflußt.
(C) Ein elektrischer Reiz oberhalb der Rheobase ist immer überschwellig.
(D) Die Chronaxie kann zur Beurteilung der Nervenerregbarkeit dienen.
(E) Hochfrequente elektrische Ströme (oberhalb 10 kHz) sind infolge der kurzen Stromflußdauer ohne jede Wirkung auf das lebende Gewebe.

12.6 (E) 12.7 (E) 12.8 (B) 12.9 (B) 12.10 (A) 12.11 (D)

F02

12.12 Für die elektrotonische Ausbreitung einer lokal bei einem Axon ausgelösten Membrandepolarisation gilt:

(A) Bei markhaltigen Nervenfasern kann sie den übernächsten Schnürring erreichen.
(B) Die Amplitude nimmt linear mit der Entfernung ab.
(C) Die Ausbreitungsgeschwindigkeit korreliert positiv mit der Membrankapazität.
(D) Die Ausbreitung ist auf Aktivierung spannungsgesteuerter Na^+-Kanäle angewiesen.
(E) Bei markhaltigen Nervenfasern ist sie langsamer als die Fortleitung eines Aktionspotentials.

H95

12.13 Wenn sich ein Potential elektrotonisch an der Nervenzellmembran ausbreitet, dann

(A) nimmt seine Amplitude ab
(B) nimmt die Steilheit des Potentialanstiegs zu
(C) kann es sich nicht mit anderen elektrotonischen Potentialen summieren
(D) nimmt der Längswiderstand der Nervenzelle zu
(E) erhöht sich die Kapazität der Zellmembran

F89

12.14 Im Nerven wird die Erregungsleitungsgeschwindigkeit (ELG) durch die Membrankapazität (MK) und den Längswiderstand (LW) beeinflußt.
Welche Aussagen gelten bei Zunahme des Faserdurchmessers (Faserlänge konstant)?

	ELG	MK	LW
(A)	Zunahme	Zunahme	Zunahme
(B)	Zunahme	Zunahme	Abnahme
(C)	Zunahme	Abnahme	Abnahme
(D)	Abnahme	Zunahme	Abnahme
(E)	Abnahme	Abnahme	Zunahme

F00

12.15 In markhaltigen Axonen peripherer Nerven

(A) ist die Dichte der spannungsgesteuerten Na^+-Kanäle über den Schnürringen und den Internodien gleich
(B) werden die Aktionspotentiale zwischen den Schnürringen elektrotonisch fortgeleitet
(C) ist die Leitungsgeschwindigkeit der Aktionspotentiale unabhängig vom Faserdurchmesser
(D) ist die Längskonstante der Membran abhängig von der Länge des Axons
(E) greift eine Erregung gewöhnlich von einem Axon auf ein benachbartes über (ephaptisch)

F98

12.16 Bei der markhaltigen Nervenfaser ist

(A) die Fortleitung im Bereich der Schnürringe langsamer als im Bereich der Internodien
(B) der Membranwiderstand im Bereich der Schnürringe am höchsten
(C) die Internodienlänge durchschnittlich um so größer, je dünner die Faser ist
(D) die Dichte der Natriumkanäle im Bereich der Schnürringe etwa 10mal kleiner als im Bereich der Internodien
(E) die Leitungsgeschwindigkeit kleiner als bei marklosen Fasern

H98

12.17 Welche der folgenden Aussagen zur Membran-Längskonstante eines Axons trifft nicht zu?
Sie

(A) ist bei erhöhtem axonalen Innenwiderstand kleiner
(B) nimmt mit zunehmender axonaler Myelinisierung zu
(C) ist abhängig von der Länge des Axons
(D) korreliert mit der Leitungsgeschwindigkeit
(E) gibt an, in welchem Abstand vom Reizort ein aufgezwungenes Potential auf 37% der Amplitude abgesunken ist

H93

12.18 Eine Nervenzelle sei auf ein Membranpotential von 0 mV depolarisiert.
Welche der folgenden Größen muß bekannt sein, um die Ladungsmenge zu berechnen, die netto zur Repolarisation des Membranpotentials (z. B. auf 100 mV) benötigt wird?

(A) Zellvolumen
(B) Kapazität der Zellmembran
(C) Membranpermeabilität für die beteiligten Ionen
(D) Zeitbedarf für die Repolarisation
(E) Membranwiderstand

F95

12.19 Wie lang ist etwa die Strecke, über die eine Aα-Faser (Mensch, 37 °C) depolarisiert ist, wenn ein Aktionspotential über sie hinwegläuft?

(A) 0,1 mm
(B) 1 mm
(C) 10 mm
(D) 100 mm
(E) 1 000 mm

12.12 (A) 12.13 (A) 12.14 (B) 12.15 (B) 12.16 (A) 12.17 (C) 12.18 (B) 12.19 (D)

H96

12.20 **Zur Bestimmung der Leitungsgeschwindigkeit des N. ulnaris reize man diesen mit supramaximaler Reizstärke und registriere mit Oberflächenelektroden das in der Muskulatur des Kleinfingerballens ausgelöste Summenaktionspotential.**
Damit erhält man Informationen über die Leitungsgeschwindigkeit der
(A) Hautafferenzen
(B) Schmerzafferenzen
(C) Ia-Fasern
(D) Aα-Axone
(E) Aγ-Axone

H03

12.21 **Durch einen stetigen Druck auf den N. ulnaris am Ellenbogen wird die Nervenleitung blockiert, und zwar zuerst in den markhaltigen Nervenfasern.**
Im vom Nerven sensibel innervierten Gebiet bleibt am längsten erhalten die
(A) Zweipunktdiskrimination
(B) Empfindung von Schmerz
(C) Empfindung von Muskellängenänderungen
(D) Empfindung von Vibration
(E) Empfindung der Gelenkstellung

12.4 Signalübertragung zwischen Zellen

12.5 Signalverarbeitung im Nervensystem

H00 ■

12.22 **Trifft ein Aktionspotential an der präsynaptischen Membran eines Axons ein, dann strömt Ca^{2+} aus dem Extrazellulärraum in die Terminale ein.**
Welche Aussage dazu ist nicht richtig?
Der Ca^{2+}-Strom
(A) geht auf die Aktivierung spannungsgesteuerter Ca^{2+}-Kanäle zurück
(B) nimmt bei einer Verlängerung der Aktionspotentialdauer zu
(C) hyperpolarisiert die präsynaptische Membran
(D) ist von der extrazellulären Mg^{2+}-Konzentration abhängig
(E) ist bei niedrigem transmembranären Ca^{2+}-Konzentrationsgradienten kleiner als bei großem

H01 ■■

12.23 **Ein präsynaptisches Aktionspotential löse in einer Skelettmuskelfaser ein Endplattenpotential (EPP) aus.**
Dieses EPP
(A) wird durch peptiderge Transmitter ausgelöst
(B) ist unabhängig von der Menge der freigesetzten Transmittersubstanz
(C) entsteht durch Erhöhung der Öffnungswahrscheinlichkeit von Kationenkanälen
(D) geht auf eine Second-messenger-gesteuerte Erhöhung der Ionenleitfähigkeit zurück
(E) kann erst nach Summation mit mindestens einem weiteren EPP ein Aktionspotential auslösen

H98 ■■

12.24 **Acetylcholin ist der Transmitter in welchem synaptischen System?**
(A) von sympathischen Axonen zum Arbeitsmyokard des Herzens
(B) von hypothalamischen Neuronen auf die laktotropen Zellen der Hypophyse
(C) von den α-Motoneuronen zu den quergestreiften Skelettmuskelfasern
(D) von den Axonen des Globus pallidus zum Thalamus
(E) von den Axonen der Purkinje-Zellen des Kleinhirns zu den Kleinhirnkernen

H00 ■

12.25 **Welcher der folgenden Membranrezeptoren ist Teil eines Ionenkanals?**
(A) α_1-Adrenozeptor
(B) α_2-Adrenozeptor
(C) β-Adrenozeptor
(D) n-Cholinozeptor (nikotinischer Acetylcholinrezeptor)
(E) m-Cholinozeptor (muskarinischer Acetylcholinrezeptor)

F01 ■

12.26 **Welche Aussage über das nerveninduzierte Endplattenpotential an der motorischen Endplatte trifft nicht zu?**
(A) Es ist normalerweise überschwellig.
(B) Es verschwindet unter d-Tubocurarin.
(C) Es wird als Oberflächen-EMG registriert.
(D) Es entsteht durch Aktivierung nikotinerger Cholinozeptoren.
(E) Es entsteht durch eine Erhöhung der Membranleitfähigkeit für kleine Kationen.

12.20 (D) 12.21 (B) 12.22 (C) 12.23 (C) 12.24 (C) 12.25 (D) 12.26 (C)

F00 ■■

→ **12.27 Welche Aussage über den Cholinozeptor der motorischen Endplatte trifft nicht zu?**

(A) Er ist ein ligandengesteuerter Kanal.
(B) Er gehört zu den nicotinergen Cholinozeptoren.
(C) Seine Aktivierung löst das Endplattenpotential aus.
(D) d-Tubocurarin bewirkt eine Daueraktivierung.
(E) Bindung von Acetylcholin erhöht die Leitfähigkeit für monovalente Kationen.

H01

→ **12.28 Die Wirkung welches der folgenden Neurotransmitter kann nicht durch Wiederaufnahme in die präsynaptische Zelle beendet werden?**

(A) γ-Aminobuttersäure
(B) Acetylcholin
(C) Glycin
(D) Noradrenalin
(E) Dopamin

F97 ■■

→ **12.29 Muskelrelaxantien vom Curare-Typ hemmen die neuromuskuläre Übertragung, weil sie**

(A) die Bindung von Acetylcholin an die Acetylcholinrezeptoren blockieren
(B) die Freisetzung von Acetylcholin aus der präsynaptischen Nervenendigung verhindern
(C) die Synthese von Acetylcholin hemmen
(D) die Acetylcholinesterase hemmen
(E) zu einer Dauerdepolarisierung der subsynaptischen Membran führen

F04 ■■

→ **12.30 Wird die Cholinesterase gehemmt, so führt dies an der neuromuskulären Synapse zu einer**

(A) Blockade der Ausschüttung des Acetylcholins aus den präsynaptischen Vesikeln
(B) erhöhten Affinität für Acetylcholin an den postsynaptischen Rezeptoren
(C) Verlängerung des Endplattenpotentials
(D) Öffnung inhibitorisch wirkender Ionenkanäle in der subsynaptischen Membran
(E) Blockade der Wiederaufnahme von Acetylcholin in den präsynaptischen Raum

F04 ■

→ **12.31 Eine 28-jährige Frau fühlt bei längerem Lesen eine Überanstrengung der Augen und ermüdet bei alltäglichen Tätigkeiten wie Kauen oder Haarewaschen rasch. Unter der Verdachtsdiagnose Myasthenia gravis, bei der Acetylcholinrezeptoren von Skelettmuskeln durch Autoantikörper kompetitiv gehemmt werden, wird ein Medikament injiziert. Daraufhin bessert sich prompt die Kraft der betroffenen Muskeln.**
Was wurde am wahrscheinlichsten injiziert?

(A) Botulinumtoxin
(B) Medikament mit Curare-ähnlicher Wirkung
(C) Adrenalin
(D) Cholinesterase-Hemmer
(E) Muscarin

H93

→ **12.32 Welcher der folgenden Stoffe wirkt direkt über eine Depolarisation der subsynaptischen Membran an der neuromuskulären Endplatte?**

(A) Strychnin
(B) Tetanustoxin
(C) Botulinustoxin
(D) Succinylbischolin
(E) Curare (d-Tubocurarin)

F98 ■

→ **12.33 Welche Aussage zu einem Motoneuron trifft zu?**

(A) Sein Ruhemembranpotential beträgt ca. –30 mV.
(B) Sein Ruhemembranpotential wird durch eine hohe Na^+-Leitfähigkeit der Plasmamembran bestimmt.
(C) Die Pumpaktivität der Na^+/K^+-ATPase ist für die schnelle Repolarisation eines Aktionspotentials verantwortlich.
(D) Während eines Aktionspotentials kann das Membranpotential positive Werte erreichen.
(E) Während eines Aktionspotentials steigt die intrazelluläre Na^+-Konzentration um etwa 10–20% an.

H98 ■

→ **12.34 Welche Aussage über inhibitorische postsynaptische Potentiale (IPSPs) trifft nicht zu?**

(A) Sie können durch Kopplung von GABA an Rezeptoren in der subsynaptischen Membran induziert werden.
(B) Unabhängig vom Ausgangspotential verschieben sie das Potential der postsynaptischen Membran zu negativeren Werten.
(C) Sie vermindern den depolarisierenden Effekt gleichzeitig auftretender erregender postsynaptischer Potentiale (EPSPs).
(D) Sie können auf einer Erhöhung der Membranleitfähigkeit für Chloridionen beruhen.
(E) Sie machen die Entstehung von Aktionspotentialen im postsynaptischen Neuron weniger wahrscheinlich.

F01 ■

→ **12.35 Die hemmende Wirkung des Glycins auf die Erregung des postsynaptischen Neurons beruht darauf, dass subsynaptisch die Leitfähigkeit**

(A) für Kationen erhöht wird
(B) isoliert für K^+-Ionen gesenkt wird
(C) für Cl^- erhöht wird
(D) isoliert für Na^+-Ionen gesenkt wird
(E) für Anionen gesenkt wird

F03 ■

→ **12.36 Welche der folgenden Aussagen zur Wirkung von GABA als Transmitter trifft zu?**

(A) GABA ist der Transmitter, über den Renshaw-Zellen aktiviert werden.
(B) GABA erhöht die Leitfähigkeit der postsynaptischen Membran für Na^+-Ionen.
(C) Durch Bindung von GABA an $GABA_A$-Rezeptoren werden Cl^--Ionenkanäle geöffnet.
(D) GABA ist der Transmitter der Pyramidenzellen auf die α-Motoneurone.
(E) GABA ist der für die Langzeitpotenzierung (LTP) verantwortliche Transmitter.

H01

→ **12.37 Die Zeichnung zeigt einen präsynaptischen Hemmungsmechanismus, bei dem die Erregungsübertragung von einer Ia-Faser (1) auf ein α-Motoneuron durch ein anderes Neuron (2) kontrolliert wird.**

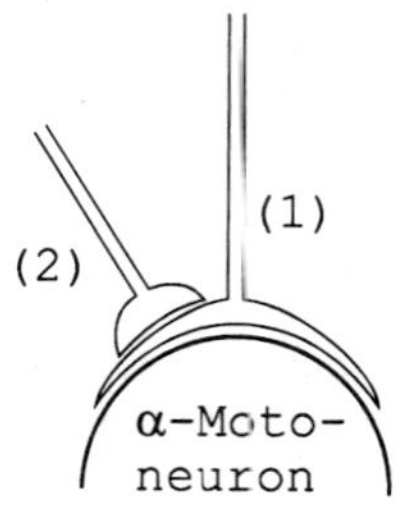

Bei Aktivierung von (2)

(A) ist der Transmitter von (2) auf (1) GABA
(B) wird in der präsynaptischen Terminale von (1) der von einem Aktionspotential ausgelöste Ca^{2+}-Einstrom erhöht
(C) wird an der Synapse von (1) mit dem Motoneuron die freigesetzte Transmittermenge erhöht
(D) wird das Membranpotential des α-Motoneurons hyperpolarisiert
(E) bleibt die Amplitude eines durch Aktivierung von (1) im Motoneuron entstehenden EPSP unverändert

H97

→ **12.38 Die aus der präsynaptischen Nervenendigung pro Aktionspotential freigesetzte Transmittermenge kann erhöht werden durch**

(A) Verlängerung der Depolarisationsdauer des präsynaptischen Aktionspotentials
(B) Erniedrigung der Ca^{2+}-Konzentration in der präsynaptischen Endigung
(C) Abnahme der Amplitude des präsynaptischen Aktionspotentials
(D) Applikation von Botulinustoxin
(E) Erhöhung der extrazellulären Mg^{2+}-Konzentration

12.6 Funktionsprinzipien sensorischer Systeme

F86

→ **12.39 Welche Aussage trifft nicht zu?**
Die folgenden Ausdrücke geben Qualitäten verschiedener Sinnesmodalitäten wieder:

(A) warm
(B) rot
(C) süß
(D) Tonhöhe „a" (440 Hz)
(E) Lautheit

12.34 (B) 12.35 (C) 12.36 (C) 12.37 (A) 12.38 (A) 12.39 (E)

H96

→ 12.40 Die Qualität einer Empfindung

(A) bezeichnet ihr räumliches und zeitliches Auflösungsvermögen
(B) wird auf Grund der Kanalkapazität für die Informationsübertragung festgestellt
(C) ist der Oberbegriff für eine Gruppe von Modalitäten
(D) wird durch intermodalen Intensitätsvergleich festgestellt
(E) kann sich bei Steigerung der Intensität eines Reizes ändern

F83

→ 12.41 Welches der folgenden Meßverfahren für die Intensität von Empfindungen ist <u>nicht</u> eigenmetrisch?

(A) Schätzen der Lautheit eines Tons als Vielfaches der Intensität eines Vergleichstones.
(B) Bestimmung der Lautstärke eines Tons beliebiger Frequenz als gleich laut wie ein Ton von X dB SPL mit 1 kHz Frequenz.
(C) Aufforderung an die Versuchsperson, die Intensität einer Licht-Empfindung durch Einstellen der Lautstärke einer Tonquelle auszudrücken, und Messung dieser Lautstärke.
(D) Bestimmen der Zahl der Unterschiedsschwellenschritte, die ausgehend von der absoluten Schwelle durchlaufen werden müssen, bis die zu bestimmende Empfindungsintensität erreicht wird.
(E) Bestimmung der Schmerzintensität durch Messung der galvanischen Hautreaktion.

H97

→ 12.42 Welche sinnesphysiologische Größe definiert der Weber-Quotient?
Das Verhältnis

(A) der Schwellenreizstärken bei verschieden langen Reizen
(B) der Mindestenergien, die bei Schwellenreizung verschiedener Sinnessysteme aufgebracht werden müssen
(C) von Reizzuwachs zu Ausgangsreizstärke bei der Erzeugung eines eben merklich stärkeren Sinneseindruckes
(D) von schwächstem zu stärkstem Reiz, mit dem ein Sinnessystem erregt werden kann
(E) der Schwellenreizstärken vor und nach Adaptation

H94

→ 12.43 Eine relative Unterschiedsschwelle von 0,1 bedeutet, daß

(A) sich die Stärken zweier Sinnesreize um 10% unterscheiden
(B) bei einer Verminderung eines Reizes um 90% die Absolutschwelle unterschritten wird
(C) die Absolutschwellen zweier Rezeptoren sich um den Faktor 10 unterscheiden
(D) der quantitative Unterschied zwischen zwei Reizen nur dann wahrgenommen wird, wenn dieser mindestens 10% beträgt
(E) sich das rezeptive Feld für eine sensorische Afferenz um 10% vergrößern muß, um den Reiz überschwellig zu machen

F88

→ 12.44 Zur Kontrastschärfung bei Sinneswahrnehmung dient besonders der Mechanismus der

(A) räumlichen Summation bei großflächigen Reizmustern
(B) Habituation
(C) divergenten Verschaltung afferenter Erregungen
(D) lateralen Hemmung
(E) Keine der Antworten (A) bis (D) trifft zu.

F96 ■

→ 12.45 Die Rezeptorpotentiale der somatischen Sensibilität

(A) entstehen durch eine Permeabilitätserhöhung für Na^+-Ionen
(B) entstehen durch Aktivierung der spannungsgesteuerten Na^+-Kanäle
(C) folgen in ihrer Amplitude der Alles-oder-Nichts-Regel
(D) breiten sich saltatorisch aus
(E) haben eine Refraktärphase

H89 ■

→ 12.46 In welchem Sinnesorgan sind die Rezeptoren primäre Sinneszellen?

(A) Cortisches Organ
(B) Maculaorgane im Vestibularapparat
(C) Cristaorgane im Vestibularapparat
(D) Geruchsorgan
(E) Geschmacksorgan

12.40 (E) 12.41 (E) 12.42 (C) 12.43 (D) 12.44 (D) 12.45 (A) 12.46 (D)

H95 ■

→ **12.47 Ein Rezeptor der Somatosensibilität werde für eine Zeitspanne durch einen adäquaten Reiz konstanter Stärke aktiviert.**
Auf welcher der Aktionspotentialregistrierungen von einem afferenten Axon gründet sich die Aussage, dass der Rezeptor adaptiert?

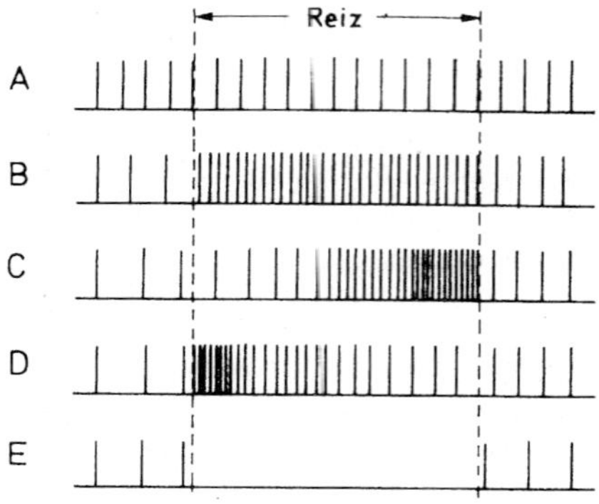

H02 ■

→ **12.48 Die unten stehenden Kurven zeigen die mögliche Antwort eines Sensors (Sinneszelle, sensorische Nervenendigung) auf einen Rechteck-Reiz.**
Welche der folgenden Kurven stellt die Antwort eines Differential-(D-)Sensors am treffendsten dar?

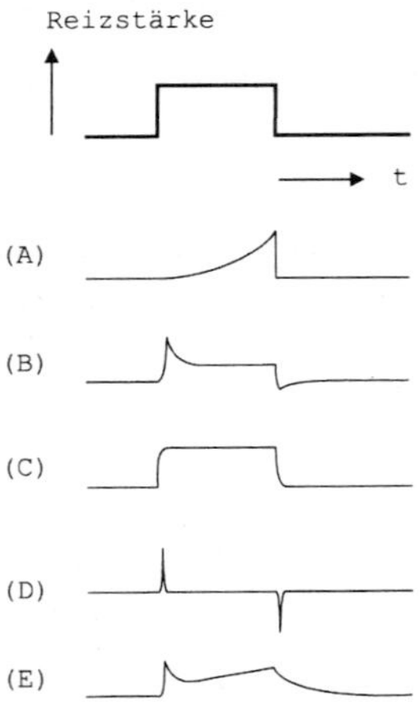

Fragen aus Examen Herbst 2004

H04 ■■

→ **12.49 Ein Aktionspotential eines α-Motoaxons führt zu einem exzitatorischen postsynaptischen Potential an der motorischen Endplatte (Endplattenpotential). Dieses Endplattenpotential**

(A) wird durch Wiederaufnahme des Transmitters in die präsynaptische Nervenendigung beendet
(B) ist unter physiologischen Bedingungen stets überschwellig
(C) wird durch die gleichzeitige Aktivierung postsynaptischer $GABA_A$-Rezeptoren der motorischen Endplatte verkleinert
(D) entsteht durch Freisetzung eines einzelnen Vesikels an der motorischen Nervenendigung
(E) erreicht das Gleichgewichtspotential für Na^+

H04 ■■

→ **12.50 Welche der Verbindungen fungiert nicht als Neurotransmitter?**

(A) Glycin
(B) Serotonin
(C) DOPA
(D) Glutamat
(E) Noradrenali

12.47 (D) 12.48 (D) 12.49 (B) 12.50 (C)

13 Muskulatur

13.1 Allgemeine Muskelphysiologie

13.2 Quergestreifte Muskulatur

H95 ■

→ **13.1 Welche Aussage trifft für die Skelettmuskelfaser nicht zu?**

(A) Sie kann eine Länge von 10 cm besitzen.
(B) Die kontraktilen Proteine werden als Myoglobin bezeichnet.
(C) Die Aktinfilamente sind an den Z-Scheiben verankert.
(D) Als Sarkomerlänge bezeichnet man den Abstand zwischen zwei Z-Scheiben.
(E) Troponin, Tropomyosin und Aktin bilden die dünnen Myofilamente.

H99 ■

→ **13.2 Was ist die Ursache für die Totenstarre des Muskels?**

(A) Die kontraktilen Filamente verkürzen sich irreversibel.
(B) Die Ca^{2+}-Konzentration im Zytosol steigt an.
(C) Die erhöhte K^{+}-Konzentration im Extrazellulärraum führt zu einer Dauerdepolarisation des Muskels.
(D) Der ATP-Gehalt des Muskels nimmt ab.
(E) Der Milchsäuregehalt des Muskels steigt an.

H02 ■

→ **13.3 Welche Aussage zum Troponin-Komplex trifft nicht zu?**

(A) Der Troponin-Komplex ist am Kontraktionsvorgang im Herzmuskel beteiligt.
(B) Der Troponin-Komplex stabilisiert im Ruhezustand die Lage des Tropomyosins auf dem F-Actin.
(C) Die Untereinheit Troponin C ist weitgehend Struktur-homolog zum Calmodulin.
(D) Ca^{2+}-Bindung an Troponin C löst Konformationsänderungen aus, die zur Freilegung der Bindungsstelle eines Myosinkopfes auf dem F-Actin führen.
(E) Troponin C aktiviert in der Ca^{2+}-gebundenen Form die Myosinleichtkettenkinase (MLCK).

F96 ■

→ **13.4 Welches Eiweißmolekül der Skelettmuskelzelle hat ATPase-Eigenschaft?**

(A) Aktin
(B) Myosin
(C) Troponin
(D) Tropomyosin
(E) Myoglobin

H96 ■

→ **13.5 Welche Aussage über den Kontraktionsprozeß der quergestreiften Muskulatur trifft nicht zu?**

(A) Die Aktin-Bindungsstellen für Myosin sind bei einer sarkoplasmatischen Calciumkonzentration von 10^{-8} mol/l durch Tropomyosin blockiert.
(B) Calcium-Ionen werden an das Tropomyosin angelagert.
(C) Bindung von ATP an den Myosinkopf löst die Querbrücke.
(D) Hydrolyse von ATP steigert die Bindungsaffinität zwischen Aktin und Myosin.
(E) Entfernen der ATP-Hydrolyseprodukte vom Myosinkopf ist der Teilprozeß im Kontraktionszyklus, der die Kraftentwicklung bedingt.

F00 ■

→ **13.6 Welche der folgenden Aussagen zum Aktivierungs- und Kontraktionsverlauf einer Sekelettmuskelfaser trifft nicht zu?**

(A) ATP wird gespalten.
(B) ATP wird an das Aktin gebunden.
(C) Es bilden sich Querbrücken zwischen Aktin und Myosin.
(D) Die Ca^{2+}-Konzentration im Zytosol ändert sich.
(E) Querbrücken zwischen Aktin und Myosin lösen sich.

H00 ■

→ **13.7 Die ATP-Bindung an das Myosinköpfchen im Skelettmuskel bewirkt**

(A) die spannungserzeugende Kippbewegung des Myosinköpfchens
(B) das Lösen des Myosinköpfchens vom Aktin
(C) das Anheften des Myosinköpfchens an das Aktin
(D) eine Verlagerung des Tropomyosins
(E) das Freilegen der Myosinbindungsstelle am Aktin

F97 ■

→ **13.8 Welches ist die direkte Energiequelle für die Muskelkontraktion?**

(A) ATP-Spaltung
(B) Kreatinphosphat-Spaltung
(C) Glykolyse
(D) Endoxidation
(E) Gluconeogenese

F03 ■

→ **13.9 Die Dihydropyridin-empfindlichen Rezeptoren des Skelettmuskels**

(A) sind gap junctions zwischen dem transversalen und dem longitudinalen tubulären System
(B) befinden sich in der Membran des longitudinalen tubulären Systems
(C) sind spannungsgesteuert
(D) werden durch Ca^{2+} aktiviert
(E) aktivieren membrangebundene Adenylatcyclase

F02

→ **13.10 Für die Auslösung der Kontraktion einer Skelettmuskelfaser durch einen Nervenimpuls ist erforderlich:**

(A) Freisetzung von Ca^{2+}-Ionen aus Vesikeln in der präsynaptischen Nervenendigung
(B) Aktivierung präsynaptischer ligandengekoppelter Membrankanäle
(C) Bindung von Ca^{2+}-Ionen an Tropomyosin
(D) Aktivierung von Ryanodin-Rezeptoren in der Membran des sarkoplasmatischen Retikulums
(E) Aktivierung der Ca^{2+}-ATPase in der Membran des sarkoplasmatischen Retikulums

H99 ■

→ **13.11 Die transversalen Tubuli der Skelettmuskelzelle**

(A) sind zum Extrazellulärraum hin offen
(B) verlaufen parallel zu den Myofibrillen
(C) verstärken durch Oberflächenfältelung die Acetylcholin-Wirkung auf die subsynaptische Membran
(D) haben eine offene Verbindung zum sarkoplasmatischen Retikulum
(E) setzen zur Einleitung der Kontraktion Ca^{++}-Ionen in den Extrazellulärraum frei

F99 ■■

→ **13.12 Zur Aktivierung der kontraktilen Elemente im Skelettmuskel steigt die sarkoplasmatische Calciumionenkonzentration stark an.**

Diese Calciumionen werden vor allem

(A) über das Sarkolemm aus dem Extrazellulärraum transportiert
(B) aus dem transversalen tubulären System freigesetzt
(C) aus dem longitudinalen tubulären System freigesetzt
(D) vom Tropomyosin abgegeben
(E) vom Troponin abgegeben

H98 ■

→ **13.13 Das Absinken der zytosolischen Calciumionenkonzentration beim erschlaffenden Skelettmuskel wird hauptsächlich bewirkt durch**

(A) Bindung von Calciumionen an Troponin
(B) Bindung von Calciumionen an Tropomyosin
(C) Transport von Calciumionen in das longitudinale tubuläre System
(D) Transport von Calciumionen in das transversale tubuläre System
(E) Transport von Calciumionen in den Extrazellulärraum

H99 ■

→ **13.14 Welche Aussage über (freie) Ca^{2+}-Ionen trifft <u>nicht</u> zu?**

Sie

(A) können in vielen Zellen durch Inositoltriphosphat (IP_3) aus intrazellulären Speichern freigesetzt werden
(B) werden vor allem über Ca^{2+}/Na^{+}-Antiport-Carrier aus dem Zytosol in intrazelluläre Speicher transportiert
(C) liegen im Zytosol in einer um mehrere Zehnerpotenzen niedrigeren Konzentration vor als im Extrazellulärraum
(D) stellen im Blutplasma etwa die Hälfte des Gesamtcalciums
(E) können an Calmodulin binden

H03 ■

→ **13.15 Eine tetanische Kontraktion einer Skelettmuskelfaser entsteht durch**

(A) Dauerdepolarisation der Faser
(B) Summation und Fusion überschwelliger Aktionspotentiale
(C) Summation und Fusion von Endplattenpotentialen
(D) ATP-Mangel der Faser
(E) Superposition (mechanische Summation) von Einzelkontraktionen der Faser

13.8 (A) 13.9 (C) 13.10 (D) 13.11 (A) 13.12 (C) 13.13 (C) 13.14 (B) 13.15 (E)

H98 ■

→ **13.16 Welche der folgenden Kurven (A)–(E) gibt die Beziehung zwischen der aktiven Kontraktionskraft (F in% der maximalen Kraft) und der Sarkomerlänge des Skelettmuskels richtig wieder?**

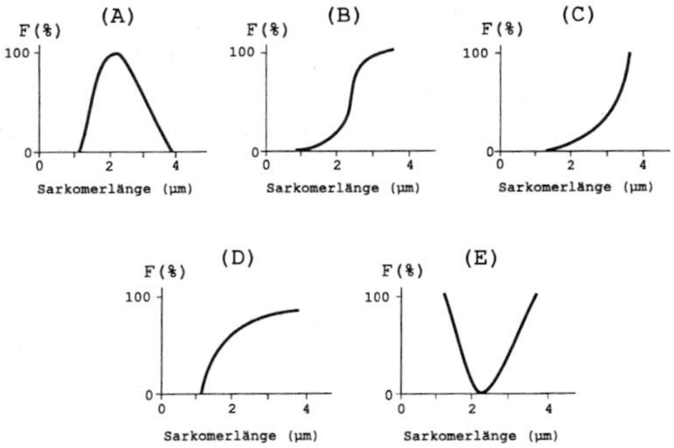

H01 ■

→ **13.17 Die Abhängigkeit der maximalen Kraftentwicklung einer Skelettmuskelfaser von deren Vordehnung beruht auf**

(A) dehnungsabhängiger Freisetzung von Calcium aus den transversalen Tubuli
(B) Abhängigkeit der Amplitude des Muskelaktionspotentials von der Membrandehnung
(C) fortschreitender Abnahme der Calciumempfindlichkeit des kontraktilen Prozesses mit wachsender Vordehnung
(D) je nach Vordehnung unterschiedlich starker Überlappung von Aktin- und Myosinfilamenten
(E) stärkerem potentialabhängigem Calciumeinstrom in die Muskelfaser bei erhöhter Vordehnung

H03

→ **13.18 Welches der nachfolgenden Proteine ist aufgrund seiner elastischen Eigenschaften am meisten für die Längen-Spannungsbeziehung eines ruhenden Skelettmuskels verantwortlich (Ruhedehnungskurve)?**

(A) Aktinin
(B) Nebulin
(C) Titin
(D) Tropomyosin
(E) Troponin

F99 ■

→ **13.19 Im Arbeitsdiagramm des Muskels wird die Länge in waagerechter Richtung (Abszisse) und die Kraft in senkrechter Richtung (Ordinate) aufgetragen. Bei welcher Kontraktionsform liegen die Meßpunkte für Länge und Kraft auf einer senkrechten Linie?**

(A) isometrische Kontraktion
(B) isotone Kontraktion
(C) auxotone Kontraktion
(D) Unterstützungszuckung
(E) Anschlagszuckung

H98 ■

→ **13.20 Welche in der Abbildung dargestellte Linie gibt eine Anschlagszuckung eines Skelettmuskels wieder?**

(k = Kraft, l = Länge)

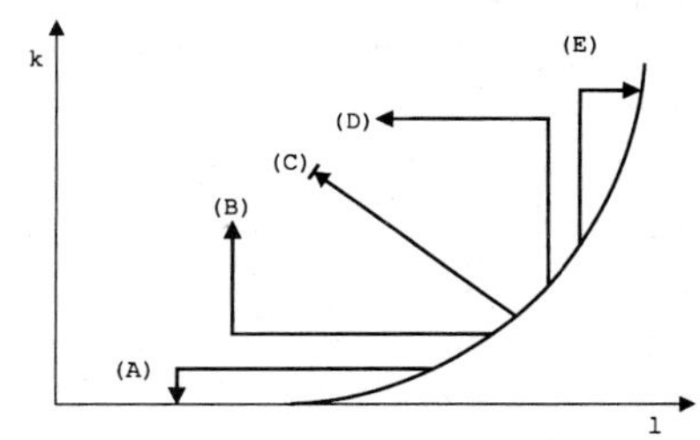

H03 ■

→ **13.21 Bei einer stehenden Versuchsperson hängen die Arme frei herab. Nun bewegt sie durch eine Kontraktion des rechten M. deltoideus den gestreckten rechten Arm seitlich in Richtung Horizontale. Diese Kontraktion ist**

(A) auxoton
(B) exzentrisch
(C) isokinetisch
(D) isometrisch
(E) isoton

H01 ■

→ **13.22 Als Unterstützungszuckung bezeichnet man folgende Form der Skelettmuskelaktivierung:**

(A) isometrische, gefolgt von einer isotonischen Kontraktion
(B) isotonische, gefolgt von einer isometrischen Kontraktion
(C) Kontraktion, bei der die Muskelkraft während der Verkürzung extern unterstützt wird
(D) Kontraktion, bei der ein Muskel einen anderen agonistischen Muskel unterstützt
(E) Kontraktion, die durch die Aktivierung von γ-Motoneuronen unterstützt wird

13.16 (A) 13.17 (D) 13.18 (C) 13.19 (A) 13.20 (B) 13.21 (A) 13.22 (A)

F02

13.23 Die bei der isometrischen Muskelkontraktion freigesetzte Wärme entsteht zum größten Anteil durch

(A) die die Kontraktion bewirkenden chemischen Reaktionen
(B) Reibung zwischen Aktin- und Myosinfilamenten
(C) Erhöhung der Muskeldurchblutung
(D) die Umsetzung von mechanischer Muskelarbeit in Wärme
(E) Abnahme der Entropie des Aktomyosin-Systems

F99 ■

13.24 Welche der Kurven (A)–(E) gibt am ehesten die Beziehung zwischen Verkürzungsgeschwindigkeit (v) und Kraftentwicklung (F) eines Skelettmuskels wieder?

F_{max} = maximale Kraftentwicklung (isometrische Kontraktion);

V_{max} = maximale Verkürzungsgeschwindigkeit.

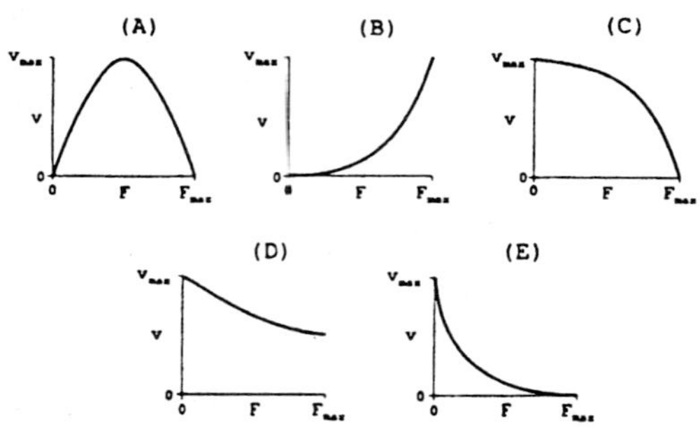

H97

13.25 Ein Skelettmuskel kontrahiert sich tetanisch mit verschiedenen Lasten; bei der maximalen Last (L_{max}) kann er sich nicht mehr verkürzen.

Welche der Kurven (A)–(E) stellt am ehesten die Abhängigkeit der hierbei an der Last geleisteten (physikalischen) Arbeit von der jeweiligen Last dar?

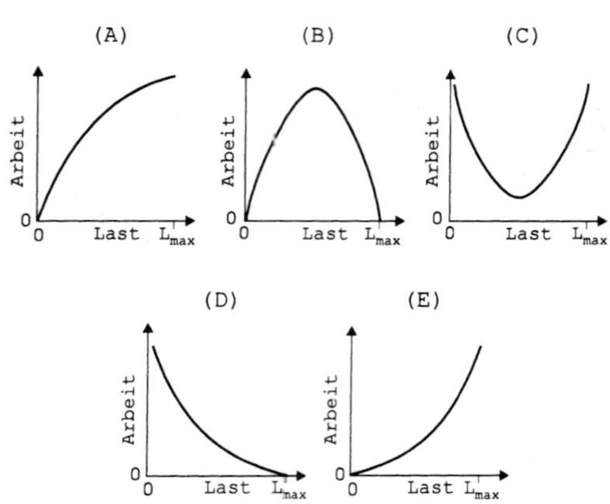

H95 ■■

13.26 Unter einer motorischen Einheit versteht man

(A) die pro Nervenimpuls an der motorischen Endplatte freigesetzte Acetylcholinmenge
(B) ein einzelnes, zur Muskelkontraktion führendes Aktionspotential
(C) eine einzelne Muskelfaser
(D) den präsynaptischen Teil der motorischen Endplatte
(E) ein einzelnes Aα-Motoneuron und alle von diesem innervierte Muskelfasern

F98 ■

13.27 Welche Aussage trifft nicht zu?
Die Muskelfasern einer einzelnen motorischen Einheit

(A) gehören dem gleichen Muskelfasertyp an
(B) kontrahieren sich alle bei der Erregung des sie innervierenden Motoneurons
(C) haben jeweils eine motorische Endplatte
(D) werden von mehreren Motoneuronen gleichzeitig innerviert
(E) werden nach Durchtrennung des innervierenden Nerven atrophisch

F99 ■

13.28 Welche Aussage trifft für den Skelettmuskel nicht zu?

(A) Willkürliche Skelettmuskelkontraktionen sind in der Regel (unvollständig oder vollständig) tetanisch.
(B) Bei willkürlichen Skelettmuskelkontraktionen sind die motorischen Einheiten meist asynchron tätig.
(C) Von einem Axon werden mehrere Skelettmuskelfasern innerviert.
(D) Die Muskelfasern einer motorischen Einheit werden über eine gemeinsame motorische Endplatte innerviert.
(E) Zwischen den Muskelfasern gibt es keine Erregungsübertragung.

H01 ■

13.29 Folgender Mechanismus spielt bei der physiologischen Steuerung der Kontraktionskraft eines Skelettmuskels keine Rolle:

(A) Veränderung der Aktivität in α-Motoneuronen
(B) Veränderung der Aktivität in γ-Motoneuronen
(C) Zahl der aktivierten motorischen Einheiten
(D) pro Aktionspotential freigesetzte Transmittermenge an der motorischen Endplatte
(E) Frequenz der Impulse in Ia-Afferenzen zu den α-Motoneuronen dieses Muskels

13.23 (A) 13.24 (E) 13.25 (B) 13.26 (E) 13.27 (D) 13.28 (D) 13.29 (D)

H99 ■

→ **13.30 Welcher Parameter ist in schnellen Skelettmuskelfasern höher als in langsamen Muskelfasern?**
(A) Gehalt an Mitochondrien pro g Muskel
(B) Zahl der Kapillaren pro g Muskel
(C) tetanische Fusionsfrequenz
(D) Myoglobingehalt
(E) Succinatdehydrogenase-Aktivität

F00 ■

→ **13.31 Für langsame Zuckungsfasern (Typ S; I) ist im Unterschied zu schnellen Zuckungsfasern der Skelettmuskulatur (Typ FF; II B) charakteristisch, dass sie**
(A) eine höhere Aktomyosin-ATPase-Aktivität haben
(B) eine höhere anaerobe Glykolyserate haben
(C) rascher ermüdbar sind
(D) weniger Mitochondrien pro Volumeneinheit enthalten
(E) eine höhere Myoglobinkonzentration haben

F98 ■

→ **13.32 Welcher der folgenden Parameter ist in langsamen (tonischen, Typ I, Typ S) Muskelfasern höher als in schnellen (phasischen, Typ II, Typ F)?**
(A) Mitochondriendichte
(B) Glykogenkonzentration
(C) Kreatinphosphat-Konzentration
(D) Ermüdbarkeit
(E) Lactatbildung

13.3 Glatter Muskel

F03 ■

→ **13.33 Welche Aussage zur Dünndarmmuskulatur trifft zu?**
(A) Sie besitzt motorische Endplatten.
(B) Sie wird von α-Motoneuronen innerviert.
(C) Sie besteht aus glatter Muskulatur vom Multi-unit-Typ.
(D) An der elektromechanischen Kopplung ist Calmodulin beteiligt.
(E) Ihre zytosolische Ca^{2+}-Konzentration beträgt in Ruhe etwa 1 mmol/L.

H03

→ **13.34 Welche Aussage zur Kontraktion der glatten Muskulatur und den daran beteiligten Regulationsmechanismen trifft zu?**
(A) Myosin wird durch die MLCK (myosin-light-chain kinase) aktiviert.
(B) Die MLCK (myosin-light-chain kinase) wird durch Ca^{2+}-Calmodulin gehemmt.
(C) Phosphorylierung der Myosinkinase durch Proteinkinase A erhöht deren Aktivität.
(D) Adrenalin führt über β_3-Rezeptoren zu einer Hemmung der Adenylatcyclase.
(E) cGMP hemmt die Aktivität der Ca^{2+}-ATPase der Plasmamembran.

F04 ■

→ **13.35 In glatten Muskelzellen ist nicht enthalten:**
(A) Myosinleichtkettenkinase
(B) Calmodulin
(C) Caldesmon
(D) Aktin
(E) Troponin C

F01

→ **13.36 Das Ausmaß der Phosphorylierung der leichten Myosinketten des glatten Muskels steigt nach**
(A) Aktivierung von Ca^{2+}-ATPasen des Sarkolemms
(B) Anstieg der cAMP-Konzentration im Zytosol
(C) Hemmung der Leichtketten-Phosphatase
(D) Aktivierung von β_2-Adrenozeptoren
(E) Aktivierung von K^+-Kanälen des Sarkolemms

F93 ■

→ **13.37 Welche Aussage über Gefäßmuskelzellen trifft zu?**
(A) Sie besitzen vorwiegend nikotinische Acetylcholin-Rezeptoren.
(B) Aktionspotentiale entstehen durch den Einstrom von Ca^{2+}.
(C) Sie enthalten Troponin C als Ca^{2+}-bindendes Protein.
(D) Die Relation Aktin – Myosin ist kleiner als im Skelettmuskel.
(E) Sie besitzen kein sarkoplasmatisches Retikulum.

13.30 (C) 13.31 (E) 13.32 (A) 13.33 (D) 13.34 (A) 13.35 (E) 13.36 (C) 13.37 (B)

H99 ■

→ **13.38 Welche Aussage zur Rolle des Ca^{2+} bei der Kontraktion des glatten Muskels trifft nicht zu?**

(A) wird durch IP_3 aus dem sarkoplasmatischen Retikulum freigesetzt
(B) strömt über spannungsgesteuerte Kanäle von extra- nach intrazellulär
(C) strömt über rezeptorgesteuerte Kanäle von extra- nach intrazellulär
(D) bindet an Calmodulin
(E) bindet an Troponin C

H02

→ **13.39 Welche Aussage zur Kontraktion von glatter Gefäßmuskulatur trifft zu?**

(A) Voraussetzung ist eine repetitive Depolarisation der motorischen Endplatten.
(B) Zur Kontraktionsauslösung muss Ca^{2+} an Troponin C gebunden werden.
(C) Eine Erhöhung der Myosin-Phosphatase-Aktivität steigert die Kontraktion.
(D) Die maximale Calcium-induzierte Verkürzung tritt bei einem intrazellulären Calciumspiegel von 10^{-9} mol/l auf.
(E) Um die gleiche Kraft/Querschnitt zu erzeugen, verbraucht sie weniger Energie als die Skelettmuskulatur.

H98 ■

→ **13.40 Welcher Rezeptor liegt in der Membran des sarkoplasmatischen Retikulums glatter Muskelzellen?**

(A) α-Adrenozeptor
(B) Dihydropyridin-Rezeptor
(C) β-Adrenozeptor
(D) Inositoltriphosphat-Rezeptor
(E) m-Cholinozeptor

Fragen aus dem Examen Herbst 2004

H04 ■

→ **13.41 Welche der folgenden Aussagen über den Ryanodin-Rezeptor trifft zu?**

(A) Es handelt sich um einen G-Protein-gekoppelten Rezeptor.
(B) Es handelt sich um einen Na^+-selektiven Ionenkanal.
(C) Er trägt zur Zunahme der zytosolischen Ca^{2+}-Konzentration in Skelettmuskelfasern nach deren Aktivierung bei.
(D) Er besitzt eine für Na^+ spezifische Bindungsstelle, über die er bei lokal erhöhten Na^+-Konzentrationen inaktiviert wird.
(E) Er ist auf den T-Tubuli von Skelettmuskelfasern lokalisiert.

H04

→ **13.42 Welche der folgenden zellulären Mechanismen in der glatten Muskulatur von Arteriolen kann am ehesten zur sog. metabolischen Dilatation von Widerstandsgefäßen beitragen?**

(A) Aktivierung von L-Typ-Ca^{2+}-Kanälen
(B) vermehrte K^+-Kanal-Aktivierung
(C) Erhöhung der Phospholipase-C-Aktivität
(D) Hemmung der Aktivität von sarkolemmal lokalisierten Ca^{2+}-ATPasen
(E) Hemmung der zytosolischen Guanylatcyclase

14 Vegetatives Nervensystem (VNS)

F99 ■

→ **14.1 Perikaryen postganglionärer sympathischer Neurone liegen charakteristischerweise in den**

(A) Seitenhörnern des Sakralmarks und im Hirnstamm
(B) Seitenhörnern des Brust- und Lendenmarks
(C) Spinalganglien im Brust- und Lendenwirbelbereich
(D) Grenzsträngen und den prävertebralen Ganglien
(E) intramuralen Ganglien des Magen-Darm-Trakts

13.38 (E) 13.39 (E) 13.40 (D) 13.41 (C) 13.42 (B) 14.1 (D)

F03

→ **14.2 Ein Patient mit einer länger bestehenden vollständigen Durchtrennung des Rückenmarks in Höhe des unteren Zervikalmarks wird aus der liegenden in die stehende Position aufgerichtet.**
Für die dadurch ausgelöste reflektorische Reaktion trifft am ehesten zu:
(A) Anstieg der Herzfrequenz durch Hemmung des Herzvagus
(B) Anstieg des Blutdruckes durch Vasokonstriktion in der Muskulatur
(C) positive Inotropie durch Zunahme der Aktionspotentialfrequenz in den kardialen sympathischen Nervenfasern
(D) Anstieg des Blutdruckes durch vergrößertes Schlagvolumen
(E) Anstieg des venösen Rückflusses durch Erregung von α-Adrenozeptoren im Splanchnikusgebiet

F94 ■■

→ **14.3 Welche Aussage trifft nicht zu?**
Im vegetativen Nervensystem
(A) liegen Somata der präganglionären parasympathischen Fasern in der Medulla oblongata und im Sakralmark
(B) erfolgt die synaptische Erregungsübertragung von der präganglionären parasympathischen Faser auf die zugehörige postganglionäre Faser durch Acetylcholin
(C) liegen Somata der präganglionären sympathischen Fasern in den thorakalen und lumbalen Abschnitten des Rückenmarks
(D) liegen Somata der präganglionären sympathischen Fasern im Seitenhorn des Rückenmarks
(E) erfolgt die synaptische Erregungsübertragung von der präganglionären sympathischen Faser auf die zugehörige postganglionäre Faser durch Noradrenalin

H01

→ **14.4 Das Darmnervensystem**
(A) enthält im Plexus submucosus zahlreiche sympathische Ganglienzellen
(B) ist blockiert, wenn die vegetative extrinsische Innervation durchtrennt wird
(C) benutzt als Transmitter Bradykinin
(D) wird durch noradrenerge Fasern überwiegend stimuliert
(E) enthält peptiderge Neurone

H98 ■■

→ **14.5 Die sympathischen Nervenfasern benutzen Acetylcholin als Transmitter**
(A) an den Zellen des Sinusknotens
(B) an den Speicheldrüsen
(C) am M. dilatator pupillae
(D) an den Schweißdrüsen
(E) an den Mm. arrectores pilorum

H03

→ **14.6 Co-Lokalisation von „klassischem“ Transmitter und einem Neuropeptid ist im peripheren vegetativen Nervensystem häufig.**
Welche der folgenden Co-Lokalisationen ist für die Speicheldrüsen am ehesten typisch?
(A) Acetylcholin und Neuropeptid Y
(B) Acetylcholin und VIP (Vasoaktives Intestinales Peptid)
(C) Noradrenalin und Neuropeptid Y
(D) Noradrenalin und Substanz P
(E) Noradrenalin und VIP (Vasoaktives Intestinales Peptid)

F98 ■■

→ **14.7 Durch Aktivitätssteigerung im Sympathikus kommt es zur**
(A) Dilatation der Beinvenen
(B) Zunahme der Motilität des Magen-Antrums
(C) Erschlaffung der Bronchialmuskulatur
(D) Erschlaffung des Sphincter internus der Harnblase
(E) Kontraktion des M. sphincter pupillae

H96 ■■

→ **14.8 Welche der folgenden Reaktionen wird durch Adrenozeptoren ausgelöst?**
(A) Kontraktion des inneren Blasensphinkters
(B) Kontraktion des M. detrusor vesicae
(C) Erschlaffung des äußeren Analsphinkters
(D) Pupillenverengung
(E) Kontraktion der Bronchialmuskulatur

F02 ■■

→ **14.9 Sympathisch, aber nicht parasympathisch wird innerviert:**
(A) M. sphincter pupillae
(B) M. ciliaris
(C) Bronchialmuskulatur
(D) glatte Muskulatur der Skelettmuskelarteriolen
(E) Detrusor vesicae

14.2 (A) 14.3 (E) 14.4 (E) 14.5 (D) 14.6 (B) 14.7 (C) 14.8 (A) 14.9 (D)

F00 ■■

→ 14.10 Sympathisch, aber nicht parasympathisch wird/werden innerviert:
(A) Auge
(B) Speicheldrüsen
(C) Schweißdrüsen
(D) Dünndarm
(E) Bronchien

H03 ■■

→ 14.11 Welche der folgenden Veränderungen lässt sich am ehesten auf eine gesteigerte Sympathikusaktivität zurückführen?
(A) Verlängerung der RR-Abstände im EKG
(B) Erhöhung des Atemwegwiderstands
(C) Erhöhung der Plasma-Reninkonzentration
(D) Anstieg der Hautdurchblutung
(E) Erhöhung der Darmmotilität

F02 ■■

→ 14.12 Welche Wirkung von Adrenalin wird durch postsynaptische α-Adrenozeptoren vermittelt?
(A) Steigerung der Herzfrequenz
(B) Bronchodilatation
(C) Steigerung der Koronardurchblutung
(D) Mydriasis
(E) Glykogenolyse im Skelettmuskel

F97 ■■

→ 14.13 Aktivierung der β-Adrenozeptoren bewirkt
(A) Gallenblasenkontraktion
(B) Erschlaffung der Bronchialmuskulatur
(C) erhöhte Schweißsekretion
(D) Vasokonstriktion im Bereich der Baucheingeweide
(E) Mydriasis

H99 ■■

→ 14.14 Welche der aufgeführten sympathischen Wirkungen geht <u>nicht</u> auf eine Aktivierung von β-Adrenozeptoren zurück?
(A) Zunahme der Herzfrequenz
(B) Vasodilatation von Muskelarteriolen
(C) Erschlaffung der Bronchialmuskulatur
(D) Lipolyse
(E) Hemmung der Insulinsekretion

F01 ■■

→ 14.15 Über α-Adrenozeptoren können Katecholamine
(A) den Atemwegswiderstand erniedrigen
(B) die Lipolyse im Fettgewebe steigern
(C) die Koronararterien verengen
(D) die Erregungsüberleitung zwischen Vorhöfen und Kammern des Herzens verzögern
(E) den Magenausgang (Pylorus) erweitern

F98 ■■

→ 14.16 Durchtrennt man die sympathischen Fasern, die die Gefäße eines Hautbezirkes versorgen, wird die Haut rot und warm, da die
(A) β-Rezeptoren der Gefäße sensibilisiert werden
(B) cholinergen vasodilatatorischen Fasern kompensatorisch aktiviert werden
(C) Stoffwechselprodukte verstärkt wirksam werden
(D) neurogene Ruheaktivität der sympathischen Efferenzen nicht mehr wirksam wird
(E) basale myogene Aktivität abnimmt

H02 ■■

**→ 14.17 Ein 71-jähriger Patient mit chronischer Atemwegsobstruktion hat akute Anfälle von Atemnot, bei denen sich der Atemwegswiderstand noch weiter erhöht.
Zur Behandlung dieser akuten Beschwerden ist am ehesten geeignet eine Aktivierung von**
(A) α_1-Adrenozeptoren
(B) α_2-Adrenozeptoren
(C) β_1-Adrenozeptoren
(D) β_2-Adrenozeptoren
(E) muskarinergen Cholinozeptoren

F03 ■■

→ 14.18 Aktivitätssteigerung im Parasympathikus bewirkt:
(A) Vasodilatation der Venen in der Muskulatur
(B) Abnahme der Magenperistaltik
(C) Erhöhung des Strömungswiderstandes in den Bronchien
(D) Kontraktion des M. sphincter internus der Harnblase
(E) Kontraktion des M. dilatator pupillae

F02 ■■

→ 14.19 Typischer Effekt einer Erregung postganglionärer parasympathischer Fasern ist
(A) Hemmung des Detrusor vesicae
(B) positiv inotrope Beeinflussung der Herzventrikelmuskulatur
(C) Bronchokonstriktion
(D) Hemmung der Speichelsekretion
(E) Hemmung der Darmperistaltik

14.10 (C) 14.11 (C) 14.12 (D) 14.13 (B) 14.14 (E) 14.15 (C) 14.16 (D) 14.17 (D) 14.18 (C) 14.19 (C)

F00

14.20 Eine Zunahme der efferenten Aktivität der Vagusnerven kann nicht führen zu

(A) Abnahme der Herzfrequenz
(B) Kontraktion der Bronchialmuskulatur
(C) Steigerung der Motilität des Magens
(D) Kontraktion der Gallenblase
(E) Erschlaffung des Sphincter ani internus

H03 ■

14.21 Welches der folgenden Organe bzw. Organteile ist am intensivsten parasympathisch innerviert:

(A) M. dilatator pupillae
(B) Tränendrüsen
(C) Schweißdrüsen
(D) braunes Fettgewebe
(E) Nierengefäße

H97 ■■

14.22 Die Übertragung ist nicht nikotinerg

(A) in der neuromuskulären Endplatte
(B) im Sympathikus von prä- auf postganglionär
(C) im Parasympathikus von prä- auf postganglionär
(D) im Parasympathikus von postganglionär auf das Erfolgsorgan
(E) im Sympathikus von präganglionär auf das Nebennierenmark

H94

14.23 Welche Wirkung ist von Hemmstoffen der Acetylcholinesterase zu erwarten?

(A) eine Erhöhung der Zahl der auf ein präsynaptisches Aktionspotential folgenden postsynaptischen Potentiale an der motorischen Endplatte
(B) eine Hemmung der Schweißsekretion
(C) eine Mydriasis
(D) eine Zunahme der Speichelsekretion
(E) eine Hemmung der Darmmotorik

F04 ■

14.24 α_2-Adrenozeptoren vermitteln:

(A) Erschlaffung glatter Gefäßmuskelzellen
(B) Steigerung der Insulinsekretion
(C) Steigerung der postganglionären Acetylcholinausschüttung
(D) Hemmung der Katecholaminausschüttung aus sympathischen Nerventerminalen
(E) postexzitatorische Hyperpolarisation von Sinusknotenzellen

H89

14.25 Die Freisetzung von Noradrenalin (NA) aus postganglionären Sympathikusfasern wird durch

(A) die Erregung präsynaptischer α-Rezeptoren gefördert
(B) eine Senkung der NA-Konzentration im synaptischen Spalt gehemmt
(C) die Erregung von präsynaptischen Acetylcholin-Rezeptoren gehemmt
(D) eine Blockierung der präsynaptischen Wiederaufnahme von NA (Reuptake Mechanismus) gefördert
(E) eine Senkung der Ca^{2+}-Konzentration im synaptischen Spalt gefördert

F03

14.26 Die Noradrenalinfreisetzung aus dem postganglionären sympathischen Neuron kann gefördert werden durch

(A) Noradrenalin über präsynaptische α-Rezeptoren
(B) Adrenalin über präsynaptische α-Rezeptoren
(C) Adrenalin über präsynaptische β-Rezeptoren
(D) Acetylcholin über präsynaptische muscarinerge Rezeptoren
(E) Acetylcholin über präsynaptische β-Rezeptoren

H00

14.27 Postganglionäre Sympathikusfasern führen zu Vasokonstriktion hauptsächlich durch

(A) Aktivierung von Phospholipase C über α_1-Rezeptoren
(B) Aktivierung von Adenylylcyclase über α_1-Rezeptoren
(C) Hemmung von Adenylylcyclase über α_1-Rezeptoren
(D) Aktivierung von Adenylylcyclase über α_2-Rezeptoren
(E) Hemmung von Adenylylcyclase über α_2-Rezeptoren

F01

14.28 Eine Aktivierung von α_1-Adrenozeptoren führt nicht zu:

(A) Freisetzung von Diacylglycerin (DAG)
(B) Freisetzung von Inositoltrisphosphat (IP_3)
(C) Aktivierung von Proteinkinase C
(D) Aktivierung von Proteinkinase A
(E) Bindung von GTP durch G-Proteine

14.20 (E) 14.21 (B) 14.22 (D) 14.23 (D) 14.24 (D) 14.25 (C) 14.26 (C) 14.27 (A) 14.28 (D)

H01 ■

→ **14.29 Welche Aussage über Rezeptoren für Katecholamine trifft nicht zu?**

(A) Über β_1-Rezeptoren wird die Adenylatcyclase stimuliert.
(B) Über β_2-Rezeptoren wird der Katecholamin-abhängige Natriumkanal geöffnet.
(C) Über α_1-Rezeptoren wird, vermittelt durch Inositoltrisphosphat, die zytosolische Ca^{2+}-Konzentration erhöht.
(D) Über α_1-Rezeptoren wird eine Phospholipase C stimuliert.
(E) Über α_2-Rezeptoren wird die Adenylatcyclase gehemmt.

H02 ■

→ **14.30 Die Bindung welches der folgenden Transmitter an den Rezeptor führt zur Aktivierung eines G_s-Proteins der Zellmembran?**

(A) Acetylcholin → nikotinischer Cholinozeptor
(B) Glycin → Glycinrezeptor
(C) Glutamat → AMPA-Rezeptor
(D) Glutamat → NMDA-Rezeptor
(E) Noradrenalin → β_2-Adrenozeptor

F03

→ **14.31 Ein Patient mit Blasenentleerungsstörung wegen Prostatahypertrophie erhält als Therapie ein Medikament, das α_1-Adrenozeptoren blockiert. Was soll damit erreicht werden?**

(A) gesteigerte Aktivität des M. detrusor vesicae
(B) Reduktion der Nierendurchblutung
(C) Hemmung des M. sphincter internus der Blase
(D) Erhöhung der Plastizität der Harnblasenmuskulatur
(E) Widerstandserhöhung in den Harnleitern

H90

→ **14.32 Welche der folgenden Aussagen zur Funktion der Harnblase trifft nicht zu?**

(A) An der Steuerung der Blasenentleerung sind Hirnstammareale beteiligt.
(B) Erregende parasympathische Fasern in den Nn. splanchnici pelvini führen zur Kontraktion des M. detrusor vesicae.
(C) Aktivierung der Motoneurone des N. pudendus führt zu Blasenentleerung.
(D) Dehnungsrezeptoren in der Blasenwand messen den Füllungszustand.
(E) Der Sphincter vesicae internus wird durch sympathische Efferenzen erregt.

H03

→ **14.33 Welche Aussage über die Funktion des Enddarms trifft zu?**

(A) Rasche Dehnung des Rektums führt zur reflektorischen Erschlaffung des M. sphincter internus.
(B) Der M. sphincter externus kann eine vorübergehende Erschlaffung des M. sphincter internus nicht kompensieren.
(C) Aktivierung des Sympathikus durch supraspinale Zentren führt zur Erschlaffung des M. sphincter internus.
(D) Der Tonus des M. sphincter externus wird vor allem durch konstriktorisch wirkende Neurone des enteralen Nervensystems aufrechterhalten.
(E) Die willkürliche Unterdrückung der Defäkation erfolgt über parasympathische Neurone des Sakralmarkes.

Fragen aus dem Examen Herbst 2004

H04 ■

→ **14.34 Wenn der nicotinische Acetylcholin-Rezeptor in der Plasmamembran die Signaltransduktion von Acetylcholin vermittelt, so geschieht dies durch die Wirkung des Rezeptors**

(A) als Ionenkanal
(B) auf ein G-Protein
(C) als ATPase
(D) als Ionenpumpe
(E) als Tyrosin-Kinase

H04

→ **14.35 In der postganglionären vegetativen Innervation der glatten Muskulatur der (extragenitalen) Arteriolen wird als Cotransmitter am ehesten freigesetzt:**

(A) vasoaktives intestinales Polypeptid
(B) Neuropeptid Y
(C) Substanz P
(D) Bradykinin
(E) Motilin

14.29 (B) 14.30 (E) 14.31 (C) 14.32 (C) 14.33 (A) 14.34 (A) 14.35 (B)

15 Motorik

15.1 Programmierung der Willkürbewegung

15.2 Motorische Repräsentation auf dem Kortex

15.3 Efferente Projektion der motorischen Kortizes

F98 ■

→ **15.1 Auf der lateralen Ansicht des Gehirns ist die Area 4 nach Brodmann (primärer motorischer Kortex) dargestellt durch**

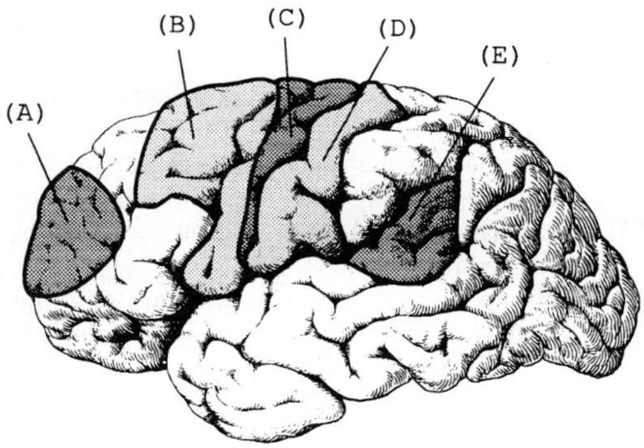

H96

→ **15.2 Welche der folgenden Aussagen über den motorischen Kortex trifft nicht zu?**

(A) Er enthält Pyramidenzellen in den Rindenschichten III und V.
(B) Seine Neurone sind in senkrecht zur Oberfläche angeordneten Funktionseinheiten zusammengeschlossen.
(C) Die Neurone einer funktionellen Säule sind jeweils einem Muskel zugeordnet.
(D) Der motorische Kortex hat polysynaptische efferente Verbindungen mit der Pars intermedia des Kleinhirns.
(E) Der motorische Kortex erhält afferente Zuflüsse aus dem Nucleus dentatus des Kleinhirns.

F01

→ **15.3 Welche der folgenden Aussagen zur supplementär-motorischen Area trifft nicht zu?**

(A) Sie liegt (ganz oder teilweise) in der Area 6 nach Brodman.
(B) Sie projiziert in einem somatotopischen Muster auf den primär-motorischen Kortex.
(C) Sie erhält über den Thalamus Informationen aus den Basalganglien.
(D) Der Ruhetremor ist ein typisches Ausfallsymptom.
(E) Sie ist bedeutsam für die zeitliche Struktur bei komplexen Willkürbewegungen.

F95 ■

→ **15.4 Welche der folgenden Aussagen ist charakteristisch für eine Zelle des kortikospinalen Traktes, die in Area 4 des motorischen Kortex an der Mantelkante lokalisiert ist?**

(A) Sie innerviert monosynaptisch Motoneurone zur Muskulatur des Daumens.
(B) Ihre wesentliche afferente Information aus der Körperperipherie kommt von Rezeptoren in der Gesichtsregion.
(C) Bei willkürlichen Bewegungen des kontralateralen Beines wird sie vor Bewegungsbeginn aktiviert.
(D) Ihr Axon verläuft im Hirnstamm außerhalb der Pyramide.
(E) Sie ist in einen Erregungskreis eingeschaltet, der vom motorischen Kortex über das Vestibulocerebellum zum frontalen Assoziationskortex verläuft.

H95 ■

→ **15.5 Welche Aussage zum primären motorischen Kortex (Area 4) trifft nicht zu?**

(A) Die Pyramidenzellen zum Fuß sind an seiner medialen Fläche zur Fissura longitudinalis cerebri lokalisiert.
(B) In ihm sind ein Teil der Neurone des kortikospinalen Traktes lokalisiert.
(C) Über den Thalamus bekommt er Informationen aus dem Cerebellum.
(D) Er ist das wesentliche zentrale Integrationsgebiet für die Haltungsregulation.
(E) Er hat eine bilaterale Projektion zu den Trigeminuskernen.

F96

→ **15.6 Im motorischen Kortex trete im Bereich des Vertex ein fokaler epileptischer Anfall auf. In welchem der aufgeführten Körpergebiete sind Muskelkontraktionen zu erwarten?**

(A) Kaumuskulatur
(B) Gesichtsmuskulatur
(C) Hand und Finger
(D) distaler und proximaler Armbereich
(E) distaler und proximaler Beinbereich

F86

→ **15.7 Typische Dauerfolge einer ausgedehnten Läsion der rechten Capsula interna ist:**

(A) Hemianopsie nach rechts
(B) schlaffe Hemiplegie rechts
(C) schlaffe Hemiplegie links
(D) spastische Hemiplegie links
(E) spastische Lähmung beider Beine

F94

→ **15.8 Welches der nachfolgenden Symptome steht bei isolierten Läsionen des prämotorischen Cortex (Area 6) nicht im Vordergrund?**

(A) fehlerhafte Anpassung der Körperhaltung an die Zielmotorik
(B) Störungen in der sequentiellen Ausführung eines Bewegungsprogrammes
(C) Verarmung der Spontanmotorik (Bewegungsarmut)
(D) schlaffe Lähmungen der Beine auf der kontralateralen Seite
(E) Verarmung der spontanen Sprache

F00 ■

→ **15.9 Welche Aussage zu dem einer Bewegung vorausgehenden zerebralen Bereitschaftspotential trifft nicht zu?**

(A) Es setzt in der Regel mehrere 100 ms vor Beginn einer Bewegung ein.
(B) Es hängt in Dauer und Amplitude von der Art der geplanten Bewegung ab.
(C) Es kann am Vertex abgeleitet werden.
(D) Es entsteht durch die Rückmeldung der Bewegungsafferenz auf den Cortex.
(E) Es lässt sich über beiden Hemisphärenhälften ableiten.

H00 ■

→ **15.10 Welche der aufgeführten neuronalen Ketten trägt wesentlich zur Erstellung des Bewegungsprogramms bei?**

(A) Assoziationskortex → Thalamus → Basalganglien → motorischer Kortex
(B) spinale Moosfasersysteme → mediale Kleinhirn-anteile → Vestibulariskerne → Rückenmark
(C) motorischer Kortex → mediale Kleinhirnteile → Nucleus fastigii → Substantia nigra
(D) Neokortex → Kleinhirnhemisphären → Thalamus → motorischer Kortex
(E) unspezifische retikuläre Kerne → Thalamus → motorischer Kortex → retikuläre Kerne

H96 ■

→ **15.11 Die Basalganglien sind Teil welcher neuronalen Erregungsschleife?**

(A) Motorische Kortexareale → Basalganglien → Thalamus → prämotorische Cortices
(B) Motorische Kortexareale → Basalganglien → N. dentatus → Thalamus → Motorischer Kortex (Area 4)
(C) Rückenmark → Basalganglien → N. globosus → Thalamus → Motorischer Kortex (Area 4)
(D) Vestibulariskerne → Basalganglien → Thalamus → Rückenmark
(E) Rückenmark → Thalamus → primärer sensomotorischer Kortex → Basalganglien → Rückenmark

H96 ■

→ **15.12 Im Rahmen der Motorik dient die neuronale Verschaltung Großhirnrinde → Pontozerebellum → Thalamus → Großhirnrinde**

(A) dem Aufbau der Efferenzkopie
(B) der Anpassung der Haltung an die intendierte Bewegung
(C) der Erstellung eines Bewegungsprogramms
(D) der Festlegung der emotionalen Färbung einer Bewegung
(E) der Entwicklung des Handlungsantriebs

F94

→ **15.13 Bei einer Funktionsbeeinträchtigung des frontalen Assoziationskortex ist am ehesten zu erwarten**

(A) eine Aphasie
(B) eine Perseveration bei der Durchführung motorischer Aufgaben
(C) ein Ruhetremor
(D) eine Störung des Langzeitgedächtnisses
(E) eine Ataxie

15.6 (E) 15.7 (D) 15.8 (D) 15.9 (D) 15.10 (D) 15.11 (A) 15.12 (C) 15.13 (B)

15.4 Neuronale Systeme des Rückenmarks

F99 ■■

➔ **15.14 Welche Aussage trifft nicht zu?**
Primäre Muskelspindelafferenzen eines Skelettmuskels
(A) depolarisieren die α-Motoneurone dieses Muskels
(B) werden bei isometrischer Kontraktion dieses Muskels gehemmt
(C) werden bei Zunahme der Länge dieses Muskels erregt
(D) projizieren im lemniskalen System nach supraspinal
(E) sind an der Wahrnehmung der Gelenkstellung beteiligt

H00 ■

➔ **15.15 Welche der folgenden Aussagen zu den Muskelspindeln trifft zu?**
(A) Eine Spannungserhöhung in den extrafusalen Muskelfasern ist der adäquate Reiz für die Erregung.
(B) Die Rezeptoren der Kernkettenfasern haben eine vorwiegend dynamische Empfindlichkeit.
(C) Während einer isotonen Kontraktion ist die α-γ-Koaktivierung in der Lage, die Empfindlichkeit der Längenrezeptoren zu sichern.
(D) Die Ia-Fasern innervieren den Polbereich der intrafusalen Fasern.
(E) Die sekundären Muskelspindelafferenzen kommen überwiegend von den dynamischen Längenrezeptoren.

H99

➔ **15.16 Bei Erregung der dynamischen γ-Motoneurone eines Skelettmuskels**
(A) vermindert sich die Aktivität der Ib-Afferenzen des Muskels
(B) wird in den primären Muskelspindelafferenzen des Muskels die Schwelle zur Auslösung von Aktionspotentialen erhöht
(C) erhöht sich die Empfindlichkeit der Längenrezeptoren, schnelle Längenänderungen zu registrieren
(D) erschlafft die intrafusale Muskulatur der Kernsackfasern
(E) bleibt die Aktivität der Ia-Afferenzen unverändert

H02 ■

➔ **15.17 Bei einer (willkürlichen) isometrischen Kontraktion des Musculus triceps brachii mit 40 % der Maximalkraft ist am wahrscheinlichsten:**
(A) eine Erregung der Afferenzen der Kernkettenfasern (Nuclear-chain-Fasern)
(B) keine Reaktion der sekundären Muskelspindelafferenzen
(C) eine Hemmung der Aktivität der statischen γ-Motoneurone
(D) ein Sistieren der Aktivität in den Ib-Afferenzen
(E) eine Entladungsfrequenz der α-Motoneurone von weniger als 10 Aktionspotentialen pro Sekunde

H02 ■

➔ **15.18 Eine Erregung der Golgi-Sehnenorgane eines Muskels führt zu**
(A) Aktivierung von intrafusalen Fasern im gleichen Muskel
(B) Auftreten einer H-Welle im EMG (Elektromyogramm)
(C) elektromechanischer Entkopplung
(D) Hemmung der α-Motoneurone dieses Muskels
(E) retrograder Aktivierung von γ-Motoneuronen

F02 ■

➔ **15.19 Bei einer isometrischen Kontraktion des Musculus triceps brachii ist am wenigsten wahrscheinlich:**
(A) Erregung der Afferenzen der Kernkettenfasern (Nuclear-chain-Fasern)
(B) Aktivierung der sekundären (Gruppe-II-)Muskelspindelafferenzen
(C) Aktivierung der statischen γ-Motoneurone
(D) Sistieren der Aktivität in den Ib-Afferenzen
(E) tetanische Kontraktion

H97 ■■

➔ **15.20 Welche Aussage über die Muskelspindel trifft nicht zu?**
(A) Sie ist ein Längendetektor.
(B) Die intrafusalen Muskelfasern werden durch Aγ-Motoneurone aktiviert.
(C) Sie besitzt Ia-Afferenzen.
(D) Die von ihr ausgehenden Afferenzen sind monosynaptisch mit Aα-Motoneuronen der kontralateralen Körperseite verschaltet.
(E) Sie ist der Rezeptor für den Muskeleigenreflex.

15.14 (B) 15.15 (C) 15.16 (C) 15.17 (A) 15.18 (D) 15.19 (D) 15.20 (D)

F93 ■

→ **15.21 Der Schlag mit dem Reflexhammer auf die Patellarsehne führt zur Kontraktion des M. quadriceps femoris.**
Dieser Muskeldehnungsreflex

(A) aktiviert die Extensormuskulatur der kontralateralen Extremität
(B) entsteht durch die transkortikale Übertragung der Muskelspindelaktivierung (long-loop Reflex)
(C) ist ein nozizeptiver Reflex
(D) ist in seiner Stärke vom Ausmaß der gamma-Innervation abhängig
(E) entsteht durch die Aktivierung der Golgi-Sehnenorgane

F00 ■■

→ **15.22 γ-Motoneurone**

(A) haben etwa die gleiche axonale Leitungsgeschwindigkeit wie α-Motoneurone
(B) steuern die Empfindlichkeit der Längenrezeptoren der Skelettmuskeln (Muskelspindeln)
(C) haben Kollateralen zur intra-und extrafusalen Muskulatur
(D) erhalten keine Projektion von supraspinalen motorischen Zentren
(E) innervieren die Spannungsrezeptoren der Skelettmuskel (Golgi-Sehnenorgane)

F92

→ **15.23 Welche der folgenden Aussagen über die Golgi-Sehnenorgane trifft <u>nicht</u> zu?**

(A) Sie sind über mindestens zwei Synapsen mit den Motoneuronen des Rezeptor-tragenden Muskels verschaltet.
(B) Sie werden bei der Kontraktion weniger motorischer Einheiten aktiviert.
(C) Zentrale Kerngebiete verstellen die Empfindlichkeit der Rezeptoren.
(D) Sie sind proportional-differentiell reagierende Rezeptoren.
(E) Sie sind in Serie zur Arbeitsmuskulatur angeordnet.

F03 ■

→ **15.24 In dieser Skizze ist schematisch die spinale segmentale Reflexverschaltung einer afferenten Nervenfaser wiedergegeben.**

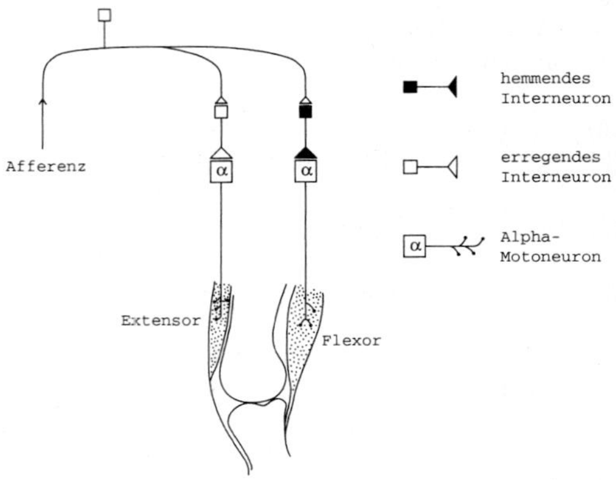

Für die Afferenzen von welchen Rezeptoren ist diese Verschaltung am ehesten charakteristisch?

(A) Golgi-Sehnenorgane des Extensor
(B) primäre Muskelspindelendigungen des Extensor
(C) Golgi-Sehnenorgane des Flexor
(D) primäre Muskelspindelendigungen des Flexor
(E) sekundäre Muskelspindelendigungen des Flexor

15.21 (D) 15.22 (B) 15.23 (C) 15.24 (C)

F95 ■

15.25 In dieser Skizze ist schematisch die spinale segmentale Reflexverschaltung einer afferenten Nervenfaser wiedergegeben. Von welchen Rezeptoren kommt die Afferenz in der Skizze?

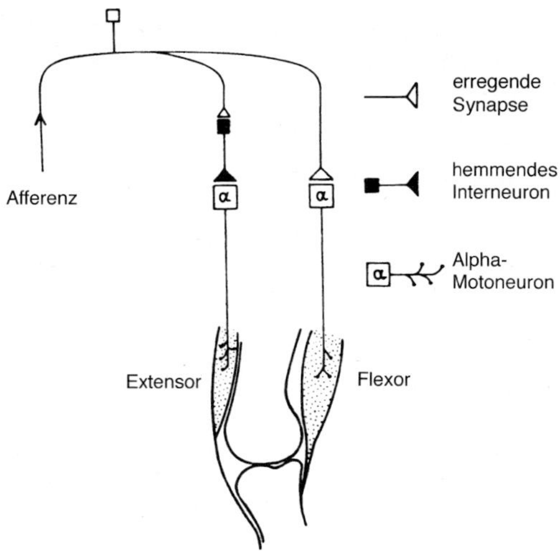

(A) von Golgi-Sehnenorganen des Extensor
(B) von primären Muskelspindelendigungen des Extensor
(C) von Golgi-Sehnenorganen des Flexor
(D) von primären Muskelspindelendigungen des Flexor
(E) von keinen der unter (A)–(D) genannten Rezeptoren

F04 ■

15.26 Die homonyme (autogene) Hemmung von Motoneuronen wird eingeleitet durch folgenden Input zu Interneuronen, die diese Motoneurone hemmen:
(A) hemmend von ipsilateralen Ia-Afferenzen
(B) erregend von kontralateralen Ia-Afferenzen
(C) erregend von ipsilateralen Ib-Afferenzen
(D) erregend von kontralateralen Ib-Afferenzen
(E) hemmend von Hautafferenzen

H94 ■

15.27 Reizung der γ-Efferenzen eines Skelettmuskels führt zu einer
(A) verstärkten Aktivität der Muskelspindel-Afferenzen desselben Muskels
(B) verminderten Aktivität der Golgi-Sehnenorgan-Afferenzen desselben Muskels
(C) Erschlaffung der intrafusalen Muskulatur desselben Muskels
(D) Erschlaffung der extrafusalen Muskulatur desselben Muskels
(E) Aktivierung der α-Motoneurone antagonistischer Muskeln

F04 ■

15.28 Die Skizze stellt ein hemmendes Renshaw-Interneuron mit einem Motoneuron dar.

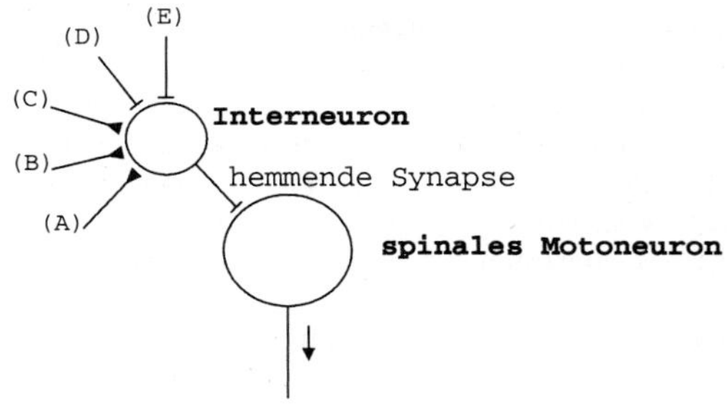

Welcher Input zu diesem Interneuron ist ausgeschlossen?
(A) erregend vom dargestellten Motoneuron
(B) erregend von supraspinal
(C) erregend über cholinerge Synapsen
(D) hemmend von supraspinal
(E) hemmend von synergistischen Motoneuronen

F01 ■

15.29 Welche Aussage über die Renshaw-Zelle trifft nicht zu?
(A) Sie ist an der rekurrenten Hemmung der α-Motoneurone beteiligt.
(B) Das Aα-Motoneuron bildet mit ihr eine erregende Synapse.
(C) Sie wird über den Transmitter Acetylcholin erregt.
(D) Die Erregung der Renshaw-Zelle verursacht in dem zugehörigen Aα-Motoneuron ein inhibitorisches postsynaptisches Potential (IPSP).
(E) Sie wird über rekurrente Kollateralen von γ-Motoneuronen gehemmt.

F04

15.30 Für eine rückkopplungsgesteuerte Kontraktion eines Skelettmuskels gegen einen zunehmenden Widerstand, bei dem die extrafusale Muskellänge abnimmt, ist am ehesten zu erwarten, dass
(A) in den Ia-Afferenzen des Muskels kontraktionskorrelierte Aktionspotentiale vor seiner EMG-Aktivierung auftreten
(B) in den Afferenzen der Klasse II Aktionspotentiale auftreten
(C) die statischen γ-Motoneurone gehemmt werden
(D) die Länge der Kernkettenfasern der Muskelspindeln unverändert bleibt
(E) die Frequenz der Aktionspotentiale in den Ib-Afferenzen des Muskels abnimmt

15.25 (D) 15.26 (C) 15.27 (A) 15.28 (E) 15.29 (E) 15.30 (B)

H95

→ **15.31 Welche Aussage trifft nicht zu?**
Die postreflektorische Innervationsstille (silent period) im Elektromyogramm des M. quadriceps femoris nach Auslösen des Patellarsehnenreflexes hat folgende Ursachen:
(A) Entdehnung von Muskelspindeln ohne γ-Aktivierung vermindert die Aktivität afferenter Ia-Fasern.
(B) Durch Dehnung der zugehörigen Sehne kommt es zur Aktivierung afferenter Ib-Fasern.
(C) Die efferenten Impulse im Motoneuron bewirken eine rekurrente Hemmung über Renshaw-Zellen.
(D) Den Aktionspotentialen im Motoneuron folgen hyperpolarisierende Nachpotentiale.
(E) Die Haut- und Schmerzafferenzen beim Auslösen des Reflexes hemmen monosynaptisch die Motoneurone.

F93

→ **15.32 Die H-Welle des Hoffmann-Reflexes wird verursacht durch die**
(A) direkte Reizung der Muskelfasern des abgeleiteten Muskels
(B) direkte Reizung der alpha-Motoneurone zu dem abgeleiteten Muskel
(C) antidrome Aktivierung der alpha-Motoneurone durch die efferenten Motoaxone
(D) Aktivierung der alpha-Motoneurone durch Ia-Afferenzen
(E) Aktivierung der alpha-Motoneurone durch Ib-Afferenzen

H93

→ **15.33 Die M-Antwort des Hoffmann-(H-)Reflexes**
(A) ist auf eine Aktivierung der Ia-Fasern zurückzuführen
(B) entsteht durch eine elektrische Reizung der Motoaxone
(C) entsteht durch Kollision der antidromen Aktionspotentiale mit der efferenten Reflexantwort
(D) entsteht durch die Ib-Hemmung der H-Antwort des Hoffmann-Reflexes
(E) ist das Summenaktionspotential des afferenten Hautnerven

F03

→ **15.34 Zunehmend stärkere elektrische Reizung des N. tibialis induziert im EMG des M. gastrocnemius Antworten, auf die folgende Aussage zutrifft:**
(A) Die H-Welle ist daran zu erkennen, dass sie etwa 30 ms vor der M-Welle liegt.
(B) Die Amplitude der H-Welle nimmt von der Schwellenreizstärke bis zur maximalen Reizstärke stetig mit der Reizstärke zu.
(C) Die Amplitude der M-Welle ist in Schwellennähe am größten.
(D) Die M-Welle wird durch die Reizung der Motoaxone ausgelöst.
(E) Die H-Welle entsteht durch die Aktivierung von Renshaw-Zellen.

H92 ■

→ **15.35 Bei Fremdreflexen nimmt die Reflexzeit mit erhöhter Reizstärke hauptsächlich ab infolge**
(A) erhöhter Geschwindigkeit der afferenten Erregungsleitung
(B) räumlicher und zeitlicher Summation an zentralen Neuronen
(C) Bahnung der motorischen Endplatte
(D) Wegfall der autogenen Hemmung
(E) Konditionierung

F04

→ **15.36 In der Haut des Handrückens lokalisierte Nozizeptoren**
(A) haben lamelläre Hilfsstrukturen um ihre rezeptiven Endigungen
(B) projizieren über Axone der Gruppe II (Aβ) in das Rückenmark
(C) benutzen Enkephalin als Transmitter auf das sekundäre Neuron
(D) können bei starker Erregung die ipsilateralen Extensoren hemmen
(E) projizieren in den Vertexbereich des somatosensorischen Kortex (S1)

H91

→ **15.37 Welcher der nachfolgend aufgeführten Reflexe ist vor allem an der reflektorischen Abwehrspannung der Bauchdecken beteiligt?**
(A) Viscero-visceraler Reflex
(B) Viscero-motorischer Reflex
(C) Viscero-cutaner Reflex
(D) Cuti-visceraler Reflex
(E) Cuti-cutaner Reflex

15.31 (E) 15.32 (D) 15.33 (B) 15.34 (D) 15.35 (B) 15.36 (D) 15.37 (B)

H81 ■

15.38 Bei welchem der folgenden Reflexe handelt es sich um einen „Eigenreflex" des Erwachsenen?

(A) Lidschluß-Reflex
(B) gekreuzter Streckreflex
(C) Babinski-Reflex
(D) Achillessehnen-Reflex
(E) Korneal-Reflex

15.39 Welcher der folgenden beim Menschen auslösbaren Reflexe gehört nicht zu den Fremdreflexen?

(A) Bauchhautreflex
(B) Würgereflex
(C) Cornealreflex
(D) Masseterreflex
(E) Cremasterreflex

15.5 Motorische Funktionen des Hirnstamms

F00 ■

15.40 Unmittelbar nach kompletter Durchtrennung des Rückenmarks ist in dem Versorgungsgebiet der Rückenmarkssegmente, die kaudal der Durchtrennung gelegen sind, nicht zu beobachten:

(A) Willkürbewegungen der Skelettmuskulatur sind erloschen.
(B) Motorische Reflexe sind gesteigert.
(C) Die Miktionsreflexe der Harnblase sind erloschen.
(D) Der Defäkationsreflex ist erloschen.
(E) Genitalreflexe sind erloschen.

F90

15.41 Welches der folgenden Symptome nach vollständiger Durchtrennung des Rückenmarks kennzeichnet die Phase des „spinalen Schocks"?

(A) Aus den Gebieten kaudal der Rückenmarksläsion ist der sensorische Eingang zum Großhirn ausgeschaltet.
(B) Die Willkürbewegungen derjenigen Muskeln sind gelähmt, die aus den Gebieten kaudal der Läsion versorgt werden.
(C) In den kaudal der Läsion gelegenen Segmenten sind vegetative und motorische Reflexe nicht auslösbar.
(D) Schwache Erregung von Hautrezeptoren führt zu massiven reflektorischen Antworten mit Auftreten von Darm- und Blasenentleerungen.
(E) Das Babinskische Zeichen ist positiv.

H01

15.42 Welche Aussage zu den Sinneszellen des Vestibularorganes trifft nicht zu?

(A) Öffnen der Transduktionskanäle führt zu einem K^+-Ausstrom in die Endolymphe.
(B) Sie sind sekundäre Sinneszellen.
(C) Sie können je nach Auslenkung der Stereovilli (Stereozilien) de- oder hyperpolarisieren.
(D) Sie setzen als Transmitter eine erregende Aminosäure frei.
(E) Auch ohne Auslenkung der Stereovilli (Stereozilien) bilden die Afferenzen regelmäßig Aktionspotentiale.

H02

15.43 An den Sinneszellen des Vestibularorgans werden die Stereovilli (= Stereozilien) in Richtung des Kinoziliums abgelenkt.
Welche Aussage zu den dadurch ausgelösten Vorgängen trifft zu?

(A) Die „tip links" werden entspannt.
(B) Durch die Transduktionskanäle diffundiert K^+ in das Zellinnere.
(C) Die Rezeptorzellen werden hyperpolarisiert.
(D) An der Zellmembran der Rezeptorzelle bilden sich vermehrt Aktionspotentiale.
(E) Die Neurone des Ganglion geniculi werden erregt.

F02

15.44 Welche der folgenden Aussagen zu den Maculae des Vestibularorgans trifft zu?

(A) Der Winkel zwischen Macula sacculi und Macula utriculi beträgt etwa 60°.
(B) Bei aufrechter Kopfhaltung eines Stehenden ist der Vorderrand der Macula utriculi um etwa 60° gegen die Waagerechte angehoben.
(C) Bei normaler Kopfhaltung werden in den afferenten Axonen der Macula sacculi keine Aktionspotentiale registriert.
(D) Beim Öffnen der Transduktionskanäle der Sinneszellen strömen netto K^+-Ionen nach extrazellulär.
(E) Das Verschieben der Otolithenmembran über dem Sinnesepithel wird durch Linearbeschleunigungen bewirkt.

15.38 (D) 15.39 (D) 15.40 (B) 15.41 (C) 15.42 (A) 15.43 (B) 15.44 (E)

F97 ■

→ **15.45 Welche Aussage über das Gleichgewichtsorgan trifft nicht zu?**

(A) Die Cupulae der Bogengänge werden durch Drehbeschleunigungen ausgelenkt.

(B) Auslenkungen der Cupula können sowohl eine Abnahme als auch eine Zunahme der Impulsaktivität in den zugehörigen Nervenfasern des N. statoacusticus bewirken.

(C) Der adäquate Reiz für die Erregung der Haarzellen ist eine Auslenkung ihrer Zilien.

(D) Die Haarzellen in den Bogengangsorganen sind primäre Sinneszellen.

(E) Bei einseitiger Zerstörung eines Gleichgewichtsorganes kommt es zu Drehschwindel.

H98 ■

→ **15.46 Welche Aussage trifft für die Bogengangsorgane nicht zu?**

(A) Die Cupula hat eine mehr als doppelt so große Dichte wie die umgebende Endolymphe.

(B) Die Bogengangsafferenzen zeigen eine Ruheaktivität.

(C) Scherung der Stereozilien in Richtung auf das Kinozilium steigert die neuronale Entladungsrate.

(D) Die Depolarisation der Haarzellen kommt durch Einstrom von Kaliumionen zustande.

(E) Die Haarzellen sind sekundäre Sinneszellen.

H95 ■

→ **15.47 Während des Zeitintervalls Δt wurden Kopf und Körper ungefähr in der Ebene der lateralen Bogengänge mit konstanter Geschwindigkeit rotiert. Die oberste Kurve zeigt die Frequenzänderung der Aktionspotentiale in Nervenfasern des linken lateralen Bogenganges.**
Welche der Kurven (A)–(E) gibt die Frequenzänderung der Aktionspotentiale in Nervenfasern des rechten lateralen Bogenganges am korrektesten wieder?
(f = Frequenz, t = Zeit)

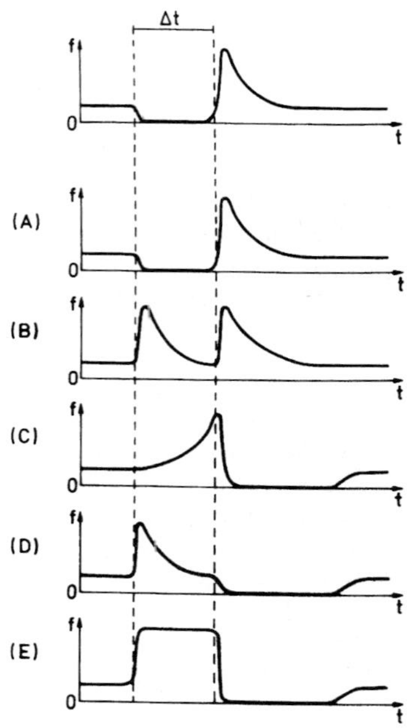

H93 ■

→ **15.48 Welche Aussage über den Nystagmus trifft nicht zu?**

(A) Beim gesunden Menschen wird ein Nystagmus nur durch Erregung der Bogengangsrezeptoren ausgelöst.

(B) Die Richtung des Nystagmus wird nach der raschen Komponente der Augenbewegung benannt.

(C) Zu Beginn einer Drehung um die Längsachse des Körpers tritt ein Nystagmus in Drehrichtung auf.

(D) Der postrotatorische Nystagmus ist entgegen der ursprünglichen Körperdrehung gerichtet.

(E) Während langanhaltender, gleichmäßiger Körperdrehung mit geschlossenen Augen entsteht kein Nystagmus.

15.45 (D) 15.46 (A) 15.47 (D) 15.48 (A)

F95

→ **15.49 Welche Aussage trifft für die Cristaorgane (Bogengänge) des Vestibularsystems zu?**
(A) Jede Sinneszelle besitzt 60–80 Kinozilien.
(B) Adäquater Reiz ist eine Linearbeschleunigung des Kopfes oder des ganzen Körpers.
(C) Eine Erregung kann einen Nystagmus auslösen.
(D) Beim Fallen bewirkt eine Erregung dieser Organe eine Streckreaktion der Extremitäten.
(E) Einleiten von 37 °C warmem Wasser in den äußeren Gehörgang löst einen sog. kalorischen Nystagmus aus.

H91

→ **15.50 Der „kalorische Nystagmus"**
(A) beruht auf einer allgemeinen Druckänderung im häutigen Labyrinth
(B) ist auf eine Verminderung der nervösen Erregbarkeit in den Ampullen durch die verminderte Temperatur zurückzuführen
(C) wird durch Endolymphströmungen ausgelöst, die das Erregungsgleichgewicht zwischen Utriculus und Sacculus verschieben
(D) wird ursächlich durch Erregungsunterschiede zwischen den horizontalen und vertikalen Bogengängen der gespülten Seite bedingt
(E) wird über eine im horizontalen Bogengang auftretende Endolymphbewegung ausgelöst

H03 ■

→ **15.51 Ein Patient klagt über Drehschwindel und weist einen Spontannystagmus nach rechts auf. Welches der folgenden Ereignisse liegt diesem Befund am wahrscheinlichsten zugrunde?**
(A) Ausfall der Funktion des linken Gleichgewichtsorgans
(B) Übererregbarkeit des linken Vestibularorgans
(C) Schädigung des Neozerebellums links
(D) Schädigung des linken Colliculus inferior
(E) Unterbrechung des Fasciculus longitudinalis medialis

H85

→ **15.52 Die klinische Elektronystagmographie wird durchgeführt**
(A) unter Ausnutzung des korneoretinalen Bestandspotentials
(B) durch Ableitung evozierter Potentiale
(C) mittels Registrierung von Augenmuskel-Summenaktionspotentialen
(D) in der Regel getrennt für das linke und rechte Auge
(E) über Potentialableitung von der Sklera bulbi

F01

→ **15.53 Welche Aussage trifft nicht zu? Das Elektrookulogramm**
(A) ermöglicht die Bestimmung von Sakkadendauern
(B) wird zur Doppelbildanalyse (Querdisparation) eingesetzt
(C) kann zur Registrierung eines optokinetischen Nystagmus eingesetzt werden
(D) wird zu Funktionsprüfungen des Vestibularapparates verwendet
(E) beruht auf elektrischen Potentialunterschieden in der Augenlängsachse

15.6 Basalganglien

F91 ■

→ **15.54 Die Basalganglien sind Teil des Systems, das das neuronale Programm einer Bewegung aufbaut. Welches der nachfolgend aufgeführten Kerngebiete ist in dieser neuronalen Kette die Eingangsstation in die Basalganglien?**
(A) Substantia nigra
(B) Nucleus subthalamicus
(C) Globus pallidus, pars externa
(D) Globus pallidus, pars interna
(E) Striatum

F01 ■

→ **15.55 Gammaaminobuttersäure (GABA) ist der dominierende Neurotransmitter welcher neuronalen Verschaltung?**

(A)	pontine Neurone	→	Körnerzellen des Kleinhirns
(B)	Körnerzellen des Kleinhirns	→	Purkinjezellen
(C)	kortikale Pyramidenzellen	→	Zellen des Corpus striatum
(D)	Zellen der Substantia nigra, Pars compacta	→	Zellen des Corpus striatum
(E)	Zellen des Globus pallidus, Pars interna	→	Zellen des Thalamus

F03

→ **15.56 Welche Projektion der Basalganglien ist aktivierend?**
(A) vom Striatum zur Pars interna des Globus pallidus
(B) vom Striatum zur Pars externa des Globus pallidus
(C) vom Nucleus subthalamicus zur Pars reticulata der Substantia nigra
(D) von der Pars reticulata der Substantia nigra zum Colliculus superior
(E) von der Pars reticulata der Substantia nigra zum Thalamus

15.49 (C) 15.50 (E) 15.51 (A) 15.52 (A) 15.53 (B) 15.54 (E) 15.55 (E) 15.56 (C)

H00

→ **15.57 Welche Aussage zur Funktion von Dopamin als Transmitter trifft zu?**

(A) Dopamin ist der typische Transmitter der Neurone des Globus pallidus.
(B) Die Inaktivierung des Dopamins erfolgt durch Abbau im synaptischen Spalt.
(C) Blocker der Monoaminoxidase verstärken den Abbau in den präsynaptischen Terminalen dopaminerger Neurone.
(D) Über D_1-Rezeptoren aktiviert Dopamin das Adenylatcyclase-System.
(E) Einem Intentionstremor liegt Dopaminmangel zugrunde.

H98

→ **15.58 Welche der folgenden Aussagen zu den Basalganglien trifft <u>nicht</u> zu?**

(A) Die Degeneration der dopaminergen Neurone der Substantia nigra führt in der Regel zum Ruhetremor.
(B) Erregung des Nucleus subthalamicus aktiviert monosynaptisch den Thalamus.
(C) GABA ist der Transmitter der pallido-thalamischen Neurone.
(D) Die Projektion von den Basalganglien (über den Thalamus) erreicht motorische Kortexareale.
(E) Neurone des Globus pallidus, pars interna, werden vom Corpus striatum gehemmt.

H99

→ **15.59 In welchem der Teile des Thalamus erfolgt die Umschaltung bei der Projektion der Basalganglien auf den Cortex cerebri?**

(A) Nucleus anterior
(B) Nucleus ventralis lateralis
(C) Nucleus ventralis posterolateralis (ventrobasaler Komplex)
(D) Nucleus reticularis thalami
(E) Pulvinar

H99

→ **15.60 Die enkephalinhaltigen GABA-ergen Neurone des Corpus striatum hemmen direkt die Neurone**

(A) der Substantia nigra, pars compacta
(B) des Nucleus subthalamicus
(C) des Globus pallidus, pars externa
(D) des Thalamus, Nucleus lateralis posterior
(E) des Colliculus superior

H03 ■

→ **15.61 Degeneration der nigrostriatalen Bahn führt**

(A) zur Degeneration der die spinalen Motoneurone innervierenden absteigenden Bahnen
(B) zur Degeneration spinaler Interneurone
(C) zu vermehrter Hemmung thalamischer Neurone, an denen Axone aus den Basalganglien enden
(D) zur Hemmung von Purkinje-Zellen in den Kleinhirnhemisphären
(E) zur Degeneration von Pyramidenzellen des motorischen Cortex cerebri

H03

→ **15.62 Bei einer Überaktivität der Nuclei subthalamici tritt am wahrscheinlichsten auf:**

(A) Rigor
(B) Ballismus
(C) erhöhte Bewegungsamplitude phasischer Muskeldehnungsreflexe
(D) Spastik
(E) schlaffe Lähmung der Skelettmuskulatur

F03 ■■

→ **15.63 Ein Patient leidet an einer Degeneration der dopaminergen Neurone in der Substantia nigra, die zum Striatum projizieren.**
Welches der folgenden Krankheitssymptome tritt am wahrscheinlichsten auf?

(A) verminderter Muskeltonus
(B) Adiadochokinese
(C) Ruhetremor
(D) Spastik
(E) Ballismus

H01 ■

→ **15.64 Zu den Symptomen einer Störung im Bereich der Basalganglien gehört <u>nicht</u>:**

(A) Athetose
(B) Ruhetremor
(C) Hemiballismus
(D) Chorea
(E) Spastik

H94 ■

→ **15.65 Die dopaminergen Zellen der Pars compacta der Substantia nigra beeinflussen direkt die Zellen**

(A) der Pars reticulata der Substantia nigra
(B) des Corpus striatum
(C) der Pars interna des Globus pallidus
(D) des Nucleus subthalamicus
(E) der ventroanterioren Thalamuskerne

15.57 (D) 15.58 (B) 15.59 (B) 15.60 (C) 15.61 (C) 15.62 (A) 15.63 (C) 15.64 (E) 15.65 (B)

H97 ■

15.66 Eine Überaktivität der Ausgangskerne der Basalganglien (Substantia nigra, pars reticulata; Globus pallidus, pars interna) ist am ehesten mit welcher der nachfolgenden motorischen Störungen korreliert?

(A) Chorea
(B) heftiger Spontannystagmus
(C) Akinese
(D) Intentionstremor
(E) Hemiballismus

H84

15.67 Obwohl die klinisch-motorischen Störungen Spastizität (Spastik) und Rigidität (Rigor) sich in mehreren Symptomen unterscheiden, haben sie eines gemeinsam, und zwar:

(A) Beide gehen mit Hypertonus der betroffenen Muskeln einher, kenntlich am erhöhten Widerstand gegen passive Muskeldehnung.
(B) Beide gehen mit pathologischen Fremdreflexen vom Typ des Babinski-Reflexes einher.
(C) Beide beruhen auf primären Funktionsstörungen in den Basalganglien.
(D) Beide zeigen Steigerungen der phasischen Eigenreflexe (z. B. des Patellarsehnenreflexes).
(E) Beide beruhen auf einer Schädigung der Pyramidenbahn.

15.7 Zerebellum

H01

15.68 Der Kletterfasereingang in das Kleinhirn

(A) kommt vorwiegend von pontinen Schaltkernen
(B) aktiviert die Parallelfasern des Kleinhirnkortex
(C) hemmt die Kleinhirnkerne monosynaptisch
(D) ist nur mit den Purkinje-Zellen des Vestibulozerebellums monosynaptisch verschaltet
(E) übermittelt Informationen über Auslösung und Verlauf von Bewegungen

F01 ■

15.69 Welche Aussage zu dem Vestibulozerebellum trifft nicht zu?

(A) Zu ihm gehört der Flocculus.
(B) Es ist über eine zerebrozerebelläre Schleife in die Planung die Zielmotorik eingeschaltet.
(C) Es beeinflusst über den Tractus vestibulospinalis die Stammmuskulatur.
(D) Es bekommt wesentliche afferente Eingänge aus den Bogengangs- und Makulaorganen.
(E) Ein Spontannystagmus ist ein typisches Ausfallsymptom.

H97 ■

15.70 Die lateralen Anteile der Kleinhirnhemisphären (Pontocerebellum) sind Teil welcher neuronalen Erregungsschleife?

(A) Motorische Kortexareale → Striatum → Zerebellum → prämotorische Cortices
(B) Motorische Kortexareale → zerebellärer Kortex → N. dentatus → Thalamus → Motorischer Kortex (Area 4)
(C) Rückenmark → zerebellärer Kortex → N. interpositus → Thalamus → Motorischer Kortex (Area 4) → Rückenmark
(D) Vestibulariskerne → zerebellärer Kortex → N. fastigii → Formatio reticularis
(E) Rückenmark → Thalamus → primärer sensorischer Kortex → Zerebellum → Rückenmark

F03

15.71 Zu welchem der Erregungswege gehören typischerweise die intermediären Anteile des Spinozerebellums?

(A) motorischer Kortex → Striatum → Zerebellum → prämotorischer Kortex
(B) motorischer Kortex → zerebellarer Kortex → Ncl. dentatus → Thalamus → motorischer Kortex
(C) Rückenmark → zerebellarer Kortex → Ncl. globosus bzw. Ncl. emboliformis → Thalamus → motorischer Kortex
(D) Vestibulariskerne → Zerebellum → Vestibulariskerne → Rückenmark
(E) Rückenmark → Thalamus → primärer sensomotorischer Kortex → Zerebellum → Rückenmark

H02 ■

15.72 Welche Aussage trifft für die lateralen Teile der Kleinhirnhemisphären zu?

(A) Die sie erreichenden Kletterfasern kommen aus dem Rückenmark.
(B) Die Purkinje-Zellen werden durch die Korbzellen erregt.
(C) Ihre Purkinje-Zellen werden überwiegend aus den Vestibularkernen erregt.
(D) Sie projizieren unter Umgehung des Thalamus direkt auf die Assoziationscortices.
(E) Dysmetrie bei Zielbewegungen ist ein typisches Ausfallsymptom.

15.66 (C) 15.67 (A) 15.68 (E) 15.69 (B) 15.70 (B) 15.71 (C) 15.72 (E)

F02 ■

→ **15.73 Die Purkinje-Zellen des Kleinhirns, die zum Nucleus dentatus projizieren,**
(A) liegen vor allem im Vermis des Zerebellums
(B) sind gleichmäßig im gesamten Kleinhirn angeordnet
(C) sind vor allem in die Regulation des Körpergleichgewichtes eingeschaltet
(D) sind über die zerebro-zerebelläre Schleife in die Programmierung der Willkürmotorik eingeschaltet
(E) werden von Kletterfasern aus der Olive monosynaptisch gehemmt

H02 ■

→ **15.74 Die Purkinje-Zellen des Zerebellums, deren Axone zum Nucleus vestibularis lateralis projizieren,**
(A) sind gleichmäßig im gesamten Kleinhirn angeordnet
(B) werden durch die Kletterfasern gehemmt
(C) benutzen als Transmitter Acetylcholin
(D) hemmen die Zellen des Nucleus vestibularis lateralis
(E) sind in einer zerebro-zerebellären Schleife in die Programmierung der Willkürbewegung eingebaut

F92

→ **15.75 Der Moosfaser-Eingang des Zerebellums erregt die Purkinjezellen über:**
(A) Körnerzellen → Korbzellen → Purkinjezelldendriten
(B) Körnerzellen → Parallelfasern → Purkinjezelldendriten
(C) Körnerzellen → Golgizellen → Purkinjezellen
(D) Kletterfasern → Purkinjezellsomata
(E) Golgizellen → Korbzellen → Purkinjezelldendriten

H00

→ **15.76 Die Purkinje-Zellen des intermediären Anteils des Spinozerebellums projizieren über den**
(A) Nucleus vestibularis zum Nucleus subthalamicus
(B) Nucleus dentatus und den Thalamus in die Area 4 des motorischen Kortex
(C) Nucleus emboliformis bzw. Nucleus globosus und den Thalamus in die Area 4 des motorischen Kortex
(D) Nucleus fastigii und das Corpus striatum zur Substantia nigra
(E) Nucleus caudatus und die Substantia nigra in den Thalamus

H99

→ **15.77 Welche Aussage zu den lateralen Kleinhirnhemisphären trifft nicht zu?**
(A) Sie gehören zum Neocerebellum.
(B) Ihre Purkinje-Zellen hemmen den Nucleus dentatus.
(C) In ihrer Projektion auf den Kortex erreichen sie im wesentlichen die Areale 4 und 6.
(D) Die afferenten Moosfasersysteme kommen aus pontinen Kernen.
(E) Ein typisches Ausfallsymptom ist die Rumpf- und Gangataxie.

F99

→ **15.78 Die Purkinjezellen, deren Axone zum Nucleus globosus und Nucleus emboliformis projizieren, liegen**
(A) vor allem im Lobus flocculonodularis
(B) vor allem im Vermis
(C) vor allem im intermediären Teil der Hemisphären
(D) vor allem im lateralen Teil der Hemisphären
(E) gleichmäßig im gesamten Kleinhirn angeordnet

H00 ■

→ **15.79 GABA ist der Transmitter bei der synaptischen Verbindung von**
(A) den rekurrenten Motoneuron-Axonkollateralen zu den Renshaw-Zellen
(B) den Purkinje-Zellen zu den Neuronen der Kleinhirnkerne
(C) der Substantia nigra, Pars compacta auf die Zellen des Corpus striatum
(D) den Hinterstrangkernen zu den Neuronen des ventrobasalen somatosensorischen Projektionskernes im Thalamus
(E) den nozizeptiven Afferenzen zu den Neuronen der spinothalamischen Bahn

F00 ■

→ **15.80 Welche der folgenden Zellen des Kleinhirns sind nicht hemmend?**
(A) Körnerzellen
(B) Golgizellen
(C) Korbzellen
(D) Sternzellen
(E) Purkinjezellen

15.73 (D) 15.74 (D) 15.75 (B) 15.76 (C) 15.77 (E) 15.78 (C) 15.79 (B) 15.80 (A)

H03 ■

→ **15.81 Bei einem Patienten wird vermutet, er leide an einer selektiven Schädigung der Kleinhirnhemisphären.**
Folgendes Symptom passt am wenigsten zu dieser Annahme:
(A) Adiadochokinese
(B) Störungen beim Erlernen motorischer Fertigkeiten
(C) Rumpfataxie
(D) gestörtes Erstellen komplexer Bewegungsprogramme
(E) Sprechstörung

Fragen aus dem Examen Herbst 2004

H04

→ **15.82 Die sekundären Muskelspindelafferenzen (Gruppe II) der Beinmuskeln**
(A) kommen vorwiegend von intrafusalen Fasern vom Kernsacktyp
(B) aktivieren über Interneurone ipsilateral insbesondere Flexoren
(C) vermitteln die autogene, reflektorische Hemmung der Muskelkontraktion
(D) bestimmen überwiegend die monosynaptische Komponente des Dehnungsreflexes
(E) registrieren als rasch adaptierende Rezeptoren vor allem Änderungen der Muskelspannung

H04 ■

→ **15.83 Eine Erregung der Golgi-Sehnenorgane eines Muskels führt am wahrscheinlichsten zu:**
(A) Aktivierung der Gruppe-III-Afferenzen im gleichen Muskel
(B) Auftreten einer H-Welle im Elektromyogramm
(C) Auftreten einer M-Welle im Elektromyogramm
(D) Hemmung von α-Motoneuronen dieses Muskels
(E) retrograder Aktivierung von γ-Motoneuronen

H04 ■

→ **15.84 Welche der Störungen spricht am meisten für eine Schädigung des Lobus flocculonodularis und benachbarter Teile des Vermis cerebelli?**
(A) beim gezielten Greifen auftretende Koordinationsstörung
(B) Ruhetremor der Hände
(C) verminderte bewusste Propriozeption der unteren Körperhälfte
(D) Initialisierungsstörung von Willkürbewegungen
(E) Gleichgewichtsstörung mit Rumpfataxie (Ataxie der axialen und proximalen Körperabschnitte)

H04 ■

→ **15.85 Welche der folgenden Aussagen zum Nystagmus trifft zu?**
(A) Ein Spontannystagmus nach rechts kann durch einen einseitigen Ausfall des vestibulären Systems auf der linken Seite verursacht werden.
(B) Spontannystagmen bei Schädigungen des vestibulären Systems werden durch Aufsetzen einer Frenzel-Brille (Verhinderung der Fixation) vermindert.
(C) Ein optokinetischer Nystagmus adaptiert bei konstanter linearer Geschwindigkeit (z. B. während Eisenbahnfahrt) innerhalb weniger Sekunden.
(D) Eine Drehbeschleunigung nach rechts erzeugt beim Gesunden einen entgegengerichteten Nystagmus nach links.
(E) Beim Lesen zeigt der Gesunde einen horizontalen Nystagmus.

15.81 (C) 15.82 (B) 15.83 (D) 15.84 (E) 15.85 (A)

16 Somatoviszerale Sensorik

16.1 Funktionelle und morphologische Grundlagen

16.2 Tastsinn

F96 ■

→ 16.1 Ein Mechanorezeptor kodiere sowohl die Geschwindigkeit als auch die Amplitude einer Hautdeformation.
Welche der Kurven A–E gibt am besten sein Antwortverhalten auf einen Rechteckreiz wieder?

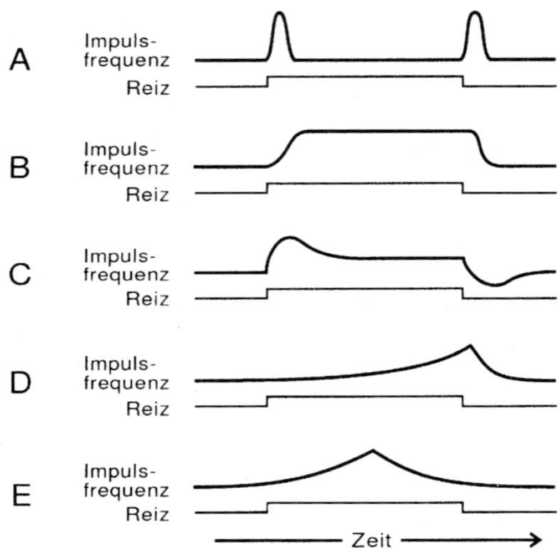

H01 ■

→ 16.2 Die nachfolgende Zeichnung zeigt die Antwort einer markhaltigen primär afferenten Nervenfaser aus der Haut auf einen leichten Druckreiz im rezeptiven Feld.

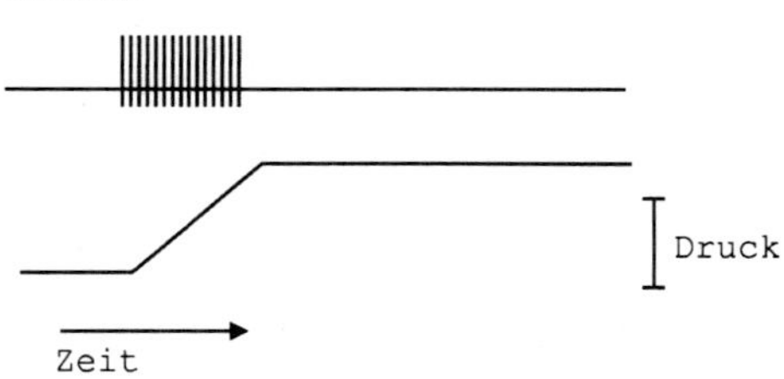

Es handelt sich am ehesten um folgenden Sensor:
(A) Ruffini-Sensor (SA II-Sensor)
(B) Pacini-Sensor (PC-Sensor)
(C) Meissner-Sensor (RA-Sensor)
(D) Merkel-Sensor (SA I-Sensor)
(E) Beschleunigungssensor

F04 ■

→ 16.3 Die Graphik zeigt den Zeitverlauf eines mechanischen Reizes, der die Haut einer Fingerbeere eindrückt (untere Spur). Die obere Spur zeigt das Entladungsmuster eines Mechanosensors, der durch diesen Reiz erregt wurde.

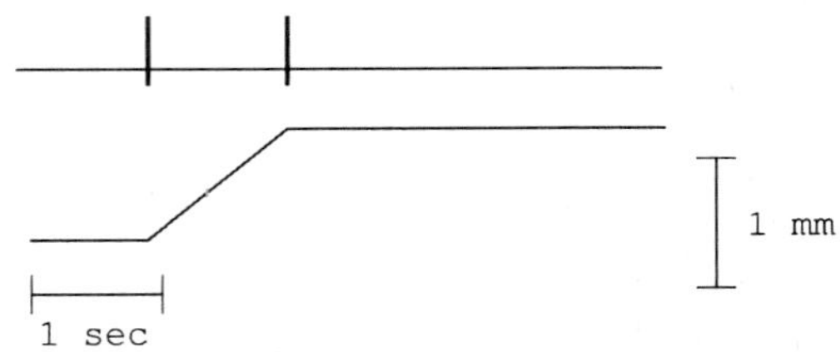

Um welchen Sensor handelt es sich am ehesten?
(A) SA1 (langsam adaptierend, Typ 1)
(B) SA2 (langsam adaptierend, Typ 2)
(C) RA (rasch adaptierend)
(D) PC (Vater-Pacini-Körperchen)
(E) marklose, freie Nervenendigung

F02 ■

→ 16.4 Bei welchem der Sensoren bestimmt typischerweise die Geschwindigkeit der Veränderung der Reizstärke (zweifache Ableitung der Reizstärke nach der Zeit) das Ansprechen?
(A) Merkel-Zell-Sensor (SA I)
(B) (Vater-)Pacini-Körperchen
(C) Kalt-Sensor
(D) Warm-Sensor
(E) Muskelspindel

H02

→ 16.5 Korpuskuläre Endstrukturen an afferenten Hautnervenfasern findet man am ehesten bei folgenden Typen von Hautafferenzen:
(A) mechanosensitiv mit dicken markhaltigen Axonen
(B) mechanosensitiv mit marklosen Axonen
(C) kalt-sensitiv
(D) warm-sensitiv
(E) nozizeptiv

16.1 (C) 16.2 (C) 16.3 (D) 16.4 (B) 16.5 (A)

H97

16.6 Die proportional-differentielle Empfindlichkeit eines Mechanorezeptors der Haut

(A) ist wesentlich bestimmt durch den histologischen Aufbau der rezeptiven Struktur
(B) ist abhängig von der Art des Reizes
(C) ist eine typische Eigenschaft von Vibrationsdetektoren (Vater-Pacini-Körper)
(D) ist charakteristisch für nicht-adaptierende Rezeptoren
(E) entsteht durch eine laterale Inhibition an den Rezeptoren

H94

16.7 In den Diagrammen ist die Schwellenreizstärke (S) eines Mechanorezeptors in Abhängigkeit von der Reizfrequenz in Hz (log. Skala) dargestellt.
Welche der Kurven (A)–(E) trifft am ehesten für das Vater-Pacini-Körperchen zu?

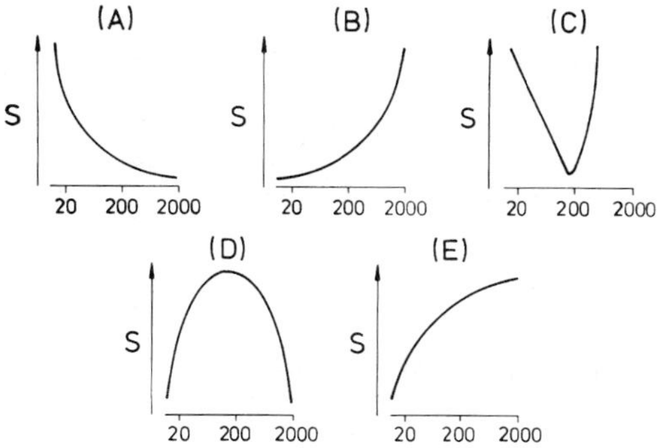

F96

16.8 Welche Antwort gibt die Reihenfolge der simultanen Raumschwelle (Zweipunktschwelle) der Haut richtig wieder (links von „<" steht das Gebiet mit niedrigerer Schwelle)?

(A) Spitze des Zeigefingers < Zungenrand < Stirn < Unterarm < Rücken
(B) Zungenrand < Stirn < Spitze des Zeigefingers < Rücken < Unterarm
(C) Stirn < Rücken < Unterarm < Spitze des Zeigefingers < Zungenrand
(D) Rücken < Unterarm < Stirn < Zungenrand < Spitze des Zeigefingers
(E) Unterarm < Spitze des Zeigefingers < Zungenrand < Rücken < Stirn

F03

16.9 Vor allem welche beiden Typen von Hautsensoren werden beim Lesen von Braille-Schrift (Blindenschrift) mit den Fingerspitzen benötigt?

(A) SA I (Merkel) und SA II (Ruffini)
(B) SA I (Merkel) und RA (Meissner)
(C) RA (Meissner) und PC (Pacini)
(D) SA II (Ruffini) und PC (Pacini)
(E) SA II (Ruffini) und RA (Meissner)

H95 ■

16.10 Unter einem Dermatom versteht man

(A) das Innervationsgebiet eines Hautnerven
(B) den Bereich auf dem somato-sensorischen Kortex, in den die Information eines umschriebenen Hautareals projiziert wird
(C) den Hautbereich, auf den bei Erkrankung eines inneren Organs Schmerzen übertragen werden
(D) das Innervationsgebiet eines Spinalnerven auf der Haut
(E) das Innervationsgebiet der vegetativen Efferenzen eines Rückenmarkssegmentes

F03 ■

16.11 Nach einer halbseitigen Läsion des Rückenmarks treten in den unterhalb der Läsionsstelle gelegenen Segmenten folgende sensorische und motorische Ausfälle auf:

	Berührung	Temperatur	Feinmotorik
(A)	ipsilateral	ipsilateral	kontralateral
(B)	ipsilateral	kontralateral	ipsilateral
(C)	kontralateral	ipsilateral	ipsilateral
(D)	kontralateral	ipsilateral	kontralateral
(E)	kontralateral	kontralateral	kontralateral

H99 ■

16.12 Wenige Stunden nach kompletter Durchtrennung des Rückenmarks wird in dem Versorgungsgebiet der Segmente, die kaudal der Durchtrennungsstelle gelegen sind, in der Regel beobachtet:

(A) eine Wärmeempfindung bei Aktivierung von Thermorezeptoren
(B) ein Auftreten von Beugereflexen bei schmerzhafter Reizung
(C) der Ausfall der Muskeldehnungsreflexe
(D) ein starker Blutdruckanstieg nach Aktivierung von Berührungsrezeptoren
(E) Massenreflexe bei Aktivierung von Schmerzrezeptoren

16.6 (A) 16.7 (C) 16.8 (A) 16.9 (B) 16.10 (D) 16.11 (B) 16.12 (C)

H03

16.13 **Die Neurone der ventrobasalen Thalamuskerne, die durch somatosensorische Afferenzen der Extremitätenhaut über die lemniskale Bahn erregt werden,**

(A) projizieren direkt zum frontalen Assoziationskortex
(B) hemmen retrograd die sie erregenden Afferenzen (negative Rückkopplung)
(C) sind somatotopisch gegliedert
(D) haben meist bilaterale rezeptive Felder
(E) integrieren die Signale verschiedener Qualitäten

H97

16.14 **Der thalamische Ursprungskern der somatosensorischen thalamo-kortikalen Projektion aus den Extremitäten auf den Gyrus postcentralis ist:**

(A) das Corpus geniculatum mediale
(B) der Nucleus ventralis lateralis
(C) der Nucleus anterior
(D) der Nucleus ventralis posterolateralis
(E) der Nucleus lateralis posterior

F84

16.15 **Welche der folgenden Aussagen über die Funktion des Gyrus postcentralis der Großhirnrinde trifft zu?**

(A) Sensorische Informationen erreichen den Gyrus postcentralis vorwiegend direkt aus dem Kleinhirn.
(B) Auf dem Gyrus postcentralis sind die Körperregionen ihrer natürlichen Größe entsprechend repräsentiert.
(C) Die einzige Repräsentation für Tastempfindungen in der Hirnrinde liegt im Gyrus postcentralis.
(D) Im Gyrus postcentralis sind alle Qualitäten der Somatosensibilität repräsentiert.
(E) Die Repräsentation im Gyrus postcentralis ist Grundlage für die besondere Affektbezogenheit von Schmerzempfindungen.

H94

16.16 **Bei einem wachen Patienten wird während einer neurochirurgischen Operation der Gyrus postcentralis direkt an der Fissura Sylvii (Fissura cerebri lateralis) lokal gereizt.**
Der Patient hat somato-sensorische Empfindungen auf der

(A) kontralateralen Seite im Bereich des Mundes und der Lippen
(B) kontralateralen Seite im Bereich des Daumens
(C) kontralateralen Seite im Bereich der Hüfte
(D) ipsilateralen Seite im Bereich der Augen
(E) ipsilateralen Seite im Bereich des Unterarms

16.3 Temperatursinn

H03

16.17 **Die Hauttemperatur, bei der die Kaltsensoren der Haut die höchste statische Entladungsfrequenz haben, liegt im Allgemeinen im Bereich von**

(A) 0 – 4 °C
(B) 5 – 9 °C
(C) 10 – 14 °C
(D) 15 – 19 °C
(E) 20 – 30 °C

F04 ■

16.18 **Was ist am ehesten eine akute Antwort auf die großflächige Erregung von Kaltrezeptoren der Haut beim Erwachsenen?**

(A) Hemmung von β-Adrenozeptoren in der glatten Muskulatur von Hautgefäßen
(B) Aktivierung von α-Adrenozeptoren von Zellen des braunen Fettgewebes
(C) verminderte Durchblutung der arteriovenösen Anastomosen der Haut im Bereich der Akren
(D) Abnahme der Acetylcholinfreisetzung an motorischen Endplatten von Skelettmuskelfasern
(E) Aktivitätszunahme in den sympathisch cholinergen Fasern zu den Schweißdrüsen

16.4 Tiefensensibilität

F97

16.19 **Zu den charakteristischen Qualitäten der Propriozeption zählt/zählen**

(1) Stellungssinn
(2) Bewegungssinn
(3) Kraftsinn

(A) nur 1 ist richtig
(B) nur 1 und 2 sind richtig
(C) nur 1 und 3 sind richtig
(D) nur 2 und 3 sind richtig
(E) 1–3 = alle sind richtig

16.13 (C) 16.14 (D) 16.15 (D) 16.16 (A) 16.17 (E) 16.18 (C) 16.19 (E)

F95

16.20 Welche der folgenden Aussagen zum Bewegungssinn treffen zu?

(1) Er informiert über die Richtung und Geschwindigkeit von Winkeländerungen der Gelenke.
(2) Die Wahrnehmungsschwelle für Winkeländerungen ist an proximalen Gelenken (z. B. Schulter) niedriger als an distalen (z. B. Finger).
(3) Muskelspindelafferenzen sind wesentlich an der Bewegungswahrnehmung beteiligt.
(4) Die afferente Information wird im Tractus spinothalamicus anterior nach zentral geleitet.

(A) nur 1 ist richtig
(B) nur 1 und 3 sind richtig
(C) nur 2 und 4 sind richtig
(D) nur 1, 2 und 3 sind richtig
(E) 1–4 = alle sind richtig

16.5 Viszerale Sensorik

Fragen zu diesem Thema werden im Zusammenhang mit den entsprechenden Funktionssystemen (Kreislauf, Atmung, usw.) behandelt.

16.6 Nozizeption

H00 ■

16.21 Welche Aussage über Hautnozizeptoren trifft zu?

(A) Ihre Reizung führt zur Freisetzung von Bradykinin aus den peripheren Nervenendigungen.
(B) Sie sind freie Nervenendigungen der Axone von Spinalganglienzellen.
(C) Ihre Signale werden überwiegend im Hinterstrang des Rückenmarks zentralwärts geleitet.
(D) Sie sind weniger zahlreich als niederschwellige Mechanorezeptoren der Haut.
(E) Sie haben in der überwiegenden Zahl eine Myelinscheide.

F01 ■

16.22 Nozizeptoren

(A) sind häufig polymodale Rezeptoren
(B) umfassen alle freien, nicht-korpuskulären Nervenendigungen des Körpers
(C) projizieren über Axone der Gruppe II (Aβ) nach zentral
(D) werden durch Prostaglandin E desensibilisiert
(E) sind Pacini-Körperchen

H96

16.23 Bei ihrer Aktivierung setzen Nozizeptoren in der Haut frei:

(A) Substanz P
(B) Acetylcholin
(C) Histamin
(D) Glycin
(E) GABA

F03 ■

16.24 Welche Aussage über das Antwortverhalten von Nozisensoren auf Hitzereize trifft zu?

(A) Bradykinin erhöht die Aktivierungsschwelle für Hitze.
(B) Prostaglandin E sensibilisiert Nozisensoren.
(C) Leukotriene hemmen die Hitze-Antwort.
(D) Gap junctions zwischen Nozisensoren dienen der interzellulären Signalübertragung bei der Sensibilisierung.
(E) Erniedrigung der basalen zytosolischen Ca^{2+}-Konzentration erhöht die Sensibilität.

F04

16.25 Welche Aussage über die synaptische Verschaltung von Nozizeptoren im Hinterhorn des Rückenmarks trifft nicht zu?

(A) Nozizeptoren bilden Synapsen unter anderem in den oberflächlichen Schichten.
(B) Glutamat ist ein synaptischer Transmitter der Nozizeptoren.
(C) Substanz P ist ein synaptischer Co-Transmitter der Nozizeptoren.
(D) Die sekundären Neurone projizieren vor allem in die Hinterstränge.
(E) Deszendierende Bahnen im dorsolateralen Trakt kontrollieren die synaptische Übertragung.

F00

16.26 Welche Aussage über die synaptische Übertragung von primären auf sekundäre Neurone der Nozizeption trifft nicht zu?

(A) Die sekundären Neurone liegen im Hinterhorn des Rückenmarks.
(B) Die Perikaryen der primären Neurone liegen in den Spinalganglienzellen.
(C) Die erregenden Transmitter Substanz P und Glutamat sind beteiligt.
(D) Die Übertragung wird durch Enkephalin gehemmt.
(E) Der wichtigste erregende Transmitter ist Acetylcholin.

16.20 (D) 16.21 (B) 16.22 (A) 16.23 (A) 16.24 (B) 16.25 (D) 16.26 (E)

H01

→ **16.27 β-Endorphin**
(A) ist Transmitter schmerzhemmender Neurone
(B) wird in der Hypophyse aus der Vorstufe α-MSH gebildet
(C) wird von nozizeptiven Nervenendigungen zusammen mit Substanz P freigesetzt
(D) ist Antagonist von Enkephalin
(E) ist Antagonist von Dynorphin

F00

→ **16.28 Welche der folgenden Aussagen über endogene Opioide trifft nicht zu?**
(A) Sie binden an Membranrezeptoren von Neuronen im Hinterhorn des Rückenmarks.
(B) Sie binden an Membranrezeptoren in der Darmwand.
(C) Ihrer chemischen Struktur nach sind sie Steroide.
(D) Sie wirken analgetisch.
(E) Sie werden u. a. im Hypophysenvorderlappen sezerniert.

F02

→ **16.29 Welche der folgenden Aussagen über die Verarbeitung im zentralen nozizeptiven System trifft nicht zu?**
(A) Limbische Kortexareale sind an der Schmerzwahrnehmung beteiligt.
(B) Endorphine hemmen die Weiterleitung nozizeptiver Signale vom Rückenmark in höhere Hirnregionen.
(C) Substanz P ist ein Co-Transmitter der synaptischen Übertragung im Hinterhorn des Rückenmarks.
(D) Ausschaltung der Hinterstrangbahn führt zum Verlust der Schmerzempfindung.
(E) Glutamat ist ein Transmitter der nozizeptiven synaptischen Übertragung im Rückenmark.

H81

→ **16.30 Bei einem Menschen wird nach einer Armverletzung festgestellt, daß sich im Bereich der Hand Schmerz nur noch schwerer auslösen läßt als unter normalen Bedingungen. Dies bezeichnet man als**
(A) Analgesie
(B) Anästhesie
(C) Hyperalgesie
(D) Hypalgesie
(E) Adaptation

F00 ■

→ **16.31 Ein Bandscheibenvorfall kann zu anhaltenden Schmerzen im Bereich des lateralen Fußrückens führen. Man bezeichnet diesen Schmerz als**
(A) Hypästhesie
(B) Phantomschmerz
(C) übertragenen Schmerz
(D) projizierten Schmerz
(E) Hypalgesie

H00

→ **16.32 Die Hyperalgesie eines entzündeten Muskels ist nicht bedingt durch:**
(A) Sensibilisierung der Nozizeptoren im Muskel
(B) zentrale Sensibilisierung an Synapsen des Rückenmarks
(C) Aktivierung von NMDA-Rezeptoren im Rückenmark
(D) Aktivierung von enkephalinergen Interneuronen im Rückenmark
(E) Freisetzung von Substanz P im Rückenmark

F04

→ **16.33 Der sog. übertragene Schmerz**
(A) beruht auf einer Konvergenz von nozizeptiven Afferenzen aus tieferen und oberflächlicheren Körperbereichen im Spinalganglion
(B) ist z. B. das Schmerzgefühl in der Hand nach Schlag auf den N. ulnaris im Ellenbogenbereich
(C) wird von einer Hyperalgesie im betroffenen Dermatom begleitet
(D) entsteht z. B. durch Druck einer Bandscheibe auf eine Spinalnervenwurzel im zugehörigen Dermatom
(E) beruht auf einer Kopplung zentraler somatotoper Schmerzprojektionen über Assoziationsfasern

F98 ■

→ **16.34 Ein Patient, der einen Myokardinfarkt erleidet, verspürt intensive Schmerzen an der Innenseite des linken Oberarmes.**
Welche Aussage über diesen Schmerz trifft nicht zu?
(A) Primäre Ursache ist die Stimulation kardialer Nozizeptoren.
(B) Die Lokalisation am Oberarm kommt durch die Konvergenz von Hautnozizeptoren und kardialen Nozizeptoren auf zentrale Projektionsneurone zustande.
(C) Der Schmerz entsteht durch Schädigung der Nervenleitung infolge der Ischämie des Herzens.
(D) Die Schmerzlokalisation am Oberarm entspricht einer Head-Zone.
(E) Bei der Schmerzwahrnehmung am Oberarm handelt es sich um einen übertragenen Schmerz.

16.27 (A) 16.28 (C) 16.29 (D) 16.30 (D) 16.31 (D) 16.32 (D) 16.33 (C) 16.34 (C)

Fragen aus dem Examen Herbst 2004

H04 ■

→ **16.35 Die Grafik zeigt den Zeitverlauf eines mechanischen Reizes, der die Haut einer Fingerbeere eindrückt (untere Spur). Die obere Spur zeigt das Aktionspotentialmuster eines Mechanosensors, der durch diesen Reiz erregt wurde.**

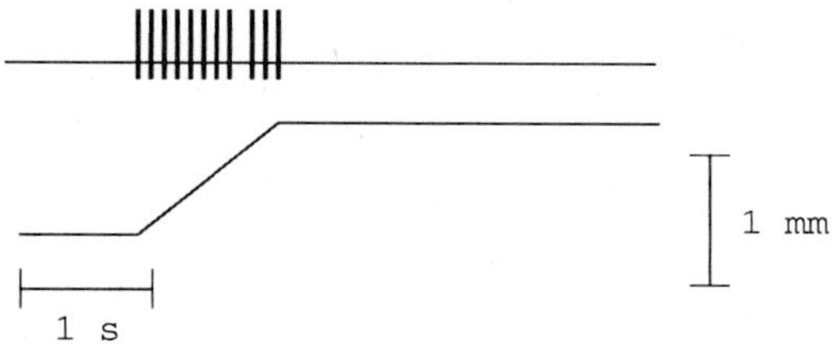

Um welchen Sensor handelt es sich dabei am ehesten?
(A) SA I (langsam adaptierend, Typ 1)
(B) SA II (langsam adaptierend, Typ 2)
(C) RA (schnell adaptierend)
(D) Vater-Pacini-Körperchen
(E) Ruffini-Körperchen

H04 ■

→ **16.36 Welche Aussage zu kutanen Nozizeptoren trifft zu?**
(A) Etwa 10 % von ihnen besitzen Ruffini-Körperchen.
(B) Die Größe ihrer Aktionspotentiale wird durch Analgetika vom Acetylsalicylsäure-Typ beeinflusst.
(C) Sie können durch Prostaglandin E_2 gehemmt werden.
(D) Bei Aktivierung können sie Neuropeptide freisetzen.
(E) Die meisten bilden Synapsen an lemniskalen Projektionsneuronen des Nucleus cuneatus.

17 Visuelles System

17.1 Dioptrischer Apparat

F80

→ **17.1 Zwei Sammellinsen stehen auf derselben optischen Achse so hintereinander, daß der hintere Brennpunkt der ersten Linse (F_1') mit dem vorderen Brennpunkt der zweiten Linse (F_2) zusammenfällt (s. Skizze). Dann verläuft ein von links eintretendes achsenparalleles Lichtbündel nach dem Austritt aus der zweiten Linse**

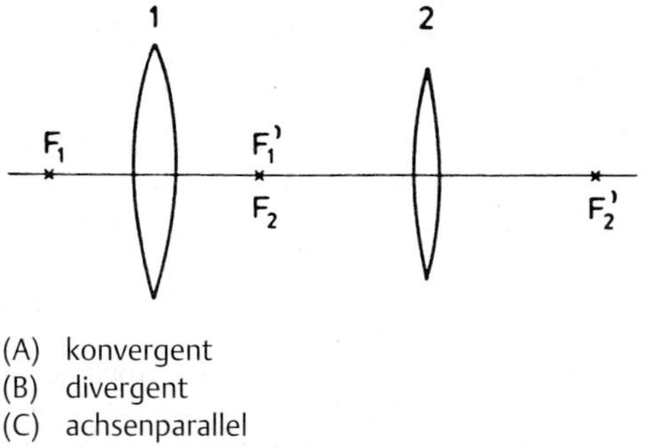

(A) konvergent
(B) divergent
(C) achsenparallel
(D) in sich parallel, aber schräg zur Achse
(E) durch den hinteren Brennpunkt F_2' der zweiten Linse

F81

→ **17.2 Eine Sammellinse bildet einen Gegenstand reell und gleich groß in der Bildweite a' = 20 cm ab. Dann hat die Linse in Luft eine Brechkraft**
(A) D = 20 dpt
(B) D = 10 dpt
(C) D = 0,5 dpt
(D) D = 1/5 dpt
(E) D = 1/20 dpt

H92

→ **17.3 Wie ändert sich die Gesamtbrechkraft des Auges beim Eintauchen in Wasser? (Cornea in Kontakt mit Wasser)**
(A) Zunahme um etwa 65%
(B) Zunahme um etwa 2%
(C) Brechkraft bleibt unverändert
(D) Abnahme um etwa 2%
(E) Abnahme um etwa 65%

H98

→ **17.4 Beim Auge ist die Brechkraft**
- (A) direkt proportional zum Krümmungsradius der brechenden Fläche
- (B) der nahakkommodierten Linse größer als die der Cornea
- (C) für divergent einfallende Strahlen kleiner als für parallel einfallende Strahlen
- (D) für kurzwellige Strahlen größer als für langwellige
- (E) in der vertikalen und horizontalen Ebene normalerweise gleich

H96 ■■

→ **17.5 Um das menschliche Auge vom Sehen in die Ferne auf die Nähe einzustellen,**
- (A) wird die Akkommodationsbreite verändert
- (B) werden vordere und hintere Brennweite verlängert
- (C) wird die mechanische Spannung der Zonulafasern erhöht
- (D) kommt es zur Kontraktion des M. ciliaris
- (E) nimmt die Krümmung der Linse ab

H92

→ **17.6 Wie verändert sich durch operative Entfernung der (fernakkommodierten) Linse die Brechkraft des Auges?**
- (A) Abnahme um etwa 30 dpt
- (B) Abnahme um etwa 15 dpt
- (C) Abnahme um etwa 5 dpt
- (D) Zunahme um etwa 5 dpt
- (E) Zunahme um etwa 15 dpt

F00 ■■

→ **17.7 Der Fernpunkt eines Auges liege 2 m, der Nahpunkt 20 cm entfernt.**
Wieviel Dioptrien beträgt die Akkommodationsbreite?
- (A) 1,5 dpt
- (B) 1,8 dpt
- (C) 4,5 dpt
- (D) 5,5 dpt
- (E) 10,0 dpt

F94 ■■

→ **17.8 Ein Mensch hat eine Akkommodationsbreite von 5 dpt, sein Fernpunkt liegt bei 50 cm.**
In welcher Entfernung vor dem Auge liegt der Nahpunkt?
- (A) 5 cm
- (B) 7 cm
- (C) 14 cm
- (D) 20 cm
- (E) 30 cm

H97 ■■

→ **17.9 Ein Emmetroper habe infolge Presbyopie einen Nahpunktabstand von 80 cm.**
Dann beträgt die Akkommodationsbreite
- (A) 0,5 dpt
- (B) 0,8 dpt
- (C) 1,25 dpt
- (D) 1,6 dpt
- (E) 2,0 dpt

H01 ■■

→ **17.10 Welche Aussage über die Myopie trifft zu?**
- (A) Die Akkommodationsbreite (in dpt) des myopen Auges ist bereits im Jugendalter eingeschränkt.
- (B) Eine Ursache kann die verminderte Krümmung der Cornea sein.
- (C) Eine Ursache kann die verminderte optische Dichte der Linse sein.
- (D) Eine Ursache kann die Achsenverlängerung des Bulbus sein.
- (E) Im Jugendalter können weit entfernte Gegenstände durch Nahakkommodation scharf gesehen werden.

F95 ■■

→ **17.11 Welcher Satz über die Achsen-Myopie trifft <u>nicht</u> zu?**
- (A) Die Akkommodationsbreite ist im Vergleich zu der beim gleichaltrigen Emmetropen eingeschränkt.
- (B) Die Brechkraft ist in Bezug zur Bulbuslänge zu groß.
- (C) Die Bulbuslänge ist in Bezug zur Brechkraft zu groß.
- (D) Der Fernpunkt ist reell.
- (E) Der Nahpunkt liegt im Vergleich zum gleichaltrigen Emmetropen häufig näher am Auge.

F91 ■■

→ **17.12 Bei einer Myopie von 5 dpt**
- (A) ist die Brechkraftänderung der Linse (Akkommodationsbreite) bereits beim Jugendlichen eingeschränkt
- (B) kann ein Jugendlicher ohne Korrektur weit entfernte Gegenstände nicht scharf sehen
- (C) erfolgt eine Korrektur mit einer Linse von etwa +5 dpt
- (D) ist die hintere Brennweite des dioptrischen Apparats in Relation zur Bulbuslänge zu lang
- (E) ist die Brechkraft des dioptrischen Apparats in Relation zur Bulbuslänge zu gering

17.4 (D) 17.5 (D) 17.6 (B) 17.7 (C) 17.8 (C) 17.9 (C) 17.10 (D) 17.11 (A) 17.12 (B)

F00 ■■

→ 17.13 Bei einem 60-jährigen Emmetropen ist im Vergleich zum jugendlichen Emmetropen

(A) der Nahpunkt näher am Auge
(B) der Nahpunkt weiter entfernt vom Auge
(C) der Fernpunkt näher am Auge
(D) der Fernpunkt weiter entfernt vom Auge
(E) die Akkomodationsbreite unverändert

H93 ■

→ 17.14 Ein Patient habe seinen Fernpunkt bei 25 cm und seinen Nahpunkt bei 20 cm.

Er hat eine

(A) Myopie von 5 dpt
(B) Myopie von 4 dpt mit Presbyopie
(C) Presbyopie mit einer Akkommodationsbreite von 4 dpt
(D) Hyperopie von 5 dpt
(E) Hyperopie von 4 dpt mit Presbyopie

F87 ■

→ 17.15 Welche Aussage über den dioptrischen Apparat des Auges trifft zu?

(A) Eine Hyperopie kann mit einer Zerstreuungslinse korrigiert werden.
(B) Bei einer Myopie von 5 dpt liegt der Fernpunkt bei 5 m.
(C) Eine Myopie kann durch eine Presbyopie ausgeglichen werden.
(D) Ein älterer Mensch mit einer Akkommodationsbreite von 0,5 dpt und einer Hyperopie von 2 dpt Brechkraftdefizit kann ohne Brille praktisch nichts scharf sehen.
(E) Ein Astigmatismus kann durch eine sphärische Sammellinse korrigiert werden.

F04 ■

→ 17.16 Welche Aussage über die Pupille des Auges trifft zu?

(A) Bei Nahakkommodation erweitern sich die Pupillen.
(B) Die Latenzzeit zwischen Beginn des Lichtreizes und Beginn der Pupillenreaktion beträgt etwa 50 ms.
(C) Mydriasis kann durch Hemmung des Parasympathikus hervorgerufen werden.
(D) Miosis kann durch Sympathikuserregung ausgelöst werden.
(E) Mydriasis verbessert meist den Abfluss des Kammerwassers durch den Schlemm-Kanal.

F98 ■■

→ 17.17 Welche der folgenden Aussagen zur Pupillenverengung trifft <u>nicht</u> zu?

(A) Acetylcholin ist der Transmitter bei der Erregungsübertragung auf den M. sphincter pupillae.
(B) Sie ist Teil der Naheinstellungsreaktion.
(C) Sie wird durch direkte Sympathomimetika ausgelöst.
(D) Sie wird von Nervenfasern ausgelöst, die mit dem N. oculomotorius verlaufen.
(E) Bei Belichtung eines Auges tritt sie auch im nichtbelichteten Auge auf.

H95 ■■

→ 17.18 Der Pupillendurchmesser vergrößert sich, wenn

(A) das kontralaterale Auge belichtet wird
(B) das Auge auf einen näher gelegenen Gegenstand fokussiert
(C) die adrenerge Übertragung zum Auge blockiert wird
(D) Atropin in das Auge gegeben wird
(E) das Ganglion cervicale superius zerstört wird

F02 ■

→ 17.19 Welche Aussage zum Kammerwasser des Auges trifft zu?

(A) Es wird überwiegend von den Zellen der Iris sezerniert.
(B) Es durchströmt die Pupille.
(C) Mydriasis fördert seinen Abfluss.
(D) Es wird überwiegend in der Hinterkammer resorbiert.
(E) Sein kolloidosmotischer Druck entspricht dem des Blutplasmas.

H01 ■

→ 17.20 Das Kammerwasser des Auges

(A) kann im Kammerwinkel im Regelfall bei enger Pupille besser abfließen als bei weiter
(B) gelangt durch den Schlemm-Kanal in den Bulbus oculi
(C) fließt von der Vorder- in die Hinterkammer
(D) steht unter einem Druck von (normalerweise) maximal 5 mmHg (0,7 kPa)
(E) wird mit einer Rate von etwa 1 mL/min gebildet

17.13 (B) 17.14 (B) 17.15 (D) 17.16 (C) 17.17 (C) 17.18 (D) 17.19 (B) 17.20 (A)

F95

→ **17.21 Welche Aussage trifft nicht zu?**
Die Höhe des Augeninnendruckes
(A) beträgt normalerweise 3,3–5,3 kPa (25–40 mmHg)
(B) ist für die Form des Augapfels von Bedeutung
(C) wird bestimmt von der Menge des pro Zeiteinheit produzierten und abfließenden Kammerwassers
(D) kann mit einem Tonometer gemessen werden
(E) kann durch Atropingabe ansteigen

H89

→ **17.22 Sie wollen beim Augenspiegeln die Fovea centralis beobachten.**
Wohin muß, bezogen auf die Verbindungslinie zwischen dem Auge des Patienten und dem Auge des Beobachters, der Patient die Blickrichtung lenken?
(A) 7,5° nach nasal
(B) 7,5° nach temporal
(C) 15° nach nasal
(D) 15° nach temporal
(E) Keine der Aussagen (A)–(D) trifft zu.

F01

→ **17.23 Bei welcher der nachfolgenden Augenbewegungen ist die Bewegungsrichtung beider Augäpfel gegensinnig?**
(A) Sakkaden
(B) Vergenzbewegungen
(C) optokinetische Bewegungen
(D) Nystagmus
(E) Vestibulookulärer Reflex

17.2 Signalverarbeitung in der Retina

H03 ■

→ **17.24 Wenn Licht auf die Stäbchenzellen der Retina fällt,**
(A) wird ein G-Protein der Zelle aktiviert
(B) wird die Phosphodiesterase der Zelle gehemmt
(C) nimmt die Konzentration des cGMP in der Zelle zu
(D) nimmt die Leitfähigkeit der Außenglied-Plasmamembran für Na^+-Ionen zu
(E) wird die Zelle depolarisiert

H99 ■

→ **17.25 Welche Aussage trifft nicht zu?**
Wenn Licht auf die Stäbchen der Retina fällt,
(A) entsteht aus 11-cis-Retinal all-trans-Retinal
(B) wird ein G-Protein aktiviert
(C) wird eine Phosphodiesterase aktiviert
(D) nimmt die Konzentration des cGMP ab
(E) nimmt die Na^+-Leitfähigkeit der Stäbchenmembran zu

F04

→ **17.26 Das Sensorpotential der Stäbchenzellen des Auges**
(A) ist depolarisierend
(B) führt zu einer Strukturveränderung im Opsin
(C) entsteht durch eine Konzentrationserhöhung von cGMP
(D) löst in den Photosensoren ein Aktionspotential aus
(E) reduziert die Transmitterausschüttung an den Synapsen mit den Bipolaren

H99

→ **17.27 Welche Aussage über das Auge trifft nicht zu?**
(A) Bei der Belichtung der Photorezeptoren müssen Lichtwellen durch die Ganglienzellschicht hindurchtreten.
(B) Die Stäbchen stehen in der Umgebung der Fovea am dichtesten.
(C) Die Erregung der Photorezeptoren führt zu einer Hyperpolarisation ihrer Membran.
(D) Gegenstände werden auf der Netzhaut umgekehrt und verkleinert abgebildet.
(E) Der vordere Brennpunkt des normalsichtigen Auges liegt bei Jugendlichen etwa 15 cm vor der Cornea.

F02

→ **17.28 Transducin**
(A) ist der Second Messenger für Glutamat in der Retina
(B) wird durch Metarhodopsin II aktiviert
(C) ist der ionotrope Rezeptor für Photonen
(D) löst nach seiner Aktivierung eine Depolarisierung der Photosensoren aus
(E) sorgt in den Stäbchen für die Regenerierung von all-trans- zu 11-cis-Retinal

17.21 (A) 17.22 (E) 17.23 (B) 17.24 (A) 17.25 (E) 17.26 (E) 17.27 (E) 17.28 (B)

F03

17.29 Für das Off-Zentrum eines rezeptiven Feldes der Retina des Auges zeigt die Abbildung die Verschaltung einer Zapfenzelle der Fovea mit einer Off-Bipolaren und einer Off-Ganglienzelle.

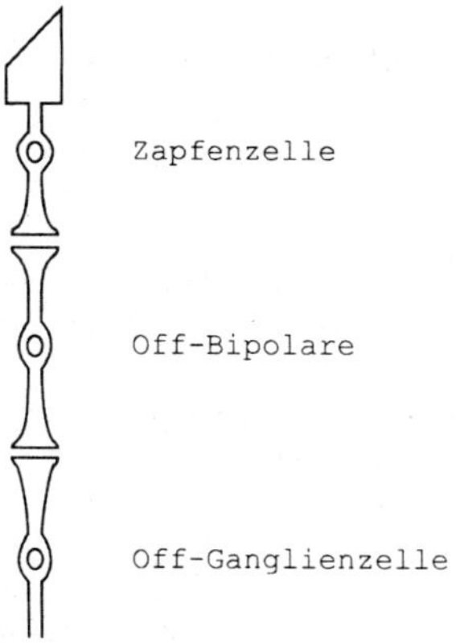

Welche der folgenden Reaktionen tritt bei Beleuchtung des Zentrums auf?

(A) Das Membranpotential der Zapfenzelle depolarisiert.
(B) Die Transmitterausschüttung an der Synapse zwischen Rezeptor und Bipolaren nimmt ab.
(C) An der Bipolaren werden vermehrt Aktionspotentiale generiert.
(D) An der Synapse zwischen Bipolare und Ganglienzelle nimmt die Transmitterfreisetzung zu.
(E) Die Ganglienzelle depolarisiert.

F87

17.30 Die schematischen Abbildungen 1–3 sollen rezeptive Felder von 2 Optikus-Ganglienzellen der Retina darstellen. (+) bezeichnet Stellen der Netzhaut, von denen aus die Zelle durch Lichtreiz erregt werden kann, (–) Stellen, von denen aus sie gehemmt werden kann.
Welches Abbildungspaar ist für den Übergang vom Zustand der Helladaptation in den Zustand der Dunkeladaptation an einer Ganglienzelle typisch?

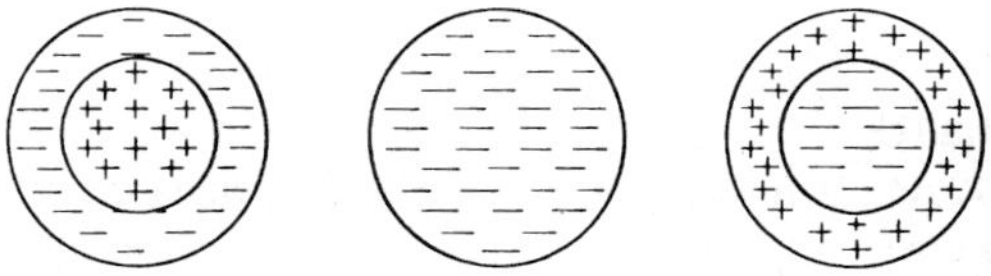

Abb. 1 Abb. 2 Abb. 3

	hell adaptiert		dunkel adaptiert
(A)	Abb. 1	→	Abb. 2
(B)	Abb. 2	→	Abb. 1
(C)	Abb. 2	→	Abb. 3
(D)	Abb. 3	→	Abb. 2
(E)	Abb. 1	→	Abb. 3

H02

17.31 M-Zellen (= magnozelluläre Zellen; α-Zellen) des Ganglienzellsystems der Retina

(A) haben kleinere rezeptive Felder als die parvozellulären Ganglienzellen
(B) haben monosynaptische Kontakte mit den Photorezeptoren
(C) projizieren in den Colliculus superior
(D) sind zahlreicher als die parvozellulären Ganglienzellen
(E) tragen wesentlich zum Sehen von Farbe bei

H99

17.32 Welche der Aussagen zu dem magnozellulären Ganglienzellsystem der Retina (M-Zellen, α-Zellen) trifft zu?

(A) Es umfaßt etwa 50% aller Ganglienzellen.
(B) Seine Ganglienzellen haben kleinere rezeptive Felder als die des parvozellulären Systems.
(C) Seine Ganglienzellen antworten tonisch auf Beleuchtungsänderungen im rezeptiven Feld.
(D) Es ist besonders zum Erfassen von Bewegungen geeignet.
(E) Seine Ganglienzellen projizieren in das Corpus geniculatum mediale.

17.29 (B) 17.30 (D) 17.31 (C) 17.32 (D)

H02

→ **17.33 Welche Aussage zu den Zapfenzellen der Retina im Vergleich zu den Stäbchenzellen trifft zu?**

(A) Ihre Anzahl ist höher.
(B) Ihre Absolutschwelle zur Auslösung eines Rezeptorpotentials ist höher.
(C) Sie besitzen das gleiche Opsin.
(D) Sie besitzen andere Konfigurationen von 11-cis-Retinal.
(E) Sie haben in der Projektion eine stärker ausgeprägte Konvergenz auf die Ganglienzellen.

H00 ■

→ **17.34 Nach Helladaptation des dunkeladaptierten Auges**

(A) sind die Zentren der rezeptiven Felder der retinalen Ganglienzellen vergrößert
(B) ist der Visus kleiner
(C) ist das Stäbchenzellsystem der Retina gehemmt
(D) ist die Fähigkeit der Retina zur Auflösung schneller Bildänderungen verschlechtert
(E) fusionieren zeitlich aufeinanderfolgende Bilder bei niedrigeren Frequenzen

H89 ■

→ **17.35 Welche Aussage trifft <u>nicht</u> zu?**
Beim skotopischen Sehen

(A) ist die maximale Empfindlichkeit des Sehorgans höher als beim photopischen Sehen
(B) ist im Vergleich zum photopischen Sehen die Umfeldhemmung in den rezeptiven Feldern der Neurone verstärkt
(C) vermitteln die Stäbchen den größten Teil der Information
(D) ist das Auflösungsvermögen geringer als beim photopischen Sehen
(E) tritt gegenüber dem photopischen Sehen eine Verschiebung des Optimums der spektralen Empfindlichkeit ein

F88

→ **17.36 In einer mondlosen, klaren Nacht schauen Sie zum Sternenhimmel. Als Sie einen einzelnen, schwach leuchtenden Stern fixieren wollen, ist er plötzlich nicht mehr sichtbar. Sie sehen den Stern nur, wenn Sie an ihm vorbeischauen und ihn nicht fixieren.**
Das liegt daran, daß

(A) das skotopische Sehen eine andere spektrale Empfindlichkeit hat als das photopische
(B) die Stäbchen schneller adaptieren als die Zapfen
(C) bei Fixierungswechsel die laterale Umfeldhemmung (vorübergehend) verstärkt wird
(D) die Lichtintensität beim Dämmerungssehen unterschwellig für die Zapfen der Fovea centralis retinae ist
(E) die rezeptiven Felder beim photopischen Sehen kleiner sind als beim skotopischen

H03

→ **17.37 Ein Gesunder möchte auch in hellem Licht an das Dämmerungssehen adaptiert bleiben, dabei aber bei möglichst geringer Behinderung schwarz auf weiß Geschriebenes lesen können.**
Mit welchen Gläsern einer Brille, die er im Hellen trägt, erreicht er dies am günstigsten?

(A) rote Gläser
(B) gelbe Gläser
(C) grüne Gläser
(D) blaue Gläser
(E) grau getönte Gläser

H80

→ **17.38 Welche der folgenden Aussagen über die Sehschärfe (minimum separabile) trifft zu?**

(A) Sie ist unabhängig von der Umwelt-Leuchtdichte.
(B) Sie kann mit dem Augenspiegel ermittelt werden.
(C) Sie hat die Einheit „Winkelminuten^{-1}".
(D) Sie hat die Einheit dpt.
(E) Sie ist in allen Netzhautabschnitten gleich groß.

H81

→ **17.39 Die Farbsinnstörung, bei der die Grünempfindung abgeschwächt ist, bezeichnet man als**

(A) Tritanomalie
(B) Protanopie
(C) Deuteranopie
(D) Horopteropie
(E) Keine der Angaben ist richtig.

17.33 (B) 17.34 (C) 17.35 (B) 17.36 (D) 17.37 (A) 17.38 (C) 17.39 (E)

H81

→ **17.40 Mit dem Anomaloskop**
(A) läßt sich optokinetischer und vestibulärer Nystagmus unterscheiden.
(B) kann die Querdisparation der Augen bestimmt werden.
(C) läßt sich eine Grünschwäche des Farbensehens nachweisen.
(D) lassen sich anomale Konvergenz-Bewegungen nachweisen.
(E) kann die Dioptrienzahl der Korrekturlinsen bei Fehlsichtigkeit bestimmt werden.

F91

→ **17.41 Einen Protanomalen erkennt man daran, daß er am Anomaloskop eine Gleichheit mit vorgegebenem monochromatischem Gelb herstellt durch**
(A) mehr Blau als Grün im Vergleich zum Normalsichtigen
(B) mehr Grün als Rot im Vergleich zum Normalsichtigen
(C) mehr Rot als Grün im Vergleich zum Normalsichtigen
(D) Rot und Grün im gleichen Mischungsverhältnis wie der Normale, aber mit stärkerer Intensität
(E) Rot und Grün im gleichen Mischungsverhältnis wie der Normale, aber mit schwächerer Intensität

F94

→ **17.42 Welche aufgeführte Farbempfindung kann nicht durch monochromatisches Licht erzeugt werden?**
(A) Rot
(B) Purpur
(C) Orange
(D) Violett
(E) Grün

17.3 Zentrale Repräsentation des visuellen Systems

17.4 Informationsverarbeitung in der Sehbahn

H97 ■

→ **17.43 Welche Aussage über das Gesichtsfeld trifft nicht zu?**
(A) Der Randbereich des Gesichtsfeldes ist farbenblind.
(B) Eine vollständige Durchtrennung aller kreuzenden Fasern im Chiasma nervi optici verursacht einen bitemporalen Gesichtsfeldausfall.
(C) Eine Unterbrechung eines Tractus opticus verursacht eine homonyme Hemianopsie.
(D) Die Papillae nervi optici liegen auf nichtkorrespondierenden Netzhautstellen.
(E) Der blinde Fleck liegt in der nasalen Gesichtsfeldhälfte.

H02 ■■

→ **17.44 Die Abbildungen (A)–(E) zeigen in den Gesichtsfeldern von Patienten mit Läsionen der Sehbahn die gemessenen Gesichtsfeldausfälle (grau). Welcher Gesichtsfeldausfall ist charakteristisch für eine Durchtrennung des linken Tractus opticus?**

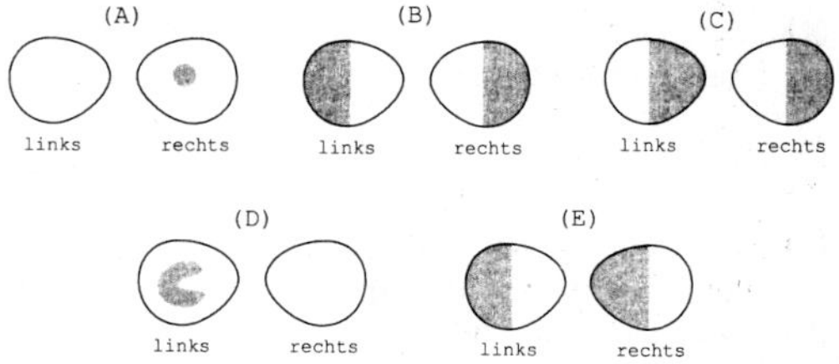

H93

→ **17.45 Bei einem von der rechten Seite her auf das Chiasma opticum drückenden Tumor beginnt die auftretende Sehstörung mit**
(A) bitemporaler Hemianopsie
(B) binasaler Hemianopsie
(C) heteronymer Hemianopsie
(D) Ausfällen im nasalen Gesichtsfeld rechts
(E) Ausfällen im nasalen Gesichtsfeld links

17.40 (C) 17.41 (C) 17.42 (B) 17.43 (E) 17.44 (C) 17.45 (D)

H86

→ **17.46 Die binokulare räumliche Tiefenwahrnehmung ist um so schlechter, je weiter entfernt die beobachteten Gegenstände sind, weil mit zunehmender Distanz des fixierten Gegenstands abnimmt:**
(A) der Horopterdurchmesser
(B) die Querdisparation
(C) die Linsenbrechkraft
(D) die Sehschärfe
(E) der visuelle Sukzessivkontrast

F03

→ **17.47 Die Einordnung eines visuell wahrgenommenen Gegenstandes in das physikalische Koordinatensystem der Umwelt erfolgt vor allem im**
(A) Colliculus superior
(B) Kortexareal V1 (Area 17)
(C) Hippokampus
(D) parietalen Assoziationskortex
(E) orbitofrontalen Assoziationskortex

F94

→ **17.48 Welche der folgenden Aussagen zu visuell evozierten Potentialen treffen zu?**
(1) Sie werden durch Aktivierung der Photorezeptoren ausgelöst.
(2) Primär evozierte Potentiale werden vom primären visuellen Cortex abgeleitet.
(3) Sekundär evozierte Potentiale geben komplexe Verarbeitungsprozesse wieder.
(4) Sie erlauben Aussagen über die Intaktheit der visuellen Projektion.

(A) nur 1 ist richtig
(B) nur 1 und 2 sind richtig
(C) nur 3 und 4 sind richtig
(D) nur 1, 2 und 4 sind richtig
(E) 1–4 = alle sind richtig

Fragen aus dem Examen Herbst 2004

H04

→ **17.49 Mit funktioneller Bildgebung wird bei einem Probanden eine erhöhte neurale Aktivität in folgenden Regionen der linken Hirnrinde nachgewiesen: Gyrus angularis, Planum temporale, Region um die Fissura calcarina. Womit beschäftigte sich dieser Proband während der Messung am wahrscheinlichsten?**
(A) stilles Lesen eines komplexen Textes
(B) Hören eines komplexen Textes
(C) freies Sprechen
(D) Koordination von Bewegungen
(E) Betrachten eines Bildes

H04 ■

→ **17.50 Bei einem 5-jährigen Jungen wird eine beidseitige Hyperopie von 6 dpt festgestellt. Es ist davon auszugehen, dass er zeit seines Lebens hyperop statt emmetrop bleibt.**
Welche Aussage zu den Auswirkungen dieser Refraktionsanomalie trifft am ehesten zu?
(A) Ohne sofortige Korrektur durch eine Brille besteht die Gefahr der Entstehung einer Amblyopie.
(B) Der Visus sine correctione beträgt höchstens 0,6.
(C) Zum scharfen Sehen von 50 cm entfernten Gegenständen benötigt er eine Brille.
(D) Bei der Einschulung sollte für den Jungen ein im Klassenzimmer möglichst weit hinten liegender Platz gewählt werden.
(E) Der Patient wird in früherem Alter als ein Emmetroper zum Lesen eine Brille brauchen.

H04 ■

→ **17.51 Wenn durch Beleuchtung eines Photorezeptors des Auges ein Rezeptorpotential auftritt, wird als wichtigster Transduktionsmechanismus die intrazelluläre Konzentration**
(A) von cAMP erhöht
(B) von cAMP erniedrigt
(C) von cGMP erhöht
(D) von cGMP erniedrigt
(E) der Na^+-Ionen erhöht

H04

→ **17.52 Welche Aufgabe hat das Pigmentepithel des Auges?**
(A) Verhinderung von Lichtreflexionen von den Ganglienzellen zu den Lichtsinneszellen
(B) Phagozytose von Teilen der Lichtsinneszellaußenglieder
(C) Endozytose von überschüssigem Transmitter der Lichtsinneszellen
(D) Abschirmung der Lichtsinneszellen gegen UV-Strahlung
(E) mechanische Stabilisierung der Optikusganglienzellen über Pseudopodien

17.46 (B) 17.47 (D) 17.48 (E) 17.49 (A) 17.50 (***) 17.51 (D) 17.52 (B)

18 Auditorisches System

18.1 Physiologische Akustik

18.2 Gehörgang und Mittelohr

F96 ■

18.1 Bei einer Erhöhung des Schalldruckes um den Faktor 100 steigt der Schalldruckpegel um

(A) 10 dB
(B) 20 dB
(C) 40 dB
(D) 80 dB
(E) 100 dB

F82

18.2 Eine Zunahme der Schallintensität (Schall-Leistungsdichte in Watt/cm²) um 40 dB (Dezibel) entspricht einer Zunahme um den Faktor

(A) 40
(B) 400
(C) 1 600
(D) 4 000
(E) 10 000

H94

18.3 Eine Isophone verbindet Töne

(A) gleichen Schalldrucks
(B) gleichen Schalldruckpegels
(C) gleichen Lautstärkepegels
(D) gleicher Phonation
(E) gleicher Schallenergie

F99 ■

18.4 Wenn zwei Töne unterschiedlicher Frequenz die gleiche Lautstärke haben, dann haben sie auch gleichen

(A) Schalldruckpegel, gemessen in dB SPL
(B) Schalldruck, gemessen in Pa
(C) Phonwert
(D) dB-Wert über der individuellen Hörschwelle
(E) Wert der Schallenergie, gemessen in N/m²

H86

18.5 Die obere Frequenzgrenze des Hörbereichs gesunder junger Menschen liegt im Bereich

(A) 1 kHz – 5 kHz
(B) 6 kHz – 10 kHz
(C) 11 kHz – 15 kHz
(D) 16 kHz – 20 kHz
(E) 21 kHz – 25 kHz

F04 ■

18.6 Welche der folgenden Aussagen zur Messung der Hörempfindlichkeit trifft zu?

(A) Der Schalldruckpegel (dB_{SPL}) stellt eine subjektiv-sinnesphysiologische Maßeinheit dar.
(B) Töne von 60 Phon werden von hörgesunden Probanden bei allen Frequenzen gleich laut empfunden.
(C) Ein Ton von –4 dB_{SPL} kann nur in einem eng umgrenzten Frequenzbereich um 500–1000 Hz wahrgenommen werden.
(D) Ein Ton von 60 dB_{SPL} wird von gesunden Probanden bei allen Frequenzen mit einer Lautstärke von 60 Phon gehört.
(E) Bei Schallempfindungs-Schwerhörigkeit ist der Hörverlust bei tiefen Frequenzen charakteristischerweise stärker als bei hohen Frequenzen.

H03

18.7 Ein 60-jähriger Patient klagt über Schwierigkeiten, bei starken Hintergrundgeräuschen einen Gesprächspartner zu verstehen. Sie vermuten eine Presbyakusis (Altersschwerhörigkeit).
Welches Untersuchungsergebnis ist am besten mit dieser Diagnose vereinbar?

(A) starker Hörverlust bei hohen Frequenzen
(B) Knochenleitung besser als Luftleitung bei Audiometrie
(C) Hörschwelle über den ganzen Frequenzbereich gleichmäßig abgesenkt
(D) Ausfall der otoakustischen Emissionen
(E) erniedrigte Trommelfellimpedanz

F95 ■

18.8 Welche Aussage trifft für das Hören nicht zu?

(A) Die Frequenzabhängigkeit der Hörschwelle ist z. T. auf die Frequenzabhängigkeit der Schallübertragung im Mittelohr zurückzuführen.
(B) Die Hörschwelle Gesunder beträgt durchschnittlich etwa 4 Phon.
(C) Verdoppelung der Frequenz eines Tones entspricht der Änderung der Tonhöhe um eine (harmonische) Oktave.
(D) Die Tonhöhen-Unterschiedsschwelle ist frequenzabhängig.
(E) Die maximale Hörempfindlichkeit liegt zwischen 500 Hz und 800 Hz.

18.1 (C) 18.2 (E) 18.3 (C) 18.4 (C) 18.5 (D) 18.6 (B) 18.7 (A) 18.8 (E)

F00 ■

→ 18.9 Welche Aussage zum Hören trifft zu?

(A) Bei gleichem Schalldruckpegel (z. B. 20 dB SPL) werden alle Töne zwischen 40 und 4 000 Hz als gleich laut empfunden.
(B) Bei der gleichen Phonzahl (z. B. 20 Phon) besitzen alle Töne zwischen 40 und 4 000 Hz denselben Schalldruckpegel.
(C) Eine Erhöhung der Lautstärke eines 1 kHz-Tones von 4 auf 84 Phon entspricht einer Schalldruckerhöhung um den Faktor 10 000.
(D) Bei einem Ton von 440 Hz liegt die Hörschwelle bei 20 Phon.
(E) Bei einem Ton von 1 000 Hz erzeugt ein Schalldruck von 20 dB SPL einen Lautstärkepegel von 1 Phon.

H00 ■

→ 18.10 Welche Aussage über Schwellen beim Hören trifft zu?

(A) Die absolute Hörschwelle beträgt für Töne von 1000 Hz etwa 10^{-3} dB SPL.
(B) Die Schmerzschwelle liegt bei ca. 85 dB SPL.
(C) Die Tonhöhenunterschiedsschwelle beträgt bei 1000 Hz etwa 0,3 %.
(D) Die Intensitätsunterschiedsschwelle beträgt 20 dB SPL im Bereich der Hörschwellenkurve.
(E) Die zur Raumorientierung benötigten Laufzeitdifferenzen des Schalls zu beiden Ohren müssen mindestens 2 ms betragen.

H99 ■

→ 18.11 Die Frequenzunterschiedsschwelle des menschlichen Gehörs für nacheinander angebotene Töne beträgt bei 1 000 Hz etwa

(A) 30%
(B) 3%
(C) 0,3%
(D) 0,03%
(E) 0,003%

F94

→ 18.12 Für den Ausgleich eines Hörverlustes von 60 dB benötigt man eine Schalldruckerhöhung um das

(A) 60fache
(B) 100fache
(C) 600fache
(D) 1 000fache
(E) 6 000fache

F87

→ 18.13 Wenn bei der Schwellenaudiometrie auf einem Ohr ein Hörverlust von 40 dB für Knochenleitung bei normalen Schwellenwerten für Luftleitung beobachtet wird, handelt es sich um eine

(A) Mittelohrschädigung
(B) Innenohrschädigung
(C) retrocochleäre Schädigung
(D) sowohl cochleäre als auch retrocochleäre Schädigung
(E) Fehlbestimmung

F97

→ 18.14 Welche Aussage über das Ohr trifft zu?

(A) Im Helikotremabereich der Cochlea werden die hohen Schallfrequenzen registriert.
(B) Bei Schalleitungsstörungen ergibt sich im Audiogramm eine Schwerhörigkeit nur für die Luftleitung.
(C) Die Hörschwelle liegt unabhängig von der Schallfrequenz bei 4 dB SPL.
(D) Die Schmerzschwelle liegt bei etwa 60 dB SPL.
(E) Bei Presbyakusis liegt eine Schwerhörigkeit im gesamten Frequenzbereich vor.

F01

→ 18.15 Welche Aussage zur einseitigen Schall-Leitungsstörung trifft zu?

(A) Im Schwellenaudiogramm ist am betroffenen Ohr der Hörverlust bei Luft- und Knochenleitung etwa gleich groß.
(B) Im Schwellenaudiogramm ist am betroffenen Ohr der Hörverlust bei Knochenleitung größer als bei Luftleitung.
(C) Der Rinne-Versuch ist am betroffenen Ohr negativ (pathologisch).
(D) Beim Weber-Versuch lateralisiert der Patient den Ton auf das gesunde Ohr.
(E) Sie kann durch chronische Beschallung mit Lautstärken von 90–125 Phon entstehen.

F91

→ 18.16 Die wichtigste Funktion des Trommelfell-Gehörknöchelchen-Systems ist die

(A) Beschränkung der Trommelfell-Exkursion bei hohen Schallamplituden
(B) Erhöhung der Amplitude der Trommelfell-Exkursion durch Hebelwirkung
(C) Begrenzung des Hörfeldes für hohe Frequenzen (Ultraschall)
(D) Erhöhung des Schalldruckes am Trommelfell
(E) Anpassung an die gegenüber Luft höhere mechanische Impedanz der Perilymphe

18.9 (C) 18.10 (C) 18.11 (C) 18.12 (D) 18.13 (E) 18.14 (B) 18.15 (C) 18.16 (E)

18.3 Innenohr

F90 ■

→ **18.17 Die Wanderwellentheorie des Hörens beinhaltet als Grundprinzip, daß die Basilarmembran**

(A) bei tiefen Tönen langsamer schwingt als bei hohen Tönen
(B) im apikalen Bereich der Schnecke schneller schwingt als nahe dem Stapes
(C) ein Schwingungsmaximum hat, das bei hohen Tönen schneller zum Helikotrema wandert als bei tiefen Tönen
(D) ein Schwingungsmaximum hat, das bei hohen Tönen näher am Stapes liegt als bei tiefen Tönen
(E) für hohe Töne eine größere Frequenzdispersion zeigt als für tiefe Töne

H97 ■

→ **18.18 Bei der Ausbreitung der Wanderwellen vom ovalen Fenster zum Helicotrema hin**

(A) entspricht deren Fortpflanzungsgeschwindigkeit der Schallwellengeschwindigkeit
(B) steigt deren Fortpflanzungsgeschwindigkeit an
(C) sinkt deren Frequenz
(D) nimmt deren Wellenlänge ab
(E) sinkt deren Amplitude stetig ab

F03

→ **18.19 Das endocochleare (endolymphatische) Potential**

(A) ist positiv gegen das indifferente extrazelluläre Potential
(B) verstärkt die Triebkraft für den K^+-Ausstrom aus den Haarzellen
(C) entsteht als Antwort auf einen Schallreiz
(D) ist in den drei Skalen der Cochlea gleich groß
(E) lässt sich zwischen ovalem und rundem Fenster ableiten

H02 ■

→ **18.20 Durch die Übertragung der Schallenergie auf die Perilymphe der Scala vestibuli wird im Innenohr folgender, am Transduktionsprozess beteiligter Effekt ausgelöst:**

(A) Die resultierende Wanderwelle hat ein Maximum für hohe Frequenzen im Bereich des Helicotremas.
(B) Aktive oszillierende Längenänderungen der inneren Haarzellen verstärken die Schwingungsamplitude lokal.
(C) Öffnung von Ionenkanälen an der Spitze der Mikrovilli führt zu einem Kaliumausstrom in die Endolymphe.
(D) Die stimulierten sekundären Sinneszellen setzen einen erregenden Transmitter frei.
(E) Durch Depolarisation der Reißner-Membran wird ein Mikrophonpotential ausgelöst.

H99

→ **18.21 Welche Aussage über die Schallrezeption im Innenohr trifft zu?**

(A) Tiefe Frequenzen werden an der Basis der Schnecke, in der Nähe der Fenestra ovalis, besonders wirksam.
(B) Die Steife der Basilarmembran nimmt von der Basis der Schnecke zur Spitze hin zu.
(C) Die inneren Haarzellen sind primäre Sinneszellen.
(D) Die äußeren Haarzellen tragen durch aktive Kontraktionen zur Ortsselektivität bei.
(E) Die Basilarmembran ist an der Schneckenbasis breiter als in der Nähe des Helicotrema.

H98

→ **18.22 Das elektrische Potential der Endolymphe des Innenohrs bezogen auf das der Perilymphe beträgt etwa**

(A) −80 mV
(B) −70 mV
(C) 0 mV
(D) +30 mV
(E) +80 mV

H97

→ **18.23 An den inneren Haarzellen des Corti-Organs beträgt das K^+-Gleichgewichtspotential (= Nernst-Potential) zwischen Intrazellulärraum und Endolymphe etwa**

(A) +80 mV
(B) +40 mV
(C) 0 mV
(D) −40 mV
(E) −80 mV

18.17 (D) 18.18 (D) 18.19 (A) 18.20 (D) 18.21 (D) 18.22 (E) 18.23 (C)

H90

→ **18.24 Welche Aussage trifft für die sog. Mikrophonpotentiale bei der Beschallung des Ohres zu?**

(A) Sie werden als akustisch evozierte Potentiale von der Großhirnrinde abgeleitet.
(B) Es handelt sich um Aktionspotentiale, deren Frequenz mit der Schallintensität ansteigt.
(C) Sie lassen sich von der Membran des runden Fensters ableiten.
(D) Sie können Amplituden bis zu 100 mV erreichen.
(E) Sie verschwinden bei einer sensorischen Aphasie vom Typ Wernicke.

18.4 Zentrale Hörbahn und kortikale Repräsentation

H81

→ **18.25 Welche Aussage trifft <u>nicht</u> zu?**
Zur Ortung einer Schallquelle im Raum tragen bei:

(A) Differenzen im Schallpegel an beiden Ohren
(B) Differenzen in der Laufzeit des Schalles zu den beiden Ohren
(C) die optimale Erregbarkeit der meisten Neurone des Colliculus inferior durch gleichzeitige und gleichstarke Beschallung beider Ohren
(D) die stärkere Dämpfung hoher Töne mit wachsender Entfernung der Schallquelle
(E) die unterschiedliche Dämpfung des von vorn bzw. hinten kommenden Schalls durch die Ohrmuschel

H96

→ **18.26 Welche Aussage über Schwellen beim Hören trifft zu?**

(A) Die absolute Hörschwelle beträgt für Töne von 1 000 Hz etwa 10^{-3} dB SPL.
(B) Die Schmerzschwelle liegt bei ca. 85 dB SPL.
(C) Die Tonhöhenunterschiedsschwelle beträgt bei 1 000 Hz etwa 10%.
(D) Die Intensitätsunterschiedsschwelle beträgt 20 dB SPL im Bereich der Hörschwellenkurve.
(E) Bei der Raumorientierung werden Laufzeitdifferenzen des Schalls zu beiden Ohren bis unter 10^{-4} s wahrgenommen.

18.5 Sprachbildung und Sprachverständnis

F98

→ **18.27 Welche Aussage über die menschliche Stimme trifft <u>nicht</u> zu?**

(A) Formanten entstehen durch Resonanzschwingungen des Mund-Nasen-Rachen-Raumes.
(B) Beim Singen kann ein Schalldruckpegel von mehr als 70 dB erzeugt werden.
(C) Quelle der Energie der Phonation ist der subglottische Druck bei der Exspiration.
(D) Die Höhe der Grundfrequenz hängt wesentlich von der Spannung der Stimmbänder ab.
(E) Der Luftstrom im Phonationsapparat ist beim Sprechen überall laminar.

F86

→ **18.28 Die Vokale sind als a, e, i, o oder u bestimmt durch die**

(A) Frequenzmodulationen an den Stimmbändern
(B) Amplitudenmodulationen an den Stimmbändern
(C) Formanten
(D) Tonhöhen
(E) Bernoulli-Schwingungen

Fragen aus dem Examen Herbst 2004

H04

→ **18.29 Welche Aussage zu Stimmbildung und Sprache trifft zu?**

(A) Die Phonation erfolgt vorwiegend im Nasen-Rachen-Raum (Pharynx).
(B) Für die Phonation muss die Glottis weiter geöffnet werden als bei ruhigem Atmen.
(C) Der Schalldruck der Stimme wird vorwiegend vom supraglottischen Druck bestimmt.
(D) Die Artikulation erfolgt im gesamten Hohlraum zwischen Stimmlippen und Mund- und Nasenöffnung.
(E) Bei Ausfall des N. laryngeus superior kann die Stimmritze nicht mehr geschlossen werden.

18.24 (C) 18.25 (C) 18.26 (E) 18.27 (E) 18.28 (C) 18.29 (D)

19 Chemische Sinne

19.1 Grundlagen der chemischen Sinne

19.2 Geschmack

F88 ■

→ **19.1 Die schraffierte Fläche der Zeichnung paßt am ehesten zur Lokalisation der maximalen Empfindlichkeit auf der Zungenoberfläche für**

(A) bitter
(B) salzig
(C) scharf
(D) süß
(E) sauer

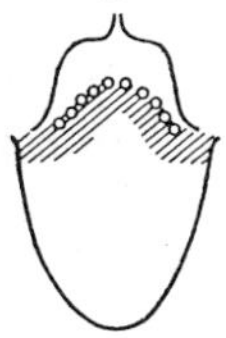

H99

→ **19.2 Welche Aussage trifft für die Geschmacksqualität „süß“ nicht zu?**

(A) Auch Aminosäuren können süß schmecken.
(B) Die „süß“-Empfindung für Rohrzucker hat eine höhere Schwelle (in mol/l) als für Traubenzucker.
(C) In der Membran der Rezeptorzellen sind Rezeptorproteine für süß schmeckende Stoffe vorhanden.
(D) Saccharose aktiviert G-Proteine in der Rezeptorzelle.
(E) Eine Aktivierung der Rezeptoren für Saccharose führt zu einer Verminderung der K^+-Leitfähigkeit der Rezeptorzelle.

F01

→ **19.3 Die Geschmackssinneszellen**

(A) besitzen auf ihrer Oberfläche als rezeptive Struktur einen Geschmacksporus mit hoher Rezeptordichte
(B) haben eine mittlere Lebensdauer von weniger als drei Wochen
(C) liegen u. a. in den Fadenpapillen (Papillae filiformes) der Zunge
(D) werden von Gliazellen eingescheidet
(E) sind primäre Sinneszellen

H02 ■

→ **19.4 Welche Aussage trifft für die Geschmacksqualität „sauer“ zu?**

(A) Sie hat die niedrigste Schwelle aller Geschmacksqualitäten.
(B) Der charakteristische Geschmacksstoff ist Nikotin.
(C) Die Geschmackszellen für die Qualität „sauer“ sind vorwiegend in den Papillae filiformes lokalisiert.
(D) Saure Geschmacksstoffe blockieren apikale Ca^{2+}-Kanäle.
(E) Sie wird durch Abnahme des pH-Werts im Geschmacksporus ausgelöst.

H97

→ **19.5 Welche Aussage zu den Geschmackssinneszellen trifft zu?**

(A) Sie tragen einen Rezeptortyp, der von den Geschmacksstoffen aller Qualitäten aktiviert wird.
(B) Alle Geschmacksstoffe der verschiedenen Qualitäten erhöhen die Na^+-Permeabilität der Sinneszellen.
(C) Sie werden von afferenten Nerven der Gruppen I und II innerviert.
(D) An einer Zelle können die Transduktionsmechanismen zur Erfassung mehrerer Qualitäten kolokalisiert sein.
(E) Sie projizieren mit ihrem ersten Neuron in die Trigeminuskerne.

F00 ■

→ **19.6 Welche der folgenden Aussagen über den Geschmackssinn trifft zu?**

(A) Die „Süß“-Empfindung wird über freie Nervenendigungen im gesamten Mundbereich vermittelt.
(B) Es gibt mehr qualitativ unterscheidbare Geschmacksempfindungen als Geruchsempfindungen.
(C) Alle Geschmackszellen in einer Geschmackspapille vermitteln die gleiche Geschmacksqualität.
(D) Saccharose bindet an Membranrezeptoren, die eine Signalkette mit cAMP als second messenger aktivieren.
(E) Eine Aktivierung der Geschmackszellen für sauer schmeckende Lösungen erfolgt über eine Erhöhung der K^+-Leitfähigkeit.

H00

→ **19.7 Die Umschaltung der Geschmacksafferenzen auf das zweite Neuron erfolgt im Bereich des**

(A) Ganglion geniculi
(B) Nucleus ventralis posteromedialis (Nucleus semilunaris) thalami
(C) Nucleus subthalamicus
(D) Ganglion pterygopalatinum
(E) Nucleus solitarius (Nucleus tractus solitarii)

H03 ■

→ **19.8 Welche Aussage zu den Geschmacksnervenfasern (Fortsätze der die Geschmackspapillen afferent innervierenden Geschmacksneurone) trifft <u>nicht</u> zu?**

(A) Sie kodieren die Intensität von Geschmacksreizen als Frequenz von Aktionspotentialen.
(B) Einzelne Geschmacksnervenfasern können durch Verzweigung mehrere Geschmackssinneszellen innervieren.
(C) Die Adaptation an lang einwirkende Geschmacksreize ist extrem langsam.
(D) Sie projizieren in den Nucleus tractus solitarii.
(E) Der Nervus glossopharyngeus enthält Geschmacksnervenfasern.

F99

→ **19.9 Die primären kortikalen Geschmacksfelder liegen im**

(A) Gyrus temporalis superior
(B) Bereich von Operculum, Insel und unterem Teil des Gyrus postcentralis
(C) Bereich des Sulcus calcarinus
(D) Frontallappen
(E) unteren Temporallappen

19.3 Geruchssinn und trigeminaler chemischer Sinn

H01

→ **19.10 Welche Aussage zum Geruchssinn trifft zu?**

(A) Geruchsstoffe müssen hydrophob sein.
(B) Die Riechzellen können auf die Bindung eines einzigen Moleküls reagieren.
(C) Die Axone der Riechzellen sind markhaltig.
(D) Zwischen Riechzellen und Mitralzellen besteht eine 1 : 1-Verschaltung.
(E) Die Riechzellen haben eine efferente Innervation.

F02

→ **19.11 Welche Aussage zum Geruchssinn trifft zu?**

(A) Die Sinneszellen sind kurzlebige (ca. 1–2 Monate) Nervenzellen.
(B) Die Informationen vieler Sinneszellen konvergieren auf eine Körnerzelle im Glomerulum als zweites Neuron der Riechbahn.
(C) Die afferenten Axone sind markhaltig.
(D) Die beiden Bulbi olfactorii stimulieren sich gegenseitig.
(E) Die primäre kortikale Repräsentation liegt im Gyrus postcentralis.

F95

→ **19.12 Welche Aussage zum Geruchssinn trifft <u>nicht</u> zu?**

(A) Die Sinneszellen sind von einer Schleimschicht bedeckt.
(B) Viele Sinneszellen konvergieren auf eine Mitralzelle.
(C) Die Axone der Riechzellen sind marklos.
(D) Die beiden Bulbi olfactorii hemmen sich gegenseitig.
(E) Die primäre kortikale Repräsentation liegt im Gyrus postcentralis.

F96 ■

→ **19.13 Welche Aussage über Riechzellen trifft <u>nicht</u> zu? Riechzellen**

(A) sind primäre Sinneszellen
(B) haben einen Dendriten mit mehreren Zilien
(C) reagieren jeweils nur auf einen bestimmten Riechstoff
(D) werden ständig neu gebildet
(E) sind direkt mit den Mitralzellen des Bulbus olfactorius verschaltet

H96

→ **19.14 Welche Aussage trifft <u>nicht</u> zu? Die Sinneszellen der Riechschleimhaut**

(A) können regeneratorisch ersetzt werden
(B) adaptieren gewöhnlich langsamer als Geschmackszellen
(C) werden von lipophilen Riechstoffen besser erreicht als von hydrophilen
(D) besitzen auf ihrer apikalen Seite Zilien
(E) haben Axone, die zu den Glomeruli olfactorii ziehen.

19.7 (E) 19.8 (C) 19.9 (B) 19.10 (B) 19.11 (A) 19.12 (E) 19.13 (C) 19.14 (C)

H98

→ **19.15 Welche Aussage zu den Geruchsstoffen und ihrer Wirkung am Riechepithel trifft nicht zu?**
Sie
(A) binden an Rezeptorproteine der Zellmembran
(B) wirken direkt auf die Ionenkanäle der Zellmembran
(C) lösen einen Second-messenger-Prozeß aus
(D) beeinflussen an den Sinneszellen die Bildung von Aktionspotentialen
(E) liegen am Rezeptor in flüssiger Phase vor

H02

→ **19.16 Welche der Empfindungen wird (bei der klinischen Geruchsprüfung) durch Erregung von Afferenzen des N. trigeminus der Nasenschleimhaut induziert?**
(A) blumig
(B) erdig
(C) fäkal
(D) faulig
(E) stechend

Fragen aus dem Examen Herbst 2004

H04 ■

→ **19.17 Welche Aussage über Riechsinneszellen des Menschen trifft zu?**
(A) Einmal in der Ontogenese ausgebildet, leben sie so lange wie das Individuum.
(B) Ihre (rezeptiven) Zilien enden überwiegend submukosal.
(C) Riechstoffe aktivieren G-Protein-gekoppelte Rezeptoren.
(D) Bindung von Riechstoffen an Membranrezeptoren bewirkt meist eine Hyperpolarisation der Sinneszelle.
(E) Eine Riechsinneszelle ist mit jeweils einer eigenen Mitralzelle verbunden.

20 Integrative Leistungen des Zentralnervensystems

20.1 Allgemeine Physiologie und funktionelle Anatomie der Großhirnrinde

F96 ■

→ **20.1 Die α- und β-Wellen des Elektroenzephalogramms (EEG) spiegeln im wesentlichen wider die**
(A) postsynaptischen Potentiale (EPSPs/IPSPs) in den Pyramidenzellen
(B) Aktionspotentiale in den kortikalen Interneuronen
(C) Aktionspotentiale in den Pyramidenzellen
(D) Aktionspotentiale in den thalamokortikalen Afferenzen
(E) Potentialänderungen der kortikalen Gliazellen

F04

→ **20.2 Wellen mit hoher Amplitude im (ungemittelten) EEG sind vorzugsweise Ausdruck dafür, dass**
(A) viele Zellen synchrone postsynaptische Potentiale ausbilden
(B) Neurone aus oberflächlichen Schichten des Kortex mehr Aktionspotentiale ausbilden als Zellen aus tiefen Schichten
(C) vertikale Projektionen von Fasern aus Schicht V zu exzitatorischen Potentialen in Schicht I führen
(D) eine differenzierte kortikale Informationsverarbeitung (z. B. sensorischer Eingänge) stattfindet
(E) der Proband seine Aufmerksamkeit auf eine bevorstehende Bewegung richtet (Bereitschaftspotential)

F97 ■

→ **20.3 Ein desynchronisiertes EEG findet man**
(A) bei Vorliegen des α-Rhythmus
(B) bei gerichteter Aufmerksamkeit
(C) bei geschlossenen Augen in okzipitaler Ableitung
(D) bei einem epileptischen Anfall
(E) im Tiefschlaf

H98

→ **20.4 Im entspannten Zustand und bei geschlossenen Augen findet man die größte Amplitude der α-Wellen des EEG in den**
(A) frontalen Ableitungen
(B) präzentralen Ableitungen
(C) temporalen Ableitungen
(D) okzipitalen Ableitungen
(E) Vertex-Ableitungen

H96 ■

→ **20.5 Welche Aussage über das EEG trifft nicht zu?**
(A) Bei geschlossenen Augen tritt ein α-Rhythmus deutlicher okzipital als frontal auf.
(B) Der wache Erwachsene hat bei offenen Augen vor allem einen β-Rhythmus.
(C) Auch im Schlaf können β-Rhythmen auftreten.
(D) Beim Übergang zum Tiefschlaf nimmt die Frequenz der EEG-Wellen ab.
(E) Die Frequenz der α-Wellen ist größer als die der β-Wellen.

19.15 (B) 19.16 (E) 19.17 (C) 20.1 (A) 20.2 (A) 20.3 (B) 20.4 (D) 20.5 (E)

H95

→ **20.6 Die Maximalamplituden der Potentialwellen im EEG sind am kleinsten**

(A) bei geschlossenen Augen
(B) bei gespannter Aufmerksamkeit
(C) bei Vorliegen des α-Rhythmus
(D) im Tiefschlaf
(E) im epileptischen Anfall

H96

→ **20.7 Bei überschwelliger elektrischer Reizung des N. ulnaris mit Rechteckimpulsen im Bereich des Handgelenks**

(A) werden im EEG α-Wellen evoziert
(B) treten evozierte Potentiale auf dem Gyrus postcentralis auf
(C) werden die dünnen Nervenfasern schon bei einer niedrigeren Reizstärke erregt als die dicken
(D) findet sich ein H-Reflex im M. triceps brachii
(E) wird das Handgelenk nach dorsal extendiert

F81

→ **20.8 Welche der folgenden Aussagen trifft nicht zu? Sensorisch evozierte Hirnpotentiale**

(A) können durch Schallreize ausgelöst werden
(B) können durch elektrische Reize eines sensiblen Hautnerven ausgelöst werden
(C) können mit unipolaren Elektroden von der Kortexoberfläche abgeleitet werden
(D) können auch von der Oberfläche der Kopfhaut abgeleitet werden
(E) sind im Tiefschlaf nicht auslösbar

H01

→ **20.9 Welche Aussage zu Astrozyten trifft nicht zu?**

(A) Sie können einen Anstieg der interstitiellen K^+-Konzentration abpuffern.
(B) Sie werden bei Erhöhung der extrazellulären K^+-Konzentration depolarisiert.
(C) Sie sind durch „gap junctions“ miteinander elektrisch leitend verbunden.
(D) Sie haben eine hohe K^+-Leitfähigkeit der Zellmembran.
(E) Sie bilden Aktionspotentiale.

H97

→ **20.10 Gliazellen**

(A) bilden Aktionspotentiale
(B) setzen Glutamat als Transmitter frei
(C) besitzen mehr Na^+- als K^+-Kanäle
(D) depolarisieren bei Anstieg der extrazellulären Kaliumkonzentration
(E) besitzen keine gap junctions

H02

→ **20.11 Bei erwachsenen Patienten ist nach Durchtrennung des Corpus callosum und der vorderen Kommissur (Split-brain-Operation) meist**

(A) die linke Hemisphäre der rechten beim Umgang mit komplexen geometrischen Figuren überlegen
(B) die rechte Hemisphäre der linken im sprachlichen Ausdrucksvermögen überlegen
(C) die rechte Hemisphäre der linken bei der Lösung mathematischer, sequentiell ablaufender Operationen überlegen
(D) die rechte Hemisphäre noch fähig, Gegenstände auf nichtverbale Weise zu identifizieren
(E) die Fähigkeit beider Hemisphären zur sprachlichen Artikulation gleich

F04 ■

→ **20.12 Ein rechtshändiger Split-Brain-Patient, bei dem die Verbindung zwischen beiden Hemisphären im Erwachsenenalter unterbrochen wurde, erhält die Aufgabe, mit der Hand einen verdeckten Gegenstand zu ertasten und ihn zu benennen. Welche Aussage trifft am wahrscheinlichsten zu? Er kann die Aufgabe**

(A) mit jeder beliebigen Hand lösen
(B) nur durch Ertasten des Gegenstandes mit der linken Hand lösen
(C) nur durch Ertasten des Gegenstandes mit der rechten Hand lösen
(D) nicht lösen, weil er überhaupt keine Gegenstände benennen kann
(E) nicht lösen, weil keine der beiden Hände einen Gegenstand identifizieren kann

F03

→ **20.13 Folgende Funktion wird bei den meisten Menschen überwiegend von der rechten Hirnhemisphäre kontrolliert:**

(A) Nachsprechen sinnloser Silben
(B) Lesen und Erkennen von einzelnen Buchstaben
(C) freie Bewegungen der rechten Hand beim Sprechen
(D) stereoskopische Tiefenwahrnehmung und räumliche Orientierung
(E) Generieren von Worten

20.6 (B) 20.7 (B) 20.8 (E) 20.9 (E) 20.10 (D) 20.11 (D) 20.12 (C) 20.13 (D)

H03 ■

20.14 Bei der Mehrzahl der Rechtshänder ist die linke Kortexhemisphäre dominant für die Händigkeit. Für welche der folgenden Funktionen ist in diesem Fall die rechte Kortexhemisphäre im Allgemeinen führend?

(A) Sprechen
(B) Verständnis gelesener Texte
(C) Wiedererkennen von Melodien
(D) Schreiben
(E) Lernen von Texten

H00

20.15 Der parietale Assoziationskortex der nichtdominanten Hemisphäre

(A) integriert visuelle und somatosensorische Informationen
(B) ist der wichtigste Speicher des deklarativen Gedächtnisses für visuelle Information
(C) beherbergt die Sprachfunktion
(D) verarbeitet vor allem die emotionalen Aspekte einer Sinneswahrnehmung
(E) enthält Neuronensysteme, die die verschiedenen Merkmale von Gesichtern verarbeiten

H01

20.16 Bei einer Schädigung des rechten parietalen Assoziationskortex ist am ehesten zu erwarten:

(A) Paralyse der kontralateralen Extremitätenmuskulatur
(B) generelle Ataxie
(C) Intentionstremor auf der linken Seite
(D) Störung der Raumwahrnehmung
(E) Störung im Langzeitgedächtnis

H99 ■

20.17 Auf der lateralen Ansicht des Großhirns liegt das motorische Sprachzentrum (Broca) im Bereich von

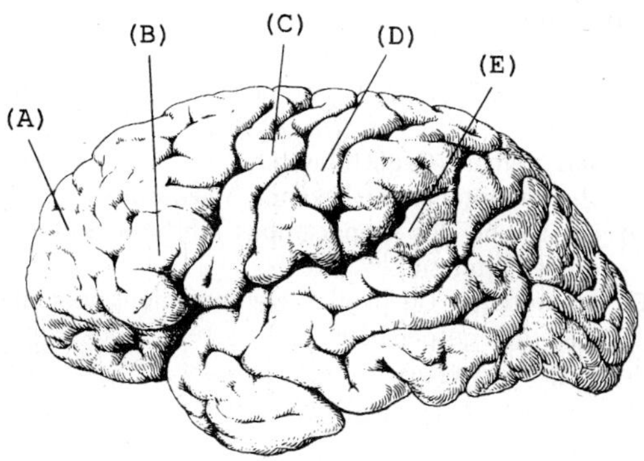

H94 ■

20.18 Welche Aussage über die Brocasche Sprachregion ist richtig?

(A) Sie gehört zum primären motorischen Kortex.
(B) Sie gehört zum primären akustischen Kortex.
(C) Nach ihrer Läsion werden Worte nicht mehr verstanden.
(D) Bei Ausfall dieser Region ist die Sprachgestaltung (Syntax, Grammatik) gestört.
(E) Bei Ausfall dieser Region entsteht eine sensorische Aphasie.

F99

20.19 Welches der folgenden Symptome ist <u>nicht</u> typisch bei einer Broca-Aphasie?

(A) Verlangsamung der Sprachgeschwindigkeit
(B) sinnentleerte Sprache ohne erkennbaren Zusammenhang zum intendierten Inhalt
(C) grammatikalische Vereinfachung der Sprache
(D) Störung von Silbenbetonung und Satzintonation
(E) mühevolle Artikulation

H03 ■

20.20 Bei der Wernicke-Aphasie ist welches/welcher der folgenden Symptome/Befunde am wahrscheinlichsten?

(A) stark verlangsamte Sprechgeschwindigkeit
(B) allmähliches Erlöschen der Sprachproduktion (Mutismus)
(C) reichliches Auftreten von Paraphasien und Neologismen (Neologien)
(D) nur noch Bildung kurzer Sätze (Telegrammstil)
(E) ungestörtes Sprachverständnis

F95

20.21 Das Symptom eines Neglects auf der linken Körperseite (Ignorieren der linken Körperseite trotz intakter sensorischer Verarbeitung) ist typisch für eine Störung des

(A) linken orbitofrontalen Assoziationskortex
(B) linken limbischen Assoziationskortex
(C) rechten somatosensorischen Kortex (Areale 1–3)
(D) rechten posterior-parietalen Kortex
(E) rechten visuellen Kortex (Areale 17–19)

F02

20.22 Bei einer Schädigung des präfrontalen Assoziationskortex ist am ehesten zu erwarten:

(A) Aphasie
(B) Persönlichkeitsveränderung
(C) Ruhetremor
(D) Störung des Langzeitgedächtnisses
(E) Ataxie

20.14 (C) 20.15 (A) 20.16 (D) 20.17 (B) 20.18 (D) 20.19 (B) 20.20 (C) 20.21 (D) 20.22 (B)

F01

→ **20.23 Welche der folgenden Funktionsstörungen weist auf eine Schädigung des rechten posterioren parietalen Kortex hin?**

(A) Unfähigkeit, akustische Informationen in inhaltliche Gruppen zu kategorisieren
(B) reduzierter Bewegungsantrieb
(C) linksseitiger visueller Neglekt
(D) Alexie
(E) verschlechterte Diskrimination für olfaktorische Reize

20.2 Integrative Funktionen durch Interaktionen zwischen Hirnrinde und subkortikalen Hirnregionen

F97 ■■

→ **20.24 Welche der folgenden Aussagen zum Schlaf trifft nicht zu?**

(A) Beim Einsetzen von REM-Schlaf nimmt der Tonus der Stammuskulatur ab.
(B) Die Dauer der einzelnen REM-Phase nimmt in der Regel gegen Morgen zu.
(C) Herzfrequenz und Atemfrequenz sind im REM-Schlaf höher als im Tiefschlaf.
(D) Während des REM-Schlafes ist die Weckschwelle sehr niedrig.
(E) Im Tiefschlaf treten niederfrequente EEG-Wellen mit hohen Amplituden auf.

F00 ■

→ **20.25 Welches der folgenden Phänomene charakterisiert am wenigsten den REM-Schlaf des Mannes?**

(A) Peniserektion
(B) Erhöhung der Herzfrequenz gegenüber der vorhergehenden Schlafphase
(C) rasche Augenbewegungen unter geschlossenen Lidern
(D) tonische Kontraktionen der Extremitätenmuskulatur
(E) Desynchronisation im EEG

H00 ■

→ **20.26 Welche Aussage zum normalen Nachtschlaf eines Erwachsenen trifft nicht zu?**

(A) Die REM-Phasen werden gegen Morgen häufiger.
(B) Der Tiefschlafanteil am Gesamtschlaf ist in der ersten Schlafhälfte größer als in der zweiten.
(C) Während der Tiefschlafphasen findet man im EEG Wellen mit Frequenzen < 5 Hz.
(D) Während des REM-Schlafes ist der Tonus der Skelettmuskulatur größer als während der Schlafphasen mit synchronisiertem EEG.
(E) Die Körperkerntemperatur fällt zu Beginn des Nachtschlafes ab.

F98 ■

→ **20.27 Im normalen Nachtschlaf einer 20jährigen Person**

(A) treten die Tiefschlafphasen (Stadium 4) unmittelbar nach REM-Schlafphasen auf
(B) umfaßt der REM-Schlaf etwa 50% der gesamten Schlafdauer
(C) ist die EEG-Frequenz im Tiefschlaf (Stadium 4) höher als im REM-Schlaf
(D) ist die EEG-Amplitude im Tiefschlaf (Stadium 4) höher als im REM-Schlaf
(E) ist die Atemfrequenz im Tiefschlaf (Stadium 4) höher als im REM-Schlaf

F01

→ **20.28 Der Schlaf-Wach-Rhythmus wird mit dem Nacht-Tag-Rhythmus synchronisiert über den**

(A) präfrontalen Kortex
(B) Mandelkern
(C) Nucleus suprachiasmaticus
(D) Okzipitallappen des Kortex
(E) Nucleus caudatus

H00

→ **20.29 Welche Aussage über Lernen und Gedächtnis trifft nicht zu?**

(A) Habituation ist eine Form des Lernens.
(B) Durch Konditionierung werden Verhaltensweisen erlernt.
(C) Das primäre Gedächtnis hat eine höhere Speicherkapazität als das sekundäre Gedächtnis.
(D) Zerstörung des Hippocampus führt zur anterograden Amnesie.
(E) Im tertiären Gedächtnis werden Informationen dauerhaft gespeichert.

20.23 (C) 20.24 (D) 20.25 (D) 20.26 (D) 20.27 (D) 20.28 (C) 20.29 (C)

H98

→ **20.30 Eine anterograde Amnesie ist zu erwarten bei beidseitiger Schädigung des/der**
(A) frontalen Assoziationskortex
(B) parietalen Assoziationskortex
(C) medialen Anteile des Lobus temporalis (= Hippocampus)
(D) Nucleus subthalamicus
(E) Nucleus pedunculopontinus

H00 ■

→ **20.31 Welche der folgenden Aussagen zum Gedächtnis trifft zu?**
(A) Das Speichersystem des prozeduralen Gedächtnisses ist im Hippocampus lokalisiert.
(B) Das prozedurale Gedächtnis speichert Fertigkeiten.
(C) Das Speichersystem des deklarativen Gedächtnisses ist im orbitofrontalen Assoziationskortex lokalisiert.
(D) Eine Unterbrechung der Proteinbiosynthese stört vor allem das Kurzzeitgedächtnis.
(E) Bei einer anterograden Amnesie kann eine Person sich nicht mehr an die Ereignisse vor der Hirnschädigung erinnern.

F01

→ **20.32 Bei welcher der folgenden Funktionen spielt die hippokampale Hirnrindenregion eine zentrale Rolle?**
(A) prozedurales Gedächtnis
(B) deklaratives Gedächtnis
(C) räumliche Orientierung
(D) Diskrimination qualitativ verschiedener somatosensorischer Reize
(E) Unterscheidung verschiedener Tonhöhen

F03 ■

→ **20.33 Das deklarative Gedächtnis**
(A) ist bei bilateraler Läsion des Hippokampus beeinträchtigt
(B) ist abhängig von dem prozeduralen Gedächtnis
(C) wird von Läsionen des Zerebellums deutlich beeinflusst
(D) ist Voraussetzung für die klassische Konditionierung
(E) ist eine Form des nicht-assoziativen Lernens

H97 ■

→ **20.34 Habituation**
(A) und Adaptation bezeichnen entgegengerichtete Prozesse
(B) beruht auf einer Erhöhung der Ca^{2+}-Konzentration in den präsynaptischen Nervenendigungen
(C) spielt bei Lernprozessen eine wesentliche Rolle
(D) ist auf neokortikale Systeme beschränkt
(E) ist eine spezielle Eigenschaft cholinerger Synapsen

H02 ■

→ **20.35 Welche der folgenden Aussagen zur Langzeitpotenzierung (LTP) an den Pyramidenzellen des Hippocampus trifft zu?**
(A) Sie kann in der Regel durch ein einziges präsynaptisches Aktionspotential ausgelöst werden.
(B) Der Überträgerstoff an der Synapse ist Dopamin.
(C) Starke postsynaptische Membrandepolarisation deblockiert die NMDA-Rezeptor-gekoppelten Ionenkanäle.
(D) Die intrazelluläre Ca^{2+}-Konzentration in dem postsynaptischen Neuron fällt ab.
(E) Postsynaptisches Korrelat der LTP ist eine starke Hyperpolarisation der Zellmembran.

F04 ■

→ **20.36 Der NMDA- (N-Methyl-D-Aspartat-)Rezeptor/Kanal der Pyramidenzellen des Hippokampus**
(A) wird durch Glutamin aktiviert
(B) ist bei normalem Membranpotential durch Mg^{2+}-Ionen blockiert
(C) öffnet nach Transmitterbindung nur bei hyperpolarisierter Membran
(D) wird unter Beteiligung von G-Proteinen geöffnet
(E) wird durch Glycinbindung inaktiviert

H02

→ **20.37 Glutamat**
(A) bindet an die Ryanodin-Rezeptoren
(B) hat im akut ischämischen ZNS eine verminderte Konzentration im Interstitialraum
(C) hemmt die Auslösung der Langzeitpotenzierung (LTP)
(D) ist ein inhibitorischer Transmitter im ZNS
(E) wird von den Gliazellen aus dem Interstitialraum des ZNS aufgenommen

20.30 (C) 20.31 (B) 20.32 (B) 20.33 (A) 20.34 (C) 20.35 (C) 20.36 (B) 20.37 (E)

F02 ■

→ **20.38 In welchem Teil des ZNS liegen die für Hunger und Sattheitsgefühl zuständigen Zentren?**
(A) Gyrus postcentralis der Großhirnrinde
(B) Thalamus
(C) Hypothalamus
(D) Hippocampus
(E) Locus coeruleus der Medulla oblongata

H02 ■

→ **20.39 Welche Aussage zur Regulation der Nahrungsaufnahme und des Körpergewichts trifft nicht zu?**
(A) Am Sattheitsgefühl sind intestinale Peptidhormone beteiligt.
(B) Am Sattheitsgefühl sind vagale Afferenzen aus Magen und Dünndarm beteiligt.
(C) Der Hypothalamus enthält sowohl ein Esszentrum als auch ein Sattheitszentrum.
(D) Eine erhöhte Plasmakonzentration von Leptin vermittelt ein Hungergefühl.
(E) Kauen und Schlucken werden von Zentren in der Medulla oblongata gesteuert.

F03 ■

→ **20.40 Welche Aussage über das Hormon Leptin trifft nicht zu?**
(A) Es ist ein Steroidhormon.
(B) Es wird von Fettzellen erzeugt.
(C) Verminderte Ausschüttung von Leptin kann den Appetit erhöhen.
(D) Es bindet an Rezeptoren von neurosekretorischen Zellen im Hypothalamus.
(E) Es hemmt die Sekretion des Neuropeptids Y.

H81

→ **20.41 Folgender Hirnanteil übt, den anderen übergeordnet, die Kontrolle über motiviertes Verhalten aus:**
(A) Gyrus cinguli
(B) Mittelhirn
(C) Hypothalamus
(D) Orbito-Frontalhirn
(E) Gyrus postcentralis

F04

→ **20.42 An der positiven Verstärkung von Verhalten durch Triebbefriedigung ist am wahrscheinlichsten beteiligt eine Aktivierung**
(A) glutaminerger Afferenzen zu den unspezifischen Thalamuskernen
(B) glycinerger Fasern vom Riechhirn zu den Corpora mamillaria
(C) endorphinerger Afferenzen zum Nucleus subthalamicus
(D) dopaminerger Afferenzen zum Nucleus accumbens
(E) serotoninerger Afferenzen zum periventrikulären Mesencephalon

Fragen aus dem Examen Herbst 2004

H04

→ **20.43 Bei welcher Methode der klinischen Elektrophysiologie werden vorwiegend synaptische Potentiale abgeleitet?**
(A) Elektroenzephalographie
(B) Elektrokardiographie
(C) Elektromyographie
(D) Elektroneurographie
(E) Elektronystagmographie

H04

→ **20.44 Welche der folgenden Eigenschaften haben Gliazellen (Astrozyten) und Nervenzellen des Cortex cerebri gemeinsam?**
(A) Ausbildung von Aktionspotentialen
(B) Fähigkeit zur Aufnahme von Transmitter-Molekülen
(C) efferente chemische Synapsen (Typ Gray I)
(D) Ruhemembranpotential entspricht dem Gleichgewichtspotential von K^+
(E) Ruheleitfähigkeit für Na^+ beträgt 50–70 % der Ruheleitfähigkeit für K^+

H04

→ **20.45 Was ist der Hauptproduktionsort von Leptin?**
(A) Belegzellen des Magens
(B) Fettzellen
(C) Hypophysenhinterlappen
(D) Hypothalamus
(E) Melanozyten

20.38 (C) 20.39 (D) 20.40 (A) 20.41 (D) 20.42 (D) 20.43 (A) 20.44 (B) 20.45 (B)

Kommentare

1 Allgemeine und Zellphysiologie, Zellerregung

1.1 Stoffmenge und Konzentration

1.2 Osmose

Die für den Umgang mit Stoffen wichtigen Größen werden in der Physik abgehandelt. Einige für die Physiologie besonders wichtige Begriffe sind hier kurz genannt.

I.1 Grundlagen für den Umgang mit Stoffen

Zur quantitativen Erfassung der Menge eines Stoffes stehen drei Größen zur Verfügung:

Masse, gemessen in der SI-Einheit kg
Stoffmenge, gemessen in der SI-Einheit mol
Volumen, gemessen in der SI-Einheit m^3, in der Biologie meist in Liter (l)

Werden Stoffe in einer Flüssigkeit gelöst, so gibt es verschiedene Maße zur Erfassung der Konzentration:

Massenkonzentration:
Masse des gelösten Stoffes pro Volumen, SI-Einheit kg/m^3, in der Biologie meist gemessen in g/l.

Stoffmengenkonzentration:
Molzahl des gelösten Stoffes pro Volumen, SI-Einheit mol/m^3, in der Biologie meist gemessen in mol/l oder in mol/kg H_2O.

I.2 Osmose

Wird ein Stoff in Wasser gelöst, so treten osmotische Phänomene auf, die sich manifestieren, wenn zwei Lösungen unterschiedlicher Konzentration durch eine selektiv permeable (semipermeable) Membran getrennt sind. Gibt man beispielsweise in Kammer I (Abb. 1.1) reines Wasser und in Kammer II eine Zuckerlösung, so strömt – wenn die trennende Membran für die Wassermoleküle, nicht aber für die Zuckermoleküle durchlässig ist – Wasser von I nach II. Diesen Vorgang nennt man **Osmose.** Der Wasserstrom fließt so lange, bis sich in II ein hydrostatischer Überdruck eingestellt hat, der die Tendenz zum Wassereinstrom nach II genau ausgleicht. Dieser **osmotische Druck** in II unter stationären Bedingungen ist der Teilchenkonzentration in II proportional.

Quantitativ gehorcht der osmotische Druck der idealen Gasgleichung. Anschaulich formuliert: Der osmotische Druck einer Lösung ist so groß wie der Gasdruck wäre, wenn die gelösten Teilchen Gasmoleküle in diesem Volumen wären, ohne Anwesenheit von Wasser.

In Analogie zu den Gasgesetzen ergibt sich folgende Erklärung: Bei Lösung von Zucker in Wasser wird etwas Wasser verdrängt, der Wasser-Partialdruck ist in II kleiner als in I. Der Wasserfluss ist dem Wasser-Partialdruck proportional. Im Anfangszustand ist der Wasserfluss I–II größer als der Wasserfluss II-I, es resultiert ein Nettofluss von I nach II. Mit Anstieg des hydrostatischen Druckes in II wächst der Teilfluss II-I, bis sich beim Wert des osmotischen Druckes ein Gleichgewicht einstellt, der Nettofluss wird Null. Bei Lösung von 1 mol Zucker pro Liter würde der osmotische Druck unter Idealbedingungen bei 0 °C, entsprechend den idealen Gasgesetzen, 22,4 at (rund 22 bar) betragen (bei 37 °C rund 25 bar). Der reale osmotische Druck ist etwas geringer als der ideale osmotische Druck. Die Abweichung wird durch den osmotischen Koeffizienten gekennzeichnet.

- **Osmolarität:** Molzahl der osmotisch wirksamen, gelösten Teilchen pro Liter Wasser. **1 osmol/l: 1 mol Teilchen in 1 Liter gelöst.**
- **Osmolalität:** Die Teilchenkonzentration wird nicht pro Liter, sondern pro kg Wasser angegeben. **1 osmol/kg H_2O: 1 mol Teilchen in 1 kg Wasser gelöst.**

Bei den im Körper vorkommenden Konzentrationen sind die Unterschiede in den Zahlenwerten von Osmolarität und Osmolalität meist vernachlässigbar.

Dissoziiert ein Stoff bei Lösung in Wasser, z. B. NaCl in Na^+ und Cl^-, so entstehen bei vollständiger Dissoziation aus jedem Salzmolekül zwei osmotisch wirksame Teilchen, d. h. die Osmolarität beträgt 2 osmol/l, wenn 1 mol Kochsalz pro Liter gelöst wird.

In der Realität gibt es gewisse Abweichungen von den Idealbedingungen, die von der Stoffart und von der Konzentration der Lösung abhängen. Zur direkten Messung der Osmolarität einer Lösung eignet sich die Messung der **Gefrierpunktserniedrigung** (–1,86 °C bei einer wässrigen Lösung von 1 osmol/l; im Blutplasma –0,54 °C).

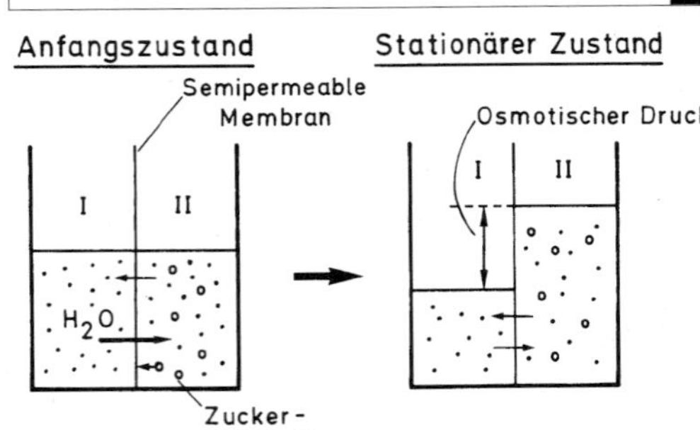

Abb. 1.1 Entstehung eines osmotischen Druckes an einer semipermeablen Membran, die für Wasser, nicht aber für die Zuckermoleküle permeabel ist. Die Pfeile zwischen Kompartiment I (reines Wasser) und Kompartiment II (Zuckerlösung) symbolisieren die Wasserflüsse.

H86 ■

→ **Frage 1.1:** Lösung D

Da das Kochsalzmolekül in zwei Ionen zerfällt, führen 50 mmol Kochsalz pro Liter zu einer Osmolarität von 100 mosmol/l, was zusammen mit der Glucose eine osmotische Konzentration von 300 mosmol/l ergibt, wenn man von den Abweichungen von den Idealbedingungen absieht (vgl. Lerntext I.2).

H82 ■

→ **Frage 1.2:** Lösung E

„Blutisoton" heißt, dass die Lösung denselben osmotischen Druck hat wie das Blutplasma. Der osmotische Druck ist proportional der gelösten Teilchenzahl. Wenn KCl bei gleicher Massenkonzentration hypoton ist, muss die Teilchen-Konzentration geringer sein. Dies liegt daran, dass Kalium mit 39 eine größere relative Atommasse hat als Natrium mit 23. Die richtige Aussage würde lauten: „größere relative Molekülmasse von KCl im Vergleich zu NaCl".
Zu **(A)**: Unterschiede im Dissoziationsgrad könnten zu derartigen Differenzen beitragen. Bei den gegebenen Konzentrationen sind aber sowohl NaCl als auch KCl nahezu vollständig dissoziiert.

F04

→ **Frage 1.3:** Lösung C

Für den osmotischen Druck gelten die Gasgesetze. Glucosemoleküle in wässriger Lösung erzeugen einen osmotischen Druck, wie wenn es Gasmoleküle ohne Wasser wären. Deshalb finden wir auch in der Gleichung für den osmotischen Druck π die Größen $R \cdot T \cdot c$ wieder, die wir von den Gasgesetzen und auch von der Nernst-Gleichung her kennen. Nun hängt der Druck, den die Moleküle an der trennenden Membran erzeugen, davon ab, wieweit die Moleküle durch die Membran permeieren können. Können sie nicht durch die Membran treten, so prallen sie auf die Membran auf, werden reflektiert und erzeugen so einen Druck. Ist die Membran völlig unpermeabel für die Moleküle, so werden alle Moleküle reflektiert, der Reflexionskoeffizient ist 1. Bei geringerer Reflexion wird ein geringerer Druck erzeugt. Der gesuchte Proportionalitätsfaktor X entspricht also dem Reflexionskoeffizienten (σ). Die anderen Größen haben mit der Entstehung eines osmotischen Druckes nichts zu tun.
Die Analyse zeigt, dass die Frage nicht angemessen ist.
(**C: 5%!**, A: 58%)

1.3 Stofftransport

I.3 Diffusion und Konvektion

Diffusionsprozesse beruhen darauf, dass Stoffteilchen (Atome, Moleküle, Ionen) im gasförmigen oder flüssigen Zustand ständig in Bewegung sind (mit der Temperatur zunehmend). Geben wir beispielsweise in ein Wassergefäß einen Tropfen roter, wasserlöslicher Tinte, so werden sich auch bei völlig „stillstehendem" Wasser die Tinteteilchen mit der Zeit gleichmäßig im Wasser verteilen. Die an sich ungeordnete thermische Molekularbewegung sorgt also dafür, dass ein Diffusionsprozess vom Ort höherer Konzentration zum Ort niedrigerer Konzentration resultiert, der schließlich zu einem Konzentrationsausgleich führt.
Rühren wir das Glasgefäß nach Einbringen des Farbtropfens um und induzieren so eine gerichtete **Wasserströmung**, so wird die Tinte vom strömenden Wasser mitgenommen, die Farbe wird durch **Konvektion** verteilt. Mit dieser Transportform können größere Strecken sehr viel schneller überwunden werden, was im Organismus durch die Entwicklung des Blutkreislaufes genutzt wird.
Für den Organismus sind die Diffusionsprozesse über Trennschichten (Membranen, Zellen) hinweg von großer Bedeutung. Die im Lerntext I.2 erörterte Osmose ist ein solches Beispiel.
Der Stofftransport per Diffusion von einem Kompartiment mit der Konzentration c_1 über eine Trennschicht hinweg in ein Kompartiment mit der Konzentration c_2 wird durch das **erste Fick-Diffusionsgesetz** beschrieben. Für den Nettotransport $\dot{M}$ (dM/dt) gilt:

$$\dot{M} = D \cdot \frac{F}{d}(c_1 - c_2) = D \cdot \frac{F}{d} \cdot \Delta c\,,$$

wobei D der Diffusionskoeffizient ist, der von den Eigenschaften der Trennschicht und denen des zu transportierenden Stoffes abhängt; F ist die Austauschfläche und d die Schichtdicke. Dieses Gesetz gilt sowohl für den Transport zwischen zwei Flüssigkeitsräumen als auch für den Transport von einem Gasraum in einen Flüssigkeitsraum, z. B. für den Gasaustausch in den Alveolen. Im Falle des Gastransportes wird für die Konzentration der Gaspartialdruck eingesetzt. Gern fasst man $\frac{D}{d}$ zur Permeabilitätskonstanten P (in cm/s) zusammen:

$$\dot{M} = P \cdot F \cdot \Delta c\,.$$

Befindet sich auf beiden Seiten der trennenden Membran das gleiche Medium, z. B. Wasser als Lösungsmittel, so bedeutet Konzentrationsgleichheit auch Gleichheit der Partialdrücke des gelösten Stoffes. Diffundiert aber Gas in ein wässriges Medium, wie beim Gasaustausch in der Lunge, so ist der Löslichkeitskoeffizient α des Gases im Wasser zu berücksichtigen (z. B. für Sauerstoff in Wasser 0,024, vgl. Lerntext V.12). Man setzt deshalb für die Diffusionsprozesse in der Lunge die Partialdruckdifferenz ΔP in das Diffusionsgesetz ein, weil der Partialdruck die unmittelbar treibende Kraft für die Diffusion ist. Der Proportionalitätsfaktor erhält dabei eine andere Dimension als D in der obigen Formel; man bezeichnet ihn als **Krogh-Diffusionskoeffizient** K oder **Diffusionsleitfähigkeit:**

$$\dot{M} = K \frac{F}{d} \cdot \Delta P \,.$$

Die Besonderheiten der Diffusion von geladenen Teilchen werden in Kapitel 1.5 behandelt.

Klinischer Bezug
Bei Lungenerkrankungen kann die Dicke der Grenzschicht zwischen Alveolarluft und Blut, also die Länge der Diffusionsstrecke für den Gasaustausch, zunehmen (Lungenfibrose). Die Größe d im Diffusionsgesetz wird dabei größer und der Gasaustausch wird erschwert, was zu lebensbedrohlichen Störungen führen kann (vgl. Lerntext V.10). ■

H94 ■

→ **Frage 1.4:** Lösung A

Bei Diffusionsprozessen besteht nach dem Fick-Gesetz zwischen Transportrate und Konzentrationsdifferenz eine lineare Beziehung, gemäß (A) im Bildangebot (vgl. Lerntext I.3).
(A: 49%/+0,45).
In einer **Modifikation** hieß es: „... wenn dieser Transport durch einen Carrier vermittelt ist?“ Richtige Lösung: C. Die Transportrate erreicht einen Sättigungswert.

H98 ■

→ **Frage 1.5:** Lösung A

Bei einem Diffusionsprozess durch eine Membran (beispielsweise beim Gasaustausch in der Lunge) ist die Transportrate, hier als dQ/dt bezeichnet, proportional der Austauschfläche und der treibenden Kraft, der Konzentrationsdifferenz zu beiden Seiten der Membran – was sich unmittelbar anschaulich einsehen lässt. X muss also die Konzentrationsdifferenz darstellen. Siehe Lerntext I.3.
(A: 70%/+0,40).

H99

→ **Frage 1.6:** Lösung A

Das hat mit Basiswissen nichts mehr zu tun!
Es ist naheliegend, dass (C) und (D) falsch sind. P ist definiert als Diffusionskoeffizient D durch Schichtdicke d, (E) ist also auch falsch. Wenn man weiß, dass Siemens die Einheit für den elektrischen Leitwert ist, bleibt nur (A) zu markieren. Man kann die Dimension von P natürlich berechnen aus dem Diffusionsgesetz:

$$\dot{M} = P \cdot F \cdot \Delta c :$$

Masse pro Zeit = P mal Fläche (l^2) mal Konzentrationsdifferenz (Masse pro Volumen; Masse durch l^3). Löst man das nach P auf, so bleibt Weg (l) pro Zeit übrig. Siehe Lerntext I.3.
(So eine Frage sollte man nicht stellen, was auch die Analysedaten belegen: **A: 15%/–0,19;** E: 41%).

I.4 Aktive Transportprozesse an Zellmembranen

Passive Transportprozesse haben die Tendenz, bestehende Konzentrations- und Druckgradienten auszugleichen (z. B. Diffusion). Eine Basis des Lebendigen liegt aber darin, dass sich die Zellen aktiv ihr eigenes inneres Milieu schaffen und zu diesem Zweck bestimmte Konzentrationsgradienten aufbauen und aufrechterhalten. Die wichtigsten Grundprinzipien seien am Beispiel einer Tubuluszelle der Niere erörtert (Abb. 1.2).

Aktive Transportprozesse sind dadurch gekennzeichnet, dass sie unter Verbrauch von Energie Stoffe gegen einen Energiegradienten transportieren. Im Falle ungeladener Teilchen bedeutet dies einen Transport gegen einen Konzentrationsgradienten, bei geladenen Teilchen gegen einen elektrochemischen Gradienten. Letzteres wird in Kapitel 1.5 näher erörtert.

Der wichtigste aktive Transportprozess ist die **Na^+-K^+-Austauschpumpe,** die Na^+ nach außen und K^+ nach innen transportiert. Nach heutigem Konzept ist dieser Pumpprozess an ein in die Zellmembran eingelagertes Transportprotein (Carrier) gebunden, bei welchem nach Anlagerung von 3 Na^+-Ionen innen und 2 K^+-Ionen außen eine ATPase aktiviert wird, sodass durch die Spaltung eines ATP-Moleküls in ADP und Phosphat die nötige Energie zur Verfügung gestellt wird, um die Na^+- und K^+-Ionen gegen den elektrochemischen Gradienten zu transportieren. Manche Details sind allerdings noch nicht befriedigend abgeklärt, und man sollte das Na^+-K^+-Transportverhältnis nicht starr sehen. Das Na^+-Ion wird so von der Innenkonzentration von 20–30 mmol/l auf die Außenkonzentration von rund 150 mmol/l angehoben (Abb. 1.2). (Bei den meisten erregbaren Zellen liegt die Na^+-Innenkonzentration noch niedriger, bei 10–15 mmol/l, vgl. Tabelle in Lerntext I.6.)

- Bei den **aktiven Transportprozessen** unterscheidet man **primär-aktive** und **sekundär-aktive Transporte.**
- **Primär-aktive Transportprozesse** gewinnen ihre Energie unmittelbar aus **ATP-Spaltung.** Beispiel: Na^+-K^+-Pumpe.
- **Sekundär-aktive Transportprozesse** gewinnen die Energie aus einer anderen Quelle, meist

aus dem **Na^+-Gradienten,** der durch die primär-aktive Na^+-K^+-Pumpe aufgebaut worden ist. Beispiel: Glucose-Resorption in der Niere.
Sekundär-aktive Transporte spielen beispielsweise bei der Nierenfunktion eine große Rolle. Die Tubulusepithelzelle ist asymmetrisch aufgebaut (Abb. 1.2). Die Na^+-K^+-Pumpe befindet sich in der basolateralen Membran. Vom Tubuluslumen kann Na^+ passiv, also „bergab", in die Zelle hinein diffundieren. Die Zelle nutzt die in dem Na^+-Gradienten steckende Energie, um andere Stoffe wie Glucose und Aminosäuren vom Tubuluslumen gegen einen Konzentrationsgradienten ins Zellinnere zu transportieren, wie in Abb. 1.2 schematisch dargestellt ist.
Solche vom Na^+-Gradienten angetriebenen Transporte werden auch als **Kotransporte mit Natrium** bezeichnet. Fließt der zu transportierende Stoff in die gleiche Richtung wie das antreibende Na^+-Ion, so nennt man das **Symport.** Beispiel: Glucose-Transport in Abb. 1.2. Bei einer Transportrichtung gegen die Na^+-Bewegung spricht man von **Antiport** (oder Gegentransport). Beispiel: Na^+-H^+-Austausch in der Niere. (Mitunter wird auch der Begriff Kotransport für den Symport verwendet).
Transportproteine, die dem aktiven Transport dienen, werden als **Carrier** (Träger) bezeichnet. Ein wesentliches Merkmal solcher Carrier liegt darin, dass ihre maximale Transportrate begrenzt ist: Wenn alle vorhandenen Bindungsplätze voll besetzt sind, ist eine weitere Steigerung der Transportrate nicht mehr möglich (vgl. Glucose-Transport in der Niere, Lerntext IX.8).
Die Tubuluszelle hat ein intrazelluläres Potential von etwa –70 mV (relativ zum Extrazellulärraum), was das Auswärtspumpen von Na^+ erschwert und das Energiegefälle für die Na^+-Einwärtsdiffusion steigert.
Die intrazellulären Ionenkonzentrationen sind geregelte Größen. Steigt intrazellulär die Na^+-Konzentration an, so wird die Leistung der Na^+-K^+-Pumpe automatisch gesteigert.
Jeder aktive Transport, der ein geladenes Teilchen von einer Membranseite auf die andere befördert, ohne gleichzeitigen Gegentransport eines Ions gleicher Ladung oder Mitnahme eines Ions entgegengesetzter Ladung, bewirkt eine Netto-Ladungsverschiebung und damit eine Veränderung des Membranpotentials. Ein solcher Transport ist **elektrogen.** Bei einem Transport ungeladener Teilchen oder einem sich ladungsmäßig ausgleichenden Ionentransport ist die Pumpe **elektroneutral.**

Klinischer Bezug

Es gibt eine Vielzahl genetischer Defekte, die zu einer Störung eines einzelnen Transportproteins führen, was sich dann beispielsweise in Störungen der Nierenfunktion manifestieren kann. Auch sind Transportproteine ein wichtiger Angriffsort für therapeutische Eingriffe. So lässt sich beispielsweise eine kräftige Diurese auslösen, indem man den für die Konzentrationsprozesse in der Niere verantwortlichen Carrier selektiv blockiert (vgl. Lerntext IX.11). ■

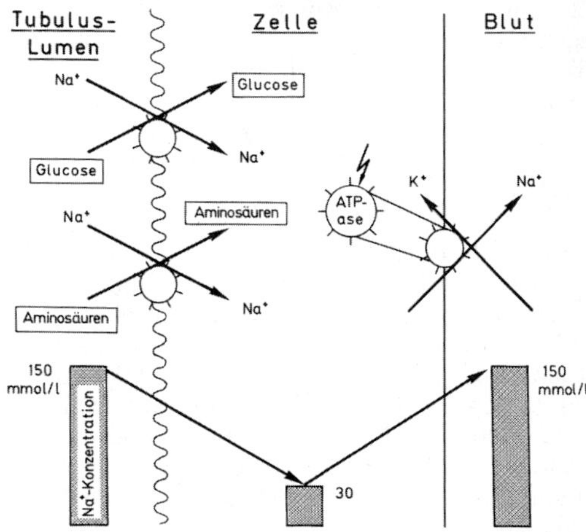

Abb. 1.2 Schema zur Differenzierung primär-aktiver Transportprozesse (Na^+-K^+-Pumpe) und sekundär-aktiver Kotransporte mit Na^+, am Beispiel einer Nierentubuluszelle. Erläuterung im Lerntext I.4.

F98 ■

→ **Frage 1.7:** Lösung B

Als primär-aktiv bezeichnet man die Transportprozesse, die die zu ihrer Tätigkeit erforderliche Energie unmittelbar aus der Spaltung von ATP gewinnen (vgl. Lerntext I.4). (A) sagt lediglich, dass der Transport aktiv ist, d. h. Energiezufuhr erfordert. (C) bedeutet, dass der Transport elektrogen ist.
(B: 76%/+0,34).

F02 ■ ■

→ **Frage 1.8:** Lösung B

ATP ist Energielieferant für viele aktive Transportprozesse. So auch für die Na^+-K^+-Austauschpumpe, die Na^+ aus der Zelle heraus und K^+ in die Zelle hinein pumpt. Fehlt ATP, so wird demnach in der Zelle die K^+-Konzentration abnehmen – (B) ist richtig – und die Na^+-Konzentration ansteigen – (C) ist falsch. Die aktiv niedrig eingestellte Ca^{2+}-Konzentration wird ebenfalls ansteigen – (A) ist falsch. Die positiven Gleichgewichtspotentiale von Na^+ und Ca^{2+} werden mit Abnahme der Konzentrationsgradienten ebenfalls abgeschwächt, d. h. weniger positiv – (D) und (E) sind falsch.
(B: 66%/+0,37).

F99 ■

→ **Frage 1.9:** Lösung E

Die Ionenkonzentrationen, sowohl extra- als auch intrazellulär, sind geregelte Größen. Dies bedeu-

tet, dass die Na^+-K^+-Austauschpumpe, die durch Auswärtstransport von Na^+ für die Aufrechterhaltung der niedrigen intrazellulären Na^+-Konzentration sorgt, bei einem **Anstieg** der intrazellulären Na^+-Konzentration ihre Aktivität steigern muss, (E) kann also nicht zutreffen. In den anderen Aussagen sind die wichtigsten Merkmale der Na^+-K^+-ATPase richtig genannt (vgl. Lerntext I.4).
(E: 87%/+0,32).

F00 ■

→ **Frage 1.10:** Lösung D

Von der Na^+-K^+-Pumpe werden Na^+-Ionen nach außen und K^+-Ionen nach innen gepumpt. Diese Pumpe wird durch ATP-Spaltung angetrieben, d. h. sie ist primär-aktiv, gemäß (D). Die intrazelluläre K^+-Ionenkonzentration beträgt rund 150 mmol/l und ist damit etwa 30mal höher als extrazellulär (rund 5 mmol/l). (B) und (C) sind somit falsch. Die negativen Ladungen werden intrazellulär vor allem durch Proteine und andere große Anionen gestellt, die Chloridkonzentration ist deshalb intrazellulär relativ gering (freie Konzentration etwa 6 mmol/l, gegenüber 120 mmol/l extrazellulär), (A) ist falsch (vgl. Lerntext I.6).
Zu (E): Die starke Eiweißbindung ist für Ca^{2+}-Ionen charakteristisch.
(D: 79%/+0,28).

F98 ■

→ **Frage 1.11:** Lösung C

Ist ein Transportprozess mit einer Netto-Ladungsverschiebung über die Zellmembran verbunden, so kommt es zu einer Veränderung der Ladungsverteilung und damit zu einer Veränderung des Membranpotentials: Der Transport ist **elektrogen.** Das gilt für jede Diffusion von Ionen durch Kanäle, wie (D) und (E). Gleiches gilt für Carrier, die mit einem Ion zugleich ein neutrales Teilchen transportieren, wie bei (A).
Wird dagegen bei einem durch Carrier vermittelten Transport, wie im Beispiel (C), mit Transport von einem Na^+-Ion ins Zellinnere zugleich ein H^+-Ion aus der Zelle hinausbefördert, so gleichen sich die Ladungsverschiebungen aus, es resultiert keine Netto-Ladungsverschiebung: Der Transport ist **elektroneutral.**
Zu (B): Die Na^+/K^+-ATPase transportiert im Idealfall pro Arbeitszyklus 3 Na^+-Ionen nach außen und 2 K^+-Ionen nach innen. Dadurch resultiert pro Arbeitszyklus eine Nettoverschiebung einer positiven Ladung nach außen: Der Transport ist elektrogen, er verstärkt die Polarisation einer Zelle, das Membranpotential wird stärker negativ.
(C: 78%/+0,34).

F04 ■

→ **Frage 1.12:** Lösung C

Ein Membrantransport ist dann elektrogen (ein Membranpotential erzeugend), wenn eine Asymmetrie im Transport elektrischer Ladungen besteht. Das ist nur bei der Na^+-K^+-Pumpe der Fall, die in einem Arbeitszyklus 3 Na^+-Ionen aus der Zelle heraus und 2 K^+-Ionen in die Zelle hinein befördert. Mit jedem Arbeitszyklus wird eine positive Ladung nach außen befördert, die Pumpe erzeugt ein innen negatives Membranpotential bzw. verstärkt das bestehende Potential, sie wirkt hyperpolarisierend.
(C: 75%/+0,41).

I.5 Erleichterte Diffusion, Zytose und axonaler Transport

Von **erleichterter Diffusion** (facilitated diffusion) spricht man, wenn die Diffusion eines Stoffes durch Anlagerung an ein Trägermolekül (Carrier) gefördert wird. So können beispielsweise Stoffe, die nur schlecht durch eine Lipidmembran diffundieren können (z. B. Glucose), auf einer Seite der Membran an einen Carrier angelagert und auf der anderen Seite wieder freigegeben werden. Eine solche **Carrier-geförderte Diffusion** hat mit einem aktiven Transport gemeinsam, dass es einen Sättigungswert für die Transportrate gibt – nämlich dann, wenn alle Bindungsplätze am Carrier besetzt sind. Es ist aber eine echte Diffusion, die nur entlang einem elektrochemischen Gradienten, also passiv erfolgen kann.
Eine besondere Form von aktivem Transport sind **Endo- und Exozytose.** Dabei erfolgt der Transport in membranumschlossenen Vesikeln. Bei Sekretionsprozessen und Transmitterfreisetzung beispielsweise gelangen solche Vesikel an die Zelloberfläche, die Vesikelmembran verschmilzt mit der Zellmembran, und der Inhalt wird nach außen entleert (Exozytose). Bei der Endozytose werden Stoffe von außen nach innen transportiert, indem der Stoff auf der Zelloberfläche von der Zellmembran umschlossen und nach Abschnürung der Membran als Vesikel ins Zellinnere weiterbefördert wird, z. B. bei der Phagozytose.
Auch im Zellinneren gibt es viele gerichtete Transportprozesse. Diese spielen bei Nervenzellen, deren Axone 1 m lang werden können, eine besondere Rolle. **Axonale Transporte** laufen sowohl vom Zellkörper zur Peripherie hin ab (anterograd) als auch umgekehrt (retrograd). Bei den *schnellen axonalen Transporten* (20 bis 40 cm pro Tag) wird das Transportmaterial an Mikrotubuli entlang weitergereicht – ein aktiver Transport, der nur abläuft, wenn hinreichend ATP vorhanden ist. ■

F95

→ **Frage 1.13:** Lösung B

Für einen Carrier-vermittelten Transport ist charakteristisch, dass er einem Sättigungswert zustrebt, der erreicht wird, wenn alle Carrierplätze besetzt sind (vgl. Lerntexte I.4 und I.5). Weder eine Erhöhung der Stoffkonzentration (1) noch eine Zunahme der Affinität (3) können das Transportmaximum steigern, sie können nur die initiale Steilheit u. ä. beeinflussen. Nimmt die Zahl der Carrierplätze zu (2), so kann dadurch ein Übergang von Kurve 1 zu 2 erfolgen, (B) ist richtig.
(**B: 34%/+0,25**).

1.4 Zellorganisation und -beweglichkeit

Dieses Thema wird im Rahmen von Kapitel 13 besprochen.

1.5 Elektrische Phänomene an Zellen

I.6 Ionenverteilung an der Membran erregbarer Zellen

Lebende Zellen sind u. a. dadurch gekennzeichnet, dass sie sich ein eigenes inneres Ionenmilieu schaffen, das sich in charakteristischer Weise vom Extrazellulärraum unterscheidet. Zwischen den verschiedenen Zelltypen gibt es gewisse quantitative Unterschiede. Die folgende Tabelle gibt als Merkwerte die ungefähren Durchschnittswerte für erregbare Zellen der Warmblüter. Die für die Erregungsprozesse wichtigste Asymmetrie ist die der Na^+- und K^+-Ionen. Die Konzentrationsunterschiede werden von einer **aktiven, durch ATP angetriebenen Na^+-K^+-Pumpe in der Zellmembran** aufgebaut (vgl. Lerntext I.4).

Sowohl innen als auch außen besteht in der Gesamtbilanz Elektroneutralität. Die in der Tabelle intrazellulär fehlenden negativen Ladungen werden durch große, impermeable Anionen, vor allem Eiweiß, gestellt.

	K^+	Na^+	Ca^{2+*}	Cl^-
Intrazelluläre Konzentration [mmol/l]	**150**	**15**	**10^{-5} (10^{-8} mol/l)**	6
Extrazelluläre Konzentration [mmol/l]	**5**	**150**	**1**	120
Konzentrations-Verhältnis	**30/1**	**1/10**	**$1/10^5$**	1/20
Gleichgewichts-Potential [mV]	**−90**	**+60**	**+150**	−80
Ruhe-Membranpotential: −70 mV bis −90 mV				

* Der Calcium-Gehalt des Blutplasmas beträgt 2,5 mmol/l, davon ist aber gut die Hälfte an Eiweiß gebunden, die Konzentration freier Ca^{2+}-Ionen ist deshalb nur rund 1 mmol/l. Das Gleichgewichtspotential für Ca^{2+} beträgt wegen der Zweiwertigkeit des Calciums nur

$$5 \cdot \frac{60}{2} \text{mV} = 150 \text{ mV}.$$

F00 ■■

→ **Frage 1.14:** Lösung D

Mit rund 150 mmol/l hat K^+ deutlich die höchste intrazelluläre Konzentration (vgl. Lerntext I.6). Für HCO_3^- beträgt die intrazelluläre Konzentration 8 bis 10 mmol/l.
(**D: 78%,+0,21**).

H93 ■■

→ **Frage 1.15:** Lösung E

Die intrazellulären Konzentrationsverhältnisse für K^+-, Na^+- und Ca^{2+}-Ionen gehören zum Basiswissen (vgl. Lerntext I.6). Danach kommen (C) und (E) als Lösungen in Frage. Die innere Cl^--Konzentration ist schwer zu messen und schwankt relativ stark von Zelltyp zu Zelltyp. Merkwert: 6 mmol/l, sodass (E) richtig ist.
(**E: 37%/+0,27**; C: 44%/+0,13).

H95 ■

→ **Frage 1.16:** Lösung E

Die Calcium-Konzentration im Blutplasma beträgt 2,5 mmol/l, wovon der größere Teil gebunden ist. Die freie Konzentration liegt bei 1 mmol/l = 10^{-3} mol/l (vgl. Lerntext I.6). Intrazellulär wird die Konzentration extrem stark abgesenkt, in Muskelzellen unter Ruhebedingungen bis auf 10^{-8} mol/l. Das Verhältnis von intra- zu extrazellulär liegt somit bei 10^{-5} = 0,00001. (E) ist zu markieren. Man darf nur Zähler und Nenner nicht verwechseln, sonst kommt man auf (A)!
(**E: 56%/+0,34**; A: 27%/−0,08).

I.7 Diffusion geladener Teilchen – Diffusionspotential – Gleichgewichtspotential

Bei den Diffusionsprozessen an der Zellmembran kann man jede Ionenart isoliert betrachten, da jeder einzelne Ionentransport nur von den transmembranären Gradienten dieses Ions abhängt. Wir erörtern die Grundprozesse an der Diffusion der K^+-Ionen (Abb. 1.3). Wäre bei der gegebenen Ionenverteilung die Zellmembran für alle Ionen undurchlässig, so wäre der Potentialgradient über die Zellmembran nahe Null (Elektroneutralität in der Gesamtbilanz aller Ionenkonzentrationen). Öffnen sich bei dieser hypothetischen Ausgangssituation einige K^+-Kanäle, so werden, dem Konzentrationsgradienten folgend, K^+-Ionen von innen nach außen diffundieren. Jeder Diffusionsvorgang eines geladenen Teilchens bedeutet aber zugleich eine Ladungsverschiebung. Im Falle der K^+-Auswärtsdiffusion also eine positive Aufladung der Außenseite oder, da man das äußere Potential in der Regel als Null setzt, eine Negativierung der Innenseite. Das Diffusionspotential, das durch die K^+-Auswärtsdiffusion aufgebaut wird, hemmt nun zugleich die weitere Diffusion, da die relative Positivierung außen bestrebt ist, das positive Kalium-Ion von außen nach innen zu treiben. Am Ende wird sich ein Zustand einstellen, bei dem sich elektrische und osmotische Kräfte das Gleichgewicht halten.

Merke: *Dasjenige Potential, bei dem elektrische und chemisch-osmotische Kräfte im Gleichgewicht sind, heißt Gleichgewichtspotential.*

Bei diesem Potential ist der Netto-Kaliumtransport Null. Die Größe dieses Gleichgewichtspotentials (E_G) lässt sich nach der **Nernst-Gleichung** berechnen:

$$E_G = \frac{R \cdot T}{z \cdot F} \ln \frac{c_1}{c_2}$$

Dabei ist R die Gaskonstante, T die absolute Temperatur, z die Wertigkeit des Ions und F die Faraday-Konstante (Ladungsmenge von 1 mol eines einwertigen Ions). Die Gleichung kommt dadurch zustande, dass elektrische Arbeit ($E \cdot z \cdot F$) und osmotische Arbeit ($RT \cdot \ln \frac{c_1}{c_2}$) gleichgesetzt werden und der Ausdruck nach E aufgelöst wird. Setzt man die verschiedenen Zahlenwerte für die Konstanten ein und rechnet den natürlichen Logarithmus in den Zehner-Logarithmus um, so ergibt sich für eine einwertige Ionensorte (bei 30 °C; c_{ex}: extrazelluläre Konzentration; c_{in}: intrazelluläre Konzentration):

$$\mathbf{E_G = 60\,mV \cdot \log \frac{c_{ex}}{c_{in}}}$$

Merke: *Für ein Konzentrationsverhältnis von 10 : 1 beträgt das Gleichgewichtspotential bei einem einwertigen Ion 60 mV.*

Bei einem mehrwertigen Ion sind die 60 mV durch die Wertigkeit zu teilen. Für 37 °C heißt es in der Nernst-Gleichung „61 mV".
Vereinbarungsgemäß wird das extrazelluläre Potential gleich Null gesetzt und als Membranpotential der transmembranäre Potentialgradient gemäß Schema der Abb. 1.3 angegeben.

Ist die extrazelluläre Ionenkonzentration größer als die intrazelluläre, so ist das Konzentrationsverhältnis größer als 1 und der dekadische Logarithmus daraus positiv, so dass sich nach der Nernst-Gleichung auch ein positives Gleichgewichtspotential errechnet. Ist dagegen die extrazelluläre Konzentration kleiner als die intrazelluläre (z. B. für Kalium), so wird das Konzentrationsverhältnis kleiner als 1 und der Logarithmus daraus und das Gleichgewichtspotential werden negativ. Diese Gesetzmäßigkeiten sind in Abb. 1.4 graphisch dargestellt. Bei logarithmischer Auftragung des Konzentrationsverhältnisses ergibt sich für das Gleichgewichtspotential eine gerade Linie. So resultiert für das normale Konzentrationsverhältnis von K^+ (1:30, Logarithmus –1,5) ein Gleichgewichtspotential von –90 mV, und für Na^+ (10:1, Logarithmus 1) ein Wert von +60 mV, siehe Tabelle 1.1 in Lerntext I.6.
Berechnet man ein Gleichgewichtspotential (regelmäßiger Prüfungsstoff!), so ist es zweckmäßig, das Vorzeichen durch anschauliche Überlegung zu ermitteln, da man bei einer auswendig gelernten Gleichung Zähler und Nenner leicht verwechseln kann (und außerdem die Schreibweise der Nernst-Gleichung nicht einheitlich ist). Wird ein positives Ion durch ein Konzentrationsgefälle zum Ort niedriger Konzentration gedrängt, so muss die elektrische Kraft zur Einstellung eines Gleichgewichtes entgegengesetzt wirken, d. h. am Ort niedriger Konzentration muss ein positives Potential bestehen, das die positiven Ionen zurückdrängt – deshalb muss das Na^+-Gleichgewichtspotential intrazellulär positiv sein. Für K^+ ist das umgekehrt, außen muss das Potential positiv relativ zum Inneren sein. Da aber immer das intrazelluläre Potential (relativ zu außen gleich Null) angegeben wird, bedeutet dies ein intrazellulär negatives Gleichgewichtspotential. ■

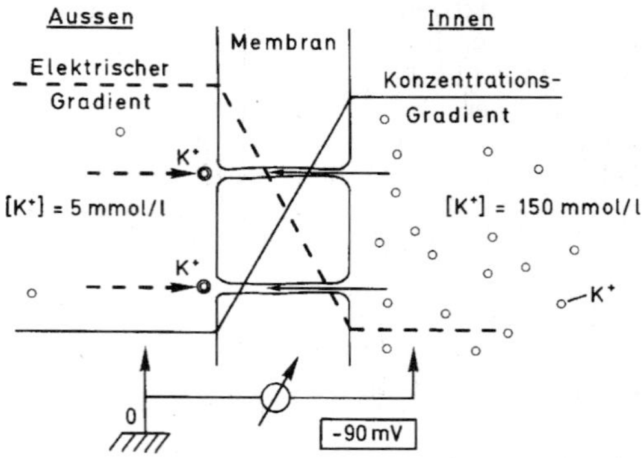

Abb. 1.3 Ausbildung eines Kalium-Diffusionspotentials an einer Membran. Zustand beim Gleichgewichtspotential: Die elektrische Kraft, die das K^+-Ion nach innen drängt, und die chemisch-osmotische Kraft, die das Ion nach außen drängt, sind im Gleichgewicht; Erläuterung in Lerntext I.7.

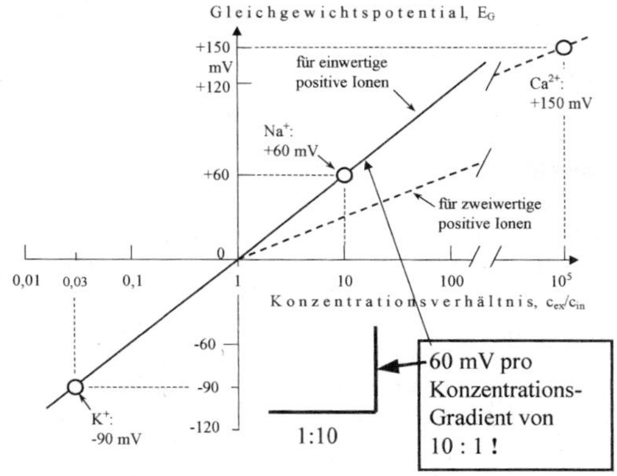

Abb. 1.4 Gesetzmäßigkeiten der Nernst-Gleichung im Bild. c_{ex}: extrazelluläre Konzentration; c_{in}: intrazelluläre Konzentration. Das Gleichgewichtspotential wächst linear mit dem Logarithmus des Konzentrationsverhältnisses, und zwar für einwertige positive Ionen um 60 mV für einen Konzentrationsgradienten von 10:1, und für zweiwertige positive Ionen (gestrichelt) um 30 mV. Gültig für 30 °C.

Seit einigen Jahren vergeht kein Prüfungstermin ohne eine Frage zur Anwendung der Nernst-Gleichung!

F99 ■■

→ **Frage 1.17:** Lösung C

Nach der Nernst-Gleichung errechnet sich für die beschriebene Situation ein Gleichgewichtspotential von etwa +60 mV (genau genommen +61 mV bei 37 °C) (vgl. Lerntext I.7).
(**C: 68%/+0,31**; D: 23%/–0,23).

F99 ■■

→ **Frage 1.18:** Lösung B

Das Gleichgewichtspotential für ein einzelnes Ion lässt sich mit der Nernst-Gleichung berechnen (C). In die Berechnung gehen die Ionenkonzentrationen zu beiden Seiten der Membran ein, nicht aber die Membranleitfähigkeit, die von der Anzahl der geöffneten Ionenkanäle gemäß (B) abhängt. Die Ionenleitfähigkeit kommt erst ins Spiel, wenn sich – wie generell bei lebenden Zellen – mehrere Ionen an der Ausbildung des Membranpotentials beteiligen. Dann rückt das Membranpotential um so mehr in die Nähe des K^+-Gleichgewichtspotentials, je größer die K^+-Leitfähigkeit (in Relation zu den anderen Leitfähigkeiten) wird. Die Öffnung der Ionenkanäle bestimmt also, wie stark sich das Membranpotential dem Gleichgewichtspotential des betreffenden Ions nähert, aber das Gleichgewichtspotential selbst wird dadurch nicht verändert. Alle anderen Aussagen außer (B) beschreiben richtige Sachverhalte (vgl. Lerntext I.7).
(**B: 57%/+0,28**).

H97 ■■

→ **Frage 1.19:** Lösung C

Das Potential ist mit –61 mV gegeben, und mit dem ersten Satz ist klargestellt, dass sich das Potential auf das K^+-Gleichgewichtspotential einstellt. Es ist also die Nernst-Gleichung (Lerntext I.7) anzuwenden: –61 mV stellen sich ein, wenn das Konzentrationsverhältnis außen zu innen 1 : 10 ist, also 50 mmol/l innen (log $^1/_{10}$ = –1). Vorsicht! Nicht durch die normale intrazelluläre K^+-Konzentration von 150 mmol/l (D) verlocken lassen! Mit „Aktivität" ist die Konzentration freier Ionen gemeint.
(**C: 49%/+0,38**; D: 34%/–0,29).

H03 ■■

→ **Frage 1.20:** Lösung D

Die Nettodiffusion eines Ions durch die Zellmembran wird Null, wenn das Membranpotential gleich dem Gleichgewichtspotential (E_G) für dieses Ion ist. Es geht also um die Anwendung der Nernst-Gleichung (vgl. Lerntext I.7).
Nun muss man die Nernst-Gleichung nicht unbedingt auswendig lernen. Es genügt zu wissen, dass bei einwertigen Ionen ein Konzentrationsverhältnis von 10:1 mit einer Potentialdifferenz von 61 mV (Merkwert 60 mV) im Gleichgewicht ist. Nur in (D) stimmt diese Zuordnung. Gäbe es noch eine Zeile mit +61 mV bei gleichen Konzentrationswerten, so müsste man noch Überlegungen zum richtigen Vorzeichen anstellen.

F03 ■■

→ **Frage 1.21:** Lösung C

Dasjenige Membranpotential, bei dem für ein bestimmtes Ion keine Nettodiffusion durch die Membran (durch die Kanäle für dieses Ion) stattfindet, ist das Gleichgewichtspotential E_G für dieses Ion. Es geht also um die Anwendung der Nernst-Gleichung (vgl. Lerntext I.7). Für das einwertig negative Cl^--Ion ($z = -1$) geht die Größe $\frac{61 mV}{z}$ in –61 mV über. In dieser Form der Nernst-Gleichung erkennt man unmittelbar, dass das Gleichgewichtspotential E_G dann –61 mV beträgt, wenn die Größe $\log \frac{c_{ex}}{c_{in}} = 1$ ist. Der Quotient c_{ex}/c_{in} muss somit 10 sein: log 10 = 1. Bei der extrazellulären Konzentration von 80 mmol/l muss somit die intrazelluläre Konzentration 8 mmol/l betragen (C). Bei einer intrazellulären Konzentration von 800 mmol/l wäre das Gleichgewichtspotential +61 mV.
(**C: 44%**).

F02 ■■

→ **Frage 1.22:** Lösung D

Bei der Zelle besteht ein K^+-Gleichgewichtspotential von –90 mV, wie es für Nervenzellen normal

ist. Das Membranpotential von −70 mV ist 20 mV weniger negativ, d. h. um 20 mV positiver als −90 mV. Die gesuchte elektrochemische Potentialdifferenz beträgt somit +20 mV. Dieses um 20 mV zu positive Membranpotential drängt K^+ von innen nach außen, (D) trifft zu (vgl. Lerntext I.7).
(D: 55%).

F02 ■
→ **Frage 1.23:** Lösung D

Nach der Nernst-Gleichung beträgt das Gleichgewichtspotential für ein Konzentrationsverhältnis von 10:1 bei einwertigen Ionen 60 mV (bei 30 °C) und für zweiwertige Ionen 30 mV (vgl. Lerntext I.7 und Abb. 1.4).
Für das Konzentrationsverhältnis von 10000:1 ($c_{ex}:c_{in}$) = 10^4 (Logarithmus 4) errechnet sich somit ein Gleichgewichtspotential von +120 mV. Die hier gewählte Schreibweise für die Nernst-Gleichung ist ungewöhnlich. Meist ist bei solchen Aufgaben die Gleichung nicht gegeben.
(D: 61%).

I.8 Ruhepotential des Nerven

Wäre die Membran des ruhenden Nerven für alle Ionen außer K^+ völlig undurchlässig, so würde sich, gemäß Lerntext I.7, an der Membran das K^+-Gleichgewichtspotential einstellen. Ruhepotential und K^+-Gleichgewichtspotential wären dann identisch. In Wirklichkeit wird das K^+-Gleichgewichtspotential nie ganz erreicht. Diese Abweichung liegt vor allem daran, dass die Membran auch für Na^+-Ionen etwas durchlässig ist – die Na^+-Permeabilität beträgt unter Ruhebedingungen etwa $^1/_{20}$ der K^+-Permeabilität. Berücksichtigt man noch die Cl^--Ionen, so kann man mit der Goldman-Gleichung das Membranpotential berechnen (a = außen, i = innen):

$$E_m = \frac{RT}{F} \cdot \ln \frac{P_K[K^+]_a + P_{Na}[Na^+]_a + P_{Cl}[Cl^-]_i}{P_K[K^+]_i + P_{Na}[Na^+]_i + P_{Cl}[Cl^-]_a}$$

Man erkennt die Verwandtschaft mit der Nernst-Gleichung: Setzt man Na^+- und Cl^--Permeabilitäten (P_{Na} und P_{Cl}) gleich Null, so geht die Goldman-Gleichung in die Nernst-Gleichung über (P_K kürzt sich dann weg). Die Formel ist nicht zum auswendig lernen gedacht – sie soll nur das Prinzip erhellen, dass die einzelnen Ionen gemäß ihrer Membrandurchlässigkeit bei der Erzeugung des Membranpotentials mitwirken.
Für Nervenzellen beträgt der Normalwert des **Ruhepotentials −70 bis −80 mV.**
Es sei noch einmal daran erinnert, dass alle hier erörterten Ionenbewegungen Diffusionsprozesse sind, das **Membranpotential ist also im wesentlichen ein Diffusionspotential. Das Ruhepotential liegt dicht beim K^+-Gleichgewichtspotential, weil die Membranpermeabilität für die K^+-Ionen besonders groß ist.**

Einen gewissen Beitrag zum Membranpotential können auch die Ionenpumpen leisten, sofern sie nicht im elektroneutralen Austausch arbeiten. **Für die Na^+-K^+-Pumpe** gilt ein Transport von 3 Na^+ gegen 2 K^+ als normal, sodass sie zu den elektrogenen Pumpen gehört (vgl. Lerntext I.4). Diese Austauschrate ist aber nicht bei allen Geweben und nicht unter allen Bedingungen völlig gleich. Beim Riesenaxon des Tintenfisches hat man bei Ausschaltung der **Na^+-K^+-Pumpe** keine signifikante Änderung des Membranpotentials gefunden. **Beim Nerven ist der Beitrag der Na^+-K^+-Pumpe zum Ruhepotential meist vernachlässigbar.**
Konstanz des Membranpotentials bedeutet notwendig, dass **kein Netto-Ladungsfluss durch die Membran** erfolgt. Die Summe aller Einzelkomponenten ist **unter stationären Ruhebedingungen** Null! Wir müssen also zwischen Permeabilitätsgröße und Fluxgröße unterscheiden. Für Na^+ ist zwar die Permeabilität niedrig, aber die treibende Kraft – die Differenz zwischen Membranpotential und Na^+-Gleichgewichtspotential – ist mit 130 bis 150 mV sehr groß, sodass der Netto-Na^+-Einwärtsstrom gleich groß sein kann wie der Netto-K^+-Auswärtsstrom, für den die treibende Kraft nur 10 bis 20 mV beträgt.

H02 ■■
→ **Frage 1.24:** Lösung E

Die Na^+-K^+-Austauschpumpe der Zellmembran (Na^+-K^+-ATPase) transportiert im Regelfall bei einem Arbeitszyklus 3 Na^+-Ionen aus der Zelle heraus und 2 K^+-Ionen in die Zelle hinein. Dies bedeutet in der Bilanz die Verschiebung einer positiven Ladung nach außen, was eine Steigerung der inneren Negativität zur Folge hat, also eine Hyperpolarisation. (E) ist somit die gesuchte richtige Antwort.
Zu **(A)–(D)**: Bei einem α-Motoneuron beträgt das Ruhemembranpotential etwa −70 mV. Für Ca^{2+}- und Na^+-Ionen liegen die Gleichgewichtspotentiale bei +150 mV bzw. +60 mV. Eine Erhöhung der Leitfähigkeit für diese Ionen würde das Membranpotential in Richtung auf das zugehörige Gleichgewichtspotential verschieben, also eine Depolarisation verursachen, (B) und (C) sind somit nicht zutreffend. Eine Abnahme der K^+-Leitfähigkeit würde das Membranpotential vom K^+-Gleichgewichtspotential von −90 mV weg in Richtung Depolarisation verschieben, (A) trifft ebenfalls nicht zu. Eine Erniedrigung der intrazellulären K^+-Konzentration würde das Gleichgewichtspotential von K^+ zu weniger negativen Werten verändern und damit auch das Ruhe-Membranpotential in die gleiche Richtung verschieben, auch (D) ist falsch (vgl. Lerntext I.8).
(E: 48%/+0,36)

H03 ■

→ **Frage 1.25:** Lösung A

Hier ist eine längerfristig gleichbleibende Situation beschrieben. Wenn ein Membranpotential konstant bleibt, bedeutet dies, dass kein Netto-Ladungsflux über die Membran besteht. Im Vorsatz ist gesagt, dass die Membran nur für K^+- und Na^+-Ionen permeabel sein soll. K^+-Auswärtsstrom und Na^+-Einwärtsstrom müssen somit gleich groß sein (vom Einfluss der etwas unsymmetrischen aktiven Pumpe darf man hier wohl absehen). Der Ionenfluss ist das Produkt aus Leitfähigkeit g und treibendem Potential E (wie beim Ohmschen Gesetz). Somit gilt die Gleichung: $g_{Na} \cdot E_{Na} = g_K \cdot E_K$ (Nicht verwechseln! Mit E ist hier nicht das Gleichgewichtspotential (E_G) gemeint, sondern das Potential, das die Diffusion des betreffenden Ions antreibt, also die Differenz zwischen dem Gleichgewichtspotential und dem bestehenden Membranpotential.). Wenn g_{Na} doppelt so groß ist wie g_K, so muss E_{Na} halb so groß sein wie E_K, damit Gleichheit gegeben ist. Dies ist für ein Potential von +10 mV der Fall (A). Von der Gesamtdifferenz zwischen den beiden Gleichgewichtspotentialen entfällt dann auf die Triebkraft für die Na^+-Ionen 50 mV und für die K^+-Ionen 100 mV (vgl. Lerntext I.8).

H94

→ **Frage 1.26:** Lösung B

Die Leitfähigkeit *L* der Membran (häufig als g bezeichnet) ist der reziproke Wert des Widerstandes *R*.

$$L = \frac{1}{R}.$$

Auch für die Membranströme gilt das Ohmsche Gesetz, das unter Einsetzen von *L* lautet: $I = U \cdot L$. Nach *L* aufgelöst:

$$L = \frac{I}{U}$$

Will man die Leitfähigkeit für K^+-Ionen ausrechnen, so muss man für *I* den Kaliumstrom und für U die den Kaliumstrom antreibende Spannungsdifferenz einsetzen. Letztere ist die Abweichung des Membranpotentials von Kalium-Gleichgewichtspotential (beim Gleichgewichtspotential ist der Netto-Kaliumstrom gleich null). Also ist nur (B) richtig.

(B: 46%/+0,13).

I.9 Donnan-Verteilung von Ionen

Die Zelle benötigt für ihre Funktionen sehr viel Protein, was zu einer intrazellulären Anhäufung großer negativer Ladungsträger führt, für welche die Zellmembran praktisch undurchlässig ist. Dies hat erhebliche Konsequenzen für die elektrische und osmotische Situation.

Betrachten wir ein der Normalsituation nahestehendes Modell mit 150 mmol/l KCl in Kompartiment A und in Kompartiment B (dem Zellinneren angenähert) 150 mmol/l große negative Ionen P^- und 150 mmol/l K^+. Wäre die trennende Membran zwischen den beiden Kompartimenten für alle Teilchen undurchlässig, so würde unter Ausgangsbedingungen Elektroneutralität herrschen (Potentialdifferenz null), und auch die osmotischen Drücke wären auf beiden Seiten gleich. Jetzt möge die Membran für die kleinen Ionen durchlässig werden. Dann wird zunächst Cl^- von A nach B fließen, mit der Folge einer intrazellulären Negativierung, wodurch auch für K^+ ein nach B gerichteter elektrochemischer Gradient erzeugt wird. Das Gesamtsystem kommt ins Gleichgewicht, wenn sowohl für K^+ als auch für Cl^- das Gleichgewichtspotential erreicht ist. Nach Umrechnung ergibt sich folgende **Donnan-Verteilung** für die Ionen (Die Produkte der Konzentrationen der permeablen Kationen und Anionen sind auf beiden Seiten der Membran gleich):

$$[K^+]_A \cdot [Cl^-]_A = [K^+]_B \cdot [Cl^-]_B.$$

Das Membranpotential würde sich auf etwa –20 mV einstellen (Donnan-Potential). Dabei würde aber zugleich in B ein **starker osmotischer Überdruck** entstehen, **den keine lebende Zelle aushalten kann.**

Die Zelle muss also die Entwicklung einer Donnan-Verteilung vermeiden. Sie könnte das beispielsweise durch Auswärtspumpen von Chlorid tun. Die Natur hat aber einen anderen Weg gewählt: den Aufbau eines stark negativen Membranpotentials (durch Na^+-K^+-Austausch und selektive K^+-Permeabilität, wie vorn beschrieben), welches die elektrochemische Kraft liefert, Cl^- nach außen zu befördern bzw. seinen Eintritt zu verhindern (Cl^--Konzentration innen etwa 6 mmol/l, vgl. Tabelle 1.1 in Lerntext I.6).

Es ist nicht richtig zu sagen, im normalen Ruhepotential sei ein Donnan-Potential von 10 bis 20 mV enthalten. **An normal polarisierten erregbaren Zellen kommt eine Donnan-Verteilung nicht zustande.**

Klinischer Bezug

Gerät eine Zelle in ein Energiedefizit (meist durch unzureichende Sauerstoffversorgung), so kann die Na^+-K^+-Pumpe nicht mehr ausreichend arbeiten, die Natrium- und Kalium-Gradienten brechen zunehmend zusammen, es kommt zu fortschreitender Depolarisation. Die Situation ändert sich zunehmend in Richtung Donnan-Verteilung. Bei Depolarisation ist die Chloridverteilung nicht mehr im Gleichgewicht, Cl^- strömt in die Zelle ein, gefolgt von Wasser zum Ausgleich der osmotischen Veränderungen. Der zunehmende Wassereinstrom führt zu einer Zellschwellung. **Jede energetische Unterversorgung einer Zelle führt zu einer Zellschwellung!** Das Gehirn ist in dieser Hinsicht besonders gefährdet, weil es sich infolge der knöchernen Umhüllung nicht ausdehnen kann. Eine Schwellung drückt deshalb die Blutgefäße zu, die Mangelversorgung wird verstärkt, es setzt ein verhängnisvoller Circulus vitiosus ein, der leicht zu einer irreversiblen Schädigung führen kann.

H00

→ **Frage 1.27:** Lösung E

Ein Donnan-Potential stellt sich ein, wenn an Diffusionsprozessen über eine Membran Ionen beteiligt sind, die die Membran nicht permeieren können, wie das beispielsweise für intrazelluläre negative Protein-Ionen zutrifft – wie in (A) richtig beschrieben. Auch die Aussagen (B) bis (D) sind richtig (vgl. Lerntext I.9). Aber auch für den, der die Details der Donnan-Verteilung nicht weiß, ist die Aufgabe leicht. Denn es ist klar, dass (E) nicht zutreffen kann. Die Diffusionsprozesse beruhen letztlich auf den Molekularbewegungen, die von der Temperatur abhängen.
(E: 58%/+0,26).

Das **Aktionspotential** wird in Kapitel 12 behandelt.

Kommentare aus dem Examen Herbst 2004

H04

→ **Frage 1.28:** Lösung E

Hier wird letztlich wieder das Verständnis der Nernst-Gesetze für das Gleichgewichtspotenzial getestet, allerdings in ganz anderer Form als bislang. Man muss wissen, dass in die Nernst-Gleichung für das Gleichgewichtspotenzial eines einzelnen Ions die Leitfähigkeit der Membran (die Durchlässigkeit der Membran für das Ion) nicht eingeht:

$E_G = \frac{60\ \text{mV}}{z} \cdot \log \frac{c_{ex}}{c_{in}}$ (c = Konzentrationen extra- und intrazellulär, z = Wertigkeit des Ions).

Wenn die Membranpermeabilität groß ist, wird ein stärkerer Ionenstrom fließen, aber es stellt sich immer das gleiche Gleichgewichtspotenzial ein, solange sich der Konzentrationsgradient nicht ändert. Die Antworten (C) und (D) scheiden somit aus.
Die Membranpermeabilität kommt ins Spiel, wenn mehrere Ionen an der Entstehung eines Membranpotenzials beteiligt sind. Hier ist der einfachste Fall angenommen, dass zwei Ionenarten mitwirken, wie das näherungsweise für das Ruhepotenzial von Nerv und Muskel zutrifft. Bei einem konstanten Ruhepotenzial ist der Netto-Ionenfluss Null, d. h. es fließen ebenso viel Na^+-Ionen in die Zelle hinein wie K^+-Ionen heraus. Da der Ionenstrom das Produkt aus treibender Potenzialdifferenz (bezogen auf das jeweilige Gleichgewichtspotenzial) und Leitfähigkeit ist (Ohmsches Gesetz: $I = U/R$ bzw. $U \cdot L$; Leitfähigkeit $L = 1/R$), wird im Gleichgewicht das Potenzial immer näher am Gleichgewichtspotenzial desjenigen Ions liegen, für das die Permeabilität größer ist. Nehmen wir an, für K^+ sei die Permeabilität 10-mal größer als für Na^+. Dann muss im Gleichgewicht der Abstand des Membranpotenzials vom K^+-Gleichgewichtspotenzial 1/10 des Abstandes zwischen Potenzial und Na^+-Gleichgewichtspotenzial sein – wie das näherungsweise für viele erregbare Zellen zutrifft. Auch in dieser Aufgabe ist die Situation ähnlich – für K^+ beträgt der Abstand 20 mV, für Na^+ 130 mV. Unter diesen Bedingungen ist dann der Netto-Ionenfluss Null. Wenn sich nun die Permeabilität für beide Ionenarten verdoppelt, bleibt das Verhältnis der Permeabilitäten für beide Ionen, das ja für die Einstellung des Potenzials bestimmend ist, konstant. Es wird also auch keine Veränderung des Membranpotenzials geben, nur die beiden Ionenströme werden sich verdoppeln, (E) trifft zu.

H04 ■

→ **Frage 1.29:** Lösung C

Das Membranpotenzial eines Neurons beträgt unter Ruhebedingungen etwa −70 mV, was darauf beruht, dass die Membran viel stärker für K^+- als für Na^+-Ionen permeabel ist – deshalb liegt das Potenzial näher am K^+-Gleichgewichtspotenzial von −90 mV als am Na^+-Gleichgewichtspotenzial von +60 mV. Ein Anstieg der extrazellulären K^+-Konzentration von 4,5 auf 7 mmol/l ist fast eine Verdopplung. Der K^+-Gradient über die Zellmembran wird somit deutlich reduziert, was eine Verschiebung des K^+-Gleichgewichtspotenzials zu weniger negativen Werten zur Folge hat. Dem folgt auch das Membranpotenzial (wenn die Ionenpermeabilitäten gleich bleiben), es kommt also zu einer Depolarisation. Siehe Lerntext „Ruhepotential des Nerven" I.8 der 17. Auflage, Physiologie.
Zu (**A**): Mit Depolarisation nimmt der Anteil aktivierbarer Na^+-Kanäle ab.
Zu (**E**): Bei normalem Membranpotenzial fließen K^+-Ionen immer vom Zellinneren nach außen.

2 Blut und Immunsystem

2.1 Blut

2.2 Blutzellen, Erythrozyten

II.1 Blutvolumen

Das **Blutvolumen** des Erwachsenen beträgt 7–8% des Körpergewichtes ($^1/_{13}$ des Körpergewichtes). **Ein 80-kg-Mann hat 6 l Blut.**
Ist das Blutvolumen bei einem Menschen normal, so spricht man von **Normovolämie.**
Das Blutvolumen lässt sich nach dem Prinzip des Indikator-Verdünnungs-Verfahrens bestimmen. Als Indikatoren werden heute vor allem radioaktiv markiertes Plasmaeiweiß (^{131}J-Albumin) oder radioaktiv markierte Erythrozyten (^{51}Cr-Erythrozyten) verwendet. Nach intravenöser Injektion des Indikators genügen in der Regel 10 min, bis sich der Indikator gleichmäßig im Blut verteilt hat.

Klinischer Bezug
Ein über die Norm gesteigertes Blutvolumen heißt **Hypervolämie.** Sie findet sich beispielsweise bei **Herzinsuffizienz**: Bei eingeschränkter Herzfunktion kommt es zu einem Blutrückstau im venösen System und zu einer Verminderung von Blutdruck und Herzzeitvolumen. Zum Ausgleich der letzteren Symptome werden blutdruck- und blutvolumensteigernde Prozesse aktiviert, es kommt zu einer Hypervolämie (vgl. Lerntexte IX.13 und X.4). Eine Reduktion des Blutvolumens heißt **Hypovolämie.** Sie kann bei Herz-Kreislauferkrankungen auftreten. ■

F92
→ **Frage 2.1:** Lösung E

Bei einem 70 kg schweren Menschen erwarten wir ein Blutvolumen von rund 5 l (7–8%: 4,9 bis 5,6 l). Wenn sich 1 mmol Indikator gleichmäßig auf 5 l Blut verteilt, beträgt die Endkonzentration 200 µmol/l.
1 mmol/5 l = 0,2 mmol/l = 200 µmol/l.
Der Wert 150 µmol/l ist deutlich zu niedrig, er würde einem Blutvolumen von rund 7 l entsprechen.
(E: 51%/+0,33).

II.2 Hämatokrit

Zieht man frisches Blut in ein Röhrchen auf und zentrifugiert es (bei Hemmung der Blutgerinnung!), so setzen sich die spezifisch etwas schwereren Blutzellen vom Blutplasma ab. Am geeichten Röhrchen kann man den Anteil der Blutzellen am Blutvolumen in Prozent (oder als Anteil von 1) ablesen. Diesen Anteil nennt man **Hämatokrit.**
Das Blut besteht zu rund 45% aus Blutzellen.
Hämatokritwert 45% (0,45)
Bei der Frau liegt der Hämatokritwert etwa 10% niedriger als beim Mann (42% gegenüber 47%).
Da der Anteil der Leukozyten am Gesamtvolumen der Blutzellen unter normalen Bedingungen sehr gering ist, **dient der Hämatokritwert als Maß für das Erythrozytenvolumen.**

Klinischer Bezug
Die Bestimmung des Hämatokritwertes gehört zu Basis-Diagnostik und ist für die Bestimmung verschiedener Anämieformen unerlässlich (vgl. Lerntext II.6).
Normalbereich für die Diagnostik:
beim Mann: 0,41 bis 0,50,
bei der Frau: 0,37 bis 0,46. ■

H91 ■■
→ **Frage 2.2:** Lösung C

(vgl. Lerntext II.2).
(C: 93%/+0,23).

II.3 Blutzellen

- **Erythrozytenkonzentration**
  beim Mann: 5 · 10⁶/µl = 5 · 10¹²/l
  bei der Frau 10% weniger: 4,5 · 10⁶/µl = 4,5 · 10¹²/l
- **Leukozytenkonzentration: 5 bis 10 · 10³/µl = 5 bis 10 · 10⁹/l**
- **Thrombozytenkonzentration: 150 bis 300 · 10³/µl = 150 bis 300 · 10⁹/l**

Für die Schwankungsbreite merke man sich als allgemeinen Richtwert: ±10% der Norm. Bei Leuko- und Thrombozyten ist die normale Variation besonders groß, sodass hier Bereiche als Merkwerte angegeben werden. Die durchschnittliche **Lebensdauer** beträgt bei den
Erythrozyten: 120 Tage
Thrombozyten: 10 Tage
Leukozyten:
Granulozyten: wenige Tage
Lymphozyten: einige Tage bis mehrere Jahre
Bei den weißen Blutkörperchen (Leukozyten) gibt es viele verschiedene Typen, die sich im Blutausstrich nach Färbung unterscheiden lassen. Man erhält dann das **Differentialblutbild,** wobei die Häufigkeiten in Prozent der Gesamtzahl angegeben weden:
- **Neutrophile Granulozyten:** 50–70 %
- **Eosinophile Granulozyten:** 2–4 %

- Basophile Granulozyten: 0–1 %
- Monozyten: 4–10 %
- Lymphozyten: 25–35 %

Klinischer Bezug
Leukozytose: erhöhte Leukozytenkonzentration, über 10000/µl. Kommt bei infektiöen Erkrankungen vor.
Leukopenie: zu niedrige Leukozytenkonzentration. Tritt u. a. bei Erkrankungen des Knochenmarks auf.
Lymphozytose: erhöhte Lymphozytenkonzentration.
Eosinophilie, Basophilie: usw.: erhöhte Konzentration der entsprechenden Zelltypen.

II.4 Erythrozyten, Hämoglobin

Erythrozyten sind kernlose Zellen, die für ihre Spezialaufgabe, den Sauerstofftransport, dicht mit dem sauerstoffbindenden Hämoglobin vollgepackt sind.

- **Hämoglobinkonzentration im Blut:**
  beim Mann: 16 g/dl = 160 g/l
  bei der Frau rund 10 % weniger: 14 g/dl = 140 g/l

Aus Erythrozytenkonzentration und Hämoglobinkonzentration läßt sich der durchschnittliche Hämoglobingehalt des Erythrozyten berechnen. Diese Größe heißt **Färbekoeffizient**, **Hb_E** (Hämoglobinmenge pro Erythrozyt) oder **MCH** (mean corpuscular hemoglobin)

- **Normalwert HbE: 30 pg** ($30 \cdot 10^{-12}$ g)

Berechnung

$$\frac{\text{Hämoglobinkonz.}}{\text{Erythrozytenkonz.}} = \frac{16\,\text{g/dl}}{5 \cdot 10^6\,/} = \frac{16\,\text{g}/10^5\ \text{l}}{5 \cdot 10^6\,/}$$
$$\approx 3 \cdot 10^{-11}\,\text{g} = 30 \cdot 10^{-12}\,\text{g}$$
$$= 30\,\text{pg}$$

Dividiert man die Hb-Konzentration des Blutes durch den Hämatokritwert, so erhält man die intraerythrozytäre Hb-**Konzentration** (MCHC = mean corpuscular hemoglobin concentration).

Normalwert: $\frac{16\,\text{g/dl}}{0{,}45} \approx 35\,\text{g/dl} = 350\,\text{g/l}$.

Rund 1/3 der Erythrozytenmasse besteht aus Hämoglobin.

Das mittlere Volumen eines Erythrozyten (MCV = mean corpuscular volume) lässt sich berechnen aus dem Volumenanteil der Erythrozyten im Gesamtblut (0,45 = Hämatokrit) und der Erythrozytenkonzentration:

$\frac{0{,}45}{5 \cdot 10^{12}/\text{l}} = 9 \cdot 10^{-14}\,\text{l} = 90 \cdot 10^{-15}\,\text{l}$ (90 fl) (fl = Femtoliter)

Die reifen Erythrozyten besitzen weder Zellkern noch Mitochondrien, sodass sie nicht zur aeroben Energiegewinnung fähig sind. Das ATP, das sie z. B. für die Ionenpumpen benötigen, müssen sie deshalb durch anaerobe Glykolyse gewinnen: Spaltung von Glucose zu Milchsäure, wobei nur 2 mol ATP pro mol Glucose gewonnen werden.

Klinischer Bezug
Normalbereiche für die Diagnostik:
Hämoglobinkonzentration
beim Mann: 140–180 g/l
bei der Frau: 120–160 g/l
MCH: 27–34 pg.

- **Ein Mangel an Hämoglobin wird als Anämie** (wörtlich Blutmangel) **bezeichnet.**

Zur Differenzierung verschiedener Anämieformen siehe Lerntext II.6.

F97

→ **Frage 2.3:** Lösung D

Da Erythrozyten keine Mitochondrien besitzen, müssen sie ihre Energie durch anaerobe Glykolyse gewinnen (vgl. Lerntext II.4).
(D: 93%/+0,32).

F00

→ **Frage 2.4:** Lösung B

Bei der Blutuntersuchung werden die Größen Hämatokrit, Hämoglobinkonzentration und Erythrozytenkonzentration gemessen. Aus diesen Messgrößen lassen sich die Größen MCH, MCV und MCHC berechnen. MCHC errechnet man, indem man die Hämoglobinkonzentration des Gesamtblutes durch den Hämatokrit dividiert (vgl. Lerntext II.4). Normalwert rund 350 g/l. Diese Berechnungsweise findet sich nicht im Lösungsangebot. Dividiert man MCH (30 pg = 30 000 fg) durch MCV (90 fl), so erhält man ebenfalls

$MCHC = \frac{30000 fg}{90 fl} = 333\ g/l$. (B) trifft zu.

Bei allen anderen Rechenansätzen ergibt sich nicht die richtige Dimension Masse pro Volumen.
(B: 57%/+0,36).

F97 ■

→ **Frage 2.5:** Lösung D

Der **Hämatokritwert** gibt den Anteil der zellulären Elemente im Blut an. Er beträgt normalerweise **0,45** (45%). Der Anteil der Leukozyten ist dabei so gering, dass der Hämatokritwert als Volumenanteil der Erythrozyten im Blut interpretiert werden darf. Sind in 1 µl Blut 5 Millionen Erythrozyten enthalten (Normalwert beim Mann), so beträgt demnach das Volumen dieser Erythrozyten 0,45 µl. Das Volumen des einzelnen Erythrozyten (MCV = mean corpuscular volume) ist dann

$$\frac{0{,}45 \times 10^{-6}\,\text{l}}{5 \times 10^6} = 90 \times 10^{-15}\,\text{l} = 90\,\text{fl}.$$

(D) ist somit richtig.
(D: 66%/+0,23).

H98 ■

→ **Frage 2.6:** Lösung D

Wenn man das Blutvolumen, die Erythrozytenkonzentration und die Lebensdauer der Erythrozyten kennt, ist das nur noch eine Rechenaufgabe. 1 l Blut enthält $5 \cdot 10^{12}$ Erythrozyten. Im gesamten Blutvolumen von 5 l sind somit $25 \cdot 10^{12}$ Erythrozyten enthalten. Die mittlere Lebensdauer beträgt 120 Tage. $^1/_{120}$ der Erythrozyten werden somit täglich neu gebildet: rund $2 \cdot 10^{11}$.
(D: 21%/+0,28).

H02 ■

→ **Frage 2.7:** Lösung E

Wenn die Erythrozyten 120 Tage = 10^7 s leben, dann muss in einer Sekunde der 10^7te Teil aller Erythrozyten neu gebildet werden. Da der Erwachsene rund 5 l Blut besitzt, beträgt die Gesamtzahl der Erythrozyten 5 l mal $5{\cdot}10^{12}$/l = $2{,}5{\cdot}10^{13}$. Die Neubildungsrate beträgt demnach

$$\frac{2{,}5 \cdot 10^{13}}{10^7 \mathrm{s}} = 2{,}5 \cdot 10^6 \cdot \mathrm{s}^{-1}.$$

(E: 32%/+0,11).

II.5 Anämie

Die **Anämie** – wörtlich Blutmangel – ist definiert als ein **Hämoglobin-mangel.** Als untere Grenze der Norm gilt beim Mann eine Hämoglobinkonzentration von 130 g/l, bei der Frau 115 g/l. Die beiden wichtigsten Ursachen für eine Anämie sind einerseits **Eisenmangel** und andererseits **Störungen der Zellbildung bei Mangel an Vitamin B_{12} (Cobalamin) oder Folsäure.** Die beiden Anämieformen können mit Hilfe des Färbekoeffizienten unterschieden werden.

Klinischer Bezug

Jedes Hämoglobinmolekül enthält vier zweiwertige Eisen-Ionen. Bei **Eisenmangel** kann deshalb weniger Hämoglobin gebildet werden. Das Resultat sind Erythrozyten, die zu wenig Hämoglobin enthalten (und zu klein sind: Mikrozyten), der **Färbekoeffizient (Hb_E-Wert, MCH) ist erniedrigt.** Als Folge des Hämoglobinmangels geht auch die Zellbildungsrate zurück, es entsteht eine Anämie mit reduzierten Werten der Erythrozyten- und Hämoglobinkonzentrationen.

- **Die Eisenmangelanämie ist eine hypochrome Anämie.**

Fehlt Vitamin B_{12} (Cobalamin) oder Folsäure, so ist primär die Zellbildung gestört. Die zu wenigen Erythrozyten werden maximal mit Hämoglobin vollgepackt und werden infolgedessen zu groß (Makrozyten), der **Hb_E-Wert ist erhöht,** die Erythrozyten sind **hyperchrom.**

- **Die durch Mangel an Cobalamin oder Folsäure ausgelöste Anämie ist eine hyperchrome, makrozytäre Anämie.**

Die Vitamin-B_{12}-Mangel-Anämie wird auch als **perniziöse Anämie** (bösartige Anämie) bezeichnet, weil man lange ihre Ursache nicht kannte und sie deshalb als unheilbar galt. Das in der Leber gespeicherte Vitamin B_{12} reicht für einige Jahre aus, so dass sich nach Unterbrechung des Vitaminnachschubs die Anämie erst mit entsprechender Latenz einstellt. Vitamin B_{12} kann nur in Verbindung mit dem von der Magenschleimhaut gebildeten **Intrinsic factor** resorbiert werden. Atrophie der Magenschleimhaut kann deshalb zu einer perniziösen Anämie führen.
Die durch akuten **Blutverlust** auftretende Anämie ist eine **normochrome Anämie.**
Bei **Niereninsuffizienz** kommt es zu einer Anämie, weil die Bildung von Erythropoietin in den Nieren eingeschränkt ist. ■

F01 ■■

→ **Frage 2.8:** Lösung A

Die Hämoglobinmenge pro Erythrozyt, den Färbekoeffizienten (Hb_E, MCH), berechnet man, indem man die Hämoglobinkonzentration (16 g/dl) durch die Erythrozytenkonzentration ($5{\cdot}10^6$/µl) dividiert – (B) ist falsch. Dann ergibt sich ein Normalwert von rund 30 pg. **Vorsicht!** In (E) stimmt der Zahlenwert, aber die Einheit ist falsch!
Ist die Erythrozytenreifung gestört, z.B. bei Mangel an Vitamin B_{12} (Cobalamin) oder Folsäure, so werden die einzelnen Erythrozyten größer und enthalten mehr Hämoglobin als unter Normalbedingungen, (A) trifft zu. Bei einer Eisenmangelanämie ist primär die Hb-Bildung gestört und der MCH-Wert ist deshalb erniedrigt (hypochrome Anämie) (vgl. Lerntext II.5).
(A: 41%/+0,41).

H03 ■■

→ **Frage 2.9:** Lösung D

Der Wert für die Hämoglobinkonzentration liegt an der unteren Grenze der Norm (Normalbereich für den Mann: 140–180 g/l; für die Frau: 120–170 g/l), ebenfalls der Hämatokritwert, der normal beim Mann 0,47 und bei der Frau 0,42 beträgt (Normalbereich beim Mann 0,40–0,54; bei der Frau 0,37–0,47). Es liegt also eine Anämie vor (bzw. die Werte sind gerade noch an der unteren Grenze der Norm). Für die weitere Differenzierung ist v. a. der Färbekoeffizient (MCH, Hb_E-Wert) wichtig, der angibt, wie viel Hämoglobin im Mittel im einzelnen Erythrozyten enthalten ist (Normalwert 30 pg, Normbereich 27–32 pg). MCH ist der Quotient Hämoglobinkonzentration/Erythrozytenkonzentration. Berechnungen dieser Art werden gern geprüft. Hier ist aber vorgegeben, dass MCH erniedrigt ist, ebenso wie das mittlere Volumen der Erythrozyten (MCV). Dies ist typisch für eine Eisenmangelanämie, die eine hypochrome (und mikrozytäre) Anämie ist (vgl. Lerntext II.5).

Zu (A) und (B): Bei Mangel an Vitamin B_{12} oder Folsäure ist primär die Zellbildung gestört, es entsteht eine hyperchrome, makrozytäre Anämie.
Zu (C) und (E): Die renal bedingte Anämie beruht auf einem Mangel des in den Nieren gebildeten Erythropoietins. Bei der aplastischen Anämie liegt eine Erkrankung des Knochenmarks vor. Solche Anämien sind nicht hypochrom.

F03 ■■

→ **Frage 2.10:** Lösung D

Bei dem Patienten ist die Hämoglobinkonzentration mit 100 g/l deutlich reduziert gegenüber der Norm von 160 g/l. Es handelt sich also um eine Anämie. Zur weiteren Differenzierung muss man ermitteln, ob der einzelne Erythrozyt normal mit Hämoglobin beladen ist. Man berechnet den Färbekoeffizienten (Hb_E, MCH), indem man die Hämoglobinkonzentration durch die Erythrozytenkonzentration dividiert:

$$\frac{100\,g/l}{4{,}5 \cdot 10^{12}/l} = \frac{100\,g}{4{,}5 \cdot 10^{12}} = 22{,}2 \cdot 10^{-12}\,g = 22{,}2\,pg.$$

Der einzelne Erythrozyt enthält im Durchschnitt also nur 22,2 pg Hämoglobin, was deutlich weniger ist als der Normalwert von 30 pg. Es handelt sich also um eine hypochrome Anämie, die für einen Eisenmangel typisch ist (D) (vgl. Lerntext II.5).
Bei den Anämien gemäß (A) und (B) handelt es sich um hyperchrome Anämien: Es können weniger Erythrozyten gebildet werden, aber der einzelne Erythrozyt ist mit Hämoglobin überbeladen. Anämien gemäß (C) und (E) sind eher normochrom.
(D: 56%/+0,12).

F04 ■

→ **Frage 2.11:** Lösung A

Verminderter Hämatokrit und verminderte Hämoglobinkonzentration bedeutet Anämie. Hier ist dabei das mittlere Erythrozytenvolumen vergrößert, was eine Erhöhung des Hb_E-Wertes, des mittleren Hämoglobingehaltes des einzelnen Erythrozyten (MCH), bedeutet. Es liegt eine hyperchrome Anämie vor. Das deutet auf einen Mangel an Cobalamin (Vitamin B_{12}) hin. Dabei ist die Erythrozytenbildung gestört, der einzelne Erythrozyt wird überstark mit Hämoglobin beladen und wird deshalb auch größer. Das passt auch zur Anamnese. Die Magenschleimhaut bildet Intrinsic factor, und nur in Verbindung mit diesem kann Vitamin B_{12} aufgenommen werden. Die operative Entfernung des Magens kann deshalb zu einem Vitamin-B_{12}-Mangel und zu einer hyperchromen Anämie führen, die auch als perniziöse Anämie bezeichnet wird (weil sie früher unheilbar, „bösartig" war) (vgl. Lerntext II.5).
(A: 68%/+0,50).

F02 ■■

→ **Frage 2.12:** Lösung D

Bei einer Eisenmangel-Anämie ist die Hämoglobinkonzentration im Blut vermindert, weil nicht genügend Eisen für den Hämoglobinaufbau zur Verfügung steht. Der Hämoglobinmangel wird die normalen Regulationsprozesse zur Aufrechterhaltung einer normalen Hämoglobinkonzentration in Gang setzen, die Niere wird vermehrt Erythropoietin bilden, aber das Knochenmark kann die gewünschte Mehrbildung von Erythrozyten wegen des Eisenmangels nicht realisieren. Aussage (D) ist also sehr unwahrscheinlich. (A) und (B) sind typische Merkmale einer Anämie. Ein chronischer Blutverlust über längere Zeit gemäß (C) ist eine häufige Ursache einer Eisenmangelanämie. Eine Störung der Cobalamin-Versorgung und -Aufnahme hat mit der Eisenmangelanämie nichts zu tun.
(D: 72%).

F01

→ **Frage 2.13:** Lösung C

Bei einer hämolytischen Anämie ist, wie schon der Name sagt, der Abbau der Erythrozyten gesteigert, die Lebensdauer ist verkürzt (also geringer als die normale Lebensdauer von 4 Monaten, (A) ist falsch). Der Organismus versucht, durch Steigerung der Erythrozytenbildung die erhöhten Erythrozytenverluste auszugleichen. Die Erythropoetinsekretion ist somit eher erhöht, (E) ist falsch, und auch die Retikulozytenkonzentration ist erhöht, (B) ist falsch. So resultiert am Ende eine Anämie mit ständig gesteigertem Hämoglobin-Umsatz. Für die Leber bedeutet dies, dass aus dem Hämoglobinabbau ununterbrochen mehr Bilirubin anfällt, das ausgeschieden werden muss. Dabei gelingt es der Leber nicht mehr, das gesamte Bilirubin in die konjugierte Form zu überführen (das konjugierte Bilirubin ist besser wasserlöslich), sodass im Blutplasma vermehrt unkonjugiertes Bilirubin zu finden ist, wie in (C) gesagt.
(C: 74%/+0,38).

II.6 Regulation der Erythrozytenkonzentration

Erythrozyten- und Hämoglobinkonzentration sind regulierte Größen, die den Anforderungen an den Sauerstofftransport angepasst sind. Ein Absinken der Erythrozytenkonzentration „merkt" der Organismus, und er versucht, diesen Mangel zu korrigieren: Die Erythropoiese (Bildung der Erythrozyten) wird stimuliert, was man daran erkennt, dass vermehrt „neugeborene" Erythrozyten (Retikulozyten) im Blut vorkommen. Normalerweise liegt der Anteil der **Retikulozyten bei 1%.** Eine Erhöhung heißt **Retikulozytose.** Diese Regulation wird über **Erythropoietin** vermittelt. Erythropoietin wird vorwiegend in der Niere gebildet, teils auch in der Le-

ber. Der adäquate Reiz für die Stimulierung der Erythropoietinbildung ist die Abnahme des arteriellen **O_2-Gehaltes,** nicht jedoch des arteriellen **O_2-Partialdruckes.** Bei Blutverlust bleibt ja der arterielle O_2-Partialdruck normal, aber das Blut kann wegen des reduzierten Hb-Gehaltes bei normalem O_2-Druck eben nur noch weniger O_2 binden; der O_2-Gehalt ist erniedrigt.
Bei Aufenthalt in großen Höhen kommt die gleiche Regulation in Gang (und auch bei anderen Situationen mit deutlichem Absinken des arteriellen O_2-Partialdruckes (Hypoxie), z. B. beim Feten), obwohl Erythrozyten- und Hb-Konzentrationen normal sind. Unter diesen Bedingungen ist primär der O_2-Partialdruck in der Lunge reduziert, und das Hämoglobin kann nicht mehr voll mit O_2 abgesättigt werden, sodass auch der O_2-Gehalt absinkt. **Gemeinsame Ursache für die Steigerung der Erythropoiese nach Blutverlust und bei Höhenaufenthalt ist die Abnahme des arteriellen O_2-Gehaltes** (vgl. Lerntext V.14).

Klinischer Bezug
Es gibt vielseitige Störungen in der Erythrozyten-Regulation. Bei einer Niereninsuffizienz beispielsweise kann nicht mehr genügend Erythropoietin gebildet werden, so dass sich eine Anämie entwickelt. ■

H95 ■■

→ **Frage 2.14:** Lösung B

Vgl. Lerntext II.6. Die entscheidende Bedingung für die Steigerung der Erythropoietinbildung ist die Abnahme des Sauerstoff**gehalts** im arteriellen Blut (Hypoxämie). Hypoxie bedeutet Abnahme des arteriellen **O_2-Partialdrucks.** Dieser bleibt beispielsweise bei Blutverlust (Abnahme der Hämoglobinkonzentration und damit Abnahme des arteriellen **O_2-Gehalts**) normal, und die Erythropoietinbildung steigt dennoch an. Die arterielle Hypoxie ist also keine notwendige Vorbedingung für die Steigerung der Erythropoietinbildung. Dennoch ist (B) richtig. Sinkt der O_2-Partialdruck in Lunge und arteriellem Blut deutlich ab, z. B. bei Höhenaufenthalt, so sinkt auch der **O_2-Gehalt** im arteriellen Blut, und die Bildung und Ausschüttung von Erythropoietin steigen an.
Zu **(A)** und **(D)**: Die Leber ist an der Bildung von Erythropoietin beteiligt, aber das „vor allem" in Aussage (A) ist sicher falsch. Die Dominanz der Niere bei der Bildung von Erythropoietin erkennt man auch daran, dass es bei Niereninsuffizienz zu einer Anämie kommt, die auf einem Mangel an Erythropoietin beruht – Aussage (D) ist falsch.
(B: 90%/+0,33).

H02 ■

→ **Frage 2.15:** Lösung A

Unter krankhaften Bedingungen kann es zu einem gesteigerten Zerfall der Erythrozyten kommen (hämolytische Anämie). Der Körper versucht dann, durch gesteigerte Erythrozytenbildung, die man an einer erhöhten Retikulozyten-Konzentration erkennt, diese Störung zu kompensieren. (A) trifft somit zu. In den anderen Aussagen sind verschiedene Störungen mit reduzierter Erythrozytenbildung genannt, wobei auch weniger Retikulozyten pro Zeiteinheit ins Blut gelangen (vgl. Lerntext II.6).
(A: 81%/+0,31).

F98 ■

→ **Frage 2.16:** Lösung E

Erythropo(i)etin ist ein in der Niere gebildetes Hormon, das die Erythrozytenbildung fördert. Bei Niereninsuffizienz ist auch die Bildung von Erythropoietin gestört, es kommt zu einer Anämie. (E) ist sicher richtig. Die übrigen genannten Störungen führen auf anderem Wege zu einer Anämie, wobei der Organismus versucht, diese Störung auszugleichen; die Bildung von Erythropoietin wird dabei eher gesteigert (vgl. Lerntext II.5).
(E: 78%/+0,23).

II.7 Blutkörperchensenkungsgeschwindigkeit, Verformbarkeit der Erythrozyten

Ein wichtiger Test, der zum Grundprogramm ärztlicher Diagnostik gehört, ist die Messung der **Blutkörperchensenkungsgeschwindigkeit** (BSG, BKS). Sie ist ein Maß für die Suspensionsstabilität des Blutes. Mit einer Spritze, die 0,4 ml Natriumzitratlösung enthält, werden 1,6 ml Blut aus einer Vene entnommen. Natriumzitrat bindet die Calciumionen und verhindert so die Blutgerinnung. Das leicht verdünnte Blut wird in ein 200 mm langes Röhrchen aufgezogen, und am senkrecht stehenden Röhrchen beobachtet man das Absetzen der Erythrozyten. Der zellfreie Plasmaüberstand wird nach der ersten und der zweiten Stunde abgelesen. In der ersten Stunde gelten Werte von 3 bis 6 mm, bei der Frau bis 10 mm als normal.

Klinischer Bezug
Bei Entzündungen aller Art und bei Gewebszerfall (Tumorerkrankungen) ist die BSG stark erhöht, man kann Werte bis zu 70/120 mm (1. Stunde/2. Stunde) oder auch noch mehr finden. Ursache sind Veränderungen in der Zusammensetzung der Plasmaproteine, die die Neigung der Erythrozyten zur Zusammenlagerung (Agglomeration) steigern. Zu den agglomerationsfördernden Proteinen (Agglomerinen) gehören Fibrinogen, Immunglobuline und Akute-Phase-Proteine. So ist die BSG ein empfindlicher, aber wenig spezifischer Indikator für eine Erkrankung. ■

H99

→ **Frage 2.17:** Lösung B

Die BSG ist ein sehr empfindlicher, aber unspezifischer Indikator für Störungen (vgl. Lerntext II.7). Es ist leicht einsehbar, dass bei normalem Blutplasma eine Erniedrigung der Erythrozytenkonzentration die BSG eher beschleunigt – das soll dazu beitragen, dass im Durchschnitt die BSG bei Frauen etwas beschleunigt ist im Vergleich zu Männern. (B) ist somit falsch.
(**B: 34%/+0,05**; D: 36%).

II.8 Osmotische Resistenz und Hämolyse

Als Funktionstest für die Erythrozyten kann man deren **osmotische Resistenz** bestimmen. Werden Erythrozyten in hypotone NaCl-Lösungen eingebracht, so strömt Wasser, dem osmotischen Gradienten folgend, in die Zelle ein. Der Erythrozyt geht allmählich in die Kugelform über und platzt schließlich, wenn die Osmolarität der Salzlösung eine kritische Konzentration unterschreitet: es kommt zu **Hämolyse**, d. h. das Hämoglobin strömt aus dem Erythrozyten aus. **Eine 0,9%ige NaCl-Lösung ist dem Blut isoton (300 mosmol/l).** Normale Erythrozyten platzen etwa bei der Hälfte des normalen osmotischen Druckes, also bei einer NaCl-Konzentration von 0,4–0,5%.
Neben dieser **osmotischen Hämolyse** gibt es auch eine **chemische Hämolyse:** Manche Stoffe, z. B. Lipoidlösungsmittel wie Chloroform und Äther, schädigen die Membran, sodass auch unter isotonen Bedingungen Hämoglobin austreten kann.

Klinischer Bezug
Es gibt krankhafte Veränderungen der Erythrozyten, bei denen die osmotische Resistenz herabgesetzt ist, die Erythrozyten platzen schon bei geringeren osmotischen Gradienten als unter normalen Bedingungen; z. B. bei der Kugelzellanämie. ■

H93

→ **Frage 2.18:** Lösung D

Da unter normalen Bedingungen kein osmotischer Gradient zwischen Blutplasma und dem Inneren der Erythrozyten besteht, wird beim Übergang in destilliertes Wasser der volle osmotische Druck des Plasmas als Differenz wirksam – also 300 mosmol/l, was einem osmotischen Druck von 5 600 mmHg = 745 kPa (etwa 7 atm) entspricht (vgl. Lerntext II.9).
(**D: 40%/+0,25**).

F93 ■

→ **Frage 2.19:** Lösung C

Die normale Osmolarität des Blutes beträgt 300 mosmol/l = 0,3 osmol/l (vgl. Lerntexte I.2 und II.9). Eine Lösung mit 0,3 mol/l Kochsalz gemäß (B) besitzt wegen der Dissoziation von NaCl eine Osmolarität von etwa 0,6 osmol/l, sie ist also stark **hyperton** und würde die Erythrozyten schrumpfen lassen. Lösung (A) noch stärker. **Vorsicht bei den Einheiten!** Eine 0,9-**prozentige** NaCl-Lösung (9 g/l) ist isoton!
Eine 0,3-molare Harnstofflösung (C) besitzt zwar eine normale Osmolarität von 0,3 osmol/l, aber wegen der guten Lipoidlöslichkeit des Harnstoffs diffundiert dieser schnell in die Erythrozyten, die Harnstoffkonzentrationen intra- und extrazellulär gleichen sich rasch an. Die osmotischen Gradienten sind dann so, als wären die Erythrozyten in reinem Wasser: es kommt zu Wassereinstrom in die Erythrozyten und zu osmotischer Hämolyse.
Zu (D): Auch eine Salzlösung, die 0,2 mol/l freie Na^+-Ionen enthält, ist eher hyperton, da sie noch negative Ionen enthalten muss (bei Einwertigkeit 0,2 mol/l).
Zu (E): Die Plasmaeiweiße spielen für den gesamtosmotischen Druck keine nennenswerte Rolle (vgl. Lerntext II.9).
(**C: 36%/+0,16**; B: 29%/–0,10).

2.3 Blutplasma

II.9 Zusammensetzung des Blutplasmas

Blutplasma enthält (die Zahlenwerte, die zum Basiswissen zählen, sind fett gedruckt):
Eiweiß: 70 g/l (7%), davon rund $^2/_3$ Albumine und $^1/_3$ Globuline
Elektrolyte (in mmol/kg):

Na^+	145	
K^+	4,5	
Ca^{2+}	2,5	(Gesamtgehalt, teils gebunden)
	1,2	(freie Ionen: die Hälfte)
Mg^{2+}	1	
Cl^-	110	
HCO_3^-	25	
Phosphat	2	
Sulfat	1	
Organische Säuren	6	
Glucose	5	(0,9–1 g/l)
Harnstoff	7	(0,4 g/l)

Die zur Elektroneutralität fehlenden negativen Valenzen werden vor allem von den Eiweißen geliefert (15 mval/l). **Gesamte osmotische Konzentration: 300 mosmol/l**
(Osmotischer Druck: 5 600 mmHg = 745 kPa)
Gefrierpunktserniedrigung: –0,54 °C
Kolloidosmotischer Druck (onkotischer Druck, KOD): 25 mmHg = 3,3 kPa
(nur 0,5% des osmotischen Gesamtdrucks! Rund 1 mosmol/l)
Der KOD ist der osmotische Druck der groß-

molekularen Plasmabestandteile, im Wesentlichen der Plasmaeiweiße, die nicht bzw. nur unwesentlich durch die Kapillarwand diffundieren können. Der KOD ist deshalb bei den Austauschprozessen in den Kapillaren die einzige Kraft, die dem hydrostatischen Filtrationsdruck entgegenwirkt. (Näheres zum effektiven Filtrationsdruck vgl. Lerntext II.10.) Der osmotische Druck hängt von der Zahl der gelösten Teilchen ab (vgl. Lerntext I.2). Da die Albuminmoleküle (relative Molekülmasse bei 60 000) kleiner sind als die meisten Globuline (Molekülmasse 90 000 bis 150 000), sind die Albumine osmotisch wirksamer als eine gleiche Gewichtsmenge Globuline (die Albumine tragen etwa $^4/_5$ des KOD). Fällt bei Blutgerinnung das Fibrinogen aus dem Blutplasma aus, so erhält man Blutserum.
Blutserum = fibrinogenfreies Blutplasma.
Die Zusammensetzung der **interstitiellen Flüssigkeit** unterscheidet sich von der des Blutplasmas vor allem darin, dass die Eiweißkonzentration im Interstitium ganz niedrig ist (von Organ zu Organ unterschiedlich). Für die fehlenden negativen Eiweißladungen liegen im Interstitium die Konzentrationen von Cl^- und HCO_3^- etwas höher.

Klinischer Bezug
Die Zusammensetzung des Blutplasmas ist recht präzise reguliert. Abweichungen nach oben werden mit Hyper- gekennzeichnet – Hypernatriämie usw. – Verminderungen mit Hypo- – Hypokaliämie usw. Bei Blut- und Wasserverlusten oder nach einer Operation müssen die Mineralkonzentrationen kontrolliert und gegebenenfalls durch Infusionen korrigiert werden. ■

H03 ■
→ **Frage 2.20:** Lösung B

Siehe Lerntext II.9.

H97 ■ ■
→ **Frage 2.21:** Lösung A

Nur in (A) stimmen die Werte mit denen in Lerntext II.9 weitgehend überein.
(A: 79%/+0,29).

F92
→ **Frage 2.22:** Lösung D

Eine „physiologische Kochsalzlösung“ hat denselben **gesamt**osmotischen Druck wie Blutplasma, also rund 700 kPa (vgl. Lerntext II.9). Der osmotische Druck ist das einzige, was an dieser sonst sehr unphysiologischen Lösung physiologisch ist – man sollte sie besser als isotone Kochsalzlösung bezeichnen.
(**D: 11%/+0,25**; A: 42%/+0,05).

H96 ■
→ **Frage 2.23:** Lösung D

Alle Stoffe, die schlecht wasserlöslich sind, werden zum Transport im Blutplasma stark an Proteine gebunden. Das trifft für Fettsäuren und Bilirubin sowie für das lipophile Testosteron (wie für alle anderen Steroidhormone) zu. Ca^{2+}-Ionen haben eine starke Affinität zu negativen Ladungen an Proteinen, sodass nur knapp die Hälfte der Ca^{2+}-Ionen des Blutplasmas in freier Form vorliegen. K^+-Ionen dagegen sind ganz überwiegend frei.
(D: 77%/+0,32).

II.10 Effektiver Filtrationsdruck

Der effektive Filtrationsdruck ist die treibende Kraft für den Flüssigkeitstransport aus der Kapillare ins Interstitium. Er resultiert aus der hydrostatischen Druckdifferenz zwischen Kapillare (P_K) und Interstitium (P_I), die die Auswärts-Filtration fördert, und der kolloidosmotischen Druckdifferenz (KOD_K – KOD_I), die die Auswärtsfiltration bremst bzw. den Wassertransport vom Interstitium in die Kapillare fördert. (Zu den Grundgesetzen der Osmose vgl. Lerntext I.2).

$$P_{eff} = (P_K - P_I) - (KOD_K - KOD_I).$$

Der KOD im Interstitium ist zwar sehr gering, aber nicht völlig Null (vgl. Filtration im Nieren-Glomerulus, Lerntext IX.4.)

Klinischer Bezug
Fällt beispielsweise der Eiweißgehalt im Blutplasma ab, so sinkt der KOD, und der effektive Filtrationsdruck steigt an. Damit steigt die Neigung zur Entstehung eines **interstitiellen Ödems.** ■

F90 ■
→ **Frage 2.24:** Lösung C

Der effektive Filtrationsdruck (vgl. Lerntext II.10) beträgt $P_{eff} = (P_K - P_I) - (KOD_K - KOD_I) = (32{,}5 - 3)$ mmHg – (25 – 5) mm Hg = 9,5 mmHg.
(C: 69%/+0,32).

F04 ■ ■
→ **Frage 2.25:** Lösung D

Mit Dilatation der Arteriolen steigt auch der hydrostatische Druck in den Kapillaren an und damit auch der effektive Filtrationsdruck, sodass (D) die richtige Lösung ist. (A), (B) und (E) reduzieren den effektiven hydrostatischen Druck (vgl. Lerntext II.10).
Zu (C): Albumine sind die Bluteiweiße, die am stärksten zum KOD beitragen. Ihre Zunahme vermindert die Filtration.
(D: 51%,+0,35).

H02 ■

→ **Frage 2.26:** Lösung B

Starke Eiweißverluste durch die Nieren können den Eiweißgehalt des Blutplasmas reduzieren und damit den kolloidosmotischen Druck (KOD), der normalerweise 25 mmHg beträgt, vermindern. Dadurch wird der effektive Filtrationsdruck größer und damit auch die Neigung zum Entstehen eines interstitiellen Ödems, (B) trifft zu (vgl. Lerntext II.10).
(B: 55%/+0,43).

2.4 Hämostase und Fibrinolyse

Die vielfältigen Mechanismen, die bei der Blutstillung zusammenwirken, werden in der Biochemie detailliert erörtert. Hier werden nur die wichtigsten Prozesse großzügig abgehandelt.

II.11 Blutstillung

Bei der Blutstillung lässt sich eine **erste Blutstillung**, die **primäre Hämostase**, von der **sekundären Hämostase**, der Blutgerinnung, unterscheiden.
Im Rahmen der primären Hämostase kommt es an der verletzten Stelle zur Ablagerung von Thrombozyten, es bildet sich ein **weißer Thrombus**, der einen kleinen Defekt innerhalb der **Blutungszeit von 1–3 min** verschließen kann. Der erste Schritt ist eine Adhäsion von Blutplättchen, vermittelt durch den **von-Willebrand-Faktor** (ein von den Endothelzellen gebildetes und subendothelial deponiertes Glycoprotein). **Die Thrombozyten werden dabei aktiviert** und setzen die in ihren Granula enthaltenen Wirkstoffe frei, unter anderem **Serotonin** und **Thromboxan A_2**, die eine Gefäßkonstriktion veranlassen, sowie ADP, Fibronektin und Thrombospondin, die die Adhäsion fördern. Thromboxan verstärkt auch die Thrombozytenaktivierung. **Die ersten aktivierten Blutplättchen lösen somit eine Kettenreaktion aus, die immer mehr Thrombozyten bindet und so einen richtigen Pfropf entstehen lässt.**
Im Rahmen der ersten Blutstillung (primäre Hämostase) setzen aktivierte Thrombozyten Wirkstoffe frei, die

- **eine Gefäßkonstriktion auslösen,**
- **Anlagerung und Aktivierung weiterer Thrombozyten und damit die Bildung eines weißen Thrombus veranlassen, der blutende Defekte verschließen kann,**
- **die endgültige Blutgerinnung (sekundäre Hämostase) fördern** (PF 3 und Thrombostenin).

Das Endothel bildet auch Stoffe, die der Adhäsion von Thrombozyten entgegenwirken: Prostacyclin (PGI_2) und Stickoxid (NO)

Klinischer Bezug
Eine Abnahme der Thrombozytenkonzentration unter 50 000/µl (**Thrombozytopenie**) führt zu Störungen der Blutstillung, ebenso eine Einschränkung der Funktionsfähigkeit der Thrombozyten (**Thrombozytopathie**). Zur Unterdrückung der Thrombozytenaggregation wird gern **Acetylsalicylsäure** (Aspirin) eingesetzt. ■

F03 ■

→ **Frage 2.27:** Lösung C

Werden bei einer Verletzung Kollagenfasern und andere Proteine der extrazellulären Matrix freigelegt, so vermittelt der von den Endothelzellen gebildete von-Willebrand-Faktor die Anheftung von Thrombozyten an die Kollagenfasern. (C) trifft zu (vgl. Lerntext II.11).
Zu **(A)**: Die Lebensdauer der Thrombozyten beträgt 10 Tage.
Zu **(B)**: Die Thrombozytenkonzentration beträgt 150 000 bis 300 000 **pro µl**, nicht pro ml.
Zu **(D)**: Thrombin aktiviert Thrombozyten und fördert ihre Aggregation.
Zu **(E)**: Aktivierte Thrombozyten setzen vor allem Serotonin und Thromboxan-2 frei, die eine Gefäßkonstriktion auslösen; ferner andere Faktoren, die Adhäsion und Gerinnung fördern, nicht aber Heparin, das die Gerinnung hemmt.
(C: 82%/+0,48).

H98 ■

→ **Frage 2.28:** Lösung B

Werden bei einer Verletzung Kollagenfasern und andere Proteine der extrazellulären Matrix freigelegt, so vermittelt der von den Endothelzellen gebildete **von-Willebrand-Faktor** (ein Protein) die Anheftung von Thrombozyten an die Kollagenfasern. Dadurch werden die Blutplättchen aktiviert, was zu weiterer Aggregation von Thrombozyten führt (vgl. Lerntext II.11).
(B: 63%/+0,25).

F02 ■

→ **Frage 2.29:** Lösung D

Alle Stoffe außer (D) werden von Thrombozyten freigesetzt (vgl. Lerntext II.11).
Thrombomodulin wird von Endothelzellen freigesetzt und wirkt antithrombotisch.
(D: 19%).

H01

→ **Frage 2.30:** Lösung E

Bei der Aktivierung von Thrombozyten bei Gefäßverletzung kommt es zu einer Umorganisation der Thrombozytenmembran mit starken Formveränderungen. Dabei kommt es zur Exposition eines

Rezeptorkomplexes, dem Glykoprotein (GP) IIb/IIIa. Dieser Rezeptorkomplex bindet Fibrinogen, was zur Verklebung von Thrombozyten und damit zur Thrombozytenaggregation führt. (E) ist somit richtig (was ich nicht zum Basiswissen zähle).
Zu (A): PAF (platelet activating factor) wird von aktivierten Thrombozyten (und auch von Granulozyten, Makrophagen und Endothelzellen) freigesetzt.
Zu (B): Protein C gehört zu den Thrombose-Schutzfaktoren, es hemmt die Blutgerinnung.
Zu (C): Das von Endothelzellen freigesetzte Prostazyklin hemmt die Thrombozytenaggregation.
Zu (D): Plättchenfaktor 3 ist ein Bestandteil der Thrombozytenmembran, der im Rahmen der Strukturauflösung von Thrombozyten frei wird.
(E: 25%/+0,04).

F94 ■

→ **Frage 2.31:** Lösung D

Die Fibrinretraktion (D) ist die letzte Phase der Blutgerinnung.
(D: 78%/+0,29).

F96 ■

→ **Frage 2.32:** Lösung C

Die Blutzellen gehören generell zu den relativ kurzlebigen Zellen (mit Ausnahme der immunologischen Gedächtniszellen). (C) trifft für die Erythrozyten zu (im Mittel 120 Tage). Den kleinen Thrombozyten, die eigentlich nur Zellfragmente darstellen, sind nur 10 Tage vergönnt (vgl. Lerntext II.3). Die übrigen Aussagen treffen zu.
(C: 71%/+0,24).

F98

→ **Frage 2.33:** Lösung E

Aktivierend auf die Thrombozyten wirkt vor allem Kollagen. Auch Thrombin (E) induziert eine Aktivierung. Prostacyclin und Stickoxid, beide von Endothelzellen gebildet, hemmen dagegen die Aktivierung von Thrombozyten, ebenso Heparin. Thrombomodulin ist ein Protein an der Endothelzelloberfläche, das sich mit Thrombin verbinden kann (vgl. Lerntext II.11).
(E: 39%/+0,24).

II.12 Blutgerinnung und Fibrinolyse

Die normale Funktion des Blutes ist an ein fein ausgewogenes Gleichgewicht von gerinnungsfördernden Prozessen einerseits und entgegengerichteten Prozessen – vor allem der Fibrinolyse – andererseits gebunden.
Abb. 2.1 gibt eine großzügige Übersicht dieser komplexen Prozesse. Die Blutgerinnung ist für den dauerhaften Verschluss einer Verletzung erforderlich. In den durch die Blutgerinnung entstehenden dauerhaften Pfropf werden auch Erythrozyten mit eingeschlossen; es entsteht ein **roter Thrombus.** Die Blutgerinnung verläuft langsamer als die primäre Hämostase. Die an entnommenem Venenblut gemessene **Gerinnungszeit beträgt 5–7 min.**
In der **ersten Phase der Blutgerinnung** (Aktivierungsphase) wird das im Blut vorliegende Prothrombin zu Thrombin umgewandelt (Abb. 2.1), welches dann als aktives Enzym für eine rasche Umwandlung von Fibrinogen zu Fibrin sorgt **(2. Phase).** Die zunächst noch lockere Bindung im Fibrin wird durch Faktor XIII stabilisiert. Im weiteren Verlauf kommt es zu einem Zusammenziehen des Gerinnsels (Retraktion).
In der **Vorphase der Prothrombinumwandlung** entsteht im Zusammenspiel vieler Faktoren schließlich ein **aktiver Prothrombin-Umwandlungsfaktor,** ein **Thromboplastin.** Sowohl extraals auch intravaskuläre Faktoren können die Prothrombinumwandlung veranlassen (intravaskuläres oder endogenes System, und extravaskuläres oder exogenes System in Abb. 2.1).
Der Körper verfügt auch über Mechanismen zum Schutz gegen überschießende Blutgerinnung **(Thromboseschutz).** So findet sich im Blutplasma **Antithrombin III,** welches Thrombin und andere Gerinnungsfaktoren hemmen kann.
Weiterhin wirken Prozesse der **Fibrinolyse** der Blutgerinnung entgegen. In der Globulinfraktion der Plasmaeiweiße findet sich **Plasminogen,** welches durch Aktivatoren in **Plasmin** umgewandelt wird. Plasmin ist ein proteolytisches Enzym, welches Fibrin spalten kann. Daneben wirkt Plasmin aber auch auf Fibrinogen, Prothrombin und andere Gerinnungsfaktoren und kann auf diese Weise einen hemmenden Effekt auf die Blutgerinnung ausüben.
Unter den aktivierenden Einflüssen auf das Plasminogen lassen sich Gewebsaktivatoren (tPA, Gewebs(= tissue)-Plasminogen-Aktivator) und Blutaktivatoren (Kallikrein) unterscheiden. Blutaktivatoren entstehen aus Proaktivatoren unter Einwirkung von Lysokinasen und Streptokinase. Die **Streptokinase** ist besonders wichtig, sie wird therapeutisch zur Auflösung von Thromben eingesetzt. Schließlich gibt es auch noch körpereigene Antiplasmine, die in der Lage sind, die Plasminwirkung zu hemmen.
Die wichtigsten Prinzipien, nach denen man in die Blutgerinnung eingreifen kann, sind in Abb. 2.1 mit eingetragen.
Ein häufig angewandtes Verfahren zur Erfassung der Gerinnungseigenschaften ist der **Quick-Test** (Bestimmung der **Thromboplastinzeit**). Einer calciumfreien Blutprobe (mit Oxalat bzw. Citrat entnommen) werden im Überschuss Calcium und Thromboplastin (Prothrombin-Umwandlungsfaktor) zugesetzt, und die Zeit bis zum Eintritt der Blutgerinnung wird gemessen. Unter diesen Bedingungen ist die Zeit dann vor allem vom **Gehalt an Prothrombin** und Fi-

brinogen abhängig. Dieser Test ist deshalb gut für die fortlaufende Kontrolle bei Behandlung mit **Cumarin-Derivaten** geeignet.

Klinischer Bezug
Störungen der Blutgerinnung sind mannigfaltig. Die genetisch bedingte, X-chromosomal-rezessiv vererbte **Bluterkrankheit (Hämophilie A)** beruht auf einem Fehlen des Gerinnungsfaktors VIII (antihämophiles Globulin A). In selteneren Fällen (**Hämophilie B**) fehlt Faktor IX (antihämophiles Globulin B, Christmas-Faktor).
Klinisch besonders wichtig sind hemmende Eingriffe in das Gerinnungssystem, da Ablagerungen von Thromben an geschädigten Gefäßwänden Blutgefäße verengen oder auch ganz verschließen können, z.B. beim Herzinfarkt. Zur Vorbeugung gegen solche Schädigungen werden vor allem **Cumarin-Derivate** eingesetzt, die die Bildung von Prothrombin und anderen Gerinnungsfaktoren in der Leber hemmen und so die Gerinnungsneigung des Blutes abschwächen. Auch **Heparin** wird zum Thromboseschutz eingesetzt. ■

F98 ■

→ **Frage 2.34:** Lösung A

Die Leber benötigt Vitamin K als Kofaktor für eine Carboxylase, die unter anderem für die Herstellung von Prothrombin (B) und einigen anderen Gerinnungsfaktoren erforderlich ist, die in (C) bis (E) genannt sind. Fibrinogen und die meisten anderen Gerinnungsfaktoren werden ebenfalls in der Leber gebildet, es besteht aber keine Vitamin-K-Abhängigkeit. Vitamin-K-Antagonisten (Cumarin-Derivate; wirken durch kompetitive Verdrängung von Vitamin K in der Leber) werden klinisch zur langfristigen Abschwächung der Blutgerinnungsvorgänge eingesetzt (vgl. Lerntext II.12).
(A: 79%/+0,29).

F00 ■

→ **Frage 2.35:** Lösung B

Die Leber benötigt Vitamin K zur Bildung von Prothrombin und anderen Gerinnungsfaktoren. Cumarinderivate hemmen diese Vitamin-K-Wirkung und hemmen so die Blutgerinnung, Aussage (B) ist falsch.
(B: 46%/+0,18).

H99

→ **Frage 2.36:** Lösung E

Thrombin veranlasst die 2. Phase der Blutgerinnung: die Umwandlung von Fibrinogen in Fibrin gemäß (B) (vgl. Lerntext II.12). Darüber hinaus aktiviert es Thrombozyten und fördert deren Aggregation gemäß (A). Es führt außerdem zur Aktivierung anderer Gerinnungsfaktoren gemäß (C) und (D), und auch der Faktoren V und XI. (E) wird hingegen nicht zu den Thrombinwirkungen gezählt.
(E: 40%/+0,10).

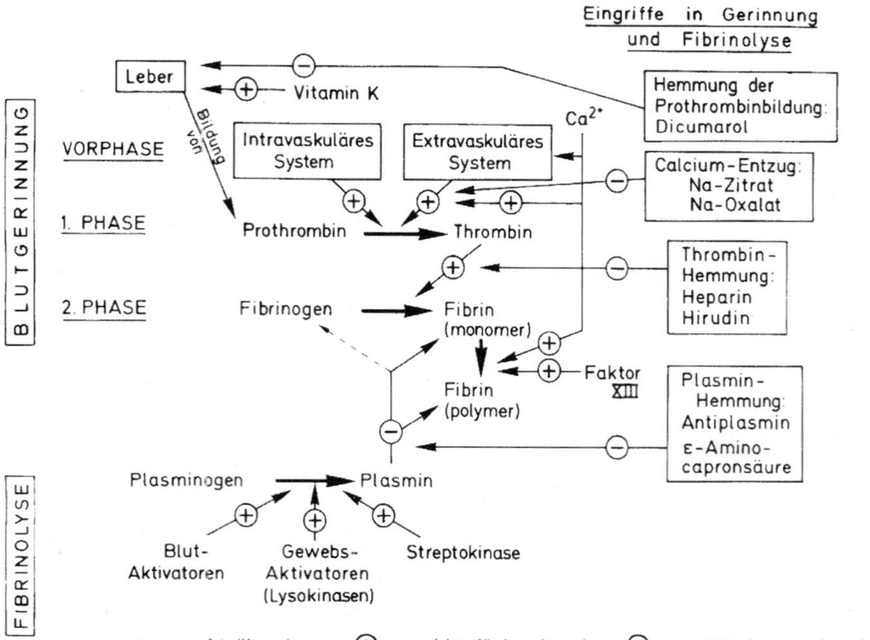

Abb. 2.1 Schema zur Blutgerinnung. Erläuterungen in Lerntext II.12.

F97 ■

→ **Frage 2.37:** Lösung C

Antithrombin III gehört zu den körpereigenen Faktoren, die der Blutgerinnung entgegenwirken, wie in (C) richtig gesagt (vgl. Lerntext II.12).
(C: 59%/+0,29).

H01 ■

→ **Frage 2.38:** Lösung A

Antithrombin III gehört zu den wichtigsten Faktoren zum Schutz gegen überschießende Blutgerinnung, also zum Schutz gegen Thrombose. (A) trifft somit zu. Heparin fördert die Wirkung von Antithrombin III, (B) und (C) sind falsch.
(A: 72%/+0,34).

F02

→ **Frage 2.39:** Lösung D

In der 1. Phase der Blutgerinnung (Aktivierungsphase) entsteht durch kaskadenförmige Aktivierung verschiedener Gerinnungsfaktoren schließlich ein aktiver Prothrombin-Umwandlungsfaktor, der die Umwandlung von Prothrombin in Thrombin veranlasst. Fehlt in der Aktivierungskaskade infolge eines genetischen Defektes der Faktor VIII (antihämophiles Globulin A), so ist die Blutgerinnung stark gestört: klassische Bluterkrankheit, Hämophilie A. Fehlen von Faktor IX (Christmas-Faktor, antihämophiles Globulin B) führt zu der selteneren Hämophilie B. Bei beiden Störungsformen kommt es leicht zu ausgedehnten Blutergüssen und langdauernden Blutungen nach Verletzungen.
(D: 70%).

F02

→ **Frage 2.40:** Lösung D

Durch verschiedene Aktivatoren kann das Plasmaeiweiß Plasminogen in Plasmin umgewandelt werden. Plasmin ist ein proteolytisches Enzym, das Fibrin spalten kann und verschiedene Gerinnungsfaktoren hemmt. Ein sehr wirksamer Plasmin-Aktivierungsfaktor ist die im Urin vorkommende Urokinase, (D) ist richtig. Therapeutisch wird die von Streptokokken gebildete Streptokinase eingesetzt.
Zu (**A**): ε-Aminocapronsäure hemmt das Plasmin, es wirkt also der Fibrinolyse entgegen.
Zu (**B**): Hirudin ist ein im Speichel vom Blutegel vorkommendes Antithrombin.
Zu (**C**): Cumarin-Derivate hemmen die Blutgerinnung, indem sie in der Leber die Bildung von Prothrombin und einigen anderen Gerinnungsfaktoren hemmen.
Zu (**E**): Das im Blutplasma vorkommende α_2-Makroglobulin hemmt die Blutgerinnung.
(D: 64%).

H01 ■

→ **Frage 2.41:** Lösung D

Plasmin kann Fibrin durch Proteolyse zersetzen, und es kann auch verschiedene Gerinnungsfaktoren durch Proteolyse inaktivieren.
Zu (**A**): ε-Aminocapronsäure hemmt die Plasminwirkung.
Zu (**B**) und (**C**): Protein C und Protein S wirken, in bestimmter Komplexform, hemmend auf aktivierte Gerinnungsfaktoren, nicht aber auf Plasmin.
Zu (**E**): Streptokinase wird klinisch zur Fibrinolyse eingesetzt. Es ist ein Plasminogen-Aktivator. Die Aktivierung erfolgt durch Proteolyse.
(D: 46%/+0,04).

H03

→ **Frage 2.42:** Lösung D

Der Fibrinolyse dient das Bluteiweiß Plasminogen. Durch verschiedene Aktivatoren kann dieses übergeführt werden zu Plasmin, das ein proteolytisches Enzym darstellt, welches Fibrin spalten kann (es greift außerdem Fibrinogen und einige Gerinnungsfaktoren an und wirkt so gerinnungshemmend). Zu den Aktivatoren für Plasminogen gehört das im Blutplasma vorkommende **Kallikrein**, (D) ist die gesuchte Lösung.
Zu (**A**) und (**B**): Diese Stoffe wirken der Aktivierung von Plasminogen entgegen. Die Hauptwirkung von Antithrombin III ist natürlich, wie der Name sagt, die Hemmwirkung auf Thrombin und andere Gerinnungsfaktoren.
Zu (**C**): Cumarin-Derivate sind Antagonisten von Vitamin K und hemmen auf diese Weise die Bildung von Prothrombin und anderen Gerinnungsfaktoren in der Leber.

H03 ■

→ **Frage 2.43:** Lösung A

Ein Myokardinfarkt entsteht durch Verschluss einer Koronararterie, meist durch thrombotische Anlagerungen an der Gefäßwand. Man versucht deshalb bei einem frischen Infarkt, die Verlegung mechanisch oder chemisch zu beseitigen. Eine der Möglichkeiten ist die Applikation von Streptokinase (besser direkt arteriell als intravenös, wie in der Aufgabe genannt). Streptokinase veranlasst die Umwandlung von dem im Blutplasma enthaltenen Plasminogen zu Plasmin. Plasmin ist ein proteolytisches Enzym, das Fibrin spalten kann. So fördert Streptokinase die Fibrinolyse und kann auf diese Weise Thromben auflösen, (A) trifft zu.
Zu (**B**): Cumarinderivate, die man zur Hemmung der Blutgerinnung einsetzt, wirken über einen Antagonismus zu Vitamin K, das in der Leber für die Bildung von Prothrombin und anderen Gerinnungsfaktoren benötigt wird.
Zu (**C**): Antithrombin III ist ein wichtiger endogener Thrombose-Schutzfaktor. Seine hemmende Wirkung auf Thrombin und andere Gerinnungsfaktoren wird durch Heparin verstärkt.

Zu (E): Die Thrombozytenaggregation in der frühen Blutstillungsphase kann man beispielsweise medikamentös durch Acetylsalicylsäure (Aspirin) hemmen.

F99 ■■

→ **Frage 2.44:** Lösung B

Alle Maßnahmen, die über eine Bindung von Calciumionen die Blutgerinnung hemmen ((A), (C) und (E)), können nur bei entnommenem Blut (in vitro) eingesetzt werden, da der Mensch ohne Calciumionen im Blut nicht lebensfähig ist. Heparin hemmt die Thrombinwirkung. Auf diese Weise kann es sowohl in vitro als auch in vivo gerinnungshemmend wirken. Vitamin-K-Antagonisten (Dicumarol) hemmen die Bildung von Prothrombin (und einigen anderen Gerinnungsfaktoren) in der Leber. An einer Blutprobe bleiben diese Stoffe wirkungslos (vgl. Abb. 2.1 und Lerntext II.12).
(B: 87%/+0,19).

H97

→ **Frage 2.45:** Lösung E

Vitamin-K-Antagonisten wie Dicumarol hemmen die Prothrombinbildung in der Leber, was eine Hemmung der Blutgerinnung zur Folge hat (vgl. Lerntext II.12). Diese Wirkung kann erst dann einsetzen, wenn die Prothrombinkonzentration im Blut deutlich abgefallen ist. Da die Halbwertszeit von Prothrombin 2 bis 3 Tage beträgt, vergeht mehr als ein Tag, bis Dicumarol eine deutliche Gerinnungshemmung entfalten kann. Nach Absetzen des Medikamentes klingt die Wirkung auch entsprechend langsam ab (Vorsicht vor Überdosierung!).
(E: 61%/+0,37).

H98 ■

→ **Frage 2.46:** Lösung B

Die Anwesenheit von Ca^{2+}-Ionen ist eine notwendige Voraussetzung für die Blutgerinnung. Der Calciumentzug kann aber nur in vitro zur Hemmung der Blutgerinnung eingesetzt werden. Eine Absenkung der Ca^{2+}-Konzentration im Blut bis auf Werte, die die Gerinnung unmöglich machen, ist mit dem Leben nicht vereinbar. Eine unzureichende Aufnahme von Calcium kann zu Störungen im Knochenstoffwechsel oder zu Tetanie (Muskelkrämpfe bei zu niedriger Ca^{2+}-Konzentration im Blutplasma) führen. Die Blutgerinnung bleibt bei solchen Abnahmen der Blutcalciumkonzentration noch unverändert.
(B: 16%/+0,07).

H99 ■

→ **Frage 2.47:** Lösung D

Heparin wird zur Hemmung der Blutgerinnung (Hemmung der Thrombinwirkung) klinisch häufig eingesetzt. Es muss immer parenteral verabreicht werden, (E) ist falsch. Es entfaltet seine Wirkung, indem es sich mit Antithrombin III verbindet und so zu dessen Aktivierung bzw. zur Verstärkung von dessen Wirkung führt, (D) trifft zu. Es wird in verschiedenen Körperzellen gebildet, z. B. in basophilen Granulozyten, Mastzellen und Endothelzellen. Die eosinophilen Granulozyten (A) gehören nicht zu dieser Gruppe von Zellen.
(D: 86%/+0,24).

F04

→ **Frage 2.48:** Lösung D

Heparin wird bei oraler Einnahme durch die Verdauungsprozesse abgebaut und kann deshalb seine gerinnungshemmende Wirkung nur bei parenteraler Gabe entfalten. Es wirkt gerinnungshemmend, indem es Antithrombin III aktiviert, das dann mit Thrombin Komplexe bildet und dieses so inaktiviert, (C) ist falsch, ebenso die anderen Antwortangebote.
(D: 43%/+0,31).

H00

→ **Frage 2.49:** Lösung B

Mit dem Quick-Test wird die so genannte Thromboplastinzeit bestimmt. Man setzt einer zunächst durch Calciumentzug ungerinnbar gemachten Blutprobe Calcium und Gewebsthromboplastin im Überschuss zu und misst die Zeit bis zur Blutgerinnung. Die normale Thromboplastinzeit wird als 100 % gesetzt, verlängerte Zeiten werden als Verminderung des %-Wertes ausgedrückt. Hier muss man schon aufpassen: Verminderung des Quick-Wertes in % bedeutet eine Beeinträchtigung der Blutgerinnung! Mit dem Quick-Test wird die frühe Phase, der Blutgerinnung (bis zur Thrombinbildung) geprüft, vorausgesetzt, die zweite Phase (Fibrinbildung) ist intakt. Dieser Test wird zur Kontrolle der therapeutischen Gerinnungshemmung mit Cumarinderivaten eingesetzt. Cumarine hemmen die Vitamin-K-abhängige Bildung von Prothrombin und einigen anderen Gerinnungsfaktoren in der Leber. Der wichtigste Einsatz des Quick-Testes ist heute die Kontrolle des Prothrombingehaltes (Faktor II). Aber auch andere Störungen der frühen Gerinnungsphasen können den Quick-Wert reduzieren. So auch ein Mangel an Faktor VII (Prokonvertin, ein notwendiger Faktor im exogenen Aktivierungsweg), sodass (B) zu markieren ist (was nicht zum Basiswissen zählt).
Zu (E): Fehlt Fibrinogen, so kann auch bei intakter Thrombinbildung die zweite Phase der Blutgerinnung (Fibrinbildung) nicht normal ablaufen, die Thromboplastinzeit ist verlängert, der Quick-Wert in % damit reduziert.
(B: 33%/+0,23).

2.5 Abwehrsystem und zelluläre Identität (Immunologie)

Mit der zunehmenden Bedeutung der Immunologie sind auch die Prüfungsfragen über Abwehrprozesse immer häufiger geworden. Die genauere Behandlung der Mechanismen erfolgt im Rahmen der Biochemie.

II.13 Spezifische und unspezifische Abwehrfunktionen

Bei den Abwehrreaktionen kann man eine **zelluläre** – an Zellen gebundene – und eine **humorale Abwehr** (Faktoren im Blutplasma) unterscheiden, und weiterhin lassen sich **unspezifische** und **spezifische Abwehr** gegeneinander abgrenzen. Neutrophile Granulozyten und Monozyten dienen der **unspezifischen zellulären Abwehr.** Sie haben die Fähigkeit zur **Phagozytose** von Fremdkörpern und Krankheitserregern, sie nehmen diese in sich auf und machen sie unschädlich. Zu diesem Zweck treten sie auch aus der Blutbahn aus und üben im Gewebe ihre Funktion aus (Eiterbildung). Diese Zellen greifen also nicht gezielt ganz bestimmte Erreger an, sondern alles, was nicht in den Körper gehört (unspezifisch). Das unspezifische Komplementsystem (**unspezifische humorale Abwehr**) fördert die Phagozytose.
Für die **spezifische Abwehr** ist charakteristisch, dass der Fremdstoff bei seinem ersten Kontakt mit dem Körper die Abwehrprozesse erst anstößt, er wirkt als **Antigen** und löst die Bildung von **Antikörpern** aus. Solche **Antigen-Antikörper-Reaktionen** nennt man **Immunreaktionen.** Die Immunreaktion wird von den **Lymphozyten** getragen, wobei sich B-Lymphozyten und T-Lymphozyten unterscheiden lassen. Die **spezifische humorale Abwehr** wird von Immunglobulinen im Plasma getragen, welche von Plasmazellen (von aktivierten B-Lymphozyten stammend) gebildet werden. Spezifische und unspezifische Abwehrprozesse sind allerdings eng miteinander verknüpft.

Klinischer Bezug
Überschießende Antigen-Antikörper-Reaktionen führen zu charakteristischen **Überempfindlichkeitsreaktionen (Allergie, anaphylaktischer Schock usw.)**, wobei die Freisetzung von Histamin eine große Rolle spielt (Therapie mit Antihistaminika).

II.14 Differenzierung der Leukozyten

Die Leukozyten leiten sich alle von Stammzellen des Knochenmarks ab (Abb. 2.2). Die weitere Entwicklung von Granulozyten und Monozyten verbleibt im Knochenmark. Lymphozyten-Vorläufer wandern im Verlauf der Ontogenese in die primären lymphatischen Organe Thymus und Knochenmark, wo sie eine spezifische **Prägung** erfahren. Man nennt sie deshalb **T-Lymphozyten** (vom Thymus geprägt) und **B-Lymphozyten** (B steht für Bursa Fabricii, Prägungsort bei den Vögeln; beim Menschen wird

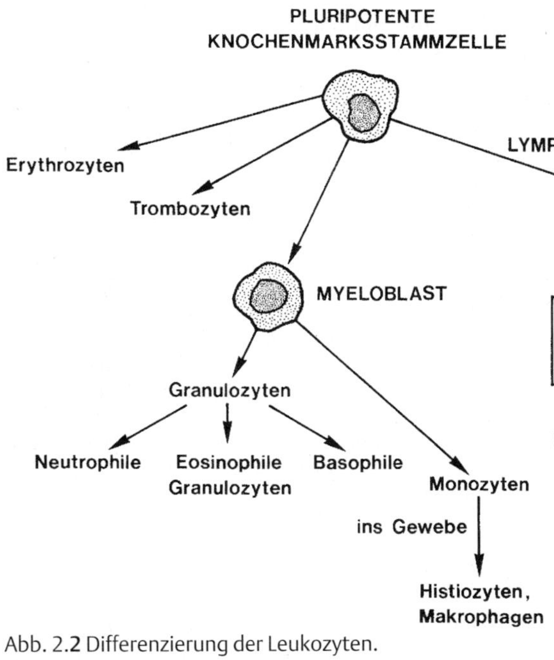

Abb. 2.2 Differenzierung der Leukozyten.

diese Funktion wahrscheinlich vom Knochenmark wahrgenommen: bone marrow). Ein Teil der Lymphozyten (10%) lässt sich diesen spezifischen Gruppen nicht zuordnen, sie werden als Nullzellen oder natürliche Killerzellen (NK-Zellen) bezeichnet. Die geprägten B- und T-Lymphozyten siedeln sich in den sekundären lymphatischen Organen (Lymphknoten und Milz) an, wo sie bei Kontakt mit einem Antigen proliferieren und sich zu den eigentlichen immunkompetenten Zellen differenzieren. ■

F95 ■

→ **Frage 2.50:** Lösung B

Lymphozyten erhalten ihre Prägung (und damit ihre Immunkompetenz) im Thymus (T-Lymphozyten) und im Knochenmark (B-Lymphozyten; B für bone marrow). (Vgl. Lerntext II.14).
(B: 55%/+0,21).

II.15 Unspezifische Abwehrprozesse

Der wichtigste Prozess der unspezifischen Abwehr ist die **Phagozytose** (zelluläre Abwehr), zu der vor allem die **neutrophilen Granulozyten und Monozyten** befähigt sind. Die neutrophilen Granulozyten besitzen eine ausgeprägte **Chemotaxis:** Durch Signalstoffe werden sie an den Ort der Störung gerufen und treten aus den Blutgefäßen ins Gewebe über. Sie können Bakterien in sich aufnehmen (phagozytieren) und mit Hilfe ihrer lysosomalen Enzyme abbauen. Aktivierte Granulozyten setzen auch **Leukotriene, Thromboxane und Prostaglandine** (Eicosanoide, aus Arachidonsäure gebildet) frei, die für die Auslösung örtlicher Entzündungsreaktionen wichtig sind (Gefäßerweiterung usw.). Weiterhin bilden die Zellen **zytotoxische Stoffe** mit freien Sauerstoffradikalen, die Zellwände zerstören können. Monozyten, die sich im Gewebe zu **Makrophagen** entwickeln, sind den neutrophilen Granulozyten in der Phagozytosekapazität noch überlegen. Makrophagen produzieren Stoffe (**Zytokine**, vor allem **Interleukin-1**), die stimulierend auf Lymphozyten wirken – eine wichtige Verbindung zwischen unspezifischen und spezifischen Abwehrprozessen. Eine weitere Verknüpfung besteht darin, dass **T-Lymphozyten Lymphokine** freisetzen, die u. a. Phagozytose fördern.
Die Phagozytose kann durch **Opsonisierung** gefördert werden: Anlagerung von Faktoren des Komplementsystems (unspezifisch) oder von Antikörpern (spezifische Abwehr) an die Membran körperfremder Zellen macht diese leichter phagozytierbar.
Leistungen der lymphozytären Nullzellen sind teils zur unspezifischen Abwehr zu zählen. Sie können als Killer-Zellen (K-Zellen) und natürliche Killerzellen (NK-Zellen) (nicht identisch mit den spezifischen T-Killerzellen) Fremdzellen unspezifisch abtöten, z. B. auch Tumorzellen.
Stoffe, die im Plasma gelöst sind und bei der unspezifischen Abwehr mitwirken, gehören zu den **humoralen unspezifischen Abwehrprozessen** (Komplementfaktoren, Lysozym, Interferon, Interleukine usw.). Mit der zellulären unspezifischen Abwehr besteht eine enge Verknüpfung. ■

F03 ■

→ **Frage 2.51:** Lösung D

Neutrophile Granulozyten sind mit den Monozyten/Makrophagen die Träger der unspezifischen zellulären Abwehrprozesse. Sie können Krankheitserreger durch Phagozytose beseitigen. Nach Aufnahme in die Zelle werden die Erreger zerstört. Für die Zerstörung verfügen die Zellen über verschiedene lysosomale Enzyme. Daneben bilden gerade die neutrophilen Granulozyten noch reaktive Sauerstoffmetabolite wie Wasserstoffsuperoxid (H_2O_2) und Hydroxylradikale, (D) trifft zu. (Vgl. Lerntext II.15).
Zu (A): Die Lebensdauer der neutrophilen Granulozyten beträgt nur wenige Tage.
Zu (B): Die Konzentration der Leukozyten im Blut beträgt 5 000 bis 10 000 **pro µl**, rund 2/3 davon sind neutrophile Granulozyten.
Zu (C): Ein Teil der **Lymphozyten** wird im Thymus zu T-Zellen geprägt.
Zu (E): **Basophile Granulozyten** enthalten Histamin und Heparin und können diese Stoffe ausschütten.
(D: 75%/+0,48).

H02 ■

→ **Frage 2.52:** Lösung C

Die Fähigkeit zur Phagozytose haben vor allem die neutrophilen Granulozyten und die Monozyten. Letztere wandeln sich nach Übertritt vom Blut ins Gewebe in Makrophagen um. (Vgl. Lerntext II.15).
Zu (A): Basophile Granulozyten wirken bei Entzündungen und bestimmten Allergieformen mit und setzen im Rahmen ihrer Funktion unter anderem Histamin und Heparin frei.
Zu (B): Eosinophile Granulozyten sind auf allergische Reaktionen und Parasiten-Erkrankungen spezialisiert, ihre Konzentration im Blut steigt unter solchen Bedingungen an (Eosinophilämie).
Zu (D): Mastzellen enthalten Histamin und andere Wirkstoffe, die sie bei Entzündungs- und Abwehrreaktionen freisetzen.
Zu (E): T-Lymphozyten beteiligen sich an den spezifischen Abwehrprozessen.
(C: 68%/+0,33).

F00

→ **Frage 2.53:** Lösung C

Basophile Leukozyten enthalten Histamin und Heparin und setzen diese Stoffe im Rahmen von Ab-

wehrprozessen frei. Sie besitzen spezifische Rezeptoren für IgE-Antikörper und werden durch diese aktiviert, (C) ist falsch.
(C: 58%/+0,42).

F97 ■

→ **Frage 2.54:** Lösung E

Makrophagen, die sich aus Monozyten entwickeln, wenn diese aus dem Blut ins Gewebe übertreten, sind ganz wichtige Zellen bei den Abwehrprozessen. Sie sind vor allem zur Phagozytose fähig, wie ihr Name sagt (wörtlich übersetzt: große Fresszellen). (A), (B) und (D) gehören zu dieser Funktion (vgl. Lerntext II.15). Sie beteiligen sich aber auch an spezifischen Abwehrprozessen gemäß (C). So können sie Erreger aufnehmen und deren Antigen mit MHC-Protein auf ihrer Membran nach außen präsentieren, wodurch spezifische Lymphozyten stimuliert werden. Weiterhin geben sie Signalstoffe ab, vor allem Interleukin-1, die Lymphozyten aktivieren.
Zu (E): Die Bildung von Immunglobulinen wird von Plasmazellen wahrgenommen, die sich aus B-Lymphozyten entwickeln.
(E: 87%/+0,36).

H01

→ **Frage 2.55:** Lösung B

Unter Opsonisierung versteht man Anlagerungen bestimmter Stoffe an körperfremde Zellen, wodurch diese Zellen leichter durch Phagozytose angreifbar werden. In diesem Sinne wirkt, neben Komplementfaktoren und Antikörpern, auch das C-reaktive Protein, (B) ist richtig.
Zu (A) und (D): Interferone spielen bei den Reaktionen der Zellen im Rahmen von Virusinfektionen eine wichtige Rolle.
Zu (C): Lysozym wirkt im Rahmen der unspezifischen Abwehr bei der Zerstörung der Membranen attackierter Zellen mit.
Zu (E): Protein C hemmt die Blutgerinnung.
(B: 30%/+0,11).

H99

→ **Frage 2.56:** Lösung E

Das Komplementsystem spielt bei den Abwehrprozessen eine wichtige Rolle. Man kann nicht alle Details dieser komplexen Reaktionen lernen. Wenn man weiß, dass das Komplementsystem in vielseitiger Weise sowohl an den unspezifischen als auch an den spezifischen Abwehrprozessen beteiligt ist, ist klar, dass die in (A) und (B) genannten Aktivierungswege zutreffen. Alle Fremd-Merkmale an Zelloberflächen können zur Aktivierung führen. Weiterhin ist wichtig zu wissen, dass das Komplementsystem in der Lage ist, Zellen durch Lyse zu zerstören, indem es Löcher in der Membran der attackierten Zellen bildet, die unter anderem einen Ca^{2+}-Einstrom ermöglichen, (C) ist richtig. Bei der engen Verknüpfung von Abwehr- und Entzündungsprozessen ist naheliegend, dass (D) zutrifft. Lysozym hingegen ist ein eigenes Abwehrprotein, das nicht vom Komplementsystem abhängt. So wird man (E) markieren.
(E: 38%/+0,54).

II.16 Spezifische Abwehrprozesse

Die spezifischen Abwehrprozesse sind an die Lymphozyten gebunden. **Die B-Lymphozyten besorgen die humorale Abwehr, die T-Lymphozyten die zelluläre Abwehr** (Abb. 2.3).
Humorale Abwehr:
Beim Erstkontakt mit einem Antigen (Sensibilisierung) entwickeltn sich die für dieses Antigen spezialisierten B-Lymphozyten zu **Plasmazellen,** welche Antikörper bilden, die für das stimulierende Antigen spezifisch sind. Als Zeichen ihrer Spezifität tragen die B-Lymphozyten auf ihrer Oberfläche monomere Immunglobuline, die als Antigen-spezifische Rezeptoren fungieren. Die von den Plasmazellen gebildeten Antikörper werden an das Blut abgegeben (humorale Abwehr). Die Aktivierung der B-Lymphozyten wird von verschiedenen Faktoren gefördert, z. B. von **T-Helferzellen** (Helferfunktionen in Abb. 2.3) und Wirkstoffen von **Makrophagen (Zytokine, Interleukin-1).** Hier zeigt sich wieder die Verflechtung von spezifischen und unspezifischen Abwehrfunktionen (Makrophagen). Es gibt auch hemmende Rückwirkungen, die möglicherweise an spezielle Suppressorzellen gebunden sind (Abb. 2.3).
Ein Teil der aktivierten B-Lymphozyten entwickelt sich zu langlebigen **B-Gedächtniszellen,** die stets ihre Antigenspezifität behalten und bei Zweitkontakt rasch zur Bildung aktiver Plasmazellen stimuliert werden können (Abb. 2.3). Die rasche Verfügbarkeit ausreichender Antikörper (Sofortwirkung) ist die Basis für **Immunität** gegen eine Zweiterkrankung, z. B. bei Masern.
Zelluläre Abwehr:
Die **T-Lymphozyten** besitzen auf ihrer Oberfläche Antigen-spezifische Rezeptoren, die Antigene nur erkennen, wenn diese auf der Oberfläche von Zellen zusammen mit MHC-Proteinen „präsentiert" werden. **MHC-Proteine** bestimmen auch die Verträglichkeit fremder Gewebe bei Organtransplantationen und haben daher ihren Namen: MHC = major histocompatibility complex. Wegen des starken Vorkommens an Leukozyten heißen sie auch **HLA-Proteine** (human leucocyte-associated antigens).
Nach Aktivierung differenzieren sich die T-Lymphozyten einerseits zu **T-Effektorzellen** und andererseits zu langlebigen **T-Gedächtniszellen** (Abb. 2.3). Bei den Effektorzellen unterscheidet man **zytotoxische T-Zellen** (T-Killerzellen) und **T-Helferzellen.**

Die auf **Killer-Funktion** programmierten T-Lymphozyten tragen als spezifische Kennzeichen auf ihrer Oberfläche CD8-Moleküle, die als Rezeptoren fungieren (**CD8-Lymphozyten, T_8-Zellen**). Die T_8-Zelle wird aktiviert, wenn sie auf einer Zelle, z.B. auf einer virusinfizierten Zelle, das für sie spezifische Antigen in Verbindung mit MHC-Protein der Klasse I erkennt und mit dem Antigen-MHC-Komplex reagiert. Darauf folgt die Proliferation und Differenzierung zu **zytotoxischen Effektorzellen.** Dabei bilden die T_8-Zellen unter anderem Perforine, die Löcher in die Membran der attackierten Zellen schlagen und diese so zerstören.
Die auf **Helfer-Funktion** programmierten T-Lymphozyten tragen auf ihrer Oberfläche CD4-Rezeptoren (**CD4-Lymphozyten, T_4-Zellen**). Sie werden aktiviert, wenn sie auf einer Antigen-präsentierenden Zelle, z.B. auf einem B-Lymphozyten oder auf einem Makrophagen, das für sie spezifische Antigen zusammen mit MHC-Protein der Klasse II erkennen und mit dem Antigen-MHC-Komplex reagieren. Durch Bildung von Signalstoffen (Zytokine, Interleukine) fördern sie dann in vielseitiger Weise andere Abwehrfunktionen, z.B. die Antikörperbildung der Plasmazellen und die Phagozytose bei Makrophagen.
Antigene sind Substanzen (Krankheitserreger, artfremdes Eiweiß usw.), die im Organismus die Bildung spezifischer Antikörper auslösen. Antigene bestehen aus einem unspezifischen hochmolekularen **Trägermolekül** und den für die Spezifität verantwortlichen Teilstrukturen, den **Determinanten.** Die vom Träger losgelöste Determinante heißt **Hapten.** Ein Hapten kann noch mit seinem Antikörper reagieren, es kann aber keine Bildung neuer Antikörper anregen.
Die Antikörper gehören zur γ-Globulin-Fraktion der Plasmaproteine und werden deshalb als **Immunglobuline (Ig)** bezeichnet. Man unterscheidet 5 Klassen: in der Folge der Häufigkeit im Blutplasma IgG, IgA, IgM, IgD und IgE. Sie haben alle einen ähnlichen y-förmigen Molekülaufbau. Die beiden Arme des Ypsilons, enthalten die variablen Bezirke, die für die Spezifität verantwortlich sind (das Antigen wird „umarmt"). Der Stamm entscheidet darüber, welcher Klasse das Molekül zugehört. Durch Zusammenlagerung monomerer Moleküle können Riesenmoleküle entstehen, z. B. pentamere IgM-Moleküle, die die Blutbahn praktisch nicht mehr verlassen können. Die Blutgruppen-Antikörper gehören zu diesem Typ.

Klinischer Bezug
Die Immunschwäche **AIDS** ist dadurch charakterisiert, dass das AIDS-Virus bevorzugt die T-Helferzellen befällt. Die Konzentration dieser Zellen geht mehr und mehr zurück, wobei die Abwehrkräfte der Erkrankten so schwach werden, dass sonst harmlose Infektionen zum Tode führen können.

H94

→ **Frage 2.57:** Lösung A

Als zytotoxisch bezeichnet man Abwehrzellen, die ganze Zellen abtöten können, was für bestimmte

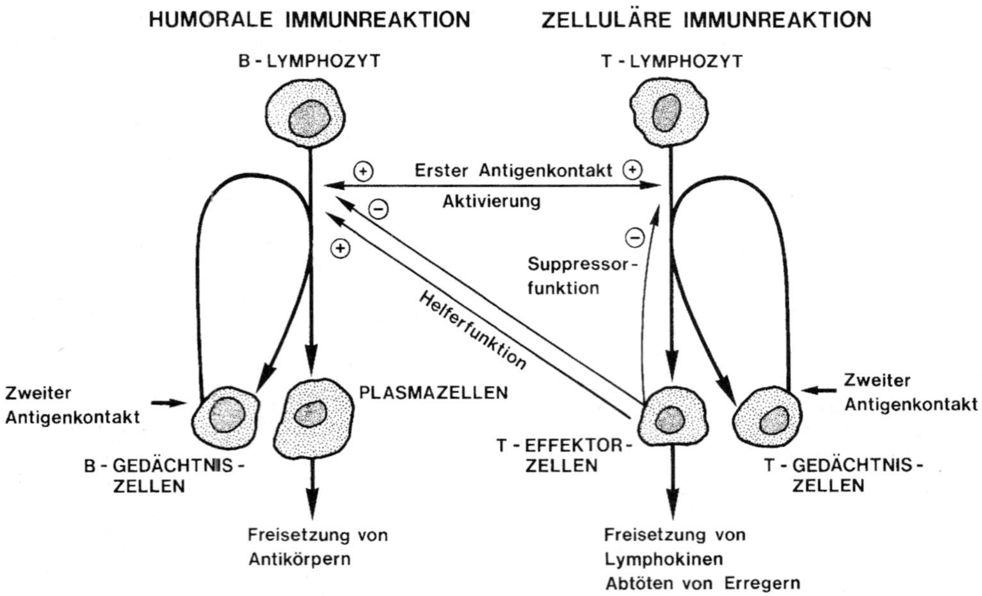

Abb. 2.3 Stark vereinfachtes Schema zur Differenzierung der Lymphozyten im Dienste spezifischer Abwehrprozesse, vgl. Lerntext II.16. (Nach Weiss und Jelkmann, in Schmidt/Thews 1997).

T-Lymphozyten typisch ist – (A) ist falsch. Die übrigen Aussagen beschreiben richtige Eigenschaften und Reaktionen von B-Lymphozyten. (Vgl. Lerntext II.16).
(A: 64%/+0,19).

F99 ■■

→ **Frage 2.58:** Lösung D

Die Bildung von Antikörpern gehört zur spezifischen Abwehr. Werden B-Lymphozyten durch Antigen aktiviert, so wandelt sich die Zelle zu einer Antikörper-bildenden Zelle um, die man **Plasmazelle** nennt. (Vgl. Lerntext II.16).
Mastzellen sind Histamin-bildende Zellen.
Makrophagen sind Zellen der unspezifischen Abwehr, die sich durch eine besonders starke Fähigkeit zur Phagozytose auszeichnen. Sie entwickeln sich aus den Monozyten, wenn diese aus dem Blut ins Gewebe übertreten.
(D: 94%/+0,27).

H96 ■

→ **Frage 2.59:** Lösung B

IgG ist mengenmäßig am stärksten im Blutplasma vertreten, hat die kleinste Molekülmasse und kann am besten die Plazenta passieren, (B) ist richtig. (A) trifft für IgA zu. (D) trifft für pentameres IgM zu.
(B: 90%/+0,28).

F98

→ **Frage 2.60:** Lösung A

Tränenflüssigkeit enthält vor allem IgA, was generell für Körpersekrete gilt (Speichel, Schweiß, intestinale Sekrete).
(A: 82%/+0,35).

H00 ■

→ **Frage 2.61:** Lösung A

Humorale Antikörper werden von Plasmazellen gebildet und finden sich nicht nur im Blutplasma, sondern auch in den verschiedensten Drüsensekreten, so auch in der Muttermilch (IgA) und tragen so wesentlich zur Stabilisierung des Immunsystems des gestillten Säuglings bei.
(A: 81%/+0,45).

F98

→ **Frage 2.62:** Lösung A

Die Immunglobuline der Klasse E sind mengenmäßig im Blut die kleinste Klasse, die Konzentration von IgG ist 10 000mal höher. IgE-Moleküle werden von spezifischen Rezeptoren auf Mastzellen gebunden (mit dem Stamm des Moleküls, dem F_C-Anteil), (A) trifft zu. Nach Bindung des Antigens an die Mastzell-gebundenen IgE-Moleküle setzt die Mastzelle Histamin frei (nicht die Makrophagen, wie in (C) genannt). IgE ist an allergischen Reaktionen und bei der Abwehr von Wurminfektionen beteiligt.
(A: 58%/+0,38).

H97

→ **Frage 2.63:** Lösung C

Bei spezifischen Abwehrprozessen spielen Proteine eine große Rolle, die man als MHC-Proteine oder HLA-Proteine bezeichnet (vgl. Lerntext II.16). MHC-Proteine der Klasse I präsentieren beispielsweise bei virusinfizierten Zellen das Antigen auf der Zelloberfläche und ermöglichen so den T-Killerzellen, das Antigen zu erkennen und ihre zytotoxische Aktivität zu entfalten.
(C: 66%/+0,30).

H00 ■

→ **Frage 2.64:** Lösung B

Die B-Lymphozyten gehören zum spezifischen Abwehrsystem. Bei Kontakt mit dem für sie spezifischen Antigen wandeln sie sich in Plasmazellen um und bilden spezifische Antikörper. Sie werden dabei unter anderem von T-Helferzellen unterstützt. Der B-Lymphozyt nimmt das Antigen auf, verknüpft es (bzw. ein Fragment des Antigens) mit einem MHC-Protein der Klasse II und präsentiert diesen Komplex auf seiner Oberfläche. Dieses Signal wird von der T-Helferzelle „verstanden", die daraufhin aktiviert wird und Zytokine bildet, welche dann die Bildung von Antikörpern im B-Lymphozyten fördern. (B) ist somit zutreffend. (Vgl. Lerntext II.16).
Eine virusinfizierte Zelle präsentiert das Virusantigen zusammen mit MHC-Proteinen der Klasse I auf ihrer Oberfläche und veranlasst so die Aktivierung von T-Killerzellen.
(B: 56%/+0,27).

F02 ■

→ **Frage 2.65:** Lösung B

Ein wichtiges Prinzip bei den Abwehrprozessen des Blutes besteht darin, dass Antigene in Verbindung mit MHC-Proteinen (HLA-Proteinen) auf Zelloberflächen „präsentiert" werden. Die Antigen-MHC-Komplexe können dann Abwehrprozesse auslösen bzw. fördern. So können B-Lymphozyten und Makrophagen Antigen in Verbindung mit MHC-Protein der Klasse II präsentieren. Der Antigen-MHC-Komplex aktiviert dann T-Helferzellen, die über Bildung von Zytokinen aktivierend auf die B-Lymphozyten zurückwirken und so die Bildung von Antikörpern fördern. (B) ist die richtige Antwort. MHC-Proteine der Klasse I präsentieren Antigene an virusinfizierten Zellen.
(B: 78%).

F00 ■

→ **Frage 2.66:** Lösung A

Eine virusinfizierte Zelle präsentiert das Virusantigen zusammen mit MHC-Proteinen der Klasse I auf seiner Oberfläche. Dadurch werden T-Killerzellen (zytotoxische T-Lymphozyten, T_8-Zellen) aktiviert, d. h. sie werden zur Vermehrung (klonale Expansion) und zur Entfaltung ihrer zytotoxischen Leistungen angeregt. (A) ist somit richtig. Bei der Aktivierung von T-Helferzellen und B-Lymphozyten sind MHC-Proteine der Klasse II beteiligt. (Vgl. Lerntext II.16).

(A: 62%/+0,28).

H94 ■

→ **Frage 2.67:** Lösung B

Bei der **passiven Immunisierung** werden fertige Antikörper injiziert, die Wirkung ist also sofort da, und per Definition ist die an im Blut gelöste Antikörper gebundene Immunität eine *humorale Immunität.* (2) ist richtig, während (1) die **aktive Immunisierung** beschreibt. Gibt man rasch genug nach einer ersten Antikörper-Injektion eine zweite, so verstärkt sich mit Erhöhung der Antikörperkonzentration auch der schützende Effekt. Bei längeren Intervallen ist das nicht der Fall, weil die injizierten Antikörper relativ rasch abgebaut werden. Vermutlich zielt Aussage (3) mehr auf die Prozesse der aktiven Immunisierung ab, wo sich mit wiederholten Impfungen erhebliche Verstärkungen der Immunität erzielen lassen.

(B: 48%/+0,39).

2.5.5 Blutgruppen

II.17 Das ABO-System

Nach bestimmten Erythrozyten-Merkmalen, die man **A und B** nennt und die antigene Eigenschaften haben **(Agglutinogene)**, lassen sich im AB0-System vier **Blutgruppen** unterscheiden (s. Abb. 2.4). Im Blutplasma finden sich Antikörper gegen diejenigen Merkmale, die die eigenen Erythrozyten nicht besitzen. Diese **Antikörper heißen Agglutinine** (Isohämagglutinine), da sie zur Agglutination (Verklumpung) der fremden Erythrozyten führen. Dadurch, dass die Agglutinine mehrere Bindungsstellen besitzen, können sie Erythrozyten miteinander verknüpfen.

Die **Eigenschaften A und B sind dominant,** d. h. ein Mensch mit Phänotyp A kann genotypisch AA oder A0 sein. A und B sind zueinander kodominant.

Die vielfachen Untergliederungen und weniger wichtigen sonstigen Merkmale bleiben hier außer Betracht.

Klinischer Bezug

Die Unterscheidung der verschiedenen Blutgruppen spielt bei Bluttransfusionen eine große Rolle. Es darf nur gruppengleiches Blut übertragen werden. Überträgt man beispielsweise Blut der Gruppe A einem Patienten mit Blutgruppe B, so führen die im Empfänger-Blutplasma enthaltenen Agglutinine Anti-A zur Agglutination und Hämolyse der transfundierten Erythrozyten. ■

Blutplasma bzw. Serum der Blutgruppe:

Erythrozyten der Blutgruppe:	0	A	B	AB
	enthält Agglutinin: Anti-A Anti-B	Anti-B	Anti-A	Keines
0	—	—	—	—
A	+	—	+	—
B	+	+	—	—
AB	+	+	+	—

+ : Agglutination
— : keine Agglutination

Abb. 2.4 Schema zur Blutgruppen-Bestimmung. Auf einen Objektträger werden Testseren aufgebracht, deren Aggulutinin-Gehalt bekannt ist (oben). Blutkörperchen des zu untersuchenden Blutes werden den Testseren zugesetzt und verrührt. Es kommt zur Verklumpung der Erythrozyten (+), wenn im Testserum das spezifische Agglutinin gegen die Eigenschaften der zu testenden Blutkörperchen enthalten ist. So lässt sich aus der Agglutination schließen, welcher der vier Blutgruppen (links) der Patient zugehört.

H99 ■■

→ **Frage 2.68:** Lösung E

(vgl. Abb. 2.4).

Serum der Blutgruppe AB enthält keines der beiden Agglutinine (vgl. Lerntext II.17), so dass in der senkrechten Spalte unter „AB“ kein „+“-Zeichen vorkommen darf. Die Agglutinine würden die eigenen Erythrozyten zerstören! Außerdem muss immer, wenn es im Serum von A oder B zur Agglutination kommt, auch in der Spalte unter „Serum 0“ ein „+“-Zeichen stehen. In Zeile (E) sind also 2 Fehler.

(E: 68%/+0,33).

F98 ■■

→ **Frage 2.69:** Lösung E

Die Erythrozytenmerkmale A und B werden kodominant vererbt. Ein Mann mit der Blutgruppe AB hat von einem Elternteil das Merkmal A, vom anderen B mitbekommen. Im haploiden Chromosomensatz seiner Spermien ist entweder das Merkmal A oder das Merkmal B genetisch verankert, so dass seine Kinder immer eines der Merkmale im Phänotyp zeigen müssen, (E) ist richtig.
Zu (C): Die Antikörper zu den Merkmalen A und B gehören überwiegend zum Typ IgM, die durch ihre vielfachen Bindungsstellen die Agglutination der Erythrozyten fördern.
Zu (D): AB ist die seltenste Blutgruppe (5%) (vgl. Lerntext II.17 und Abb. 2.4).
(E: 83%/+0,28).

H00 ■

→ **Frage 2.70:** Lösung B

Bei den Antikörpern unterscheidet man (in der Reihenfolge der Häufigkeit im Blutplasma) IgG, IgA, IgM, IgD und IgE. Monomere Ig-Moleküle wie IgG (Molekülmasse um 150 kD) können noch relativ gut durch die Kapillarwände dringen und so auch die Plazentaschranke passieren. IgM Antikörper liegen im Blut in pentamerer Form vor (Molekülmasse um 950 kD) und können die Plazentaschranke nicht mehr überwinden. Deshalb müssen die Antikörper im AB0-System zur Klasse IgM gehören. Anderenfalls könnte eine Mutter mit der Blutgruppe 0 kein Kind mit der Blutgruppe A gebären. Das Agglutinin Anti-A der Mutter würde das kindliche Blut zerstören, wenn dieser Antikörper durch die Plazenta ins kindliche Blut gelangen könnte. Außer (B) sind alle Aussagen richtig.
Zu (D): Die Blutgruppenmerkmale A und B werden dominant vererbt. Ein Mensch mit Blutgruppe A kann genotypisch AA oder A0 sein und somit (wenn er A0 ist) auch Nachkommen mit der Blutgruppe 0 haben.
(B: 74%/+0,40).

F95 ■■

→ **Frage 2.71:** Lösung C

Agglutinine gegen die Eigenschaften, die die eigenen Erythrozyten nicht besitzen, bildet der Körper erst nach der Geburt – während des intrauterinen Lebens entwickelt der Körper eine **immunologische Toleranz** gegenüber den körpereigenen Stoffen, und dabei auch gegenüber den körpereigenen, an sich antigenen Blutkörperchenmerkmalen. Die Bildung von Antikörpern gegen fremde Blutgruppenmerkmale, also Bildung von Anti-A bei einem Menschen der Blutgruppe B, führt man darauf zurück, dass die Blutgruppenmerkmale auch bei normalen Bakterien des Dickdarms vorkommen. Bei Blutgruppe AB finden sich deshalb im Blutplasma keine Agglutinine Anti-A und Anti-B. Im *Blut* von AB sind natürlich die Antigene A und B vorhanden. Diese sind aber an die Erythrozyten gebunden, im *Blutplasma* von AB sind keine Antigene, (C) ist richtig. (Vgl. Lerntext II.17).
(C: 51%/+0,34).

II.18 Rh-Faktor

Bestimmte Erythrozyten-Merkmale werden als **Rhesus-Faktor** (Rh-Faktor) bezeichnet, weil sie auf Serum reagieren, welches gegen Erythrozyten des Rhesusaffen sensibilisiert worden ist. Von den verschiedenen Merkmalen im Rh-Komplex ist die wichtigste Komponente D. Erythrozyten mit der antigenen Eigenschaft D heißen Rh-positiv (Rh). Blut, dessen Erythrozyten diese Eigenschaft D nicht haben, heißen rh-negativ (rh). Die Eigenschaft D wird dominant vererbt.

Klinischer Bezug
Rh-Antikörper (Anti-D-Antikörper) können zu Schwangerschaftskomplikationen führen. Auch die Rh-Eigenschaft D wird dominant vererbt, so dass ein Kind einer rh-negativen Mutter und eines Rh-positiven Vaters Rh-positiv sein kann. Eine Erstschwangerschaft dieser Art verläuft in der Regel komplikationslos, weil kein Erythrozytenübertritt vom Kind zur Mutter erfolgt. Erst bei der Geburt treten kindliche Erythrozyten ins mütterliche Blut über und lösen eine Antikörperbildung aus. Da diese zur kleinmolekularen IgG-Klasse gehören, können sie bei einer zweiten Schwangerschaft die Plazentaschranke passieren und Rh-positive Erythrozyten des Kindes zerstören, was zu schweren Schäden führen kann (Morbus hämolyticus neonatorum, Erythroblastosis fetalis). ■

H98 ■

→ **Frage 2.72:** Lösung D

Anti-D-Antikörper sind die wichtigsten Antikörper, die bei Rhesus (Rh)-Unverträglichkeit auftreten, wenn beispielsweise eine rh-negative Mutter ein Rh-positives Kind bekommt. Dann werden die Erythrozyten des Feten in hohem Grade zerstört, und es entwickelt sich ein Krankheitsbild, das man Erythroblastosis fetalis nennt. Diese Anti-D-Antikörper gehören zur Klasse der Immunglobuline G (IgG), die relativ kleinmolekular und deshalb plazentagängig sind.
(D: 77%/+0,22).

F91 ■■

→ **Frage 2.73:** Lösung C

Im Falle von (C) sind bei der ersten Schwangerschaft die Komplikationen schwach oder können ganz fehlen, weil meist erst bei der ersten Geburt eines Rh-positiven Kindes bei einer rh-negativen

Mutter eine stärkere Sensibilisierung ausgelöst wird, die dann bei einer zweiten Schwangerschaft zu stärkeren Komplikationen führen kann – aber natürlich nur dann, wenn auch das zweite Kind wieder Rh-positiv ist. Die Lösung (B) kommt also nicht in Frage.
(C: 84%/+0,27).

Kommentare aus dem Examen Herbst 2004

H04 ■

→ **Frage 2.74:** Lösung E

Bei der Blutgerinnung unterscheidet man eine 1. Phase, in der Prothrombin (Faktor II) zu Thrombin umgewandelt wird, und eine 2. Phase, in der aus Fibrinogen (Faktor I) Fibrin entsteht. Die zunächst entstehenden Fibrinmonomere lagern sich zu Polymeren zusammen, und dieses zunächst noch lockere Gerinnsel wird schließlich durch Faktor XIIIa (Fibrin-stabilisierender Faktor) stärker vernetzt und stabilisiert – Lösung (E).
Zu (B)–(D): Faktor VII (Prokonvertin) gehört zum sog. extrinsischen System, in dem erste Reaktionen in Richtung Prothrombinumwandlung ablaufen. Faktor XII (Hageman-Faktor) ist an den Reaktionen im intrinsischen System beteiligt. Beide Systeme konvergieren schließlich in der Bildung des Prothrombinaktivators, zu dem Faktor V (Proakzelerin) und Faktor X (Stuart-Prower-Faktor) gehören.

H04

→ **Frage 2.74:** Lösung C

Das Gefäßendothel ist eine schützende Barriere zwischen Gefäßwand und Blut und sorgt u. a. dafür, dass es im Kontakt von Blut und Gefäßwand nicht zur Blutgerinnung kommt. Im Dienste dieser Thrombose-Schutzfunktion bilden die Endothelzellen Prostazyklin und Stickoxid (NO), die beide gerinnungshemmend wirken. Bei Gefäßschäden wie der Atherosklerose sind auch diese Schutzfunktionen des Endothels abgeschwächt, wodurch Ablagerungen von Blutgerinnseln an der Gefäßwand und die Entstehung einer Thrombose begünstigt werden, also Lösung (C). Eine erhöhte Prostazyklinfreisetzung (B) würde die Thromboseneigung reduzieren.
Zu (A): Plasmin entsteht aus dem in der Leber gebildeten Plasmaprotein Plasminogen.
Zu (D): Der Gerinnungsfaktor VII ist ein in der Leber gebildetes α-Globulin.
Zu (E): Das vom Endothel gebildete Thrombomodulin verbindet sich mit Thrombin und wirkt in dieser Form gerinnungshemmend, also thromboseschützend.

H04 ■

→ **Frage 2.76:** Lösung A

Heparin wird zur Vorbeugung gegen Thrombose klinisch häufig eingesetzt, z. B. wenn man nach einer Operation länger im Bett liegen muss. Es wird auch im Körper selbst von verschiedenen Zellen gebildet und ist neben Antithrombin III der wichtigste körpereigene Thrombose-Schutzfaktor. Es hemmt die Bildung von Thrombin und hemmt dessen fördernde Wirkung auf die Blutgerinnung, also Lösung (A). Heparin verstärkt v. a. die entsprechenden Thrombin-hemmenden Wirkungen von Antithrombin III. In den übrigen Aussagen sind Gerinnungskomponenten genannt, die in diesem Zusammenhang nicht mitwirken.

H04

→ **Frage 2.77:** Lösung A

Als aktive Immunisierung bezeichnet man diejenigen Prozesse, durch die der Körper selbst „aktiv" dafür sorgt, dass er gegen eine Infektion mit einem bestimmten Erreger geschützt ist (immun). Dies geschieht dadurch, dass die Antigene des Erregers die Bildung spezifischer Antikörper auslösen, d. h. die spezifische Abwehr gegen diesen Erreger wird aktiviert, gemäß (A). Bei der passiven Immunisierung dagegen werden dem Körper Antikörper injiziert, gemäß (D).
Zu (B): Wiederholung einer Impfung im Sinne der aktiven Immunisierung verstärkt die Abwehrprozesse.
Zu (C): Die neutrophilen Granulozyten sind für die unspezifische Abwehr verantwortlich. Die spezifische Abwehr wird von den Lymphozyten besorgt, die B-Lymphozyten bilden Antikörper.
Zu (E): Bei der passiven Immunisierung tritt der Schutz unmittelbar mit der Verabreichung der Antikörper ein. Deshalb gibt man beispielsweise bei einer Verletzung, bei der die Gefahr der Infektion mit Tetanuserregern (Wundstarrkrampf) besteht, sofort Antikörper, wenn der Patient nicht durch Impfung eine aktive Immunisierung erfahren hat. Die körpereigene Antikörperbildung würde in einem solchen Fall zu spät kommen. Die aktive Immunisierung dient also der Vorbeugung, damit im Falle einer Infektion die Abwehrprozesse sofort zur Verfügung stehen.

H04

→ **Frage 2.78:** Lösung B

Interleukine sind hormonartige Signalstoffe, die von Leukozyten gebildet werden und auf andere Typen von Leukozyten einwirken – sie besorgen die funktionelle Verknüpfung verschiedener Leukozyten (andere Bezeichnungen: Lymphokine, Monokine; der Begriff Zytokine ist übergeordnet, er umfasst noch Botenstoffe zwischen anderen Zelltypen). Inzwischen sind mehr als 30 Zytokine be-

kannt. So entfalten die T-Helferzellen ihre „helfende“ Wirkung auf andere Abwehrzellen durch Abgabe von Interleukinen. Bei den T-Helferzellen unterscheidet man T_{H1}-Zellen, die Entzündungsreaktionen fördern, und T_{H2}-Zellen, die die B-Zell-Aktivierung und damit die Immunglobulinproduktion fördern. Die letztere Funktion wird durch Freisetzung von Interleukin 4 (IL-4) vermittelt. Zugleich sezernieren die T_{H2}-Zellen noch **IL-10**, das hemmend auf Makrophagen wirkt, gemäß (B). Die Aussagen (C)–(E) sind somit unzutreffend. Damit ist gewissermaßen eine automatische Gegensinnigkeit von unspezifischen Abwehr- und Entzündungsprozessen einerseits (die mit den Makrophagen verknüpft sind) und den spezifischen Abwehrprozessen (Antikörperbildung durch Plasmazellen) andererseits etabliert. Das ist alles sehr interessant, aber es ist unnötig, das alles bis zu den molekularen Details auswendig zu lernen.
Zu (A): Monozyten differenzieren zu Makrophagen.

3 Herz

3.1 Elektrophysiologie des Herzen

III.1 Aktionspotential des Herzmuskels

Das Aktionspotential des Herzmuskels hat eine ganz andere Bedeutung als das des Nerven. Während sich der Nerv auf möglichst kurze impulshafte Erregungen spezialisiert hat, bei denen Form und Dauer informationstheoretisch gar keinen Eigenwert besitzen, hat das Herzaktionspotential Kraft und Dauer der Einzelkontraktion zu steuern (Abb. 3.1). Mit Beginn des Aktionspotentials (initialer Spike) wird die Aktivierung der Muskelfaser eingeschaltet, und mit der Repolarisationsphase wird sie wieder ausgeschaltet. Neben dem Herzaktionspotential ist ein Aktionspotential von Nerv oder Skelettmuskel nur ein Strich, wenn es in gleichem Zeitmaßstab aufgetragen wird (Abb. 3.1).
Diese Besonderheiten des Herzaktionspotentials erfordern natürlich auch spezielle Membranmechanismen. Vereinfachend kann man sagen, dass beim Arbeitsmyokard ein **Natrium-System** vorhanden ist, welches dem des Nerven sehr ähnlich ist (es wird auch durch Tetrodotoxin blockiert): Es wird schnell aktiviert, aber auch sehr schnell wieder inaktiviert (schneller Na^+-Kanal in Abb. 3.1). Im Bild ist für die verschiedenen Kanalsysteme der Verlauf der Leitfähigkeit g eingetragen. Ausschlag nach oben bedeutet Öffnung der Kanäle (zunehmende Offen-Wahrscheinlichkeit).
Daneben gibt es „langsame Kanäle“, die vor allem für Calcium permeabel sind. Diese springen etwas langsamer an und bleiben während des Plateaus aktiviert (**langsamer Calcium-Kanal** in Abb. 3.1). An diesem Kanal greifen die klinisch sehr wichtigen **Calcium-Kanal-Blocker** an, auch als **„Calcium-Antagonisten“** bezeichnet (Prototyp: **Nifedipin**): Sie blockieren diesen Kanal und können auf diese Weise die Kraft der Kontraktion reduzieren.
Schließlich hat das **Kalium-System** des Herzmuskels andere Eigenschaften als das beim Nerven: Mit Beginn der Erregung nimmt die K^+-Leitfähigkeit zunächst ab, und erst stark verzögert steigt sie an und fördert dann die Repolarisation. **Das Plateau des Herz-Aktionspotentials ist vor allem dadurch bedingt, dass langsame Calcium-Kanäle aktiviert werden und die Kalium-Leitfähigkeit vorübergehend abnimmt.**
Das komplizierte Verhalten des Kalium-Systems hängt damit zusammen, dass es verschiedene Typen von K^+-Kanälen gibt. Ein spezieller Kanaltyp, der auf Depolarisation mit Abnahme der Leitfähigkeit reagiert, ist für den initialen Abfall von g_K verantwortlich. Später dominieren „klassische“ K^+-Kanäle, die für eine Steigerung der K^+-Leitfähigkeit sorgen und so die Repolarisation fördern.
In den verschiedenen **Herzregionen** ist das beschriebene Grundmuster in Anpassung an die jeweiligen Funktionsbesonderheiten vielfach variiert. So ist in den Vorhöfen, die sich nur relativ kurz kontrahieren, auch die Aktionspotentialdauer deutlich kürzer als in der Ventrikelmuskulatur. Dort, wo sich die Erregung besonders schnell fortpflanzen soll, ist das schnelle Na^+-System besonders stark entwickelt. Im Erregungsverzögerungssystem des Atrioventrikularknotens dagegen dominiert das langsame Ca^{2+}-System, und die Anstiegssteilheit des Aktionspotentials ist entsprechend gering (Verlaufsform etwa wie im Teil C von Frage 3.1). Ähnlich ist dies im Erregungsbildungsgewebe.
Unter normalen Ruhebedingungen ist in der Ventrikelmuskulatur die Erregungszeit (Systole) kürzer als die Ruhezeit (Diastole). Mit zunehmender Herzfrequenz verschiebt sich dieses Verhältnis zugunsten der Systole.
Bemerkenswert ist auch, dass es besondere Kanäle gibt, die für das Ruhepotential verantwortlich sind.

Klinischer Bezug
Die elektrische Aktivität der einzelnen Herzmuskelzelle ist die Basis für die Messung des Elektrokardiogramms (EKG) am Menschen, das die elektrische Aktivität des gesamten Herzens darstellt. Das EKG ist eine fundamentale Größe für die Untersuchung der Herzfunktion.

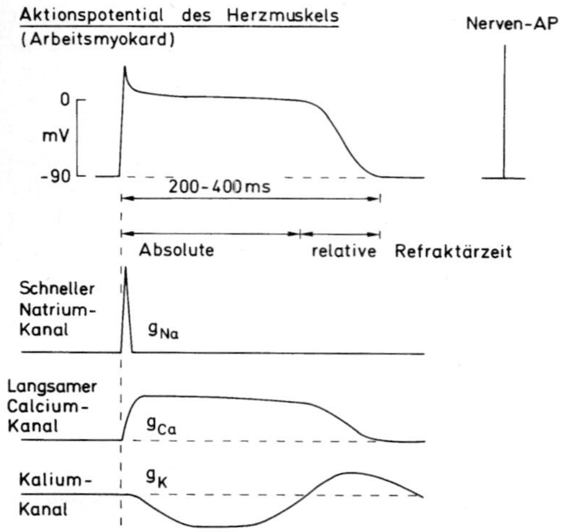

Abb. 3.1 Oben ist das Aktionspotential des Herzmuskels (Kammermyokard) dargestellt, wie man es mit einer Mikroelektrode intrazellulär an einer Myokardzelle messen kann. Zum Vergleich ist daneben das nur 1 ms dauernde Nerven-Aktionspotential eingezeichnet. Im unteren Bildteil sind die Leitfähigkeitsänderungen (g) der wichtigsten Kanalsysteme eingetragen, welche für das Aktionspotential verantwortlich sind. Zu Beginn der Erregung kommt es zu einer kurzfristigen Aktivierung der schnellen Na^+-Kanäle (g_{Na}). Darauf öffnen sich längerfristig die langsamen Ca^{2+}-Kanäle (g_{Ca}). Die Leitfähigkeit des Kalium-Systems (g_K) sinkt zunächst ab und steigt erst am Ende des Aktionspotentials – während der Phase der Repolarisation – deutlich an.

H95 ■■

→ **Frage 3.1:** Lösung E

Das Aktionspotential einer Herzmuskelzelle der Ventrikelmuskulatur ist durch ein ausgeprägtes Plateau charakterisiert: Nach einer raschen initialen Depolarisation mit einem kleinen Spike verharrt das Membranpotential plateauartig bei annähernd 0 mV, bedingt vor allem durch Eröffnung von langsamen Calciumkanälen. Mit Repolarisation erschlafft die Muskelfaser wieder. Die Plateaudauer entspricht recht gut der Kontraktionsdauer, d. h. der Systolendauer. Vom Potentialverlauf her kommen die Lösungen (B) und (E) in Frage. In (B) ist aber die Plateaudauer mit etwa 25 ms viel zu kurz (auch für die Vorhofmuskulatur wäre es noch zu kurz). Die Systolendauer beträgt je nach Herzfrequenz 200 bis 400 ms, sodass nur (E) richtig sein kann (vgl. Lerntext III.1 und Abb. 3.1).
(E: 87%/+0,24).

F03 ■

→ **Frage 3.2:** Lösung C

Für das Ruhemembranpotential der Myokardzelle gelten die allgemeinen Gesetzmäßigkeiten für erregbare Zellen. Je stärker die K^+-Permeabilität der Zellmembran ist, desto näher rückt das Membranpotential an das Gleichgewichtspotential der K^+-Ionen (–90 mV) heran, (C) trifft somit zu. (Vgl. Lerntext I.8).
Zu **(D)** und **(E)**: Einstrom positiver Ionen führt zu Depolarisation, beide Aussagen sind falsch.
Zu **(A)**: Der Na^+-Ca^{2+}-Austausch-Carrier transportiert Ca^{2+} aus der Myokardzelle nach extrazellulär (sekundär-aktiv). Mit jedem Arbeitszyklus werden 3 Na^+-Ionen einwärts und 1 Ca^{2+}-Ion nach außen transportiert. Es findet also ein Nettotransport einer positiven Ladung nach innen statt, was Depolarisation bedeutet.
Zu **(B)**: Die primär-aktive Na^+-K^+-ATPase transportiert mit einem Arbeitsakt 3 Na^+-Ionen nach außen und 2 K^+-Ionen nach innen, was eine Verschiebung von positiver Ladung nach außen und damit Hyperpolarisation bedeutet. Eine Hemmung dieser Pumpe führt somit zur Depolarisation, sodass diese Aussage ebenfalls nicht zutrifft.
(C: 70%/+0,34).

H00 ■

→ **Frage 3.3:** Lösung A

Die Na^+-K^+-Austauschpumpe ist etwas elektrogen, da bei einem Arbeitszyklus im Regelfalle 3 Na^+-Ionen nach außen und nur 2 K^+-Ionen nach innen befördert werden. Es resultiert somit eine Verschiebung positiver Ladungen nach außen, d.h. eine leichte Hyperpolarisation. Bei Hemmung der Pumpe kann demnach eine leichte Depolarisation auftreten. Außerdem reduzieren sich bei längerem Ausfall der Pumpe die Ionenkonzentrationsgradienten, was ebenfalls in Richtung Depolarisation wirkt.
Zu **(B)**: Das K^+-Gleichgewichtspotential verschiebt sich dabei zu stärker negativen Werten, es resultiert eine Hyperpolarisation.
Zu **(C)** und **(D)**: Eine Zunahme der K^+-Leitfähigkeit führt zu einer Hyperpolarisation, ebenso wie eine Abnahme der Na^+-Leitfähigkeit.
Zu **(E)**: Acetylcholin wirkt am Herzen, über muskarinische Rezeptoren, hemmend, indem es die K^+-Leitfähigkeit steigert, siehe (C).
(A: 52%/+0,34).

In einer **Modifikation** (Termin F00) stand in (A) „Steigerung der ..." und in (B) „Erhöhung der extrazellulären K^+-Konzentration". Richtige Lösung (B).

H93

→ **Frage 3.4:** Lösung D

Das Aktionspotential von Herzmuskelzellen weist in Verlaufsform und Dauer recht starke Unterschiede auf (vgl. Lerntext III.1 und Kommentar 3.1). So hat die Vorhofmuskulatur entsprechend der kürzeren Kontraktionsdauer auch ein kürzeres Aktionspotential als das Kammermyokard. Pur-

kinje-Fasern und Kammermyokard sind relativ ähnlich, sodass es didaktisch verfehlt ist, eine Unterscheidung von (D) und (E) zu verlangen, zumal auch innerhalb der Ventrikelmuskulatur erhebliche Unterschiede bestehen. Es gibt in der Ventrikelmuskulatur spezielle M-Zellen mit extrem langer Plateaudauer.
(**D: 8%/+0,12**; E: 54%/+0,14).

F98 ■■

→ **Frage 3.5:** Lösung B

Die untere, gestrichelte Kurve des Bildes ist typisch für den Verlauf der K^+-Leitfähigkeit. Diese nimmt zu Beginn des Herz-Aktionspotentials ab und begünstigt so das Zustandekommen einer relativ lange anhaltenden Plateau-Depolarisation. Gegen Ende des Aktionspotentials nimmt dann die K^+-Leitfähigkeit zu und fördert so die Repolarisation – wie das auch beim Nerven-Aktionspotential der Fall ist (vgl. Lerntext III.1 und Abb. 3.1).
(**B: 84%/+0,24**).

F02 ■■

→ **Frage 3.6:** Lösung E

Das Aktionspotential dient ja der Auslösung einer Kontraktion, die über einen Anstieg der intrazellulären freien Calciumkonzentration zustande kommt. (E) ist also in jedem Falle richtig.
Zu (**A**): Das Kammermyokard gehört zu den stark polarisierten Zellen, das Ruhepotential liegt bei –90 mV.
Zu (**B**): Das Aktionspotential ist im Kammermyokard ähnlich lang wie in den Purkinje-Fäden, eher etwas kürzer.
Zu (**C**): Die Na^+-K^+-Austauschpumpe dient der langfristigen Aufrechterhaltung der Na^+- und K^+-Gradienten, am Aktionspotential ist sie nicht unmittelbar beteiligt.
Zu (**D**): Das Myokard-Aktionspotential dauert 200 bis 400 ms.
(**E: 78%**).

F04

→ **Frage 3.7:** Lösung C

Veränderungen der extrazellulären K^+-Konzentration (gegenüber dem Normalwert von 4,5 mmol/l) entfalten komplexe Wirkungen. Zunächst wird mit Anstieg der extrazellulären K^+-Konzentration der K^+-Gradient über die Zellmembran verringert, was nach der Nernst-Gleichung eine Verminderung des K^+-Gleichgewichtspotentials und damit eine Depolarisation bedeutet, wenn sich die K^+-Leitfähigkeit dabei nicht verändert. Entgegengesetzte Effekte treten bei der Hypokaliämie auf. Da aber das Membranruhepotential an sich eine geregelte Größe ist, werden Potentialverschiebungen durch Veränderung des K^+-Gradienten von der Zelle mit Veränderungen der K^+-Leitfähigkeit beantwortet. Die durch Hyperkaliämie induzierte Depolarisation veranlasst eine Steigerung der K^+-Leitfähigkeit, was eine stärkere Annäherung an das K^+-Gleichgewichtspotential bedeutet, d. h. eine gewisse Hyperpolarisation. Dies kann die durch die Hyperkaliämie induzierte Depolarisation etwas abschwächen, aber bei einer recht starken Hyperkaliämie von 6 mmol/l nicht voll kompensieren, (B) ist falsch. Die erhöhte K^+-Leitfähigkeit verstärkt auch die Repolarisation am Ende der Systole, die Aktionspotentialdauer nimmt ab, (C) trifft zu. So jedenfalls deutet man heute die komplizierten Wirkungen veränderter extrazellulärer K^+-Konzentrationen.
(**C: 28%/–0,12**; B: 48%).

III.2 Refraktärzeit beim Herzmuskel

Mit der langen Plateau-Dauer ist auch eine lange **absolute Refraktärzeit** verbunden: Solange die Muskelfaser depolarisiert ist, kann eine neue Erregung nicht ausgelöst werden. Na^+- und Ca^{2+}-Kanäle sind inaktiviert – es gelten also prinzipiell dieselben Gesetzmäßigkeiten wie beim Nerven (vgl. Lerntexte XII.2 und XII.3). Erst mit einsetzender Repolarisation wird die Erregbarkeit allmählich wiederhergestellt (Abb. 3.2). Die absolute Refraktärzeit dauert etwa bis zur Halb-Repolarisation. Dort lässt sich mit hoher Reizstärke (Erregungsschwelle stark erhöht) ein deutlich verkleinertes Aktionspotential auslösen, weil noch nicht alle Ionenkanäle wieder voll verfügbar sind. Mit weiterer Repolarisation verbessert sich die Erregbarkeit rasch, die Schwelle sinkt, das Aktionspotential nähert sich der Normalgröße. Die Zeit der eingeschränkten Erregbarkeit heißt **relative Refraktärzeit.** Abb. 3.3 zeigt zum Aktionspotential auch den Kontraktionsverlauf, vergleichend zum Skelettmuskel. Beim Skelettmuskel ist das Aktionspotential so kurz (5–10 ms), dass im Verlauf einer Einzelkontraktion noch weitere Erregungen ausgelöst werden können, sodass eine **tetanische Kontraktion** resultiert (vgl. Lerntext XIII.5). Beim Herzmuskel ist der Zeitraum für die Auslösung einer Superposition im Mechanogramm sehr viel enger. Ein gewisser unvollständiger Tetanus lässt sich auslösen, was aber unter normalen Bedingungen nicht vorkommt.

Klinischer Bezug
Die lange absolute Refraktärzeit des Herzmuskels stellt einen gewissen Schutz gegen Herzflimmern dar (vgl. Lerntext III.4). ■

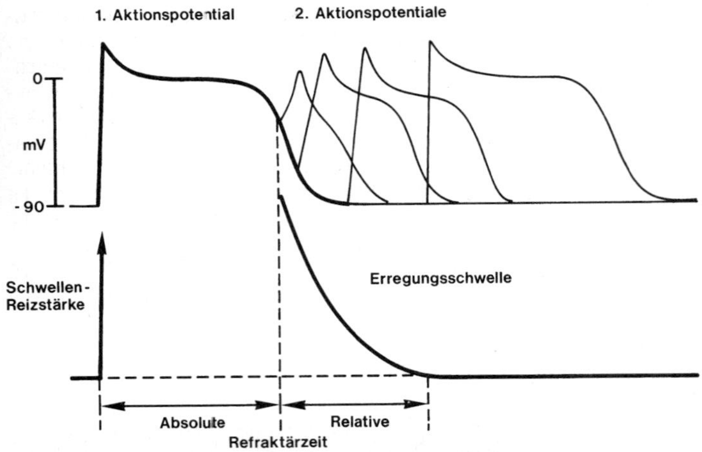

Abb. 3.2 Refraktärzeit und Erregbarkeit beim Herzmuskel. Nach einem ersten Aktionspotential wird in variablem Abstand eine zweite Reizung vorgenommen. Erläuterungen in Lerntext III.2.

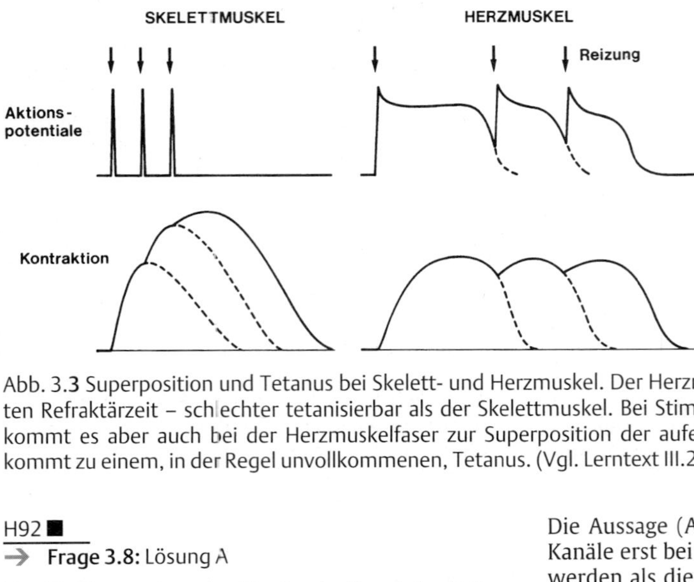

Abb. 3.3 Superposition und Tetanus bei Skelett- und Herzmuskel. Der Herzmuskel ist – wegen der langen absoluten Refraktärzeit – schlechter tetanisierbar als der Skelettmuskel. Bei Stimulierung in der relativen Refraktärzeit kommt es aber auch bei der Herzmuskelfaser zur Superposition der aufeinander folgenden Kontraktionen, es kommt zu einem, in der Regel unvollkommenen, Tetanus. (Vgl. Lerntext III.2).

H92 ■

→ **Frage 3.8:** Lösung A

Das Natriumsystem der Myokardzelle wird mit Beginn des Aktionspotentials kurz aktiviert und – wie die Na^+-Kanäle der Nervenmembran – sehr schnell wieder inaktiviert. Es bleibt dann während der Plateau-Depolarisation inaktiviert: absolute Refraktärzeit. (Vgl. Lerntexte III.1 und III.2 sowie Abb. 3.1)!
(A: 94%/+0,16).

Die Aussage (A) ist insofern kritisch, als die Ca^{2+}-Kanäle erst bei stärkerer Depolarisation inaktiviert werden als die Na^+-Kanäle, und bei Repolarisation früher wieder aktivierbar werden, sodass es bei Repolarisation zu Situationen kommen kann, wo die Ca^{2+}-Kanäle schon wieder etwas aktivierbar sind – die Muskelzelle also nicht mehr absolut refraktär ist – und die Na^+-Kanäle noch nicht.
(A: 70%/+0,26).

H88 ■

→ **Frage 3.9:** Lösung D

Vgl. Lerntext III.2 und Abb. 3.2.

F92 ■

→ **Frage 3.10:** Lösung A

Die Aussagen (B) bis (E) sind durchweg falsch, sodass im Grunde nur Antwortmöglichkeit (A) übrig bleibt.

III.3 Erregungsbildung und -ausbreitung

Das Herz besitzt eine **myogene Automatie** (Autorhythmie): Die Erregung wird im Herzmuskel selbst gebildet. Ein eng umschriebener Muskelbezirk im rechten Vorhof bei der Einmündung der oberen großen Hohlvene, der sogenannte **Sinusknoten,** ist für die Funktion der Erregungsbildung spezialisiert, er ist der **primäre Schrittmacher** des Herzens. Von dort greift die

Erregung auf die Muskulatur beider Vorhöfe über. Vorhöfe und Ventrikelmuskulatur sind durch unerregbares Bindegewebe voneinander getrennt. Nur an einer Stelle gibt es eine Brücke für den Erregungsübertritt: **Atrioventrikularknoten (AV-Knoten)** und **His-Bündel.** Die Erregung wird sodann über den rechten und linken Kammerschenkel und deren Aufzweigungen in die gesamte Ventrikelmuskulatur weitergeleitet. Auch die gesamte **Erregungsausbreitung ist myogen.**

Merke: *Das Herz als Ganzes stellt eine einzige **funktionelle Einheit** dar: Eine an einer Stelle des Herzens gestartete Erregung breitet sich über das gesamte Herz aus und ergreift jede Muskelfaser.*

Die **Geschwindigkeit der Erregungsausbreitung** beträgt im Kammermyokard rund **1 m/s** (wie bei einer marklosen Nervenfaser). Der **AV-Knoten** ist ein **Erregungsverzögerungs-System:** Er sorgt dafür, dass die Ventrikelkontraktion mit einer Verzögerung von 0,1 bis 0,2 s nach der Vorhofkontraktion einsetzt (nur so kann die Vorhofmuskulatur ihre Füllungsfunktion wahrnehmen). Im AV-Knoten wird die Erregung nur mit einer Geschwindigkeit von **0,1 m/s** weitergeleitet. Das nachgeschaltete **spezifische Erregungsleitungssystem** (His-Bündel usw. bis zu den Purkinje-Fäden) sorgt mit hoher Leitungsgeschwindigkeit von **2–4 m/s** dafür, dass die gesamte Ventrikelmuskulatur möglichst schnell und gleichzeitig zur Kontraktion kommt.
Die Funktionsdifferenzierung zwischen den verschiedenen Typen der Herzmuskulatur ist mehr oder weniger gleitend. Auch außerhalb des Sinusknotens gibt es Muskelpartien mit mehr oder weniger ausgeprägter Potenz zur Erregungsbildung. Man spricht von einer **Hierarchie der Erregungsbildung.** Fällt der **primäre Schrittmacher** (normale **Eigenfrequenz um 70/min**) aus, so kann der **AV-Knoten als sekundärer Schrittmacher** die Erregungsbildung übernehmen, allerdings mit etwas niedrigerer Frequenz (Eigenfrequenz **40–50/min**), und bei dessen Ausfall kann das ventrikuläre Erregungsleitungssystem als **tertiärer Schrittmacher (30–40/min)** die Erregung übernehmen; man spricht dann von einem **Kammereigenrhythmus.**
Eigenfrequenzen des Herzens in normalen und potentiellen Schrittmacherbezirken:

- Primärer Schrittmacher im Sinusknoten: **um 70/min**
- Sekundärer Schrittmacher (AV-Knoten): **40–50/min**
- Tertiärer Schrittmacher (ventrikuläres Erregungsleitungssystem): **30–40/min**

Bei sehr langsamer und unregelmäßiger Erregungsbildung, mit der Gefahr des Herzstillstandes, kann man einen **künstlichen Schrittmacher** einsetzen, der mit elektrischen Impulsen die Auslösung der Erregung übernimmt.
Bei Messung des Membranpotentials erkennt man eine Schrittmacherzelle daran, dass sich nach einem Aktionspotential nicht ein gleichmäßiges Ruhepotential einstellt; es kommt vielmehr zu einer **langsamen diastolischen Depolarisation** (Abb. 3.4), die bei Erreichen der Erregungsschwelle ein neues Aktionspotential auslöst.
Die Unterschiede zwischen den verschiedenen Typen von Herzmuskelzellen sind an Unterschiede in der Ausprägung der unterschiedlichen Ionenkanäle gebunden. Gerade in den Erregungsbildungszellen ist das Zusammenwirken vieler Ionenkanäle besonders kompliziert. Vereinfacht kann man sagen: Die primären **Schrittmacherzellen** verfügen praktisch über keine schnellen Na^+-Kanäle, sie sind eng mit der glatten Muskulatur verwandt; das Aktionspotential ist ein **Calcium-Aktionspotential.** Die Schrittmacher-Depolarisation (Abb. 3.4) kommt vor allem dadurch zustande, dass die am Ende des Aktionspotentials hohe K^+-Leitfähigkeit allmählich wieder abklingt, wobei die damit verbundene Depolarisation die Ca^{2+}-Kanäle aktiviert und so die Depolarisation verstärkt, bis beim Erreichen der Schwelle schließlich ein explosives Aktionspotential ausgelöst wird. Es gibt Hinweise darauf, dass weniger spezifische, potentialabhängige Kationenkanäle am Schrittmacherpotential mitwirken, sodass auch eine steigende Na^+-Leitfähigkeit an der diastolischen Depolarisation beteiligt ist (Abb. 3.4). (Das schnelle Na^+-System würde bei der Erregungsbildung wenig nützen, weil dies während der langsamen Schrittmacher-Depolarisation schon weitgehend inaktiviert würde.)
Bezüglich der **Erregungsleitungsgeschwindigkeit** gilt die Regel: Je besser das schnelle Na^+-System ausgebildet ist, desto schneller läuft die Erregungsweiterleitung ab. Deshalb arbeitet auch der langsame AV-Knoten ganz überwiegend mit dem langsamen Ca^{2+}-System.

Klinischer Bezug
Es gibt eine Vielzahl von Herzrhythmusstörungen, die teilweise oben schon genannt sind, und es gibt viele therapeutische Maßnahmen, mit denen man die Störungen korrigieren kann.

H03

→ **Frage 3.11:** Lösung C

Gap junctions (= Nexus) sind Spezialstrukturen, die der funktionellen Verknüpfung benachbarter Zellen dienen. Sie sind beispielsweise am Herzmuskel sehr ausgeprägt und werden dafür verantwortlich gemacht, dass der gesamte Herzmuskel ein funktionelles Synzytium darstellt. Diese speziellen Membranbezirke sind durch Kanalprote-

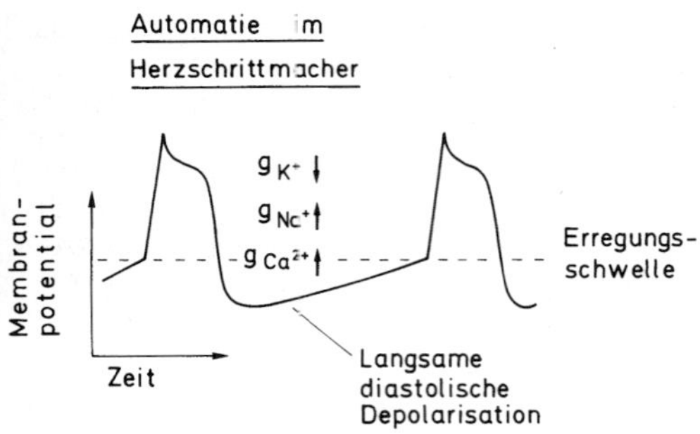

Abb. 3.**4** Schema zur Erregungsbildung in den Schrittmacherzellen des Herzens. Der Verlauf des Membranpotentials einer Schrittmacherzelle ist dargestellt, wie man ihn mit einer Mikroelektrode intrazellulär messen kann. Im Anschluss an ein Aktionspotential kommt es zunächst zu einer starken Repolarisation der Zellmembran. Darauf setzt aber sofort wieder eine **langsame diastolische Depolarisation** ein, welche Ausdruck der Schrittmacheraktivität ist. Sobald diese Depolarisation die Schwelle für die Auslösung eines neuen Aktionspotentials erreicht, startet die nächste Erregung. Für die langsame diastolische Depolarisation sind vor allem verantwortlich: eine Abnahme der Kalium-Leitfähigkeit (g_K) und ein Anstieg der Calcium-Leitfähigkeit (g_{Ca}).

ine (Konnexone) charakterisiert, die von einer zur anderen Zelle durchgehende große Kanäle bilden, die Moleküle bis zu einer Größe von 1 kD durchlassen. Es können also nicht nur Ionen, sondern auch größere Signalstoffe durchtreten. Steigt in einer Zelle die H^+- oder die Ca^{2+}-Konzentration stark an, so schließen sich die Kanäle, was man als sinnvolle Schutzfunktion ansieht: Eine geschädigte Zelle kann auf diese Weise vom übrigen Zellverband abgekoppelt werden, (C) trifft zu.

H94 ■■

→ **Frage 3.12:** Lösung A

Der aufgezeichnete Potentialverlauf ist typisch für primäre Herzschrittmacherzellen (im Sinusknoten): Das Ruhepotential ist relativ niedrig (relativ stark depolarisiert), es findet sich eine ausgeprägte diastolische Depolarisation (als Ausdruck des Schrittmacherprozesses), der Anstieg des Aktionspotentials ist relativ langsam, und die Dauer des Aktionspotentials ist relativ gering (vgl. Lerntext III.3 und Abb. 3.4).
(A: 75%/+0,38).

H01 ■

→ **Frage 3.13:** Lösung B

Die Schrittmacherzellen im Sinusknoten des Herzens sind hinsichtlich des Aktionspotentials dem glatten Muskel ähnlich. Das Aktionspotential wird nicht durch Na^+-Einstrom ausgelöst (wie beim Kammermyokard oder beim Skelettmuskel), sondern durch Calciumeinstrom durch spannungsgesteuerte Calciumkanäle. (B) ist richtig, (A) und (E) sind falsch. (Vgl. Lerntext III.3).
Zu (C): Der Sympathikus steigert die Frequenz der Schrittmacheraktivität, (C) ist falsch.
Zu (D): Tetrodotoxin blockiert spannungsgesteuerte Natriumkanäle, es kann das Schrittmacher-Aktionspotential nicht unterdrücken.
(B: 45%/+0,32).

F00 ■■

→ **Frage 3.14:** Lösung B

Die Prozesse der Erregungsbildung in den Schrittmacherzellen des Sinusknotens führen dazu, dass nach einem Aktionspotential, im Anschluss an die Repolarisation, sofort eine „langsame diastolische Depolarisation" einsetzt. Wenn diese ständig stärker werdende Depolarisation die Erregungsschwelle erreicht, wird wieder ein neues Aktionspotential ausgelöst. Je schneller die diastolische Depolarisation erfolgt (je steiler die Potentialkurve), desto geringer wird der Abstand zwischen den Aktionspotentialen, d. h. die Aktionsfrequenz der Zelle steigt an. (B) trifft somit zu. (Vgl. Lerntext III.3).
Zu (A) und (C): Eine Verschiebung der Erregungsschwelle zu weniger negativen Werten gemäß (A), z. B. von –50 zu –40 mV, würde dazu führen, dass die diastolische Depolarisation die Schwelle später erreicht, d. h. das Intervall zwischen den Aktionspotentialen würde länger werden, die Frequenz würde sinken. Der gleiche Effekt würde auftreten, wenn die maximale Repolarisation nach einem Aktionspotential stärker wird gemäß (C) – immer vorausgesetzt, dass die anderen Parameter gleich bleiben, im Fall (C) also die Steilheit der diastolischen Depolarisation und die Schwelle.
Zu (D) und (E): Eine Zunahme der K^+-Leitfähigkeit gemäß (D), wie sie durch den Parasympathikus-Transmitter Acetylcholin ausgelöst wird (E), verstärkt die Polarisation und wirkt somit der diastolischen Depolarisation entgegen, d. h. es resultiert eine Frequenzabnahme.
(B: 58%/+0,26).

H91 ■■

→ **Frage 3.15:** Lösung C

Die Verzögerung sorgt gerade dafür, dass sich der Ventrikel **nach** dem Vorhof kontrahiert, vgl. Lerntext III.3.
(C: 81%/+0,30).

H93 ■

→ **Frage 3.16:** Lösung B

Der Atrioventrikularknoten hat die Aufgabe, die Erregungsüberleitung von den Vorhöfen auf die Ventrikel *zu verzögern.* Deshalb ist dort die Geschwindigkeit der Erregungsleitung besonders niedrig (vgl. Lerntext III.3).
(B: 81%/+0,30).

H92

→ **Frage 3.17:** Lösung C

Für die Erregungsleitung im Herzmuskel gilt allgemein eine Geschwindigkeit um 1 m/s = 1 mm/ms (vgl. Lerntext III.3). Nimmt man für den Abstand zwischen Sinus- und AV-Knoten einen Wert von 50 mm an, so ergibt sich eine Leitungszeit von 50 ms. Eine derartig großzügige Kalkulation genügt, da ja nur die richtige Größenordnung gefragt ist.
(C: 40%/+0,25).

F96

→ **Frage 3.18:** Lösung E

Im Herzen sind die Muskelzellen so eng miteinander gekoppelt, dass das gesamte Herz bezüglich der Erregungsausbreitung wie eine einzige Zelle funktioniert, es stellt ein *funktionelles Synzytium* dar. Zu diesem Zweck gibt es Stellen mit besonders engem Membrankontakt und Verbindungskanälen zwischen Nachbarzellen (Gap junctions), die als elektrische Synapsen funktionieren.
(E: 97%/+0,22).

III.4 Herzflimmern (Kammerflimmern)

Eine besonders verhängnisvolle Störung der Herzfunktion ist das **Herzflimmern**.

Klinischer Bezug

Trifft ein elektrischer Stromstoß zu einem Zeitpunkt auf den Herzmuskel, in dem alle Zellen voll erregt und damit refraktär sind (ST-Strecke im EKG), so bleibt der Strom wirkungslos. Fällt der Reiz in die Ruhephase, so kommt es zu einer zusätzlichen vollen Herzkontraktion, zu einer Extrasystole, die ohne weitere Folgen bleibt. Fällt der Schlag dagegen in die T-Welle des EKGs, wo manche Fasern noch unerregbar und manche schon wieder erregbar sind, so wird ein Teil der Fasern erregt, und von diesen geht die Erregung mit Verzögerung auf die Fasern über, die erst später wieder erregbar werden. Damit beginnt der Circulus vitiosus: Die normale Synchronisation des Herzmuskels ist aufgehoben, es entstehen **kreisende Erregungen** mit ständigen Partialkontraktionen in verschiedenen Bezirken, es entsteht **Herzflimmern.** Wenn dieses die Kammermuskulatur ergreift (Kammerflimmern), ist es tödlich. Der Herzmuskel als Ganzes unterliegt dabei einer Dauerkontraktion und kann kein Blut mehr fördern. Solange der Herzmuskel noch nicht geschädigt ist, kann dieser Zustand durch **elektrische Defibrillation** wieder aufgehoben werden: Man setzt einen sehr starken elektrischen Reiz, der die kreisenden Erregungen durchbricht.
Die Phase, in der sich Herzflimmern durch einen elektrischen Reiz besonders leicht auslösen lässt, heißt **vulnerable Periode** (T-Welle im EKG).

Im klinischen Alltag ist die häufigste Ursache für Herzflimmern nicht der Elektrounfall, sondern krankhafte Veränderungen im Herzmuskel, die zum Auftreten abnormer Erregungen führen. Das Modell der kreisenden Erregungen kann das *Fortbestehen* des Flimmerns gut erklären, nicht aber sein *Entstehen*. Wahrscheinlich spielt die Neigung zu repetitiven Erregungen, die man auch an einzelnen Zellen beobachten kann, beim Entstehen eine wichtige Rolle.

F82

→ **Frage 3.19:** Lösung D

Die T-Welle im EKG kennzeichnet die Phase der Erregungsrückbildung (vgl. Lerntext III.5). Hier sind also Teile des Herzmuskels noch voll erregt und refraktär, andere schon wieder erregbar (relativ refraktär oder voll erregbar), sodass die Vorbedingungen für das Auftreten kreisender Erregungen und damit Herzflimmern gegeben sind. (Vgl. Lerntext III.4).

H03

→ **Frage 3.20:** Lösung A

Die Gefahr, dass Herzflimmern entstehen kann, ist dann besonders groß, wenn ein Teil der Muskelfasern erregt und damit refraktär ist und der andere Teil nicht aktiv, aber erregbar ist. Dann kann durch einen Stimulus, sei es ein elektrischer Stromschlag oder eine innere Erregung (eine Extrasystole), der erregbare Teil erregt werden, und diese Erregung kann dann, wenn der zunächst aktive Teil in den Zustand der Ruhe und Erregbarkeit zurückkehrt, auf diese Partie übergreifen. Das kann der Start für eine „kreisende Erregung" werden, die Kammerflimmern unterhalten kann. Diese „vulnerable Phase" der Teilerregbarkeit entspricht im EKG dem Zeitraum der T-Welle, (A) trifft zu. Die sonst beschriebenen Situationen sind ungefährlich. Eine sympathische Erregung (über β-Rezeptoren) steigert die Erregbarkeit der Herzmuskulatur und damit auch die Gefahr des Auftretens von Kammerflimmern, eine Hemmung der kardialen β-Rezeptoren wird die Flimmergefahr verringern (E). (Vgl. Lerntext III.4).

3.1.4 Elektrokardiographie (EKG)

III.5 Das normale EKG

Das Elektrokardiogramm (EKG) ist gewissermaßen ein Summen-Aktionspotential vom Gesamtherzen, das aus der Summation der elektrischen Effekte aller Einzelfasern resultiert. Breitet sich eine elektrische Erregung entlang einer Herzmuskelfaser aus, so fließt ein Strom zwischen der erregten und der noch unerregten Partie, wie in Abb. 3.5 dargestellt; in Ruhe ist das Innere negativ, bei Erregung wird die Außenseite der Membran negativ in Relation zur positiven Innenseite. Das elektrische Ersatzbild für diese Situation ist ein kleiner Dipol, dessen positiver Pol in Richtung der Erregungsausbreitung zeigt. Jeder Dipol ist ein kleiner Vektor (Abb. 3.5).

- **Bei Ausbreitung der Erregung über eine Herzmuskelfaser entsteht ein kleiner Elementar-Vektor, von bestimmter Größe und bestimmter Richtung.**

Bei der elektrischen Erregung des Gesamtherzens summieren sich die Elementarvektoren zum **Summen-Vektor des Gesamtherzens.** Darauf beruht die moderne vektorielle Deutung des EKG. Der Summenvektor der Herzerregung kann von der Körperoberfläche abgegriffen werden. Sind alle Fasern des Herzens gleichmäßig erregt, so ist der Summenvektor ebenso Null wie bei gleichmäßiger Ruhe aller Fasern. Die Tatsache, dass aus der Summation von Tausenden von Elementarvektoren ein so geordnetes und gleichmäßiges Bild entsteht, beruht darauf, dass alle Zellen des Herzens funktionell so eng miteinander gekoppelt sind, dass ein **„funktionelles Synzytium"** entsteht. **Das Herz als Ganzes ist eine funktionelle Einheit.**

Bei Standard-Ableitung des EKG, z. B. vom rechten Arm zum linken Bein (Ableitung II nach Einthoven), erkennt man charakteristische Wellen und Zacken, die in Abb. 3.6 dargestellt sind. Über dem EKG ist schematisch die Erregungssituation der einzelnen Herzpartien dargestellt, wobei für Vorhof und Ventrikel nach rechts die Dauer der Erregung markiert ist. Der Schrittmacherprozess im Sinusknoten ist im EKG nicht erkennbar. Eine erste Auslenkung im EKG **(P-Welle)** tritt auf, wenn sich die Erregung über die Vorhofsmuskulatur hinweg ausbreitet (Erregungsausbreitung in Richtung Herzspitze, Herzspitze positiv gegenüber Basis, wird als Ausschlag nach oben im EKG registriert). Mit völliger Erregung der Vorhofsmuskulatur klingt die P-Welle ab, das EKG zeigt Null. Die Erregung im AV-Knoten und im Erregungsleitungssystem (His-Bündel, rechter und linker Kammerschenkel mit Purkinje-Fäden) bleibt wieder elektrisch stumm. Erst mit Erregungsbeginn im Kammermyokard zeigt das EKG wieder einen Ausschlag, die **QRS-Gruppe.** Die Erregungsrückbildung der Vorhöfe fällt in die gleiche Zeit und wird von den stärkeren Effekten der Ventrikelerregung verdeckt. Würde die Erregungsrückbildung der Ventrikel in gleicher Weise ablaufen wie die Erregungsausbreitung, so wäre ein umgekehrter QRS-Komplex zum Abschluss zu erwarten. Die zuletzt erregte Muskulatur beginnt aber wieder mit der Erregungsrückbildung, in der Summe dominiert bei der Rückbildung die Richtung Spitze-Basis, woraus für die **T-Welle** eine gleiche Vektorrichtung resultiert wie bei der Erregungsausbreitung Basis-Spitze, da die Front der Erregungsrückbildung eine umgekehrte Polarität besitzt wie die fortschreitende Erregungsfront. Als Strecken bezeichnet man die zwischen zwei Zacken oder Wellen gelegenen Abschnitte, also **PQ-Strecke** (Ende P bis Beginn Q) und **ST-Strecke** (Ende S bis Beginn T). Als Intervalle hingegen bezeichnet man die Abschnitte, die sowohl Zacken oder Wellen als auch Strecken umfassen, also **PQ-Intervall,** die **Überleitungszeit** (Beginn P bis Beginn Q), und **QT-Intervall,** die **Systolendauer.**

Klinischer Bezug

- **Ein PQ-Intervall über 0,2 s deutet auf Störungen in der atrioventrikulären Überleitung hin** (vgl. Lerntext III.7).
- **Eine QRS-Dauer über 0,1 s deutet auf Störungen in der Erregungsausbreitung in der Ventrikelmuskulatur hin** (vgl. Lerntext III.7).

Für die klinische Diagnostik stehen neben der Standard-Extremitätenableitung (Einthoven) noch andere Ableitungstechniken zur Verfügung. Besonders wichtig sind die „unipolaren" **Brustwandableitungen** (Wilson), die beispielsweise bei der Lokalisation eines Infarktes nützlich sind. Dabei wird von einer über dem Herzen an der Brustwand angelegten Elektrode gegen die zusammengeschalteten Extremitäten-Elektroden gemessen.

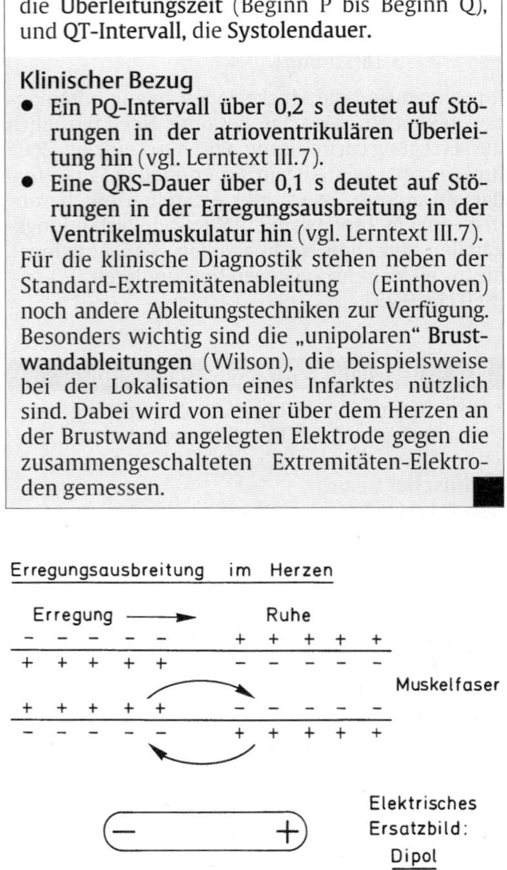

Abb. 3.5 Schema zur Entstehung des EKG. Bei der Ausbreitung einer Erregung über die Herzmuskelfaser entstehen elektrische Veränderungen, die man im elektrischen Ersatzbild als Dipol darstellen kann. Durch Summation aller Elementar-Vektoren entsteht der Summen-Vektor des Gesamtherzens, den man mit Elektroden an der Körperoberfläche messen kann. Erläuterungen in Lerntext III.5.

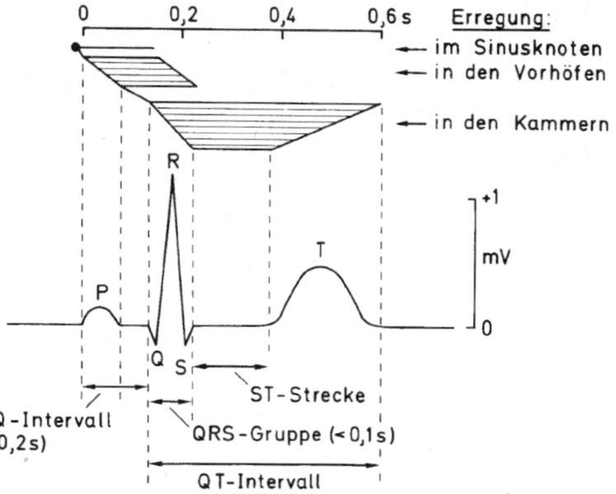

Abb. 3.6 Normales EKG mit Benennung der verschiedenen Zacken, Strecken und Intervalle (Ableitung II nach Einthoven). Über dem EKG ist schematisch die Erregungssituation der einzelnen Herzpartien dargestellt. Die verschiedenen Herzteile werden nacheinander von der Erregung ergriffen, das Fortschreiten der Erregungswelle ist im Schema von oben nach unten dargestellt. Nach rechts ist die Zeitachse aufgetragen, mit Markierung von Erregungsbeginn und Erregungsende für die jeweilige Herzpartie. Der schraffierte Bereich kennzeichnet somit die Erregungszeiten. Es ist zu erkennen, dass diejenigen Partien des Ventrikels, welche zuletzt von der Erregung ergriffen werden, zuerst mit der Erregungsrückbildung beginnen. Erläuterungen in Lerntext III.5.

F99 ■■

→ **Frage 3.21:** Lösung B

Die Erregungsbildung des Herzens im Sinusknoten ist bei der üblichen EKG-Ableitung nicht erkennbar, weil dieser relativ kleine Gewebsbezirk ein zu schwaches Signal liefert. Erst wenn die Erregung auf die Vorhofmuskulatur übergreift, gibt es im EKG einen Ausschlag, die P-Welle, die durch die **Erregungsausbreitung** in den Vorhöfen hervorgerufen wird, (B) ist richtig. Sobald die gesamte Vorhofmuskulatur von der Erregung ergriffen ist, klingt die P-Welle wieder ab, der Ausschlag geht gegen Null. Die gleichmäßige, volle Erregung eines Herzbezirks liefert kein Signal im EKG (vgl. Lerntext III.5)!
(B: 86%/+0,22).

H02 ■■

→ **Frage 3.22:** Lösung D

Während der P-Welle im EKG breitet sich die Erregung in der Vorhofmuskulatur aus. Während der folgenden Nulllinie, der PQ-Strecke, ist die gesamte Vorhofmuskulatur voll erregt. Die Erregungsrückbildung fällt in den QRS-Komplex. Nur (D) ist richtig. Vorsicht! PQ-Strecke nicht verwechseln mit dem PQ-Intervall: Zeit vom Beginn der P-Welle bis zum Beginn der Q-Zacke (Überleitungszeit).
(D: 79%/+0,35).

F00

→ **Frage 3.23:** Lösung C

Der QRS-Komplex im EKG kennzeichnet die Erregungsausbreitung in der Ventrikelmuskulatur. Mit der Q-Zacke beginnt die Kammererregung, und am Ende der S-Zacke ist die gesamte Kammermuskulatur erregt, wobei das EKG wieder die Nullinie erreicht. Die Dauer der gesamten QRS-Gruppe soll 100 ms nicht überschreiten, (C) trifft zu. Verlängerungen der QRS-Dauer zeigen Störungen der Erregungsausbreitung an, z. B. bei einem Schenkelblock.
(C: 76%/+0,20).

H92 ■■

→ **Frage 3.24:** Lösung E

Das EKG spiegelt den Ablauf der elektrischen Erregungsprozesse im Herzen wider. Bei inotropen Effekten (E) wird die *Kraft der Kontraktion* verändert, die man im EKG nicht erkennen kann.
(E: 89%/+0,26).

F96 ■■

→ **Frage 3.25:** Lösung A

In (A) muss die **Zeit** der Erregungsleitung gemeint sein. Das PQ-Intervall ist definiert als Zeit zwischen Beginn der P-Welle und Beginn der Q-Zacke. Mit Beginn der P-Welle beginnt die Erregungsausbreitung vom Sinusknoten auf die gesamte Vorhofsmuskulatur, am Ende der P-Welle ist diese Ausbreitung abgeschlossen. Irgendwann im Verlauf der P-Welle beginnt auch die Erregung, auf den AV-Knoten überzugreifen – der Zeitpunkt lässt sich nicht genau bestimmen. Mit Beginn der Q-Zacke greift die Erregung auf die Arbeitsmuskulatur der Ventrikel über. Zwischenzeitlich ist die Erregung durch den AV-Knoten sowie durch His-Bündel und Kammerschenkel gelaufen. Das Ende des Erregungsdurchlaufs durch den AV-Knoten ist wieder nicht genau bestimmbar. Mit Sicherheit ist die gesamte Leitungszeit durch den AV-Knoten kürzer als das PQ-Intervall, (A) ist also falsch. Die übrigen Aussagen sind zutreffend (vgl. Lerntext III.5).
(A: 56%/+0,27).

III.6 Lagetypen des Herzens

Die Form des EKG ist u. a. von der Lage der Ableitelektroden abhängig. Für die etwas genauere Diagnose registriert man deshalb mit verschiedenen Elektrodenanordnungen. Standardtechnik ist die **Ableitung von den Extremitäten nach Einthoven.** Nach der vektoriellen Deutung des EKG ist die jeweilige Ableitung als Projektion des integralen Erregungsvektors auf die durch die Ableitelektroden bestimmten Linien bzw. Ebenen aufzufassen. Bei der Ableitung nach Einthoven kann man die drei Ableitorte als Ecken eines gleichschenkligen Dreiecks auffassen. Die Seiten sind die Projektionslinien für die Standardableitungen I, II und III, gemäß Abb. 3.7. Bei gleichzeitiger Aufzeichnung der drei Ableitungen I, II und III lässt sich somit für jeden Moment wieder der integrale Vektor in Größe und Richtung durch Umkehrung der Projektionen rekonstruieren. In Abb. 3.7 sind einige während der Erregungsausbreitung in den Ventrikeln messbare Vektoren eingetragen, der maximale R-Vektor verstärkt. Die Verbindungslinie der Vektorspitzen stellt die Vektorschleife für die Erregungsausbreitung in den Ventrikeln dar (QRS-Schleife). Die kleineren Schleifen für die Erregungsausbreitung in den Vorhöfen (P-Schleife) und für die Erregungsrückbildung im Kammermyokard (T-Schleife) sind im Bild weggelassen.

Die Richtung des maximalen R-Vektors wird als **elektrische Herzachse** bezeichnet, sie stimmt mit der anatomischen Längsachse des Herzens relativ gut überein. Nach der Lage der elektrischen Herzachse lassen sich verschiedene Lagetypen des Herzens unterscheiden. Man misst dazu den Winkel α, den der maximale R-Vektor mit der Horizontalen bildet (Abb. 3.7 und Abb. 3.8). Normal ist ein Winkel zwischen 30° und 60°: **Indifferenztyp** (Normaltyp). Bei Hypertrophie des linken Ventrikels drehen sich Herzspitze und Herzachse mehr nach links, es resultiert ein **Horizontaltyp** (α zwischen Null und +30°) oder ein **Linkstyp** (α negativ). Bei Drehung nach rechts kommt es zum **Steiltyp** (α zwischen 60° und 90°) oder zum **Rechtstyp** (α größer als 90°). Mitunter werden die Abweichungen nach links nicht differenziert, d. h. ein Winkel α < +30° wird schon als Linkstyp bezeichnet.

In Abb. 3.8 sind die Ableitbedingungen für drei Lagetypen dargestellt. Oben sind die maximalen R-Vektoren (R_{max}) für die drei Lagetypen sowie ihre Maximalprojektionen eingezeichnet. Man erkennt beispielsweise, dass sich für den Linkstyp die maximale Projektion des R-Vektors in Ableitung I befindet ($R_{max\,Li}$), während die Projektion auf Ebene II schwach positiv und die auf Ebene III stark negativ ist. Im unteren Bildteil sind die QRS-Komplexe der Standardableitungen für die 3 Lagetypen großzügig dargestellt. Beim Indifferenztyp ist der R-Vektor in Ableitung II am größten, beim Rechtstyp in Ableitung III.

Zum Standardprogramm klinischer Diagnostik gehören auch die unipolaren **Ableitungen nach Goldberger** (aV). Dabei wird jeweils zwischen einer der Extremitätenelektroden (gewissermaßen die differente Elektrode, verbunden mit dem Plus-Eingang des Messgerätes) und den zusammen geschalteten Elektroden der beiden anderen Extremitäten (gewissermaßen der indifferente Ableitort, verbunden mit dem Minus-Eingang des Messgerätes) abgeleitet, wie in Abb. 3.9 dargestellt. Die Benennung der Ableitungen erfolgt nach der differenten Elektrode aVF (F für Fuß), aVR (R für rechter Arm) und aVL (L für linker Arm). Die Zusammenschaltung beider Armelektroden bei aVF wirkt so, als läge der Ableitort der Arme im Einthoven-Dreieck in der Mitte der Ableitungsebene I, sodass sich als Ableitungsebene für aVF die Verbindungslinie vom Bein zur Mitte zwischen beiden Armen ergibt. Entsprechendes gilt für die anderen beiden Ableitungen. In Abb. 3.9 ist der maximale R-Vektor für einen Normaltyp (starker Pfeil) eingetragen, mit den Projektionen auf die drei Goldberger-Ableitungsebenen.

Klinischer Bezug

Die Bestimmung des Lagetyps des Herzens dient ganz unmittelbar der klinischen Diagnostik. Deshalb sind die diagnostischen Kriterien im obigen Text enthalten:

- **Linkstyp des Herzens bei Hypertrophie des linken Ventrikels.**
- **Rechtstyp des Herzens bei Hypertrophie des rechten Ventrikels.**

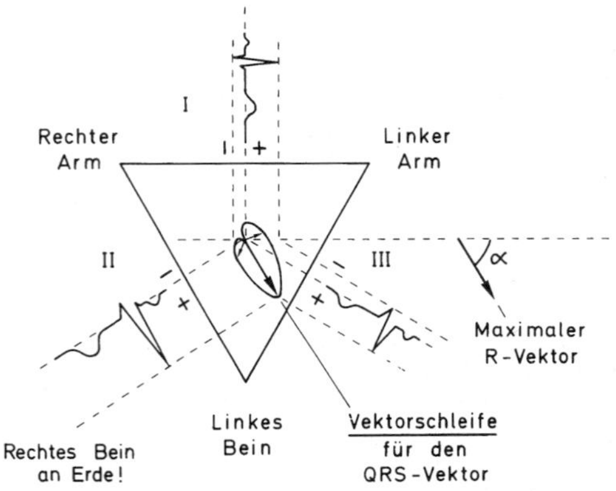

Abb. 3.7 Einthoven-Dreieck. Lagetyp des Herzens, bestimmt mit Hilfe der Standard-Extremitätenableitungen des EKG nach Einthoven. Der Winkel α des maximalen R-Vektors mit der Horizontalen kennzeichnet den Lagetyp. Der maximale R-Vektor ist im Dreieck verstärkt dargestellt und nach rechts noch einmal gesondert herausgezeichnet. Erläuterungen in Lerntext III.6.

H98 ■■

→ **Frage 3.26:** Lösung E

In Abb. 3.9 ist ein maximaler R-Vektor für eine elektrische Herzachse von 45° (dicker Pfeil) mit den Projektionen auf die drei Goldberger-Ableitungen dargestellt. Bei den Goldberger-Ableitungen werden die differenten Ableitelektroden vom rechten Arm, linken Arm und Fuß jeweils mit den positiven Eingängen des Messgerätes verbunden. Man erkennt, dass bei den Projektionen auf die Ebenen aVL und aVF die Vektoren in die positive Richtung zeigen, bei aVR dagegen in die negative Richtung. (E) ist somit richtig, (D) falsch. Bei den

Standardableitungen ist die Projektion auf Ebene II am größten und auf Ebene III am kleinsten, sodass von (A) bis (C) nichts zutrifft. (Vgl. Lerntext III.6 mit den zugehörigen Bildern).
(**E: 46%/+0,39**).

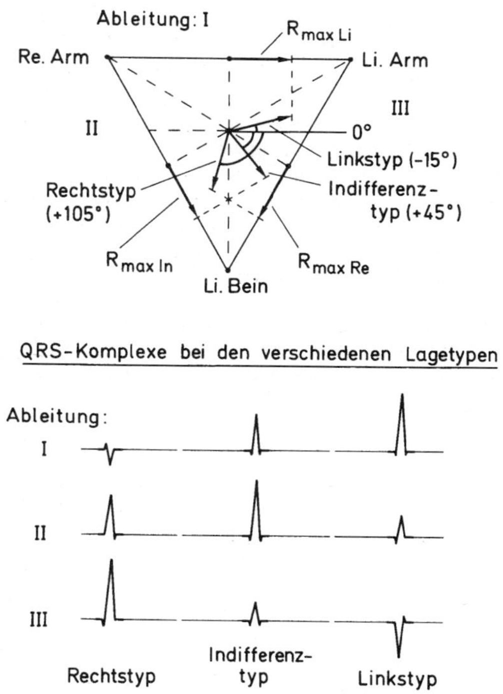

Abb. 3.8 Beispiele für verschiedene Lagetypen des Herzens, mit Darstellung der maximalen R-Vektoren im Einthovenschen Dreieck, vgl. Lerntext III.6.

H00 ■■
→ **Frage 3.27:** Lösung D

In Abb. 3.9 ist im Einthoven-Dreieck ein maximaler R-Vektor von +45° eingetragen, mit den Projektionen auf die Goldberger-Ableitungsebenen. Machen Sie sich bei Fragen dieser Art am besten eine ähnliche Skizze! Man sieht, dass die Projektion des R-Vektors auf die Goldberger-Ableitung aVL am kleinsten ist – bei +55° wäre sie noch kleiner, bei +60° null. Alle anderen in der Aufgabe genannten Projektionen sind deutlich größer. Die relativ kleine Projektion auf die Standard-Ableitungsebene III ist in der Aufgabe nicht genannt. Vgl. Lerntext III.6.
(**D: 43%/+0,28**).

F01 ■■
→ **Frage 3.28:** Lösung B

Die Ableitungsebene der Goldberger-Ableitung aVR (rechter Arm gegen die beiden anderen Ableitungsorte) bildet mit der Horizontalen einen Winkel von 30°, siehe Abb. 3.9. Bei einem Lagetyp von +30° wird somit der maximale R-Vektor in voller Größe auf diese Ableitungsebene projiziert, und zwar in negativer Richtung. In Abb. 3.9 ist ein maximaler R-Vektor für einen Lagetyp von +45° eingetragen, der nahezu in voller Größe auf die Ableitung aVR projiziert wird. (B) ist somit sicher eine richtige Antwort. Aber auch die Antworten (A) und (C) erfüllen die im Vorsatz genannten Bedingungen. Beim Lagetyp 0° ist der maximale R-Vektor in Ableitung III leicht negativ, aber in Ableitung aVR ist die Negativität größer. Beim Lagetyp 60° ist nur in aVR der R-Vektor negativ, wenn auch etwas weniger als beim Lagetyp 30°. Wenn es oben heißen würde „Bei welchem Lagetyp erreicht die Projektion des maximalen R-Vektors in Ableitebene aVR den größtmöglichen negativen Ausschlag", dann wäre nur (B) zutreffend. Vgl. Lerntext III.6.
(**B: 40%/+0,29**).

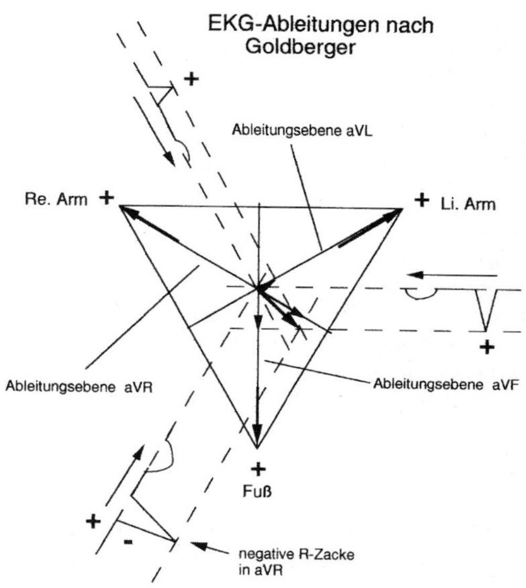

Abb. 3.9 In das Einthoven-Dreieck sind die Ableitungsebenen für die drei Goldberger-Ableitungen eingetragen, mit den Projektionen des maximalen R-Vektors von einem Indifferenztyp (45°, starker Pfeil) auf diese Ebenen. Die zugehörigen EKG-Registrierungen sind gleichfalls eingezeichnet, vgl. Lerntext III.6.

H01 ■■
→ **Frage 3.29:** Lösung D

Wenn der maximale R-Vektor in der Ableitung aVF den größten Ausschlag ergibt, so heißt das, dass die Richtung des maximalen R-Vektors in etwa mit der Richtung der aVF-Ableitungsebene übereinstimmt. aVF ist die Ableitung zwischen Fuß und Zusammenschaltung von beiden Armen. Als Ableitungsebene für aVF gilt im Einthoven-Dreieck die Verbindungslinie vom Bein zur Mitte zwischen beiden Armen. Zur definitionsmäßigen Bezugslinie

für die Lage der Herzachse (Horizontale) ergibt sich somit ein Winkel von 90°. (D) ist richtig. Siehe Abb. 3.9.
(D: 71%/+0,17).

H99
→ **Frage 3.30:** Lösung C

Hier ist nach der Veränderung des Herzlagetyps, d. h. nach der Veränderung der elektrischen Herzachse während der Atmung gefragt, was im Vorsatz klarer gesagt werden sollte, unter Verwendung der in den Physiologiebüchern üblichen Terminologie. Wahrscheinlich ist mit „Intermediärtyp" der Normaltyp (Indifferenztyp) gemeint. Bei Inspiration wird mit Tieferstellung des Zwerchfells die elektrische Herzachse etwas steiler, (C) trifft zu. Damit erübrigt sich die zeitaufwendigere Prüfung der Aussagen (D) und (E). Die Amplitude der R-Zacke wird in Ableitung I kleiner (D), der Ausschlag in aVR bleibt negativ. Siehe Lerntext III.6 mit den Abb. 3.7 bis Abb. 3.9.
(C: 57%/+0,18).

H93
→ **Frage 3.31:** Lösung B

Der Lagetyp des Herzens verändert sich in Richtung Linkstyp, wenn der linke Ventrikel hypertrophiert, und in Richtung Rechtstyp, wenn der rechte Ventrikel hypertrophiert (vgl. Lerntext III.6). Letzteres geschieht, wenn der rechte Ventrikel gegen einen erhöhten Widerstand im Lungenkreislauf ständig mehr leisten muss, (B) trifft also zu.
(B: 49%/+0,23).

F00
→ **Frage 3.32:** Lösung A

Die Amplitude des EKG spielt in der klinischen Diagnostik keine wesentliche Rolle. Eine Vorstellung von der richtigen Größenordnung darf man aber haben. Das EKG ist eine extrazelluläre Ableitung der elektrischen Aktivität des Herzens. Von den 100 mV, die man intrazellulär als Amplitude des Aktionspotentials misst, kann man mit extrazellulären Elektroden nur einen Bruchteil erfassen, sodass die Antworten (D) und (E) ausscheiden. Nur der Tatsache, dass bei Herzerregung viele Millionen Zellen streng synchron aktiv sind, ist es zu verdanken, dass man von der Körperoberfläche überhaupt ein deutliches Signal erfassen kann. Der Maximalausschlag der R-Zacke erreicht etwa 1 mV. Das ist durchaus schon ein großes Signal. Beim EEG misst man Amplituden um 100 µV, evozierte Potentiale des Gehirns sind noch wesentlich kleiner.
(A: 65%/+0,17).

III.7 · Störungen im EKG, Extrasystolen

Störungen der Erregungsausbreitung lassen sich mit dem EKG sehr gut erfassen.

Klinischer Bezug

Die **Überleitungszeit** von den Vorhöfen auf die Ventrikel kann pathologisch verlängert sein (**PQ-Intervall** im EKG **größer als 0,2 s**, AV-Block 1. Grades), oder die Überleitung kann völlig unterbrochen sein: **totaler Herzblock (Atrioventrikularblock 3. Grades).** Die Vorhoferregung läuft dabei völlig unabhängig von der Kammererregung ab, die P-Wellen haben keine systematische zeitliche Beziehung mehr zu den Kammerkomplexen, wie im Bild von Frage 3.33 erkennbar. Beim **partiellen Atrioventrikularblock** (AV-Block 2. Grades) werden manche Vorhoferregungen noch übergeleitet, manche gar nicht mehr.
Ist einer der beiden Schenkel im ventrikulären Erregungsleitungssystem blockiert (**Schenkelblock**), so ist der QRS-Komplex verbreitert (Dauer über 0,1 s).
Bei stark überhöhter Vorhoffrequenz, bei **Vorhofflattern** (200–300/min) oder **Vorhofflimmern** (über 300/min) kann die Erregungsüberleitung (zum Glück!) nicht folgen, es kommt zu **absoluter Arrhythmie:** In unregelmäßigen Abständen treten Kammererregungen auf. Solange die Kammerfrequenz im physiologischen Bereich bleibt, ist eine solche Störung mit dem Leben vereinbar; sie ist aber immer eine ernste Beeinträchtigung.
Ein Herzschlag, der zusätzlich in den normalen Herzrhythmus hineinfällt, wird **Extrasystole** (ES) genannt. Verschiedene Kriterien geben Hinweise auf den Ursprungsort einer ES. Entsteht eine ES im AV-Knoten, so bleibt der gesamte Kammerkomplex normal. Im Bild der Frage 3.36 ist der Kammerkomplex stark deformiert, vor allem ist die QRS-Gruppe stark verbreitert. Dies zeigt an, dass der Ursprung jenseits der Aufzweigung des Erregungsleitungssystems nach dem AV-Knoten sitzen muss, z. B. im rechten oder linken Kammerschenkel. Dann wird nämlich ein Teil der Ventrikelmuskulatur über den einen Schenkel, in dem der Erregungsursprung liegt, sehr schnell erregt, der andere Teil aber verzögert, weil die Erregung erst in dem einen Schenkel zurücklaufen muss, ehe sie auf den anderen Schenkel übergreifen kann. Diese Verzögerung führt zu starker Deformierung des QRS-Komplexes. In diesem Beispiel liegt also sicher eine **ventrikuläre Extrasystole** vor. Hat die normale R-Zacke nach der ES denselben Abstand von der vorangegangenen normalen R-Zacke wie andere normale R-Zacken voneinander, so handelt es sich um eine **interponierte ventrikuläre Extrasystole,** d. h. die ES ist zusätzlich zwischen zwei normale Systolen gefallen, ohne Rückwirkung auf den normalen Herzrhythmus.

Häufig kommt es vor, dass während einer ES die nächste normale Erregung im Vorhof startet und dann auf den erregten, d. h. refraktären Ventrikel stößt. Die ES löscht also die nächste normale Systole aus, es tritt nach der ES eine überlange **kompensatorische Pause** auf, und erst die darauf folgende Normalerregung löst wieder eine normale Systole aus. Der Abstand der beiden normalen R-Zacken neben der ES ist in einem solchen Fall doppelt so groß wie ein normales R-R-Intervall. In der Gesamtbilanz ist somit eine ES mit kompensatorischer Pause kein zusätzlicher Herzschlag, sondern nur ein zeitlich nach vorn verschobener Herzschlag mit abnormem Ursprung.
Eine ES kann auch den Grundrhythmus verschieben, wenn die Extra-Erregung rückläufig den Sinusknoten erreicht und dort eine vorzeitige Erregung auslöst. Dann startet mit gewisser Verzögerung im Sinusknoten eine neue Erregung. Es gibt somit zwischen einer interponierten Extrasystole und einer ES mit kompensatorischer Pause die verschiedensten Zwischenformen.
Ein klinisch wichtiges Zeichen ist eine **Verschiebung der ST-Strecke** (**Senkung oder Anhebung,** Beispiel im Bild von Frage 3.40). Eine solche Störung zeigt an, dass nicht die gesamte Kammermuskulatur gleichmäßig erregt ist, wie es normal sein sollte. Ursache dafür sind meist Durchblutungsstörungen (oder ein Infarkt), die dazu führen, dass bestimmte Muskelpartien nicht mehr voll funktionsfähig sind. ■

H86

→ **Frage 3.33:** Lösung B

Das dargestellte EKG zeigt einen totalen AV-Block. Dabei läuft die Vorhoferregung völlig unabhängig von der Kammererregung ab, die P-Wellen haben keinen systematischen Bezug zu den Kammerkomplexen (vgl. Lerntext III.7).

H03 ■

→ **Frage 3.34:** Lösung C

Eine Extrasystole (ES) ist ein Herzschlag, der zusätzlich in den normalen, regelmäßigen Herzrhythmus einfällt. Man unterscheidet nach dem Ursprungsort supraventrikuläre ES, die im EKG als normale Kammerkomplexe erscheinen, und ventrikuläre ES, bei denen der Kammerkomplex verformt ist. **Das entscheidende Kriterium für eine ventrikuläre Extrasystole ist die Verbreiterung des QRS-Komplexes**, die QRS-Dauer ist größer als der Normalwert (< 0,1 s), (C) ist die gesuchte Lösung.
Zu (**A**): Ein PQ-Intervall über 0,2 s bedeutet eine Verlängerung der Überleitungszeit vom Vorhof auf die Herzkammern.
Zu (**D**): Einer ventrikulären ES kann eine kompensatorische Pause folgen, sie kann aber auch als interponierte ES zusätzlich zwischen zwei normalen Herzaktionen auftreten (vgl. Lerntext III.7).

F03 ■

→ **Frage 3.35:** Lösung C

Der QRS-Komplex des EKG zeigt die Erregungsausbreitung im Kammermyokard an. Die gesamte Erregungsausbreitung soll nicht länger als 100 ms betragen. Wird die Erregungsausbreitung beispielsweise in einem der beiden Kammerschenkel des Erregungsleitungssystems unterbrochen (Schenkelblock), so wird das Versorgungsgebiet dieses Schenkels mit deutlicher Verzögerung erregt, der QRS-Komplex wird deutlich breiter, die QRS-Dauer steigt beispielsweise auf 0,18 s an, wie in dieser Aufgabe genannt. Da die verzögerte Erregungsausbreitung andere Wege nimmt als die normale, verändert sich auch der integrale Erregungsvektor, was dazu führt, dass auch der maximale R-Vektor eine andere Richtung hat, d. h. der Lagetyp verändert sich (vgl. Lerntexte III.5 und III.7).
Zu (**D**): Bei einem Atrioventrikularblock ist die Erregungsüberleitung von den Vorhöfen auf die Ventrikel gestört. Bei einem AV-Block 1. Grades ist die Überleitungszeit verlängert (länger als 0,2 s).
Zu (**E**): Bei Störungen der Repolarisation der Ventrikelmuskulatur wird man Veränderungen im Ablauf der T-Welle finden.
(C: 67%/+0,36).

H79

→ **Frage 3.36:** Lösung C

(vgl. Lerntext III.7).
Der stark deformierte letzte Ausschlag des Bildes ist charakteristisch für eine ventrikuläre Extrasystole.
Zu (**E**): Tachykardie = überhöhte Herzfrequenz. Das R-R-Intervall zwischen den beiden normalen R-Zacken ist größer als 1 s, die Frequenz also unter 60/min, es liegt eher eine Bradykardie (niedrige Herzfrequenz) vor.

H01

→ **Frage 3.37:** Lösung B

Eine Extrasystole (ES) ist eine Herzerregung, die, startend in einem Bezirk außerhalb des primären Schrittmachers, in den normalen, regelmäßigen Herzerregungszyklus einfällt. Startet eine Extrasystole im Bereich der Ventrikel (ventrikuläre ES), so trifft die nächste, vom Vorhof kommende normale Herzerregung auf einen absolut refraktären Ventrikel und löst deshalb keine Kontraktion aus. Es tritt eine längere Pause auf, bis die nächste normale Herzerregung wieder im Ventrikel eintrifft. Die „kompensatorische Pause" kompensiert die verkürzte Pause zwischen dem letzten normalen Herzschlag und der Extrasystole. Die ventrikuläre Extrasystole hat keine Rückwirkung auf die normale Sinuserregung. Bei einer supraventrikulären Extrasystole läuft die Extraerregung auch zurück zum Sinusknoten und löscht dort die sich entwi-

ckelnde nächste Erregung aus. Dadurch verschiebt sich der Sinusrhythmus, es gibt keine kompensatorische Pause. (B) ist somit richtig. Vgl. Lerntext III.7.
(B: 37%/+0,30).

F84
→ **Frage 3.38:** Lösung E

Die Aussagen (A)–(D) sind richtig, vgl. Lerntext III.7. Die Vorhoferregungen, die auf die Ventrikel übergeleitet werden, sind in der Erregungsausbreitung normal. Dementsprechend ist auch der QRS-Komplex im EKG normal, (E) ist falsch.

H86
→ **Frage 3.39:** Lösung C

Im Gegensatz zum Vorhofflimmern ist Kammerflimmern mit dem Leben nicht vereinbar (vgl. Lerntext III.4).

F86
→ **Frage 3.40:** Lösung B

Die richtige Lösung, nämlich die Senkung der ST-Strecke, ist im Bild unmittelbar erkennbar (vgl. Lerntext III.7).

3.2 Mechanik des Herzens

III.8 Phasen der Herzaktion

Der elektrischen Erregung des Herzmuskels folgt mit kurzer Latenz die mechanische Erregung, die Kontraktion, beim Herzen als **Systole** bezeichnet. Die Ruhephase ist die **Diastole.** Der Beginn der mechanischen Systole der Herzventrikel fällt etwa mit der Spitze der R-Zacke im EKG zusammen, das Ende der T-Welle deckt sich mit dem Ende der Ventrikelsystole (Abb. 3.10).
Mit Beginn des intraventrikulären Druckanstieges schließen sich sofort die Atrioventrikularklappen (Segelklappen), der Druck im linken Ventrikel steigt dann rasch während der **isovolumetrischen Anspannungsphase** auf **80 mmHg (10,7 kPA),** wo sich mit Erreichen des **diastolischen Aortendruckes** die Aortenklappen (Taschenklappen) öffnen und die **Austreibungsphase** beginnt. Der Druck steigt dabei weiter auf den **systolischen Druck** von **120 mmHg (16 kPA)** an. Mit Nachlassen der Kontraktion sinkt der Druck im Ventrikel ab, bei Unterschreiten des Aortendruckes schließen sich sofort die Aortenklappen, und es beginnt ein rascher Abfall des Ventrikeldruckes, die **isovolumetrische Entspannungsphase.** Wenn der Ventrikeldruck unter den Vorhofdruck absinkt, öffnen sich wieder die Segelklappen, und die **Füllungsphase** beginnt. Erschlaffungs- und Füllungsphase zusammen stellen die Diastole dar, die Ruhephase der Ventrikelmuskulatur. Die Vorhofkontraktion fördert die Füllung des Ventrikels.
Während der systolischen Kontraktion der Herzkammern verschiebt sich die Ebene der Atrioventrikularklappen zur Herzspitze hin. Dieser **Ventilebeneneffekt** hat gewissermaßen eine Sogwirkung auf die Vorhöfe, der Vorhofdruck fällt stark ab, was den venösen Blutrückstrom zum Herzen fördert.
Die Anspannung des Kammermyokards in der Anspannungsphase erzeugt den **ersten Herzton,** der Schluss der Taschenklappen am Ende der Systole den **zweiten Herzton.** Gleichzeitig tritt in der Kurve des Aortendruckes eine kleine Zacke auf, die **Inzisur.**
Physikalisch handelt es sich bei den Herztönen um Geräusche. Man hat sich aber darauf geeinigt, die normalen Geräusche bei der Herzaktion als **Herztöne** zu bezeichnen und die pathologischen, die durch Stenose oder Insuffizienz einer Klappe zu den verschiedenen Zeiten auftreten können, als **Herzgeräusche.**

Merkwerte zur Herzaktion (Abb. 3.10):
70–70–70!

Herzschlagvolumen:	*70 ml*
Restvolumen:	*70 ml*
Herzfrequenz:	*70/min*

Die Werte gelten für einen ruhenden Menschen, der nicht auf große Dauerleistungen trainiert ist.
Es wird also etwa die Hälfte des im gefüllten Herzen enthaltenen Blutvolumens ausgeworfen (Ejektionsfraktion 0,5 bzw. 50%).
Das rechte Herz arbeitet mit dem linken synchron und hat naturgemäß dieselben Volumina zu fördern wie das linke. Wegen des geringeren Strömungswiderstandes im Lungenkreislauf braucht aber das rechte Herz nur geringere Drücke zu erzeugen: systolischer Druck im rechten Ventrikel 25 mmHg, diastolischer Druck nahe Null. **Blutdruck in der A. pulmonalis 25/10 mmHg.**
Die Phasengliederung der Abb. 3.10 gilt auch für das rechte Herz, bei entsprechend reduzierten Druckwerten.
Die **Herztöne und -geräusche** werden bevorzugt in der Strömungsrichtung des Blutes weitergeleitet, sodass sie jeweils an bestimmten Stellen der Brustwand besonders stark gehört werden können.
Auskultationsorte für die Aortenklappen: 2. Intercostalraum (ICR) rechts neben dem Brustbein; Pulmonalklappen: 2. ICR links neben dem Brustbein; Atrioventrikularklappen links (Mitralklappen): über der Herzspitze ca. 4.–5. ICR links; Atrioventrikularklappen rechts (Trikuspidalklappen): 5. ICR rechts.

Klinischer Bezug
Es gibt vielseitige krankhafte Veränderungen der Herzfunktion.

- Die Blutdrücke können erhöht (Hypertonie) oder erniedrigt sein (Hypotonie).
- Bei Herzinsuffizienz ist das Schlagvolumen reduziert und das Restblut erhöht.
- Bei Stenose oder Insuffizienz einer Herzklappe gibt es jeweils typische Geräusche, und die ganze Herzaktion ist mehr oder weniger gestört. Bei einer Insuffizienz der Aortenklappen beispielsweise strömt in der Diastole Blut in den linken Ventrikel zurück. Das Herz muss in der Systole entsprechend mehr Blut auswerfen, das linke Herz ist dadurch stark belastet, dieBlutdruckamplitude ist vergrößert.

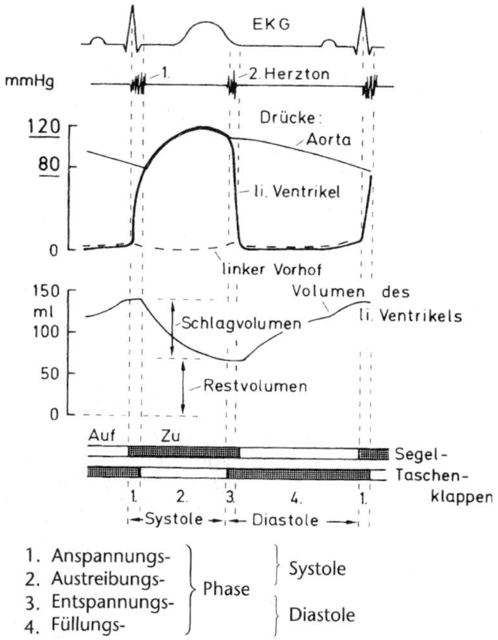

Abb. 3.**10** Schema zur Mechanik des Herzens (linker Ventrikel). Als Leitgröße ist oben das EKG eingezeichnet, zur Kennzeichnung der Erregungssituation des Herzmuskels. Die Kontraktion des Herzmuskels setzt etwas später als die elektrische Erregung ein **(elektropressorische Latenz),** etwa bei der Spitze der R-Zacke. Zu diesem Zeitpunkt steigt der Druck im linken Ventrikel steil an, die Segelklappen (Atrioventrikularklappen) werden geschlossen, und der erste Herzton wird hörbar. Bei Erreichen des diastolischen Aortendruckes öffnen sich die Taschenklappen (Semilunarklappen), und die Austreibungsphase beginnt. Mit Beendigung der Systole schließen sich die Taschenklappen wieder, der zweite Herzton wird hörbar, und der Ventrikeldruck fällt in der Entspannungsphase rasch wieder ab. Mit der Wiederöffnung der Segelklappen beginnt schließlich die Füllungsphase. Vgl. Lerntext III.8.

H03 ■

→ **Frage 3.41:** Lösung D

Für den Blutfluss ist immer ein Druckgefälle erforderlich. Während der Austreibung des Blutes aus dem linken Ventrikel in die Aorta muss somit der Druck im Ventrikel größer sein als in der Aorta, (D) trifft zu.
Zu (**A**): Die Lungengefäße gehören zum Niederdrucksystem, der Druck in der A. pulmonalis ist immer wesentlich niedriger als in der Aorta.
Zu (**B**): Während der Füllungsphase fließt das Blut vom Vorhof in die Kammer, der Druck im Vorhof muss deshalb größer sein.
Zu (**C**): Während der Anspannungsphase liegt der Aortendruck beim diastolischen Wert von 80 mmHg.
Zu (**E**): Während der Austreibungsphase der Ventrikel kommt es zu einer Verschiebung der Ventilebene, der Druck im rechten Vorhof, und damit der zentrale Venendruck, erreicht dabei ein Minimum (vgl. Lerntext III.8 und Abb. 3.10).

H03 ■

→ **Frage 3.42:** Lösung A

Zwei isovolumetrische Phasen (in denen das Volumen konstant bleibt) gibt es bei der Herztätigkeit: die Anspannungsphase zu Beginn der Systole und die Entspannungsphase zu Beginn der Diastole. Das Ende der Austreibungsphase ist zugleich der Beginn der Entspannungsphase. (A) heißt in anderen Worten: Das Kammervolumen bleibt während der Entspannungsphase gleich, was richtig ist.
Zu (**B**): Unter Durchschnittsbedingungen wird während einer Systole die Hälfte des Füllungsvolumens (des enddiastolischen Volumens) ausgeworfen.
Zu (**C**): Beide Ventrikel müssen natürlich im Mittel gleiche Volumina fördern.
Zu (**D**): Die Vorhofkontraktion fördert die Füllung der Ventrikel. Der genaue Anteil ist schwer zu bestimmen, man rechnet mit 15 %.
Zu (**E**): Am Anfang der T-Welle beginnt die Erregungsrückbildung des Ventrikels. Zu dieser Zeit ist bereits der größere Teil des Herzschlagvolumens ausgeworfen (vgl. Lerntext III.8 und Abb. 3.10).

H99 ■

→ **Frage 3.43:** Lösung B

Am Ende der P-Welle ist die Vorhofmuskulatur erregt, die Segelklappen (Atrioventrikularklappen) sind offen, es läuft die Füllungsphase. Darauf folgt die elektrische Herzerregung mit der R-Zacke im EKG, (B) trifft zu. Mit der Spitze der R-Zacke beginnt die Ventrikelkontraktion. Erst wenn der Ventrikeldruck den Aortendruck erreicht, öffnen sich die Taschenklappen (E), und der Druck in der Aorta (A) steigt an. (C) folgt am Ende der Systole, (D) in der Diastole mit Beginn der Füllungsphase.

Wenn P-Welle und Vorhofkontraktion einsetzen, sind die Segelklappen längst offen. Vgl. Lerntext III.8 mit Abb. 3.10!
(**B: 21%/0,34**; D: 57%).

H94 ■
→ **Frage 3.44:** Lösung C

Die Austreibungszeit des Herzens beginnt mit der Öffnung der Aortenklappen, wobei gleichzeitig die Abnahme des Ventrikelvolumens und der Druckanstieg in der Aorta einsetzen. Das Zuschlagen der Aortenklappen, das an einer kleinen Zacke im herznahen Aortendruck, an der sogenannten **Inzisur** erkennbar ist, beendet den Blutauswurf. (C) ist also richtig. Vgl. Abb. 3.10.
(**C: 59%/+0,36**).

F00 ■■
→ **Frage 3.45:** Lösung C

Kurz nach Beginn der elektrischen Erregung der Herzkammern, etwa bei der Spitze der R-Zacke im EKG, setzt die Kontraktion der Herzkammern ein, die Anspannungsphase beginnt. In dieser Phase sind alle Herzklappen geschlossen. Die unmittelbar der R-Zacke folgende S-Zacke fällt unter normalen Bedingungen immer in die Anspannungsphase. Vgl. Lerntext III.8.
Zu (**A**) und (**B**): Während der P-Welle und der PQ-Strecke sind die Atrioventrikularklappen offen.
Zu (**D**) und (**E**): Beginn und Gipfel der T-Welle fallen in die Austreibungsphase, die Taschenklappen sind offen.
(**C: 34%/+0,17**).

H02 ■■
→ **Frage 3.46:** Lösung D

Mitralklappe (Valva mitralis, Valva bicuspidalis) heißt die Atrioventrikularklappe (Segelklappe) zwischen linkem Vorhof und linkem Ventrikel. Sie muss also offen sein, wenn das Blut vom Vorhof in die Herzkammer strömt: während der Füllungsphase. Vgl. Lerntext III.8.
(**D: 92%/+0,25**).

F02 ■■
→ **Frage 3.47:** Lösung A

Die Atrioventrikularklappen (Segelklappen) sind während der Füllungsphase, also während des größten Teils der Diastole geöffnet, die Taschenklappen während der Austreibungsphase. Da unter Ruhebedingungen die Diastole länger dauert als die Systole (Verhältnis 2:1), ist (A) richtig. Vgl. Lerntext III.8.
(**A: 43%**).

H01
→ **Frage 3.48:** Lösung E

Die T-Welle im EKG zeigt die Erregungsrückbildung im Herzen an. Am Ende der T-Welle ist die elektrische Erregung beendet. Die mechanische Aktivierung der Muskulatur folgt der elektrischen Erregung immer mit leichter Verzögerung. Das gilt auch für die Erregungsrückbildung. Deshalb setzt der Kontraktionsrückgang (Abnahme des intraventrikulären Druckes) nicht gleich mit Beginn der T-Welle ein, sondern etwas später, sodass das Maximum des Druckes im linken Ventrikel in etwa mit dem Maximum der T-Welle zusammenfällt. Vgl. Lerntext III.8.
(**E: 19%/+0,19**; A: 44%).

F01 ■■
→ **Frage 3.49:** Lösung B

Das enddiastolische Volumen des linken Ventrikels wird für den ruhenden, liegenden Menschen (ohne besonderes Ausdauertraining) im Allgemeinen mit 140 ml angegeben. Rund die Hälfte davon wird während der Systole ausgeworfen, sodass das Restvolumen am Ende der Systole 70 ml beträgt. Bei dem gewählten Zahlenangebot kann nur (B) angekreuzt werden. Vgl. Lerntext III.8.
(**B: 65%/+0,39**).

H00 ■■
→ **Frage 3.50:** Lösung D

Wenn die Kurve des Ventrikeldruckes (ausgezogene Linie) bei (A) die Kurve des Vorhofdruckes (gestrichelte Linie) schneidet, schließt sich die Mitralklappe (Atrioventrikularklappe), die Anspannungsphase beginnt. Etwa von (B) bis (C) folgt die Austreibungsphase. Die folgende Entspannungsphase endet, wenn bei (D) der Ventrikeldruck unter den Vorhofdruck absinkt. Dann öffnet sich die Mitralklappe wieder und die Füllungsphase beginnt. Vgl. Lerntext III.8.
(**D: 50%/+0,40**).

H94 ■■
→ **Frage 3.51:** Lösung A

Nach dem Beginn der elektrischen Erregung der Kammermuskulatur (Q-Zacke des EKG) vergeht eine gewisse Zeit – etwa bis zur Spitze der R-Zacke –, bis die Muskelkontraktion einsetzt. Damit beginnt aber erst die Anspannungszeit des Herzens. Der Punkt B in der Kurve markiert den Beginn der Austreibungszeit, das Volumen wird kleiner. Zu dieser Zeit ist die R-Zacke schon vorüber. Die R-Zacke muss also vor B liegen, sodass nur A markiert werden kann. Vgl. Abb. 3.10.
(**A: 36%/+0,32**; B: 38%/–0,06).

F99 ■■

→ **Frage 3.52:** Lösung D

Die Abnahme des Ventrikelvolumens, beginnend bei (A), bedeutet den Ausstoß des Schlagvolumens (70 ml) während der Systole. Bei (B) beginnt die Füllungsphase des Ventrikels. Die Vorhofkontraktion gibt der Füllung noch einen zusätzlichen Schub, der bei (D) einsetzt. Vgl. Lerntext III.8 und Abb. 3.10.
(D: 35%/+0,20).

H97 ■

→ **Frage 3.53:** Lösung C

Die im Vorsatz beschriebene Zeit ist die Dauer der Austreibungsphase des linken Ventrikels. Merkwert für die Dauer der gesamten Systole: **Unter Ruhebedingungen nimmt die Systole $^1/_3$ und die Diastole $^2/_3$ der Herzperiodendauer ein.** Bei einer Frequenz von 60/min dauert die gesamte Systole somit etwa 330 ms. Davon entfallen 50 bis 60 ms auf die Anspannungszeit, sodass für die Austreibungszeit nur (C) zutreffen kann.
(C: 55%/+0,25).

H98 ■■

→ **Frage 3.54:** Lösung E

Da der Druck im linken Ventrikel ein systolisches Maximum von 120 mmHg erreicht und der Druck im linken Vorhof nur wenige mmHg beträgt, wird während einer normalen Systole die Druckdifferenz über die Atrioventrikularklappe hinweg über 100 mmHg ansteigen. Vgl. Lerntext III.8.
(E: 53%/+0,41).

F98 ■■

→ **Frage 3.55:** Lösung C

Bei der Aktion des Herzens entsteht zu Beginn der Kammersystole der **1. Herzton,** der vor allem durch die Anspannung des Kammermyokards hervorgerufen wird. Am Ende der Systole wird durch den Schluss der Taschenklappen der **2. Herzton** erzeugt, (C) trifft zu. Vgl. Lerntext III.8.
(C: 88%/+0,29).

F03 ■

→ **Frage 3.56:** Lösung D

Bei einer Verengung des durch die Aortenklappen gebildeten Ausgangs vom linken Ventrikel in die Aorta muss das Herz mehr Kraft, also einen erhöhten Druck aufwenden, um das Blut vom Ventrikel in die Aorta zu pumpen, die Druckdifferenz zwischen linker Herzkammer und Aorta muss während des Pumpaktes größer sein als unter normalen Bedingungen: (D) trifft zu. In Anpassung an diese Erfordernisse hypertrophiert der linke Ventrikel – (A) ist falsch – und es entwickelt sich ein Linkstyp im EKG – (E) ist falsch.

Zu (B) und (C): Eine erhöhte Blutdruckamplitude in der Aorta findet man bei einer Insuffizienz der Aortenklappen, weil dann in der Diastole Blut in den Ventrikel zurückfließt. Auch das diastolische Geräusch ist für eine Aorteninsuffizienz typisch, bei Aortenstenose entsteht ein systolisches Geräusch.
(D: 56%/+0,06).

H03 ■

→ **Frage 3.57:** Lösung C

Die maximale Stärke des Herzgeräusches über dem 2. Interkostalraum rechts deutet schon auf die Aortenklappe hin, weil die Geräusche bevorzugt mit der Strömungsrichtung des Blutes weitergeleitet werden. So ist dieser Ort das Punctum maximum für die Aortenklappe. Wichtiger aber ist die zeitliche Zuordnung. Die Systole beginnt mit dem ersten und endet mit dem zweiten Herzton. Das Geräusch ist somit ein systolisches Geräusch. Systolische Geräusche können auftreten bei Stenose von Aorten- oder Pulmonalklappen oder bei Insuffizienz von Mitral- oder Trikuspidalklappe. Hier ist von diesen Möglichkeiten nur die Stenose der Aortenklappe angeboten, also (C). Die Hypertrophie des linken Ventrikels passt ins Bild: Wegen des Hindernisses beim Blutauswurf muss der linke Ventrikel viel mehr Kraft aufwenden als normalerweise. Die anderen genannten Störungen verursachen durchweg diastolische Geräusche.

H93

→ **Frage 3.58:** Lösung E

Ein systolisches Geräusch ist ein krankhaftes Ereignis, das, wie der Name sagt, während der Systole zu hören ist. Es kann entweder durch Rückstrom vom Ventrikel in den Vorhof, bei *Insuffizienz* der Segelklappen, oder durch eine Stenose der Taschenklappen beim Ausstrom des Blutes ausgelöst werden. An den veränderten Klappen kommt es zu Turbulenzen, die letztlich das hörbare Geräusch verursachen. Ein Anstieg des Hämatokrit (C) erschwert die Entstehung von Turbulenzen. Eine Anämie, eine Abnahme von Hämatokrit und Viskosität, würde Turbulenzen begünstigen.
(**E: 47%/+0,29**; C: 16%/+0,14).

F04

→ **Frage 3.59:** Lösung C

Im Vorsatz werden die typischen Symptome eines Herzinfarkts geschildert. Ausfall eines Teils der Ventrikelmuskulatur bedeutet natürlich eine starke Einschränkung der Kontraktionsfähigkeit, eine akute Herzinsuffizienz ist die Folge. Es kommt zu einem Stau des Blutes vor dem Ventrikel, der Druck im linken Vorhof steigt an, (D) ist falsch. Der Füllungsdruck ist somit erhöht, der insuffiziente Ventrikel wird dilatiert, das enddiastolische Volumen ist vergrößert, (B) ist falsch. Trotz dieser gesteigerten Füllung, die beim gesunden Herzen nach dem Frank-Starling-Mechanismus eine Erhöhung des Herzschlagvolumens verursachen würde, kann der insuffiziente Muskel nur noch ein reduziertes Schlagvolumen produzieren, (E) ist falsch. Das bedeutet, dass das endsystolische Restvolumen noch mehr ansteigt als das enddiastolische Volumen, (A) ist falsch. Die **Ejektionsfraktion** ist derjenige Anteil des enddiastolischen Volumens, der mit einer Systole ausgeworfen wird: normalerweise 0,5 (50 %), von den 140 ml am Ende der Füllungsphase werden 70 ml systolisch ausgepumpt. Beim insuffizienten Ventrikel beträgt das Volumen am Ende der Füllung vielleicht 180 ml, und das Herz kann vielleicht nur noch 40 oder 50 ml auswerfen. Die Ejektionsfraktion beträgt dann nur noch rund 0,25 – (C) trifft in jedem Fall zu. **(C: 82%/+0,40).**

III.9 Druck-Volumen-Diagramm des Herzens

Mit Hilfe des Druck-Volumen-Diagramms (Abb. 3.11) kann man sich gewisse Eigenregulationen des Herzens klarmachen, die man als **Frank-Starling-Mechanismus** bezeichnet. Die entsprechenden Messungen kann man an einem isolierten Herz-Lungen-Präparat eines Säugetieres durchführen. Durch passive Füllung des ruhenden Herzens kann man die Ruhe-Dehnungs-Kurve (RDK) ermitteln. Von jedem Punkt der Ruhe-Dehnungs-Kurve aus kann man eine isovolumetrische und eine isotonische Kontraktion ausführen lassen und erhält so die Kurve der isovolumetrischen Maxima (IVM, als Verbindung der Maxima aller isovolumetrischen Kontraktionen) und die Kurve der isotonischen Maxima (ITM). Für jeden Punkt der Ruhedehnungskurve gibt es eine eigene Kurve der Unterstützungs-Maxima (UM), die eine Verbindung zwischen dem isovolumetrischen und dem isotonischen Maximum für den betreffenden Punkt der Ruhedehnungskurve darstellt. In Abb. 3.11 ist zunächst ein normaler Arbeitszyklus des Herzens eingetragen (AZ1): Die Kontraktion beginnt bei einer Kammerfüllung von 140 ml, sie verläuft zunächst isovolumetrisch bis zum diastolischen Druck von 80 mmHg (10,7 kPa) und verläuft dann weiter auxotonisch bis zum Druck von 120 mmHg (16 kPa) und dem Restvolumen von 70 ml. (Im strengen Wortsinn handelt es sich nicht um eine reine Unterstützungszuckung, welche aus einer ersten isometrischen und einer zweiten isotonischen Phase besteht, sondern um eine im zweiten Teil auxotonische Kontraktion, die aber großzügig als Unterstützungszuckung bezeichnet werden kann.) Von da aus kommt es zur Erschlaffung, bei 70 ml Volumen fällt der Druck ab, und in der Füllungsphase füllt sich das Herz wieder bis zu 140 ml auf.
Erhöht man jetzt bei Konstanz der Aortendrücke den venösen Füllungsdruck (**die Vorlast**, Preload), so fördert das Herz in einem neuen Arbeitszyklus AZ2 ein deutlich größeres Schlagvolumen und leistet damit auch eine größere Arbeit (Druck · Volumen). Dies ist zwangsläufig mit einer Erhöhung des Restvolumens verbunden, wobei sich die neue Kurve der Unterstützungsmaxima UM2 etwas nach rechts verlagert. **Das Herz ist aus sich heraus in der Lage, bei Erhöhung des venösen Angebotes sein Schlagvolumen bei Konstanz der Aortendrücke zu steigern.**
Lässt man das Herz bei normaler Füllung gegen höhere Aortendrücke (höhere **Nachlast**, Afterload) kontrahieren (AZ3), so ist es durchaus in der Lage, **auch gegen den erhöhten Druck zu pumpen. Dabei wird aber das Schlagvolumen deutlich kleiner, und das Restvolumen steigt an.**
Unter **positiv-intropem Einfluss des Sympathikus** wird die Kurve der isometrischen Maxima deutlich erhöht (IVM_S in Abb. 3.12): Bei gleicher Füllung kann das Herz auf diese Weise das gleiche Schlagvolumen gegen einen höheren Druck auswerfen (AZ_{S2}). Oder es kann, bei gleichen Druckwerten, ein größeres Schlagvolumen auswerfen (AZ_{S1}). Damit ergeben sich ganz neue Regulationsmöglichkeiten. Der entscheidende Unterschied zum Frank-Starling-Mechanismus liegt darin, dass bei Sympathikus-Innervation **die Herzleistung ohne Vergrößerung der Herzfüllung gesteigert werden kann.**

Klinischer Bezug

Die normalen Druck-Volumen-Beziehungen helfen beim Verständnis von Regulationsstörungen. Beim Aufstehen beispielsweise verlagert sich venöses Blut, der Schwerkraft folgend, in die unteren Körperpartien, der thorakale Venendruck sinkt ab und damit verschlechtert sich die Herzfüllung. Das Herz kann bei reduzierter Füllung nur ein geringeres Schlagvolumen erzeugen, Herzminutenvolumen und arterieller Blutdruck müssen kleiner werden, wenn das Herz nicht durch sympathische Innervation zu gesteigerter Leistung angetrieben wird. Die orthostatische Regulation kann also nur funktionieren, wenn Herzkraft und Herzfrequenz durch Innervation gesteigert werden. Durch Kontraktion der Venen kann zwar der Blutverlagerung etwas entgegen gewirkt werden, aber der thorakale Venendruck kann dadurch nicht stabilisiert werden. ■

F02 ■■

→ **Frage 3.60:** Lösung A

Die Vorlast des Herzens bedeutet den Füllungsgrad am Ende der Diastole. Sie wird durch den venösen Füllungsdruck bestimmt. Im gegebenen Diagramm erfolgt die Füllung des Ventrikels von (E) bis (A), bei (A) beginnt die Anspannungsphase, (A) ist zu markieren. Vgl. Lerntext III.9.
(A: 65%).

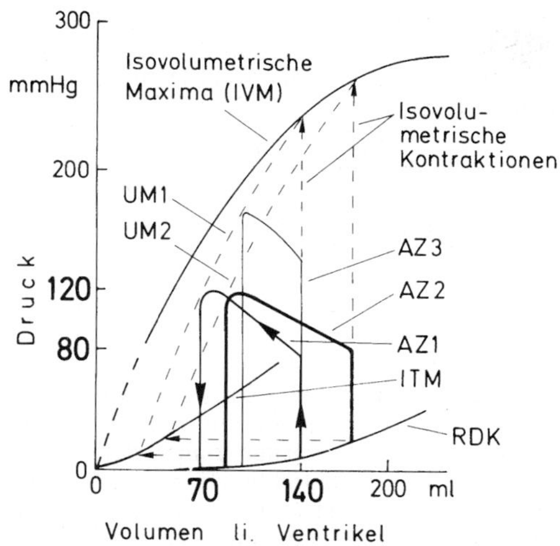

Abb. 3.**11** Druck-Volumen-Diagramm der linken Herzkammer. Die drei dicken Pfeilspitzen kennzeichnen den Verlauf von Druck und Volumen des linken Ventrikels unter normalen Ruhebedingungen (AZ1). Die Normalwerte von systolischem und diastolischem Druck (120 und 80 mmHg) sowie des normalen endsystolischen und enddiastolischen Volumens (70 bzw. 140 ml) sind hervorgehoben. Beim isolierten, nicht innervierten Herz führt eine Erhöhung des venösen Füllungsdruckes bei gleichen Aortendrücken zu einer Erhöhung des Herzschlagvolumens, mit einer Verlagerung des Arbeitszyklus des Herzens gemäß AZ2 des Bildes. Erhöht man bei normaler venöser Füllung des Ventrikels die Aortendrücke, so verlagert sich der Arbeitszyklus gemäß AZ3 des Bildes, das Herzschlagvolumen wird reduziert. Weitere Erläuterungen im Lerntext III.9. UM: Kurve der Unterstützungs-Maxima. AZ: Arbeitszyklus des Herzens. ITM: Kurve der isotonischen Maxima. RDK: Ruhe-Dehnungs-Kurve.

F02 ■

→ **Frage 3.61:** Lösung C

Die Zunahme des enddiastolischen Ventrikelvolumens bedeutet eine Erhöhung der Vorlast, bedingt durch einen erhöhten venösen Füllungsdruck. Nach dem Frank-Starling-Prinzip führt die gesteigerte Ventrikeldehnung dazu, dass das Schlagvolumen größer wird, (A) ist falsch. Allerdings wächst auch das endsystolische Restvolumen, (D) ist falsch. Bei der Füllung von 120 ml werden etwa 60 ml systolisch ausgeworfen, das Restvolumen beträgt dann ebenfalls 60 ml, die Auswurffraktion 50 %. Bei der Füllung von 160 ml wird das Schlagvolumen etwa 80 ml betragen, das Restvolumen ebenfalls, sodass die Auswurffraktion unverändert bei 50 % bleibt. Eine wesentliche Steigerung der Auswurffraktion ist auf Basis des Frank-Starling-Mechanismus nicht möglich, (E) ist sicher falsch. Für die genannten Bedingungen wird die Druck-Volumen-Arbeit des Herzens bei der stärkeren Füllung größer. Mit einer Verringerung des Wirkungsgrades ist dabei nicht zu rechnen, auch wenn der Energieumsatz des Herzens dabei etwas ansteigt, (B) dürfte falsch sein (obwohl das mit den gegebenen Daten nicht sicher kalkulierbar ist).

Zu (**C**): Die Wandspannung eines Hohlorgans ist proportional dem Innendruck und dem Radius und indirekt proportional der Wanddicke. Mit zunehmendem Radius und leichtem Druckanstieg bei der gesteigerten Füllung nimmt die Wandspannung sicher zu. Vgl. Lerntext III.9.

(**C: 60%**).

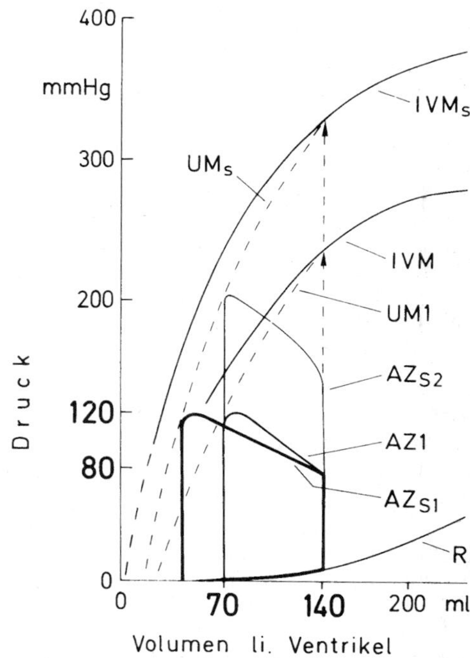

Abb. 3.**12** Einflüsse einer Sympathikus-Innervation auf das Druck-Volumen-Diagramm des linken Herzens. Zur Anknüpfung an Abb. 3.11 ist der normale Arbeitszyklus des Herzens (AZ1) unverändert eingetragen. Die positiv-inotrope Wirkung des Sympathikus führt dazu, dass die normale Kurve der isovolumetrischen Maxima (IVM) deutlich nach oben verlagert wird (IVM_S). Die Kurve der Unterstützungs-Maxima verändert sich entsprechend (UM_S). Unter diesen Bedingungen kann das Herz bei normaler venöser Füllung und unveränderten Aortendrücken einen größeren Anteil des enddiastolischen Blutvolumens auswerfen, das Herzschlagvolumen wird größer bei reduziertem endsystolischen Restvolumen, der Arbeitszyklus des Herzens verlagert sich gemäß AZ_{S1}. Alternativ kann das Herz unter diesen Bedingungen auch das normale Herzschlagvolumen bei normaler Herzfüllung gegen einen höheren Aortendruck auswerfen, Verlagerung des Arbeitszyklus gemäß AZ_{S2}. Weitere Erläuterungen im Lerntext III.9.

F03

→ **Frage 3.62:** Lösung B

Die Wandspannung (Kraft pro Querschnitt) eines Hohlorgans ist proportional dem Innendruck und dem inneren Radius und indirekt proportional der Wanddicke. Wird das Herz kleiner durch geringere Füllung (kleineres enddiastolisches Volumen), so werden der Radius des Innenraumes (vereinfacht als Kugel gedacht) kleiner und die Wand dicker, sodass bei gleicher Druckentwicklung auch die Wandspannung kleiner wird, (B) trifft zu. Die Weite der Herzkranzgefäße spielt keine Rolle (D). Die übrigen Maßnahmen führen eher zu einer Steigerung der maximalen Wandspannung.
Zu (A): Bei erhöhtem peripheren Widerstand muss das Herz einen höheren Blutdruck erzeugen, die maximale Wandspannung wird steigen.
Zu (C): Senkung der Herzfrequenz bei gleichem Herzminutenvolumen bedeutet Zunahme des Schlagvolumens, die Herzfüllung wird größer.
Zu (E): Im Stehen ist die Herzfüllung schlechter, das Schlagvolumen kleiner, was durch erhöhte Herzfrequenz ausgeglichen wird. Beim Hinlegen wird die Herzfüllung besser, mit Steigerung der Wandspannung.
(B: 80%/+0,14).

F99 ■■

→ **Frage 3.63:** Lösung C

Im Rahmen des Frank-Starling-Mechanismus kann das Herz von sich aus, also ohne Mitwirkung nervaler oder hormonaler Regulationen, seine Leistung an veränderte Bedürfnisse anpassen. So kann es bei steigendem arteriellen Blutdruck (Steigerung der Nachlast) einen höheren Druck erzeugen und so das Schlagvolumen auch gegen einen erhöhten Blutdruck auswerfen, vgl. AZ3 in Abb. 3.11. Allerdings wird dabei das Schlagvolumen etwas kleiner, es verbleibt am Ende der Systole etwas mehr Blut in der Herzkammer, das **endsystolische Ventrikelvolumen** wird größer, wie in (C) gesagt. Vgl. Lerntext III.9.
(C: 71%/+0,23).

H98 ■■

→ **Frage 3.64:** Lösung B

Preload ist die Vorlast, also diejenige Belastung des Herzens, die sich aus Faktoren ergibt, die vor dem Herzen liegen (wenn man der Blutströmung folgt); anschaulicher gesprochen: das venöse Angebot. Diese Größe ist im Übergang von 1 zu 2 sehr stark verändert, das enddiastolische Volumen (E) (beim rechten senkrechten Strich, der die Anspannungsphase darstellt) hat sich von etwa 130 ml auf etwa 170 ml vergrößert. Damit wachsen auch Schlagvolumen und Druck-Volumen-Arbeit (die bei einem Herzzyklus umfahrene Fläche) stark an. Die Nachlast (Afterload, (B)), die durch den mittleren Aortendruck bestimmt ist, ändert sich in diesem Bild fast gar nicht. Der diastolische Druck liegt in Zyklus 2 etwas niedriger, der systolische etwas höhere. Vgl. Lerntext III.9.
(B: 62%/+0,36).

In einer **Modifikation** wurde bei gleichem Bild nach der Ursache für den Übergang von 1 nach 2 gefragt: Zunahme des enddiastolischen Füllungsvolumens.

F02 ■

→ **Frage 3.65:** Lösung A

Die Kurve der Unterstützungsmaxima ist eine Kurve, die, gültig für eine bestimmte Ventrikelfüllung, vom Maximum der isobaren zum Maximum der isovolumetrischen Kontraktion führt und dabei die Endpunkte aller denkbaren, von dieser Ausgangslage startenden Unterstützungszuckungen verbindet. Vgl. Lerntext III.9 und Abb. 3.11 und Abb. 3.12. Mit sympathischer Stimulation wird die Herzkontraktion viel kräftiger (positiv ionotrope Wirkung). Die Kurve der Unterstützungsmaxima wird dabei nach links und nach oben verlagert. Nur in (A) ist diese Situation richtig abgebildet.
(A: 58%).

III.10 Kontraktilität, Arbeit und Leistung

Mit **Kontraktilität** meint man das Kontraktions**vermögen** des Herzens, das man am isolierten Herzen durch Messung der isovolumetrischen Maxima ermitteln kann (Abb. 3.11). Am schlagenden Herzen in situ ist das nicht möglich. Deshalb nimmt man die **maximale Druckanstiegsgeschwindigkeit** im Ventrikel während der Anspannungsphase als Maß für die Kontraktilität. Die Kontraktilität wird letztlich dadurch bestimmt, wieviel Querbrücken zwischen Aktin und Myosin aktiviert sind. Ein hoher Aktivierungsgrad führt zu einem hohen isovolumetrischen Spannungsmaximum, aber auch die Steilheit des Druckanstieges wird zunehmen, wenn mehr Querbrücken gleichzeitig zugreifen. Aus diesem Grunde ist die maximale Druckanstiegsgeschwindigkeit ein guter Indikator für die Kontraktilität.
Arbeit wird erst vollbracht, wenn die Kraftentwicklung des Muskels in Volumenverschiebung umgesetzt wird. Die **mechanische Arbeit** ist in der Physik definiert als **Kraft mal Weg** (N · m, Newton-Meter). Beim Herzen errechnet sich die mechanische Arbeit aus **Druck mal Volumen,** was physikalisch dieselbe Dimension besitzt ($N \cdot m^{-2} \cdot m^3 = N \cdot m$). Im Druck-Volumen-Diagramm des Herzens (Abb. 3.11 und Abb. 3.12) bedeutet dies die Fläche, die von einem Arbeitszyklus umschriebene Fläche wird.
Die **Leistung** errechnet sich als **Arbeit pro Zeit.** Die Arbeit pro Herzschlag mal Herzfrequenz (in min^{-1}) ergibt die Herzarbeit pro Minute ($A \cdot min^{-1}$), was dimensionsmäßig eine Leistungsgröße ist.

Dies alles ist unmittelbar anschaulich. Arbeit und Energie sind dimensionsgleich. Wird Volumen auf ein höheres Druckniveau verschoben, z. B. Wasser auf einen Wasserturm angehoben, so steckt in dem erhöhten Wasser eine größere Energie (als statische Energie), die wieder genutzt werden kann (bei einem Stausee zum Antrieb von Turbinen). Im Moment des Pumpens wird noch etwas Energie zur Beschleunigung benötigt (**Beschleunigungsarbeit,** zusätzlich zur Druckvolumenarbeit), die als kinetische Energie im sich bewegenden Wasser steckt (errechnet als $^1/_2\ m \cdot v^2$; m = Masse, v = Geschwindigkeit). Beim Herzen ist diese Komponente gegenüber der Druck-Volumen-Arbeit unter normalen Bedingungen vernachlässigbar (etwa 1%).
Unter Ruhebedingungen wird für die **Herzleistung rund 10% des gesamten Energieumsatzes** verbraucht; 7 W von 70 W.

F04 ■■

→ **Frage 3.66:** Lösung E

Der Sympathikus entfaltet am Herzen eine starke positiv inotrope Wirkung: Die Kraft der Kontraktion steigt an. Dies kommt dadurch zustande, dass der Aktivierungsgrad der Muskelfasern steigt, durch Zunahme der systolischen intrazellulären Ca^{2+}-Konzentration werden mehr Bindungsplätze am Aktin frei, mehr Myosinköpfe können zugreifen. Das bedeutet natürlich, dass nicht nur die maximale Kraft ansteigt, sondern dass auch der Druckanstieg während der Anspannungsphase schneller abläuft, (E) ist richtig.
Zu (A): Am Ende der Füllungsphase ist der intraventrikuläre Druck gleich dem Vorhofdruck, für das linke Herz also 5–10 mmHg.
Zu (B) und (C): Das Blutvolumen im linken Ventrikel ist am Ende der **Füllungsphase** etwa 140 ml. Während der Systole wird etwa die Hälfte ausgeworfen, sodass das Restvolumen am Ende der **Austreibungsphase** noch rund 70 ml beträgt. Bei gesteigerter Füllung nimmt, unter sonst konstanten Bedingungen, auch das Schlagvolumen zu: Frank-Starling-Mechanismus.
Zu (D): Die Entspannungsphase ist isovolumetrisch, erst in der folgenden Füllungsphase nimmt das Volumen um 70 ml zu.
(E: 69%/+0,36).

F93

→ **Frage 3.67:** Lösung B

Die *Anspannungsphase des Herzens* hat wegen der besonders schnellen Spannungsentwicklung ihren Namen bekommen (vgl. Abb. 3.10). Sobald sich die Aortenklappen öffnen, kann sich der aktivierte Herzmuskel verkürzen und Blut auswerfen, wobei sich der Druckanstieg automatisch verlangsamt.
(B: 75%/+0,22).

F94

→ **Frage 3.68:** Lösung A

Bei einem gesunden jungen Menschen ist die Beschleunigungsarbeit des Herzens vernachlässigbar im Vergleich zur Druck-Volumen-Arbeit (etwa 1%). Vgl. Lerntext III.10.
(A: 21%/+0,30).

H90

→ **Frage 3.69:** Lösung D

Die Arbeit pro Herzschlag errechnet sich aus Druck mal Volumen, für die Berechnung der Leistung (Arbeit/Zeit) ist mit der Frequenz zu multiplizieren (vgl. Lerntext III.10). Der Ausgangswert 1 ist also zu multiplizieren mit 1,2 (20% Druckzunahme), mit 1,25 (25% Schlagvolumenzunahme) und mit 2 (Verdoppelung der Herzfrequenz): $1{,}2 \cdot 1{,}25 \cdot 2 = 3$.
(D: 43%/+0,28).

F96 ■

→ **Frage 3.70:** Lösung B

Die Arbeit, die das Herz beim Pumpen des Blutes vollbringt, errechnet sich aus gefördertem Volumen mal erzeugtem Druck (Druck-Volumen-Arbeit). Darüber hinaus muss noch etwas Energie für die Beschleunigung des Blutes aufgewendet werden (Beschleunigungsarbeit), was aber nur einen ganz kleinen Teil der Gesamtarbeit ausmacht (unter Normalbedingungen um 1%). Vgl. Lerntext III.10.
(B: 87%/+0,27).

III.11 Bestimmung des Herzzeitvolumens

Nach dem **Fick-Prinzip** kann das **Herzminutenvolumen** (HMV) bestimmt werden aus der Sauerstoffaufnahme in der Lunge und der Sauerstoffkonzentrationsdifferenz zwischen venösem Mischblut und arteriellem Blut. Nehmen wir die Zahlenwerte von Aufgabe 3.71, die für eine normale Ruhesituation typisch sind:

O_2-Aufnahme: 300 ml/min
O_2-Konzentration im venösen Mischblut (A. pulmonalis): 150 ml/l
O_2-Konzentration im arteriellen Blut: 200 ml/l

Dann nimmt jeder Liter Blut beim Durchfluss durch die Lunge 50 ml O_2 auf. Bei einer O_2-Aufnahme von 300 ml/min müssen 6 l Blut pro Minute durch die Lunge geflossen sein, was dem Herzminutenvolumen entspricht.

Oder mit Formel:

$$\text{HMV} = \frac{O_2\text{-Aufnahme}}{O_2\text{-Konzentrations-Differenz}} = \frac{300\,\text{ml/min}}{50\,\text{ml/l}} = 6\,\text{l/min}$$

Das venöse Mischblut muss für diese Bestimmung nach dem Zufluss der Herzvenen entnommen werden, also mittels Herzkatheter aus dem rechten Ventrikel, oder besser noch aus der A. pulmonalis, weil da die Durchmischung besser ist.
Das Herzzeitvolumen kann auch mittels **Indikatorverdünnungsverfahren** bestimmt werden. Man injiziert einen Indikator (meist einen Farbstoff) in die Vene und verfolgt den Konzentrationsverlauf des Indikators in einer Arterie. Auch Kälte kann als Indikator verwendet werden: Thermodilutionsmethode. (Wegen des raschen Temperaturausgleichs müssen bei dieser Technik die Temperatureffekte relativ dicht am Injektionsort gemessen werden.)

Merke: *Normales Herzminutenvolumen in Ruhe: etwa 5 l/min.*
Bei Arbeit und Sport: Anstieg bis zu 15 bis 20 l/min.
Bei Rekord-Sportlern (maximales Ausdauer-Training) bis zu 30 l/min.

F88 ■
→ **Frage 3.71:** Lösung E

Vgl. Lerntext III.11.
(E: 69%/+0,37).

F99 ■■
→ **Frage 3.72:** Lösung D

Man errechnet zunächst nach dem Fickschen Prinzip des Herzminutenvolumen (HMV). Es ergibt sich ein Wert von 10 l/min, vgl. Lerntext III.11. Bei 100 Herzschlägen pro Minute beträgt das durchschnittliche Herzschlagvolumen somit 100 ml.
(D: 59%/+0,32).

H00 ■
→ **Frage 3.73:** Lösung A

Das Herzzeitvolumen lässt sich aus der Sauerstoffaufnahme und der arteriovenösen Sauerstoffkonzentrationsdifferenz (zwischen dem rechten Herzen und der Aorta) berechnen: Herzminutenvolumen $= \frac{\text{Sauerstoffaufnahme pro Minute}}{\text{Sauerstoffkonzentrationsdifferenz}}$
(vgl. Lerntext III.11).
Die Sauerstoffaufnahme ist die Differenz zwischen eingeatmeter und wieder ausgeatmeter Sauerstoffmenge; sie errechnet sich aus dem Atemminutenvolumen und der Sauerstoffkonzentrationsdifferenz zwischen Einatmungs- und Ausatmungsluft. Somit ist (A) die Lösung.
(A: 65%/+0,40).

3.3 Ernährung des Herzens

III.12 Koronare Durchblutung

Etwa **5% des Herzminutenvolumens** fließen durch den Herzmuskel, d. h. durch die Koronararterien zur Versorgung des Herzmuskels; also unter Bedingungen körperlicher Ruhe etwa 250 ml/min. Die **spezifische Durchblutung** liegt auch in Ruhe mit 60 bis 80 ml · dl^{-1} · min^{-1} relativ hoch, da der Herzmuskel ja auch bei Ruhe des Gesamtorganismus stets arbeiten muss. Bei maximaler Leistung kann die spezifische Durchblutung um den Faktor 4 bis 5 ansteigen, also auf 300 bis 400 ml · dl^{-1} · min^{-1}. Diese Steigerungsfähigkeit heißt **Koronarreserve.** Die O_2-Ausschöpfung beträgt in Ruhe rund $^2/_3$ (60–70%) und kann bei Belastung nur noch wenig weiter ansteigen, auf etwa $^3/_4$ (75–80%) (vgl. Abb. IV.12 und Lerntext IV.15). Die Anpassung der Koronardurchblutung an den Bedarf erfolgt ganz überwiegend über eine **lokal-chemische, metabolische Regulation** (vgl. Lerntext IV.13).
Die Angaben beziehen sich auf die durchschnittliche Durchblutungsgröße. **Innerhalb eines Kontraktionszyklus gibt es starke Schwankungen,** ausgelöst durch den Druck, den die Kontraktion auf die Blutgefäße ausübt. So wird die Durchblutung der linken Koronararterie zu Beginn der Systole zunächst stark reduziert, der venöse Ausstrom durch Auspressen zunächst gesteigert. Mit Beendigung der Systole folgt eine starke Zunahme der Durchblutung. Schwankungen des Gefäßtonus können so schnelle Änderungen nicht produzieren, der glatte Gefäßmuskel ist dazu zu langsam. Die regulatorischen Tonusänderungen betreffen immer die mittlere Durchblutungsgröße.

Klinischer Bezug
Die Herzdurchblutung wird oft zum klinischen Problem. Durch Arteriosklerose und thrombotische Ablagerungen an der Gefäßinnenwand kann sich das Lumen der Koronararterien verengen, so dass die Durchblutung unzureichend wird. Das führt zu Schmerzen in der Brust, die oft in den linken Arm ausstrahlen (Angina pectoris). Kommt es zum Gefäßverschluss, so geht der zugehörige Versorgungsbezirk des Herzmuskels zugrunde, es resultiert ein **Herzinfarkt,** der oft tödlich endet.

H00 ■
→ **Frage 3.74:** Lösung B

Die spezifische Durchblutung des Herzmuskels beträgt in Ruhe 70–80 ml · min^{-1} · dl^{-1} und kann bei maximaler Herzleistung bis auf etwa 300 ml · min^{-1} · dl^{-1} ansteigen (vgl. Lerntext III.12).
(B: 36%/+0,14).

H01 ■

→ **Frage 3.75:** Lösung A

Mit körperlicher Leistung steigt das Herzminutenvolumen und damit die Herzleistung und auch die koronare Durchblutung. Der Strömungswiderstand im Koronarkreislauf nimmt also entsprechend ab. Da die Herzmuskeldurchblutung vor allem in der Diastole erfolgt – die systolische Kontraktion drückt die Blutgefäße stark zu – ist es in erster Linie der diastolische Strömungswiderstand, der die Durchblutungsgröße bestimmt. (A) ist richtig. Vgl. Lerntext III.12.
Zu (E): Die Koronardurchblutung kann bei maximaler Leistung um den Faktor 4–5 ansteigen.
(A: 37%/+0,24).

F01 ■

→ **Frage 3.76:** Lösung A

Die spezifische Durchblutung des Herzens beträgt in Ruhe 60 bis 80 ml · min^{-1} · dl^{-1} und kann bei maximaler Leistung um den Faktor 4 bis 5 gesteigert werden, auf 300 bis 400 ml · min^{-1} · dl^{-1}, (A) trifft zu. Vgl. Lerntext III.12.
(A: 74%/+0,33).

F98 ■

→ **Frage 3.77:** Lösung E

Normalerweise ist ein Druckanstieg im arteriellen System auch mit einer Steigerung der Organdurchblutung verbunden. Nur der linke Herzventrikel macht da eine Ausnahme. Der systolische Druckanstieg im linken Ventrikel ist mit einem Druckanstieg im Muskelgewebe der Herzwand verbunden, wodurch die Kapillaren weitgehend zugedrückt werden, sodass die Durchblutung ganz stark zurückgeht. Erst bei Erschlaffung der Herzmuskulatur, beginnend bei der erkennbaren Inzisur in der Aortendruckkurve, setzt eine starke Durchblutung des Herzmuskels ein. Vgl. Lerntext III.12.
(E: 76%/+0,24).

H98 ■■

→ **Frage 3.78:** Lösung A

Die linke Koronararterie versorgt vor allem die linke Herzkammer. Wenn dort systolisch der Innendruck über 100 mmHg ansteigt, nimmt auch der Druck in der Wandmuskulatur entsprechend zu, der transmurale Druck (Druckdifferenz zwischen dem Innenraum der Arterien und der Umgebung) nimmt ab (B ist falsch), wodurch die Blutgefäße zugedrückt werden, (C) ist falsch. In der Diastole steigt dann die Durchblutung der Kammermuskulatur stark an, wie in (A) richtig gesagt. Die Herzdurchblutung kann etwa um den Faktor 5 gesteigert werden, (D) ist falsch. Vgl. Lerntext III.12.
(A: 78%/+0,39).

F97 ■

→ **Frage 3.79:** Lösung D

Die Durchblutungsgröße (Volumenstromstärke V_t) in einem Kreislaufabschnitt ist nach dem Hagen-Poiseuille-Gesetz proportional der Druckdifferenz ΔP und umgekehrt proportional dem Strömungswiderstand R: $V_t = \frac{\Delta P}{R}$. Bei konstantem ΔP bedeutet demnach eine Verdopplung von V_t, dass sich der Strömungswiderstand halbiert hat.
(D: 55%/+0,27).

3.4 Steuerung der Herztätigkeit

III.13 Herz-Innervation

Die auf myogener Automatie beruhende Herztätigkeit wird durch sympathische und parasympathische Innervation in vielfältiger Weise moduliert. Der Sympathikus, der die ergotrope, also die leistungsfördernde Einstellung des Organismus besorgt, fördert auch die Herztätigkeit (Abb. 3.13); er steigert sowohl die Herzfrequenz – **positiv chronotrope Wirkung** – als auch die Herzkraft – **positiv inotrope Wirkung** – und fördert insgesamt die Erregbarkeit der Muskulatur – **positiv bathmotrope Wirkung** –, womit auch eine Förderung der Erregungsüberleitung vom Vorhof zum Ventrikel verbunden ist – **positiv dromotrope Wirkung.** Der Vagus, der eine trophotrope, also auf Erholung und Regeneration orientierte Einstellung besorgt, wirkt dem Sympathikus entgegen, aber er erreicht nicht alle Regionen des Herzens. Sein Einfluss auf das Kammermyokard ist vernachlässigbar, sodass im Wesentlichen eine **negativ chronotrope** und eine **negativ dromotrope** Wirkung zu verzeichnen sind (am Vorhof wirkt er auch negativ-inotrop).
Der **Vagus** setzt an seinen Nervenendigungen **Acetylcholin** als Transmitter frei, welches sich mit cholinergen Rezeptoren der Muskelzellen verbindet. Atropin kann diese Rezeptoren blockieren (Abb. 3.14).
Überträgerstoff des **Sympathikus** ist **Noradrenalin,** welches über adrenerge β-Rezeptoren wirkt (β_1-Rezeptoren). Der Transmitter-Rezeptor-Interaktion folgt die Aktivierung eines G-Proteins, und im nächsten Schritt wird cAMP als intrazellulärer Botenstoff (Second messenger) freigesetzt. cAMP steigert zum einen die Aktivierbarkeit der Ca^{2+}-Kanäle der Zellmembran (die Offenwahrscheinlichkeit dieser Kanäle wird gesteigert), was dazu führt, dass der Calciumeinstrom während des Aktionspotentials zunimmt. Mit der Zunahme des intrazellulären Aktivierungs-Calciums steigt die Kraft der Kontraktion (positiv-ionotrope Wirkung). Zum

anderen verstärkt cAMP auch den aktiven Ca^{2+}-Transport ins sarkoplastische Retikulum und beschleunigt so die Erschlaffung des Herzmuskels am Ende der Systole. Dieser Effekt ist wichtig, weil der Sympathikus die Herzfrequenz erheblich steigern kann, wobei die Systolendauer kürzer werden muss, d.h. die Erschlaffung muss auch beschleunigt werden.
Die adrenergen β_1-Rezeptoren können durch β_1-Blocker gehemmt werden (Abb. 3.14). Es gibt auch direkte Verknüpfungen zwischen den beiden Innervationen, z. B. eine Hemmung der sympathischen Noradrenalinfreisetzung durch den Parasympathikus.
Die chronotropen Effekte der Herznerven kommen vor allem dadurch zustande, dass die Steilheit der diastolischen Depolarisation verändert wird (Abb. 3.15). Die **langsame diastolische Depolarisation** entsteht dadurch, dass die am Ende eines Aktionspotentials sehr hohe K^+-Leitfähigkeit der Membran allmählich zurückgeht und dabei die Ca^{2+}-Leitfähigkeit ansteigt (Abb. 3.4). Der Vagus-Transmitter Acetylcholin löst an den Schrittmacherzellen eine Abnahme der Steilheit der diastolischen Depolarisation aus, sodass die Erregungsschwelle, die sich nicht wesentlich verändert, später erreicht wird (Abb. 3.15). Auch in Ruhe ist ständig eine gewisse Aktivität der Innervation vorhanden, die beispielsweise die respiratorischen Schwankungen der Herzfrequenz und reflektorische Einflüsse von den Pressorezeptoren vermittelt.

Klinischer Bezug
Bei Herz-Kreislauf-Erkrankungen versucht man häufig, medikamentös die Herzfunktion zu beeinflussen. So kann man die sympathische Herzinnervation durch Hemmung der adrenergen β_1-Rezeptoren (Gabe von β-Blockern) abschwächen, was bei Bluthochdruck (Hypertonie) eingesetzt wird. Durch Gabe von Calcium-Kanal-Blockern (Calcium-Antagonisten) kann man den Calciumeinstrom in die Muskelzellen hemmen und so die Kontraktionskraft reduzieren. ■

F03 ■■
→ **Frage 3.80:** Lösung C

Der Sympathikus stimuliert das Herz, wobei der Transmitter Noradrenalin seine Wirkung über adrenerge β_1-Rezeptoren entfaltet. Der Sympathikus wirkt positiv dromotrop (Verbesserung der Erregungsüberleitung von den Vorhöfen zu den Ventrikeln). Zur Bestimmung der Überleitungszeit misst man das PQ-Intervall im EKG: die Zeit vom Beginn der P-Welle bis zum Beginn der Q-Zacke, normal unter 0,2 s. Unter Sympathikus-Innervation wird diese Zeit kürzer. In der Frage ist unter (C) die PQ-Strecke genannt: die Zeit vom Ende P bis Beginn Q, was als Maß für die Überleitung nicht üblich ist. Aber auch diese Strecke dürfte bei beschleunigter Überleitung kürzer werden. Mit sympathischer Stimulation steigt auch der Ventrikeldruck in der Anspannungsphase schneller an – (E) ist falsch. Mit steigender Frequenz wird die Systolendauer, und damit auch die Dauer des Aktionspotentials, geringer – (A) ist falsch –, und das Myokard erschlafft am Ende der Systole schneller – (B) ist falsch. Vgl Lerntext III.13.
Zu (D): Mit steigender Herzleistung steigt auch die Koronardurchblutung an. Da die Durchblutung vorwiegend in der Diastole erfolgt, steigt dabei natürlich auch die Stromstärke während der Diastole an.
(C: 67%/+0,39).

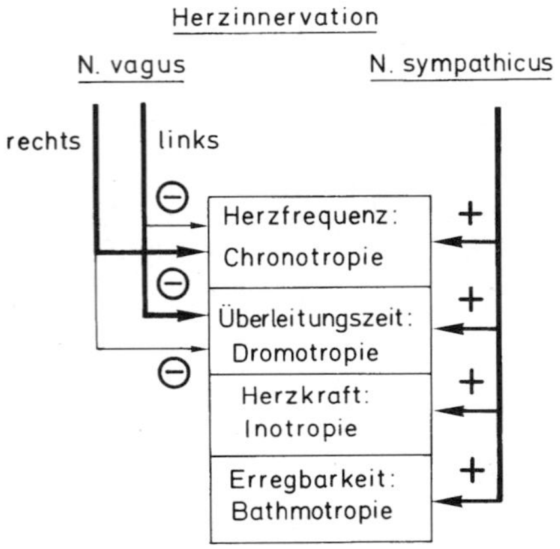

Abb. 3.**13** Schema zur Innervation des Herzens. Die Erregung der sympathischen Herznerven führt zu Steigerung der Herzfrequenz (positiv chronotrope Wirkung), Beschleunigung der Überleitung vom Vorhof zur Kammer (positiv dromotrope Wirkung), Steigerung der Herzkraft (positiv inotrope Wirkung) und Steigerung der Erregbarkeit (positiv bathmotrope Wirkung). Erregung des Vagus führt zu Senkung der Herzfrequenz (negativ chronotrope Wirkung, vor allem über den rechten Vagus vermittelt) und Verzögerung der Erregungsüberleitung (negativ dromotrope Wirkung, überwiegend vom linken Vagus vermittelt). Effekte des Vagus auf die Ventrikelmuskulatur sind vernachlässigbar. Auf die Vorhofmuskulatur wirkt er auch negativ inotrop und negativ bathmotrop.

H00 ■
→ **Frage 3.81:** Lösung C

Die adrenergen β-Rezeptoren des Herzmuskels gehören zur Unterklasse der β_1-Rezeptoren. Unter ihrer Aktivierung würden (A), (D) und (E) ansteigen. Eine Konstriktion der Koronargefäße im Sinne von (B) könnte über adrenerge α-Rezeptoren ausgelöst werden. Die β-Rezeptoren der Blutgefäße zählen zum Typ β_2. Über diese Rezeptoren wird eine inhibitorische Wirkung vermittelt, also eine Dilatation der Koronararterien, was eine Mehrdurchblutung nach sich zieht, wobei der O_2-Gehalt der Koronarvenen ansteigt. (Man kann bei der Aufgabenstellung davon ausgehen, dass der O_2-Verbrauch des Herzmuskels dabei gleich bleibt, wenngleich eine solche isolierte Dilatation der Koronararterien unter natürlichen Bedingungen kaum vorkommt). (C: 39%/+0,52).

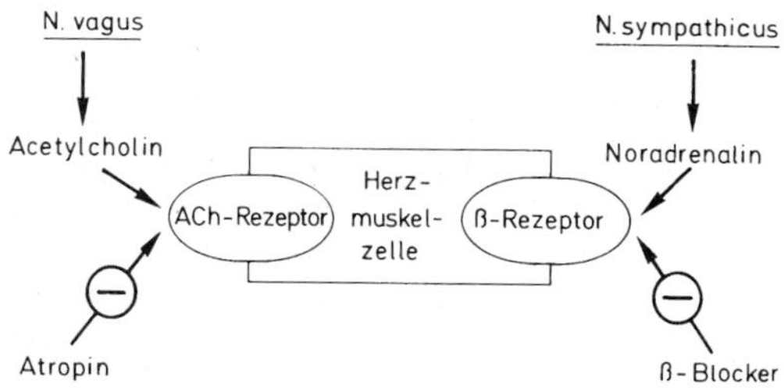

Abb. 3.**14** Schema zum Wirkungsmechanismus der Herznerven. Die sympathischen Herznerven setzen als Transmitter Noradrenalin frei, welches sich mit adrenergen β-Rezeptoren (Typ β_1) der Zellmembran verbindet und so die typische Wirkung an der Herzmuskelzelle entfaltet. β-Blocker führen zu einer kompetitiven Hemmung am β-Rezeptor und schwächen so die Noradrenalin-Wirkung ab. Die parasympathischen Fasern des N. vagus setzen als Transmitter Acetylcholin frei, welches sich mit cholinergen Rezeptoren der Zellmembran verbindet und so die typische Wirkung auslöst. Die Acetylcholin-Rezeptoren des Herzmuskels können durch Atropin kompetitiv gehemmt werden.

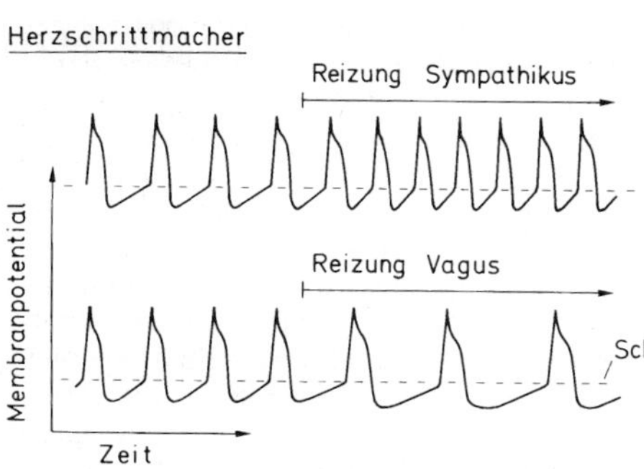

Abb. 3.**15** Wirkung der sympathischen und parasympathischen Nerven auf die Erregungsbildung im Herzen. Der Sympathikus beschleunigt die langsame diastolische Depolarisation und steigert so die Frequenz der Schrittmacherzellen, der Vagus hat eine entgegengesetzte Wirkung.

H96 ■■

→ **Frage 3.82:** Lösung D

Die Aussagen (A) bis (C) entsprechen dem heutigen Konzept zur elektrischen Aktivität der Herzschrittmacherzellen, die im Sinusknoten liegen (vgl. Lerntext III.3). (Eine „Zellmembran des Sinusknotens", wie im Vorsatz formuliert, gibt es nicht, sondern nur eine „Zellmembran der im Sinusknoten liegenden Schrittmacherzellen".) Der Vagus-Transmitter Acetylcholin steigert die K^+-Leitfähigkeit ((E) ist richtig), was die langsame diastolische Depolarisation verlangsamt und so die Herzfrequenz senkt. Adrenalin steigert die Frequenz durch Beschleunigung der diastolischen Depolarisation, aber nicht auf dem in (D) genannten Weg. Spannungsabhängige Na^+-Kanäle können auch neueren Erkenntnissen beim Schrittmacherprozess mitwirken: ihre Leitfähigkeit nimmt diastolisch zu, sodass sie zur Schrittmacher-Depolarisation beitragen. Vgl. Lerntext III.3.
(D: 63%/+0,40).

F00 ■■

→ **Frage 3.83:** Lösung C

Noradrenalin (NA) ist der Transmitter des Sympathikus am Herzen. Es vermittelt somit die fördernden Wirkungen des Sympathikus am Herzen, darunter auch die positiv chronotrope Wirkung (Steigerung der Herzfrequenz), (C) trifft zu. Die Rezeptoren, an denen NA angreift, gehören zu den β-Rezeptoren (β_1-Rezeptoren), (A) ist falsch (vgl. Lerntext III.13).
Zu (B): NA fördert auch den Rücktransport von Calciumionen in das sarkoplasmatische Retikulum und beschleunigt so die Erschlaffung des Herzmuskels nach einer Systole. Dieser Effekt wird aber nicht durch IP3 vermittelt, sondern durch cAMP als Second messenger.
(C: 79%/+0,26).

F01 ■

→ **Frage 3.84:** Lösung C

Nur (C) trifft zu, vgl. Lerntext III.13.
(C: 59%/+0,27).

F97 ■■

→ **Frage 3.85:** Lösung D

Acetylcholin (ACh) ist der Transmitter des Vagus, der die hemmende Wirkung auf das Herz vermittelt. Am Vorhof ist die wichtigste Vaguswirkung die Senkung der Herzfrequenz (negativ chronotrope Wirkung). Diese kommt vorwiegend dadurch zustande, dass ACh die K^+-Permeabilität erhöht. Dadurch wird die Steilheit der spontanen Schrittmacher-Depolarisation abgeflacht, die Erregungsschwelle wird später erreicht, das Intervall zwischen den Aktionspotentialen wird länger (vgl. Lerntext III.13).
(D: 70%/+0,35).

H02

→ **Frage 3.86:** Lösung D

Bei den in (A) bis (C) beschriebenen Situationen bleibt offen, welcher der Wege bei der Doppelinnervation des Herzens zur Frequenzsenkung (Bradykardie) eingesetzt wird, und man kann auch keine Rückschlüsse auf die Ruhesituation ableiten.

Unterbrechung des Vagus steigert in der Regel die Herzfrequenz, was beweist, dass die parasympathische Innervation über den Vagus auch an der Einstellung der Ruhefrequenz mitwirkt. Es könnte aber sein, dass der sympathische Antrieb noch stärker ist. Nur wenn man beide Komponenten der vegetativen Herzinnervation ausschaltet (z. B. durch Ganglienblockade) und dadurch eine Beschleunigung des Herzschlages ausgelöst wird, kann man folgern, dass entweder nur der Vagus vorher aktiv war oder dass beide Nerven wirksam waren, der Vagus aber stärker als der Sympathikus. Also trifft (D) zu.
(**D: 18%/+0,12**; E: 60%).

H97 ■

→ **Frage 3.87:** Lösung D

Unter Ruhebedingungen macht die Systole, deren Dauer sich weitgehend mit der Aktionspotentialdauer des Kammermyokards deckt, etwa $^1/_3$, die Diastole $^2/_3$ der Herzperiodendauer aus. Bei einer Ruheherzfrequenz von 60/min beträgt die Systolendauer rund 0,35 s. Bei einem Anstieg der Herzfrequenz auf 180/min würde die Gesamtzeit auf die Systole entfallen, wenn die Systolendauer konstant bliebe. Die automatische Verkürzung des Aktionspotentials mit steigender Frequenz ist also ein sehr wichtiger Prozess. Das Verhältnis Systole zu Diastole verändert sich allerdings mit zunehmender Frequenz mehr und mehr zugunsten der Systole. Bei einer Frequenz von 180/min kehrt sich die Ruherelation um, die Systole nimmt jetzt 60%, die Diastole 40% der Herzperiodendauer ein.
(D: 65%/+0,22).

F04

→ **Frage 3.88:** Lösung B

Mit zunehmender Herzfrequenz vermindert sich die Diastolendauer deutlich stärker als die Systolendauer (vgl. Kommentar 3.87). (A) trifft somit nicht zu. Es wird gesagt, dass bei geringer Diastolendauer die Vorhofkontraktion für die Herzfüllung besonders wichtig ist, wichtiger als unter Ruhebedingungen bei langer Diastolendauer, gemäß (B). In vielen Lehrbuchdarstellungen wird das allerdings nicht deutlich gesagt. Im Fall dieser Aufgabe ist das aber nicht so kritisch, weil sich die anderen Aussagen ausschließen lassen.
Zu (C): Die Aktionspotentialdauer entspricht der Systolendauer, sie wird deutlich kürzer.
Zu (D): Bei dynamischer körperlicher Leistung kann das Herzminutenvolumen um den Faktor 3–4 zunehmen, während die Herzfrequenz höchstens um den Faktor 3 steigt. Das Herzschlagvolumen wird also eher etwas größer werden.
Zu (E): Die Füllungsbedingungen für das Herz werden mit Abnahme der Diastolendauer schlechter. Nur durch die starke Zunahme der Herzkraft (positiv inotrope Wirkung) bei dem starken Antrieb durch den Sympathikus wird es möglich, dass das Herzschlagvolumen gleich bleiben oder etwas zunehmen kann. Im Druck-Volumen-Diagramm verschiebt sich der Herzzyklus etwas nach links, zu den geringeren Volumina hin.
(B: 38%/+0,11).

H99 ■

→ **Frage 3.89:** Lösung D

Bei einer Herzfrequenz von 150/min beträgt die volle Herzperiodendauer 60/150 s = 0,4 s. Unter Ruhebedingungen entfällt 1/3 der Herzperiodendauer auf die Systole, 2/3 auf die Diastole. Bei sehr hoher Herzfrequenz kehrt sich das Verhältnis um, die Diastolendauer beträgt dann nur noch 1/3 der gesamten Herzperiode, sodass nur (D) markiert werden kann.
(D: 54%/+0,30).

F96 ■■

→ **Frage 3.90:** Lösung B

Für den Parasympathikus würde (B) zutreffen. Der Sympathikus dagegen innerviert das gesamte Herz. Die Steigerung der Kraftentwicklung (positiv inotrope Wirkung) im gesamten Ventrikel-Myokard ist ein ganz wichtiger Sympathikus-Effekt. Die anderen Aussagen sind richtig. Vgl. Lerntext III.13.
(B: 85%/+0,25).

III.14 Inotrope Wirkung und Calcium

Die Kraft der Herzmuskelkontraktion wird – wie beim Skelettmuskel, vgl. Lerntexte XIII.2 und XIII.4 – vor allem von der intrazellulären Konzentration der Calcium-Ionen gesteuert. Diese liegt in Ruhe bei 10^{-8} mol/l und steigt bei Aktivierung auf 10^{-6} bis 10^{-5} mol/l an. (Von anderen Faktoren, die die Wirkung der Ca^{2+}-Ionen fördern oder hemmen können, sehen wir hier der Einfachheit halber ab.) **Je höher die intrazelluläre Ca^{2+}-Konzentration, desto mehr Querbrücken zwischen Aktin und Myosin werden aktiviert, und desto stärker ist die Kontraktion.** Das isometrische **Kraftmaximum** nimmt damit zu, aber auch die **Geschwindigkeit der Kontraktion** (bei isotonischer Kontraktion) und die **Druckanstiegsgeschwindigkeit** (bei isovolumetrischer Kontraktion) wachsen an.
Die Regulation des intrazellulären Calciumspiegels ist recht kompliziert. Eine Vereinfachung gibt Abb. 3.16. Der größte Teil des Calciums, das bei einer Erregung freigesetzt wird, kommt aus intrazellulären Speichern (sarkoplasmatisches Retikulum). Etwas Calcium strömt aber auch mit jedem Aktionspotential über Calcium-Kanäle von außen in die Zelle ein (vgl. Lerntext III.1). Dieses Calcium wirkt einmal beim Anstoß der Ca^{2+}-Freisetzung aus den Speichern mit (**Trigger-Effekt**), zum anderen steigert es natürlich den Gesamtgehalt an intra-

zellulärem Calcium, es hat einen **Auffüll-Effekt.** Mit der Repolarisation wird das Calcium sehr rasch wieder in die Speicher zurückgepumpt, und ein Teil wird auch durch die Zellmembran wieder in den Extrazellulärraum gepumpt. **Die Menge des gesamten intrazellulär verfügbaren Aktivierungs-Calciums hängt dabei von der Relation des Ca^{2+}-Einstroms bei Erregung und des Ca^{2+}-Ausstroms bei Ruhe ab. Jede Förderung des Ca^{2+}-Einstroms während Erregung, z. B. die fördernde Wirkung von Noradrenalin auf die Calcium-Kanäle, wird das verfügbare Aktivierungscalcium – und damit die Kraft der Kontraktion – steigern,** und zwar von Herzschlag zu Herzschlag zunehmend, bis wieder ein neues Gleichgewicht erreicht ist. So erklärt sich die **positiv inotrope Wirkung des Sympathikus.** Auf dem Blutweg zum Herzen gelangendes Adrenalin oder Noradrenalin wirken natürlich in gleicher Weise.
Auch eine Steigerung der Herzfrequenz hat automatisch einen positiv inotropen Effekt (**Frequenz-Inotropie**), weil der Anteil der Erregung an der Gesamtzeit größer wird und sich damit das Gleichgewicht der Ca^{2+}-Flüsse zugunsten des Einstroms etwas verschiebt.

Klinischer Bezug

Durch Eingriffe in die Mechanismen der Calcium-Regulation kann man die Kraft der Herzkontraktion beeinflussen. Hemmt man den Calcium-Einstrom mit spezifischen **Calciumkanal-Blockern** (z. B. Nifedipin), so lässt die Kraft der Kontraktion allmählich nach, weil der Auffüll-Effekt wegfällt.
Die **Herzglykoside** (Digitalis, Strophantin) haben einen **positiv inotropen Effekt,** der auf einer Hemmung des Ca^{2+}-Auswärtstransportes beruht. Primär hemmen die Glykoside die Na^+-K^+-Austauschpumpe. Dadurch steigt die intrazelluläre Na^+-Konzentration an, wodurch der treibende Na^+-Gradient für den Ca^{2+}-Auswärtstransport über Na^+-Ca^{2+}-Austausch (3 Na^+ gegen 1 Ca^{2+}) reduziert wird.

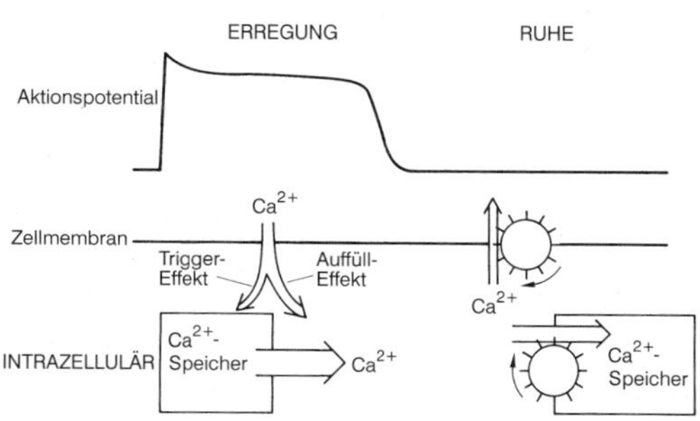

Abb. 3.16 Schema zu den Calcium-Verschiebungen beim Herzmuskel. Aktiver Pumpprozess als Schaufelrad symbolisiert. Vgl. Lerntext III.14.

H01 ■

→ **Frage 3.91:** Lösung E

In (A)–(D) sind richtige Aussagen zum Herz-Basiswissen zusammengestellt.
Zu (E): Adrenerge Stimulation des Herzens führt über Aktivierung von β_1-Rezeptoren und G-Protein zu einer gesteigerten Bildung des Second messengers cAMP. Dies führt einerseits zu gesteigerter Aktivierbarkeit des Calciumkanals und damit zur Steigerung der Kontraktionskraft des Herzmuskels. Zugleich wird durch cAMP das Zurückpumpen von Calcium ins sarkoplasmatische Retikulum (mittels Ca^{2+}-ATPase) gefördert und damit die Geschwindigkeit der Relaxation des Herzmuskels gesteigert. Dies ist wichtig, weil der Sympathikus die Herzfrequenz steigert, wobei die Systolendauer verkürzt werden muss. (E) ist die gesuchte Falschaussage.
(E: 45%/+0,23).

F01

→ **Frage 3.92:** Lösung B

Bei Erregung einer quergestreiften Muskelfaser (sowohl Skelettmuskel als auch Herzmuskel) breitet sich die Negativierung der Zellmembran während des Aktionspotentials über transversale Tubuli in die Tiefe der Muskelfaser aus. Dort treten die transversalen Tubuli in engsten Kontakt mit dem longitudinalen Tubulussystem (sarkoplasmatisches Retikulum, SR) und übertragen auf dieses die Erregung, was am Ende dazu führt, dass Ryanodin-sensitive Calciumkanäle in der Membran des SR geöffnet werden, durch die Calciumionen aus dem SR ins Zytoplasma strömen und die Kontraktion auslösen. Die genauen Mechanismen bei der Erregungsübertragung von den transversalen Tubuli auf das SR sind noch immer Gegenstand von Diskussionen. Nach dem heute favorisierten Konzept werden beim Myokard in den transversalen Tubuli Dihydropyridin-sensitive Calciumkanäle aktiviert. Das durch diese Kanäle einströmende Ca^{2+} soll zur Aktivierung der Ryanodin-sensitiven Calciumkanäle des SR führen. So ist (B) die richtige Lösung.
(B: 43%/+0,20).

H00 ■

→ **Frage 3.93:** Lösung B

Bei Erregung einer Myokardzelle strömt mit jedem Aktionspotential etwas Calcium in die Zelle hinein. Der größte Teil des mit jedem Aktionspotential freigesetzten Calciums kommt aber aus dem sarkoplasmatischen Retikulum, wobei der Anstoß zur Freisetzung über Ryanodin-empfindliche Rezeptoren erfolgt. (B) ist somit zutreffend. Vgl. Lerntext III.14 und Kommentar 3.90.
Zu (A) und (C): Die beiden genannten Calcium-Pumpen befördern Calcium aus dem Zytosol hinaus, entweder ins sarkoplasmatische Retikulum (A) oder in den Extrazellulärraum (C).

Zu (D): Dies führt zu Hyperpolarisation, was einer Aktivierung und Calciumfreisetzung entgegenwirkt.
Zu (E): Eine Förderung der Na^+-K^+-Austauschpumpe erhöht den Na^+-Gradienten, der unter anderem eine Calciumpumpe über Na^+-Ca^{2+}-Antiport antreibt. Dadurch wird also der Calcium-Auswärtstransport gefördert.
(B: 67%/+0,52).

H02 ■

→ **Frage 3.94:** Lösung A

Am Ende einer Kontraktion müssen die Ca^{2+}-Ionen, die zur Aktivierung des Muskels ins Zytosol freigesetzt wurden, wieder zurückgepumpt werden. Dies geschieht überwiegend mit Hilfe der in der Membran des sarkoplasmatischen Retikulums sitzenden primär-aktiven Ca^{2+}-Pumpe (Ca^{2+}-ATPase), (A) ist richtig. Ein Teil der Ca^{2+}-Ionen wird auch nach extrazellulär gepumpt, wobei eine Na^+-Ca^{2+}-Austauschpumpe mitwirkt. (B) und (C) sind Prozesse bei der Auslösung der Kontraktion (bei der elektromechanischen Kopplung).
Zu (D): Phosphorylierung von Phospholamban beschleunigt das Zurückpumpen des Calciums ins sarkoplasmatische Retikulum – ohne Vorsilbe *De...* wäre (D) also richtig.
Zu (E): Auch bei maximaler intrazellulärer Ca^{2+}-Aktivität während der Kontraktion (bis 10^{-5} mol/l) bleibt der elektrochemische Gradient für Ca^{2+} von extrazellulär (freie Konzentration 1 mmol/l = 10^{-3} mol/l) nach intrazellulär gerichtet.
(A: 81%/+0,47).

H95

→ **Frage 3.95:** Lösung C

Bei Herz- und Skelettmuskel besteht eine strenge Kopplung zwischen elektrischer Erregung (Aktionspotential) und Kontraktion: eine elektro-mechanische Kopplung. Wird dieser Kopplungsprozess unterbrochen, so spricht man von einer elektromechanischen Entkopplung. Dann läuft die elektrische Erregung noch ab, aber die nachfolgende Prozesskette, die schließlich zur Kontraktion führt, ist irgendwo unterbrochen – (C) ist richtig. Zentraler Prozess in der elektromechanischen Kopplung ist die intrazelluläre Steigerung der Konzentration freier Calcium-Ionen durch Freisetzung aus dem sarkoplasmatischen Retikulum sowie durch Einstrom von Calcium-Ionen aus dem Extrazellulärraum. Werden beispielsweise beim Herzmuskel durch sogenannte *Calcium-Antagonisten* die Calciumkanäle blockiert, die den Calciumeinstrom während des Aktionspotentials ermöglichen, so nimmt das intrazelluläre Aktivierungs-Calcium mehr und mehr ab, bis schließlich nicht mehr genügend Calcium für die Auslösung der Kontraktion zur Verfügung steht: Es resultiert eine elektromechanische Entkopplung. Vgl. Lerntexte III.14 und XIII.4.
(C: 69%/+0,31).

H96 ■

→ **Frage 3.96:** Lösung E

Für die Beseitigung des bei Kontraktion erhöhten intrazellulären Calciums stehen der Natur zwei Pumpen zur Verfügung. Einmal eine primär-aktive Calcium-ATPase, die beim Herzmuskel Ca^{2+} ins sarkoplasmatische Retikulum zurückpumpt. Weiterhin eine 3 Na^+/1 Ca^{2+}-Austauschpumpe, die durch Einstrom von Na^+ angetrieben wird und demnach zu den sekundär-aktiven Pumpen zählt (vgl. Lerntext I.4). Letztere Pumpe wird vor allem für den Ca^{2+}-Transport vom Zytoplasma in den Extrazellulärraum verantwortlich gemacht. (E) ist richtig.
Zu (D): Die Digitalis-Glykoside hemmen primär die Na^+/K^+-Austauschpumpe. Dies führt zu einem Anstieg der intrazellulären Na^+-Konzentration, der Antrieb für den Calciumaustausch wird dabei schwächer, es bleibt mehr Calcium in der Herzmuskelzelle, was zu einer Verstärkung der Kontraktion führt (positiv inotrope Wirkung). Diese Hemmung des Calciumaustauschs ist **indirekt,** (D) ist falsch. (Vgl. Lerntext III.14).
(E: 52%/+0,32).

H02 ■

→ **Frage 3.97:** Lösung E

Digitalisglykoside hemmen die Na^+-K^+-ATPase, die Na^+ nach außen und K^+ in die Zelle hinein befördert. Die Hemmung dieser Pumpe hat zur Folge, dass die intrazelluläre Na^+-Konzentration ansteigt. Damit wird der Na^+-Gradient abgeschwächt, der u. a. den Antrieb für die sekundär-aktive Na^+-Ca^{2+}-Austauschpumpe darstellt, welche Ca^{2+}-Ionen von intrazellulär nach extrazellulär transportiert. Die Abschwächung des Ca^{2+}-Auswärtstransportes führt zu einer Vermehrung des intrazellulären Aktivierungs-Calciums, d. h. es wird während des Aktionspotentials mehr Calcium freigesetzt, was die Kraft der Kontraktion verstärkt: positiv inotrope Wirkung.
(E: 64%/+0,43).

F99 ■

→ **Frage 3.98:** Lösung E

Im Extrazellulärraum beträgt die freie Ca^{2+}-Konzentration etwa 1 mmol/l = 10^{-3} mol/l. Intrazellulär findet man bei ruhenden Muskelzellen eine freie Konzentration von 10^{-8} bis 10^{-7} mol/l. Der Unterschied macht somit mindestens einen Faktor von 10^4 aus, also 1 : 10 000. Das gilt für Skelett-, Herz- und glatten Muskel in gleicher Weise.
(E: 65%/+0,27).

F00 ■

→ **Frage 3.99:** Lösung C

Bei beiden Typen von Muskelzellen finden sich Übereinstimmungen im Grundprinzip der elektromechanischen Kopplung: Das Aktionspotential löst eine Freisetzung von Calciumionen aus dem sarkoplas-

matischen Retikulum aus, gemäß Aussage (C). (D) trifft nur für den Herzmuskel zu. Acetylcholin (E) ist der Transmitter am Skelettmuskel, es löst dort die Erregung aus, während es am Herzen hemmend wirkt (Transmitter des Parasympathikus).
(C: 84%/+0,17).

III.15 Afferente Herznerven; das Herz als endokrines Organ

Im Herzen finden sich auch verschiedene Rezeptoren, deren afferente Nerven im Vagus verlaufen. Besonders wichtig sind **Dehnungsrezeptoren in den Vorhöfen,** die als **Messfühler bei der Blutvolumenregulation** mitwirken.
Neuerdings findet ein Peptidhormon, das in den Myozyten der Herzvorhöfe vorkommt (**atriales natriuretisches Peptid, ANP,** atrialer natriuretischer Faktor, ANF, Atriopeptin), zunehmend Beachtung. Bei Vorhofdehnung wird dieses Hormon abgegeben, welches **Natrium- und Wasserausscheidung durch die Niere fördert,** d. h. es wirkt Blutvolumen regelnd (vgl. Lerntext X.4). ■

H97

→ **Frage 3.100:** Lösung C

An den Kreislaufreaktionen sind auch Mechanorezeptoren in den großen thorakalen Venen, in der A. pulmonalis sowie in den Herzvorhöfen und -ventrikeln beteiligt. Vor allem wirken Dehnungsrezeptoren in den Vorhöfen als Messfühler an der Regelung des Blutvolumens mit. Mit weitergehenden Details sollte man sein Gedächtnis nicht belasten.
In den Vorhöfen unterscheidet man A-Rezeptoren, die vor allem während der Vorhofsystole erregt werden, und B-Rezeptoren, die ihr Aktivitätsmaximum in der frühen diastolischen Füllungsphase haben. Aktivierung (vor allem der B-Rezeptoren) führt unter anderem zu einer Hemmung der sympathischen Innervation des Kreislaufs und damit zu einer Steigerung der parasympathischen Innervation, gemäß (C). (Von einer allgemeinen Erhöhung des Parasympathikotonus sollte man besser nicht sprechen, da es sich um recht spezifische Teilreaktionen im vegetativen Nervensystem handelt.)
(C: 25%/+0,10).

Kommentare aus dem Examen Herbst 2004

H04 ■

→ **Frage 3.101:** Lösung A

Der Parasympathikus wirkt hemmend auf das Herz und dabei senkt er auch die Herzfrequenz, indem er hemmend auf die Schrittmacherzellen im Sinusknoten wirkt. Acetylcholin (ACh) wirkt als Transmitter, es aktiviert muskarinische Cholinozeptoren, die durch Atropin blockiert werden können. Durch die Agonist-Rezeptor-Interaktion wird bei vegetativen Innervationen in der Regel eine längere Prozesskette über ein G-Protein angestoßen. In diesem Fall wird zunächst ein inhibitorisches G-Protein (G_i) aktiviert, das über GTP die Adenylatzyklase hemmt und so die Bildung des Botenstoffes cAMP reduziert, (A) trifft zu, (C) ist falsch. Am Ende der Prozesskette steht eine Zunahme der K^+-Leitfähigkeit, (B) ist falsch, die für die Effekte auf den Schrittmacherprozess verantwortlich ist.
Zu **(D)**: Das Aktionspotenzial der Schrittmacherzellen wird durch Ca^{2+}-Einstrom ausgelöst, Steigerung des Ca^{2+}-Einstromes würde somit die Erregung fördern.
Zu **(E)**: Die diastolische Depolarisation ist der für die Erregungsbildung verantwortliche Schrittmacherprozess. Je steiler (je schneller) sie verläuft, desto schneller wird die Erregungsschwelle erreicht, die Aktionspotenzialfolge wird rascher. Die hemmende Wirkung von ACh am Herzen ist mit einer Abflachung (langsamerer Verlauf) der diastolischen Depolarisation verbunden.

H04

→ **Frage 3.102:** Lösung C

Wenn die Herzfrequenz ansteigt, nimmt automatisch die Dauer des einzelnen Aktionspotenzials ab, was für die Herzaktion natürlich sehr wichtig ist – sonst bliebe bei hoher Herzfrequenz nicht genügend Zeit für die Herzfüllung. Dieser Effekt soll überwiegend auf dem Verhalten der K^+-Kanäle beruhen: Am Ende eines Aktionspotenzials steigt die K^+-Leitfähigkeit (gK) stark an und klingt nach dem Aktionspotenzial allmählich wieder ab. Je früher die nächste Erregung einfällt (steigende Frequenz), desto höher ist noch gK, und dies soll dazu führen, dass beim nachfolgenden Aktionspotenzial die Repolarisation früher einsetzt (Abnahme der Aktionspotenzialdauer), also Lösung (C).

H04 ■

→ **Frage 3.103:** Lösung D

Unter dem Lagetyp des Herzens versteht man die Richtung des maximalen R-Vektors, den man mittels Elektrokardiogramm (EKG) ermitteln kann, wenn man gleichzeitig die drei Extremitätenableitungen nach Einthoven registriert (siehe Lerntext „Lagetypen des Herzens" III.6 der 17. Auflage, Physiologie). Man bestimmt den Winkel, den der maximale R-Vektor mit der Horizontalen bildet. Der Normalwert beträgt 30°–60°. Diese elektrische Herzachse entspricht weitgehend der anatomischen Längsachse des Herzens. Diese Normalsituation setzt eine normale Erregungsausbreitung im Herzen voraus, da ja der integrale R-Vektor durch Überlagerung der einzelnen Vektoren zustande kommt, die von den einzelnen Muskelfasern bei Erregung erzeugt werden (Elementarvektoren). Wird die Erregungsleitung im linken

Schenkel (Tawara-Schenkel) des Erregungsleitungssystems, der den linken Ventrikel versorgt, unterbrochen, so wird die Erregungsausbreitung tiefgreifend gestört, die Erregung des linken Ventrikels wird verzögert, man sieht im EKG eine deutliche Verbreiterung des QRS-Komplexes. Das muss auch den Lagetyp deutlich verändern, Lösung (D). Nach der Art der Veränderung ist vernünftigerweise nicht gefragt, das gehört in die Klinik. Da die linke Ventrikelmuskulatur deutlich stärker ist als die rechte, wird man erwarten, dass die Erregung des linken Ventrikels – der allein genommen einen Linkstyp aufweist – den stärkeren Einfluss auf den integralen Vektor hat.
Zu **(A)**, **(C)** und **(E)**: Ein AV-Block 1. Grades bedeutet eine Verzögerung der Erregungsübertragung vom Vorhof auf die Ventrikel. Der Erregungsablauf in den Ventrikeln, der den Herzlagetyp bestimmt, bleibt dabei unverändert. Gleiches gilt für (C) und (E).
Zu **(B)**: Steigerung der extrazellulären K^+-Konzentration reduziert tendenziell das Ruhemembranpotenzial der Herzmuskelzellen und erhöht die K^+-Leitfähigkeit, mit vielseitigen Folgen, je nach dem Ausmaß der Hyperkaliämie. Da diese Veränderungen alle Zellen in gleicher Weise betreffen, wird man keine dramatischen Veränderungen des Lagetyps erwarten.

H04

→ **Frage 3.104:** Lösung D

Das endsystolische Ventrikelvolumen (Restvolumen) beträgt normalerweise etwa 70 ml. Eine Steigerung auf 120 ml bedeutet somit eine starke Dilatation, die auf eine deutliche Insuffizienz des Herzmuskels hinweist. Wenn Blutdruck und Herzfrequenz noch normal sind, können wir davon ausgehen, dass auch das Herzschlagvolumen noch in etwa normal ist, also etwa 70 ml. Dann würde das enddiastolische Volumen 190 ml betragen. Eine solche Erhöhung der Füllung deutet auf eine Steigerung des enddiastolischen Füllungsdruckes hin, (A) ist falsch. Wenn von den 190 ml während der Systole 70 ml ausgeworfen werden, beträgt die Ejektionsfraktion (der Anteil des Ventrikelvolumens, der systolisch in die Aorta gepumpt wird) 37 % – deutlich weniger als der Normalwert 50 %, (B) ist falsch. Über die Vorhofkontraktion (C) lässt sich wenig aussagen. So bleiben die Lösungen (D) und (E) zur Auswahl. Ist die Mitralklappe (zwischen linkem Vorhof und linkem Ventrikel) insuffizient, so fließt während der Systole ein erheblicher Anteil des Blutes aus dem linken Ventrikel zurück in den linken Vorhof. Das Schlagvolumen des Herzens muss dann deutlich gesteigert werden, wenn der Auswurf in die Aorta einigermaßen normal bleiben soll. Dabei wird aber das endsystolische Volumen nicht wesentlich ansteigen, da ja der Auswurf gegen den relativ niedrigen Vorhofdruck relativ leicht ist. So bleibt nur Lösung (D). Ein insuffizienter Herzmuskel, der unter ungünstigen Füllungs- und Dehnungsbedingungen arbeitet, wird in seiner Leistung weniger ökonomisch sein, sein Wirkungsgrad wird ungünstiger sein mit der Folge, dass er für eine gleiche Leistung mehr Sauerstoff verbraucht als der gesunde Muskel. Im Falle einer Mitralklappeninsuffizienz ((E)) würde (D) auch zutreffen, da das Herz durch den systolischen Rückfluss in den Vorhof ständig eine erheblich höhere Leistung vollbringen muss.

H04 ■

→ **Frage 3.105:** Lösung B

Eine Steigerung der Herzfrequenz um den Faktor 1,45 und des Schlagvolumens um 1,40 bedeutet eine Erhöhung des Herzminutenvolumens um den Faktor 1,45 mal 1,40 = 2,03, also Lösung (B).

H04 ■

→ **Frage 3.106:** Lösung A

Wenn sich während der Systole die Herzkammern kontrahieren, verlagert sich die Ebene der Atrioventrikularklappen, die sog. Ventilebene, herzspitzenwärts, was einen Sog auf die Vorhöfe ausübt, der Druck im rechten Vorhof sinkt deutlich ab, sodass der venöse Rückstrom in den rechten Vorhof gefördert wird, (A) trifft zu.
Zu **(B)**: Verstärkte Ausatmung komprimiert den Thorax, der intrathorakale Druck, und damit auch der Druck in den intrathorakalen Venen, steigt an, der venöse Rückfluss wird gehemmt.
Zu **(C)**: Mit Steigerung des Kreislaufwiderstandes nimmt die Durchblutung ab, was die Füllung der Venen und damit den Venendruck eher reduziert.
Zu **(D)**: Der Sympathikus stimuliert auch den Venentonus, eine Hemmung dieser Komponente lässt die Venen erschlaffen. Der Venendruck sinkt, der venöse Rückstrom wird schwächer.
Zu **(E)**: Man müsste schon wissen, welche Komponente der parasympathischen Innervation gemeint ist. Der direkte Effekt auf die Venen ist gering. Die parasympathische Hemmung auf das Herz wirkt eher hemmend auf den venösen Rückstrom, weil es zu einem gewissen Stau des Blutes vor dem Herzen kommt.

H04 ■

→ **Frage 3.107:** Lösung B

Das Herz ist in der Lage, seine Leistung automatisch dem Bedarf anzupassen, indem es beispielsweise bei zunehmendem venösen Füllungsdruck (steigende Vorlast) das Schlagvolumen steigert: **Frank-Starling-Mechanismus.** Ohne Herzfüllung (Füllungsdruck Null) ist natürlich auch das Schlagvolumen Null. Mit zunehmendem Füllungsdruck nimmt das Schlagvolumen in dem dargestellten Bereich stetig zu, mit gewisser Begrenzung bei sehr hohen, unphysiologischen Füllungsdrücken. Es gibt keine strenge Linearität wie in (C), sodass nur (B) in Frage kommt. Siehe Lerntext III.9.

4 Blutkreislauf

4.1 Allgemeine Grundlagen

IV.1 Funktionelle Gliederung des Blutkreislaufs

In der Physiologie gliedert man den Blutkreislauf nach funktionellen Merkmalen wie Druck- und Volumenverteilung. Abb. 4.1 gibt dazu eine großzügige Übersicht. **Das Niederdrucksystem erfüllt die Funktion des Blut-Volumenspeichers, es enthält 85% des Blutvolumens.** Die linke Herzkammer pumpt das Blut in die Aorta, die dem „Wasserturm" unseres Versorgungssystems vergleichbar ist. **Das Hochdrucksystem – Aorta und große Arterien – ist der Druckspeicher; es hat ständig Blut hohen Druckes für die Versorgung der Organe bereitzuhalten. Es enthält nur 15% des Blutvolumens.** Über das **Verteilungssystem** der Arterien wird das Blut den **Organstrombahnen** zugeführt, wo sich im **Austauschsystem** der Kapillaren die eigentlichen Aufgaben des Kreislaufs erfüllen. Abb. 4.1 gilt für die Verhältnisse im Liegen, die Drücke gelten jeweils für Herzhöhe. Beim Stehen sind die hydrostatischen Druckdifferenzen gegenüber Herzhöhe zu berücksichtigen.

Eine Sonderstellung nimmt die dem äußeren Gasaustausch dienende Lungenstrombahn ein. Während die übrigen Organstrombahnen alle im **großen Kreislauf** parallel geschaltet sind, liegt der **kleine Kreislauf** der Lungenstrombahn in Serie mit dem großen Kreislauf. Auf diese Weise ist sichergestellt, dass alle Organe voll mit Sauerstoff beladenes Blut angeboten bekommen. Die rechte Herzkammer erzeugt nur einen relativ geringen Druck, sodass rechtes Herz und Lungenstrombahn ganz zum Niederdrucksystem gehören.

Die Durchblutung der einzelnen Organe ist jeweils dem Bedarf angepasst. Zu diesem Zweck wird die Weite der zu den Organen führenden Arterien variiert. **Die kleinen Arterien und Arteriolen, die mit ihrem Widerstand die Durchblutungsgröße bestimmen, heißen Widerstandsgefäße.**

Zu beachten: Morphologische und funktionelle Gliederung decken sich nicht vollständig! So ist z. B. die A. pulmonalis wie die Aorta eine große Arterie, die Blut vom Herzen wegführt. Sie führt aber „venöses", sauerstoffarmes Blut und ist Teil des Niederdrucksystems.

Klinischer Bezug

Entwicklungsgeschichtlich ist die Herausbildung eines speziellen Hochdrucksystems mit geregeltem Druck der letzte und jüngste Schritt. Daran mag es liegen, dass dieser höchstdiffe-

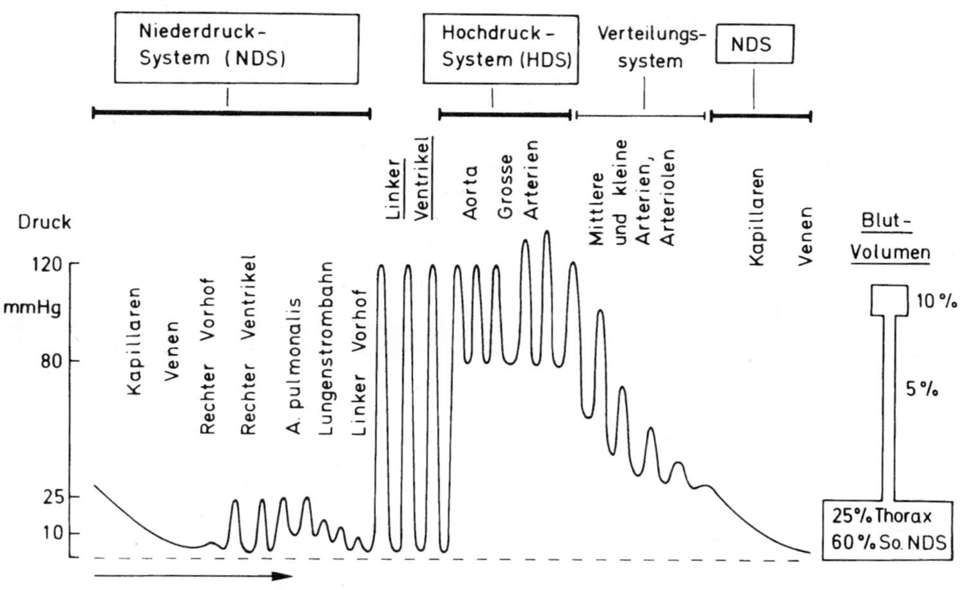

Abb. 4.1 Schema zur Druck- und Volumenverteilung im Blutkreislauf. Aus dem Niederdrucksystem wird das Blut durch die linke Herzkammer in das Hochdrucksystem gepumpt: Aorta und große Arterien. Die Widerstandsgefäße (kleine Arterien und Arteriolen) verteilen das Blut auf die verschiedenen Organstrombahnen des großen Kreislaufs, sie sind zugleich Ausgang des Hochdrucksystems und Zugang zum Niederdrucksystem. Das Hochdrucksystem ist der Druckspeicher, das Niederdrucksystem der Volumenspeicher. Erläuterungen in Lerntext IV.1.

renzierte Teil auch besonders kritisch und labil ist. Häufig wird dieses System zum lebensbegrenzenden Faktor mit Arteriosklerose und ihren Folgeerscheinungen wie Bluthochdruck und Herzinfarkt.

H94 ■

→ **Frage 4.1:** Lösung B

Die Orte des Hochdrucksystems (C–E) scheiden zunächst aus. Im rechten Ventrikel wird nur ein systolischer Druck von 25 mmHg erzeugt. In der Diastole geht der Druck auf nahezu Null zurück, die Amplitude beträgt dort also 25 mmHg. In der A. pulmonalis wird zwar derselbe systolische Druck erzeugt, aber diastolisch geht der Druck nicht so weit zurück, nur bis etwa 10 mmHg, da sich die Pulmonalklappen bei der Erschlaffung des Ventrikels schließen. Hier ist also die Blutdruckamplitude am kleinsten (vgl. Abb. 4.1).

(B: 67%/+0,22).

H99

→ **Frage 4.2:** Lösung C

In den Vorsatz gehört unbedingt eine Aussage über die Körperlage. Offenbar ist die horizontale Haltung gemeint. Körperliche Ruhe ist auch im Sitzen möglich – dann würden für den rechten Vorhof am ehesten (A) und (B) zutreffen.

Der Pulmonalkreislauf gehört zum Niederdrucksystem. Das systolische Druckmaximum in der A. pulmonalis beträgt 25 mmHg, das diastolische Minimum 10 mmHg, der Mitteldruck liegt bei 15 mmHg (man findet auch Angaben von 13 oder 14 mmHg). Erreicht der Mitteldruck den Wert des kolloidosmotischen Druckes von 25 mmHg, besteht die Gefahr eines Lungenödems! Es kommen also nur die Antworten (C) und (E) in Betracht. Für den rechten Vorhof im Liegen sind Werte von 3 bis 5 mmHg normal. Im linken Vorhof ist der Druck etwas höher, 6 mmHg ist durchaus normal.

(C: 58%/+0,32).

F01 ■

→ **Frage 4.3:** Lösung C

Enddiastolisch sind die Drücke in Vorhof und Ventrikel gleich. Im rechten Vorhof ist der Blutdruck beim liegenden Menschen 4 bis 5 mmHg, bei aufrechter Körperhaltung nahe Null. Im linken Vorhof ist der Druck etwas höher, für den liegenden, ruhenden Menschen werden etwa 6 mmHg angegeben, 8 mmHg sind durchaus normal, also (C). An sich sollte man bei Fragen nach Vorhofdrücken immer die Köperhaltung angeben. Auch ruhiges Sitzen gehört zu den Ruhebedingungen.

(C: 44%/+0,34).

F02 ■

→ **Frage 4.4:** Lösung A

Der normale Druck in der A. pulmonalis beträgt 25/10 mmHg, der systolische Druck also 25 mmHg, der Mitteldruck 15 bis 17 mmHg. Der Mitteldruck darf nicht wesentlich über den kolloidosmotischen Druck des Blutplasmas (25 mmHg) steigen, sonst besteht die Gefahr eines Lungenödems! (A) trifft zu, (E) ist falsch.

Zu (**C**): Die Kapillaren sind nicht kontraktil.

Zu (**D**): Der Druck ist vor der Stenose erhöht, also im rechten Ventrikel.

(A: 61%).

H93

→ **Frage 4.5:** Lösung E

Das Blut befindet sich ganz überwiegend, zu 85%, im Niederdrucksystem, vgl. Abb. 4.1. In den großen Venen befinden sich etwa 30% des Blutes. Die sehr engen und kurzen Kapillaren enthalten weniger als 10%. So bleiben für die Venolen und kleinen Venen rund 50%. Der Pulmonalkreislauf ist zwar ein wichtiger Blutspeicher, der im Bedarfsfall Blut abgeben kann, aber das Gesamtvolumen liegt doch nur bei rund 10%.

(E: 63%/+0,10).

H95 ■

→ **Frage 4.6:** Lösung C

Die kleinen terminalen Arterien und Arteriolen sind der Ort des größten Strömungswiderstandes im Blutkreislauf. Sie werden deshalb auch als „Widerstandsgefäße" bezeichnet (vgl. Lerntext IV.1 und Abb. 4.1). Der größte Teil des Blutvolumens befindet sich im venösen System. Die Strömungsgeschwindigkeit ist in der Aorta am größten, die Blutdruckamplitude in den mittleren Arterien. Die Gefäßoberfläche erreicht in den Kapillaren ihr Maximum, sodass günstige Bedingungen für den Stoffaustausch zwischen Blut und Gewebe vorliegen.

(C: 72%/+0,24).

IV.2 Gefäßquerschnitt und Blutströmung

In Abb. 4.2 sind die wichtigsten strukturellen Merkmale der Blutgefäße mit den sich daraus ergebenden hämodynamischen Konsequenzen dargestellt. Von der Aorta aus, die einen Querschnitt von 5 cm^2 besitzt, werden die Blutgefäße mit zunehmender Verzweigung zur Peripherie hin immer enger, die Kapillaren haben schließlich nur noch einen Durchmesser von 0,008 mm und einen Querschnitt von ca. $5 \cdot 10^{-7}$ cm^2. Der Querschnitt des Einzelgefäßes verändert sich also um den Faktor 10^{-7}. Da aber in der Peripherie fast 10^{10} Kapillaren parallel geschaltet sind, ist der **Gesamtquerschnitt aller Kapillaren fast 1000mal größer als der der Aorta** (Anstieg von 5 auf $5 \cdot 10^3$ cm^2). Da die Volumenstromstärke, gemessen in l/min, in jedem der hintereinander geschalteten Kreislaufabschnitte gleich groß sein muss, nimmt die mittlere Strömungsgeschwindigkeit, also die Geschwindigkeit des einzelnen Blutkörperchens, gemessen in cm/s, mit zunehmendem Gesamtquerschnitt entsprechend ab; sie sinkt von etwa 20 cm/s in der Aorta auf etwa 0,3 mm/s in der Kapillare. (Dies betrifft die durchschnittliche Geschwindigkeit, vom Geschwindigkeitsprofil innerhalb eines Gefäßes ist bei dieser Kalkulation abgesehen.)

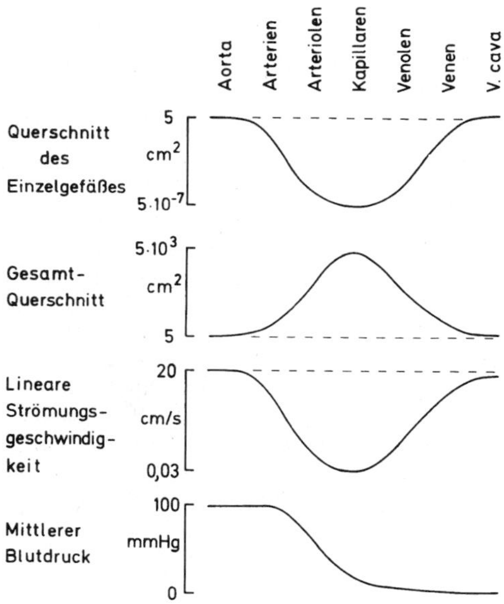

Abb. 4.2 Von der Aorta ausgehend werden die Blutgefäße mit zunehmender Verzweigung immer enger, der Querschnitt des Einzelgefäßes wird bis zu den Kapillaren hin immer geringer und wächst dann zu den Venen hin wieder an. Die Summe des Querschnitts aller parallel laufenden Gefäße wächst aber zur Peripherie hin immer weiter an, und demzufolge muss die mittlere lineare Strömungsgeschwindigkeit des Blutes zu den Kapillaren hin entsprechend geringer werden. Vgl. Lerntext IV.2.

F96 ■

→ **Frage 4.7:** Lösung D

Bei der ähnlichen Frage im vorangegangenen Termin (Frage 4.6) war die Säule bei A' am höchsten, und es war deshalb der „Strömungswiderstand" zu markieren. Im Bereich der Kapillaren ist der Querschnitt des Einzelgefäßes am kleinsten und der Gesamtquerschnitt am größten (was sich in der Auflistung nicht findet), woraus sich errechnet, dass auch die Oberfläche am größten ist. (Vgl. Lerntext IV.2 und Abb. 4.2).
(D: 71%/+0,28).

H99

→ **Frage 4.8:** Lösung D

In der Aorta ist die Strömungsgeschwindigkeit des Blutes mit 20 cm/s am größten und nimmt zur Peripherie hin immer weiter ab, da mit der Aufzweigung der Blutgefäße der Gesamtquerschnitt aller parallel verlaufenden Gefäße zunimmt, (D) trifft somit zu. Vgl. Lerntext IV.2.
Zu **(C)** und **(E)**: Die Pulswellengeschwindigkeit ist mit 5 m/s in der jugendlichen Aorta mehrfach größer als die Strömungsgeschwindigkeit – (E) ist falsch – und mit dem Alter nimmt die Pulswellengeschwindigkeit infolge Elastizitätsverlust (Arteriosklerose) zu – (C) ist falsch.
(D: 58%/+0,33).

H96

→ **Frage 4.9:** Lösung E

Eine Verlängerung der Kreislaufzeit wird man finden, wenn die Blutzirkulation beeinträchtigt ist. Insofern deutet hier der Ausdruck „Herzinsuffizienz" auf die richtige Lösung (E). Das bei Herzinsuffizienz vermehrte Blutvolumen trägt zur Verlängerung der Kreislaufzeit bei.
Bei Hyperthyreose (A) und Fieber (D) ist die Herztätigkeit stimuliert und der Blutkreislauf beschleunigt. Bei Anämie (B) ist die O_2-Transportkapazität des Blutes reduziert, die Organe steigern deshalb durch die metabolische Regulation ihre Durchblutung, das Herzminutenvolumen ist eher gesteigert, die Kreislaufzeit eher verkürzt. Bei einem Rechts-Links-Shunt (z. B. Vorhof- oder Kammerseptumdefekt) geht auch der Indiaktor über diesen Kurzschlussweg, die Kreislaufzeit wird verkürzt.
(E: 81%/+0,24).

IV.3 Strömungsgesetz

Nach dem Gesetz von **Hagen-Poiseuille** gilt für die Volumenstromstärke (Stromzeitvolumen) $\dot{V}$:

$$\dot{V} = \frac{\pi r^4}{8\eta \cdot \Delta l} \cdot \Delta p$$

r: Gefäßradius
η: Viskosität, Zähigkeit
Δl: Länge des Gefäßes
Δp: Druckdifferenz über die Gefäßlänge

Der Ausdruck $\frac{\pi r^4}{8\eta \cdot \Delta l}$ ist der Strömungs-Leitwert L, der Kehrwert dieses Ausdruckes ist der Strömungswiderstand R: $R = \frac{1}{L}$.

Im Blutkreislauf wächst die Volumenstromstärke mit der 4. Potenz des Gefäßradius (bei konstanter Druckdifferenz).
Dieses Gesetz gilt allerdings nur für **laminare Strömung**, also eine „geschichtete" Strömung,

wo es nicht zu einer Verwirbelung zwischen dem inneren Axialstrom und den äußeren Schichten kommt. Die andere Strömungsform ist die **turbulente Strömung.** Zunehmender Gefäßradius, wachsende Geschwindigkeit und abnehmende Viskosität begünstigen den Übergang von laminarer zu turbulenter Strömung. Im peripheren Kreislauf des Menschen herrscht normalerweise immer laminare Strömung. ■

F00 ■

→ **Frage 4.10:** Lösung E

Nach dem Hagen-Poiseuille-Gesetz gilt für das Stromzeitvolumen ($\dot{V}$), wenn man alle Konstanten zu K zusammenfaßt:

$\dot{V} = K \cdot \frac{r^4}{\Delta l} \cdot \Delta p$. Der Ausdruck $K \cdot \frac{r^4}{\Delta l}$ ist der Strömungsleitwert. Der reziproke Wert des Leitwertes ist der Strömungswiderstand: $\frac{1}{K} \cdot \frac{\Delta l}{r^4}$. Man sieht, dass Antwort (E) zutrifft. Vgl. Lerntext IV.3.
(E: 60%/+0,21).

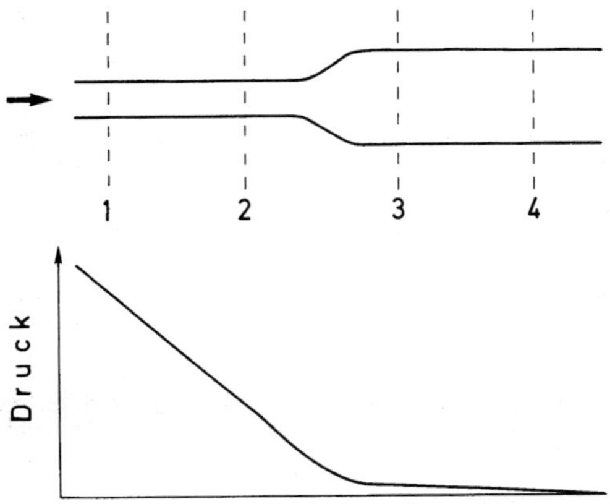

Abb. 4.3 Druckverlauf bei Durchströmung eines sich erweiternden Rohres. Im engen Teil des Rohres ist der Strömungswiderstand groß und der Druckabfall entsprechend steil, während im weiten Teil des Rohres mit Abnahme des Strömungswiderstandes auch die Steilheit des Druckabfalles viel geringer wird. Weitere Erläuterungen in Kommentar 4.11.

H80 ■

→ **Frage 4.11:** Lösung B

Nach dem Strömungsgesetz (vgl. Lerntext IV.3) ist die Volumenstärke $\dot{V}$ proportional der Druckdifferenz Δp und indirekt proportional dem Strömungswiderstand R.

$\dot{V} = \frac{\Delta p}{R}$. (Analog dem Ohmschen Gesetz: $I = \frac{U}{R}$.)

Nach Δp aufgelöst:

$\Delta p = \dot{V} \cdot R$

Je größer der Widerstand, desto größer – bei Konstanz von $\dot{V}$ – auch der Druckabfall. Nach der Skizze ist klar, dass in den Abschnitten 1 bis 2 und 3 bis 4 die Volumenstromstärke gleich ist, da beide Abschnitte hintereinander geschaltet sind. In 1 ist aber das Rohr enger, d. h. der Widerstand größer, sodass der Druckabfall entsprechend steiler sein muss. In Abb. 4.3 ist zur Skizze der Frage 4.11 der Druckverlauf schematisch eingetragen. Der Radius ist in 3 fast 3mal größer als in 1, der Leitwert also rund 80mal größer (r^4!). Die Unterschiede in der Steilheit des Druckabfalles wären dann sogar noch größer als in Abb. 4.3 dargestellt.
Auch für eine turbulente Strömung würde sich für diese Frage das gleiche Resultat ergeben, da die Verhältnisse qualitativ gleichartig sind.

F93 ■

→ **Frage 4.12:** Lösung E

Hier ist angenommen, dass der innere Durchmesser eines Gefäßes von 10 auf 9 mm zurückgeht, also auf 0,9 des Ausgangswertes. Auch der relative Radius geht auf 0,9 des Ausgangswertes zurück. Wir müssen also in die Strömungsformel (vgl. Lerntext IV.3) für den reduzierten Durchblutungswert für r den Wert 0,9 einsetzen. $0{,}9^4 = 0{,}656$, also Lösung (E). Hier genügt eine Überschlagsrechnung. $0{,}9^2 = 0{,}81$; $0{,}8^2 = 0{,}64$. Die Durchblutung geht von 1 auf rund 0,65 zurück, also um 35%.
(E: 21%/+0,22).

F98

→ **Frage 4.13:** Lösung E

Nach dem Strömungsgesetz (Hagen-Poiseuille) ist das Stromzeitvolumen $\dot{V}$ proportional dem Strömungsleitwert L und der Druckdifferenz ΔP:

$\dot{V} = L \cdot \Delta P$; $L = \frac{\pi r^4}{8\eta \cdot \Delta l}$. (Vgl. Lerntext IV.3).

Der reziproke Wert des Strömungsleitwertes ist der Strömungswiderstand. Also:

$\dot{V} = \frac{1}{R} \cdot \Delta P$. (Wie beim Ohmschen Gesetz: $I = \frac{U}{R}$.)

Bei Auflösung nach R ergibt sich: $R = \Delta P / \dot{V}$; $\Delta P = P_0 - P_1$. Somit ist (E) richtig.
(E: 62%/+0,28).

H97

→ **Frage 4.14:** Lösung C

Hier muß man nur das Ohmsche Gesetz kennen und auf den Blutkreislauf übertragen. Vgl. Lerntext IV.3.

$$\text{Volumenstromstärke} = \frac{\text{Druck}}{\text{Widerstand}}.$$

Daraus ergibt sich:

$$\text{Widerstand} = \frac{\text{Druck}}{\text{Volumenstromstärke}}.$$

Zur Ermittlung des Gesamtwiderstandes im großen Kreislauf ist für den Druck der mittlere Aortendruck von rund 100 mmHg einzusetzen, und für die Volumenstromstärke das Herzminutenvolumen in Ruhe von rund 5 l/min.

$$\text{Widerstand} = \frac{100\,\text{mmHg}}{5\,\text{l/min}} = \frac{20\,\text{mmHg}}{\text{l/min}}$$

$$= 20\,\text{mmHg} \cdot \text{min} \cdot \text{l}^{-1}$$

(**C: 41%/+0,19**; D: 42%/–0,18).

H02

→ **Frage 4.15:** Lösung E

Der totale periphere Widerstand des Kreislaufs ist der Gesamtwert aller parallel geschalteten Widerstände der Teilkreisläufe (im Allgemeinen bezieht sich das auf den großen Kreislauf). Für die Blutströmung gilt (in Analogie zum Ohmschen Gesetz in der Physik: $I = \frac{U}{R}$):

$$\textit{Volumenstromstärke } I = \frac{\text{Druck } \Delta P}{\text{Strömungswiderstand } R}.$$

Der Druck ΔP in der Formel ist derjenige Druck, der für die Strömung benötigt wird, also die Druckdifferenz zwischen Eingang und Ausgang des Widerstandes, die arterio-venöse Druckdifferenz. Da der Druck in den großen Venen sehr niedrig ist, kann man für eine großzügige Kalkulation des TPR den arteriellen Mitteldruck durch das Herzminutenvolumen teilen. Für eine genaue Berechnung muss aber die Druckdifferenz eingesetzt werden, man muss auch den zentralen Venendruck messen gemäß (E).
Zu (**C**): Man muss den mittleren Aortendruck (bzw. genauer die Differenz zwischen dem mittleren Aortendruck und dem zentralvenösen Druck) durch das Herzzeitvolumen teilen.
Zu (**D**): Die kleinen Arterien und Arteriolen werden als Widerstandsgefäße bezeichnet, sie tragen rund die Hälfte des gesamten Strömungswiderstandes, (D) ist sicher falsch. Die Verstellung des Widerstandes ist ganz überwiegend an diese Gefäßabschnitte gebunden.
(**E: 8%/+0,04**; D: 61%).

F03

→ **Frage 4.16:** Lösung A

Die Blutströmung erfolgt ganz überwiegend laminar (geschichtet). Turbulenz (Verwirbelung der Schichten) ist strömungstechnisch weniger günstig. Für den Übergang von laminarer in turbulente Strömung gilt die Reynold-Zahl: $R_e = \frac{\rho \cdot v \cdot D}{\eta}$

(ρ = Dichte, v = Strömungsgeschwindigkeit, D = Gefäßdurchmesser, η = Viskosität). Mit Zunahme von Re nimmt die Neigung zu turbulenter Strömung zu. Dies bedeutet, dass eine turbulente Strömung umso leichter entsteht, je höher die Strömungsgeschwindigkeit und je größer der Gefäßradius ist, und umso schwerer, je größer die Viskosität ist. So trifft nur (A) zu.
Zu (**C**): Die Dichte begünstigt ebenfalls den Übergang zu turbulenter Strömung, was man schlecht nachempfinden kann, weil man bei größerer Dichte an größere Viskosität denkt. Aber beim Blut steigt die Viskosität mit der Zunahme der Konzentration von Blutkörperchen, die sich in der Dichte nicht vom Blutplasma zu unterscheiden brauchen.
Von diesen Gesetzmäßigkeiten ist wichtig für die Physiologie: In der Aorta kann es am ehesten zu turbulenter Strömung kommen, vor allem bei Anämie, wenn mit sinkender Erythrozytenkonzentration die Viskosität abnimmt.
(**A: 57%/+0,18**).

H97

→ **Frage 4.17:** Lösung E

Der Übergang von laminarer zu turbulenter Strömung wird begünstigt durch Zunahme des Gefäßradius, Zunahme der Strömungsgeschwindigkeit und Abnahme der Viskosität (vgl. Lerntext IV.3). Turbulente Strömung wird dementsprechend am ehesten in der Aorta auftreten, begünstigt durch Anämie, die mit verminderter Blutviskosität verbunden ist. Im peripheren Kreislauf herrscht normalerweise immer laminare Strömung.
(**E: 84%/+0,16**).

H01

→ **Frage 4.18:** Lösung D

Je größer ein Blutgefäß wird, desto größer wird auch die dehnende Kraft K, die von der Gefäßwand zu tragen ist. Für diese gilt:
$K = p \cdot r$ (p = transmuraler Druck; r = Gefäßinnenradius).
Die tangentiale Gefäßwand**spannung** T ist die Wandkraft pro Querschnitt:

$$T = \frac{p \cdot r}{d} \quad (d = \text{Wanddicke}).$$

Diese zu kalkulieren, ist für den Physikumsstudenten nicht zumutbar, da niemand die Wanddicken für die verschiedenen Gefäßabschnitte auswendig lernt. Die Wandspannung ändert sich jedenfalls nicht dramatisch, da die Wanddicke den dehnenden Kräften angepasst ist, d. h. die Wand wird immer stärker, je größer der Gefäßdurchmesser und je größer der Innendruck wird. Die Aorta hat deshalb die dickste Wand. Nun legt der Vorsatz nahe, dass in dieser Aufgabe nicht die Wandspannung, sondern die Wandkraft gemeint ist. Dann ist die Aufgabe einfach, da in den Kapillaren der Gefäßradius am kleinsten und auch der transmurale Druck sehr gering ist. Die Frage ist

aber fehlerhaft formuliert und streng genommen für den Prüfungskandidaten nicht lösbar.
(D: 36%/+0,11).

F01

→ **Frage 4.19:** Lösung C

Die tangentiale Gefäßwandspannung (nicht nur bei einer Kapillare) ist definiert als

$$\frac{\text{transmuraler Druck} \cdot \text{Radius}}{\text{Gefäßwanddicke}}.$$

Diese Beziehung macht verständlich, dass große Gefäße wie die Aorta eine dicke Gefäßwand benötigen, um die hohe Wandspannung aushalten zu können, während bei den kleinsten Gefäßen, den Kapillaren, eine ganz dünne Wand genügt. So kann man sich diese Beziehung anschaulich verständlich machen und braucht nicht in die physikalische Ableitung dieser Gesetze einzusteigen.
(C: 51%/+0,11).

IV.4 Viskosität des Blutes

Die Zähigkeit, die **Viskosität des Blutes,** steigt mit zunehmender Konzentration großer Moleküle und Blutzellen an. So ist die Viskosität des Blutplasmas infolge der darin enthaltenen Eiweiße schon deutlich vergrößert gegenüber Wasser, nämlich 1,5 bis 2, wenn man Wasser als 1 setzt. Im Gesamtblut wird die Viskosität durch die hohe Zellkonzentration weiter erhöht (auf **3 bis 5**). Diese Werte gelten für Standardmessungen an entnommenen Blutproben.
Bei strömendem Blut kommen Besonderheiten hinzu, die im Einzelnen komplexer Natur sind. **Bei Strömung in kapillären Gefäßen wird die Viskosität erheblich reduziert,** bis nahe an die Werte vom Blutplasma (Fåhraeus-Lindqvist-Effekt), was einerseits an der Fließfähigkeit und Verformbarkeit der Erythrozyten, zum anderen an der Abnahme des Hämatokrit in den terminalen Gefäßen liegt. Dabei ist die Viskosität stark von der jeweiligen Strömungsgeschwindigkeit abhängig, und zwar nimmt sie mit wachsender Geschwindigkeit ab.

Klinischer Bezug
Bei sehr langsamer Strömung kann die Viskosität durch Agglomeration der Erythrozyten stark ansteigen, was für die Pathophysiologie der Mikrozirkulation wichtig ist (z. B. im Schock).

H01

→ **Frage 4.20:** Lösung B

Die Zähigkeit des Blutes (Viskosität) steigt mit zunehmender Erythrozytenkonzentration und damit auch, wenn bei längerem Höhenaufenthalt die Erythrozytenkonzentration zunimmt, (A) ist falsch. Auch bei starken Wasserverlusten kommt es mit Bluteindickung zu einem Anstieg der Blutviskosität, (D) ist falsch. Kommt es dagegen bei Mangel an Erythropoietin zu einer Abnahme der Erythrozytenkonzentration, so sinkt auch die Blutviskosität, (B) trifft zu. Vgl. Lerntext IV.4.
Zu (C) und (E): Bei strömendem Blut gibt es weitere Einflüsse auf die Blutviskosität. So nimmt die Fließfähigkeit des Blutes in kleinen, kapillären Gefäßen deutlich zu, die Viskosität nimmt ab (die Ursachen sind komplex). Bei stark verlangsamter Blutströmung nimmt somit die Viskosität zu, (C) ist falsch. Die gute Fließfähigkeit des Blutes in den Kapillaren ist unter anderem an die gute Verformbarkeit der Erythrozyten gebunden. Bei eingeschränkter Verformbarkeit ist demnach die Viskosität erhöht, (E) ist falsch.
(B: 85%/+0,41).

F94

→ **Frage 4.21:** Lösung D

Vgl. Lerntext IV.4.
(D: 61%/+0,39).

4.2 Hochdrucksystem

IV.5 Windkessel-Funktion

Der Ausdruck „Windkessel" kommt aus den Anfängen der Feuerwehr. Mit einer einfachen Kolbenpumpe wurde Wasser in die Spritze gepumpt. Der Windkessel, ein luftgefüllter großer Behälter hinter der Pumpe, diente als Speicher, der beim Pump-Akt einen Teil des Wassers aufnahm, welches dann während des Ansaug-Aktes der Pumpe wieder ausgespritzt wurde. So wurde die **diskontinuierliche Wasserförderung** der Kolbenpumpe in eine **kontinuierliche Spritzleistung** umgewandelt. Die gleiche Aufgabe erfüllt die Windkesselfunktion der Aorta (und der angrenzenden größten Arterien), wo die Speicher- und Dämpfungsfunktion durch die Dehnbarkeit der Wand wahrgenommen wird. Vereinfacht gilt das Schema in der Abb. 4.4 In der Systole pumpt das Herz 70 ml in dieses System hinein, wovon rund die Hälfte im Windkessel durch elastische Dehnung gespeichert wird und die andere Hälfte während der Systole ins Arteriensystem weiterfließt. Endsystolisch ist also das Windkesselvolumen rund 35 ml größer, und während der Diastole fließt dieses Volumen wieder ab.
Die Windkesselfunktion der Aorta sorgt dafür, dass die diskontinuierliche Pumpleistung des Herzens in eine kontinuierliche Strömung in den Arterien umgeformt wird. Damit werden zugleich die pulsatorischen Druckschwankungen in der Aorta stark gedämpft.
Ein Maß für die Windkesselfunktion ist der **Volumenelastizitätskoeffizient E'**, der das Ver-

hältnis aus Druckdifferenz Δp und Volumenzuwachs ΔV darstellt.

$$E' = \frac{\Delta p}{\Delta V}.$$

Beim Jugendlichen wird mit Druckzunahme vom diastolischen zum systolischen Druck im Windkessel rund 35 ml Blut gespeichert (vgl. Abb. 4.4):

$$E' = \frac{40\,\text{mmHg}}{35\,\text{ml}} \text{ (rund 1 mmHg pro ml)}$$

Eine Vergrößerung des Druckes pro Volumenanstieg bedeutet ein Nachlassen der Dehnbarkeit und damit eine Verschlechterung der Windkesselfunktion.

Die Dehnbarkeit des Windkessels ist nicht linear, sie nimmt mit zunehmendem Druck ab. Steigerung des arteriellen Blutdruckes verschlechtert auch die Windkesselfunktion, die Druckamplitude wird größer.

Das umgekehrte Verhältnis $\frac{\Delta V}{\Delta p}$ nennt man **Compliance** (Volumendehnbarkeit), was man vor allem bei der Atmung zur Kennzeichnung der Elastizitätsbedingungen verwendet (vgl. Lerntext V.7).

Klinischer Bezug

Mit zunehmendem Alter lässt im gesamten arteriellen System die Wanddehnbarkeit nach, die Gefäßwände werden steifer (Arteriosklerose), womit auch die Windkesselfunktion schlechter wird.

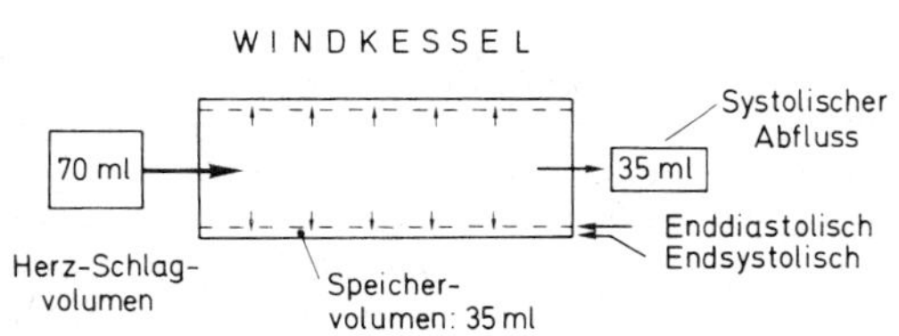

Abb. 4.4 Schema zur Windkesselfunktion des Hochdrucksystems. Von den 70 ml Blut, die das Herz pro Systole auswirft, wird etwa die Hälfte während der Systole im Windkessel des Hochdrucksystems gespeichert, die Aorta dehnt sich etwas aus. In der Diastole fließt das Speichervolumen bei gleichzeitigem Abfall des Druckes im Hochdrucksystem in die Peripherie ab.

H91

→ **Frage 4.22:** Lösung E

Die Wanddehnbarkeit und die Compliance sind in der Aorta geringer als im venösen System. Dies bedeutet, dass die für eine bestimmte Dehnung notwendige Kraft, also E', **größer** ist, (E) ist also falsch. Mit zunehmendem Alter wird **beim Erwachsenen** E' immer größer, sodass (B) richtig ist. Beim Kleinkind ist zwar die Wanddehnbarkeit besonders gut, aber das Aortenvolumen ist noch sehr klein (mit 10 Jahren ca. 50 ml), sodass E' in der Tat größer ist als beim jungen Erwachsenen.

(E: 28%/+0,30).

H96 ■

→ **Frage 4.23:** Lösung A

Eine 200fach höhere Volumendehnbarkeit (Compliance) des kapazitiven Systems (Niederdrucksystem) bedeutet, dass bei einem gleichartigen Drucksprung das Niederdrucksystem 200mal mehr Volumen aufnimmt als das arterielle System, d. h. das arterielle System nimmt nur $^1/_{200}$ des Volumens auf, also 2,5 ml.

(A: 83%/+0,32).

IV.6 Arterieller Puls

Die pulsatorischen Druckschwankungen verlaufen in den verschiedenen Abschnitten des arteriellen Systems recht unterschiedlich. Von der Aorta zur Peripherie hin erfährt der Druckpuls systematische Veränderungen, wie in Abb. 4.5 dargestellt (Messungen an einer liegenden Versuchsperson). Diese Veränderungen beruhen einmal darauf, dass die Arterien zur Peripherie hin enger und weniger dehnbar werden, was zu einer Zunahme des Wellenwiderstandes führt, und zum anderen darauf, dass es an Verengungsstellen zur Partialreflexion der Pulswelle kommt, was zu Superpositionserscheinungen führt. Die genaue physikalische Behandlung dieser Verhältnisse ist recht kompliziert. Der auffälligste Effekt ist eine **Überhöhung der systolischen Druckspitzen zur Peripherie hin,** wobei sich die Druckamplitude nahezu verdoppeln kann, wie im Beispiel der A. dorsalis pedis in Abb. 4.5. Zu den noch kleineren Arterien hin werden dann die Druckschwankungen zunehmend gedämpft, die Amplitude wird wieder kleiner. Der diastolische Druck sinkt von der Aorta zur A. dorsalis pedis nur ganz wenig ab. Auch der arterielle Mitteldruck sinkt in diesem Bereich nur um wenige mmHg ab – beide Veränderungen sind praktisch vernachlässigbar.

Der mittlere arterielle Druck wird durch Integration der Druckkurve gewonnen, d. h. die über dem Mitteldruck liegenden Flächen sind gleich groß wie die darunter liegenden Flächen (in Abb. 4.5 schraffiert eingezeichnet). Man erkennt in Abb. 4.5, dass in der Aortenkurve der Mitteldruck praktisch dem arithmetischen Mittel von systolischem und diastolischem Druck entspricht. Bei der peripheren Druckkurve ist das nicht mehr der Fall, weil die systolischen Druckspitzen nur sehr kurz sind. Hier gilt als Annäherung, dass der Mitteldruck etwa dem diastolischen Druck + $^1/_3$ der Druckamplitude entspricht.

Durch die **Reflexion der Druckwelle** in der Peripherie kommt es zur Ausbildung stehender Wellen im arteriellen System, die zu Nachwellen nach dem ersten systolischen Druckgipfel in der Pulskurve führen. In Abb. 4.5 ist diese Nachwelle, die **dikrote Welle,** im Druckpuls der A. femoralis und der A. dorsalis pedis gut zu erkennen. Bei der Pulswellengeschwindigkeit von 5 bis 10 m/s benötigt eine Druckwelle für den Weg vom Herzen zum Fuß und wieder zurück etwas weniger als $^1/_2$ s, **innerhalb einer Pulsperiode läuft also die Druckwelle im arteriellen System zweimal hin und zurück.** In der Druckkurve der A. femoralis überlagert sich die erste Reflexion mit der ersten systolischen Druckerhebung. Die zurücklaufende Druckwelle wird wieder am Herzen reflektiert und führt dann beim zweiten Lauf zur Peripherie zur dikroten Erhebung in der Pulskurve. In Abb. 4.5 ist erkennbar, dass die dikrote Welle etwa in der Mitte der Pulsperiode liegt. Das Bild gilt für normale Ruhebedingungen, Herzfrequenz etwa 70/min.

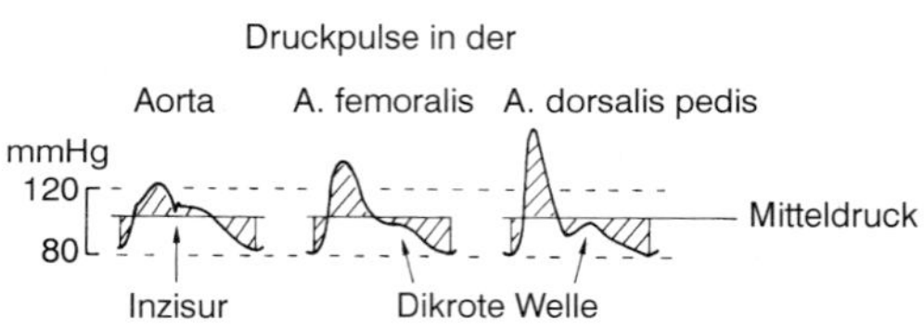

Abb. 4.5 Pulskurven in verschiedenen Abschnitten des arteriellen Systems. Zur Peripherie hin wird in den mittelgroßen Arterien die pulsatorische Druckamplitude zunächst größer, kurze Druckzacken wie die Inzisur in der Aortendruckkurve werden weggedämpft, und die dikrote Welle wird deutlicher. Der arterielle Mitteldruck wird dabei nur unwesentlich verändert. (Nach Wetterer, in Keidel 1975.)

F03 ■

→ **Frage 4.24:** Lösung A

Im arteriellen System werden die Gefäße von der Aorta zur Peripherie hin enger und weniger dehnbar, was zu einer Zunahme des Wellenwiderstandes führt. An den Verengungsstellen kommt es zu einer Partialreflektion der Pulswelle, was zu Superpositionserscheinungen führt. Daraus resultiert schließlich eine Überhöhung der systolischen Druckspitzen zur Peripherie hin bis zu den mittelgroßen Arterien (A. dorsalis pedis). Die Druckamplitude kann dabei um 20 bis 30 mmHg größer werden. Weiter peripherwärts werden dann die Druckschwankungen mehr und mehr gedämpft, (A) trifft somit zu.

Zu **(B)** und **(C)**: Das diastolische Druckminimum sinkt etwas ab, der Mitteldruck bleibt praktisch unverändert. Das gilt für den liegenden Menschen, was in der Aufgabe aber gesagt werden müsste. Im Stehen sind (B) und (C) richtig!

Zu **(D)**: Die Inzisur in der Pulskurve, eine kleine Zacke in der Druckkurve, die beim Schließen der Aortenklappen entsteht, ist nur herznah deutlich zu sehen, sie wird zur Peripherie hin zunehmend gedämpft.

Zu **(E)**: Die dikrote Welle in der Pulskurve ist vor allem in den Arterien des Beines (A. femoralis bis A. dorsalis pedis) deutlich zu erkennen, (E) ist falsch (vgl. Lerntext IV.6).

(A: 42%/+0,27).

H01 ■

→ **Frage 4.25:** Lösung C

Wenn am Ende der Systole der Ventrikeldruck unter den Druck in der Aorta abfällt, schlagen die Aortenklappen zu, wobei der zweite Herzton entsteht. Gleichzeitig tritt in der Kurve des Aortendruckes eine kleine Zacke auf, die Inzisur. (C) trifft zu. Vgl. Abb. 4.5.

Diese Druckzacke pflanzt sich auch in die Peripherie fort und ist in der Kurve des Karotisdruckes noch gut erkennbar. Weiter peripherwärts wird sie zunehmend weggedämpft. (B) ist falsch.

(C: 94%/+0,31).

F00 ■

→ **Frage 4.26:** Lösung D

Das während der Systole vom Herzen ausgeworfene Schlagvolumen fließt teils schon während der Systole in das periphere Gefäßsystem ab, teils wird es im Windkessel gespeichert und fließt während der Diastole ab. Je größer das Schlagvolumen ist, desto mehr Blut wird systolisch im Windkessel gespeichert, wobei natürlich der systolische Blutdruckanstieg im Windkessel – die Blutdruckamplitude – größer werden muss, (D) trifft zu. Alle übrigen Aussagen sind falsch.

Zu **(C)**: Die Blutdruckamplitude wird von der Aorta aus zu den größeren peripheren Arterien wie A. femoralis und A. dorsalis pedis zunächst größer, und erst zu den kleineren Gefäßen hin wird sie mehr und mehr weggedämpft (vgl. Lerntext IV.6).

(D: 51%/+0,28).

F98

→ **Frage 4.27:** Lösung C

Siehe Lerntext IV.6 und Abb. 4.5.

(C: 89%/+0,23).

IV.7 Pulswellengeschwindigkeit

Die **Pulswellengeschwindigkeit** hängt von der Wandelastizität ab. Je härter die Wand, desto höher die Geschwindigkeit. Genauer: Sie ist proportional der Wurzel aus dem Volumenelastizitäts**modul.** Beim Jugendlichen beträgt die Pulswellengeschwindigkeit in der **Aorta rund 5 m/s,** und zu den **peripheren Arterien** hin steigt sie auf **10 m/s** und mehr an. Mit zunehmendem Alter (Arteriosklerose) nimmt die Pulswellengeschwindigkeit zu, insbesondere in der Aorta, weil dort die Alterungsprozesse besonders stark sind.

Der **Volumenelastizitätsmodul K** unterscheidet sich vom Volumenelastizitäts**koeffizienten** ($\Delta p/\Delta V$, vgl. Lerntext IV.5) dadurch, dass das ΔV zum Gesamtvolumen V in Beziehung gesetzt wird. K gibt somit die spezifische Volumenelastizität an und ist das adäquate Maß für die Wanddehnbarkeit. Anschaulich formuliert: K gibt den Druck an, der zur Verdoppelung des Volumens nötig wäre (bei Linearität über diesen Druckbereich).

$$K = \frac{\Delta p}{\frac{\Delta V}{V}} = \frac{\Delta p}{\Delta V} \cdot V$$

H03 ■

→ **Frage 4.28:** Lösung B

Die Pulswellengeschwindigkeit beträgt bei einem jungen Mann etwa 5 m/s, (B) trifft zu. Sie hängt von der Wandelastizität ab und nimmt deshalb im Alter mit Verhärtung der Gefäßwände zu. Auch zu den peripheren Arterien hin nimmt die Geschwindigkeit zu, auf etwa 10 m/s (vgl. Lerntext IV.7).

Zu (A) und (D): Der Puls, den wir mit dem Finger über der Arterie tasten, ist der Druckpuls, der das Gefäß dehnt. Als Strompuls bezeichnet man die pulsatorischen Schwankungen der Strömungsgeschwindigkeit des Blutes in einer Arterie. Wenn der Druckanstieg am steilsten ist, ist der Blutzustrom zu dieser Stelle am größten (der Strompuls am größten), beim Maximum des Druckpulses ist der Strompuls wesentlich geringer. Der Strompuls geht also dem Druckpuls voraus, (D) ist falsch, und die Strompulswelle ist kürzer als die Druckpulswelle, (A) ist falsch.

Zu (C) und (E): Die Amplitude des Druckpulses nimmt zur Peripherie hin zunächst zu (bis zu den mittelgroßen Arterien), weil der Druck durch Verengung der Gefäße und durch Reflektion in der Peripherie überhöht wird, (C) und (E) sind falsch.

(B: 33%/+0,21).

H97 ■

→ **Frage 4.29:** Lösung E

Die Strömungsgeschwindigkeit des Blutes ist relativ gering, die Höchstwerte in der Aorta betragen 20 cm/s. Die Druckwelle kann sich dagegen sehr viel schneller fortpflanzen, da sich dabei die Teilchen in einer Kettenreaktion anstoßen, ähnlich wie bei den Schallwellen (E ist falsch). Die Pulswellengeschwindigkeit im arteriellen System beträgt 5 bis 10 m/s. Sie ist abhängig von der Dehnbarkeit der Gefäßwand (vom Volumenelastizitätsmodul). Je härter die Wand, desto schneller breitet sich die Druckwelle aus – (A) bis (D) sind zutreffend.

(E: 89%/+0,30).

H98

→ **Frage 4.30:** Lösung E

Hier werden nur Schulkenntnisse im Rechnen geprüft. In die Formel

$K = \frac{V \cdot \Delta P}{\Delta V}$ sind die gegebenen Werte einzusetzen:

$20\ \text{kPa} = \frac{100\,\text{ml} \cdot 4\,\text{kPa}}{\Delta V}$. Die Formel ist nach dem gesuchten ΔV aufzulösen:

$$\Delta V = \frac{100\,\text{ml} \cdot 4\,\text{kPa}}{20\,\text{kPa}} = 20\,\text{ml}.$$

Die Situation lässt sich auch anschaulich darstellen, wozu man die Formel am besten so schreibt:

$K = \frac{\Delta P}{\frac{\Delta V}{V}}$. Der Volumenelastizitätsmodul ist derjenige Druck, der sich ergibt, wenn $\frac{\Delta V}{V}$ 1 wird, d. h. derjenige Druck, der notwendig ist, um das Ausgangsvolumen zu verdoppeln (bei Linearität über den ganzen Druckbereich). Wenn 20 kPa für eine Volumensteigerung von 100 ml nötig sind, werden 4 kPa das Volumen um $^1/_5$, also 20 ml anwachsen lassen. Vgl. Lerntext IV.7.

(E: 81%/+0,24).

F03

→ **Frage 4.31:** Lösung C

Die herzferne Pulskurve hat gegenüber der herznahen Kurve (oben) eine Verzögerung von 1 cm = 0,1 s. In dieser Zeit hat die Pulswelle einen Weg von 0,7 m zurückgelegt. Die Pulswellengeschwindigkeit beträgt somit 0,7 m pro 0,1 s = 7 m/s. Das ist der normale Wert für einen etwas älteren Menschen. Beim Jugendlichen beträgt sie 4 bis 5 m/s, und im Alter nimmt sie wegen der Wandverhärtung zu.

(C: 48%).

IV.8 Blutdruckmessung

Die genaueste **Blutdruckmessung** ist die **„blutige“**: Ein Messelement bzw. ein Katheter wird in ein Blutgefäß eingeführt. Heute kann man von einem peripheren Gefäß aus Messkatheter zu allen größeren Gefäßen und auch ins Herz hinein vorschieben und so sehr genaue Druckmessungen durchführen. Für den ärztlichen Alltag ist aber nach wie vor die **unblutige Messung nach Riva-Rocci** (RR) die Methode der Wahl. Man legt eine pneumatische Manschette am Oberarm an und verfolgt mit einem über der A. brachialis aufgesetzten Stethoskop das Auftreten pulssynchroner Geräusche. Die Manschette wird zunächst auf einen übersystolischen Druck aufgepumpt, wobei keine Geräusche

hörbar sind. Man lässt jetzt den Druck allmählich abfallen und liest den Druckwert ab, bei dem erstmals pulssynchrone Geräusche auftreten. Diese zeigen an, dass bei diesem Druck die systolischen Druckspitzen gerade ausreichen, die Arterie gegen den Manschettendruck kurzfristig zu öffnen. Dieser Manschettendruck ist also gleich dem **systolischen Blutdruck.** Mit weiterem Absenken des Manschettendruckes bleiben die Geräusche erhalten; sie verschwinden erst, wenn mit Senken des Manschettendruckes unter den diastolischen Wert die Arterie ständig offen bleibt. Das Verschwinden des Geräusches signalisiert also, dass Manschettendruck und **diastolischer Blutdruck** übereinstimmen. Dieser Wert ist allerdings nicht so scharf zu bestimmen wie der systolische Druck. Man muss bei dieser Methode auf verschiedene **Fehlerquellen** achten. Sitzt die Manschette zu locker, so pflanzt sich der Druck nicht optimal in die Tiefe fort, man benötigt zum Abdrücken der Druckwelle einen etwas höheren Manschettendruck, d. h. der systolische Druck wird zu hoch bestimmt. Gleiches gilt, wenn die Manschette in Relation zum Extremitätendurchmesser zu schmal ist, was vor allem bei Messungen am Bein leicht passieren kann.
Heute gibt es zuverlässige Automaten für die unblutige Blutdruckmessung, die auch eine Selbstmessung des Patienten erlauben. Auch langfristige Beobachtungen des Blutdruckverlaufs, z. B. des Tagesprofils, lassen sich automatisch mit festzulegenden Intervallen durchführen.

Klinischer Bezug

Die Diagnose „Hypertonie" (arterieller Hochdruck) erfordert eine sehr gewissenhafte Messung des arteriellen Blutdrucks. Da der Blutdruck sehr empfindlich auf Anspannung und Aufregung reagiert, ergibt eine Messung in der ärztlichen Praxis oft zu hohe Werte (Praxishochdruck!). Eine darauf gestützte medikamentöse Therapie führt dann häufig zu einer überstarken Blutdrucksenkung. Man sollte deshalb mehrfache Selbstmessungen des Patienten unter häuslichen Ruhebedingungen durchführen lassen, oder mit einem Automaten ein Tagesprofil aufnehmen, ehe man eine antihypertensive Behandlung beginnt. ■

F81

→ **Frage 4.32:** Lösung A

Vgl. Lerntext IV.8.
Aussage (2) würde richtig lauten: „... der Blutdruck zu **hoch** gemessen."
Zu **(3):** Das Geräusch ist ein örtliches Stenose-Geräusch.

H89

→ **Frage 4.33:** Lösung E

Neben den pulsatorischen Schwankungen (Blutdruckwellen 1. Ordnung) gibt es noch langsamere Schwankungen des Blutdruckes, die bei Verbindung der systolischen Maxima bzw. diastolischen Minima als **Blutdruckwellen** in Erscheinung treten. Dies sind vor allem die atemsynchronen, **respiratorischen Blutdruckwellen** (Blutdruckwellen 2. Ordnung) und die noch langsameren **Blutdruckwellen 3. Ordnung** (Traube-Hering-Mayer-Wellen, um 6/min, 10 sec-Rhythmus des Blutdruckes). Mit den respiratorischen Blutdruckwellen gehen auch Schwankungen der Herzfrequenz einher: **respiratorische Arrhythmie.** Die atemsynchronen Ereignisse im Blutkreislauf sind im Wesentlichen Ausdruck einer engen funktionellen Kopplung von Kreislauf- und Atemzentren: Bei Inspiration wird zugleich das Kreislaufzentrum mit innerviert, die Herzfrequenz wird gesteigert. Atemmechanische Einwirkungen auf den Blutkreislauf, z. B. Abnahme des Füllungsdruckes für das Herz bei Inspiration und Reflexe auf diese atemmechanischen Wirkungen sind an der Auslösung respiratorischer Kreislaufschwankungen mitbeteiligt. Der Tagesrhythmus (3) ist eine so tiefgreifende Umstellung des gesamten vegetativen Systems, dass keine Größe dieser Rhythmik entkommen kann. Der arterielle Blutdruck gehört zu den relativ schwach beteiligten Größen. In der ergotropen Phase des Tages ist er in der Regel etwas höher als in der trophotropen Phase der Nacht.
(E: 56%/+0,20).

IV.9 Blutdruckregelung und Pressorezeptoren

Der arterielle Blutdruck – genauer, der Druck im Hochdrucksystem – ist eine geregelte Größe. Diese Regulation ist ein komplexer Prozess, bei dem viele Regulationssysteme zusammenwirken. Die wichtigsten sind:

- Der **Pressorezeptoren-Regelkreis.**
- Die **ZNS-Ischämie-Reaktion:** Bei Minderdurchblutung des Zentralnervensystems werden über die medullären Kreislaufzentren Reaktionen ausgelöst, die zu einer Steigerung des arteriellen Blutdruckes führen.
- Das **Renin-Angiotensin-System:** Minderdurchblutung der Niere führt zu gesteigerter Renin-Freisetzung in der Niere, was zu gesteigerter Umwandlung von Angiotensinogen zu Angiotensin I und weiter zu Angiotensin II führt. Angiotensin II löst unter anderem eine Gefäßkonstriktion und damit eine Blutdrucksteigerung aus.

Der erste Rang unter den verschiedenen Blutdruck regulierenden Prozessen gebührt dem Pressorezeptoren-Regelkreis, weil er besonders schnell und empfindlich ist und zudem ganz speziell diesem Funktionsziel dient. Spezielle Mechanorezeptoren, die **Pressorezeptoren,** vor allem im Karotissinus und im Aortenbogen gelegen, wirken dabei als Messfühler. Diese Rezeptoren reagieren auf den Blutdruck und melden den Druckwert an das Kreislaufzentrum, welches als Regler funktioniert. Ein vereinfachtes Schema gibt Abb. 4.6 wieder. Das Zentrum steuert dann die verschiedenen Stellglieder nach dem Prinzip der **negativen Rückkopplung:** Eine Erhöhung des Blutdruckes führt zu Reaktionen, die eine Blutdrucksenkung auslösen (Hemmung des Herzens, Erschlaffung der Widerstandsgefäße und Erschlaffung der Venen) und umgekehrt.

Die genauere Untersuchung der Pressorezeptoren hat ergeben, dass diese nicht nur auf den absoluten Druck reagieren, sondern auch auf die Änderungsgeschwindigkeit des Druckes. Es sind also, nach allgemeiner Rezeptor-Klassifikation, **Proportional-Differential-Rezeptoren (P-D-Rezeptoren):** Ihre Reaktion ist einmal dem Reiz selbst proportional (P-Komponente), und zum anderen wird sie durch den Differentialquotienten des Reizes nach der Zeit bestimmt (D-Komponente). Die größte Empfindlichkeit der Rezeptoren findet sich im physiologisch relevanten Druckbereich von 80–180 mmHg. Auf geringe Druckwerte sprechen sie gar nicht an.

Klinischer Bezug

Zum einen gibt es Störungen der Regulation, die sich bei raschen Anpassungen manifestieren: Wenn beispielsweise beim Aufstehen die Regulationsprozesse zu langsam und zu schwach ablaufen, kann einem schwarz vor Augen werden oder man kann bewusstlos werden (orthostatischer Kollaps). Zum anderen gibt es Störungen in der langfristigen Einstellung des Blutdruckniveaus, die man als Verstellungen des Sollwertes auffassen kann. Vor allem überhöhte Blutdruckwerte gelten als gefährlich (vgl. Lerntext IV.11).

H99 ■■

→ **Frage 4.34:** Lösung C

Die arteriellen Pressorezeptoren, die als Messfühler der Regelung des arteriellen Blutdruckes dienen, liegen im Aortenbogen und im Karotissinus – das Glomus caroticum ist der Ort der Chemorezeptoren – (A) ist falsch. Sie reagieren auf den Absolutwert des Druckes, aber auch sehr empfindlich auf die Änderungsgeschwindigkeit des Druckes, auf den Differentialquotienten des Druckes nach der Zeit (D-Komponente), (C) trifft zu. Sie werden durch Druckanstieg aktiviert – (B) ist falsch, und müssen natürlich, da der Blutdruck eine geregelte Größe ist, bei Aktivierung Reaktionen auslösen, die den Blutdruck senken, also eine Abnahme des Sympathikustonus – (D) ist falsch. Vgl. Lerntext IV.9. **(C: 35%/+0,37).**

F00 ■■

→ **Frage 4.35:** Lösung D

Die arteriellen Pressorezeptoren sind Mechanorezeptoren, die auf Drücksteigerung mit Steigerung ihrer Aktionsfrequenz reagieren. Sie dienen der Regelung des arteriellen Blutdruckes. Eine durch Druckanstieg ausgelöste Aktivierung muss also eine Verminderung des Blutdruckes zur Folge haben, wobei unter anderem die sympathischen Antriebe auf Herz und Blutgefäße reduziert werden. In diesem Sinne ist Aussage (D) wohl als richtig gemeint – was sie streng genommen nicht ist: Die Aktivierung hemmt nicht „den Sympathikus", d. h. das gesamte sympathische System, sondern selektiv die Sympathikusantriebe auf Herz und Kreislauf, und nicht etwa die sympathische Innervation der Pupille. Da alle anderen Aussagen eindeutig falsch sind, wird man aber (D) markieren.
Zu (A), (B), (C) und (E): Die Pressorezeptoren liegen im Aortenbogen und im Karotissinus, sie sind

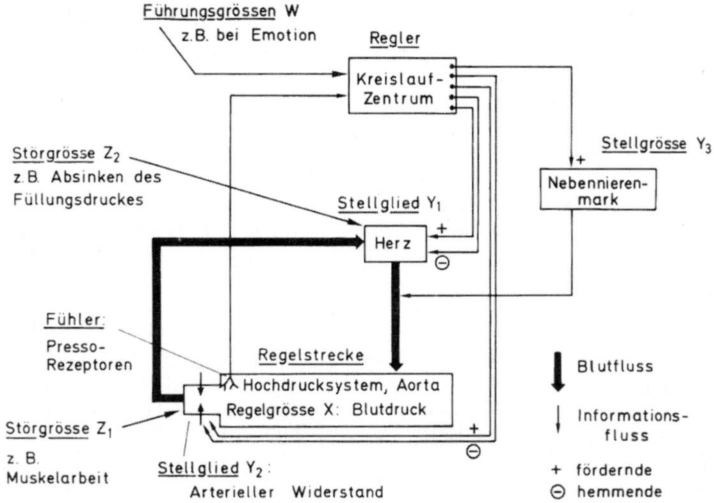

Abb. 4.6 Schema zur Regelung des Blutdruckes mit Hilfe arterieller Pressorezeptoren, vgl. Lerntext IV.9. Die Innervation der Venen ist in diesem vereinfachten Bild nicht mit eingetragen.

PD-Rezeptoren (Proportional-Differential-Rezeptoren) und sind auch bei normalem Blutdruck aktiv. Ihre Ausschaltung führt zu einem „Entzügelungs-Hochdruck". Vgl. Lerntext IV.9.
(D: 60%/+0,38).

F01 ■■

→ **Frage 4.36:** Lösung C

Die arteriellen Pressorezeptoren sind Mechanorezeptoren, die durch Dehnung der Gefäßwand aktiviert werden. Eine Abnahme der Entladungsrate der afferenten Nerven von diesen Rezeptoren meldet somit den Kreislaufzentren „Der Blutdruck sinkt". Da der arterielle Blutdruck eine geregelte Größe ist, müssen die Zentren Maßnahmen ankurbeln, die zu einem Blutdruckanstieg führen: Zunahme der Herzfrequenz – (C) trifft zu – und Erhöhung des Strömungswiderstandes in den Blutgefäßen, d.h. Konstriktion der Widerstandsgefäße – (A) ist falsch. Vgl. Lerntext IV.9.
Im Rahmen der stimulierenden Wirkung auf das Herz wird auch die Erregungsüberleitung vom Vorhof auf den Ventrikel beschleunigt (positiv dromotrope Wirkung), (E) ist falsch. Die Venen werden auch konstringiert, (D) ist falsch. Wenn die Sympathikusaktivierung die Atmung etwas mit ergreift, werden die Atemwege eher erweitert, (B) ist sicher auch falsch.
(C: 81%/+0,29).

F04 ■■

→ **Frage 4.37:** Lösung B

Der Karotissinus enthält Dehnungsrezeptoren, die der Blutdruckregelung dienen. Blutdruckanstieg, mit Dehnung der Arterienwand, stimuliert diese Rezeptoren, die daraufhin Aktionspotentiale über den Karotissinusnerven zum Zentrum senden. Die Salve von Aktionspotentialen nach dem Pfeil im oberen Bildteil bedeutet also „Anstieg des arteriellen Blutdrucks". Im Sinne der Blutdruckregelung müssen die Zentren nun versuchen, Maßnahmen einzuleiten, die den Blutdruck senken. Dazu gehört eine Hemmung des Herzens, ausgelöst durch Hemmung der sympathischen und durch verstärkte Aktivierung der parasympathischen Nervenfasern zum Herzen. Die im unteren Bildteil dargestellte Hemmung der Aktivität kann somit nur das Verhalten einer sympathischen Faser bedeuten, gemäß (B).
(B: 34%/+0,09).

F97 ■■

→ **Frage 4.38:** Lösung E

Fällt der arterielle Mitteldruck unter den Normalwert von 100 mmHg ab, so werden Regelungsprozesse in Gang gesetzt, die den Blutdruck steigern sollen. Dabei wird über den Sympathikus das Herz angetrieben und der periphere Strömungswiderstand erhöht. Die parasympathische Innervation des Herzens wird gehemmt, (E) ist falsch. Vgl. Lerntext IV.9.
(E: 86%/+0,26).

F03 ■

→ **Frage 4.39:** Lösung E

Beim Pressdruckversuch nach Valsalva bekommt die Versuchsperson den Auftrag, bei geschlossenen Atemwegen eine maximale Exspirationskraft zu erzeugen. Dabei kann der intrapulmonale Druck, und damit auch der intrathorakale Druck, bis auf 120 mmHg über den Umgebungsdruck gesteigert werden. Dadurch wird der venöse Rückstrom gehemmt, die Herzfüllung und das Herzschlagvolumen gehen zurück, der arterielle Blutdruck fällt ab. Damit wird über die arteriellen Pressorezeptoren (Barosensoren) im Karotissinus die Blutdruckregelung in Gang gesetzt (vgl. Lerntext IV.9). Die Kreislaufzentren aktivieren Prozesse, die den arteriellen Blutdruck steigern. Das Herz wird über den Sympathikus stimuliert, mit Stimulation des Herzschrittmachers, über β_1-Rezeptoren – (E) trifft zu. Auch die Arbeitsmuskulatur des Herzens wird stimuliert – (C) ist falsch. Die hemmende Innervation des Parasympathikus zum Herzen wird abgeschwächt – (B) ist falsch. Der periphere Widerstand wird gesteigert, über α_1-Rezeptoren, auch in den Muskelgefäßen – (A) ist falsch.
Zu (D): Die β_2-Rezeptoren der Muskelarterien vermitteln die Dilatation, die beispielsweise bei Emotion durch das vom Nebennierenmark ausgeschüttete Adrenalin ausgelöst wird.
(E: 55%/+0,09).

H02 ■

→ **Frage 4.40:** Lösung A

Im Herz-Kreislaufsystem wirkt der Sympathikus über α-Rezeptoren auf die glatte Gefäßmuskulatur, und zwar exzitatorisch, d. h. er löst eine Gefäßkonstriktion aus. Eine Blockade der α-Adrenozeptoren führt deshalb zu einer Gefäßerweiterung, der periphere Strömungswiderstand fällt ab – (C) ist falsch. Dies hat zur Folge, dass der arterielle Blutdruck sinkt, sowohl der systolische als auch der diastolische – (B) und (D) sind falsch. Der zentralvenöse Druck (E) wird auch nicht zunehmen, da die peripheren Blutgefäße vermehrt Blut aufnehmen. Im Sitzen oder Stehen wird der zentralvenöse Druck deutlich abnehmen, weil sich mehr Blut in die unteren Körperpartien verlagert (auch der Venentonus nimmt bei α-Blockade ab). Über Ausschluss gelangt man also zur Herzfrequenz (A), an die man zunächst nicht denkt, weil der Sympathikus über β-Rezeptoren aufs Herz wirkt und die Herzfrequenz erhöht. Nun zielt die Formulierung des Vorsatzes nicht nur auf die direkten, primären Wirkungen der α-Blockade. „Es kommt

am ehesten ..." schließt auch Reaktionen auf die Primärwirkungen ein. Der Abfall des arteriellen Blutdruckes führt zu regulatorischen Gegenmaßnahmen. Da wegen der α-Blockade die Gefäßkonstriktion ausfällt oder abgeschwächt ist, werden die Kreislaufzentren umso stärker versuchen, das Herz über den Sympathikus zu stimulieren: die Herzfrequenz wird steigen.
(A: 33%/+0,29).

IV.10 Orthostatische Regulation

Beim Übergang vom Liegen zum Stehen kommt es zwangsläufig aufgrund der physikalischen Gesetze zu starken Druckumstellungen im Gefäßsystem, die in Abb. 4.7 dargestellt sind. Vereinfacht kann man davon ausgehen, dass im Liegen der Druckabfall im arteriellen System vernachlässigbar ist, der arterielle Mitteldruck in Herzhöhe beträgt 100 mmHg, sowohl in der Aorta als auch in Kopf und Fuß. Im Stehen ergibt sich bei einem 1,80 m großen Menschen bei gleichem Druck in Herzhöhe ein arterieller Mitteldruck von 190 mmHg im Fuß und 70 mmHg im Kopf. Auf der venösen Seite ergibt sich durch die Blutverlagerung nach unten auch eine leichte Venendruckänderung in Herzhöhe, von ca. 5 mmHg auf rund 0 mmHg. Nach unten wächst der Druck ebenfalls entsprechend dem hydrostatischen Druck der Blutsäule, d. h. im Fuß liegt der Venendruck bei 90 mmHg. An einem bestimmten Punkt, 5–10 cm unterhalb vom Zwerchfell, bleibt der Venendruck bei Lagewechsel unverändert bei 5–10 mmHg. Dieser Punkt heißt **hydrostatischer Indifferenzpunkt.** Die beschriebenen Druckänderungen führen zu einer **Verlagerung von etwa 500 ml Blut in die unteren Körperpartien,** vor allem in die Beine. Das zentrale Blutvolumen vermindert sich entsprechend. Mit dem Abfall des Venendrucks im Thorax **verschlechtern sich die Füllungsbedingungen des Herzens,** und das Schlagvolumen nimmt nach den Frank-Starling-Gesetzmäßigkeiten ab, zunächst nur im rechten Ventrikel, und mit etwas Verzögerung auch im linken Ventrikel, worauf der arterielle Druck abfällt.
Alle bisher genannten Veränderungen sind der erste Teil der Umstellungen, die sich weitgehend passiv aus den Druckumstellungen ergeben. Darauf folgen die **regulatorischen Gegenmaßnahmen** des Organismus. Der initiale Abfall des arteriellen Druckes wird durch die **Pressorezeptoren** ans Zentrum gemeldet, und es werden alle Maßnahmen ergriffen, die zum Anstieg des Blutdruckes führen (Abb. 4.6): **Antrieb des Herzens, Vasokonstriktion und Katecholamin-Ausschüttung** aus dem Nebennierenmark, alles über den Sympathikus vermittelt (beim Herzen auch Abschwächung der parasympathischen Innervation). Alle diese Reaktionen springen schlagartig innerhalb weniger Sekunden an, und innerhalb der ersten Minuten stellt sich ein neues Gleichgewicht ein, wobei der arterielle Mitteldruck in Herzhöhe beim Gesunden wieder etwa den Normalwert erreicht. Die **Konstanthaltung des arteriellen**

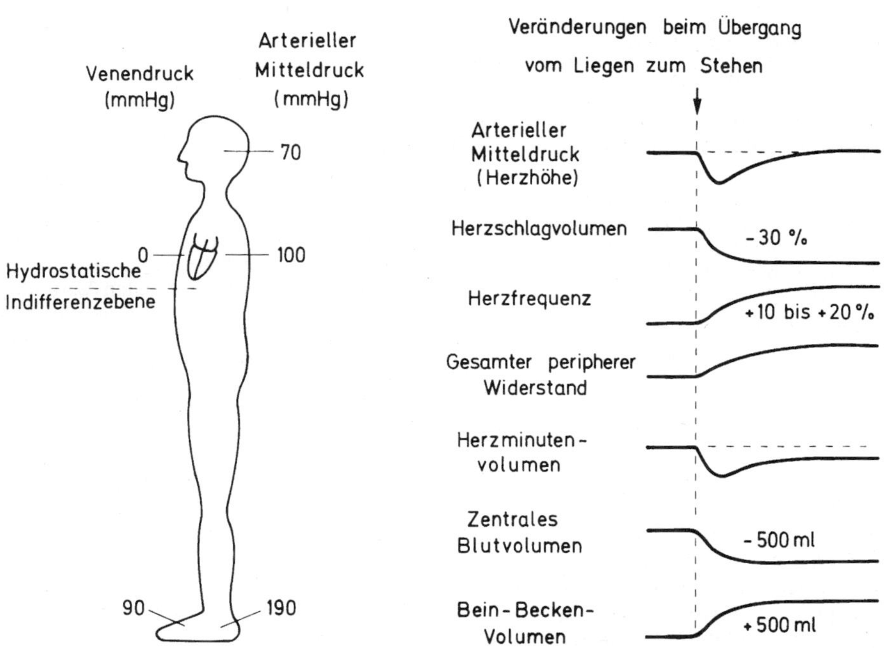

Abb. 4.7 Veränderungen der wichtigsten Kreislaufgrößen beim Übergang vom Liegen zum Stehen. Erläuterungen in Lerntext IV.10.

Druckes in Herzhöhe wird dadurch begünstigt, dass die wichtigsten Pressorezeptoren im Karotissinus liegen, wo der Blutdruck im Stehen etwa 20 mmHg niedriger ist als in Herzhöhe. Diese bleibende Druckerniedrigung im Karotissinus unterhält ständig einen Kreislaufantrieb. In Abb. 4.7 sind die anhaltenden Veränderungen der wichtigsten Kreislaufgrößen im Stehen eingetragen. Das Herzschlagvolumen bleibt wegen der verschlechterten Füllungsbedingungen anhaltend deutlich erniedrigt. Der anhaltende Anstieg der Herzfrequenz führt dazu, dass das Herzminutenvolumen trotz des markanten Abfalls des Herzschlagvolumens nicht zu stark absinkt (10 bis 20 %). Die Blutgefäße bleiben anhaltend tonisiert, sowohl die arteriellen Widerstandsgefäße als auch die Venen. Die Variabilität all dieser Veränderungen ist bei einer so komplexen Reaktion naturgemäß erheblich, sodass die aufgeführten Zahlenwerte nur als Leitlinien aufzufassen sind.

Klinischer Bezug
Der Verlauf der orthostatischen Regulation ist ein wichtiger Indikator in der Kreislaufdiagnostik (Schellong-Test). Bei Insuffizienz dieser Regulation kommt es zu einem Absinken des arteriellen Druckes, im Extrem zu einem **orthostatischen Kollaps,** der Patient wird infolge einer Minderdurchblutung des Gehirns bewusstlos. ■

H03 ■

→ **Frage 4.41:** Lösung A

Auch die Venen sind sympathisch-konstriktorisch innerviert. Eine über diese Nerven ausgelöste Kontraktion der Venen fördert den venösen Rückstrom, (A) trifft zu. Dieser Mechanismus wird auch bei der orthostatischen Regulation eingesetzt, um einen zu starken Abfall des zentralen Venendruckes zu verhindern.
Zu (C) und (E): Inspiration mit zunehmender Lungendehnung steigert den negativen Druck im Pleuralspalt, was sich auf die Nachbarschaft und auch auf die thorakalen Venen überträgt, der intrathorakale Druck sinkt, was den venösen Rückstrom fördert. Das Umgekehrte gilt für die Exspiration.
Zu (D): Rhythmische Kontraktionen der Muskulatur fördern den venösen Rückstrom, man spricht von der Muskelpumpe.

H03 ■■

→ **Frage 4.42:** Lösung A

Es ist ein typischer orthostatischer Kollaps geschildert. Der Übergang in die Senkrechte führt zunächst zu einer Verlagerung von Blut in die Venen der unteren Körperpartien, weil sich der hydrostatische Druck im Gefäßsystem mit dem Aufstehen sofort verändert. Die Druckzunahme in den Venen unterhalb des hydrostatischen Indifferenzpunktes (dicht unter dem Zwerchfell) ist also das Erste, was beim Aufstehen geschieht, (A) trifft zu. Im nächsten Schritt dehnen sich die Venen und Blut verlagert sich nach unten. Damit reduziert sich das Blutangebot zum Herzen, das Herz wirft weniger Blut aus, der arterielle Druck sinkt. Erst dann können die Pressorezeptoren im Hochdrucksystem reagieren (gemäß (B)) und die Gegenregulationen zur Steigerung des Blutdruckes einleiten. Vgl. Lerntext IV.10.

H00 ■■

→ **Frage 4.43:** Lösung D

Die hydrostatische Indifferenzebene ist derjenige Bereich, in dem der Venendruck beim Übergang vom Liegen zum Stehen unverändert bleibt: 5 bis 10 cm unterhalb vom Zwerchfell. Dort beträgt der Venendruck etwa 10 mmHg. Im Stehen nimmt er nach oben hin ab und kann in Herzhöhe 0 mmHg erreichen. (D) ist also eindeutig falsch. Alle anderen Aussagen sind richtig. Vgl. Lerntext IV.10.
Zu (C): Beim Aufstehen steigen nach unten hin arterieller und venöser Druck in gleicher Weise an, sodass sich die arteriovenöse Druckdifferenz nicht verändert, solange die Muskeln nicht aktiv werden. Das würde somit für ein passives Aufrichten am Kipptisch zutreffen. Sobald die Beinmuskeln zum Einsatz kommen, wird durch die „Muskelpumpe" der Venendruck gesenkt: Bei Muskelkontraktion wird das venöse Blut zentralwärts gepumpt, bei Muskelerschlaffung verhindern die Venenklappen den Rückfluss im Venensystem. Ein aktives Aufrichten ist ohne Muskeln nicht möglich. Insofern gibt es auch kein „bewegungsloses Stehen". Hier ist also eine fiktive Situation beschrieben.
(D: 45%/+0,22).

H01 ■■

→ **Frage 4.44:** Lösung E

Beim Aufstehen verlagert sich Blut von den oberen Körperpartien in die unteren Regionen, das zentrale Blutvolumen nimmt ab (D). Dadurch wird der Füllungsdruck für das Herz geringer, das Schlagvolumen nimmt ab (A). Diese initialen Veränderungen führen zunächst zu einer Abnahme des arteriellen Blutdruckes, wodurch die Gegenregulationen ausgelöst werden: Vasokonstriktion in vielen Strombahnen (C) und Antrieb des Herzens mit Zunahme der Herzfrequenz. Die Herzfrequenz bleibt anhaltend erhöht, (E) ist die gesuchte nicht-Antwort. Das Herzminutenvolumen bleibt trotz der Gegenregulationen leicht vermindert, (B) ist falsch. Vgl. Lerntext IV.10.
(E: 73%/+0,30).

F01 ■

→ **Frage 4.45:** Lösung A

Beim aufrecht stehenden Menschen ist der Venendruck in Herzhöhe nahe Null (oder auch etwas

negativ). Nach unten nehmen die Drücke, auf der venösen wie auf der arteriellen Seite, entsprechend dem hydrostatischen Druck der Blutsäule zu. Nach oben nehmen sie ab, d.h. sie würden auf der venösen Seite negativ werden, wenn die Venen starre Röhren wären. Da die Venen elastisch sind, kollabieren sie im Halsbereich. Im Kopf sind die Venen in starrwandige Sinus eingebettet, sodass sich negative Drücke ausbilden können. Von der Schädelbasis zum Sinus sagittalis hin wird die Negativität immer größer, im Allgemeinen wird – 10 mmHg für den Sinus sagittalis superior angegeben, (A) trifft zu. (Vgl. Lerntext IV.10).
(A: 86%/+0,30).

IV.11 Arterielle Hypertonie und Hypotonie

Krankhafte Steigerungen des arteriellen Blutdruckes bezeichnet man als **Hypertonie**, einen zu niedrigen Blutdruck als **Hypotonie.** Da der arterielle Druck vom **Normwert beim Jugendlichen von 120 zu 80 mmHg** mit zunehmendem Alter ansteigt, bei starker interindividueller Variabilität, ist die Abgrenzung des Krankhaften nicht ganz einfach.

Klinischer Bezug

Eine alte Faustregel sagte, dass der Zahlenwert für den systolischen Druckwert nicht über 100 plus Alter (in mmHg) ansteigen sollte, der diastolische Wert nicht über 100 mmHg. Heute werden die Grenzen des Normalen niedriger angesetzt. Schon bei geringen Steigerungen über den Idealwert von 120/80 mmHg wird oft mit einer Blutdruck senkenden Therapie eingesetzt (bei diastolischen Druckwerten über 90 mmHg).
In der Mehrheit der Fälle handelt es sich bei der Hypertonie um eine **primäre Hypertonie (essentielle Hypertonie)**, die vor allem genetisch bedingt ist, eine spezifische Organerkrankung als Ursache ist nicht erkennbar. Musterbeispiel einer **sekundären Hypertonie** ist die **renale Hypertonie,** bedingt durch zu starke Drosselung der Nierendurchblutung: Die Niere steigert dann die Reninbildung, was eine Steigerung der Angiotensinbildung zur Folge hat, und das Angiotensin II führt über Vasokonstriktion und Volumensteigerung zu Hypertonie. Auch übersteigerter **Stress** kann, im Tierversuch wie auch beim Menschen, eine Hypertonie zur Folge haben. Der im Tiermodell zu erzeugende **Entzügelungshochdruck** (Blutdruckanstieg nach Ausschalten der Pressorezeptoren) ist für die menschliche Pathologie wohl von geringer Bedeutung. Die Hypertonie beschleunigt die Altersveränderungen im arteriellen System, die Arteriosklerose mit allen ihren gefährlichen Folgeerscheinungen. Sie ist deshalb ein entscheidender **Risikofaktor für Kreislauferkrankungen,** z. B. auch für die koronare Herzkrankheit mit der Gefahr eines Herzinfarktes.

F04
→ **Frage 4.46:** Lösung B

Ein renaler Hochdruck entsteht, wenn die Nieren (oder eine Niere) nicht hinreichend durchblutet werden, z. B. durch eine Verengung einer Nierenarterie. Dann steigert die minderdurchblutete Niere die Produktion und Ausschüttung von Renin, (B) trifft zu. Renin veranlasst eine gesteigerte Bildung von Angiotensin I, das zum aktiven Angiotensin II umgewandelt wird (durch Converting Enzym; wird dieses Enzym gehemmt, sinkt der Blutdruck ab, (C) ist falsch). Angiotensin führt auf zwei Wegen zu einer Blutdrucksteigerung. Einmal durch Vasokonstriktion und zum anderen über eine Steigerung der Aldosteron-Ausschüttung, (D) ist falsch. Aldosteron steigert die Na^+-Rückresorption in den Nieren und führt, in Kooperation mit der Osmoregulation, zu einer Steigerung des Blut- und Flüssigkeitsvolumens ((A) ist falsch), was über ein erhöhtes Blutangebot zum Herzen den arteriellen Blutdruck steigert.
Zu (E): Da durch die verengte Stelle einer Arterie genau so viel Blut fließt wie durch die nicht verengte Stelle, ist die Strömungsgeschwindigkeit an der engen Stelle erhöht.
(B: 67%/+0,35).

H87
→ **Frage 4.47:** Lösung D

Im Druck-Volumen-Diagramm der Aorta (Abb. 4.8) steigt mit zunehmendem Volumen der Druck immer steiler an. Die systolische Zunahme des Windkesselvolumens um etwa 30 ml Blut (vgl. Lerntext IV.5 und Abb. 4.4) führt bei einem Mitteldruck von 100 mmHg zu einem Druckanstieg von etwa 40 mmHg (= Blutdruckamplitude). Erhöht sich bei Konstanz des Herzschlagvolumens der diastolische Druck, sagen wir um 20 mmHg, so muss die Amplitude deutlich größer werden (Anstieg auf

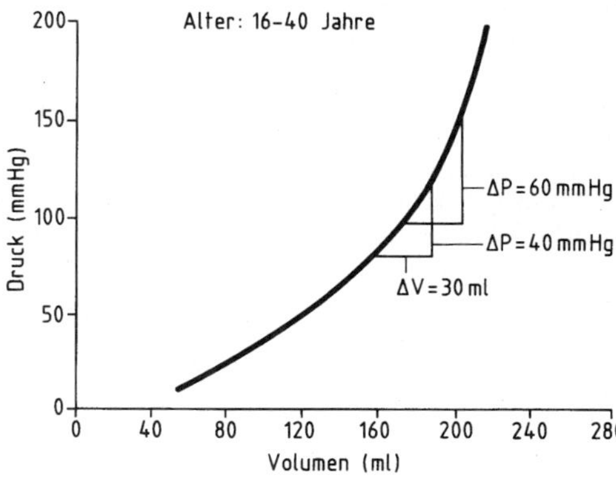

Abb. 4.8 Druck-Volumen-Beziehung der Aorta für erwachsene Menschen mittleren Alters. (Nach O. H. Gauer, Kreislauf des Blutes; in: Trautwein, Gauer, Koepchen, Herz und Kreislauf, Urban und Schwarzenberg, München 1972.)

60 mmHg im Beispiel der Abb. 4.8). Auch wenn sich bei einer Hypertonie Herzschlagvolumen, Frequenz usw. etwas verändern können, ist es sicher so, dass „in der Regel" die Druckamplitude größer wird und damit der Mitteldruck stärker steigt als der diastolische Druck.
Zu (**B**): Der ganz überwiegende Teil der Hochdruckkranken wird zur essentiellen Hypertonie gezählt.
(**D: 49%/+0,17**).

4.3 Niederdrucksystem

Ein großer Teil der Fragen zum Niederdrucksystem wurde im allgemeinen Teil (Kapitel 4.1) und bei der orthostatischen Regulation (Kapitel 4.2) behandelt.

IV.12 Zentraler Venendruck

Im Venensystem (große thorakale Venen) beträgt beim liegenden Menschen der Druck nur wenige mmHg über Null (um 5 mmHg). Bei Lagewechsel treten starke Änderungen auf, die in Lerntext IV.10 beschrieben sind.
Inspiration ist mit Senkung des intrathorakalen Druckes verbunden, die sich auch auf die intrathorakalen Venen überträgt und so den Rückstrom des venösen Blutes in den Thorax fördert.
Mit jeder **Herzaktion** erfährt der zentrale Venendruck (im rechten Vorhof) systematische Veränderungen, die in Abb. 4.9 dargestellt sind. Die Vorhofkontraktion führt zum Druckanstieg a. Während der Anspannungsphase der Ventrikelsystole tritt zunächst ein kurzer Druckanstieg c auf, den man auf ein Vorwölben der Atrioventrikularklappen in den Vorhof hinein zurückführt. Während der folgenden Austreibungsphase kommt es zu einer starken Verschiebung der Ventilebene (Ebene der Atrioventrikularklappen) in Richtung Herzspitze, die die kräftige Drucksenkung x hervorruft. Zum Ende der Austreibungsphase und während der Entspannungsphase klingt diese wieder ab. Mit Öffnung der Atrioventrikularklappen setzt eine rasche Ventrikelfüllung ein, die zur Drucksenkung y führt. Das Abklingen dieser Drucksenkung geht dann in den Druckanstieg a über, womit der Zyklus neu beginnt.
Von 1990 bis 1999 gab es kaum einen Prüfungstermin ohne Frage zum Venenpuls!

H03 ■■
➔ **Frage 4.48:** Lösung D

Der Druck in den großen thorakalen Venen und im rechten Vorhof gilt als **zentraler Venendruck**, der beim liegenden Menschen etwa 5 mmHg beträgt, (A) ist falsch. Der negative Druck, der durch die Elastizität der Lungen im Pleuralspalt erzeugt wird, überträgt sich auf die Umgebung und damit auch auf die Nachbarschaft der großen Venen und des Herzens; er gilt als intrathorakaler Druck. Bei Inspiration steigt mit zunehmender Lungendehnung auch die Negativität im Pleuralspalt, der intrathorakale Druck sinkt und damit auch der Druck in den großen thorakalen Venen, (D) trifft zu.
Zu (**B**): Während der Austreibungsphase der Herzventrikel verschiebt sich die Ventilebene herzspitzenwärts, was einen gewissen Sog auf den rechten Vorhof ausübt, also eine deutliche Drucksenkung im rechten Vorhof und damit auch in den herznahen großen Venen.
Zu (**C**): Beim Aufstehen versackt venöses Blut in die unteren Körperpartien, der zentrale Venendruck sinkt auf nahe Null.
Zu (**E**): Von der V. portae strömt das Blut weiter herzwärts, der Druck in der V. portae muss also höher sein als in den herznahen Venen.

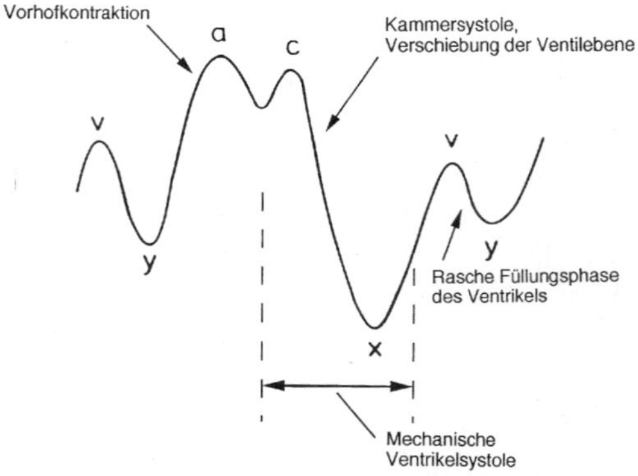

Abb. 4.9 Kurve des zentralen Venendruckes (V. jugularis), mit Benennung der verschiedenen Pulsphasen und Markierung der mechanischen Ventrikelsystole (mit Korrektur für die Verzögerung durch die Fortleitung der Druckwelle vom Herzen zur V. jugularis). Erläuterungen in Lerntext IV.12.

H02 ■■
➔ **Frage 4.49:** Lösung A

Druckschwankungen in der V. jugularis kommen dadurch zustande, dass die Herzaktion Veränderungen im zentralen Venendruck (im Druck des rechten Vorhofs) hervorruft, die sich in die V. jugularis fortpflanzen. Das markanteste Ereignis ist die starke Drucksenkung von c nach x, die durch die Verschiebung der Ventilebene des Herzens während der Systole erzeugt wird. Daran orientiert man sich bei der Bearbeitung einer solchen Frage. Vgl. Lerntext IV.12.
(**A: 61%/+0,37**).

Mit gleicher Kurve wurde im Laufe der Jahre auch nach den anderen Druckwellen gefragt.

F99 ■■

→ **Frage 4.50:** Lösung D

Noch ein Beispiel für Fragen zur Venenpulskurve! Zu Beginn der Diastole (frühdiastolisch) sind in der Entspannungsphase alle Herzklappen geschlossen, Venenblut fließt weiter zum Herzen zurück, kann aber nicht in den rechten Ventrikel strömen. Der frühdiastolische Rückfluss des Venenblutes zum Herzen muss deshalb zu einem Wiederanstieg des Vorhofdruckes führen: Kurvenanstieg zu v. Mit Öffnung der Atrioventrikularklappen (Beginn der Füllungsphase) setzt der Blutstrom vom Vorhof in den Ventrikel ein, der Vorhofdruck (und damit der Druck in den zentralen Venen) fällt wieder ab in Richtung y. Vgl. Lerntext IV.12.
(D: 57%/+0,12).

H95 ■

→ **Frage 4.51:** Lösung D

Der zentrale Venendruck ist der Druck im „Zentrum" des Venensystems des großen Kreislaufs: dort, wo das Blut ins rechte Herz einströmt. Zuverlässigster Messort ist der rechte Vorhof, gemäß (D). Beim liegenden Menschen besteht kein nennenswerter Druckgradient zwischen den großen Hohlvenen und dem rechten Herzvorhof. Beim Stehen ist der Druck in der hydrostatischen Indifferenzebene (einige cm unter dem Zwerchfell) etwa 10 mmHg höher als im rechten Vorhof, (C) ist falsch.
(D: 68%/+0,24).

F95

→ **Frage 4.52:** Lösung E

Funktionieren die Kreislaufregulationen nicht richtig, so kann beim Aufstehen das Venenblut stärker als normal in die unteren Körperpartien versacken – wobei auch der Druck im normalen hydrostatischen Indifferenzpunkt absinkt – und es kommt zum orthostatischen Kollaps. (E) ist also richtig. Beim Pressdruckversuch nach Valsalva (C) wird der intrathorakale Druck maximal gesteigert (durch die maximale Exspirationskraft bei geschlossenen Atemwegen), wobei der venöse Rückfluss gehemmt wird und der zentrale Venendruck ansteigt.
(E: 67%/+0,25).

F93

→ **Frage 4.53:** Lösung E

Der **statische Blutdruck** ist derjenige Druck, der sich nach Aussetzen der Herztätigkeit im Gefäßsystem (des liegenden Menschen) einstellt. Unter diesen *statischen* Bedingungen (das Blut ist zum Stillstand gekommen) gibt es naturgemäß keine strömungsauslösenden Druckgradienten mehr im Gefäßsystem (nur noch die Druckdifferenzen durch Höhenunterschiede). Dieser statische Druck hängt vom Blutvolumen und von der Gefäßkapazität ab, wie in (E) richtig gesagt. (B) kann nicht zutreffen, da es keine Strömung mehr im Gefäßsystem gibt.
(**E: 33%/+0,20**; B: 39%/–0,08).

H91

→ **Frage 4.54:** Lösung A

Venenklappen finden sich vor allem in kleinen und mittelgroßen Venen der Extremitäten und sind für die Förderung des venösen Rückflusses, vor allem von den unteren Extremitäten bei senkrechter Körperhaltung, von entscheidender Bedeutung. Die **Muskelpumpe** kann nur dadurch wirken, dass das bei Muskelkontraktion aus dem Muskel in die Venen gepumpte Blut wegen der Ventilwirkung der Venenklappen bei Erschlaffung der Muskulatur nicht wieder zurückfließen kann. In den großen Hohlvenen gibt es keine Klappen.
(A: 86%/+0,27).

4.4 Organdurchblutung

IV.13 Durchblutungsregulation

Die Größe der Organdurchblutung wird im Wesentlichen durch die Weite der arteriellen Widerstandsgefäße bestimmt. Da die Durchblutung mit der 4. Potenz des Gefäßradius zunimmt, eignet sich die Gefäßweite in besonderer Weise für diese Aufgabe.
Die an der Durchblutungsregulation mitwirkenden Prozesse lassen sich, wie in Abb. 4.10 dargestellt, gliedern in eine **zentrale Steuerung** und eine **lokale Regulation.** Die zentrale Steuerung besteht aus 2 Komponenten, der **nervalen, vasomotorischen Steuerung** und der **hormonalen Steuerung.** Die nervale Steuerung gliedert sich weiter in eine **vasokonstriktorische Innervation** und in eine **vasodilatatorische Innervation.**
Zur **lokalen Regulation** gehören alle im Organ selbst ablaufenden Prozesse, die oft auch als **Autoregulation** bezeichnet werden. (Der Begriff Autoregulation wird nicht ganz einheitlich benutzt.) Die lokale Regulation lässt sich weiter untergliedern in eine **lokal-chemische Regulation** und eine **lokal-mechanische Regulation.**
Die **lokal-chemische Regulation** oder **metabolische Regulation** zielt auf die Einhaltung eines bestimmten chemischen Milieus; Regelgröße ist ein chemischer Faktor oder eine Summe solcher Faktoren. Musterbeispiel für kräftige metabolische Regulationen sind Skelettmuskel und Herz. Der einfachste Fall einer lokal-chemischen Regulation lässt sich so beschreiben: Die Konzentration eines im lokalen Stoffwechsel entstehenden Faktors X sei die Regelgröße. X wirke zugleich dilatierend auf die Widerstandsgefäße des Organs. Mit steigendem Stoffwechsel, z. B. bei Muskelarbeit, steigt die Bildungsrate von X und damit auch die lokale Konzen-

tration von X an. Dadurch wird eine Dilatation ausgelöst. Die steigende Durchblutung passt sich auf diese Weise automatisch dem metabolisch gesteigerten Bedarf an. In Wirklichkeit sind die Prozesse viel komplizierter, mit Unterschieden von Organ zu Organ. Meist wirken verschiedene Faktoren zusammen, die vielfach noch gar nicht bekannt sind. Die Sauerstoffversorgung des Organs kann indirekt zur Regelgröße werden, indem bei O_2-Mangel ein dilatierender Stoff entsteht. Die naheliegende Vorstellung, die üblichen Abbauprodukte wie CO_2 und Milchsäure oder sinkender pH-Wert würden gleichzeitig die metabolische Regulation besorgen, trifft so generell nicht zu. **Die physiologische metabolische Regulation im Skelettmuskel läuft ab, ohne dass grobe Änderungen im lokal-chemischen Milieu auftreten.** Es sind also wahrscheinlich spezifischere Wirkstoffe, die den Hauptanteil der lokal-chemischen Regulation bestimmen. Im Koronarkreislauf ist es wahrscheinlich das Adenosin. ADP und ATP kommen auch als Kandidaten in Frage. Auch Änderungen der Kalium- und Phosphatkonzentrationen sowie des osmotischen Druckes werden diskutiert.

CO_2 und pH-Wert spielen allerdings bei der Regulation der Gehirndurchblutung und auch bei der Regelung des Gesamtkreislaufs eine wichtige Rolle.

Die **lokal-mechanische Regulation** zielt auf die Regelung mechanischer Faktoren. Sie lässt sich als Regelung der tangentialen Gefäßwandspannung T beschreiben.

$$T = \frac{p \cdot r}{d}$$

Mit Anstieg des transmuralen Druckes p wird das Gefäß gedehnt, der Gefäßradius r nimmt zu. Die Gefäßmuskulatur reagiert darauf mit Kontraktion, der Gefäßradius r nimmt ab, was zur Rückstellung der Wandspannung in Richtung Ausgangswert führt. (Die Gefäßwanddicke d ist von geringerer Bedeutung.) Dieser Regelungsprozess läuft ohne spezielle Dehnungsrezeptoren, Nerven, Zentren usw. ab; alle Glieder des Regelkreises liegen in der Gefäßmuskulatur selbst. Man nennt deshalb diesen Prozess auch **myogene Reaktion** oder nach dem Entdecker **Bayliss-Effekt.**

Die glatte Muskulatur der Blutgefäße ist zu spontaner Aktivität befähigt, die in den verschiedenen Blutgefäßen unterschiedlich stark ausgeprägt ist. Diese spontane Aktivität ist die Ursache für einen **basalen Tonus** der Blutgefäße; dies ist derjenige Tonus, den die Blutgefäße ohne äußere Einwirkungen besitzen, also ohne nervale und hormonale Einflüsse. Da unter normalen Bedingungen der hormonale Einfluss gering ist, wird der basale Tonus öfters auch als derjenige Tonus definiert, den die Blutgefäße nach Denervierung noch aufweisen. Da unter *basalen* Bedingungen die Gefäße durch den herrschenden Innendruck ständig etwas gedehnt werden, kann die Dehnung als Ursache für den basalen Tonus mitwirken.

Zu den wichtigsten neueren Erkenntnissen gehört die Feststellung, dass das **Gefäßendothel** in vielfältiger Weise an den lokalen Durchblutungsregulationen mitwirkt, z. B. durch Bildung eines dilatierenden Faktors (**EDRF** = endothelium derived relaxing factor), der als **Stickoxid (NO)** identifiziert wurde. Weiterhin bildet das Endothel noch das stark konstriktorisch wirkende **Endothelin** und das dilatierende Prostazyklin (PGI_2).

Eine Methode zur **Durchblutungmessung,** die unblutig am Menschen eingesetzt werden kann, ist die **Venenverschluss-Plethysmographie** (Plethysmographie heißt Volumenschreibung). Dabei wird das Volumen eines Körperteiles, z. B. der Hand, fortlaufend registriert, und von Zeit zu Zeit wird kurzfristig durch Aufblasen einer pneumatischen Manschette der venöse Rückfluss gestaut. Der Druck in der Manschette wird auf 20–30 mmHg eingestellt, er muss jedenfalls klar unter dem diastolischen arteriellen Druck bleiben, damit der arterielle Bluteinstrom nicht behindert wird. Die Volumenzunahme bei Stauung zeigt dann den arteriellen Bluteinstrom an, der der Durchblutungsgröße im Normalzustand ohne Stauung entspricht. Man bestimmt zusätzlich das erfasste Gewebsvolumen und kann so aus der zunächst bestimmten Gesamtdurchblutung in ml/min die spezifische Durchblutung in ml/min · dl errechnen.

Klinischer Bezug

In allen Organen können Durchblutungsstörungen auftreten. Diese beruhen aber in der Regel nicht auf einem Versagen der regulatorischen Prozesse (bei Nervenschäden kann natürlich die vasomotorische Innervation ausfallen), sondern auf Veränderungen der arteriellen Gefäße: Einengungen des Lumens durch Arteriosklerose und thrombotische Ablagerungen an der Gefäßwand, die auch zu einem völligen Gefäßverschluß führen können. Im Versorgungsgebiet des Gefäßes stirbt dann das Gewebe ab (Infarkt).

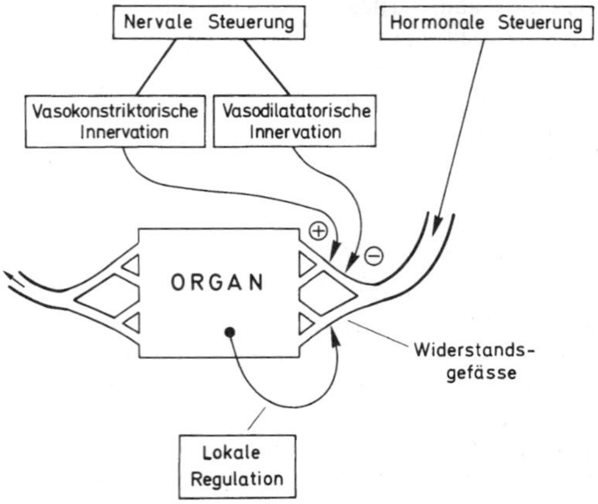

Abb. 4.10 Schema zur Regulation der Organdurchblutung. Erläuterungen in Lerntext IV.13.

H92 ■

→ **Frage 4.55:** Lösung C

Unter **„reaktiver Hyperämie"** (ein an sich antiquierter Ausdruck) versteht man die Mehrdurchblutung, die als Reaktion auf eine Durchblutungsdrosselung auftritt. Eine solche **reaktive Mehrdurchblutung** ist in denjenigen Organen besonders ausgeprägt, deren Durchblutung vor allem durch eine lokal-metabolische Regulation eingestellt wird, z. B. beim Skelettmuskel. Während einer solchen Drosselung kommt es im Muskel über die metabolische Regulation zu starker, etwa maximaler Gefäßerweiterung. (C) ist richtig.
(C: 85%/+0,31).

F97

→ **Frage 4.56:** Lösung D

Wird im Muskel eine Mangeldurchblutung ausgelöst, z. B. durch Drosselung des Blutzuflusses, so wird der Mangel anschließend durch eine Mehrdurchblutung ausgeglichen (reaktive Hyperämie). Diese Mehrdurchblutung wird vor allem durch die **lokal-chemische, metabolische Regulation** besorgt. Dabei wirken verschiedene Stoffe mit, bei ausgeprägten Unterschieden von Organ zu Organ. Zu den beteiligten Faktoren gehören: **Anstieg** von P_{CO_2}, **Abfall** des pH-Wertes – (A) und (B) sind falsch – und Anstieg der Adenosin-Konzentration (vor allem beim Herzmuskel wichtig).
(D: 47%/+0,36).

F87 ■

→ **Frage 4.57:** Lösung D

Der **basale Gefäßtonus** ist derjenigen Tonus, den ein Blutgefäß aufgrund der spontanen Aktivität der Wandmuskulatur besitzt (vgl. Lerntext IV.13). „Spontan" heißt dabei nach Ausschluss äußerer Einflüsse wie Innervation und hormonale Einwirkungen. Da unter Normalbedingungen die hormonalen Einflüsse vernachlässigt werden können, wird der basale Tonus oft als der Tonus nach Ausschaltung der Innervation definiert, gemäß (D).
Zu **(A)**: Den Tonus unter Ruhebedingungen kann man als Ruhetonus bezeichnen. Dieser kann natürlich durch Innervation der Gefäße eingestellt sein, wie das beispielsweise für die Haut zutrifft, wo die Gefäße unter neutralen thermischen Bedingungen durch vasokonstriktorische noradrenerge Nerven ständig tonisiert sind, zumindest in den Akren.
Zu **(C)**: Vasokonstriktorische Nerven erhöhen, vermittelt über α-Rezeptoren, den Gefäßtonus (den Gesamttonus, nicht den basalen Tonus!). Dieser Noradrenalin-induzierte Tonus **addiert** sich zum basalen Tonus.
Zu **(E)**: Calciumantagonisten (besser: Calciumkanalblocker) reduzieren in der Regel den Gefäßtonus, auch den basalen, indem sie den Calciumeinstrom in die glatten Muskelzellen hemmen.
(D: 88%/+0,28).

H96 ■

→ **Frage 4.58:** Lösung E

Die Wirkungen von NO müssen heute zum Basiswissen gezählt werden (vgl. Lerntext IV.13). Die Bedeutung von NO ist erst in jüngerer Zeit erkannt worden und findet jetzt zunehmend Eingang in die Lehrbücher der Physiologie. Es wurde zunächst als Wirkstoff der Gefäßendothelzellen entdeckt und als EDRF beschrieben (endothelium-derived relaxing factor). Verschiedene mechanische und chemische Reize stimulieren im Endothel die NO-Bildung, und das freigesetzte NO führt zu einer Erschlaffung der Gefäßmuskulatur und wirkt auf die Blutgerinnungsprozesse (Hemmung der Blutplättchen-Aggregation). Weiterhin wird NO von vielen inhibitorischen Nerven als Transmitter freigesetzt, z. B. im Magen-Darm-Trakt und im Blutgefäßsystem. Auch (A) und (C) sind richtig. Das freigesetzte NO ist sehr kurzlebig, die Halbwertszeit liegt im Sekundenbereich, (E) ist falsch.
(E: 31%/+0,24).

H03 ■

→ **Frage 4.59:** Lösung B

Das Gefäßendothel nimmt wichtige Funktionen bei der lokalen Durchblutungsregulation wahr. Die wichtigsten Stoffe, die es zu diesem Zweck freisetzen kann, sind Stickstoffmonoxid (NO, EDRF), Prostazyklin (PGI_2), EDHF (endothelium-derived hyperpolarizing factor) und Endothelin. Viele Hormone und lokale Wirkstoffe (z. B. Acetylcholin, (C) ist falsch) sowie physikalische Reize (Schubspannung) können NO-Freisetzung veranlassen und so dilatierend wirken. Freigesetztes NO diffundiert zur Gefäßmuskulatur (es wirkt parakrin) und aktiviert im Gefäßmuskel die lösliche Guanylatzyklase, was eine gesteigerte Konversion von GTP zu cGMP zur Folge hat, (B) trifft zu.
Zu **(A)**: Vom Endothel ins Blut abgegebenes NO greift auch in die Blutgerinnungsprozesse ein. NO hemmt beispielsweise die Aktivierung von Thrombozyten. Es bildet auch Thrombomodulin, das sich mit Thrombin verbindet und in dieser Form Protein C aktiviert und über weitere Schritte gerinnungshemmend wirkt, (A) ist falsch.
Zu **(E)**: Histamin steigert die Gefäßpermeabilität.

F04 ■

→ **Frage 4.60:** Lösung E

Stickoxid ist ein wichtiger Botenstoff, der sowohl von Nerven als Transmitter gebildet wird als auch von verschiedenen Zellen als lokaler Wirkstoff produziert wird, der parakrin seine Wirkung entfaltet. Der rasche Zerfall von NO (Halbwertszeit im Sekundenbereich) bedeutet, dass es keine Fernwirkungen entfalten kann. Eine starke Potenz zur NO-Bildung besitzen die Endothelzellen, (B) trifft zu. Das von Endothelzellen freigesetzte NO gelangt parakrin zu den glatten Muskelzellen der Blutge-

fäße und ruft dort eine starke Hemmung des Tonus hervor, (E) ist die gesuchte Falschantwort. NO kann leicht durch die Zellmembran diffundieren. Es stimuliert intrazellulär die Guanylatzyklase, die die Bildung von cGMP aus GTP veranlasst, (D) trifft zu. cGMP ist der Botenstoff, der die weiteren, je nach Zelltyp unterschiedlichen Wirkungen vermittelt.
(E: 68%/+0,22).

F01 ■

→ **Frage 4.61:** Lösung D

Stickoxid (NO) ist ein Botenstoff, der von vielen Zellen, vor allem vom Gefäßendothel freigesetzt und auch als nervaler Transmitter eingesetzt wird. NO wirkt inhibitorisch auf die glatte Muskulatur und somit an Blutgefäßen dilatatorisch, (D) ist falsch.
Fragen zum NO werden seit einigen Jahren regelmäßig gestellt!
(D: 70%/+0,42).

F03 ■

→ **Frage 4.62:** Lösung C

Bradykinin gehört zu den Gewebswirkstoffen, die eine Gefäßerweiterung auslösen. Es entsteht bei Läsionen und Entzündungen und ist an der Auslösung der Gefäßerweiterung in Entzündungsbezirken und an der Schmerzauslösung beteiligt. Alle anderen genannten Stoffe veranlassen eine Gefäßkonstriktion.
(C: 58%/+0,25).

F02 ■

→ **Frage 4.63:** Lösung C

Prostazyklin wird von Endothelzellen freigesetzt. Es hemmt die Thrombozytenaggregation und ist ein potenter Vasodilatator, (C) trifft zu. Alle anderen genannten Stoffe wirken vasokonstriktorisch.
(C: 46%).

F98 ■

→ **Frage 4.64:** Lösung C

Das aus Thrombozyten freigesetzte Thromboxan A_2 (C) wirkt vasokonstriktorisch. Die anderen genannten Stoffe sind wichtige und wirksame Vasodilatatoren.
(C: 54%/+0,31).

F84

→ **Frage 4.65:** Lösung B

Mit der Venenverschluss-Plethysmographie wird die Durchblutung unblutig gemessen. Das Volumen des zu messenden Körperteils wird dabei fortlaufend registriert, vgl. Lerntext IV.13.

IV.14 Vergleich verschiedener Organstrombahnen

Bezüglich der Durchblutungsregulation bestehen erhebliche Unterschiede von Organ zu Organ. Dies betrifft sowohl die Größe der Durchblutung als auch die Mechanismen, die an der Regulation beteiligt sind. Abb. 4.11 gibt dazu eine Übersicht.
In Abb. 4.11 ist einmal die **spezifische Durchblutung**, gemessen in ml pro Minute und 100 ml (oder 100 g) Gewebe, angegeben, mit dem Ausmaß der Variabilität.
Die dichteste Durchblutung findet sich in der **Niere** mit 400 ml/min · dl. Die Variabilität ist aber gering. Von Extremsituationen abgesehen wird dieses Organ ständig gleichmäßig stark durchblutet, was von seiner Funktion her auch verständlich ist.
Gleichmäßig und relativ stark durchblutet wird auch das **Gehirn** mit 50 bis 60 ml/min · dl. Da die Nerventätigkeit relativ wenig Energie erfordert, ist es verständlich, dass in der Gehirndurchblutung auch zwischen Schlaf und Aktivität keine starken Unterschiede bestehen.
Die stärksten Schwankungen in der Durchblutung finden sich bei **Haut und Skelettmuskel.** Die Hautdurchblutung kann in den Akren im Dienste der Wärmeregulation zwischen rund 1 und 100 ml/min · dl verändert werden, z. B. in den Fingern. Die Durchblutung der Skelettmuskulatur kann sich im Bereich 1 : 20 verändern, zwischen etwa 2–3 und 50 ml/min · dl.
Das **Herz** ist ein immer arbeitender Muskel und hat deshalb auch bei Ruhe des Organismus eine hohe spezifische Durchblutung, die mit 60–80 ml/min · dl sogar noch größer ist als beim arbeitenden Skelettmuskel. Bei maximaler Herzleistung steigt die Durchblutung noch einmal um den Faktor 4 bis 5 an, also auf etwa 300 ml/min · dl.
Für die **Verdauungsorgane** lassen sich schlecht allgemein gültige Aussagen machen, da hier verschiedenartige Teilkreisläufe mit ihren speziellen Eigengesetzen vorhanden sind. Die spezifische Durchblutung ist deshalb in Abb. 4.11 für die Leber eingetragen, wo sie rund 100 ml/min · dl beträgt. Die Gesamtdurchblutung der Verdauungsorgane liegt bei 1,5 l/min. Sie schwankt mit den Bedürfnissen des jeweiligen Organs, aber die Variationen sind nicht so dramatisch wie bei Haut und Skelettmuskel.
Die **Gesamtdurchblutung**, gemessen in l/min, errechnet sich aus spezifischer Durchblutung mal Organgewicht (bzw. Organvolumen) (Abb. 4.11). So kommt es, dass die relativ kleinen Organe mit hoher spezifischer Durchblutung wie Herz und Niere nur eine mäßige Gesamtdurchblutung erfordern (rund 1 l/min für die Niere bzw. für das maximal durchblutete Herz), während die relativ schwach durchbluteten Organe, wie Haut und Skelettmuskel, bei

Maximaldurchblutung ein Mehrfaches dessen benötigen wie alle übrigen Organe zusammen. Vor allem der Skelettmuskel, der 40% der Körpermasse ausmacht, beansprucht bei maximaler Leistung allein schon das Dreifache des Herzminutenvolumens (HMV) in Ruhe (15 l/min), beim höchsttrainierten Athleten sogar bis zu 5mal HMV in Ruhe (25 l/min).

- **Die gesamte Kreislaufregulation ist vor allem deshalb erforderlich, weil der Durchblutungsbedarf von Haut und Skelettmuskel so starken Schwankungen unterliegt.**

F93 ■

→ **Frage 4.66:** Lösung A

Hier muss man Gesamtdurchblutung und spezifische Durchblutung gut auseinander halten. Vgl. Lerntext IV.14 und Abb. 4.11.
Das Herz ist zwar sehr intensiv durchblutet, d. h. die Durchblutungsdichte, die spezifische Durchblutung ist sehr groß; aber wegen der relativ geringen Organgröße reicht ein Anteil von 5% des Herzminutenvolumens unter Ruhebedingungen für das Herz aus. Beim Skelettmuskel dagegen ist in Ruhe die spezifische Durchblutung sehr niedrig – 2–3 ml/min · dl, etwa $^{1}/_{30}$ derjenigen des Herzens –, aber da der Skelettmuskel 40% der Körpermasse ausmacht, benötigt er doch 10 bis 15% des Herzminutenvolumens in Ruhe. Gehirn, Niere und Leber sind die *Großverbraucher.*
(**A: 36%/+0,21**; E: 50%/–0,13).

H96 ■

→ **Frage 4.67:** Lösung D

Durch das Herz fließen unter Ruhebedingungen etwa 5% des Herzminutenvolumens (HMV), d. h. bei einem HMV von 5 l etwa 250 ml/min. Der Wert in (D) liegt um gut 200% darüber, sodass dies zu markieren ist (vgl. Lerntext IV.14 und Abb. 4.11). Bei (B), (C) und (E) sind die Werte richtig. Der Skelettmuskel (A) wird in Ruhe auf 15% des HMV veranschlagt, entsprechend etwa 750 ml/min. Insofern ist der Wert von 1,2 l/min schon etwas kritisch.
(**D: 29%/+0,27**; A: 38%/–0,05).

H95 ■

→ **Frage 4.68:** Lösung B

Vgl. Lerntext IV.14 und Abb. 4.11.
(**B: 88%/+0,21**).

F99 ■

→ **Frage 4.69:** Lösung D

Bei körperlicher Leistung steigt zunächst natürlich die Durchblutung im arbeitenden Muskel an, und damit verbunden auch die des Herzens – aber diese beiden Organe sind im Antwortangebot nicht enthalten. Gehirn- und Nierendurchblutung bleiben weitgehend konstant, während im Intestinaltrakt und in der nicht tätigen Muskulatur die Blutgefäße kompensatorisch eher konstringiert werden. Anfangs wird auch die Hautdurchblutung kompensatorisch vermindert, aber bei längerer Dauer der Leistung steigt sie in der Regel an, damit die gesteigert anfallende Wärme besser abgegeben werden kann.
(**D: 82%/+0,21**).

F97

→ **Frage 4.70:** Lösung D

Das Wort „prozentual" im Vorsatz ist nicht eindeutig. Da die Durchblutungsverteilung oft in % des Herzminutenvolumens (HMV) angegeben wird, könnte man an diesen Prozentsatz denken. Dann wäre (E) zu markieren. In Ruhe erhält das Herz 5% des HMV, entsprechend 0,25 l/min. Steigt das

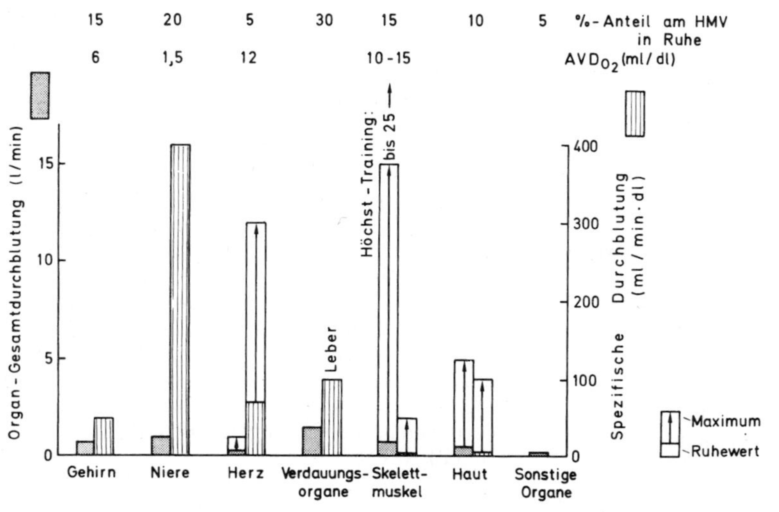

Abb. 4.**11** Vergleichende Darstellung von Gesamtdurchblutung und spezifischer Durchblutung der wichtigsten Organstrombahnen. Bei den Organen mit starken Veränderungen der Durchblutungsgröße (Herz, Skelettmuskel und Haut) sind neben den durchschnittlichen Ruhewerten die Maximalwerte eingetragen – mit Pfeil markiert. Vgl. Lerntext IV.14.

HMV bei körperlicher Leistung auf 20 l/min an, so erhält das Herz ebenfalls 5% davon, nämlich 1 l/min. Meint man im Vorsatz „prozentual vom Ausgangswert", so weiß man nicht, ob man (C) oder (D) ankreuzen soll. Gehirn und Niere sind die beiden Organe, deren absolute Durchblutungsgröße unter den wesentlichen physiologischen Bedingungen weitgehend unverändert bleibt (vgl. Lerntext IV.14). Unter Extrembedingungen kann in beiden Organen die Durchblutung sinken: bei Blutdruckabfall, im Schock usw. Bei starker körperlicher Leistung kann die Nierendurchblutung durchaus etwas absinken. So wird man eher (D) markieren. Insgesamt ist die Frage nicht angemessen.
(**D: 45%/+0,07**; C: 35%/+0,07).

IV.15 Sauerstoffausschöpfung des Blutes und O_2-Verbrauch

Die Sauerstoffausschöpfung der verschiedenen Organe ist in Abb. 4.11 miteingetragen (arteriovenöse Sauerstoffdifferenz, AVD_{O_2}, in ml/dl).

Die stärkste O_2-Ausschöpfung findet sich im **arbeitenden Muskel,** sowohl beim **Herzen** als auch beim **Skelettmuskel.** Hier können von den rund 20 ml O_2 pro 100 ml Blut $^2/_3$ (12 ml/dl) bis $^3/_4$ (15 ml/dl) entnommen werden, im Extremfall sogar 80–90%. Das **Gehirn** erhält eine gewisse Luxusversorgung, es entnimmt nur rund $^1/_3$. Bei der **Niere** ist die O_2-Ausschöpfung sehr gering, weil hier die hohe Durchblutung wegen der Reinigungsfunktion erforderlich ist, der O_2-Bedarf des Organs wird dabei automatisch mitgedeckt. Auch bei der **Haut** ist bei starker Durchblutung die O_2-Ausschöpfung gering, weil die Durchblutung der Wärmeabgabe dient. Bei Minimaldurchblutung der Haut ist dagegen die O_2-Ausschöpfung stärker. Wegen dieser Variationen ist eine allgemeine Angabe in Abb. 4.11 für die Haut nicht eingetragen. Auch für die **Verdauungsorgane** ist wegen der starken Unterscheide in den verschiedenen Teilkreisläufen keine Zahl angegeben.
In den großen Venen mischt sich das Blut aus den verschiedenen Organen, wobei sich unter Ruhebedingungen ein gemischt-venöser O_2-Gehalt von etwa 75% (70 bis 80%) ergibt. Mit zunehmender muskulärer Leistung sinkt der gemischt-venöse O_2-Gehalt ab (auf 20 bis 40%).

Der **O_2-Verbrauch** eines Organs ($\dot{V}O_2$) errechnet sich aus Durchblutungsgröße $\dot{Q}$ und arteriovenöser O_2-Differenz (AVD_{O_2}, in ml/dl bzw. Vol.-% oder auch in ml/ml oder l/l): $\dot{V}O_2 = AVD_{O_2} \cdot \dot{Q}$.

Meist interessiert der **spezifische O_2-Verbrauch,** also der O_2-Verbrauch pro 1 g oder 100 g Gewebe. Man muss dann für die Durchblutungsgröße auch die **spezifische Durchblutungsgröße** (Durchblutung in ml/min pro 1 g oder 100 g Gewebe) einsetzen. ■

F03 ■

→ **Frage 4.71:** Lösung D

In den zentralen Venen sowie im rechten Herzen und in der A. pulmonalis mischt sich relativ sauerstoffarmes Blut von den arbeitenden Organen wie dem Herzen (Sauerstoffentnahme 75 % und mehr) mit sauerstoffreichem Blut (z. B. von den Nieren, wo nur 10 % des Sauerstoffes entnommen werden). Daraus resultiert unter Ruhebedingungen im venösen Mischblut eine Sauerstoffsättigung von noch etwa 75 %. Bei starker körperlicher Leistung nimmt der Anteil des sauerstoffarmen Blutes vom Muskel zu, die Sauerstoffsättigung im venösen Mischblut kann unter 50 % sinken. Dabei steigt das Herzzeitvolumen vielleicht um den Faktor 3 und der O_2-Verbrauch um den Faktor 6, (D) trifft zu. Man kommt auch durch einfache andere Überlegung zum richtigen Resultat. Der O_2-Verbrauch (O_2-Aufnahme über die Lungen) errechnet sich aus Herzzeitvolumen (HZV) und arteriovenöser Sauerstoffdifferenz (AVD_{O_2}): O_2-Verbrauch = HZV · AVD_{O_2}. Dieser Formel sieht man unmittelbar an, dass AVD_{O_2} gleich bleibt, wenn O_2-Verbrauch und HZV um denselben Faktor verändert werden (noch deutlicher sieht man es, wenn man die Formel nach AVD_{O_2} auflöst). Vgl. Lerntext IV.15.
(**D: 73%/+0,43**).

H97 ■

→ **Frage 4.72:** Lösung B

Bei Passage durch die Lunge belädt sich das Blut wieder voll mit Sauerstoff. Die O_2-Differenz zwischen A. pulmonalis und V. pulmonalis ist also gleich der Differenz zwischen arteriellem Blut in der Aorta und dem venösen Mischblut im rechten Vorhof oder Ventrikel, was man allgemein als arteriovenöse O_2-Ausschöpfung bezeichnet. Die mittlere O_2-Ausschöpfung ergibt sich durch Mischung von stark ausgeschöpftem Venenblut vom Skelettmuskel oder anderen stark O_2-verbrauchenden Organen und wenig ausgeschöpftem Blut (vgl. Lerntext IV.15). Für die normale Ruhesituation ergibt sich eine mittlere O_2-Ausschöpfung von etwa 25% (20 bis 30%; entsprechend 40–60 ml/l gemäß (A)). Mit zunehmender muskulärer Leistung wird sich die mittlere Ausschöpfung mehr und mehr der Ausschöpfung des Muskelvenenblutes annähern. Da bei starker körperlicher Leistung die Muskeldurchblutung $^3/_4$ des Herzminutenvolumens erreichen kann, wird im gemischtvenösen Blut die O_2-Ausschöpfung des Muskelvenenblutes fast erreicht, also eine Ausschöpfung bis zu 150 ml/l oder sogar noch mehr, entsprechend Lösung (B). Da unter Normalbedingungen die maximale Sauerstoffbeladung des arteriellen Blutes 200 ml/l beträgt, sind alle Ausschöpfungswerte über 200 ml/l unmöglich (dennoch 40% der Markierungen bei den Lösungen (C) bis (E)!).
(**B: 38%/+0,17**).

H02 ■

→ **Frage 4.73:** Lösung C

(C) ist zutreffend, vgl. Lerntext IV.15 und Kommentar 4.72. Alle anderen Größen ändern sich mit zunehmender Leistung nur geringfügig. Die Gasdruckwerte im koronarvenösen Blut ((D) und (E)) ändern sich nur wenig, weil dem Blut schon unter Ruhebedingungen viel Sauerstoff entnommen wird und bei zunehmender Leistung die Herzdurchblutung in etwa proportional zum O_2-Bedarf des Herzens ansteigt. Der arterielle O_2-Partialdruck (A) ändert sich bei starker Leistung ebenso wenig wie der alveoläre. Der arterielle CO_2-Partialdruck (B) gehört zu den bestregulierten Größen und ändert sich ebenso nur wenig, bei sehr starken Belastungen sinkt er etwas ab.
(**C: 36%/+0,25**).

F96 ■

→ **Frage 4.74:** Lösung E

Der Skelettmuskel hat in Ruhe nichts anderes zu tun als nur seine Funktionsbereitschaft aufrechtzuerhalten. Nach den geltenden Ökonomieprinzipien bekommt er deshalb in Ruhe nur ganz wenig Sauerstoff. Die spezifische Durchblutung ist mit 3 ml/(min · dl) sehr niedrig. Aus diesem wenigen Blut wird zwar der Sauerstoff weitgehend ausgeschöpft (rund 15 ml/dl), aber das ergibt nur einen O_2-Verbrauch von 0,45 ml/(min · dl). Bei der Niere ist zwar die Sauerstoffausschöpfung sehr niedrig – weniger als 10% des angebotenen Sauerstoffes werden dem arteriellen Blut entnommen; aber bei der extrem hohen spezifischen Durchblutung errechnet sich daraus immer noch ein O_2-Verbrauch von 6 ml/min · dl.
Aufpassen! Sauerstoff*ausschöpfung* und Sauerstoff*verbrauch* nicht verwechseln! Die übrigen genannten Organe haben eine vielfach höhere spezifische Durchblutung als der Skelettmuskel, bei mittlerer bis hoher O_2-Ausschöpfung, und dementsprechend auch einen vielfach höheren O_2-Verbrauch. Vgl. Lerntexte IV.14, und IV.15 sowie Abb. 4.11.
(**E: 67%/+0,06**; D: 20%/+0,06).

F97

→ **Frage 4.75:** Lösung C

Achtung! O_2-**Gehalt** und O_2-**Partialdruck** nicht verwechseln! Machen Sie sich das anhand einer O_2-Bindungskurve klar (z. B. für Höhenaufenthalt und Anämie mit Abb. 5.8).
Hypoxie bedeutet Mangel an Sauerstoff, d. h. verminderter O_2-**Gehalt.** Man unterscheidet verschiedene Formen.
Arterielle Hypoxie: Verminderter O_2-Gehalt im arteriellen Blut, bedingt durch verminderten O_2-**Partialdruck.** Dies kann durch Reduktion des O_2-Partialdrucks in der Frischluft (z. B. in der Höhe), durch Störungen des Gasaustauschs in der Lunge oder durch einen Rechts-Links-Shunt bedingt sein. Der Hämoglobingehalt des Blutes ist dabei normal, aber das Blut ist nicht voll mit O_2 gesättigt.
Ischämische Hypoxie: O_2-Mangel im Gewebe, bedingt durch zu geringe Durchblutung.
Anämische Hypoxie: O_2-Mangel, bedingt durch verminderte Hämoglobinkonzentration. Dabei sind die O_2-**Partialdrücke** in der Lunge und im arteriellen Blut normal, das vorhandene Hämoglobin ist im arteriellen Blut voll gesättigt – (C) ist zu markieren. Aber der O_2-**Gehalt** ist reduziert, schon im arteriellen Blut, und natürlich auch im Gewebe.
(**C: 24%/+0,27!**).

IV.16 Kreislauf bei Emotion

Bei emotionalem Stress wird der Körper im Sinne einer **Alarmreaktion** auf gesteigerte Leistungs- und Abwehrbereitschaft (ergotrope Einstellung) eingestellt. Dabei wirken nervale Faktoren (gesteigerter Antrieb des Herzens, Vasokonstriktion in vielen Organen, nerval induzierte Vasodilatation im Skelettmuskel) und hormonale Reaktionen zusammen. Charakteristisch für eine Alarmreaktion ist die Ausschüttung von Adrenalin aus dem Nebennierenmark. Adrenalin löst in verschiedenen Organen unterschiedliche Reaktionen aus, die aber dem einheitlichen Ziel der ergotropen Einstellung dienen: Das Herz wird stimuliert (über β-Rezeptoren), und die Hautgefäße werden verengt (über α-Rezeptoren). In hoher Konzentration führt Adrenalin auch bei den Muskelgefäßen zu einer Konstriktion (über α-Rezeptoren), aber im Rahmen endogener Adrenalinausschüttungen kommen solche Konzentrationen kaum vor. **In „physiologischer Konzentration" führt Adrenalin zu einer Dilatation der Skelettmuskelgefäße, vermittelt über adrenerge β-Rezeptoren,** (β_2-Rezeptoren). Vgl. Lerntext IV.19. ■

H80

→ **Frage 4.76:** Lösung E

Zu (A): Das Gehirn wird sehr gleichmäßig durchblutet und bedarf deshalb auch keiner starken vasomotorischen Kontrolle.
Zu (B): Die Hautgefäße an den Akren besitzen nur einen ganz schwachen basalen Tonus und eine ausschließlich vasokonstriktorische Innervation.
Zu (C) und (D): Die Muskelgefäße besitzen einen außerordentlich starken basalen Tonus, sie sind auf diese Weise automatisch auf die geringe Durchblutung in Ruhe eingestellt. Die starke Durchblutungssteigerung wird einmal durch die metabolische Regulation besorgt, zum anderen wird die Skelettmuskulatur von vasodilatatorischen Nerven versorgt, die vor allem bei Emotion in Aktion treten und so die Leistungsbereitschaft des Muskels fördern. Diese Nerven gehören zum Sympathikus, ihr Transmitter ist aber unbekannt (die häufig zu

findende Angabe, diese Nerven seien cholinerg, trifft wohl für manche Spezies, aber nicht für den Menschen zu). Daneben wird der Skelettmuskel auch von vasokonstriktorischen, noradrenergen Nerven versorgt.
Zu (E): Beim Herzen erfolgt die Anpassung der Durchblutung an den Bedarf vor allem durch die lokal-chemische, metabolische Regulation, (E) ist somit falsch.

H03

→ **Frage 4.77:** Lösung B

Bei der Reaktion handelt es sich wahrscheinlich um eine vago-vasale Synkope, einen Ohnmachtsanfall, der durch eine starke Zunahme des Vagus-Tonus gekennzeichnet ist, was sich in einer ausgeprägten Bradykardie (Senkung der Herzfrequenz) manifestiert, die dann die zum Kollaps führende Blutdrucksenkung nach sich zieht. (A) scheidet somit aus, ebenso (D) und (E), weil mit gesteigertem Vagotonus der Sympathikotonus eher reduziert wird. Außerdem wirken diese drei Mechanismen blutdrucksteigernd. Auch (C) scheidet aus, weil Atriopeptin keine schnellen Blutdruckänderungen verursachen kann, und die Atriopeptin-Freisetzung steht auch nicht unter zentralnervöser Kontrolle. So bleibt nur (B) anzukreuzen. Allerdings ist dieses Lösungsangebot wenig glücklich. Eine Hemmung der sympathisch-konstriktorischen Nerven zu den Muskelgefäßen kann natürlich die Muskelgefäße erweitern und damit den Blutdruck senken. Dieser Effekt ist aber in dieser Situation sicher gering, weil die Widerstandsgefäße der Muskulatur einen sehr starken basalen Tonus haben. Der sympathisch-konstriktorische Tonus ist normalerweise gering, und so hat auch die Aufhebung nur einen sehr geringen Effekt. Es kann aber bei emotionalen Erregungen des Menschen zu starken Erweiterungen der Muskelgefäße kommen, die über vasodilatatorische sympathische Nerven ausgelöst werden. Ein solcher Mechanismus kann eher zu einem Blutdruckabfall in der geschilderten Situation beitragen, dann wäre (B) direkt falsch. Folgerung: Man kann ahnen, dass (B) als richtige Antwort gemeint ist und wird deshalb dort das Kreuz setzen.

IV.17 Lungendurchblutung

Die Lungenstrombahn hat die Aufgabe, das Blut möglichst widerstandslos durchströmen zu lassen, hohe Drücke sollen vermieden werden (Gefahr von Lungenödem!). Es ist deshalb sinnvoll, dass sich die Lungengefäße passiv-elastisch verhalten und sich nicht etwa autoregulatorisch kontrahieren, wenn der Durchströmungsdruck steigt.
Eine Besonderheit des Lungenkreislaufs ist die **hypoxische Vasokonstriktion:** Abnahme des alveolären O_2-Partialdruckes führt zur Durchblutungsabnahme im betroffenen Lungenabschnitt, was bei der Einstellung eines günstigen Ventilations-Perfusions-Verhältnisses eine wichtige Rolle spielt (vgl. Lerntext V.11).

Klinischer Bezug
Eine Widerstandserhöhung in der Lungenstrombahn (z.B. bei Lungenfibrose) kann zu einem Hochdruck im kleinen Kreislauf führen (pulmonale Hypertonie). Steigt dabei der Mitteldruck in den Lungenkapillaren über den kolloidosmotischen Druck (25 mmHg) an, so kommt es zu Filtration von Flüssigkeit in die Lungenalveolen (Lungenödem), was den Gasaustausch beeinträchtigt. ■

H02 ■

→ **Frage 4.78:** Lösung B

In der Lunge darf der Blutdruck nicht zu stark ansteigen, weil dadurch zu leicht ein Lungenödem entstehen kann: wenn der Druck in den Kapillaren über den kolloidosmotischen Druck von 25 mmHg ansteigt. Es ist deshalb wichtig, dass sich mit steigendem Herzzeitvolumen die Lungengefäße passiv dehnen und der Strömungswiderstand dadurch sinkt, (B) trifft zu. Die in den meisten Organstrombahnen vorhandene Tendenz der Widerstandsgefäße, einen Anstieg des Innendruckes mit Kontraktion zu beantworten (Bayliss-Effekt), fehlt zum Glück in der Lunge!
Zu (D): Der Druck in der A. pulmonalis beträgt etwa 25/10 mmHg, der Mitteldruck 15 bis 17 mmHg.
Zu (E): Durch die Lunge fließt das gleiche Stromzeitvolumen wie durch den großen Kreislauf. Der arteriovenöse Druckgradient beträgt aber in der Lunge nur wenig über 10 mmHg (zwischen dem Mittelruck in der A. pulmonalis und dem linken Vorhof), gegenüber rund 100 mmHg im großen Kreislauf. Der Strömungswiderstand ist also in der Lunge entsprechend geringer: etwa 1/8.
(B: 58%/+0,38).

H99 ■

→ **Frage 4.79:** Lösung E

In (E) ist die hypoxische Vasokonstriktion – eine wichtige Besonderheit der Lungenstrombahn – richtig beschrieben (vgl. Lerntexte IV.17 und V.11).
Zu (A): Bei starker körperlicher Leistung vervielfacht sich mit dem Herzminutenvolumen auch die Lungendurchblutung, wobei der Kapillarisierungsgrad ansteigen kann.
Zu (B) bis (D): Das sind alles keine direkten Lerngegenstände. Einfache Überlegungen ergeben die Falschheit der Aussagen. Die Pulswellengeschwindigkeit nimmt mit der Steifheit der Wand zu. Die Pulmonalarterie mit ihrem niedrigen Innendruck ist eher mit Venen als mit Arterien des Hochdrucksystems vergleichbar, sie ist dehnbarer als die Aorta und hat demgemäß eine deutlich niedrigere Pulswellengeschwindigkeit. Da Aorta und A. pulmonalis ähnliche Durchmesser haben und glei-

che Stromzeitvolumina befördern, muss auch die Strömungsgeschwindigkeit ähnlich sein. (D) ist etwas unglücklich formuliert. Mit dem „arteriellen System" ist wohl der große Kreislauf gemeint, wo der Gesamtwiderstand um den Faktor 6 bis 8 größer ist als im kleinen Kreislauf.
(E: 75%/+0,34).

H00 ■

→ **Frage 4.80:** Lösung E

Die Lungengefäße haben die Aufgabe, das Blut möglichst widerstandslos durchströmen zu lassen, (A) ist falsch. Hohe Drücke müssen vermieden werden, da es sonst leicht zu einem Lungenödem kommen kann. Eine Autoregulation der Durchblutung wäre verhängnisvoll, (B) ist falsch. Es gibt auch keinen Grund für eine nervale Regulation der Gefäßweite, (C) und (D) sind falsch. Es gibt allerdings eine Besonderheit, die für die Lungenfunktion sehr wichtig ist: die hypoxische Vasokonstriktion (E). Sinkt in einer Partie der alveoläre O_2-Partialdruck ab – was dazu führt, dass sich das Blut nicht mehr voll mit Sauerstoff beladen kann – so kommt es zu einer Konstriktion der Blutgefäße in dieser Region. Mit Verminderung der Durchblutung wird weniger O_2 aus den Alveolen aufgenommen, der O_2-Partialdruck steigt wieder an. So wird mit dieser lokalen Reaktion versucht, bei schlechter Belüftung einer Region die Durchblutung dieser Situation anzupassen.
(E: 47%/+0,26).

Weitere Fragen zur Lungendurchblutung in Kapitel 5.5 (vgl. Lerntext V.11).

IV.18 Gehirndurchblutung

Das Gehirn ist stark und relativ gleichmäßig durchblutet, d. h. die Gesamtdurchblutung des Gehirns unterliegt keinen großen Schwankungen (vgl. Lerntext IV.14). Es bedarf deshalb auch keiner starken vasomotorischen Kontrolle. Innerhalb des Gesamtorgans gibt es allerdings starke Differenzierungen. Die spezifische Durchblutung der grauen Substanz ist etwa 5mal größer als die der weißen. Die Autoregulation ist sehr ausgeprägt, d. h. es gibt lokalregulatorische Mechanismen, die die erforderliche Durchblutung sicherstellen sollen. **Stark dilatierend** wirken die bei Minderdurchblutung auftretenden Veränderungen: **O_2-Mangel, steigender CO_2-Partialdruck (Hyperkapnie) und abnehmender pH-Wert.** ■

F03 ■

→ **Frage 4.81:** Lösung B

Dilatierend auf die Gehirngefäße wirken: O_2-Mangel, steigender CO_2-Partialdruck (Hyperkapnie) und sinkender pH-Wert. Bei alveolärer Hyperventilation sinkt der arterielle CO_2-Partialdruck, die Widerstandsgefäße des Gehirns werden enger, (B) trifft zu (vgl. Lerntext IV.18).
Zu **(C)**: Zu einer Zentralisation des Kreislaufs kommt es beispielsweise bei starken Blutverlusten mit Blutdruckabfall (hämorrhagischer Schock). Dabei wird zur Aufrechterhaltung des Blutdrucks eine maximale Gefäßkonstriktion in allen nicht unbedingt lebensnotwendigen Organen ausgelöst. Das Gehirn als besonders lebenswichtiges Organ ist davon kaum betroffen.
Zu **(D)**: Beim Aufstehen wird der arterielle Blutdruck in Herzhöhe durch Gegenregulationen weitgehend konstant gehalten. Im Gehirn sinkt dabei der arterielle Blutdruck, entsprechend der Höhe der Wassersäule Gehirn – Herz, um etwa 30 mmHg ab. Zur Aufrechterhaltung der normalen Gehirndurchblutung muss deshalb der Widerstand der Hirngefäße sinken.
Zu **(E)**: Die Gesamtdurchblutung des Gehirns bleibt unter den verschiedenen Bedingungen weitgehend unverändert, auch bei geistiger Tätigkeit. In den einzelnen Arealen gibt es aber durchaus eine lokale Anpassung an den Bedarf. In einem aktiven Bezirk steigt die Durchblutung an, der Widerstand sinkt.
(B: 59%/+0,22).

H02 ■

→ **Frage 4.82:** Lösung B

Die stärksten Reize zur Erweiterung der Hirngefäße sind steigender CO_2-Partialdruck, abnehmender pH-Wert und O_2-Mangel. Ein Anstieg des arteriellen PCO_2 vom Normalwert 40 mmHg auf 48 mmHg ist in diesem Sinne ein sehr starker Reiz. Ein Abfall des arteriellen PO_2 von rund 100 auf 70 mmHg (E) bedeutet dagegen noch keinen starken O_2-Mangel, da das arterielle Blut dann immer noch zu rund 90 % mit O_2 beladen ist. So ist (B) die Lösung.
Zu **(A)**: Aktive Hirnbezirke werden stärker durchblutet als weniger aktive. Es gibt also durchaus chemisch regulierte Anpassungen an den Bedarf, die Umverteilungen bewirken. Die Gesamtdurchblutung des Gehirns wird aber bei geistiger Anspannung nicht wesentlich verändert.
Zu **(C)**: Auch das Gehirn verfügt über eine Autoregulation, die bei Druckanstieg einen Anstieg des Strömungswiderstandes auslöst. Ein Anstieg des arteriellen Mitteldruckes von 100 auf 130 mmHg hat deshalb keinen sehr starken Effekt.
Zu **(D)**: Die vasokonstriktorisch-sympathische Innervation der Gehirngefäße ist nur schwach. Deshalb hat auch eine pharmakologische Blockade der adrenergen α-Rezeptoren, die den vasokonstriktorischen Effekt des Sympathikus vermitteln, keine starke Zunahme der Gehirndurchblutung zur Folge.
(B: 51%/+0,25).

F00 ■

→ **Frage 4.83:** Lösung D

Das Gehirn ist stark und relativ gleichmäßig durchblutet, d. h. die Gesamtdurchblutung unterliegt keinen großen Schwankungen, im Gegensatz zur Durchblutung von Haut, Skelettmuskel oder Verdauungssystem. So findet man auch bei körperlicher Arbeit keine wesentlichen Veränderungen der Gehirndurchblutung, (D) ist falsch (vgl. Lerntext IV.18).
(D: 76%/+0,22).

F04

→ **Frage 4.84:** Lösung C

Bei starkem Blutverlust sinkt der arterielle Blutdruck ab, und über die Blutdruckregulation werden die Mechanismen zur Blutdrucksteigerung aktiviert: Vasokonstriktion und Herzantrieb. Die Vasokonstriktion kann sich nur dort manifestieren, wo eine gute Innervation mit sympathisch-konstriktorischen Nerven besteht: v. a. in der Haut und in den Abdominalorganen. Es kommt deshalb bei dieser Gegenregulation automatisch zu einer Umverteilung der Durchblutung zugunsten der vasokonstriktorisch schlecht versorgten Organe, die zugleich besonders lebenswichtig sind: Herz und Gehirn. Diese Umstellung bezeichnet man als **Zentralisation des Kreislaufs**, nur (C) trifft zu.
(C: 30%/+0,01).

F02 ■

→ **Frage 4.85:** Lösung D

Die Gesamtdurchblutung des Gehirns unterliegt relativ geringen Veränderungen, der Einfluss vasokonstriktorischer Nerven ist relativ gering. Lokale Regulationsmechanismen, die u. a. auch für eine Autoregulation sorgen, sind aber sehr ausgeprägt. Die wichtigsten dilatierenden Faktoren sind O_2-Mangel, Anstieg des CO_2-Partialdruckes (E) und abnehmender pH-Wert (C). Bei Hyperventilation wird vermehrt CO_2 abgeatmet, der CO_2-Partialdruck im Blut fällt ab, die Gehirngefäße werden verengt, (D) trifft zu.
Zu **(A)**: Anstieg der interstitiellen K^+-Konzentration wird allgemein zu den Faktoren gezählt, die eine Gefäßdilatation hervorrufen. Starke Steigerungen der K^+-Konzentration lösen allerdings über eine Depolarisation eine Kontraktion der Gefäßmuskulatur aus (Kalium-Kontraktur; spielt experimentell bei in vitro-Studien eine Rolle).
Zu **(B)**: Beim Aufstehen bleibt der arterielle Druck in Herzhöhe weitgehend konstant, im Gehirn sinkt er deutlich ab. Die Gehirndurchblutung wird zunächst druckpassiv abfallen. Dadurch werden die Mechanismen der Autoregulation in Gang gesetzt, die durch Gefäßerweiterung für eine Normalisierung der Gehirndurchblutung sorgen.
(D: 38%).

F01 ■

→ **Frage 4.86:** Lösung D

Unter (A), (B), (C) und (E) sind fundamentale Fakten zur Gehirndurchblutung richtig formuliert.
Zu **(D)**: Die Gesamtdurchblutung des Gehirns bleibt relativ konstant. In den einzelnen Rindenregionen gibt es aber durchaus größere Veränderungen, die mit dem Grad der Aktivität zusammenhängen. Bei Bewegungen der Hand steigt die Durchblutung im zugehörigen motorischen Projektionsfeld an, also in der für die Hand zuständigen Partie des Gyrus praecentralis der Gegenseite. (D) ist sicher falsch.
(D: 65%/+0,27).

F02

→ **Frage 4.87:** Lösung D

Im Gehirn ist der Übergang von Stoffen aus dem Blut durch die Kapillarwand ins Gewebe stark behindert im Vergleich zur Situation in den anderen Organen. Man spricht deshalb von der Blut-Hirn-Schranke. Diese beruht vor allem darauf, dass im Gehirn das Kapillarendothel besonders dicht ist, die in anderen Organen vorhandenen Fenster im Endothel fehlen hier weitgehend, (A) trifft zu. Der Stoffaustausch zwischen Blut und Gehirn kann deshalb nur transzellulär durch die Endothelzellen hindurch erfolgen, entweder durch einfache Diffusion (lipidlösliche Stoffe, (B) trifft zu, und Atemgase) oder durch Carrier-geförderte Diffusion (Glucose). Da der Glucosecarrier spezifisch für D-Glucose ist, trifft (C) zu.
Zu **(E)**: Die Blut-Hirn-Schranke ist nicht in allen Gehirnpartien gleich stark ausgebildet, (E) trifft zu.
Zu **(D)**: H^+-Ionen können, im Gegensatz zu CO_2, die Endothelien nur sehr schlecht permeieren, (D) ist falsch. So wird die Atemsteigerung bei Anstieg des arteriellen PCO_2 darauf zurückgeführt, dass CO_2 schnell vom Blut ins Hirngewebe des Hirnstamms diffundiert, dort durch Übergang in H_2CO_3 den pH-Wert senkt und schließlich die H^+-Ionen die zentralen Chemorezeptoren stimulieren.
(D: 31%).

Fragen zur Nierendurchblutung in Kapitel 9.2.

Die Hautdurchblutung ist im Zusammenhang mit der Thermoregulation systematischer behandelt, siehe Kapitel 8.2.

IV.19 Muskeldurchblutung

Die Skelettmuskelgefäße besitzen einen außerordentlich starken **basalen Tonus** und sind auf diese Weise der Ruhesituation optimal angepasst: Im ruhenden Muskel ist der Sauerstoffbedarf gering, es wird nur eine geringe Durchblutung benötigt. Durch den hohen basalen Tonus ist sichergestellt, dass sich diese optimale Situation automatisch einstellt, die vasomotori-

schen Zentren brauchen sich darum nicht zu kümmern. Schaltet man beim Menschen die Innervation aus, so steigt durch Wegfall der durch den **Sympathikus vermittelten Vasokonstriktion** (über α-Rezeptoren) die niedrige Muskelruhedurchblutung von 2–3 ml/min · dl nur geringgradig auf etwa 4–5 ml/min · dl an, was ja lediglich $^1/_{10}$ des möglichen Maximums ist (vgl. Lerntext IV.14 und Abb. 4.11).
Auch die Dilatation der Muskelgefäße bei körperlicher Leistung um den Faktor 10 bis 20 kommt überwiegend durch lokale Regulationsprozesse zustande, vor allem durch die lokal-chemische, metabolische Regulation (vgl. Lerntext IV.13).
Die Muskeldurchblutung wird im Wesentlichen durch lokale Mechanismen eingestellt: Der hohe basale Tonus sorgt für die niedrige Durchblutung in Ruhe, die metabolische Regulation für die hohe Durchblutung bei Arbeit des Muskels.
Wichtig für die Skelettmuskelstrombahn ist die **vasodilatatorische Innervation** (sympathische Nerven, Transmitter unbekannt). Diese wird vor allem bei Emotion eingesetzt und besorgt im Sinne einer **Alarmreaktion** eine Durchblutungssteigerung im voraus, zur Verbesserung von Flucht- und Abwehrreaktionen. Im gleichen Sinne wirkt die **Adrenalinausschüttung bei Emotion:** Adrenalin löst über β-Rezeptoren eine Erweiterung der Skelettmuskelgefäße aus (vgl. Lerntext IV.16).

F96 ■■

→ **Frage 4.88:** Lösung C

Wird vom Skelettmuskel Leistung gefordert, so passt er automatisch durch lokal-chemische Regulationsprozesse seine Durchblutung dem gesteigerten O_2-Bedarf an, gemäß (C): Im Stoffwechsel des Muskels entstehen Wirkstoffe, die eine Gefäßerweiterung veranlassen. Eine über β-Adrenozeptoren vermittelte Vasodilatation (A) kommt vor allem bei Emotion zustande. Die vasodilatatorische Innervation der Skelettmuskelgefäße ist sympathisch, (D) ist falsch. Eine gewisse Mitinnervation bei motorischer Aktivierung gemäß (E) wird diskutiert. Alle diese Komponenten sind aber deutlich schwächer als die lokal-chemische Regulation (vgl. Lerntexte IV.13 und IV.19).
(C: 63%/+0,24).

F99 ■

→ **Frage 4.89:** Lösung B

Die Skelettmuskelgefäße werden, wie praktisch alle Blutgefäße, zum einen kontrolliert von sympathischen konstriktorischen Nerven. Daneben gibt es dilatatorische Nerven, die für die emotionale Gefäßerweiterung verantwortlich sind. Diese Nerven gehören aber auch zum Sympathikus (Transmitter unbekannt). (B) ist sicher falsch. Vgl. Lerntext IV.19.
(B: 41%/+0,33).

H91 ■

→ **Frage 4.90:** Lösung C

Jede Gefäßerweiterung führt, für sich allein genommen, natürlich immer zu einer Senkung des arteriellen Blutdruckes.
(C: 72%/+0,29).

H96

→ **Frage 4.91:** Lösung A

Adrenalin löst in „physiologischer Konzentration", d. h. in Konzentrationen, wie sie bei Adrenalinausschüttungen aus dem Nebennierenmark während Emotion vorkommen, im Skelettmuskel immer eine Durchblutungssteigerung aus, also eine Widerstandsabnahme gemäß Kurve 2, auch am ruhenden Skelettmuskel! Diese wird über β-Rezeptoren vermittelt. Erst bei höheren Konzentrationen, wie man sie experimentell hervorrufen kann, dominiert die über α-Rezeptoren vermittelte konstriktorische Wirkung gemäß Kurve 1. Blockiert man dann die α-Rezeptoren, so kommt die β-adrenerge Dilatation wieder zum Vorschein. Es kann nur (A) angekreuzt werden (vgl. Lerntext IV.16).
(Es wäre besser, man würde bei den normalen Wirkungen am Menschen bleiben und experimentelle Situationen als solche klarstellen. Außerdem trifft Kurve 1 auch nicht für die hohe Adrenalinkonzentration zu: Es gibt erst eine initiale Widerstandsabnahme, die dann in eine Zunahme umschlägt.)
(A: 58%/+0,42).

4.5 Fetaler und plazentarer Kreislauf

IV.20 Fetaler Kreislauf

Im intrauterinen Leben ist die Lunge noch nicht in Funktion. Sie ist kollabiert, und der Strömungswiderstand ist hoch. Es ist ökonomisch, dass unter diesen Bedingungen das Blut aus der V. cava zu rund 90% über zwei große Kurzschlüsse – das Foramen ovale zwischen beiden Vorhöfen und den Ductus arteriosus zwischen A. pulmonalis und Aorta – direkt in den großen Kreislauf fließt. Nach der Geburt kommt es mit der Entfaltung der Lunge zu einem starken Absinken des Strömungswiderstandes in diesem Organ. Im großen Kreislauf steigt andererseits der Widerstand durch Wegfall des Plazentarkreislaufes. Dadurch kommt es zu Druckumstellungen und Strömungsumkehr in den Kurzschlüssen, was den Verschluss derselben begünstigt. Das **Foramen ovale schließt sich schnell,** während der **Verschluss des Ductus arteriosus Botalli allmählich innerhalb einiger Tage erfolgt.** Pränatal arbeiten beide Herzkammern unter ähnlichen Druckbedingungen (relativ niedriger Druck, um 50 mmHg). Mit der postnatalen Umstellung findet auch die Differenzierung in Niederdruck im Lungenkreislauf und Hochdruck im großen Kreislauf statt, wobei insgesamt die rechte Kammer entlastet und die linke Kammer stärker belastet wird.

Klinischer Bezug
Es kommt vor, dass sich die Kurzschlüsse zwischen kleinem und großem Kreislauf nach der Geburt nicht planmäßig schließen. Das Foramen ovale kann offen bleiben, oder auch der Ductus arteriosus. In beiden Fällen resultieren schwere Störungen des Kreislaufs, mit erheblichen Mehrbelastungen des Herzens.

H02
→ **Frage 4.92:** Lösung C

Siehe Lerntext IV.20.
(C: 79%/+0,20).

H03
→ **Frage 4.93:** Lösung D

Das fetale Blut wird in der Plazenta mit Sauerstoff beladen und fließt über die V. umbilicalis in der Nabelschnur zum Feten. Die Nabelschnur verzweigt sich dann, das Blut fließt teils zur Leber, teils über den Ductus venosus in die untere Hohlvene. Im Ductus venosus hat das Blut somit noch die höchste Sättigung, die im fetalen Kreislauf erreicht wird (etwa 80 %), (D) trifft zu.

H93
→ **Frage 4.94:** Lösung A

Es trifft zu, dass beim fetalen Kreislauf gut die Hälfte des Blutes über die Plazenta fließt, gemäß (A). Alle anderen Aussagen sind deutlich falsch. Der arterielle Druck liegt bei 50 mmHg, die Herzfrequenz beträgt 120 bis 150/min, und die Durchblutung der nicht entfalteten Lunge ist überaus gering (etwa 10% des Blutes fließt durch die Lunge, die übrigen 90% durch das Foramen ovale und durch den Ductus Botalli). **Der Fetus lebt in einem relativen Sauerstoffmangel!** Das fetale Blut kann in der Plazenta natürlich nie voll mit Sauerstoff beladen werden, da auf der mütterlichen Seite mit Abgabe von O_2 der Sauerstoffpartialdruck deutlich abfallen muss. Im fetalen Blut erreicht die Sauerstoffsättigung 60 bis 80%.
(**A: 34%/+0,23**; E: 42%/–0,15).

F04
→ **Frage 4.95:** Lösung B

Beim Fetus besteht eine offene Verbindung zwischen dem rechten und linken Vorhof, das Foramen ovale. Dadurch wird der pulmonale Kreislauf kurzgeschlossen, das venöse Blut fließt vom rechten Vorhof gleich in den linken. Das ist für den fetalen Kreislauf sinnvoll, weil die Lunge ja noch keine Aufgabe hat. Es kommt vor, dass sich beim Neugeborenen das Foramen ovale nicht planmäßig verschließt. Das führt zunächst dazu, dass viel Blut vom linken Vorhof in den rechten Vorhof zurückfließt (Links-Rechts-Shunt) und erneut vom rechten Ventrikel durch die Lungen gepumpt werden muss. Dies bedeutet eine erhebliche Mehrbelastung der rechten Herzkammer, gemäß (B). Die arterielle Sauerstoffsättigung (D) bleibt dabei normal – sie würde bei einem Rechts-Links-Shunt absinken, wenn sich sauerstoffarmes Blut aus dem rechten Vorhof mit dem voll sauerstoffgesättigten Blut, das aus den Lungen in den linken Vorhof strömt, mischt.
(B: 30%/+0,19).

4.6 Lymphsystem

IV.21 Lymphsystem

Im Kapillarsystem findet ein reger Austausch zwischen intravasaler und interstitieller Flüssigkeit statt. Ein geringer Teil der Gewebsflüssigkeit fließt über Lymphgefäße ab und wird in das Blut zurückgeleitet, zum größten Teil über den Ductus thoracicus in die großen Venen im Halsbereich. Quantitativ ist dieser Anteil gering; etwa 100 ml/h, das ist weniger als 1 Promille des Herzminutenvolumens.

- **Der gesamte Lymphfluss pro Tag entspricht etwa dem Plasmavolumen, das vom Herzen in einer Minute gepumpt wird: rund 2 bis 3 Liter pro Tag.**

Dieser geringe Fluss ist dennoch höchst wichtig, weil nur so das Eiweiß, das in geringem Umfang in den Kapillaren abfiltriert wird, wegtransportiert werden kann.

Klinischer Bezug
Bei Störungen im Lymphabfluss reichert sich Eiweiß in der interstitiellen Flüssigkeit an, was die **Ödemneigung** verstärkt.

H01
→ **Frage 4.96:** Lösung C

Die Lymphe ist relativ reich an Eiweiß (3–4 %). Mit dem aus dem Blutplasma in die Lymphe übertretenden Eiweiß gelangen auch die für die Gerinnung wichtigen Komponenten in die Lymphe, sodass (C) zutrifft.
Zu (A): Der Lymphfluss beträgt 2–3 l pro Tag.
Zu (B): Die Lymphgefäße besitzen Klappen, und zwar auch noch die großen Gefäße. Bei den Venen hingegen gibt es nur bei den kleineren und mittleren Gefäßen Klappen, nicht mehr bei den ganz großen Venen.
(C: 34%/+0,16).

H97 ■

→ **Frage 4.97:** Lösung D

(A) trifft zu (vgl. Lerntext IV.21). Der Eiweißgehalt der Lymphe kann aber nie über die Eiweißkonzentration des Blutplasmas ansteigen – (D) ist total falsch, und die Frage ist insofern leicht zu beantworten.
Zu **(B)** und **(C)**: Lymphgefäße sind phylogenetisch gesehen sehr einfache Gefäße, die – wie die Blutgefäße in einfachsten Kreisläufen – spontan-rhythmisch aktiv sind und durch Klappen für die richtige Strömungsrichtung sorgen. Ähnliche Eigenschaften finden wir noch im Venensystem.
(**D: 46%/+0,21**; C: 32%/–0,02. Hier kann man die gesuchte Falschaussage mit Basiswissen erkennen, sodass man sich um die spezielleren anderen Aussagen nicht zu kümmern braucht.)

F99 ■

→ **Frage 4.98:** Lösung E

Beim Austauschprozess in den Kapillaren wird etwas Flüssigkeit vom Blut ins Gewebe abfiltriert. Etwa 90% davon gelangen wieder ins Blut zurück. Die restlichen 10% fließen über die Lymphgefäße ab. Dieser Anteil ist keineswegs eine feste Größe, sondern schwankt stark mit funktionellen Umstellungen. Im Skelettmuskel beispielsweise fördern die Kontraktionen den Lymphfluss, sodass bei Muskelarbeit ein Anstieg um den Faktor 10 gemäß (D) ohne weiteres möglich ist. Wenn in (E) der Anteil des Lymphstroms im Skelettmuskel „im Mittel" angesprochen ist, darf man annehmen, dass überwiegend Ruhe herrscht, sodass man an 10% denken wird. 30% erscheint jedenfalls zu hoch, man wird also (E) ankreuzen. Die anderen Aussagen sind auch eindeutig richtig.
Zu **(B)**: Die in den Kapillaren filtrierte Flüssigkeit ist eiweißarm, wegen der schlechten Permeabilität der Kapillarwand für Plasmaproteine. Da aber der Abfluss mit der Lymphe recht schwach ist, gibt es doch eine gewisse Anreicherung im interstitiellen Raum. Im Skelettmuskel findet man Werte um 5 g/l, also knapp 10% des Wertes von 70 g/l im Blutplasma. In der Leber ist die Kapillarpermeabilität für Proteine besonders groß, sodass man in der Lymphe der Leber Eiweißkonzentrationen von 50 g/l finden kann. In der gemischten Lymphe im Ductus thoracicus beträgt die Eiweißkonzentration 30 bis 40 g/l, also rund die Hälfte im Vergleich zum Blutplasma.
Zu **(C)**: Der gesamte Lymphfluss beträgt 2 bis 3 l pro Tag (Merkhilfe: Das entspricht dem Plasmavolumen, das vom Herzen in 1 min gepumpt wird), (C) ist richtig.
(**E: 34%/+0,22**).

H98

→ **Frage 4.99:** Lösung E

Als allgemeine Regel gilt, dass die Plasmaeiweiße die Wände der Blutkapillaren kaum durchdringen können, sodass die Eiweißkonzentration in der interstitiellen Flüssigkeit niedrig ist (etwa 10 g/l im Vergleich zu 70 g/l im Blutplasma). Eine Ausnahme ist die Leber, wo die Kapillaren für Proteine stärker permeabel sind, sodass dort die Eiweißkonzentration im interstitiellen Raum, und damit auch in der abfließenden Lymphe, auf 50 g/l ansteigen kann.
(**E: 88%/+0,22**).

Kommentare aus dem Examen Herbst 2004

H04 ■

→ **Frage 4.100:** Lösung A

Bei starker körperlicher Leistung kann das Herzminutenvolumen von 5 l/min in Ruhe auf 15 bis 20 l/min ansteigen, bei einem ausdauertrainierten Sportler sogar noch mehr. Das Wichtigste bei dieser Umstellung ist also eine entsprechende Steigerung der Herzleistung. Dieser Mechanismus ist im Lösungsangebot nicht genannt. (B) scheidet aus, weil der Blutdruck nicht abfällt, sondern in der Regel ansteigt. (C) scheidet aus, weil dadurch die Muskelgefäße dilatiert werden. Auch (D) und (E) können nicht zur Kompensation beitragen. Eine Einschränkung der Durchblutung der Verdauungsorgane gemäß (A) gehört durchaus zu den Maßnahmen der kompensatorischen Vasokonstriktion, die man bei solchen Bedingungen findet. In Ruhe erhalten die Verdauungsorgane rund 1/3 des Herzminutenvolumens, also etwa 1,5 l/min. Wenn man diese Größe auf 0,5 l/min reduziert, spart man 1 l/min, was man der Muskulatur zur Verfügung stellen kann. Das ist nur ein sehr geringer Anteil von dem gesamten Mehrbedarf von 10 bis 15 l/min. (A) ist also sicher nicht der „bedeutendste physiologische Gegenregulationsmechanismus" bei den Leistungsumstellungen. Vom „nachfolgend Genannten" ist es aber die einzig mögliche Lösung. (Ich halte eine derartige Aufgabenstellung für didaktisch unglücklich. Eine Stimulierung der Pressorezeptoren kann wesentlich mehr zur Versorgung des Muskels beitragen, als der Mechanismus nach (A), zumal durch (B) auch (A) eingesetzt wird. Nur gibt es den auslösenden Blutdruckabfall bei Muskelarbeit normalerweise nicht.)

H04 ■

→ **Frage 4.101:** Lösung D

Der erhöhte zentrale Venendruck behindert den venösen Rückstrom, d. h. die Druckerhöhung ergreift nach rückwärts die peripheren Venen und auch die Kapillaren, der Anstieg des intrakapillären Druckes erhöht den effektiven Filtrationsdruck in den Kapillaren, die kapilläre Filtration steigt an, gemäß (D). Siehe Lerntext II.10.
Zu **(A)**: Die Vorlast des **rechten** Ventrikels nimmt zu, die des linken nimmt ab.

Zu (**B**): Der Druckgradient ist mit der Stromstärke korreliert. Bei Rückstau und reduziertem venösem Rückfluss wird er eher vermindert sein.
Zu (**C**): Die Dehnung des rechten Vorhofs könnte die Ausschüttung von Atriopeptin steigern.
Zu (**E**): Mit allgemeiner Steigerung des zentralen Venendruckes steigt auch der Venendruck in der hydrostatischen Indifferenzebene (etwa 10 cm unter dem Zwerchfell).

H04 ■

→ **Frage 4.102:** Lösung A

Die beschriebene Steigerung des Blutvolumens setzt die Volumenregulation in Gang. Für den Kreislauf ist besonders wichtig, dass das Blutvolumen in den großen zentralen Venen und in den Herzvorhöfen stimmt, weil dies für die Herzfüllung verantwortlich ist. Deshalb ist es durchaus sinnvoll, als Sollwert für die Volumenregelung die Vorhoffüllung anzusetzen und dort auch die messenden Rezeptorprozesse zu verankern. Dehnung der Vorhöfe (Volumenzunahme) veranlasst die Vorhofmuskelzellen zu gesteigerter Freisetzung des dort gebildeten und gespeicherten Hormons Atriopeptin (atriales natriuretisches Peptid, ANP). Dieses veranlasst eine Natriurese (starke Ausscheidung eines salzreichen Harns), dadurch wird das extrazelluläre Flüssigkeitsvolumen und damit auch das Blutvolumen reduziert, der Regelkreis für das Blutvolumen ist geschlossen, (A) trifft zu. Ein zweiter Regelmechanismus läuft über die Kontrolle der ADH-Sekretion (antidiuretisches Hormon). Dehnungsrezeptoren in den Herzvorhöfen melden eine Steigerung des Blutvolumens zu den Zentren. Dadurch wird eine Bremsung der ADH-Ausschüttung im Hypothalamus veranlasst, die Wasserausscheidung durch die Niere wird gesteigert. In Kooperation mit den steuernden Prozessen für die Salzausscheidung werden auf diese Weise extrazelluläres Flüssigkeitsvolumen und Blutvolumen reduziert. Der Prozess gemäß (E) wird durch ADH in Gang gesetzt, Bremsung der ADH-Sekretion wirkt somit entgegengesetzt.
Zu (**B**): Erhöhtes Blutvolumen führt über gesteigerte Herzfüllung und Steigerung des Herzschlagvolumens zu einer gewissen Steigerung des arteriellen Blutdrucks und damit zur Stimulierung der arteriellen Pressorezeptoren.
Zu (**C**): Über sympathische Nervenfasern kann die Reninbildung der Nieren stimuliert werden, was über den Renin-Angiotensin-Aldosteron-Weg Flüssigkeits- und Blutvolumen steigert.
Zu (**D**): Aldosteron veranlasst eine Steigerung der Natrium-Rückresorption in den Nieren, was in Kooperation mit den Mechanismen der Osmoregulation das Flüssigkeitsvolumen steigert.

H04 ■

→ **Frage 4.103:** Lösung A

Ein Hochdruck im Lungenkreislauf entwickelt sich, wenn aus irgendeinem Grunde der Strömungswiderstand im Lungenkreislauf erhöht ist. Dies bedeutet für das rechte Herz eine Steigerung der geforderten Leistung, die Arbeit pro Herzaktion (Druck-Volumen-Arbeit, Druck mal Volumen) ist erhöht. Dem passt sich das rechte Herz durch Verstärkung der Muskulatur (Hypertrophie) an, was auch mit einer Dilatation einhergehen kann, (A) trifft zu.
Zu (**B**): Wenn die Erkrankung auf die Gefäße der Lunge beschränkt ist, was der Vorsatz nahe legt, kann der Atemwegswiderstand normal bleiben.
Zu (**C**): Der Druck im linken Vorhof (Vorlast des linken Ventrikels) wird bei Behinderung der Lungendurchblutung eher vermindert sein.
Zu (**D**): Wenn bei Belastung eine Atemnot auftritt, wird auch der arterielle PCO_2 ansteigen. Unter Ruhebedingungen wird der Gasaustausch noch ausreichend sein.
Zu (**E**): Der Druck in den pulmonalen Venen liegt normalerweise bei 5 mmHg (0,7 kPa). Werte über 30 mmHg sind mit dem Leben nicht vereinbar, weil es dann zu einem Lungenödem kommt!

H04

→ **Frage 4.104:** Lösung B

Der Volumenelastizitätsmodul ist ein Maß für die Wanddehnbarkeit. Je härter die Gefäßwand, desto schneller wird eine Druckwelle in einem Blutgefäß weitergeleitet, (B) trifft zu. Man muss dabei unterscheiden zwischen dem Volumenelastizitätskoeffizienten ($\Delta P/\Delta V$) und dem Volumenelastizitätsmodul $\left(\frac{\Delta P}{\frac{\Delta V}{V}}\right)$. Der Volumenelastizitätsmodul gibt die spezifische Volumenelastizität an und ist das adäquate Maß für die Wanddehnbarkeit. Der Volumenelastizitätskoeffizient ist wichtig für die Windkesselfunktion der Aorta. Nimmt mit dem Alter die Wanddehnbarkeit ab, so würde bei Konstanz des Aortenvolumens auch der Volumenelastizitätskoeffizient in gleichem Maße zunehmen, die Windkesselfunktion würde nachlassen. Nimmt aber gleichzeitig das Aortenvolumen zu (was der Fall ist), so kann das den Effekt der Wandverhärtung kompensieren, der Volumenelastizitätskoeffizient kann bei Zunahme des Volumenelastizitätsmoduls konstant bleiben. Die Blutdruckamplitude (A) hängt vom Volumenelastizitätskoeffizient ab (vom Anteil des Herzschlagvolumens, das während der Systole in der Aorta gespeichert werden kann). Deshalb treffen (A) und (C) nicht zu. Siehe Lerntext IV.7.

H04

→ **Frage 4.105:** Lösung D

Die Schubspannung am Endothel ist diejenige Kraft, die infolge der Reibung zwischen Blut und Gefäßwand das Endothel verformt – die dem Blut

zugewandte Oberfläche wird durch das fließende Blut etwas mitgezogen. Diese Verformung stimuliert die Endothelzelle zu gesteigerter Freisetzung von Stickoxid (NO), was u. a. zu einer Erschlaffung der Gefäßmuskulatur führt. Diese Schubspannung wird natürlich mit wachsender Stärke des Blutstromes größer, (D) trifft zu, (A) und (B) sind falsch.
Zu (**E**): Wäre im Zentralstrom eine Wand, so wäre die dort auftretende Schubspannung infolge der höheren Strömungsgeschwindigkeit größer als an der Außenwand, (E) wäre richtig. Es ist wohl gemeint, dass dort keine „Schubspannung am Endothel" auftreten kann, weil kein Endothel da ist (eine etwas merkwürdige Aussage).

H04

→ **Frage 4.106:** Lösung E

Bei Mund-zu-Mund-Beatmung wird der Beatmende seine Atmung verstärken, es kann leicht eine Hyperventilation auftreten, CO_2 wird vermehrt abgeatmet, der arterielle CO_2-Partialdruck sinkt ab (arterielle Hypokapnie). CO_2 gehört aber zu den wirksamsten vasokonstriktiven Faktoren der Hirngefäße. Insofern kann dabei eine Konstriktion von Hirngefäßen mit Minderdurchblutung auftreten, was die beschriebenen Symptome auslösen kann, (E) trifft zu.
Zu (**A**): Rückatmung heißt, dass man in einem geschlossenen System hin und her atmet, z. B. aus einem Spirometer, sodass der O_2-Partialdruck abnimmt und der CO_2-Partialdruck gleichzeitig zunimmt.
Zu (**B**): Das Beschriebene ist eine Rechtsverschiebung. Diese findet sich, wenn der CO_2-Partialdruck zunimmt und der pH-Wert absinkt, siehe auch Abb. im Kommentar zu Frage 5.101.
Zu (**C**): Mit Hyperventilation kommt es zu einer Alkalose, der pH-Wert des Blutes nimmt zu.
Zu (**D**): Mit Abnahme des CO_2-Partialdruckes sinkt auch die Bicarbonatkonzentration im Blutplasma.

5 Atmung

5.1 Morphologische Grundlagen

5.2 Nicht-respiratorische Lungenfunktion

5.3 Physikalische Grundlagen

Grundlagen der Diffusion sind in Kapitel 1.3 behandelt (vgl. Lerntext I.3). Die wichtigsten physikalischen Gesetze für den Umgang mit Gasen seien hier anhand einiger Fragen kurz wiederholt.

→ **Frage 5.1:** Lösung A

Das Volumen eines idealen Gases nimmt linear mit der Temperatur zu (bei Konstanz des Druckes), beginnend bei 0 K = –273 °C mit dem Volumen Null, es gilt Kurve (A). Das Erkennungsmerkmal für die Richtigkeit ist der Schnittpunkt mit der Temperaturachse bei –273 °C (Volumen = Null).

→ **Frage 5.2:** Lösung B

Aus Kurve (A) in Frage 5.1 geht hervor, dass das Gasvolumen mit jedem Grad Temperaturerhöhung um einen gleichen Schritt zunimmt. Bei 273 K = 0 °C sind somit 273 solcher Schritte zurückgelegt, d. h. das Volumen nimmt pro Grad um $^1/_{273}$ seines Volumens bei 0 °C (V_0) zu. Es gilt:

$$V = V_0\left(1 + \frac{t}{273}\right) \quad (t = \text{Temperatur in °C}).$$

Bei Erwärmung von 0 °C auf +2,73 °C wird demnach das Gasvolumen um $\frac{2{,}73}{273} = \frac{1}{100}$ seines Ausgangsvolumens V_0 zunehmen, und dieses Volumen wird bei Druckkonstanz aus der offenen Flasche entweichen.

→ **Frage 5.3:** Lösung D

Für ideale Gase gilt, dass das Produkt aus Volumen und Druck konstant ist:
$p \cdot V = \text{const.}$
Daraus ergibt sich, dass Kurve (A) in Frage 5.1 bei konstantem Volumen auch für den Druck gilt.
Eine Abkühlung von +273 °C auf 0 °C bedeutet genau eine Halbierung der Temperatur auf der Kelvin-Skala. Bei konstantem Druck würde sich dabei das Volumen halbieren. Allgemein gesagt: Das Produkt $p \cdot V$ halbiert sich, d. h. bei Konstanz von V muss sich der Druck halbieren (auf 0,5 p_0).

H80 ■

→ **Frage 5.4:** Lösung E

10 m Wassersäule erzeugt einen Druck von rund 1 at. In 30 m Tiefe herrscht somit ein **Überdruck** von 3 at, d. h. ein Gesamtdruck von 4 at. Aus dem Gesetz $p \cdot V = \text{const.}$ ergibt sich somit:
$4\,\text{at} \cdot 6\,\text{l} = 1\,\text{at} \cdot x\,\text{l}$

$$x\,\text{l} = \frac{4\,\text{at} \cdot 6\,\text{l}}{1\,\text{at}} = 24\,\text{l}$$

Hier wird häufig übersehen, dass sich der Druck der Wassersäule zum normalen Luftdruck von 1 at addiert. Man gelangt dann, wenn man 3 at als Druck in 30 m Tiefe ansetzt, zu 18 l = (D).
(**E: 16%/+0,14**; D: 66%/+0,04).

V.1 Bedingungen für die Bestimmung von Gasvolumina

STPD (standard temperature and pressure, dry) bedeutet:
0 °C (273,15 K), Druck 760 mmHg (101 kPa), trocken (Wasserdampfdruck Null).
Dies sind die physikalischen Standardbedingungen.
BTPS (body temperature, atmospheric pressure, water saturated):
37 °C, aktueller Luftdruck, volle Wasserdampfsättigung.
ATPS (ambient temperature, atmospheric pressure, water saturated):
Umgebungstemperatur, aktueller Luftdruck, volle Wasserdampfsättigung.

F96

→ **Frage 5.5:** Lösung D

Hier wird nur etwas Englisch geprüft, die Antwort steht im Vorsatz. Beim Gaswechsel steht BTPS für die Bedingungen, die für die Alveolarluft gelten: Das Gas hat Körpertemperatur, der Druck entspricht dem aktuellen Luftdruck (in Atemruhelage und bei offenen Atemwegen), und es ist voll mit Wasser gesättigt (Wasserdampfdruck bei Körpertemperatur: 47 mmHg = 6,2 kPa) (vgl. Lerntexte V.1 und V.9).
(D: 90%/+0,25).

In einer **Modifikation** wurde mit gleichem Antwortangebot nach den STPD-Bedingungen gefragt. In diesem Fall wäre hier Lösung (B) die richtige.

H94 ■

→ **Frage 5.6:** Lösung D

Überführung des Spirometergases in Körperbedingungen (BTPS) bedeutet Erwärmung von 20 °C auf Körpertemperatur und Sättigung mit Wasserdampf. Beide Maßnahmen vergrößern das Volumen. Überführung in Normalbedingungen (STPD) bedeutet Abkühlung auf 0 °C und Entzug des Wasserdampfes, also Verkleinerung des Volumens. Von Luftdruckänderungen kann man absehen. Nur (D) enthält die richtige Kombination, wobei auch die Größenordnung der Veränderungen stimmt.
(D: 63%/+0,34).

H89 ■

→ **Frage 5.7:** Lösung A

Der Wasserdampfdruck bei 37 °C beträgt 47 mmHg (unabhängig vom Luftdruck!), was dem Wasserdampf-Partialdruck in der Alveolarluft entspricht (vgl. Abb. 5.4). Vom Gesamtdruck 247 mmHg entfallen also 47 mmHg auf den Wasserdampfanteil. Von dem trockenen Anteil der Einatmungsluft (200 mmHg) entfallen rund 20% auf den Sauerstoff, der O_2-Partialdruck beträgt also etwa 40 mmHg. Vergisst man den Wasserdampfanteil, so kommt man auf rund 50 mmHg.
(**A: 35%/+0,18**; B: 27%/+0,07).

5.4 Atemmechanik

V.2 Atemmechanik, intrapulmonaler Druck, intrapleuraler Druck

Die Belüftung der Lunge kommt durch rhythmische aktive Thoraxbewegungen zustande, die durch das Atemzentrum in der Medulla oblongata gesteuert und von der Atmungsmuskulatur ausgeführt werden. Die **Einatmung (Inspiration)** wird zum einen durch Kontraktion des Zwerchfells bewirkt (abdominale Atmung), zum anderen durch Anheben der Rippen durch die äußeren interkostalen Muskeln unter Beteiligung anderer Atemhilfsmuskeln (thorakale Atmung). **Die Ausatmung (Exspiration)** kommt vor allem durch die elastischen Eigenschaften des Atemapparates zustande und kann durch die inneren Interkostalmuskeln sowie durch die Bauchdeckenmuskulatur unterstützt werden.
Die aktiven Atembewegungen führen zu Veränderungen des **intrapulmonalen Druckes** (Druck im Alveolarraum), und **durch den erzeugten Druckgradienten zur Umgebungsluft kommt es zum Ein- bzw. Ausstrom der Luft,** wie in Abb. 5.1 dargestellt. Die Inspirationsbewegung führt zu einer Zunahme des Thoraxvolumens und daher zunächst zu einem leichten Abfall des intrapulmonalen Druckes. Je größer der Druckgradient, desto steiler ist der Anstieg des Lungenvolumens (Einstrom der Luft), die Kurve des intrapulmonalen Druckes (der atmosphärische Druck ist konstant) ist eine Differenzierung der Volumenkurve nach der Zeit. Dementsprechend ist auch auf der Höhe der Inspiration, im Umkehrpunkt zur Exspiration, die Abweichung des intrapulmonalen Druckes vom atmosphärischen Druck gleich Null. Ein leichter intrapulmonaler Überdruck besorgt dann die Exspiration. (Die Veränderungen des Luftvolumens durch die geringen Schwankungen des intrapulmonalen Druckes sind vernachlässigbar.)
Die Lunge ist gegenüber der Thoraxwand frei beweglich, sie ist durch einen kapillären Spaltraum zwischen den beiden Pleurablättern von der Thoraxwand getrennt. Bei normaler Atemlage ist die Lunge leicht gedehnt, und ihre elastischen Kräfte versuchen, die Lunge zusammenzuziehen. Dementsprechend besteht im Interpleuralspalt ein leichter Unterdruck gegenüber dem intrapulmonalen Druck. Dieser **intrapleurale Druck** oder **intrathorakale Druck** beträgt, relativ zum atmosphärischen Druck,

bei normaler Ruheatmung in Exspirationsstellung etwa **–0,5 kPa** (= –5 cm H_2O = –3,8 mmHg) und wird bei Inspiration mit wachsender Lungendehnung stärker negativ, wie in Abb. 5.1 dargestellt. In Abb. 5.1 ist erkennbar, dass die Abweichungen des intrapulmonalen Druckes vom atmosphärischen Druck bei Ruheatmung viel geringer sind als die des intrathorakalen Druckes.

Klinischer Bezug
Kommt es bei einer Verletzung im Thoraxbereich zu einer offenen Verbindung zwischen Interpleuralspalt und Umgebung, so strömt, dem Druckgefälle folgend, Luft in den interpleuralen Raum, die Lunge der verletzten Seite kollabiert, es entwickelt sich ein **Pneumothorax.** Die kollabierte Lunge fällt natürlich für die Atemfunktion aus.

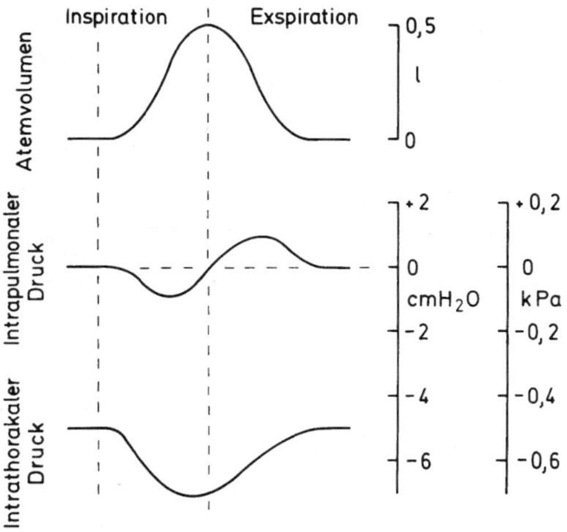

Abb. 5.1 Veränderungen des intrapulmonalen (intraalveolären) und des intrathorakalen (intrapleuralen) Druckes im Verlauf eines Atemzyklus. Druckwerte relativ zum jeweils herrschenden Umgebungsdruck.

V.3 Intrathorakaler Druck

Der durch die Lungenelastizität hervorgerufene Unterdruck im Interpleuralspalt (intrapleuraler Druck) wirkt sich auf den ganzen Raum zwischen Lungenoberfläche und Thoraxwand aus und wird deshalb besser als **intrathorakaler Druck** bezeichnet. Dieser intrathorakale Druck kann deshalb auch im schlaffen Teil des Ösophagus, wo die Wand keinen Druckgradienten zwischen innen und außen erzeugt, mit hinreichender Genauigkeit gemessen werden. Der intraösophageale Druck ist also normalerweise gleich dem intrathorakalen Druck (= intrapleuraler Druck). In den Sphinkterbereichen des Ösophagus herrscht allerdings ein höherer Druck (vgl. Lerntext VII.4).

Der negative intrathorakale Druck ist auch der Umgebungsdruck für die großen intrathorakalen Venen. Er wirkt auf diese Weise fördernd auf den Blutrückfluss und sorgt dafür, dass die Venen bei leicht negativem Druck im Lumen, wie er beim Stehen auftreten kann, nicht kollabieren. Im Liegen ist allerdings der Druck in den intrathorakalen Venen leicht positiv.

F94 ■■
→ **Frage 5.8:** Lösung B

Siehe Abb. 5.1.
(B: 74%/+0,36).

F93 ■■
→ **Frage 5.9:** Lösung B

Vgl. Lerntext V.2 und Abb. 5.1.
(B: 74%/+0,14).

H01 ■■
→ **Frage 5.10:** Lösung D

Der intrapleurale Druck ist bei Ruheatmung stets leicht negativ, weil die Lungen immer etwas gedehnt sind, d. h. die elastischen Kräfte sind bestrebt, die Lungen zusammenzuziehen. Je stärker die Lungendehnung ist, desto stärker sind die elastischen Rückstellkräfte und desto größer ist auch der Unterdruck im Pleuralspalt. Bei maximaler Exspirationsstellung muss somit der Unterdruck am geringsten sein, (D) trifft zu. Voraussetzung für die beschriebenen Bedingungen ist immer, dass die Stellung des Atemapparates konstant ist und der Alveolarraum frei mit der Umwelt verbunden ist (offene Glottis). Dann sind intrapulmonaler Druck und Umgebungsdruck gleich. Vgl. Lerntext V.2.
(D: 52%/+0,15).

F98 ■■
→ **Frage 5.11:** Lösung D

Vgl. Lerntext V.2 und Abb. 5.1.
(D: 84%/+0,30).

H93 ■
→ **Frage 5.12:** Lösung C

Im Vorsatz ist die Normalsituation für die Druckwerte in Lunge und Pleuralspalt genannt (vgl. Lerntext V.2 und Abb. 5.1). Mit zunehmender Dehnung der Lungen bei Inspiration wird der intrapleurale Druck stärker negativ – ein Wert von –1 kPa (–10 cm H_2O) ist durchaus realistisch. Der intrapulmonale Druck dagegen wird nur vorübergehend leicht negativ während der Einatmung, bei Atemstillstand und offener Glottis ist er immer Null!
(C: 50%/+0,39).

F03 ■■

→ **Frage 5.13:** Lösung A

Der Druck im Pleuralspalt (Pleuradruck) ist bei normaler Ruheatmung immer negativ, relativ zum umgebenden Luftdruck, bedingt durch die Tendenz der Lungen sich zusammenzuziehen. In Atemruhelage – im Bild als FRC bezeichnet – beträgt er etwa –0,5 kPa. Bei weiterer Ausatmung wird die Negativität geringer, aber selbst bei maximaler Exspiration ist der Pleuraldruck noch leicht negativ. Wir suchen also eine Kurve, die von einem negativen Wert bei FRC zu einem weniger negativen Wert bei Ausatmung von 1 l Luft führt: Kurve (A). Siehe Lerntext V.2.
(A: 52%/+0,07).

H02 ■

→ **Frage 5.14:** Lösung A

Zu Beginn und am Ende der Ausatmung herrschen statische Bedingungen, es findet keine Volumenänderung der Lunge statt. Der intrapleurale Druck wird den für statische Bedingungen typischen Wert annehmen: Er ist unter Ausgangsbedingungen und am Ende der Ausatmung (Lungenvolumen = FRC) negativ, und nach Einatmung von 1 l stärker negativ, infolge der stärkeren Lungendehnung. Diese Bedingung trifft nur für (A) und (D) zu. Der für die Exspiration erforderliche intrapulmonale Überdruck vermindert die Negativität. Der für statische Bedingungen gültige Pleuradruck würde vom Wert bei Einatemstellung zum Wert bei FRC etwa geradlinig zunehmen (weniger negativ werden). Der für die Exspiration erforderliche positive Intrapulmonaldruck muss für jeden Moment zum statischen Volumenwert addiert werden, es muss sich also eine Beule nach rechts ergeben, gemäß (A). Für eine Inspiration würde sich eine Beule nach links ergeben, gemäß (D). Vgl. Lerntext V.2.
(**A: 24%/+0,10**; D: 46%).

V.4 Spirometrie

Die Veränderungen des Lungenvolumens bei der Atmung lassen sich mit einem **Spirometer** verfolgen: Die Versuchsperson wird mit einem Luftbehälter verbunden, dessen Volumen fortlaufend aufgezeichnet wird. In Abb. 5.2 ist ein solches Spirogramm für einen mittelgroßen jungen Mann dargestellt. Bei normaler Ruheatmung wird pro Atemzug das **Atemzugvolumen von 0,5 l** hin und her bewegt. Bei einer maximalen Inspiration kann zusätzlich das **inspiratorische Reservevolumen von 2,5 l** eingeatmet, bei maximaler Exspiration das **exspiratorische Reservevolumen von 1,5 l** ausgeatmet werden. Ein **Residualvolumen von 1,5 l** bleibt auch bei maximaler Exspiration noch in der Lunge. Der Gesamtspielraum in den Veränderungen des Lungenvolumens wird **Vitalkapazität** genannt, das maximale Gesamtvolumen der Lunge **Totalkapazität.**
Für den physiologischen Gaswechsel spielt das Volumen, das bei normaler Exspiration noch in der Lunge ist, eine besondere Rolle, es wird als **funktionelle Residualkapazität** bezeichnet (exspiratorisches Reservevolumen + Residualvolumen). Bei normaler Ausatemlage ist die Lunge gerade zur Hälfte gefüllt.
Bei Eröffnung des Thorax zieht sich die Lunge aufgrund ihrer Elastizität noch über die maximale Exspirationsstellung hinaus zusammen, es entweicht noch einmal rund die Hälfte des Residualvolumens (**Kollapsvolumen**), und in der Lunge verbleibt das **Minimalvolumen.**
Diese Größen werden als **statische Atemgrößen** zusammengefasst und den **dynamischen Atemgrößen** gegenübergestellt. In den letzteren ist die Dimension der Zeit enthalten, sie sagen etwas über die Geschwindigkeit der Luftbewegungen aus (vgl. Lerntext V.6).
Die Atemgrößen sind stark variabel, sie sind abhängig von Körpergröße, Geschlecht, Alter

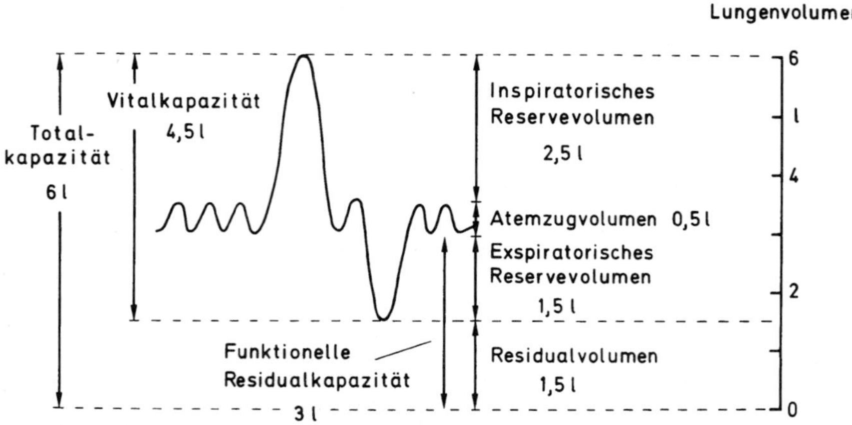

Abb. 5.2 Spirometrische Bestimmung der statischen Atemgrößen, Aufzeichnung der normalen Ruheatmung mit einer maximalen Inspiration (großer Ausschlag nach oben) und einer maximalen Exspiration (großer Ausschlag nach unten).

und Konstitution und darüber hinaus auch vom Trainingszustand. Die obigen Zahlenwerte sind also nur großzügige Merkwerte, unter Berücksichtigung der genannten Faktoren kann man mit Hilfe von Tabellen den Normalwert der Vitalkapazität für den einzelnen Patienten bestimmen.
Bei der Frau ist die Vitalkapazität durchschnittlich 25% kleiner als beim Mann.
Die **Ruhe-Atemfrequenz ist mit 12 bis 20/min** ebenfalls sehr variabel. Bei einer mittleren Frequenz von 16/min beträgt das **Atemminutenvolumen in Ruhe rund 8 l/min.**

Klinischer Bezug
Verschiedene Erkrankungen können dazu führen, dass die Thoraxbeweglichkeit eingeschränkt wird, was mit einer Reduktion der Vitalkapazität verbunden ist. Man bezeichnet das als **restriktive Ventilationsstörung.**

F88 ■■
→ **Frage 5.15:** Lösung C

Inspiratorisches Reservevolumen + Atemzugvolumen + funktionelle Residualkapazität ergeben die Totalkapazität: 2,5 l + 1,0 l + 4,0 l = 7,5 l. Wenn wir davon die Vitalkapazität (6,0 l) abziehen, erhalten wir das Residualvolumen: 1,5 l (vgl. Abb. 5.2).
(C: 63%/+0,22).

H96 ■
→ **Frage 5.16:** Lösung C

Das Volumen, das in Atemruhelage in den Lungen enthalten ist, heißt „funktionelle Residualkapazität“. Bei jungen Menschen ist das etwa die Hälfte des maximal möglichen Volumens (Totalkapazität) (vgl. Lerntext V.4 und Abb. 5.2). Entsprechend der relativ starken interindividuellen Variabilität sind auch die Lehrbuchangaben etwas unterschiedlich. Hier kann nur (C) markiert werden.
(C: 43%/+0,26).

H95 ■■
→ **Frage 5.17:** Lösung D

Mit dem Spirometer kann man diejenigen Volumina messen, die ein- und ausgeatmet werden können, also die Vitalkapazität und ihre Anteile (A), (B) und (C) (vgl. Lerntext V.4). Nicht bestimmt werden kann das Residualvolumen: dasjenige Gasvolumen, das sich bei maximaler Exspiration noch im Atmungssystem befindet; und damit auch nicht die funktionelle Residualkapazität (D), die als Summe von exspiratorischem Reservevolumen und Residualvolumen definiert ist.
(D: 91%/+0,23).

V.5 Bestimmung der funktionellen Residualkapazität

Bei der **Helium-Einwaschmethode** atmet die Versuchsperson aus einem Behälter Gas mit Heliumzusatz bekannter Konzentration. Das schlecht lösliche Helium mischt sich in wenigen Atemzügen mit der in der Lunge befindlichen Luft. Aus der Konzentrationsänderung des Heliums im Gesamtsystem lässt sich dann die Luftmenge in der Lunge berechnen (das Volumen des Testbehälters ist natürlich bekannt).
Ein anderes Verfahren zur Bestimmung der funktionellen Residualkapazität ist die **Stickstoff-Auswaschmethode.** Dabei wird durch Einatmen von reinem Sauerstoff der in der Lunge befindliche Stickstoff ausgespült und in der gesammelten Exspirationsluft bestimmt.

H89
→ **Frage 5.18:** Lösung B

Hier wird mit der Helium-Einwaschtechnik nicht die funktionelle Residualkapazität (vgl. Lerntext V.5 und Abb. 5.2), sondern das **Residualvolumen** ermittelt (Verbindung mit dem Heliumgemisch bei **maximaler** Exspirationsstellung). Der Rechengang ist dabei der gleiche. Die im Spirometer enthaltene Heliummenge (5 l · 0,12) verteilt sich gleichmäßig auf das Spirometervolumen und das Residualvolumen x l, wobei die Heliumkonzentration auf 0,10 absinkt.
5 l · 0,12 = (5 + x) l · 0,10
0,6 l = 0,5 l + 0,1 · x l
0,1 x l = 0,6 l – 0,5 l = 0,1 l
x l = 1 l
Man kann das auch im Kopf kalkulieren. Aus dem Spirometer verschwindet $^1/_6$ des Heliums (0,12 zu 0,10). $^5/_6$ bleiben im Spirometer. Bei Konzentrationsausgleich müssen sich auch die Volumina wie 5 : 1 verhalten – x also gleich 1 l.
(B: 51%/+0,35).

V.6 Dynamische Atemgrößen

Die dynamischen Atemgrößen beschreiben die Geschwindigkeit von Volumenveränderungen und geben dadurch Aufschluss über den **Widerstand der Atemwege.** Die **Ein-Sekunden-Ausatmungskapazität** (Tiffeneau-Test) gibt an, welches Volumen aus maximaler Inspirationsstellung in 1 s ausgeatmet werden kann. Beim Gesunden beträgt der Wert **80% der Vitalkapazität.** Der **Atemgrenzwert** bezeichnet das maximale Atemzeitvolumen, das eine Versuchsperson kurzfristig willkürlich erreichen kann (bei freier Wahl von Frequenz und Zugvolumen), er liegt **über 100 l/min.** Der **Atemstoß** bezeichnet die **maximale Exspirationsstromstärke,** die von maximaler Inspirationsstellung aus kurzfristig erreicht werden kann (bei 10 l/s). Da statische und dynamische Atemgrößen aufeinander abgestimmt sind, lässt sich durch Verrechnung von Vitalkapazität (VK) und Atemstoss (AS) ein Maß gewinnen, das bei allen Gesunden etwa gleich groß ist: die **VK-Zeit** (VK/AS; diejenige Zeit, in der man die Vitalkapazität ausatmen könnte, wenn man die maximale Exspirationsstromstärke beibehalten könnte). Der Normalwert beträgt rund 0,5 s.

Klinischer Bezug
Die Messung statischer und dynamischer Atemgrößen erlaubt die Differenzierung von restriktiven Ventilationsstörungen (Vitalkapazität reduziert) und obstruktiven Ventilationsstörungen (Atemwiderstand erhöht, z. B. Asthma bronchiale).

F99 ■

→ **Frage 5.19:** Lösung E

Die maximale **Ein-Sekunden-Ausatmungskapazität** lässt sich im Bild direkt ablesen. In der Zeit von 1 s bis 2 s werden 3,2 l = 80% der Vitalkapazität ausgeatmet, also (E). 80% der VK ist der Normalwert für den Gesunden (vgl. Lerntext V.6).
(E: 67%/+0,31).

F00

→ **Frage 5.20:** Lösung B

Die Einsekundenkapazität (genauer: die Ein-Sekunden-Ausatmungskapazität) gibt dasjenige Volumen an, das aus maximaler Inspirationsstellung heraus in 1 s maximal ausgeatmet werden kann. Sie beträgt normalerweise 80% der Vitalkapazität. Sie ist hier als 4 l gesetzt. Aus den gegebenen Werten für Atemfrequenz, Inspirations- und Exspirationszeit lässt sich kalkulieren, dass 30mal pro Minute maximal 4 l hin und her geatmet werden können, sodass sich ein Atemminutenvolumen von 120 l/min ergibt. (Das Ganze ist ein Rechenspiel: Bei maximal schneller Atmung wird man nicht bis zur maximalen Inspirationsstellung einatmen – was ja die Voraussetzung für die maximale Einsekundenkapazität ist. In der Realität wird der beschriebene Proband wahrscheinlich eher einen Atemgrenzwert von 100 l/min erreichen.)
(B: 78%/–0,01).

H95 ■

→ **Frage 5.21:** Lösung C

Mit dem Tiffeneau-Test ermittelt man die maximale **Ein-Sekunden-Ausatmungskapazität:** Der Patient wird aufgefordert, aus maximaler Inspirationsstellung heraus so schnell wie möglich auszuatmen (vgl. Lerntext V.6). Der Gesunde kann in der ersten Sekunde 80% der Vitalkapazität ausatmen. Sind die Atemwege verengt (erhöhter Atemwegswiderstand (C), z. B. bei Asthma bronchiale), so kann nur langsamer ausgeatmet werden, entsprechend der gestrichelten Kurve im Bild der Aufgabe: Die Einsekundenkapazität und die maximale Atemstromstärke sind beide **reduziert.**
(C: 87%/+0,25).

H00 ■

→ **Frage 5.22:** Lösung C

Die Ein-Sekunden-Ausatmungskapazität (Tiffenau-Test) gibt an, welches Volumen aus maximaler Inspirationsstellung heraus in 1 s maximal ausgeatmet werden kann (normal: 80 % der Vitalkapazität). Es ist ein Maß für den Widerstand der Atemwege und beispielsweise bei Asthma bronchiale deutlich reduziert. (C) ist somit die gesuchte Falschaussage (vgl. Lerntext V.6).
(C: 54%/+0,25).

F03

→ **Frage 5.23:** Lösung B

Für den Atemwegswiderstand R_L gelten die gleichen Gesetzmäßigkeiten wie für den elektrischen Widerstand nach dem Ohmschen Gesetz (R = U/I). Die treibende Kraft für die Luftströmung ist die Druckdifferenz zwischen Alveolardruck P_A und Munddruck P_{ao}. Die Atemstromstärke $\dot{V}$ ist proportional dem Strömungsdruck ($P_A - P_{ao}$) und indirekt proportional dem Atemwegswiderstand R_L:

$\dot{V} = \frac{P_A - P_{ao}}{R_L}$, aufgelöst nach R_L: $R_L = \frac{P_A - P_{ao}}{\dot{V}}$.

„x" ist somit die Atemstromstärke (B).
(B: 62%).

H01

→ **Frage 5.24:** Lösung A

Den Atemwegswiderstand (Resistance) kann man messen als diejenige Druckdifferenz zwischen Alveolarraum und Umgebung, die nötig ist, um eine Luftströmung von 1 l/s zu erzeugen (0,2 kPa · s · l^{-1}). Der größte Teil dieses Strömungswiderstandes entfällt auf die großen Atemwege (Trachea und große Bronchien), die kleinen Bronchien und Bronchiolen tragen nur wenig bei, (A) trifft nicht zu. Das verwundert vielleicht, wenn man an den Blutkreislauf denkt, wo der Strömungswiderstand ganz überwiegend in den kleinen Arterien und Arteriolen lokalisiert ist. Die Aufgabe, die Strömung je nach Bedarf unterschiedlich auf die verschiedenen Bezirke zu verteilen, entfällt aber bei der Atmung. Insofern ist es sinnvoll, dass die kleinen Atemwege so gebaut sind, dass sie nur einen geringen Strömungswiderstand erzeugen. Die anderen Aussagen sind durchweg richtig.
(A: 35%/+0,24).

H94 ■

→ **Frage 5.25:** Lösung C

Typisch für eine *restriktive Ventilationsstörung* ist an sich eine Reduktion der statischen Atemgrößen wie der Vitalkapazität (vgl. Lerntext V.6). Die relative Ein-Sekunden-Ausatmungskapazität kann bei reduzierter Vitalkapazität noch normal sein. Der Atemgrenzwert, das maximal mögliche Atemminutenvolumen, ist sowohl bei obstruktiven als auch bei „ausgeprägten" restriktiven Störungen reduziert. Bei stärkeren und länger dauernden Erkrankungen wird die klinische Symptomatik häufig recht komplex, und es finden sich oft kombinierte Veränderungen.
(C: 58%/+0,26).

V.7 Compliance, Druck-Volumen-Beziehung des Atemapparates

Sowohl der Thorax als auch die Lunge sind elastische Systeme, die nach aktiver Auslenkung wieder in ihre Ausgangslage zurückstreben. Ein Maß für die Dehnbarkeit des Atemapparates ist die **Compliance**, die Volumendehnbarkeit $\frac{\Delta V}{\Delta P}$.

Die statische Druck-Volumen-Beziehung des Gesamtsystems Lunge + Thorax (Abb. 5.3) kann man bestimmen, indem man die Testperson mit einem Spirometer verbindet, ein bestimmtes Volumen ein- oder ausatmen lässt, dann die Verbindung zum Spirometer verschließt und die Versuchsperson auffordert, die Atemmuskulatur völlig zu entspannen. Der dann bei offenen Atemwegen am Mund herrschende Druck ist mit dem intrapulmonalen Druck (Druck im Alveolarraum) identisch. Zur passiven Dehnung des völlig relaxierten Systems um 1 l über die Ruhelage genügt ein Druck von 1 kPa = 7,5 mmHg (Compliance 1 l pro kPa). Zur maximalen Inspirationsstellung hin geht die Compliance etwa auf die Hälfte zurück.
Man kann die Versuchsperson auch auffordern, (bei verschlossenen Atemwegen) eine maximale Exspirationskraft (**Pressdruck nach Valsalva**) bzw. maximale Inspirationskraft zu entwickeln. Dabei **kann der intrapulmonale Druck bis auf 120 mmHg gesteigert bzw. auf –80 mmHg gesenkt werden** (Abb. 5.3). (Merkhilfe: Zahlenwerte wie systolischer und diastolischer Blutdruck). Dies bedeutet, dass man beim Tauchen im Wasser mittels Schnorchel über der Wasseroberfläche in Tiefen über 1,10 m nicht mehr einatmen kann (Umgebungsdruck 110 cm Wassersäule ≈ 80 mmHg).
Misst man unter den obigen Bedingungen gleichzeitig den intrathorakalen Druck mittels Sonde im Ösophagus, so kann man die Compliance

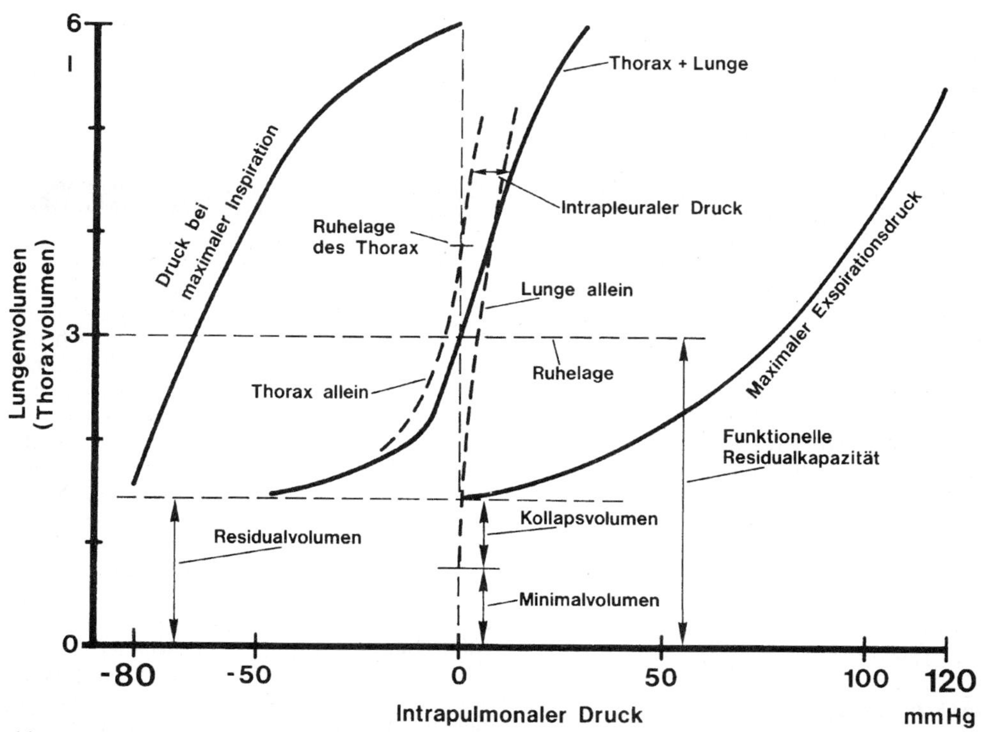

Abb. 5.3 Druck-Volumen-Beziehung für den Atemapparat (Thorax + Lunge), mit den maximalen Exspirationsdrücken und den Druckminima bei maximaler Inspiration. Die gestrichelten Kurven stellen die Druck-Volumen-Beziehungen für Lunge allein bzw. für Thorax allein dar, wobei die Druckwerte den transpulmonalen bzw. den transthorakalen Druckgradienten anzeigen.

des Gesamtsystems differenzieren in Compliance für Thorax allein (C_{Th}) und für Lunge allein (C_L). In Ruhelage (Exspirationsstellung) ist der Druck, mit dem die Lunge bestrebt ist, sich zusammenzuziehen, gleich dem Druck, mit dem der Thorax bestrebt ist, sich auszudehnen (Unterdruck zwischen Thorax und Lunge = intrapleuraler Druck, Abb. 5.3).

F91

→ **Frage 5.26:** Lösung A

In Ruhelage, d. h. Exspirationsstellung, wobei in der Lunge die funktionelle Residualkapazität FRC enthalten ist, ist der intrapulmonale Druck Null (vgl. Lerntext V.7 und Abb. 5.3). So kommen nur die Lösungen (A) und (C) in Frage. Zur vertieften Exspirationsstellung hin (nach links) kann aber nicht ein Lungenvolumen von nahe Null erreicht werden (wie in C), sondern nur eine Halbierung von FRC (wie in A), und die Compliance wird auch zur Exspirationsseite in ähnlicher Weise geringer (die Kurve flacher) wie zur Inspirationsseite hin. (B) könnte die Druck-Volumen-Beziehung für die Lunge allein, (D) für den Thorax allein darstellen.
(A: 61%/+0,20).

H94

→ **Frage 5.27:** Lösung D

(vgl. Lerntext V.7 und Abb. 5.3).

Compliance: $\frac{\Delta V}{\Delta P}$. Im Bild ist zu erkennen, dass von R ausgehend das Lungenvolumen um 1 Liter zunimmt, wenn der Innendruck um 10 hPa (= 1 kPa) ansteigt, also 0,1 l pro hPa, (D) ist zu markieren. Kritisch ist die Lösung (A), die nach dem Bild ebenfalls richtig ist, aber die Dimension entspricht nicht der Definition der Compliance. Merkhilfe: Eine größere Compliance bedeutet eine bessere Volumendehnbarkeit, die Lunge kann pro Druckeinheit mehr Volumen aufnehmen, die Einatmung wird also erleichtert. Würde das Volumen im Nenner stehen, so würde sich bei Verbesserung der Dehnbarkeit der Zahlenwert des Bruches vermindern. (Die Sache ist deshalb etwas tückisch, weil man beim Kreislauf den Volumenelastizitätskoeffizienten E′ als Maß für die Dehnbarkeit des Hochdrucksystems nimmt, der gerade anders herum definiert ist: $E' = \frac{\Delta P}{\Delta V}$!)
(D: 45%/+0,34).

H01

→ **Frage 5.28:** Lösung E

Die Compliance ist die Volumendehnbarkeit des Atemapparates $\Delta V/\Delta P$. (A) ist falsch. In Ruhelage beträgt die Compliance für den gesamten Atemapparat, also Lungen und Thorax, 1 l pro kPa. Lunge und Thorax tragen etwa gleich viel zum elastischen Dehnungswiderstand bei. D. h. man benötigt 0,5 kPa, um die Lungen bei Ausgangslage um 1 l zu vergrößern und 0,5 kPa zur Vergrößerung des Thorax um 1 l. Die Compliance jeder der beiden Teilkomponenten ist also etwa doppelt so groß wie die Compliance von Thorax und Lunge zusammen. (E) ist somit richtig. (Vgl. Lerntext V.7).
(E: 33%/+0,19).

H00

→ **Frage 5.29:** Lösung C

Als Compliance bezeichnet man die Volumendehnbarkeit des Atemapparates $\frac{\Delta V}{\Delta P}$. Man kann die Compliance für den gesamten Atemapparat (C_{L+Th}) oder auch für die Teilkomponenten Lunge und Thorax allein bestimmen. Es ist klar, dass die Compliance des Gesamtsystems kleiner werden muss, wenn mehrere zu dehnende Systeme ineinander verschachtelt werden. Jedes Teilsystem setzt der Dehnung einen gewissen Widerstand entgegen. Muss ein weiteres System mitgedehnt werden, so muss dessen Dehnungswiderstand zusätzlich überwunden werden. Die Gesetzmäßigkeiten für die Summation von Teilsystemen werden deshalb leichter verständlich, wenn man die Dehnungswiderstände betrachtet. Die elastischen Teilwiderstände $\frac{1}{C}$ addieren sich zum elastischen Gesamtwiderstand. So ist (C) die richtige Lösung. Vgl. Lerntext V.7.
(C: 63%/+0,16).

V.8 Surfactant

Die Oberflächenspannung an der Flüssigkeitsgrenzschicht der Alveolen zur Luft hat die Tendenz, die Oberfläche zu verkleinern, d. h. sie wirkt der Entfaltung der Alveolen entgegen. Im Flüssigkeitsfilm der Alveolen sind oberflächenaktive Stoffe enthalten, die man als **Surfactant** bezeichnet, **welche die Oberflächenspannung wesentlich herabsetzen** und so die Entfaltung der Alveolen begünstigen. Beim Fehlen dieser Stoffe können ganze Lungenpartien kollabieren (Atelektase). Wichtig sind die Surfactants auch bei der Entfaltung der Lungen beim Neugeborenen. Die Surfactants werden von spezialisierten Zellen produziert (Alveolarepithelzellen Typ II).

Klinischer Bezug

Bei Frühgeborenen ist das Surfactant-System oft noch nicht ausgereift. Dann gibt es Probleme mit der Entfaltung der Lungen nach der Geburt.

H98
→ **Frage 5.30:** Lösung A

Im Alveolarepithel lassen sich zwei Zelltypen unterscheiden. Die flachen Typ-I-Zellen stellen die eigentliche Auskleidung der Alveolarräume dar und sind somit Teil der Diffusionsbarriere für den Gasaustausch zwischen Alveolarraum und Blut, (A) trifft zu. Die dickeren, weniger ausgebreiteten Typ-II-Zellen sind für die Bildung der Surfactants zuständig, die die Oberflächenspannung herabsetzen. Für diese Zellen würde (C) zutreffen.
(A: 69%/+0,38).

H02 ■
→ **Frage 5.31:** Lösung C

Ein Mangel an Surfactants steigert die Oberflächenspannung der Alveolen und damit die Tendenz der Alveolen sich zusammenzuziehen. Diese Tendenz ist es aber, die den Unterdruck im Pleuraspalt erzeugt, (C) muss demnach richtig sein. Vereinfachend sagt man gern, die Lunge will sich wie ein aufgeblasener Gummiballon zusammenziehen, also aufgrund der Wandelastizität. In Wirklichkeit sind Elastizität und Oberflächenspannung etwa zu gleichen Teilen an der Kraft zum Zusammenziehen beteiligt.
(C: 49%/+0,28).

H02
→ **Frage 5.32:** Lösung A

Die mit einem Flüssigkeitsfilm bedeckte Alveole besitzt eine Oberflächenspannung, die die Tendenz hat, das Bläschen zusammenzuziehen, die also der Entfaltung und Ausdehnung einer Alveole entgegenwirkt. Der transmurale Druck, der Überdruck innen gegenüber außen, ist ein Maß für dieses Bestreben zur Verkleinerung. Die von den Alveolarepithelien gebildeten Surfactants sorgen dafür, dass diese Oberflächenspannung reduziert wird. Ohne diese Surfactants wäre die Tendenz der Lunge sich zusammenzuziehen wesentlich stärker, die gesamte Atemarbeit wäre größer. Bei Frühgeborenen, bei denen die Surfactant-Bildung noch nicht ausgereift ist, ist die Entfaltung der Lungen nach der Geburt ein großes Problem. Von daher ist klar, dass mit größerer Oberflächenspannung der transmurale Druck ansteigt, γ muss im Zähler stehen. Das hilft aber bei der Lösung der Frage nicht. Die Wirkung der Oberflächenspannung hängt vom Krümmungsradius der Oberfläche ab, also vom Radius des Bläschens. Je größer der Radius wird, desto weniger Wirkung entfaltet die Oberflächenspannung auf den transmuralen Druck. Der Radius muss also im Nenner stehen. Damit engt sich die Lösung auf (A) und (B) ein, (A) ist richtig. (Man kann sich kaum etwas vorstellen, was unwichtiger für den Arzt ist, als hier die Unterscheidung von r und r^2 zu wissen!)
(A: 17%/+0,30; B: 48%).

5.5 Lungenperfusion

5.6 Gasaustausch in der Lunge

V.9 Alveoläre Ventilation

Die eingeatmete Luft gelangt nicht vollständig in den Gas austauschenden Alveolarraum, ein Teil bleibt im **Totraum** – in jenem Raum der Atemwege und großen Bronchien, von dem aus kein Gasaustausch mit dem Blut stattfindet. Dieser Raum beträgt rund 150 ml. Bei normaler Ruheatmung gelangen somit vom Atemzugvolumen nur 350 ml in die Lunge und mischen sich dort mit den 3 000 ml, die am Ende der Exspiration in der Lunge geblieben sind. Der **Ventilationskoeffizient**, der angibt, welcher Anteil der Alveolarluft pro Atemzug durch Frischluft erneuert wird, ist somit für die Ruheatmung rund 10% (Abb. 5.4). Daraus ergibt sich, dass die Zusammensetzung der Alveolarluft nur relativ geringen Schwankungen unterliegt.
Bei Ausatmung entweicht zunächst die Totraumluft, die in ihrer Zusammensetzung der Frischluft entspricht, und anschließend entweicht Alveolarluft. Man kann also die **Zusammensetzung der Alveolarluft** ermitteln, wenn man eine endexspiratorisch entnommene Gasprobe analysiert (Zahlenwerte in Abb. 5.4).
Die **Frischluft** ist in ihrer Zusammensetzung nicht völlig konstant, da der Wasserdampfanteil variiert. Trockene Frischluft enthält knapp 21% Sauerstoff (210 ml/l) und nur 0,03% CO_2 (0,3 ml/l). Bei normaler Luft ist der O_2-Gehalt je nach relativer Feuchte etwas geringer, bei Körpertemperatur und voller Wasserdampfsättigung beträgt er 20%. Man merkt sich deshalb für den **normalen Sauerstoffgehalt der Frischluft den Wert von rund 20%. Der O_2-Gehalt der Alveolarluft beträgt bei einem PO_2 von 100 mmHg = 13,3 kPa gut 13%.** Die Zusammensetzung der gemischten Exspirationsluft ergibt sich, wenn man zu 2 Teilen Alveolarluft 1 Teil Frischluft (Totraumluft) zumischt (Abb. 5.4).
Zu den konstantesten und bestregulierten physiologischen Größen zählt der **arterielle PCO_2,** der mit dem **alveolären PCO_2** übereinstimmt und **40 mmHg = 5,3 kPa** beträgt (entsprechend rund 5% Volumenanteil).
Konstant ist auch der Wasserdampfdruck PH_2O, da die Alveolarluft immer voll mit Wasser gesättigt ist. Bei 37 °C beträgt der **Wasserdampfdruck 47 mmHg = 6,2 kPa** (Abb. 5.4).
Der **respiratorische Quotient (RQ),** das Verhältnis von abgegebenem CO_2 zu aufgenommenem O_2 (vgl. Lerntext VIII.2), beträgt unter Normalbedingungen etwa 0,8 (4%/5%).
Atemminutenvolumen ($l \cdot min^{-1}$): Atemzugvolumen · Atemfrequenz (Gesamtventilation).
Alveoläre Ventilation ($l \cdot min^{-1}$): derjenige An-

teil des Atemminutenvolumens, der sich mit der Alveolarluft mischt. Alveoläre Ventilation = Atemminutenvolumen minus Totraumventilation.
Totraumventilation ($l \cdot min^{-1}$): Atemfrequenz · Totraumvolumen.

Klinischer Bezug
Der Gasaustausch kann einmal dadurch beeinträchtigt werden, dass die Ventilation insgesamt, also das Atemminutenvolumen, eingeschränkt ist (**Ventilationsstörung**, vgl. Lerntexte V.4 und V.6). Zweitens kann der Diffusionsprozess zwischen Lungenalveolen und Blut behindert werden, z. B. durch eine Lungenfibrose (**Diffusionsstörung**). Drittens schließlich können Störungen der Verteilung von Ventilation und Durchblutung zu Störungen des Gasaustauschs führen (**Verteilungsstörungen**, vgl. Lerntext V.11).

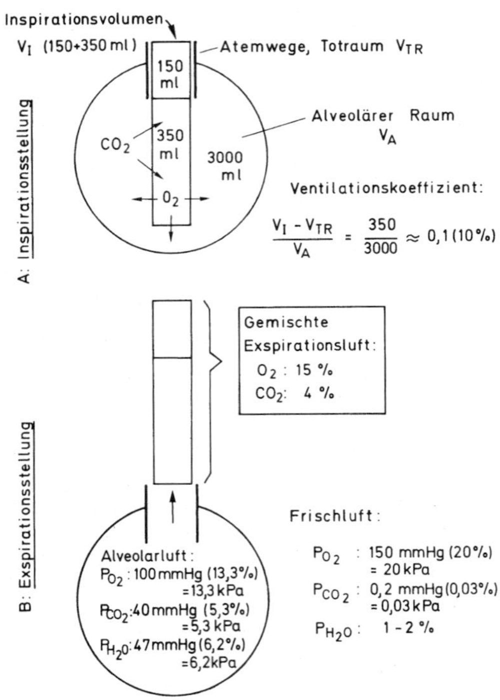

Abb. 5.4 Schema zum alveolären Gasaustausch. Oben: Vom Inspirationsvolumen (500 ml) gelangen 350 ml in den Gas austauschenden alveolären Raum, 150 ml bleiben im Totraum, wo kein Gasaustausch mit dem Blut erfolgt. Unten: Bei Exspiration wird zunächst das Totraumvolumen ausgeatmet, das in der Zusammensetzung der Frischluft entspricht, und dann 350 ml Luft aus dem alveolären Raum. Die Zusammensetzung von Alveolarluft, Frischluft und gemischter Exspirationsluft ist eingetragen. Vgl. Lerntext V.9.

F02 ■

→ **Frage 5.33:** Lösung C

Die trockene Luft hat einen Sauerstoffanteil von knapp 21 %. Da normale Frischluft immer etwas Wasserdampf enthält, kann man den O_2-Gehalt der Frischluft auf rund 20 % ansetzen. Auf Meereshöhe, bei einem Luftdruck von 100 kPa, bedeutet das einen Partialdruck von 20 kPa (vgl. Lerntext V.9).
(C: 53%).

H03 ■

→ **Frage 5.34:** Lösung C

Atmet man reinen Sauerstoff ein, so wird allmählich der Stickstoff, der in der Frischluft fast 80 % und in der Alveolarluft nur etwas weniger ausmacht, aus der Alveolarluft völlig ausgewaschen und durch O_2 ersetzt. In der Alveolarluft bleibt aber der CO_2-Partialdruck unverändert bei 40 mmHg (5,3 kPa; gut 5 %), weil dies eine geregelte Größe ist, die die Größe der Ventilation bestimmt. Unverändert bleibt ferner der Wasserdampfdruck, weil sich die Luft in den Atemwegen immer voll mit Wasserdampf sättigt. Es herrscht also in den Alveolen immer der für Körpertemperatur gültige Sättigungs-Wasserdampfdruck von 47 mmHg (6,2 kPa; rund 6 %). Das sind zusammen rund 90 mmHg. Der Rest vom Gesamtdruck 760 mmHg entfällt auf den Sauerstoff-Partialdruck, also 670 mmHg (vgl. Lerntext V.9).

H99 ■

→ **Frage 5.35:** Lösung B

In der gemischten Exspirationsluft mischt sich Alveolarluft mit der ausgeatmeten Totraumluft, die in ihrer Zusammensetzung der Frischluft entspricht, d. h. CO_2-Konzentration praktisch Null (0,03%). Wenn sich bei der Ausatmung Alveolarluft mit einem CO_2-Gehalt von 5% mit Luft ohne CO_2 so mischt, dass am Ende die CO_2-Konzentration 4% beträgt, so muss der Anteil der CO_2-freien Luft 1/5 betragen, also 60 ml: Wenn sich das CO_2, das sich in 240 ml Luft mit 5% CO_2 befindet, auf 300 ml verteilt, ist die CO_2-Konzentration in den 300 ml 4% ($240 \cdot 5 = 300 \cdot 4$). Diese Überlegungen führen zur Bohr-Formel für den Totraum – die aber nicht zum Auswendiglernen ist.
(B: 45%/+0,25).

F02 ■

→ **Frage 5.36:** Lösung B

Der Totraum der Atmung wird mit durchschnittlich 150 ml angesetzt. Von dem Atemzug von 0,3 l gelangen demnach nur 0,15 l in die Alveolen und dienen dem Gasaustausch, der alveolären Ventilation. Bei einer Atemfrequenz von 30 pro Minute bedeutet das eine alveoläre Ventilation von 4,5 l/min (vgl. Lerntext V.9).
(B: 55%).

F04 ■

→ **Frage 5.37:** Lösung B

Die Totraumventilation errechnet sich aus Totraumvolumen mal Atemfrequenz. Da sich das Totraumvolumen (etwa 150 ml) nicht nennenswert verändert – (E) ist falsch –, muss mit Anstieg der Atemfrequenz notwendig auch die Totraumventilation ansteigen, gemäß (B), im gegebenen Beispiel von 1800 ml/min auf 2400 ml/min. Nehmen wir an, dass bei der langsamen Atmung pro Atemzug 350 ml in den Alveolarraum gelangen, so beträgt die alveoläre Ventilation 350 ml · 12 = 4200 ml/min. Wenn diese bei der Frequenzerhöhung konstant bleiben soll, gelangen bei der höheren Frequenz 4200 ml/16 ≈ 262 ml pro Atemzug in den alveolären Raum. Das Atemzugvolumen sinkt dabei also von 500 ml auf rund 410 ml ab, (A) ist falsch. Die Druckamplitude im Pleuralspalt ist vom Atemzugvolumen abhängig, auch (D) ist falsch. Der alveoläre CO_2-Partialdruck wird sich bei Konstanz der alveolären Ventilation nicht verändern, (C) ist falsch. Vgl. Lerntext V.9.
(B: 64%/+0,23).

F98

→ **Frage 5.38:** Lösung E

Unveränderte CO_2-Produktion bedeutet, dass auch die CO_2-Angabe mit der Atemluft konstant bleibt (wenn man nach einer Atemumstellung abwartet, bis sich wieder ein stationärer Zustand eingestellt hat). Das Produkt aus PCO_2 und $\dot{V}$ bleibt also konstant. x · y = const. ist eine Hyperbelfunktion gemäß (E).
(Es wäre besser, wenn der Vorsatz einen Hinweis enthalten würde, dass die Bedingungen eines stationären Zustandes gemeint sind. Nur dann gibt es eine saubere mathematische Beziehung. Bei willkürlicher Steigerung der Ventilation wird anfangs CO_2 gesteigert abgeatmet, der PCO_2 in Alveolen und Blut nimmt zunächst nur wenig ab; umgekehrt bei Hypoventilation).
(E: 53%/+0,11).

H01 ■

→ **Frage 5.39:** Lösung D

Wenn die CO_2-Produktion gleich bleibt, muss mit der neuen alveolären Ventilation von 6 l/min die gleiche CO_2-Menge (Atemvolumen mal CO_2-Konzentration) abgeatmet werden wie vorher bei 5 l/min, sobald stationäre Bedingungen erreicht sind. Es gilt also die Gleichung:
5 l/min mal 6 kPa = 6 l/min mal x kPa.
Daraus errechnet sich für x ein Wert von 5.
Es wäre besser, wenn im Vorsatz klar gesagt wäre, dass nach Steigerung der Ventilation eine neue stationäre Situation abgewartet werden muss. Das „für einige Minuten" ist recht ungenau. Zu Beginn einer Ventilationssteigerung wird CO_2 vermehrt abgeatmet, der CO_2-Bestand des Körpers nimmt ab.
(D: 51%/+0,20).

F94

→ **Frage 5.40:** Lösung D

Die beschriebenen Veränderungen der Beatmung bedeuten, dass bei konstantem Atemzeitvolumen das Atemzugvolumen halbiert wird. Das Totraumvolumen können wir dabei als konstant setzen, es beträgt etwa 150 ml. Bei der langsamen Beatmung gelangen pro Atemzug also 350 ml Frischluft in die Lunge, bei der schnellen Beatmung aber nur noch 100 ml. Die alveoläre Ventilation geht somit von 15 · 0,35 = 5,25 l/min auf 30 · 0,1 = 3 l/min zurück. Dies muss dazu führen, dass der alveoläre, und damit auch der arterielle CO_2-Partialdruck ansteigt, der O_2-Partialdruck dagegen abfällt: Nur (D) ist richtig.
(D: 43%/+0,24).

H94

→ **Frage 5.41:** Lösung A

Für (C) und (D) sind die Kurven nicht zutreffend, vgl. Abb. 5.1. (E) scheidet schon deshalb aus, weil die wesentlichen Schwankungen im zentralen Venendruck pulssynchron verlaufen. Diese pulssynchronen Schwankungen überlagern sich mit den atemsynchronen Schwankungen, und sie müssten sich in einem Atemzyklus mehrmals wiederholen! Bei den Veränderungen der Gaspartialdrücke im Alveolarraum ist zu berücksichtigen, dass das erste Drittel der in die Alveolen gelangenden Einatmungsluft die im Totraum befindliche Alveolarluft von der letzten Exspiration ist. Erst wenn Kurve 1 etwa $^1/_3$ der Gesamtamplitude erreicht hat, beginnt also der Einstrom von Frischluft in den Alveolarraum. Von diesem Zeitpunkt an wird der O_2-Partialdruck ansteigen und der CO_2-Partialdruck absinken. Es kommt also nur (A) in Frage.
(**A: 22%/+0,07**; E: 43%/+0,11).

V.10 Diffusion der Atemgase in der Lunge

Die Diffusionsbedingungen in der Lunge sind so gestaltet, dass es während der durchschnittlichen Kontaktzeit des Blutes in den Lungenkapillaren von etwa 0,5 s zu einem vollständigen Angleich der O_2- und CO_2-Partialdrücke zwischen Blut und Alveolarluft kommt.

- **Am Ende der Lungenkapillaren sind die Gaspartialdrücke in Alveolarluft und Blut gleich, d. h. 100 mmHg für O_2 und 40 mmHg für CO_2.**

Zu diesem Zweck war es notwendig, für große Austauschflächen (etwa 80 m^2 Alveolenoberfläche) und kurze Diffusionsstrecken zu sorgen (weniger als 1 μm zwischen Alveolarraum und Blut). Die Grundgesetze der Diffusion sind in Lerntext I.3 näher erörtert.

- **Unter sonst gleichen Bedingungen diffundiert CO_2 rund 20mal schneller durch die Alveolarwand als O_2, d. h. der Diffusionskoeffizient für CO_2 ist rund 20mal größer als der für O_2.**

Deshalb werden für die CO_2-Diffusion nur geringere Partialdruckdifferenzen zwischen Alveolarluft und Blut benötigt als für O_2.

Klinischer Bezug

Bei gröberen Störungen der Diffusionsbedingungen kommt es nicht mehr zum vollen Konzentrationsangleich zwischen Alveolarluft und Lungenkapillaren, z.B. wenn die Diffusionswege bei einer **Lungenfibrose** wesentlich größer werden (**Diffusionsstörung**).

H90

→ **Frage 5.42:** Lösung B

Die **Diffusionskapazität** ist ein Maß für die Diffusionsbedingungen insgesamt, in das sowohl der Krogh-Diffusionskoeffizient K als auch die Austauschfläche F und die Schichtdicke d eingehen. Also (gemäß Diffusionsgesetz in Lerntext I.3):

Diffusionskapazität $\frac{\dot{M}}{\Delta P} = \frac{K \cdot F}{d}$. In Worten: Die Diffusionskapazität ist diejenige Gasmenge, die pro kPa Partialdruckdifferenz und Minute zwischen Alveolarluft und Blut diffundiert.

Bei der gegebenen Diffusionskapazität wird für den gegebenen O_2-Transport ein Druckgradient von 1,5 kPa benötigt:

$$\frac{300\,\text{ml}\,O_2 \cdot \text{m}^{-1}}{200\,\text{ml}\,O_2 \cdot \text{kPa}^{-1} \cdot \text{min}^{-1}} = 1{,}5\,\text{kPa}.$$

Das venöse Blut strömt mit einem O_2-Partialdruck von etwa 5 kPa (40 mmHg) in die Lungenkapillaren ein, bei einem O_2-Partialdruck von etwa 13 kPa in den Alveolen, d. h. einem Gradienten von etwa 8 kPa (vgl. Lerntext V.9 sowie Abb. 5.4 und Abb. 5.6). Der Druckgradient geht im ersten Drittel der Kapillarlänge schon auf etwa $^1/_4$ zurück und nähert sich dann rasch asymptotisch dem alveolären Druckwert. Deshalb liegt der mittlere Druckgradient über die Kapillarstrecke nicht etwa beim arithmetischen Mittelwert zwischen Anfang und Ende der Kapillare, sondern er beträgt nur $^1/_5$ bis $^1/_6$ des Anfangswertes.

(B: 61%/+0,15).

H91

→ **Frage 5.43:** Lösung C

CO wird aus verschiedenen messtechnischen Gründen gern zur Bestimmung der Diffusionskapazität (vgl. Kommentar 5.42) des Menschen verwendet (ein einzelner Atemzug mit einem CO-Gemisch und 10 s Anhalten der Atmung genügt). Wenn bei einem Partialdruckgradienten von 1 kPa pro Minute 300 ml CO aufgenommen werden, so werden in 2 min bei einem Gradienten von 0,2 kPa aufgenommen: 0,2 · 2 · 300 = 120 ml.

(C: 72%/+0,25).

F02

→ **Frage 5.44:** Lösung D

Die Diffusionskapazität ist ein Maß für die Diffusionsbedingungen insgesamt, in das sowohl die Austauschfläche und die Dicke der Trennschicht als auch der Krogh-Diffusionskoeffizient des betreffenden Gases eingehen. Die Diffusionskapazität ist diejenige Gasmenge, die pro kPa Partialdruckdifferenz und Minute zwischen Alveolarluft und Blut diffundiert. Sie ist für CO_2 etwa um den Faktor 20 größer als für O_2. (D) ist richtig. Da diese Fakten nicht zum einfachsten Basiswissen zählen, wird man hier die Alternativen auf Richtigkeit prüfen.

Zu (A): Die Atemgase diffundieren durch die Zellen hindurch, also transzellulär.

Zu (B): CO_2 wird überwiegend in gebundener Form im Blut transportiert. Der Austausch zwischen Blut und Alveolarluft erfolgt aber nur in Form des freien, physikalisch gelösten CO_2. Diffundiert das freie CO_2 des Blutes in die Alveolen, so wird, wenn der PCO_2 im Blut abfällt, sofort CO_2 aus den gebundenen Mengen nachgeliefert. Die Umwandlung von H_2CO_3 in H_2O und CO_2 wird durch Carboanhydrase beschleunigt, die vor allem in den Erythrozyten vorkommt. Deshalb erfolgt die Freisetzung von CO_2 aus dem Bicarbonat des Blutplasmas auf dem Umweg über die Erythrozyten: Bicarbonat fließt aus dem Plasma in die Erythrozyten, und freigesetztes CO_2 diffundiert aus den Erythrozyten ins Blutplasma und von dort in die Alveolen. Der in (B) beschriebene umgekehrte Transport findet im Gewebe statt, wenn das Blut CO_2 aufnimmt.

Zu (C): Der O_2-Partialdruck in den Alveolen beträgt 100 mmHg gegenüber 150 mmHg in der Frischluft, er ist also $^1/_3$ niedriger.

Zu (E): Das Blut wird bei Strömung durch die Lungenkapillaren nahezu vollständig mit O_2 gesättigt (97 %). Durch eine gewisse Kurzschlussdurchblutung und durch Inhomogenitäten im Ventilations-Perfusions-Verhältnis sinkt die Sättigung im arteriellen Blut etwas ab, auf rund 90 %. Bei Steigerung des Atemzeitvolumens ändert sich daran wenig.

(D: 65%).

V.11 Verteilung von Ventilation und Perfusion

Wenn alle Partien der Lunge gleichmäßig ventiliert und gleichmäßig durchblutet werden, sind überall die im Lerntext V.10 genannten Optimalbedingungen für den alveolären Gasaustausch gegeben. Schon beim Gesunden sind die Idealbedingungen nicht voll erfüllt; vor allem aber für die Pathophysiologie sind Abweichungen von großem Interesse (**Verteilungsstörungen**).

Für die Gesamtlunge liegt das **Ventilations-Perfusions-Verhältnis** nahe bei 1. Etwa 5 bis 6 l Blut fließen in Ruhe pro Minute durch die Lunge, und die alveoläre Ventilation ist von ähnlicher Größe. Für Teilgebiete der Lungen können erhebliche Abweichungen bestehen. Ungleich-

heiten entstehen vor allem durch Inhomogenitäten der **Lungendurchblutung.** Da der Blutdruck in der Lungenarterie mit 25/10 mmHg relativ niedrig ist (der Strömungswiderstand der Lungenstrombahn ist sehr viel kleiner als der des großen Kreislaufs), hat die Höhendifferenz zwischen Lungenspitze und -basis in aufrechter Haltung relativ starke Auswirkungen auf den regionalen arteriellen Druck (hydrostatische Druckdifferenz zwischen Spitze und Basis rund 20 mmHg), sodass die **basalen Lungenpartien in aufrechter Haltung sehr viel stärker durchblutet sind als die apikalen.** Das regionale Ventilations-Perfusions-Verhältnis kann dabei durchaus zwischen 0,5 in der Basis und 3 in der Spitze variieren. Bis zu einem gewissen Grad werden solche Ungleichheiten durch lokale Gefäßregulation ausgeglichen. Der mit Überperfusion absinkende alveoläre O_2-Partialdruck bewirkt eine Vasokonstriktion (**hypoxische Vasokonstriktion,** vgl. Lerntext IV.17), was der Überperfusion entgegenwirkt.
Die Ungleichheiten im Ventilations-Perfusions-Verhältnis führen dazu, dass der mittlere PO_2 in der Lungenvene bzw. in der Aorta einige mmHg niedriger liegt als der mittlere alveoläre PO_2. Zu dieser Abweichung trägt auch noch die Tatsache bei, dass ein sehr kleiner Anteil des Blutes ohne Gasaustausch in das linke Herz gelangt (**Kurzschluss-** oder **Shunt-Durchblutung**).

Klinischer Bezug
Von **Verteilungsstörungen** spricht man, wenn die Ungleichheiten im Ventilations-Perfusions-Verhältnis das physiologische Ausmaß überschreiten und dadurch den Gasaustausch insgesamt beeinträchtigen. Das zeigt sich vor allem in einem Absinken des arteriellen Sauerstoffpartialdrucks (arterielle Hypoxie). Beispiel: In einem Lungenlappen ist die Ventilation durch einen Tumor stark behindert (Ventilations-Perfusions-Verhältnis stark reduziert). Das durch diesen Lungenlappen fließende Blut kann nur wenig O_2 aufnehmen, durch Mischung dieses Blutes mit dem übrigen Blut wird der arterielle PO_2 insgesamt reduziert. ■

F94
→ **Frage 5.45:** Lösung A

Im Stehen wird die Lungenbasis stärker durchblutet als die Lungenspitze, sodass die Ventilation in Relation zur Durchblutung schlechter wird, das Ventilations-Perfusions-Verhältnis wird kleiner, (A) ist richtig (vgl. Lerntext V.11).
(A: 50%/+0,24).

F00
→ **Frage 5.46:** Lösung E

Von (A) bis (D) sind Veränderungen genannt, die alle zur Folge haben, dass der arterielle Sauerstoffpartialdruck absinkt. Steigerung der O_2-Kapazität des Blutes (E) bedeutet, dass die Hämoglobinkonzentration ansteigt, sodass bei voller O_2-Sättigung des Hämoglobins der O_2-Gehalt des Blutes erhöht ist. Der arterielle O_2-Partialdruck bleibt dabei unverändert.
(E: 79%/+0,36).

H00
→ **Frage 5.47:** Lösung D

In der Lungenarterie herrscht mit 25/10 mmHg ein relativ niedriger Druck. Dies hat zur Folge, dass die Höhendifferenz zwischen Lungenspitze und -basis in aufrechter Haltung erhebliche Auswirkungen auf den regionalen Blutdruck hat (etwa 20 mmHg hydrostatische Druckdifferenz). Deshalb geht beim Aufstehen die Durchblutung der Lungenspitzen deutlich zurück, die basalen Partien werden wesentlich stärker durchblutet. Bei konstanter Ventilation muss dabei das Ventilations-Perfusionsverhältnis zur Lungenbasis hin abnehmen. Die regionale Ventilation ändert sich weniger beim Aufrichten. Verschiebungen des Lungengewebes sollen dazu führen, dass auch die Ventilation zur Lungenbasis hin etwas stärker wird. Somit ist (D) zu markieren. (Die Unterscheidung zwischen (B) und (D) zu verlangen, scheint mir für das Physikum nicht angemessen). Vgl. Lerntext V.11.
(D: 25%/+0,08; B: 41%).

F01 ■
→ **Frage 5.48:** Lösung A

Im Liegen sind normalerweise alle Partien der Lunge ziemlich gleichmäßig belüftet und durchblutet (ventiliert und perfundiert). Dies ändert sich bei senkrechter Körperhaltung. Die Höhendifferenz zwischen Lungenspitze und Lungenbasis führt dann dazu, dass die Durchblutung der Spitze wegen des dort absinkenden arteriellen Druckes deutlich geringer wird als in der Lungenbasis, das Ventilations-Perfusions-Verhältnis wird in der Spitze deutlich größer. Die Spitzenregion wird also, relativ zur Perfusion, hyperventiliert, der alveoläre O_2-Partialdruck wird dort ansteigen und der alveoläre CO_2-Partialdruck absinken, wie in (A) genannt. Vgl. Lerntext V.11.
(A: 40%/+0,07).

H03
→ **Frage 5.49:** Lösung B

Arterielle Hypoxie bedeutet Reduktion des arteriellen O_2-Partialdrucks, arterielle Hypoxämie Verminderung des arteriellen O_2-Gehalts gegenüber der Norm. Letzteres kann an einem Hämoglobin-Mangel liegen, dann spricht man von anämischer Hypoxämie. Das lässt sich durch Messung der Hämoglobinkonzentration leicht feststellen. Weitere auf die Atmung abzielende Maßnahmen sind dann nicht mehr nötig. Man kann deshalb annehmen, dass hier eine hypoxische Hypoxämie gemeint ist, bei der der mangelnde O_2-Gehalt auf einem zu niedrigen O_2-Partialdruck beruht (ein Zusatz „… arterielle Hypoxämie bei normaler Hämoglobinkonzentration" im Vorsatz würde das klarstellen). Eine solche Hypoxämie kann darauf beruhen, dass das Blut bei Passage der Lungen nicht hinreichend mit Sauerstoff beladen wird, entweder als Folge von Diffusionsstörungen oder als Folge von Inhomogenitäten bei der Verteilung von Ventilation und Perfusion (Verteilungsstörungen). Eine Hypoxämie kann aber auch dadurch hervorgerufen werden, dass dem in der Lunge gut arterialisierten Blut venöses Blut beigemischt wird, ehe das Blut in die Aorta fließt (Rechts-Links-Shunt, z. B. bei einem Herzfehler). Die Ursachen lassen sich abklären, wenn man den Patienten reinen Sauerstoff atmen lässt. Liegt eine Diffusionsstörung oder eine zu starke Verteilungs-Inhomogenität vor, so wird bei Sauerstoffbeatmung der arterielle O_2-Gehalt ansteigen, weil jetzt auch in schlechter ventilierten Bezirken der O_2-Gehalt ansteigt bzw. Diffusionsbarrieren besser überwunden werden können. Die Folgen einer Beimischung venösen Blutes durch einen Rechts-Links-Shunt im Herzen hingegen lassen sich durch O_2-Atmung nicht ausgleichen.

H01 ■

→ **Frage 5.50:** Lösung D

Eine Besonderheit des Lungenkreislaufs ist die hypoxische Vaso**konstriktion**: Abnahme des alveolären O_2-Partialdruckes führt zur Abnahme der Durchblutung in diesem Lungenbezirk. Dies ist sehr sinnvoll, weil auf diese Weise schlecht belüftete Lungenbezirke automatisch weniger durchblutet werden. Sonst würde viel Blut mit schlechter O_2-Beladung ins arterielle Blut gelangen. Vgl. Lerntext V.11.

(D: 63%/+0,45).

5.7 Atemgastransport im Blut

V.12 Sauerstoff-Partialdruck und Sauerstoff-Gehalt

Für den Gastransport in Flüssigkeit muss man sich einige physikalische Grundlagen wieder in Erinnerung rufen. Treibende Kraft für eine Diffusion von Gas ist immer der Partialdruck, also auch beim Übergang von der Alveolarluft ins Blut. Nur bedeutet beim Vergleich von Gasen und Flüssigkeiten eine Gleichheit der Partialdrücke nicht eine Gleichheit in der Dichte der Gasmoleküle, was ja sonst beim Vergleich verschiedener Gase generell zutrifft. Der Unterschied kommt im **Löslichkeitskoeffizienten** zum Ausdruck, der für die Löslichkeit von Sauerstoff im Blutplasma bei Körpertemperatur 0,024 beträgt, d. h. bei Gleichheit der Partialdrücke befindet sich in 1 ml Blutplasma nur $^1/_{40}$ der O_2-Menge wie in 1 ml Gas. Dies ist in Abb. 5.5 für den Übergang von Sauerstoff von der Alveolarluft ins Blut veranschaulicht. Wegen dieser schlechten Löslichkeit von Sauerstoff in Wasser war es notwendig, dass die Natur ein besonderes Transportmittel für den Sauerstoff entwickelt, nämlich das Hämoglobinmolekül. Auf diese Weise kann in den Erythrozyten sehr viel Sauerstoff gespeichert werden.

Bei Passage des Blutes durch die Lungenkapillaren kommt es unter normalen Bedingungen zu einem vollen Ausgleich der Partialdrücke zwischen Alveolarluft, Blutplasma und Erythrozyt. Für das Ende der Passage gelten die Verhältnisse der Abb. 5.5. Der PO_2 beträgt (großzügig) überall 100 mmHg = 13,3 kPa. Die Dichte der O_2-Moleküle ist im Blutplasma jedoch entsprechend der schlechten Löslichkeit sehr gering. Im Erythrozyten ist sie dagegen wegen der Bindungsfähigkeit des Hämoglobins besonders hoch, rund 3mal so groß wie in der Alveolarluft. Auf das **Gesamtblut** verteilt ergibt sich – bei normalem Hämoglobin-Gehalt und voller Absättigung der Hämoglobin-Bindungsplätze – **ein O_2-Gehalt von 20 ml/dl (20%), das ist der gleiche Wert wie in der Frischluft.**

Für die Gesamtbilanz ist die im Blutplasma physikalisch gelöste Sauerstoffmenge belanglos. Dennoch ist diese Fraktion wichtig, weil jedes Sauerstoffmolekül diese Phase durchlaufen muss und nur in dieser Form durch die Membranen und durch das Plasma in den Erythrozyten gelangen kann.

1 mmHg = 0,133 kPa; der Luftdruck in Meereshöhe beträgt ca. 100 kPa. ■

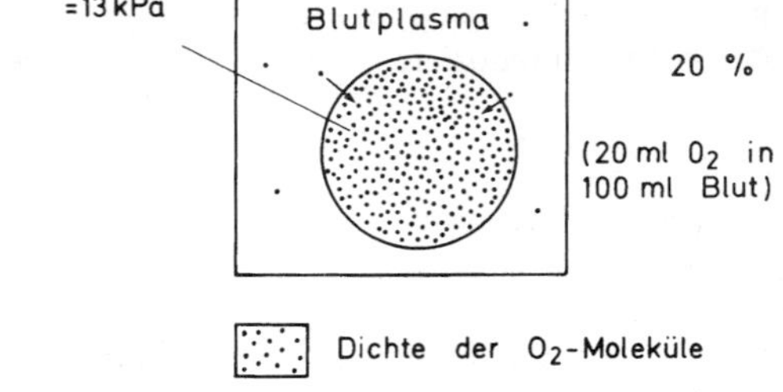

Abb. 5.5 Sauerstoff-Partialdruck und Sauerstoff-Gehalt in Frischluft, Alveolarluft und Blut. Die Dichte der Punkte symbolisiert die Dichte der O_2-Moleküle. Bei gleichem O_2-Partialdruck von 100 mmHg ist die Dichte der O_2-Moleküle in den 3 Kompartimenten Alveolarluft, Blutplasma und Erythrozyten (Kreis) infolge der unterschiedlichen Löslichkeit bzw. Bindungskapazität ganz verschieden.

V.13 Sauerstoff-Bindungskurve

Die Sauerstoff-Bindungskurve des Blutes in Abb. 5.6 veranschaulicht die Transportbedingungen des Blutes für Sauerstoff. Der O_2-Gehalt des Blutes sowie die O_2-Sättigung sind in Abhängigkeit vom O_2-Partialdruck dargestellt. Die physikalisch im Blut gelöste O_2-Menge wächst linear mit dem O_2-Partialdruck. Wie schon in Abb. 5.5 gezeigt, ist dieser Anteil außerordentlich niedrig. In Relation zum transportierten Gesamt-Sauerstoff kann er fast vernachlässigt werden. Die O_2-Bindungskurve gibt also praktisch das O_2-Bindungsvermögen für das Hämoglobin wieder. Diese Bindungskurve ist insgesamt S-förmig. Sie verläuft anfangs flach, wird dann sehr steil und strebt rasch einem Sättigungswert zu. Wenn an jeder Häm-Gruppe (am Fe^{2+}) ein O_2-Molekül angelagert ist, ist die volle Sättigung erreicht. Beim normalen alveolären PO_2 von 100 mmHg wird dieser Zustand nahezu vollständig erreicht (97%), bei 25 mmHg ist schon die Hälfte des Hämoglobins mit O_2 beladen (**Halbsättigungsdruck**). Bei normalem Hämoglobingehalt des Blutes beträgt bei voller Sättigung des Hämoglobins der **O_2-Gehalt des Blutes 20 ml/dl** (200 ml/l).
Für den O_2-Transport im Gewebe ist es wichtig, dass der steile Teil der Hämoglobin-Bindungskurve etwas vom Nullpunkt nach rechts verschoben ist. Dies bedeutet nämlich, dass nach Abgabe von $^2/_3$ des Sauerstoffes durch das Hämoglobin immer noch ein Partialdruck von 20 mmHg herrscht, der jetzt als treibende Kraft den Weitertransport im Gewebe besorgen kann. Dies wird in der Gegenüberstellung mit der Bindungskurve des im Muskel enthaltenen O_2-bindenden Farbstoffes Myoglobin deutlich. Das **Myoglobin** kann sich bei 20 mmHg noch zu über 80% mit O_2 absättigen (Pfeil in Abb. 5.6). Die O_2-Bindungskurve wird auch von anderen Größen beeinflusst, und zwar in einer Weise, wie es funktionell sinnvoll ist (deshalb leicht zu merken). Die im O_2 verbrauchenden Gewebe ablaufenden Veränderungen, nämlich ein **Anstieg von PCO_2** und damit verbunden eine leichte **Säuerung (Abnahme des pH-Wertes), begünstigen die O_2-Abgabe vom Hämoglobin,** die O_2-Bindungsfähigkeit des Hämoglobins wird schlechter, **die Bindungskurve verlagert sich leicht nach rechts** bzw. unten. Die Veränderungen, die sich bei O_2-Abgabe im Gewebe finden, verlaufen also nicht genau auf der normalen arteriellen O_2-Bindungskurve, sondern eher auf der gestrichelt eingetragenen „effektiven Bindungskurve". Die umgekehrten Verhältnisse finden sich in der Lunge, dort begünstigt die CO_2-Abgabe wieder die O_2-Aufnahme des Hämoglobins. Die Einflüsse von PCO_2 und pH sollten quantitativ nicht überbewertet werden, da sich diese beiden Größen nur geringfügig ändern (der PCO_2 steigt im Venenblut um 5 bis 10 mmHg, der pH-Wert ändert sich nur um einige Hundertstel). Den Einfluss von pH-Wert und PCO_2 auf die O_2-Bindungskurve bezeichnet man als **Bohr-Effekt.** ■

H03 ■

→ **Frage 5.51:** Lösung A

Wenn arterielles Blut bei normaler Hämoglobinkonzentration voll mit Sauerstoff gesättigt ist, sind 200 ml O_2 in einem Liter Blut enthalten, also 20 Volumen-% (leicht zu merken, weil das mit dem O_2-Gehalt der Frischluft übereinstimmt), (D) ist falsch. Der ganz überwiegende Teil des Sauerstoffes ist an Hämoglobin gebunden, der physikalisch gelöste Anteil macht nur etwas mehr als 1 % des Gesamt-O_2 aus. Der CO_2-Gehalt des arteriellen Blutes beträgt beim normalen CO_2-Partialdruck sogar 500 ml pro Liter! Dabei ist gleichfalls der ganz

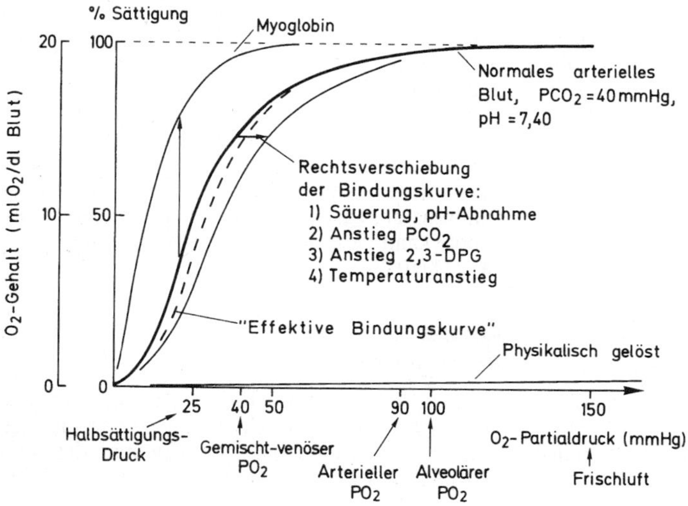

Abb. 5.6 Sauerstoff-Bindungskurve des Blutes. Auf der Ordinate sind einmal die Sauerstoff-Sättigung (in %) und zum anderen der Sauerstoff-Gehalt aufgetragen. Die Skala des O_2-Gehaltes gilt nur für normales arterielles Blut mit normalem Hb-Gehalt. Erläuterungen in Lerntext V.13.

überwiegende Teil gebunden, nur 5 % des Gesamt-CO_2 sind physikalisch im Blut gelöst, (A) trifft somit zu. Vgl. Lerntexte V.13 und V.17.
Zu (**B**): Die physikalische Löslichkeit von CO_2 ist etwa 20-mal größer als die für O_2.
Zu (**C**) und (**E**): Die A. pulmonalis führt das O_2-arme und CO_2-reiche Blut zum Gasaustausch in die Lungen. Dieses Blut ist im Vergleich zum arteriellen Blut leicht saurer, d. h. die H^+-Aktivität ist etwas größer, (C) ist falsch. Der zum venösen Blut hin steigende CO_2-Partialdruck führt dazu, dass auch die Bicarbonatkonzentration ansteigt, da ein Gleichgewicht von CO_2 und H_2CO_3 besteht und H_2CO_3 zu H^+ und HCO_3^- dissoziiert. Die Konzentration des Bicarbonatpuffers ist somit im Blut der A. pulmonalis etwas größer als in der Aorta. Die steigende H^+-Konzentration im venösen Blut wird zu einem guten Teil durch Nichtbicarbonatpuffer abgepuffert, sodass die Konzentration des Nichtbicarbonatpuffers zum venösen Blut abnimmt. Die Konzentration der Gesamtpufferbasen bleibt deshalb weitgehend unverändert, (E) ist falsch.

H93

→ **Frage 5.52:** Lösung C

Das physikalisch gelöste O_2 ist quantitativ für den Sauerstofftransport im Blut vernachlässigbar, der Anteil liegt bei 1% (vgl. Lerntext V.13 und Abb. 5.6). An sich sollte man sein Gedächtnis mit solchen Zahlenwerten nicht belasten.
(**C: 35%/+0,06;** B: 30%/0,0).

F02

→ **Frage 5.53:** Lösung A

Geht in der Lunge Sauerstoff von den Alveolen ins Blut über, so ist die Partialdruckdifferenz zwischen Alveole und Blutplasma die treibende Kraft für den Gasaustausch. Bei Partialdruckgleichheit ist aber die Sauerstoff-**Konzentration** in beiden Kompartimenten sehr unterschiedlich, weil die Löslichkeit von Sauerstoff in Wasser sehr schlecht ist. Dieser Unterschied wird mit dem Löslichkeitskoeffizienten beschrieben, (A) trifft zu. Für die Lösung von Sauerstoff im wässrigen Blutplasma beträgt dieser 0,024, d. h. 1 ml Blutplasma enthält die 0,024-fache Menge Sauerstoff wie 1 ml Alveolarluft. Das betrifft natürlich nur den physikalisch gelösten Sauerstoff. Durch Bindung an Hämoglobin wird dann die Gesamtmenge O_2 im Blut wesentlich gesteigert. Vgl. Lerntext V.12.
(A: 55%).

F99 ■

→ **Frage 5.54:** Lösung C

Der normale O_2-Partialdruck in der Alveolarluft beträgt 100 mmHg (13,3 kPa). Das Blut gleicht sich beim Fluss durch die Lungen nahezu vollständig an, sodass, großzügig gesehen, auch der Wert für den arteriellen O_2-Partialdruck nahe bei dem Wert 100 mmHg liegt. Genauer betrachtet besteht immerhin eine Abweichung von etwa 10 mmHg. Dies ist einerseits dadurch bedingt, dass ein kleiner Teil des durch die Lungen fließenden Blutes nicht am Gasaustausch teilnimmt (Kurzschlussdurchblutung). Zum anderen führen Inhomogenitäten im Ventilations-Perfusions-Verhältnis zu einer gewissen Absenkung des arteriellen Sauerstoffdruckes. Somit ist (C) zutreffend.
(C: 61%/+0,27).

H97

→ **Frage 5.55:** Lösung D

Der Sauerstoff-Partialdruck des venösen Mischblutes ist in Abb. 5.7 mit 40 mmHg eingetragen. Das entspricht einem O_2-Gehalt von etwa 150 ml pro Liter Blut, entsprechend einer Sättigung des Hämoglobins von 75% (vgl. Lerntext IV.15). Nun muss man nicht alle Zahlenwerte zur O_2-Bindungskurve auswendig lernen. Wenn man weiß, dass bei einem O_2-Partialdruck von 25 mmHg die Halbsättigung des Hämoglobins erreicht wird und dass die Bindungskurve in diesem Bereich sehr steil ist, wird man zum Wert 41 mmHg für die $^3/_4$-Sättigung neigen.
(D: 47%/+0,19).

F04

→ **Frage 5.56:** Lösung A

In der Regel misst man im gemischt-venösen Blut (rechter Ventrikel, A. pulmonalis) unter Ruhebedingungen noch eine Sauerstoffsättigung von 75 %, d. h. die Differenz zum arteriellen Blut beträgt nur 20–25 %. Steigt die Differenz auf 35 % an, so könnte das, bei Konstanz der Kreislaufgrößen, auf einem gesteigerten Energieumsatz beruhen. Der normale Grundumsatz eines 70 kg-Mannes beträgt 7 MJ/d = 5 kJ/min. Dies bedeutet einen Sauerstoffverbrauch von 250 ml/min. Der Ruheumsatz ist rund 10 % höher. Ein Sauerstoffverbrauch von 310 ml/min liegt etwa 10 % darüber, was einer normalen Schwankungsbreite entspricht. Eine Steigerung der O_2-Ausschöpfung um fast 50 % kann dadurch nicht erklärt werden. Deshalb ist es am wahrscheinlichsten, dass das Herzminutenvolumen reduziert ist. Bei gleicher O_2-Entnahme durch die Organe steigt dann die arterio-venöse O_2-Differenz an, Lösung (A). Keines der anderen Angebote kann die geschilderte Situation erklären.
(A: 21%/+0,29).

H94 ■■

→ **Frage 5.57:** Lösung B

Bei erschöpfender körperlicher Leistung führt die gesteigerte Milchsäurebildung zu einer Säuerung des Blutes, was eine Rechtsverschiebung der Sauerstoffbindungskurve (gemäß B) nach sich zieht,

wie in Abb. 5.6 dargestellt. Dies bedeutet eine gewisse Beeinträchtigung der Sauerstoffaufnahme in der Lunge, was aber unter normalen Bedingungen keine Rolle spielt. In der Peripherie kann dabei das O_2 besser ans Gewebe abgegeben werden, was funktionell sinnvoll sein kann.
(B: 59%/+0,25).

F04 ■■

→ **Frage 5.58:** Lösung A

Eine Zunahme der Affinität des Hämoglobins für Sauerstoff bedeutet, dass das Hämoglobin bei gleichem O_2-Partialdruck mehr O_2 binden kann, d. h. die Sauerstoffbindungskurve des Blutes wird nach oben-links verlagert. Im Abb. 5.6 sind die Maßnahmen eingetragen, die eine Rechtsverschiebung bewirken, darunter die unter (B), (C) und (E) genannten Faktoren. Auch Anstieg von PCO_2 bewirkt eine Rechtsverschiebung, eine Abnahme von PCO_2 somit eine Linksverschiebung, (A) ist die gesuchte Lösung. Vgl. Lerntext V.13.
Zu **(D)**: Fetales Hämoglobin hat eine größere Sauerstoffaffinität als das Hämoglobin des Erwachsenen (HbA). Ein Austausch gemäß (D) würde somit die O_2-Affinität verringern.
(A: 81%/+0,42)

H99 ■■

→ **Frage 5.59:** Lösung A

Hier ist nach den Ursachen für eine Verschiebung der O_2-Bindungskurve des Blutes gefragt, in anderer Terminologie als bislang. Eine Erhöhung von P_{50} bedeutet eine Rechtsverschiebung der O_2-Bindungskurve, was man in Abb. 5.6 leicht erkennen kann. Die 4 Ursachen für eine Rechtsverschiebung sind: Säuerung (pH-Abnahme), Anstieg von PCO_2, Anstieg von 2,3 DPG und Temperaturanstieg. Somit ist (A) zu markieren. Vgl. Lerntext V.13.
(A: 34%/+0,39).

H01 ■

→ **Frage 5.60:** Lösung B

Die Sauerstoffbindungsstelle des Hämoglobins kann keine H^+-Ionen binden, (B) ist die gesuchte Falschaussage. Die übrigen Aussagen treffen zu.
Zu **(A)**: 1 l Blut, der 160 g Hämoglobin enthält, kann 200 ml Sauerstoff binden, (A) ist richtig.
Zu **(E)**: Die relative Molekülmasse von Hämoglobin lernt man nicht auswendig. Hb ist jedenfalls ein Riesenmolekül. Für die Bindung von 80 000 ml Sauerstoff benötigt man 64 000 g Hämoglobin (siehe (A)). 60 kD ist eine glaubhafte Molekülmasse für Hämoglobin. (Die relative Molekülmasse von Hämoglobin beträgt 64 500 D.)
(B: 50%/+0,45).

F00 ■■

→ **Frage 5.61:** Lösung A

Bei einem Sauerstoffpartialdruck von 50 mmHg ist das Hämoglobin zu etwa ¾ mit O_2 beladen. Ein Anstieg der O_2-Sättigung bei unverändertem Partialdruck bedeutet eine Linksverschiebung der O_2-Bindungskurve des Blutes. Eine solche findet man bei einem Anstieg des pH-Wertes, einem Abfall des PCO_2, einem Abfall der Temperatur und bei einer Abnahme der Konzentration von 2,3-Biphosphoglycerat. Nur (A) trifft zu. Eine Veränderung der Hämoglobinkonzentration (E) ändert bei konstantem PO_2 den O_2-Gehalt des Blutes, aber nicht den Sättigungsgrad des Hämoglobins. Vgl. Lerntext V.13.
(A: 71%/+0,46).

V.14 Regulation der O_2-Transportkapazität bzw. des O_2-Gehaltes im Blut

Bei der Erörterung der Hämoglobinkonzentration des Blutes haben wir schon gesehen, dass es sich hierbei um eine regulierte Größe handelt (Lerntext II.6): Nimmt die Hb-Konzentration z. B. nach Blutverlust ab, so bildet der Organismus vermehrt Erythropoietin, welches die Erythrozytenbildung steigert. Eine gleichartige Reaktion kommt aber auch dann in Gang, wenn bei normalem Hb-Gehalt der arterielle O_2-Gehalt absinkt, z. B. bei Aufenthalt in großen Höhen, wo wegen des reduzierten O_2-Gehaltes der Luft eine volle Sättigung des Hb mit O_2 nicht mehr erreicht werden kann. Im Rahmen einer solchen Höhenakklimatisation kann die Hb-Konzentration des Blutes bis zu 24 g/dl, also um rund 50% der Norm gesteigert werden, wie in Abb. 5.7 eingetragen. Bei einer Höhe von 6000 m liegt der alveoläre PO_2 bei 35 mmHg. Bei diesem O_2-Partialdruck ist das Blut des Normalen ebenso wie das des Höhenangepassten zu $^2/_3$ mit O_2 abgesättigt. **Infolge der gesteigerten Hb-Konzentration des Höhenakklimatisierten und der damit verbundenen erhöhten O_2-Transportkapazität (30 ml/dl bei voller Sättigung) kann das arterielle Blut bei dem reduzierten alveolären PO_2 rund 20 ml O_2 pro 100 ml Blut aufnehmen, d. h. der arterielle O_2-Gehalt ist praktisch normal** (in Abb. 5.7 mit Kreis markiert). Die Umstellungen bei Höhenanpassung zielen also darauf ab, den arteriellen O_2-Gehalt wieder zu normalisieren. **Der O_2-Gehalt des arteriellen Blutes ist eine geregelte Größe.**
Grundsätzlich gleichartige Reaktionen laufen ab, wenn aus anderen Gründen der arterielle O_2-Gehalt sinkt, z. B. beim Feten. Das **fetale Blut** wird bei Durchfluss durch die Plazenta nur zu 60 bis 80% mit O_2 abgesättigt. Als Reaktion auf diese Hypoxie ist beim Feten die Hb-Konzentration und damit die O_2-Transportkapazität gesteigert (auf etwa 25 ml/dl). Die Affinität des

fetalen Hämoglobins (Hb_F) zum O_2 ist etwas größer als die des Hämoglobins vom Erwachsenen (Hb_A), d. h. die O_2-Bindungskurve ist, unter sonst gleichen Bedingungen, etwas nach links verlagert. Dieser Effekt wird aber in vivo nahezu dadurch ausgeglichen, dass das fetale Blut einen niedrigeren pH-Wert besitzt. Der wesentliche Effekt für die Verbesserung des O_2-Transportes im fetalen Blut ist somit die Steigerung der Hb-Konzentration. ■

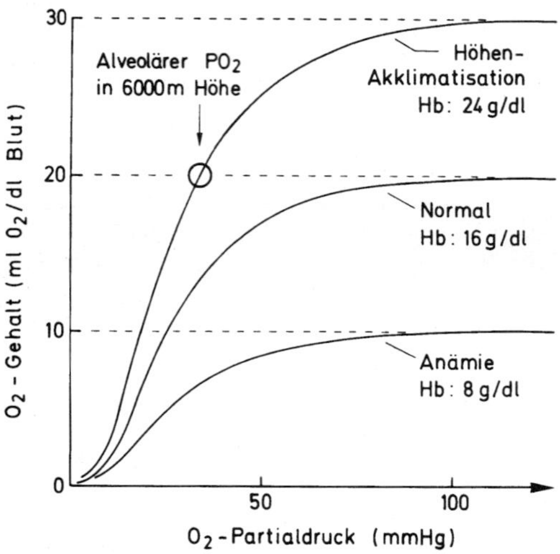

Abb. 5.7 Sauerstoff-Bindungskurven des arteriellen Blutes für drei verschiedene Hämoglobinkonzentrationen (Hb). Vgl. Lerntext V.14.

F03 ■

→ **Frage 5.62:** Lösung E

Im fetalen Kreislauf herrscht generell ein niedrigerer O_2-Partialdruck als im mütterlichen Kreislauf. In der Plazenta erreicht das fetale Blut eine maximale O_2-Sättigung von 80 %. Dies wird durch eine Steigerung der Hämoglobinkonzentration ausgeglichen, wie bei der Höhenakklimatisation. Eine weitere Anpassung an den relativen Sauerstoffmangel im fetalen Blut besteht darin, dass das fetale Hämoglobin (Hb_F) eine etwas größere Affinität zu Sauerstoff besitzt als das Hämoglobin des Erwachsenen (Hb_A), (E) trifft zu. Vgl. Lerntext V.14. Die O_2-Bindungskurve für fetales Blut ist somit etwas nach links verschoben, und damit auch der Halbsättigungsdruck, (A) ist falsch. In den fundamentalen Eigenschaften gibt es keine Unterschiede zwischen den beiden Hämoglobinarten, (B)–(D) treffen nicht zu.
(E: 86%/+0,15).

Fragen zur Höhenanpassung in Kapitel 5.9

V.15 Beeinträchtigung des O_2-Transportes durch Vergiftungen

Im normalen Hämoglobinmolekül liegt das Eisen in zweiwertiger Form vor. Das Sauerstoffmolekül wird locker reversibel an das Häm angelagert, wobei sich die Wertigkeit des Eisens nicht ändert. (Man spricht deshalb auch von Oxygenation des Hämoglobins und nicht von Oxidation.)

Klinischer Bezug
Es gibt Veränderungen an der an der Häm-Gruppe, bei denen es zu einer echten Oxidation des Eisens kommt, das Eisen wird dreiwertig, das Häm geht in **Oxyhämin** über, das gesamte Molekül heißt dann **Hämiglobin** oder **Methämoglobin.** Mit dieser Veränderung verliert aber das Hämoglobin seine spezifische O_2-Bindungsfähigkeit. Unter Einwirkung verschiedener Gifte kommen solche Veränderungen vor.
Kohlenmonoxid, CO, lagert sich in gleicher Weise an das Hämoglobin an wie O_2, also ohne Veränderung der Wertigkeit des Eisens. Allerdings ist die Affinität des Hämoglobins für CO bedeutend größer als für O_2 (200 bis 300mal), sodass schon bei sehr geringen CO-Konzentrationen große Anteile des Hb mit CO besetzt werden und damit für den O_2-Transport blockiert sind, was schließlich tödliche Folgen haben kann. ■

H95 ■

→ **Frage 5.63:** Lösung E

(vgl. Lerntext V.15).
(E: 87%/+0,36).

F01

→ **Frage 5.64:** Lösung D

Kohlenmonoxid (CO) geht an denselben Bindungsplatz wie das Sauerstoffmolekül, also an das zweiwertige Eisen des Häms. Die Affinität des Hämoglobins für CO ist aber 200- bis 300-mal größer als die für O_2. Deshalb werden schon bei geringen CO-Konzentrationen viele Bindungsplätze durch CO besetzt und dadurch für den Sauerstofftransport blockiert. (D) ist die gesuchte Falschantwort.
(D: 62%/+0,47).

V.16 Transportformen des CO_2 im Blut

Das im Gewebsstoffwechsel entstehende Kohlendioxid diffundiert als physikalisch gelöstes CO_2 ins Blutplasma und von dort in die Erythrozyten. Dort wird es zu einem kleinen Teil an Hb gebunden (**Carbamino-Hämoglobin;** nur etwa 10% des Gesamt-CO_2 liegt in dieser Form im Blut vor). Der größte Teil wird zu Kohlensäure umgewandelt, welche in H^+ und HCO_3^- dissoziiert:

$CO_2 + H_2O \rightleftharpoons H^+ + HCO_3^-$
↑ **Carboanhydrase**
Diese Reaktion läuft praktisch im Erythrozyten wesentlich schneller ab als im Blutplasma, da nur dort das beschleunigende Enzym **Carboanhydrase** (Carbonat-Dehydratase) vorliegt. HCO_3^- diffundiert dann im Austausch gegen Cl^- (**Chloridverschiebung**) wieder ins Blutplasma. **Über 80% des Gesamt-CO_2 liegt im Blut als Bicarbonat (Hydrogencarbonat) HCO_3^- vor**, knapp 10% sind physikalisch gelöst.

F99

→ **Frage 5.65:** Lösung C

Das physikalisch gelöste CO_2 im Blutplasma macht nur 5 bis 10% des Gesamt-CO_2 aus. Auch der Anteil des proteingebundenen CO_2 (Carbaminobindung) ist gering (um 10%). Die Lösungen (A), (B) und (E) scheiden somit aus. Der allergrößte Teil des Gesamt-CO_2 liegt somit im Blut als Bicarbonat (HCO_3^-) vor, wovon sich etwa 2/3 im Blutplasma und 1/3 in den Erythrozyten befinden. So etwas lernt man nicht auswendig. Aber es ist naheliegend, dass sich in dem volumenmäßig größeren Plasmaanteil auch der größere Teil des Bicarbonats befindet.
(C: 71%/+0,26).

H00

→ **Frage 5.66:** Lösung A

Wird im Gewebe CO_2 ins Blut aufgenommen, so diffundiert CO_2 auch in die Erythrozyten. Dort läuft die Umsetzung in H_2CO_3 mit Dissoziation in HCO_3^- und H^+ sehr viel schneller ab als im Blutplasma (wegen der im Erythrozyten vorhandenen Carboanhydrase). Der entstehende Konzentrationsgradient für Bikarbonat veranlasst einen Bikarbonattransport vom Erythrozyten ins Blutplasma, und zwar im Austausch gegen Cl^- (Hamburger-Shift, Chloridverschiebung). (A) ist die Lösung.
(A: 81%/+0,48).

H98

→ **Frage 5.67:** Lösung D

Der erhöhte CO_2-Partialdruck führt zu einer Steigerung der Bicarbonatbildung im Erythrozyten (vgl. Lerntext V.16). Die erhöhte Bicarbonatkonzentration im Erythrozyten veranlasst einen Ausstrom von HCO_3^- ins Blutplasma, der im Austausch gegen Cl^- erfolgt (Chlorid-Verschiebung, Hamburger-Shift). (D) ist also falsch, (A), (B) und (E) sind richtig.
Zu (**C**): Mit zunehmendem CO_2-Partialdruck wird die Bindungsfähigkeit von Hämoglobin schlechter. Es wird also O_2 freigesetzt, was zu einem Anstieg des O_2-Partialdruckes führt, wenn man davon ausgeht, dass es sich um eine abgeschlossene Blutprobe handelt, sodass kein Sauerstoff entweichen kann.
(D: 30%/+0,13).

V.17 CO_2-Bindungskurve des Blutes

Die für den CO_2-Transport im Blut wichtigsten Charakteristika sind am besten anhand der CO_2-Bindungskurve der Abb. 5.8 zu erläutern. Die physikalische Löslichkeit des CO_2 im Blutplasma ist zwar 20mal besser als die des Sauerstoffs, aber trotzdem ist das **physikalisch gelöste CO_2** nur ein geringer Anteil (weniger als 10%) des insgesamt im Blut enthaltenen CO_2. Dennoch ist dieser Anteil wichtig, weil der Austausch zwischen Blut und Gewebe sowie zwischen Blut und Lungenalveolen in Form des physikalisch gelösten CO_2 erfolgt.
Bei normalem arteriellen CO_2-Partialdruck von 40 mmHg (5,3 kPa) nimmt das Blut insgesamt rund 50 ml CO_2 pro 100 ml Blut auf (50 Vol.-%, 22 mmol/l), also deutlich mehr als Sauerstoff (20 ml/100 ml). Bemerkenswert ist der völlig andere Verlauf der CO_2-Bindungskurve im Vergleich zur O_2-Bindungskurve. Mit zunehmendem PCO_2 steigt der CO_2-Gehalt des Blutes immer weiter an, es gibt keinen Sättigungswert wie beim O_2-Transport, da der Bicarbonatgehalt des Blutes immer weiter zunehmen kann.
Besonders wichtig sind die Wechselwirkungen zwischen O_2- und CO_2-Transport. **Das desoxygenierte Blut kann bei gleichem PCO_2 mehr CO_2 aufnehmen als das oxygenierte Blut**, die Bindungskurve des desoxygenierten Blutes liegt höher als die des oxygenierten. Dieser als **Haldane-Effekt** bezeichnete Einfluss hat für die Regelung des pH-Wertes im Blut große Bedeutung. Mit Abgabe von O_2 ändern sich die chemischen Eigenschaften des Hämoglobin-Moleküls, es kann mehr CO_2 als Carbamino-Hb binden, und es wird weniger sauer, d. h. es kann die durch Kohlensäurebildung entstehenden H^+-Ionen besser abpuffern. Dies hat zur Folge, dass bei **O_2-Abgabe im Gewebe das gleichzeitig ins Blut übertretende CO_2 so vom Blut aufgenommen werden kann, dass der pH-Effekt der CO_2-Aufnahme** zu einem Teil automatisch durch die Zustandsänderung des Hb-Moleküls **ausgeglichen wird.** Die Veränderungen im Blut beim Gasaustausch im Gewebe verlaufen somit nicht auf einer festen CO_2-Bindungskurve, sondern es kommt infolge der gleichzeitigen O_2-Abgabe zu einer Verlagerung der Bindungskurve entlang der „effektiven Bindungskurve" in Abb. 5.8. Hier bestehen also Analogien zum Bohr-Effekt bei der O_2-Bindung des Blutes (vgl. Lerntext V.13). Der Haldane-Effekt begünstigt natürlich den Gasaustausch in der Lunge in gleicher Weise wie den im Gewebe.
Unter normalen Ruhebedingungen sind im **gemischtvenösen Blut (PCO_2: 46 mmHg = 6,1 kPa)** die Veränderungen des CO_2-Bindungsvermögens relativ gering. Bei maximaler O_2-Ausschöpfung in arbeitender Muskulatur (Ausschöpfung von 80–90%) wird aber ein wesentlich größerer Teil der effektiven CO_2-Bindungskurve durchlaufen.

Klinischer Bezug
Bei Störungen kann der arterielle PCO_2 ansteigen (**Hyperkapnie**) oder abfallen (Hypokapnie).

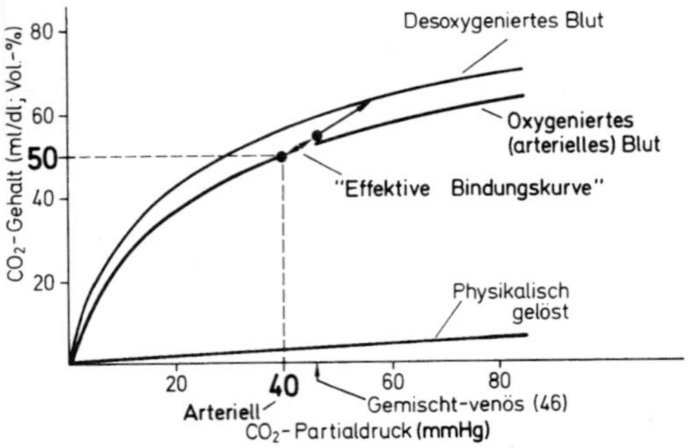

Abb. 5.**8** CO_2-Bindungskurve des Blutes. Der CO_2-Gehalt des Blutes in Abhängigkeit vom CO_2-Partialdruck. Die Transportkapazität des Blutes für CO_2 ist abhängig von der O_2-Beladung des Blutes. Bei O_2-Abgabe im Gewebe verbessert sich zugleich die CO_2-Transportkapazität des Blutes (effektive Bindungskurve) (vgl. Lerntext V.17).

H90 ■

→ **Frage 5.68:** Lösung C

Die A. pulmonalis führt das gemischt-venöse Blut, wo der PCO_2 höher und der pH-Wert niedriger (die H^+-Aktivität höher) ist als im arteriellen Blut, (C) ist falsch.
Zu (**A**): Mit *insgesamt mehr als doppelt soviel CO_2* ist das Gesamt-CO_2 in allen Bindungsformen gemeint, also 500 ml/l (vgl. Abb. 5.8 und Lerntext V.17).
(**C: 34%/+0,22**; A: 50%/–0,08).

F98 ■ ■

→ **Frage 5.69:** Lösung A

Hyperkapnie bedeutet erhöhter CO_2-Partialdruck im arteriellen Blut. Der Normalwert beträgt 5,3 kPa (40 mmHg). Die in (A) genannten Werte liegen deutlich über dem normalen Schwankungsbereich (35 bis 45 mmHg), es liegt eine Hyperkapnie vor. Bei dem erhöhten PCO_2 geht auch mehr CO_2 in Lösung, es entsteht mehr Kohlensäure und auch eine erhöhte Konzentration von Bicarbonat – (D) ist falsch. Bei Hyperventilation (C) wird CO_2 vermehrt abgeatmet, es entsteht eine **Hypokapnie.**
Zu (**E**): Die durch erhöhten PCO_2 ausgelöste Ventilationssteigerung wird weniger durch die peripheren Chemorezeptoren (die vor allem auf O_2-Mangel ansprechen) vermittelt, sondern vor allem durch zentrale Chemorezeptoren in der Medulla oblongata.
(**A: 42%/+0,32**).

F98 ■

→ **Frage 5.70:** Lösung E

Das Erreichen eines Sättigungswertes ist ein Charakteristikum der **Sauerstoff**-Bindungskurve: Wenn alle O_2-Bindungsplätze am Hämoglobin besetzt sind, kann mit weiterem Anstieg des O_2-Partialdrucks kein weiterer Sauerstoff mehr aufgenommen werden. Diese Form der Sättigung gibt es beim CO_2-Transport nicht, da die Umwandlungsprodukte vom CO_2 (Kohlensäure und Bicarbonat) immer weiter in ihrer Konzentration zunehmen können. (E) trifft somit nicht zu (vgl. Lerntext V.17 und Abb. 5.8).
(**E: 56%/+0,35**).

Die Grundkenntnisse zum CO_2-Transport im Blut sind Voraussetzung für das Verständnis der Säure-Basen-Regulation und werden im Rahmen der vielen Aufgaben zu diesem Thema immer wieder abgefragt (Kapitel 5.10).

F01 ■

→ **Frage 5.71:** Lösung A

Die in (A) genannte Reaktion wird durch Carboanhydrase (Carbonat-Dehydratase) katalysiert. Alle anderen Aussagen zum Hämoglobin treffen zu.
(**A: 59%/+0,45**).

5.8 Atmungsregulation

V.18 Regulation der Atmung

Die Regulation der Atmung ist an Strukturen im Hirnstamm gebunden, die man insgesamt als **Atemzentrum** bezeichnet. Hier fließen alle Informationen zusammen, die die Atmung beeinflussen, und von dort gehen die efferenten Befehle zur Steuerung der Atmung aus: zur Steuerung von Atemfrequenz und Atemtiefe.
Chemische Antriebe der Atmung. Die Bedeutung der Atmung für die Regulation des arteriellen pH-Wertes und des arteriellen PCO_2 ist in den Lerntexten V.21 und V.23 erörtert. PCO_2 und pH wirken vor allem auf zentrale Chemorezeptoren (chemosensible Areale an der ventralen Oberfläche der Medulla oblongata). **Zunahme des arteriellen PCO_2 und Abnahme des arteriellen pH-Wertes führen zu einer Steigerung der Ventilation** (Abb. 5.10). Daneben reagiert die Atmung auf eine Abnahme des arteriellen PO_2. Die dafür verantwortlichen Chemorezeptoren sitzen im Glomus aorticum (nahe den pressosensiblen Arealen des Aortenbogens) und in den beiden Glomera carotica (nahe den pressosensiblen Arealen im Carotissinus). **Eine Abnahme des arteriellen O_2-Partialdruckes,** z. B. in großer Höhe, **vergrößert das Atemzeitvolumen.**

Mechanorezeptorische Einflüsse. Die Lunge enthält **Dehnungsrezeptoren,** die durch Dehnung zu gesteigerter Aktivität stimuliert werden. Die afferenten Fasern laufen mit dem N. vagus zum Zentrum und hemmen die Einatmung (**Hering-Breuer-Reflex**). Die Rezeptoren werden bei jeder Inspiration aktiviert und wirken begrenzend auf die Atemtiefe. **Durchtrennung des N. vagus** führt dementsprechend zu einer **vertieften und verlangsamten Atmung.**
Weiterhin gibt es Einflüsse von anderen Hirngebieten auf die Atmung: Willkürliche Eingriffe in die Atmung, Veränderungen bei **Emotion** und schließlich Einflüsse von den motorischen Zentren, die bei **körperlicher Leistung die Atmung im Sinne einer Mitinnervation antreiben.** An der Steigerung der Ventilation bei Leistung sollen auch Afferenzen von der Muskulatur beteiligt sein (sowohl mechanorezeptorische als auch chemorezeptorische Mechanismen werden diskutiert).
Bei vielen vegetativen Regulationen gibt es gewisse Mitbeteiligungen der Atmung, z. B. bei **Kälte,** und enge **Kopplungen** bestehen auch **zwischen Kreislauf und Atmung.** Auch verschiedene Hormone (z. B. Adrenalin) wirken auf die Atmung. ■

F90 ■

→ **Frage 5.72:** Lösung D

Die Afferenzen der Lungendehnungsrezeptoren verlaufen im N. vagus (vgl. Lerntext V.18).
(D: 55%/+0,39).

F96

→ **Frage 5.73:** Lösung C

In der Lunge gibt es Dehnungsrezeptoren, die bei Dehnung der Lunge, also bei Einatmung, aktiviert werden und hemmend auf die Inspirationszentren zurückwirken (Lungendehnungs-Reflex, Hering-Breuer-Reflex, vgl. Lerntext V.18). Die Rezeptoren liegen in den terminalen, dehnbaren Partien der Atemwege, also (C). Alle anderen genannten Lokalisationen haben mit „Lungendehnung" nichts zu tun.
(C: 59%/+0,34).

H89

→ **Frage 5.74:** Lösung A

Die Chemorezeptoren, die die Ventilationssteigerung bei O_2-Mangel vermitteln, befinden sich im Glomus aorticum und in den beiden Glomera carotica, sodass (A) richtig ist (vgl. Lerntext V.18). Diese peripheren Chemorezeptoren sprechen zwar auch auf Anstieg des PCO_2 und Abfall des pH-Wertes an, im Vergleich zu den zentralen Chemorezeptoren sind sie aber für die CO_2- und pH-Regulation von untergeordneter Bedeutung, sodass (B) sicher falsch ist.
(**A: 40%/+0,35**; B: 30%/–0,13).

V.19 Verschiedene Atmungsformen

Eupnoe:	Normale Ruheatmung
Hyperpnoe oder **Polypnoe:**	Verstärkte Atmung, gesteigertes Atemminutenvolumen
Hypopnoe:	Reduziertes Atemminutenvolumen
Tachypnoe:	Gesteigerte Atemfrequenz, gegenüber der Normalfrequenz von 14–18/min
Bradypnoe:	Verminderte Atemfrequenz (unter 10/min)
Dyspnoe:	Krankhaft veränderte Atmung, mit subjektivem Gefühl der Atemnot
Asphyxie:	Starke Einschränkung der Atmung, z. B. bei Schädigung der Atemzentren
Apnoe:	Zeitweiliger Atemstillstand

Während sich diese Gliederung an Atemzeitvolumen, -frequenz und allgemeinem Eindruck orientiert, gibt es noch eine andere, an der PCO_2-Regulation orientierte Gliederung:
Normoventilation: Normale Atmung mit alveolärem und arteriellem **PCO_2 nahe 5,3 kPa = 40 mmHg** (Normalbereich 35–45 mmHg).
Hyperventilation: Gesteigerte alveoläre Ventilation, PCO_2 reduziert (**Hypokapnie**).
Hypoventilation: Reduzierte alveoläre Ventilation, PCO_2 erhöht (**Hyperkapnie**).
Mehrventilation: Gesteigertes Atemminutenvolumen bei normalem PCO_2, z. B. bei Arbeit (deckt sich weitgehend mit Polypnoe oder Hyperpnoe).
Über den Sinn der eingebürgerten **Definition der Hyperventilation** kann man streiten. An sich bedeutet dieser Begriff eine „Überventilation", eine Atmung über den Bedarf hinaus. Unter regulatorischem Aspekt sind aber die drei Regelsysteme – für PCO_2, pH und PO_2 – nahezu gleichrangig, und die O_2-Mangelatmung ist eine dem O_2-Mangel angepasste, regulatorisch gesteigerte Ventilation. Im Sinne der obigen Definition wird jedoch die Höhenatmung häufig als Hyperventilation bezeichnet.

Klinischer Bezug

Pathologische Atmungsformen:
Cheyne-Stokes-Atmung: Periodische Schwankungen der Atemtiefe, teils Phasen der Apnoe zwischen Phasen vertiefter Atmung, Dauer einer Periode bei 1–3 min; bei O_2-Mangel, Herz-Kreislauf-Störungen oder Vergiftungen. In schwacher Form finden sich periodische Schwankungen der Atemtiefe auch beim Gesunden, vor allem im Schlaf (vgl. Abb. 5.9).
Biot-Atmung: Andere Form periodischer Atmung, z. B. bei Hirnschäden (nicht klar gegen Cheyne-Stokes-Atmung abzugrenzen).
Kussmaul-Atmung: Stark vertiefte und verlangsamte Atmung, bei starker metabolischer Azidose, z. B. Diabetes mellitus. ■

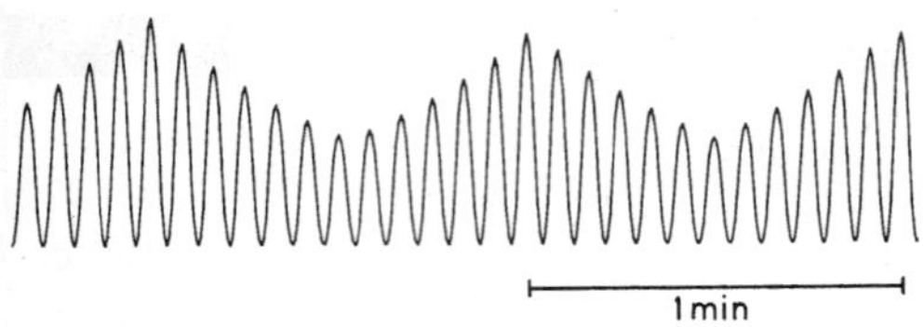

Abb. 5.9 Periodische Schwankungen der Atemtiefe im Minuten-Rhythmus, wie sie schon beim Gesunden vorkommen, vor allem im Schlaf. Bei verschiedenen Störungen sind solche periodischen Schwankungen verstärkt, bis zum Auftreten von Apnoe-Phasen in den Wellentälern (Cheyne-Stokes-Atmung).

H98 ■

→ **Frage 5.75:** Lösung D

Über diese Frage kann man streiten!
In den Physiologie-Lehrbüchern wird Hyperventilation häufig als Verminderung des arteriellen PCO_2 und Hypoventilation als Erhöhung des arteriellen PCO_2 definiert, sodass (D) zutrifft (vgl. Lerntext V.19). Den Sinn dieser einseitig auf die PCO_2-Regulation abzielenden Definition kann man anzweifeln. Bei der Regulation der Atmung sind PCO_2, PO_2 und pH-Wert des Blutes weitgehend gleichrangige Regelgrößen. Wird beispielsweise bei einer metabolischen Alkalose die Ventilation eingeschränkt, so ist der damit verbundene Anstieg des arteriellen PCO_2 Ausdruck einer gezielten Regulation (des arteriellen pH-Wertes). Steigt dagegen der arterielle PCO_2 bei Insuffizienz des Atemapparates an, verbunden mit einer pH-Senkung und Abnahme des PO_2, so liegt eine eindeutige Hypoventilation vor (respiratorische Azidose).
In den klinischen Lehrbüchern wird Hypoventilation unter Atemregulationsstörungen abgehandelt. „Die klassische Blutgas-Konstellation einer primären Hypoventilation sind Hypoxämie und Hyperkapnie" (Classen et al. Innere Medizin, Urban & Schwarzenberg, München 1991). Wahrscheinlich würde der Kliniker die Lösung (A) bevorzugen. Vom Wortsinn her ist (A) jedenfalls zutreffend: Hypoventilation bedeutet „Unterventilation".
(**D: 55%/+0,16**; A: 20%/–0,01).

F00 ■

→ **Frage 5.76:** Lösung E

Hyperventilation wird in den meisten Lehrbüchern als Abnahme des arteriellen CO_2-Partialdruckes definiert, und diese Definition liegt auch den Fragen des IMPP zugrunde. Insofern ist (E) eindeutig die richtige Lösung. Nach dieser Definition ist beispielsweise auch die durch O_2-Mangel in größeren Höhen ausgelöste Ventilationssteigerung eine Hyperventilation. Über den Sinn dieser Definition kann man streiten (vgl. Lerntext V.19 und Kommentar 5.75).
(**E: 71%/+0,26**).

5.9 Atmung unter ungewöhnlichen Bedingungen

V.20 Atmung in größeren Höhen

Die Umstellungen in Höhe sind dadurch bedingt, dass der Luftdruck und damit proportional der O_2-Partialdruck mit zunehmender Höhe absinken (bei 3000 m Höhe sinkt der Luftdruck auf $^2/_3$, bei 5500 m auf die Hälfte ab. Der alveolare Wasserdampfdruck bleibt konstant bei 47 mmHg!). Bis 2000 m Höhe sind die Veränderungen vernachlässigbar (kritische Grenze für beginnende Höhenreaktionen), was daran liegt, dass das Absinken des alveolären PO_2 bis zu etwa 75 mmHg (entsprechend 2000 m Höhe) infolge der Charakteristik der O_2-Bindungskurve (Abb. 5.6) die O_2-Beladung des Blutes in der Lunge noch nicht nennenswert beeinträchtigt und auch die PO_2-Rezeptoren noch nicht wesentlich ansprechen.
Oberhalb 2000 m, deutlich oberhalb 3000 m, kommt es zu O_2-Mangel-Reaktionen. Man muss dabei unterscheiden zwischen **sofortigen** (akuten) und **langfristigen Reaktionen.**
Akute Reaktionen:
Der absinkende arterielle Sauerstoffpartialdruck (**arterielle Hypoxie**) stimuliert über spezialisierte O_2-Chemorezeptoren im Glomus aorticum und den Glomera carotica die Atmung, das Atemminutenvolumen und damit die **alveoläre Ventilation steigen** an, was zu gesteigerter Abgabe von CO_2 führt, der arterielle PCO_2 sinkt (**Hypokapnie**) und der pH-Wert steigt (**respiratorische Alkalose**). Die durch O_2-Mangel bedingte Ventilationssteigerung bleibt relativ schwach, weil Hypokapnie und Alkalose entgegengesetzt wirken. Die wahre Stärke des O_2-Mangel-Antriebs erkennt man erst, wenn man experimentell den alveolären PCO_2 – und damit zugleich den arteriellen PCO_2 und den pH-Wert im Blut – konstant hält. Dann lässt sich durch O_2-Mangel die Ventilation beinahe so stark steigern wie durch PCO_2-Anstieg oder Säuerung des arteriellen Blutes (bei PO_2 = 30 mmHg auf 30 bis 40 l/min). **O_2-Mangel, PCO_2-Anstieg und pH-Abfall sind ähnlich starke Atemantriebe, PCO_2, PO_2 und pH-Wert sind hochrangige Regelgrößen, mit gewisser Rangabstufung pH-Wert > PCO_2 > PO_2.** Das durch Verzahnung von PCO_2-Regelung und pH-Regelung recht komplexe Bild (vgl. Lerntext V.21 und Abb. 5.10) wird also in Wirklichkeit durch Vernetzung mit der PO_2-Regelung noch weiter kompliziert.
Langfristige Reaktionen:
Bei langfristigem Höhenaufenthalt versucht der Organismus, die primären Abweichungen möglichst gut zu kompensieren. Diese Umstellungen der **Höhenakklimatisation** laufen innerhalb von Tagen, Wochen und Monaten ab. Der reduzierte O_2-Gehalt des arteriellen Blutes wird durch Steigerung der Hämoglobinkonzentration

kompensiert (vgl. Lerntexte II.6 und V.14). Die respiratorische Alkalose wird durch metabolische Kompensation ausgeglichen (vgl. Lerntexte V.21 und V.23, Abb. 5.10 bis Abb. 5.12). ■

F01

→ **Frage 5.77:** Lösung B

Bei etwa 5500 m Höhe ist der Luftdruck halb so groß wie in Meereshöhe, (B) trifft zu. Aber das ist keine Zahl zum Auswendiglernen! Die richtige Größenordnung darf man von der Atmung in größeren Höhen wissen. Wenn in einer Höhe von 5000 bis 6000 m der alveoläre O_2-Partialdruck unter 50 mmHg absinkt, was in etwa einer Halbierung des Luftdruckes entspricht, gibt es Schwierigkeiten mit der Sauerstoffversorgung, weil sich das Hämoglobin in der Lunge nur noch zu 60 bis 70 % mit O_2 beladen kann.
(B: 34%).

F04 ■

→ **Frage 5.78:** Lösung B

In einer Höhe von 5500 m beträgt der Luftdruck etwa die Hälfte des Druckes in Meereshöhe, also rund 50 kPa, der O_2-Partialdruck dementsprechend rund 10 kPa. Mit Zunahme der Wasserdampfsättigung im Totraum steigt der Wasserdampfdruck von rund 1 kPa auf etwa 6,3 kPa an. Dadurch sinkt der O_2-Partialdruck etwas ab, der Wert von 9 kPa ist für 5500 m Höhe für das Ende des Totraums normal. **Der Sättigungs-Wasserdampfdruck ist nur von der Temperatur abhängig, nicht vom Luftdruck der Umgebung. Er steigt mit der Temperatur an, in Meereshöhe beträgt er 47 mmHg (6,2 kPa) für eine Körpertemperatur von 37 °C, und wenn er so groß wird wie die Höhe des umgebenden Luftdrucks, so ist der Siedepunkt des Wassers erreicht.** Der P_{CO_2} ist in der Frischluft vernachlässigbar niedrig (0,03 kPa) und kann hier als Null gesetzt werden. So bleibt nur (B) zu markieren. Man muss hier nur aufpassen, dass man nicht (A) markiert, weil man vielleicht denkt, der Sättigungs-Dampfdruck würde sich mit dem Luftdruck halbieren (vgl. Lerntext V.20).
(B: 32%/+0,20).

F03 ■

→ **Frage 5.79:** Lösung A

In einer Höhe von 5500 m ist der Sauerstoffgehalt der Luft stark reduziert, der alveoläre O_2-Partialdruck sinkt etwa auf die Hälfte des normalen Wertes von 100 mmHg ab, die arterielle O_2-Sättigung beträgt nur noch 60 bis 70 %. Der Körper passt sich dieser Situation u. a. durch Steigerung der Hämoglobinkonzentration an (vgl. Lerntext V.14). Diese kann im Verlauf einiger Monate von 160 bis auf 240 g/l ansteigen. Nach 3 Wochen Höhenaufenthalt ist dieser Anpassungsprozess voll im Gang, aber noch keineswegs abgeschlossen. Man wird unmittelbar nach der Rückkehr aus der Höhe jedenfalls eine Erhöhung der Hämoglobinkonzentration erwarten, die entsprechend der Lebensdauer der Erythrozyten einige Wochen anhält. Insofern verlockt Lösung (A), wenngleich der Wert von 170 g/l noch im normalen Streubereich liegt. Die übrigen Parameter werden sich unmittelbar nach Rückkehr wieder auf die Normalwerte einstellen. Die Werte von (B)–(E) sind normal oder leicht vermindert. Aber nichts wäre typisch für einen vorangegangenen Höhenaufenthalt. So bleibt nur (A) zu markieren.
(A: 76%/+0,27).

H03 ■

→ **Frage 5.80:** Lösung B

Die steigende Erythrozytenkonzentration bei Höhenanpassung (vgl. Lerntext V.14) führt unter anderem dazu, dass die Blutviskosität deutlich zunimmt (vgl. Lerntext V.4). Im Strömungsgesetz von Hagen-Poiseuille (vgl. Lerntext V.3) steht die Viskosität im Nenner, d. h. der Strömungswiderstand des Blutes steigt mit der Viskosität an, (B) trifft zu.
Zu **(A)** und **(E)**: Der in der Höhe reduzierte O_2-Partialdruck im arteriellen Blut kann durch die Akklimatisation nicht gesteigert werden, ebenso nicht die arterielle O_2-Sättigung. Nur der O_2-**Gehalt** des arteriellen Blutes nimmt mit der Vermehrung von Erythrozyten und Hämoglobin zu.
Zu **(C)**: Der Sauerstoffmangel in der Höhe löst eine Ventilationssteigerung aus, CO_2 wird vermehrt abgeatmet, es kommt zu einer respiratorischen Alkalose. Zur Kompensation dieser Alkalose wird die Pufferbasenkonzentration im Blutplasma reduziert, v. a. die Bicarbonatkonzentration. Da auch die Proteine zur Pufferbasenkapazität beitragen, führt die Hämoglobinvermehrung zu einer gewissen Steigerung der Proteinat-Pufferkapazität, aber das kann die Alkalose nicht kompensieren.
Zu **(D)**: Die in großer Höhe auftretende Alkalose führt zu einer gewissen Linksverschiebung der O_2-Bindungskurve, d. h. die O_2-Affinität des Hämoglobins steigt etwas an. Solche leichten Veränderungen der O_2-Affinität sind aber nicht Folgen der gesteigerten Hämoglobinkonzentration. Die Prozesse der Akklimatisation, mit Kompensation der Alkalose, normalisieren das wieder mehr oder weniger.

5.10 Säure-Basen-Gleichgewicht und Pufferung

V.21 Regulation des Säure-Basen-Haushalts

PCO_2 und pH-Wert des arteriellen Blutes gehören zu den besonders genau geregelten Größen. Für die Regelung des PCO_2 steht dem Organismus nur die Atmung zur Verfügung. **Weicht der PCO_2-Wert von der Regelgröße 40 mmHg**

(5,3 kPa) **ab,** so werden zentrale Chemorezeptoren (Medulla oblongata) gereizt, welche das Atemzentrum stimulieren und so das **Atemminutenvolumen erhöhen, wodurch CO_2 vermehrt abgeatmet und der PCO_2 wieder auf den Normalwert zurückgeführt** wird. Sinkender PCO_2 hemmt umgekehrt die Atmung. Dieser Regelkreis ist in Abb. 5.10 dargestellt.

Für die Regulation des pH-Wertes im Blut ist primär das „metabolische System" zuständig. Die dazu eingesetzten Stellgrößen sind vor allem die H^+-Ausscheidung in der Niere, die Bicarbonat-Rückresorption der Niere und die Ammoniakbildung in der Niere. **Das metabolische System regelt den arteriellen pH-Wert auf 7,40, indem es die Pufferbasen des Blutes so einstellt, dass sich bei einem PCO_2 von 40 mmHg der gewünschte pH-Wert ergibt.** Wenn respiratorisches und metabolisches System einwandfrei funktionieren, ist auf diese Weise die gleichzeitige Regulation von pH und PCO_2 gelöst.

Wie häufig im Organismus ist aber auch hier die besonders wichtige Regulation des pH-Wertes doppelt abgesichert. **Die Atmung reagiert** nämlich **ebenfalls auf Abweichungen des pH-Wertes.** Säuerung des arteriellen Blutes stimuliert in ähnlicher Weise die zentralen Chemorezeptoren wie ein Anstieg des PCO_2, es kommt zu einem Anstieg des Atemzeitvolumens mit **gesteigerter Abatmung von CO_2** und gleichzeitiger Steigerung des pH-Wertes. **Soll eine Säuerung des Blutes durch die Atmung ausgeglichen werden, so muss dabei eine Abnahme des PCO_2 in Kauf genommen werden.** Diese respiratorische Regelung des pH-Wertes, die in Abb. 5.10 etwas schwächer eingetragen ist, springt vor allem dann an, wenn das metabolische System die pH-Regelung nicht schafft, z. B. bei Diabetes mellitus, wo zu viel Acetessigsäure anfällt, oder bei Nierenerkrankungen.

Abweichungen von der Idealsituation sind in Abb. 5.11 zu erkennen, und zwar bei Darstellungsweise wie in Abb. 5.8 für den CO_2-Transport im Blut. Gleichzeitig sind die Linien gleichen pH-Wertes eingetragen. Steigt mit Einschränkung der Ventilation (sei es willkürlich oder infolge Erkrankung) der arterielle PCO_2 an, so kommt es zu Veränderungen entlang der normalen CO_2-Bindungskurve nach rechts, der CO_2-Gehalt des Blutes steigt an, und gleichzeitig kommt es zu einer Säuerung, der pH-Wert sinkt: es resultiert eine **respiratorische Azidose.** Bei Hyperventilation kommt es zu entgegengesetzten Veränderungen, zu einer **respiratorischen Alkalose** (z. B. bei willkürlicher Hyperventilation oder bei Atemumstellungen in größeren Höhen). Störungen im metabolischen (nicht-respiratorischen) System führen zu **metabolischer Azidose** bzw. zu **metabolischer Alkalose** (Näheres im Lerntext V.23).

Die Verzahnung von respiratorischem und metabolischem System führt dazu, dass eine Störung in einem System durch das andere mehr oder weniger ausgeglichen werden kann,

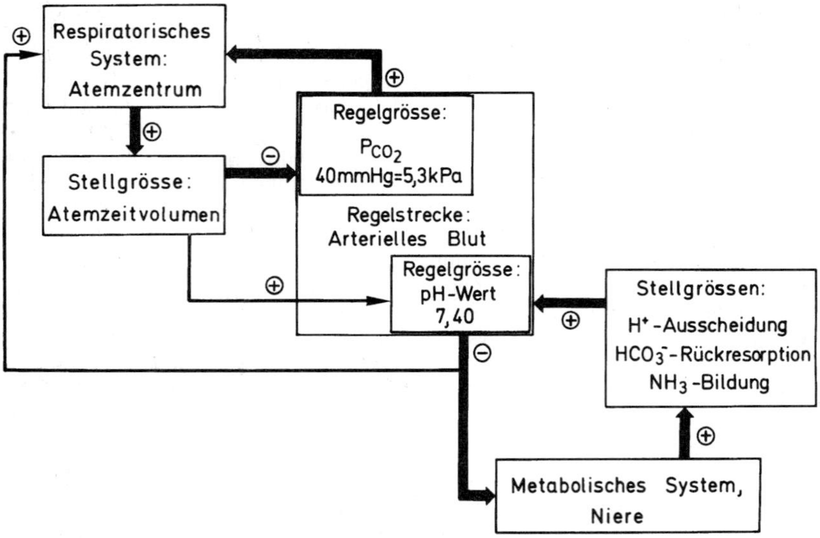

Abb. 5.10 Schema zur Regelung von CO_2-Partialdruck und H^+-Ionen-Konzentration im arteriellen Blut. Der CO_2-Partialdruck kann nur über die Atmung geregelt werden (dick ausgezogener Regelkreis links oben). Für den pH-Wert hingegen besteht eine Doppelregulation. Die wichtigste Regulation läuft über das „metabolische System" (dick ausgezogener Regelkreis rechts unten): Eine Abnahme des pH-Wertes (Anstieg der H^+-Ionen-Konzentration) fördert die drei Stellgrößen in der Niere, was zur Erhöhung des pH-Wertes führt. Daneben führt eine pH-Wert-Abnahme noch zu einer Stimulation der Atmung (schwach ausgezogen), die über gesteigerte Abatmung von CO_2 den pH-Wert des Blutes erhöht. Erläuterungen in Lerntext V.21.

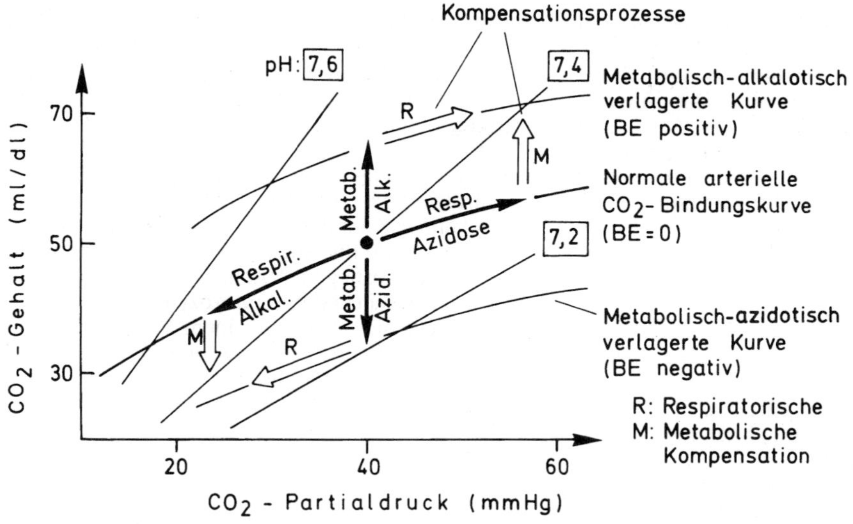

Abb. 5.11 Schema zur Regulation des Säure-Basen-Haushalts unter normalen und pathologischen Bedingungen. CO_2-Gehalt des arteriellen Blutes in Abhängigkeit vom arteriellen CO_2-Partialdruck. Die verschiedenen Azidosen bzw. Alkalosen sind mit voll ausgezogenen Pfeilen markiert, die Kompensationsprozesse R (respiratorisch) und M (metabolisch) mit leeren Pfeilen. Erläuterungen in den Lerntexten V.21 und V.23.

was als **Kompensation** bezeichnet wird. Kompensiert werden kann aber immer nur die Störung im pH-Wert, da nur diese Größe doppelt reguliert ist. So kann bei respiratorischer Azidose das metabolische System die Säuerung ausgleichen, der PCO_2 bleibt aber auch nach der Kompensation gesteigert.

V.22 Pufferbasen und BE-Wert

Das **Bicarbonatsystem** ist das wichtigste Puffersystem des Blutes. An zweiter Stelle rangieren die **Proteine**, sowohl die **Plasmaproteine** als auch insbesondere das **Hämoglobin.** Das Hämoglobin spielt insofern eine besondere Rolle, als sich seine Pufferwirkung mit der O_2-Aufnahme bzw. -Abgabe ändert, und zwar in physiologisch sinnvoller Weise: Mit Abgabe von O_2 verbessert sich die Pufferkapazität für H^+-Ionen (vgl. Lerntext V.17). Das **Phosphatsystem** ist als Puffersystem quantitativ von geringer Bedeutung, da die Konzentration der Phosphationen nur niedrig ist.

Die **Gesamtkonzentration der Pufferbasen** (Summe aller pufferwirksamen Anionen) im arteriellen Blut beträgt etwa **48 mmol/l.** Für klinische Zwecke ist es wichtiger, die Abweichung von diesem Normalwert zu erfassen. Man ermittelt diese Abweichung, indem man feststellt, wieviel Säure benötigt wird (in mmol/l), um Blut von 37 °C beim normalen arteriellen PCO_2 von 40 mmHg auf den normalen arteriellen pH-Wert von 7,40 einzustellen. Wird dazu beispielsweise 10 mmol/l Säure benötigt, so zeigt dies an, dass im Blut ein **Basenüberschuss** von 10 mmol/l vorhanden war, der **BE-Wert** (base excess) wäre dann +10 mmol/l. Ein **Basendefizit** wird in diesem System als negativer BE-Wert gekennzeichnet. In der klinischen Diagnostik spielt die Bestimmung der **Bicarbonat-Konzentration** eine große Rolle. Normalwert bei 37 °C, PCO_2 = 40 mmHg und voll mit Sauerstoff gesättigtem Hämoglobin: **Standard-Bicarbonat = 24 mmol/l.**

Wegen der starken Pufferwirkung der Proteine ist die Pufferkapazität des Gesamtblutes auch von der **Hämoglobinkonzentration** abhängig.

Die Pufferungsprozesse werden im Rahmen der Biochemie genauer behandelt.

F04

→ **Frage 5.81:** Lösung E

Die wichtigsten Puffersysteme des Blutes sind, generell gesprochen, das Bicarbonatsystem und die Proteine, sowohl die Plasmaproteine als auch das Hämoglobin. Das Phosphatsystem ist quantitativ von geringer Bedeutung, da die Phosphatkonzentration im Blut sehr niedrig ist. So bietet sich (B) als Lösung an. Nun ist es bei der respiratorischen Azidose so, dass mit der zunehmenden CO_2-Konzentration die Konzentrationen von H^+- und HCO_3^--Ionen in gleicher Weise ansteigen. Man findet deshalb auch die Aussage, dass bei einer respiratorischen Azidose die entstehenden H^+-Ionen nur von Nichtbicarbonatpuffern gepuffert werden können. Das IMPP folgt dieser Lehrmeinung und hat deshalb hier (E) als richtige Lösung gesetzt.

Ich halte das bei dieser Aufgabenstellung nicht für richtig. In allen Lehrbüchern wird betont, dass das Bicarbonatsystem das wichtigste Puffersystem ist

und dass das Phosphatsystem nur eine sehr geringe Bedeutung besitzt. Außerdem ist es nicht richtig, dass das Bicarbonatsystem bei der Pufferung einer respiratorischen Azidose nicht mitwirken würde – es hat aufgrund seiner Anwesenheit durchaus einen dämpfenden Effekt auf die pH-Änderung, die durch Anstieg von PCO_2 ausgelöst wird. Ich halte (B) für die richtige Antwort.
(E: 14%; D: 44%).

H96 ■

→ **Frage 5.82:** Lösung E

Der Basenüberschuss ist definiert als diejenige Säure- bzw. Basenmenge (in mmol/l), die man benötigt, um eine Blutprobe bei 37 °C und dem normalen PCO_2 von 40 mmHg auf den normalen pH-Wert von 7,4 einzustellen (vgl. Lerntext V.22). Das Volumen der Blutprobe muss also unbedingt bekannt sein. Bei den genannten Bedingungen wird man bei einem Probenvolumen von beispielsweise 10 ml natürlich nur 0,1 mmol Säure benötigen, um den Basenüberschuss von 10 mmol/l auszugleichen. Die Pufferkapazität (A) der Probe, bzw. die Abweichung von der Normalsituation, ist ja mit dem BE-Wert vorgegeben.
(E: 46%/+0,27).

H03 ■

→ **Frage 5.83:** Lösung B

Normales arterielles Blut mit einem normalen CO_2-Partialdruck von 5,3 kPa (40 mmHg) ist bei einem O_2-Partialdruck von 4 kPa (30 mmHg) etwa zur Hälfte mit O_2 gesättigt (Halbsättigungsdruck = 25 mmHg). Eine Steigerung des CO_2-Partialdruckes auf 8 kPa führt zu einer Rechtsverschiebung der O_2-Bindungskurve des Blutes, das O_2-Bindungsvermögen des Hämoglobins wird geringer. Würde dabei in einem geschlossenen System die O_2-Menge in der Blutprobe konstant bleiben, so würde die Rechtsverschiebung der Bindungskurve zu einem Anstieg des O_2-Partialdruckes führen, der Sättigungsgrad des Hämoglobins bliebe gleich. Bleibt aber der O_2-Partialdruck gleich, so wird O_2 vom Hämoglobin abgegeben, die O_2-Sättigung nimmt ab, (A) ist falsch. Veranschaulichen Sie sich dies an der Sauerstoffbindungskurve des Blutes (vgl. Lerntext V.13)!
Der pH-Wert des Blutes nimmt mit steigendem CO_2-Partialdruck natürlich ab, (C) ist falsch. Die aktuelle Bicarbonatkonzentration nimmt zu, da diese mit der CO_2-Konzentration und damit mit dem CO_2-Partialdruck im Gleichgewicht steht, (D) ist falsch.
Zu (**B**): Der Basenüberschuss bleibt bei Veränderung des CO_2-Partialdruckes unverändert, weil der für die Diagnostik bestimmte BE-Wert definiert ist als der Basenüberschuss unter Normalbedingungen. Wollte man also bei der mit erhöhtem PCO_2 äquilibrierten Blutprobe den BE-Wert bestimmen, so müsste man das Blut erst wieder mit normalem PCO_2 äquilibrieren und dann messen, wie viel Säure (in mmol/l) nötig ist, um den normalen pH-Wert des Blutes von 7,40 einzustellen. Der normale BE-Wert beträgt 0.
Zu (**E**): Das Erythrozytenvolumen nimmt mit steigendem PCO_2 etwas zu. Das liegt daran, dass die Umwandlung von CO_2 zu H_2CO_3 und die folgende Dissoziation zu H^+ und HCO_3^- fast ausschließlich im Erythrozyten ablaufen, weil dort die Carboanhydrase in viel höherer Konzentration vorliegt. CO_2 kann gut durch die Zellmembran permeieren. Es kommt also mit Anstieg der CO_2-Konzentration zu einem Anstieg der Konzentration osmotisch wirksamer Teilchen im Erythrozyten, der zum osmotischen Ausgleich mit einem Wassereinstrom und damit mit einer Volumenzunahme einhergeht. Der folgende HCO_3^--Austausch gegen Cl^- (Hamburger-Shift) ändert an dieser Situation nichts, da es sich dabei um einen osmotisch neutralen 1:1-Austausch handelt.

H97

→ **Frage 5.84:** Lösung C

Bei Sauerstoffmangel können die Zellen noch durch anaerobe Glykolyse Energie gewinnen, z. B. der Skelettmuskel bei starker Leistung, oder auch die Leber. Dabei wird Glucose zu Milchsäure (H^+ + $Lactat^-$) abgebaut, was zu einer Azidose führen kann. Dabei ist es natürlich das H^+-Ion, das Pufferkapazität verbraucht. Gibt man das Na-Salz der Milchsäure, wie in dieser Aufgabe, so entfällt dieser Effekt, der BE-Wert wird sich nicht wesentlich ändern – Lösung (C) ist also korrekt.
Aus den Zahlenwerten der Frage errechnet sich eine Gabe von 25 ml/l Lactat 0,1 molar, also 2,5 mmol/l Lactat. Als Säure appliziert, wie es der endogenen Lactatbildung entspricht, würde sich der BE-Wert um 2,5 mmol/l verändern. Wenn man das „Na" vor dem Lactat übersieht, kommt man also zu Lösung (D), was erwartungsgemäß bevorzugt markiert wurde. Bei der Diagnostik spricht man bei einem erhöhten Lactatspiegel gern von einer „Lactat-Azidose", da man weiß, dass Lactat im Stoffwechsel nur als Säure anfällt. Insofern kann man darüber streiten, ob diese Frage didaktisch adäquat ist.
(C: 25%/+0,01; D: 44%/+0,09).

H99 ■

→ **Frage 5.85:** Lösung B

Gibt man zu 10 ml Blut 0,5 ml einer 0,1 molaren HCl-Lösung, so entspricht das pro Liter Blut einer Gabe von 50 ml 0,1 molare HCl bzw. 5 ml einer 1 molaren HCl. 5 ml 1 molare HCl enthalten 5 mmol HCl. Es werden also 5 mmol/l HCl zugegeben. Da der BE-Wert definiert ist als diejenige Säuremenge (in mmol/l), die benötigt wird, um Blut bei 37 °C und normalem PCO_2 auf den normalen pH-Wert von 7,4 einzustellen, reduziert die Gabe von 5 mmol/l HCl den BE-Wert um 5 mmol/l, also (B) (vgl. Lerntext V.22).
(B: 54%/+0,23).

V.23 Störungen im Säure-Basen-Haushalt

Grundzüge für die Gliederung der Abweichungen vom normalen Säure-Basen-Status wurden schon in Lerntext V.21 anhand von Abb. 5.11 erörtert. Die Darstellungsweise entsprechend der normalen CO_2-Bindungskurve eignet sich für das Verständnis der Zusammenhänge besonders gut.

Klinischer Bezug

Reine Veränderungen des Atemzeitvolumens bei normaler Pufferkapazität des Blutes (BE = 0) führen zu Veränderungen entlang der CO_2-Bindungskurve: Einschränkung der Ventilation führt zu Steigerung des PCO_2 und Abnahme des pH-Wertes, entlang dem Pfeil **respiratorische Azidose.** Steigerung der Ventilation führt entgegengesetzt zu **respiratorischer Alkalose.** Dies sind zunächst **rein respiratorische** Veränderungen des Säure-Basen-Haushaltes. Bleibt eine respiratorische Azidose länger erhalten, so versucht das metabolische (nicht-respiratorische) System, die pH-Abweichung auszugleichen, es kommt zu einer **Kompensation.** Die Pufferbasen des Blutes werden gesteigert, es kommt – relativ zur Normalsituation – zu einem Basenüberschuss (BE positiv). Bei erhöhtem PCO_2 wird auf diese Weise der verminderte pH-Wert wieder in Richtung zum normalen pH-Wert von 7,40 korrigiert, wie mit dem Pfeil von der respiratorischen Azidose nach oben in Abb. 5.11 angezeigt. Bei respiratorischer Alkalose wird umgekehrt die Konzentration der Pufferbasen reduziert, wodurch der gesteigerte pH-Wert in Richtung zur Norm verändert wird.

Testet man bei metabolischer Kompensation einer respiratorischen Azidose die CO_2-Bindung des Blutes über den ganzen PCO_2-Bereich, so findet man die gesamte CO_2-Bindungskurve nach oben verlagert, wie in Abb. 5.11 eingetragen: metabolisch-alkalotisch verlagerte Kurve. **Eine Vermehrung der Pufferbasen des Blutes (BE-Wert positiv) führt zu einer Verlagerung der CO_2-Bindungskurve nach oben, eine Reduktion der Pufferbasen zu einer Verlagerung nach unten** (metabolisch-azidotisch verlagerte Kurve). Treten solche Änderungen bei normalem PCO_2 als **primär-metabolische Störungen** auf, so entsteht eine **metabolische Alkalose** bzw. eine **metabolische Azidose,** wie im Bild eingetragen. Bei derartigen metabolischen Störungen versucht dann das respiratorische System, durch Veränderungen des PCO_2 den pH-Wert wieder der Norm anzunähern; **respiratorische Kompensation** von metabolischen Störungen, wie im Bild eingetragen.

Häufig werden Störungen des Säuren-Basen-Haushaltes anhand eines **pH-log-PCO_2-Diagrammes** dargestellt, wie in Abb. 5.12. Es gelten dieselben Gesetzmäßigkeiten wie anhand des PCO_2-CO_2-Gehalt-Diagrammes (Abb. 5.11) erörtert. Die normale pH-log-PCO_2-Beziehung ist eine Gerade, und die rein respiratorischen Veränderungen bewegen sich auf dieser Geraden. Punkt 1) ist eine rein respiratorische Azidose, 2) eine rein respiratorische Alkalose, 3) eine rein metabolische Azidose, 4) eine rein meta-

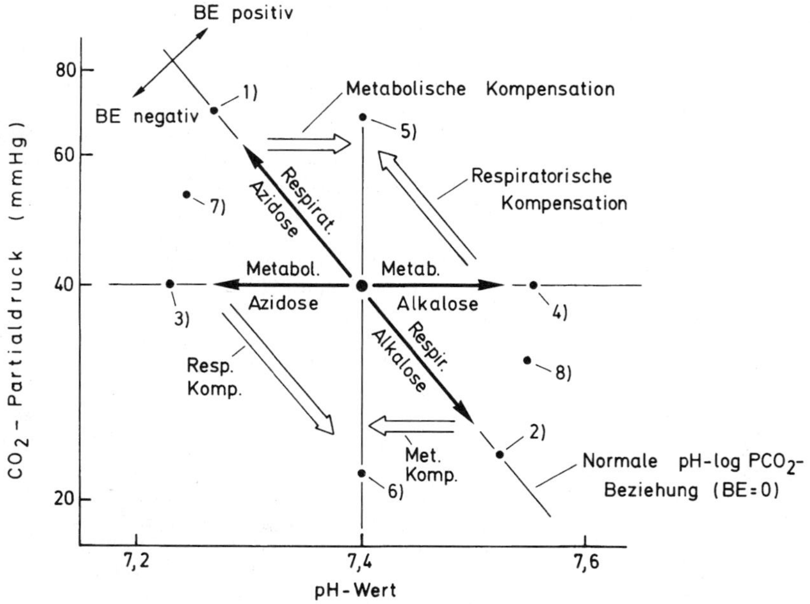

Abb. 5.12 Schema zur Regulation des Säure-Basen-Haushaltes in anderer Darstellungsweise: CO_2-Partialdruck des arteriellen Blutes (logarithmisch) in Abhängigkeit vom pH-Wert des arteriellen Blutes. Erläuterungen in Lerntext V.23.

bolische Alkalose, 5) eine kompensierte respiratorische Azidose bzw. eine kompensierte metabolische Alkalose, 6) eine kompensierte respiratorische Alkalose bzw. eine kompensierte metabolische Azidose, 7) eine kombinierte respiratorische und metabolische Azidose, 8) eine kombinierte respiratorische und metabolische Alkalose. Die Darstellungsform dieses Diagrammes wird heute gern gewählt, weil in der modernen Diagnostik pH und PCO_2 des Blutes direkt gemessen werden. ■

F01 ■

→ **Frage 5.86:** Lösung D

Für die Pufferung im Blut ist das Bicarbonatsystem von besonders großer Bedeutung. Es gilt:
$CO_2 + H_2O \Leftrightarrow H_2CO_3 \Leftrightarrow H^+ + HCO_3^-$
Zwischen den einzelnen Bereichen stellt sich jeweils ein Gleichgewicht ein. Je höher der CO_2-Partialdruck ist, also beispielsweise bei einer respiratorischen Azidose, desto größer muss auch die Bicarbonatkonzentration sein, solange sich sonst nichts ändert. Hier ist in (D) ausdrücklich gesagt, dass keine Kompensationsvorgänge abgelaufen sind. Es hat sich also bei sonst normaler Zusammensetzung des Blutes lediglich der CO_2-Partialdruck durch zu geringe Ventilation erhöht. So muss nach obigem Reaktionsschema auch die aktuelle HCO_3^--Konzentration, d.h. die bei dem erhöhten CO_2-Partialdruck und dem reduzierten pH-Wert bestehende Konzentration, erhöht sein. Davon zu unterscheiden ist der Standard-Bicarbonat-Wert. Dieser wird definitionsgemäß gemessen bei 37 °C und einem PCO_2 von 40 mmHg. Der Normalwert für diese Situation beträgt 24 mmol/l. Dieser Wert ist bei einer rein respiratorischen Azidose normal. Wird bei einem in (D) beschriebenen Patienten eine Blutprobe entnommen und zur Messung mit einem CO_2-Partialdruck von 40 mmHg äquilibriert, so geht mit der Normalisierung des erhöhten CO_2-Partialdruckes auch die erhöhte aktuelle Bicarbonatkonzentration auf den Normalwert (Standard-Bicarbonat) zurück. Vgl. Lerntext V.22.
(D: 48%/+0,30).

H97 ■■

→ **Frage 5.87:** Lösung A

Der pH-Wert von 7,13 signalisiert eine starke Azidose. Der stark überhöhte PCO_2-Wert zeigt eine respiratorische Azidose an, der stark negative BE-Wert eine metabolische (nicht-respiratorische) Azidose. Kompensationsprozesse scheiden aus. Bei einer primären respiratorischen Azidose würde eine Kompensation zu einer Zunahme der Pufferbasen führen, der BE-Wert müsste positiv werden. Bei einer primär-metabolischen Azidose würde sich eine respiratorische Kompensation in einer Abnahme des PCO_2-Wertes anzeigen. Somit muss eine Kombination einer respiratorischen mit einer metabolischen Azidose vorliegen, gemäß (A) (vgl. Lerntext V.23). Eine Skizze gemäß Abb. 5.12 kann bei der Lösung hilfreich sein.
(A: 40%/+0,35).

F04 ■■

→ **Frage 5.88:** Lösung D

Ein erhöhter CO_2-Partialdruck mit erniedrigtem pH-Wert deutet auf eine respiratorische Azidose hin. Besteht diese länger, so versucht der Organismus, die Azidose durch Erhöhung der Pufferbasen zu kompensieren, dann findet man den BE-Wert erhöht, wie in diesem Beispiel. Bei vollständiger Kompensation wäre der pH-Wert wieder normal. In dem Beispiel ist er „leicht erniedrigt", es liegt also eine Teilkompensation vor, Lösung (D).
Zu (**A**): Bei einer nicht-respiratorischen (metabolischen) Azidose fehlen Pufferbasen, der BE-Wert ist negativ.
Zu (**B**): Zur Kompensation einer metabolischen Azidose wird vermehrt CO_2 abgeatmet, der PCO_2 ist erniedrigt.
Zu (**C**): Da wäre der BE-Wert Null, d. h. die Konzentration der Pufferbasen wäre normal.
Zu (**E**): Dabei wäre der BE-Wert negativ und der PCO_2 erhöht, bei sehr stark reduziertem pH-Wert (vgl. Lerntext V.23).
(D: 67%/+0,21).

F00 ■■

→ **Frage 5.89:** Lösung A

Eine respiratorische Azidose ist dadurch gekennzeichnet, dass CO_2 unzureichend abgeatmet wird, d. h. der PCO_2 im arteriellen Blut ist erhöht, wie beispielsweise in (C) genannt, wobei sich der pH-Wert im arteriellen Blut zum Sauren hin verschiebt, wie in (D) genannt. „Nicht-kompensiert" bedeutet, dass noch keine Kompensationsprozesse des metabolischen Systems zur Normalisierung des pH-Wertes abgelaufen sind, d. h. die Pufferbasenkonzentration ist normal, der BE-Wert ist nahe null. Ein Wert von –7 mmol/l wie in (A) angegeben ist jenseits des Normalbereichs, (A) ist sicher falsch. Erhöhung von PCO_2 und Abnahme des pH-Wertes führen zu einer Rechtsverschiebung der O_2-Bindungskurve des Blutes. Dabei verschiebt sich auch der Halbsättigungsdruck etwas nach rechts, wie in (E) richtig gesagt.
Zu (**B**): Zur Erfassung der Pufferbasen-Situation stellt man im arteriellen Blut einen normalen PCO_2 von 40 mmHg (5,3 kPa) ein und bestimmt dann die Bicarbonatkonzentration (oder den BE-Wert). Den so bestimmten Wert nennt man Standardbicarbonat, der Normalwert beträgt 24 mmol/l. Davon zu unterscheiden ist die beim jeweiligen PCO_2 bestehende aktuelle Bicarbonatkonzentration. Mit Anstieg des PCO_2 stellt sich ein neues Gleichgewicht zwischen CO_2- und HCO_3^--Konzentrationen ein: **Mit Anstieg des PCO_2 im arteriellen Blut steigt**

die aktuelle Bicarbonatkonzentration an, Aussage (B) ist richtig. Stünde in (B) „Standardbicarbonat" statt „aktuelle Bicarbonatkonzentration", so wäre die Aussage falsch. Vgl. Lerntexte V.22 und V.23.
(A: 67%/+0,22).

H86 ■ ■

→ **Frage 5.90:** Lösung D

Die Situation findet sich in Abb. 5.12 im rechten oberen Quadranten. Die Erhöhung des CO_2-Partialdruckes allein würde zu einer Azidose führen, eine metabolische Kompensation könnte den pH-Wert wieder bis nahe 7,40 normalisieren. Wenn aber bei erhöhtem PCO_2 der pH-Wert zum Alkalischen verschoben ist, so kann das nur bedeuten, dass eine sehr starke nichtrespiratorische (metabolische) Alkalose (sehr hoher BE-Wert!) besteht, die durch Reduktion der CO_2-Abatmung partiell kompensiert ist.
(D: 73%/+0,32).

In **Modifikationen** (mit veränderten Antwortangeboten) waren im Stamm andere Zahlen angegeben, z. B. 7,2–40 mmHg – –12 mval/l; richtige Lösung „nichtrespiratorische Azidose". Oder 7,5–25 mmHg – –2 mmol/l; richtige Lösung „alveoläre Hyperventilation bei emotionaler Erregung", d. h. respiratorische Alkalose: ein BE-Wert von –2 mmol/l liegt im Bereich der Norm. Oder: 7,29–28 mmHg – –12 mmol/l; richtige Lösung „metabolische Azidose mit respiratorischer Teilkompensation". Oder: 7,20–60 mmHg – –7 mmol/l; richtige Lösung „kombinierte metabolische und respiratorische Azidose".

H03 ■ ■

→ **Frage 5.91:** Lösung A

Mit „oxygeniertes Blut eines Gesunden" ist im Vorsatz gesagt, dass die Pufferbasenkonzentration normal ist, der BE-Wert ist Null. Dann stellt sich bei einem PCO_2 von 40 mmHg ein pH-Wert von 7,40 ein, entsprechend der Geraden im Diagramm. Alle Punkte, die links-oben auf der Geraden liegen, kennzeichnen rein respiratorische Azidosen (BE-Wert normal), alle Punkte rechts-unten rein respiratorische Alkalosen. Das Diagramm der Aufgabe entspricht Abb. 5.12. Vgl. Lerntext V.23.
Würde man den eingezeichneten Punkt des Diagramms nach rechts bis auf die Gerade verschieben, so würde dies eine rein respiratorische Azidose mit einem pH-Wert von knapp 7,30 kennzeichnen. Die Tatsache, dass der Punkt links-unterhalb der Geraden liegt, bedeutet, dass Pufferkapazität fehlt, der BE-Wert ist negativ. Es besteht also bei dem Patienten neben der respiratorischen Azidose zugleich noch eine metabolische (nichtrespiratorische) Azidose, (A) trifft zu. Für metabolisch kompensierte Azidosen würden die Werte rechts von der Geraden liegen (im pH-Bereich unterhalb 7,40).

H99

→ **Frage 5.92:** Lösung B

Eine rein respiratorische Azidose ist dadurch gekennzeichnet, dass keine Kompensationsprozesse mit Veränderung der Pufferbasenkonzentration abgelaufen sind. Das erkennt man am besten am BE-Wert. Dieser wird ermittelt, indem man in der arteriellen Blutprobe zunächst einen normalen PCO_2 von 40 mmHg einstellt und dann prüft, wieviel Säure (in mmol/l) benötigt wird, um den normalen pH-Wert von 7,4 einzustellen. Bei der rein respiratorischen Azidose (PCO_2 erhöht) würde sich mit Normalisierung des PCO_2-Wertes auch der normale pH-Wert einstellen, der BE-Wert wäre dann Null. Kritisch ist Aussage (C). Kennt man die Werte von PCO_2 und pH, so lässt sich auch feststellen, ob eine Kompensation vorliegt. Man braucht dazu die Beziehung zwischen pH und PCO_2 bei normalem BE-Wert. Hat man diese im Kopf, so kann man auch mit dem PCO_2-Wert die Art der Azidose „unmittelbar" erkennen. Sonst muss man in einem Diagramm im Lehrbuch nachschlagen. Das Resultat weist darauf hin, dass die Frage nicht klar genug formuliert ist. Vgl. Lerntexte V.22 und V.23.
(**B: 23%/+0,13**; C: 62%/–0,04).

F99 ■

→ **Frage 5.93:** Lösung A

Wenn eine metabolische Azidose besteht bei intakter Nierenfunktion, wie im Vorsatz gesagt, so wird die Niere versuchen, möglichst viel H^+-Ionen auszuscheiden. Dazu gehört die Steigerung der NH_4^+-Ausscheidung (B), was mit erhöhtem Glutaminverbrauch verbunden ist (D). Weiterhin wird eine respiratorische Kompensation der Azidose stattfinden, mit Steigerung der Ventilation (E) und Abnahme des arteriellen PCO_2 (C). Der Urin-pH-Wert wird sich dabei in Richtung maximale Säuerung bewegen – erreichbarer pH-Grenzwert 4,5. (A) ist sicher falsch.
(A: 47%/+0,41).

H02

→ **Frage 5.94:** Lösung D

Bei Diabetes mellitus entsteht eine metabolische (nicht-respiratorische) Azidose durch vermehrten Anfall von Acetessigsäure und β-Oxybuttersäure. Dadurch werden Pufferbasen verbraucht, der Basenüberschuss wird negativ, (A) trifft nicht zu. Der Körper versucht, die metabolische Azidose respiratorisch zu kompensieren, die Ventilation wird gesteigert: Hyperventilation, (D) trifft zu.
Zu (B): C-Peptid entsteht bei der Biosynthese des Insulins durch Abspaltung vom Prohormon. Es wird gemeinsam mit Insulin in äquimolaren Mengen sezerniert. Somit wird es beim Typ-1-Diabetiker, der kein oder nur noch sehr wenig Insulin bildet, im Blutplasma reduziert sein.

Zu (C): Auch der Fettsäurespiegel im Blut steigt beim Diabetes an.
Zu (E): Azidose beeinträchtigt die Na^+-K^+-ATPase, was zu einer Hyperkaliämie führt.
(D: 34%/+0,44).

F01

→ **Frage 5.95:** Lösung D

Bei schwerer körperlicher Leistung kann der Milchsäurespiegel im Blut ansteigen, mit Abfall des arteriellen pH-Wertes (metabolische Azidose). Diese Säuerung des Blutes ist ein zusätzlicher Atemantrieb, der eine Ventilationssteigerung auslöst, welche wiederum einen Abfall des arteriellen CO_2-Partialdruckes nach sich zieht. Eine solche Situation ist in (D) dargestellt: Der pH-Wert ist sauer, und der pCO_2-Wert liegt unter der Kurve für den Normalwert von 40 mmHg (= 5,3 kPa). (E) kommt nicht in Frage, weil der pH-Wert noch im Normbereich liegt (vgl. Lerntext V.23). Die Aufgabe hat aber ihre Schwachstellen. „Schwere körperliche Arbeit" ist ein weiter Begriff. Wenn man allgemein von „Schwerarbeit" spricht, sind Leistungen gemeint, die noch deutlich von der Dauerleistungsgrenze entfernt sind, sodass man nicht unbedingt davon ausgehen muss, dass bei der gewählten Formulierung eine deutliche Erhöhung der Milchsäurekonzentration vorliegt. Das ließe sich leicht klarstellen, wenn man im Vorsatz beispielsweise sagen würde: „Welcher der Punkte ... ist bei starker körperlicher Leistung, bei der größere Muskelpartien schon mit anaerober Energiegewinnung tätig sind, zu erwarten?"
(Es ist zu beanstanden, dass diese Frage, die in praktisch identischer Form im Termin H94 gestellt war, jetzt wieder verwendet wurde. Damals haben 22 % die gewünschte Antwort (D) markiert, bei niedriger Trennschärfe (+0,14). Wenn eine Aufgabe mit Ratewahrscheinlichkeit gelöst wird, hat man die Eignung der Frage gründlich zu prüfen. Dabei würde man zwangsläufig auf die oben genannten Einwendungen treffen.)
(D: 56%/+0,22).

Kommentare aus dem Examen Herbst 2004

H04

→ **Frage 5.96:** Lösung C

- STPD (standard temperature and pressure, dry) bedeutet: 0 °C, Druck 101 kPa (760 mmHg), Wasserdampfdruck Null.
- BTPS (body temperature, atmospheric pressure, water saturated): 37 °C, aktueller Luftdruck, volle Wasserdampfsättigung; also Bedingungen wie in den Lungenalveolen.
- ATPS (ambient temperature, atmospheric pressure, water saturated): Umgebungstemperatur (Spirometerbedingungen), aktueller Luftdruck, Wasserdampfsättigung.

Abkühlung vermindert das Gasvolumen (bei gleichem Druck) und Entzug des Wasserdampfes ebenfalls. Eine Gasprobe wird deshalb bei STPD das kleinste und bei BTPS das größte Volumen aufweisen (C).

H04

→ **Frage 5.97:** Lösung C

Die Oberflächenspannung an der Flüssigkeitsgrenzschicht der Alveolen zur Luft hat die Tendenz, die Oberfläche zu verkleinern, d. h. sie wirkt der Entfaltung der Alveolen entgegen. Deshalb bildet das Alveolarepithel Stoffe, die man als Surfactant bezeichnet, die die Oberflächenspannung erheblich reduzieren. Dadurch wird die Entfaltung der Alveolen erleichtert und auch die Dehnbarkeit der gesamten Lunge wird gesteigert, die Compliance der Lunge ($\Delta V/\Delta P$) nimmt zu, (A) ist falsch. Beim Fehlen von Surfactants können ganze Lungenpartien kollabieren. Solche schlecht oder gar nicht mehr belüfteten Partien stellen einen funktionellen Kurzschluss für die Durchblutung dar (Rechts-Links-Shunt), weil sich das dort durchfließende Blut nicht oder nur stark vermindert am Gasaustausch beteiligt, also Lösung (C).
Zu (B): Diese Aussage ist zunächst verlockend. Man denkt an die hypoxische Vasokonstriktion, die es bei den Lungengefäßen gibt: Abnahme des Sauerstoffpartialdruckes führt zu einer Gefäßkonstriktion. Sinn dieser Reaktion ist es, dass in schlecht belüfteten Alveolen automatisch die Durchblutung vermindert und so der Rechts-Links-Shunt reduziert wird. Es sind aber nicht die Kapillaren, die die Konstriktion produzieren, sondern die vorgeschalteten Widerstandsgefäße, denn nur diese besitzen die für die Konstriktion nötige glatte Muskulatur! (Ich finde die Formulierung dieser Aussage nicht fair.)
Zu (D): Mangel an Surfactant führt zur Verkleinerung der betroffenen Alveolen.
Zu (E): Die Kräfte, die die Lunge zusammenziehen und die dadurch den Unterdruck im Pleuralspalt erzeugen, werden bei Mangel an Surfactant größer. Dadurch wird die Negativität verstärkt.

H04

→ **Frage 5.98:** Lösung C

Zur Feststellung einer obstruktiven Lungenerkrankung (Verengung der Bronchien, erhöhter Atemwegswiderstand) eignen sich die dynamischen Atemgrößen: Atemstoß (maximale Ausatemgeschwindigkeit aus maximaler Inspirationsstellung heraus) und Ein-Sekunden-Ausatmungskapazität (Tiffeneau-Test; dasjenige Gasvolumen, das aus maximaler Inspirationsstellung heraus in 1 s ausgeatmet werden kann, in % der Vitalkapazität). Diese Verfahren sind hier nicht genannt. (A), (B) und (D) sind nicht geeignet. Auch (E) ist nicht geeignet, weil der Atemgrenzwert auch bei Schwächung der Atemmuskulatur reduziert ist – er erlaubt deshalb keine sicheren Rückschlüsse auf den

Atemwiderstand. Es bleibt somit nur die **Ganzkörperplethysmographie** (C). Dieses aufwendigere Verfahren wird zunehmend in der Diagnostik eingesetzt. Dabei wird der Patient in eine geschlossene Kammer gesetzt und atmet entweder gegen die Umgebung oder aus der Kammer. Gemessen werden Atemstromstärke, Munddruck und Kammervolumen (bzw. -druck). Berechnen lassen sich intrapulmonales Volumen und intrapulmonaler Druck. Aus Druckgradient und Atemstromstärke lässt sich auch der Atemwegswiderstand berechnen. Zur Diagnostik obstruktiver Ventilationsstörungen ist das Verfahren bestens geeignet.

H04

→ **Frage 5.99:** Lösung B

Der Vorsatz lässt offen, ob hier nur die akuten Umstellungen gemeint sind oder auch die Anpassungen bei längerem Höhenaufenthalt (Höhenakklimatisation). In jedem Fall kommt es in einer Höhe von 3000 m schon zu einer Abnahme des alveolären O_2-Partialdruckes, der eine hypoxische Vasokonstriktion hervorrufen kann, wodurch der Strömungswiderstand in der Lungenstrombahn und damit auch der mittlere Pulmonalarteriendruck ansteigen, (B) trifft zu. Bei 3000 m Höhe sind solche Reaktionen schwach und bereiten keine Probleme. In großen Höhen besteht bei Bergsteigern die Gefahr, dass ein Lungenödem auftritt, das, mindestens teilweise, auf die hypoxische Vasokonstriktion der Lungengefäße zurückgeführt wird.
Zu (**A**): Wenn der Strömungswiderstand in der Lunge ansteigt, wird die Vorlast des linken Herzens (Druck im linken Vorhof) eher abnehmen.
Zu (**C**): Im akuten Übergang in die Höhe steigt die Ventilation, ausgelöst durch die Hypoxie im Blut, an, CO_2 wird etwas abgeatmet, es tritt eine gewisse Hyperventilation auf, bei der der RQ zunächst abfällt. Im stationären Zustand normalisiert er sich wieder.

Zu (**D**): Die Ventilationssteigerung mit Abnahme des CO_2-Partialdruckes führt zu einer Alkalose.
Zu (**E**): Die Höhen-Alkalose wird mit einer gesteigerten Ausscheidung von Bicarbonat beantwortet, mit dem Ziel, den gesteigerten pH-Wert des Blutes wieder zu normalisieren (Kompensation der Alkalose). Die aktuelle Bicarbonatkonzentration sinkt dabei ab. Standard-Bicarbonat ist definiert als die Bicarbonatkonzentration des Blutes bei einem PCO_2 von 40 mmHg und voller Sauerstoffsättigung. Dieser Wert bleibt bei akuter Umstellung der Atmung in der Höhe zunächst unverändert, im Rahmen der Anpassungsprozesse nimmt er ab.

H04 ■

→ **Frage 5.100:** Lösung A

Von der eingeatmeten Luft bleibt ein Teil im Totraum (derjenige Raum, der sich nicht am Gasaustausch beteiligt, etwa 150 ml) und der andere Teil erreicht die Alveolen, wo der Gasaustausch stattfindet. Beispielsweise bei einem normalen Atemzugvolumen von 0,5 l und einem Totraum von 0,15 l beträgt bei einer Atemfrequenz von 20/min die alveoläre Ventilation 0,35 l mal 20/min = 7 l/min. Bei dieser Aufgabe sind keine großen Rechnungen erforderlich. Wenn der Totraum um 0,2 l zunimmt (Lungenpartien, die belüftet, aber aus irgendeinem Grund nicht durchblutet werden und sich deshalb nicht am Gasaustausch beteiligen können, sind „funktioneller Totraum") und dabei die alveoläre Ventilation bei konstanter Atemfrequenz gleich bleiben soll, muss einfach das Atemzugvolumen um 0,2 l gesteigert werden, also (A).

H04 ■■

→ **Frage 5.101:** Lösung B

Hier ist nach dem Sauerstoffbindungsvermögen des Blutes (des Hämoglobins) gefragt. Die Sauerstoff-Bindungskurve (siehe Abb.) wird sowohl durch

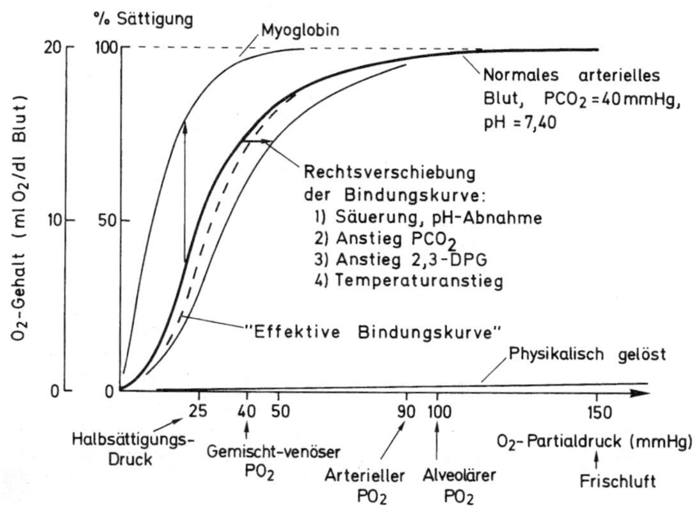

Säuerung als auch durch Anstieg des CO_2-Partialdruckes nach rechts verschoben, d. h. bei einem konstanten PO_2 kann das Hämoglobin unter diesen Bedingungen weniger Sauerstoff binden, die Sauerstoffabgabe (Desoxygenation) wird erleichtert. Abnahme des O_2-Partialdruckes führt sowieso zur Abgabe von Sauerstoff aus der Bindung am Hämoglobin, (B) trifft somit zu, (C) ist falsch.
Zu (**A**): Die Konzentration von 2,3-Bisphosphoglycerat, das im Glucosestoffwechsel des Erythrozyten entsteht, steigt unter verschiedenen Bedingungen an, z. B. bei Höhenaufenthalt, bei stärkerer Arbeit und unter dem Einfluss einiger Hormone. Hypoxie und Alkalose (nicht eine Azidose) tragen bei Höhenaufenthalt zum Anstieg der Konzentration von 2,3-Bisphosphoglycerat bei.

H04 ■

→ **Frage 5.102:** Lösung B

Beim Abbau des bei schwerer Arbeit anfallenden Laktats spielt der Herzmuskel die wichtigste Rolle, der Laktat als Substrat für die Energiegewinnung nutzt, gemäß (B).

6 Arbeits- und Leistungsphysiologie

Zur Basis dieses Abschnitts gehören Grundlagen des Energieumsatzes, die in Kapitel 8 dargestellt sind. Für systematisches Lernen empfiehlt es sich, Kapitel 8 zuerst zu bearbeiten.

VI.1 Energieumsatz bei Arbeit und Sport

Derjenige Energieumsatz, der sich beim Menschen bei völliger Ruhe einstellt, heißt **Grundumsatz (basaler Energieumsatz)** (vgl. Lerntext VIII.4). Als Merkwert für den Mann gilt **1 W/kg** oder **100 kJ/kg und Tag.** Ein 70 kg schwerer Mann hat somit einen Grundumsatz von etwa **7000 kJ/d = 7 MJ/d.** Der **Ruheumsatz,** d. h. Grundumsatz plus Umsatz durch Nahrungsaufnahme und leichte Bewegungen ohne nennenswerte körperliche Arbeit, kann auf **8 MJ/d** angesetzt werden. Für die Einteilung verschiedener Arbeitsformen gilt die Faustregel (der Arbeitsbegriff der Umgangssprache bezeichnet im physikalischen Sinn eine Leistung):
Leichte und mittelschwere Arbeit beim Mann (70 kg): bis zum Doppelten des Grundumsatzes, rund **15 MJ/d.**
Schwer- und Schwerstarbeit: bis 20 MJ/d (knapp 3mal Grundumsatz).
Bei der Frau: Grenze der Schwerstarbeit bei 15 MJ/d.
(Zum Vergleich mit älteren Angaben: 1 kcal = 4,2 kJ.)

Diese Werte gelten für Tätigkeiten, die regelmäßig über längere Zeit bei 8stündiger Arbeit pro Tag erbracht werden. Während der Arbeitszeit muss dabei der Schwerarbeiter seine Leistung auf das 5- bis 6fache des Ruheumsatzes steigern. Für einzelne Tage können wesentlich höhere Leistungen erbracht werden, Extremwerte bis zu 50 MJ/d wurden beobachtet.
Einen besseren und direkteren Einblick in die Leistungsfähigkeit des Menschen gewinnt man, wenn man nicht die Tagesgesamtwerte, sondern die aktuellen Leistungen angibt, wie das bei den sportlichen Leistungen üblich ist. Abb. 6.1 enthält dazu die wichtigsten Angaben. Der Gesunde kann eine Steigerung der Leistung auf das **5fache des Grundumsatzes (GU),** also rund 350 W (bei einem 70-kg-Mann), **längerfristig (ca. 1 h) durchhalten.**
Diejenige maximale Leistung, die gerade noch langfristig durchgehalten werden kann, nennt man Dauerleistungsgrenze. Diese Größe ist interindividuell sehr variabel, sie ist von konstitutionellen Faktoren und insbesondere vom Trainingszustand abhängig. Man gibt deshalb die **normale Dauerleistungsgrenze** am besten als Bereich von **5- bis 10mal GU (350–700 W)** an. Bei **maximalem Training können Dauerleistungen bis zu 20mal GU erreicht werden** (Rekordleistungen im Marathonlauf, Skilanglauf usw.). Weitere Steigerungen der Leistung über die Dauerleistungsgrenze hinaus sind nur kurzfristig möglich, wobei der Energieumsatz des Körpers nicht mehr durch gleichzeitige O_2-Aufnahme gedeckt werden kann. Bei **Kurzleistungen** kann der Körper seine Energiereserven in kurzer Zeit voll verbrauchen. Für 100-m-Lauf-Rekordwerte wurden Leistungen bis zu **275mal GU** errechnet.
Von den hier angegebenen Gesamt-Leistungswerten, wie sie sich aus dem Energieumsatz errechnen lassen, ist die **nach außen abgegebene Leistung** zu unterscheiden, wie man sie beispielsweise am Fahrradergometer als elektrische Leistung (in Watt) bestimmen kann, (Zum Wirkungsgrad vgl. Lerntext VIII.6).
Vorsicht bei den Dimensionen Arbeit und Leistung!
Leistung ist Arbeit pro Zeit = Energie pro Zeit. Alle Energieumsatzwerte sind dimensionsmäßig Leistungen. Der Arbeitsbegriff der Umgangssprache bezeichnet meist Leistungen („Schwerarbeit“ usw.), wodurch es immer wieder zu Missverständnissen kommt. Bis heute hält sich dieser unsaubere Arbeitsbegriff leider auch in der physiologischen Literatur. ■

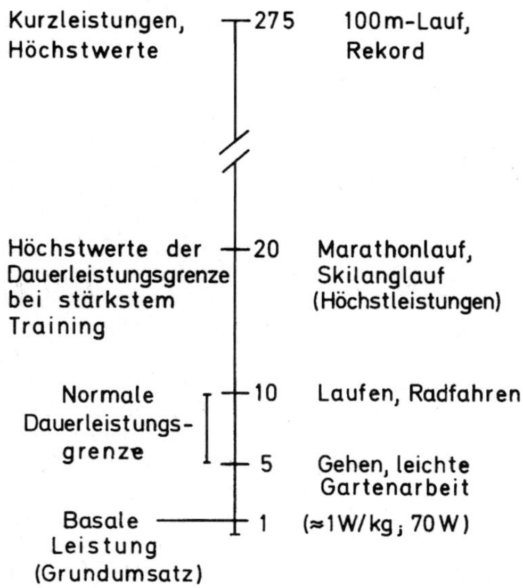

Abb. 6.1 Energieumsatz bei verschiedenen körperlichen Leistungen des Menschen, relativ zum Grundumsatz (rund 1 W pro kg Körpergewicht).

VI.2 Blutkreislauf und Atmung bei steigender Leistung

Im Verlauf einer konstanten Leistung steigen sowohl O_2-Aufnahme als auch Herzfrequenz (als Indikator für das steigende Herzminutenvolumen) innerhalb weniger Minuten auf einen erhöhten Wert, der im Falle einer nicht ermüdenden, langfristig durchhaltbaren Leistung (unterhalb der **Dauerleistungsgrenze**) im weiteren Verlauf konstant bleibt (stationärer Wert, steady state), wie das in Abb. 6.2 dargestellt ist. Die zu Beginn der Arbeit eingegangene **Sauerstoffschuld** wird nach Beendigung der Arbeit wieder ausgeglichen.

Die O_2-Aufnahmefähigkeit des Körpers ist aber begrenzt, insbesondere durch den Blutkreislauf. Steigt die Leistung auf Werte an, die durch den maximalen O_2-Nachschub nicht mehr gedeckt werden können, so wächst die O_2-Schuld mit fortdauernder Leistung weiter an, es kommt zu Ermüdung und schließlich zu Erschöpfung und Arbeitsabbruch. Eine Dauerleistung auf diesem Niveau ist nicht mehr möglich, die **Dauerleistungsgrenze** ist überschritten. Charakteristische Zeichen für eine Leistung über der Dauerleistungsgrenze sind einmal die große O_2-Schuld, die sich während der Leistung aufbaut und die aus der Nachatmung nach Beendigung der Leistung bestimmt werden kann, und zum anderen der während der Leistung fortdauernde Anstieg der Pulsfrequenz, es wird kein steady state erreicht (Abb. 6.2).

Wachsende O_2-Schuld bedeutet Abbau der Energiereserven, insbesondere der energiereichen Phosphate (ATP und Kreatinphosphat), Abbau der O_2-Reserven, z. B. am Myoglobin, und schließlich **anaerobe Energiegewinnung** durch Abbau von Kohlenhydraten bis zur Milchsäure. Wachsende **Milchsäurekonzentration im Blut** ist deshalb ein zuverlässiger Indikator für eine wachsende O_2-Schuld.

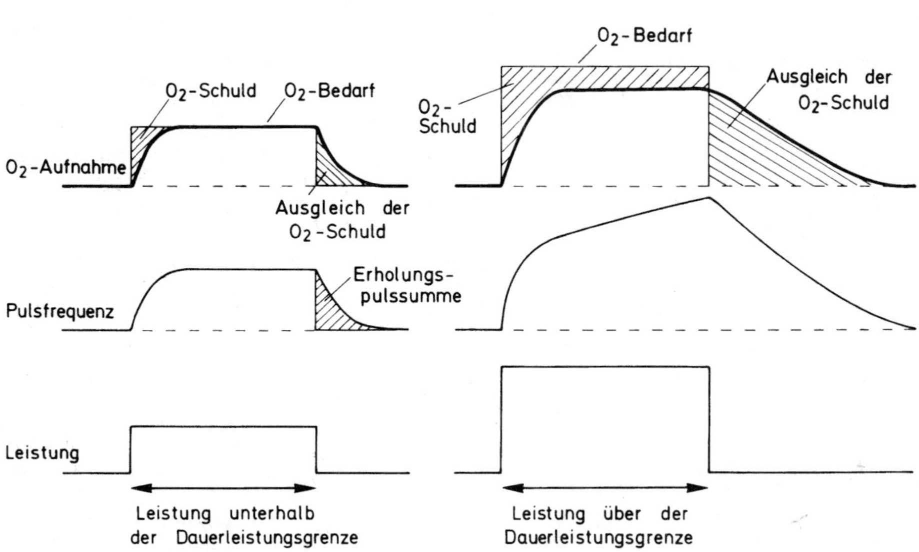

Abb. 6.2 Sauerstoffverbrauch und Pulsfrequenz bei körperlicher Leistung. Bei mäßiger Leistung (linker Teil) wird anfangs eine gewisse O_2-Schuld eingegangen, im weiteren Verlauf entspricht die O_2-Aufnahme dem O_2-Verbrauch, und die Pulsfrequenz bleibt konstant. Am Ende der Leistung wird die anfängliche O_2-Schuld wieder ausgeglichen. Bei einer Leistung über der Dauerleistungsgrenze (rechter Teil) kann der O_2-Bedarf durch Atmung und Kreislauf nicht gedeckt werden, die O_2-Schuld wächst immer weiter an, begleitet von einem Anstieg der Pulsfrequenz.

Das Ausmaß der Steigerungsfähigkeit von Herz- und Atemleistungen ist der begrenzende Faktor für eine körperliche Dauerleistung. Diese Größen sind wiederum stark variabel und von konstitutionellen Faktoren und vom Trainingszustand abhängig. Als Faustregel gilt: Der normale Erwachsene kann das **Herzminutenvolumen um den Faktor 3 bis 4 steigern (von 5 auf 15 bis 20 l/min)**, insbesondere durch **Steigerung der Herzfrequenz bis auf 180–200/min**, das Herzschlagvolumen steigt nur in geringem Umfang an. Die arteriovenöse **O_2-Ausschöpfung** lässt sich ebenfalls um den Faktor 3 steigern, von rund 40 ml/l auf 150 ml/l, sodass der **O_2-Verbrauch insgesamt rund auf das 10fache des Ruhewertes erhöht werden kann.** Über diese Grenze hinaus lässt sich die Leistungsfähigkeit nur durch ein intensives **Ausdauertraining** steigern (**maximales Herzminutenvolumen: 25 bis 30 l/min**).

Im Bereich möglicher Dauerleistungen steigt mit Herzfrequenz und O_2-Aufnahme auch die **Ventilation** etwa proportional an. **Alveolärer und arterieller PCO_2 bleiben im unteren Leistungsbereich annähernd unverändert.** Als wichtigste Antriebe für die Ventilation werden eine Mitinnervation der Atmung durch die motorischen Zentren und reflektorische Einflüsse von Muskelrezeptoren diskutiert.

Mit zunehmender Leistung steigt infolge zunehmender anaerober Energiegewinnung auch die Lactatkonzentration im Blutplasma über den Normalwert von 1 mmol/l an, bei Dauerleistungen bis zu 2–3 mmol/l, bei erschöpfender Leistung bis zu 10–15 mmol/l. **Bei steigendem Lactatspiegel wird die Säuerung des Blutes zu einem zusätzlichen Atemantrieb, wobei der arterielle PCO_2 deutlich absinken kann** (z. B. auf 35 mmHg).

F96 ■

→ **Frage 6.1:** Lösung E

Im Vorsatz sollte klargestellt sein, ob es sich um eine maximale Dauerleistung (dann wäre (A) falsch) oder um eine Leistung über der Dauerleistungsgrenze handelt. Die „maximale Arbeit“ an sich gibt es nicht.

Für Leistungen über der Dauerleistungsgrenze ist (A) typisch (vgl. Lerntext VI.2 und Abb. 6.2). Der Muskel geht dabei eine ständig wachsende Sauerstoffschuld ein. Es wird zunehmend auf anaerobe Energiegewinnung umgeschaltet, wobei die Milchsäurekonzentration im Blut steigt und der pH-Wert sinkt, bis es schließlich zur Erschöpfung kommt. Der sinkende pH-Wert wird dabei zu einem starken Atemantrieb mit der Folge, dass die Ventilation mehr steigt, als es für die Regelung des arteriellen PCO_2 nötig ist, der PCO_2 sinkt ab, (E) ist sicher falsch.

(**E: 23%/+0,28**; A: 61%/–0,15).

F98 ■■

→ **Frage 6.2:** Lösung A

Bei körperlicher Dauerleistung kann der Energieumsatz, und damit der Sauerstoffverbrauch, beim Untrainierten bis zum 5- bis 10fachen des Grundumsatzes ansteigen (Dauerleistungsgrenze), beim Trainierten auch bis zum 20fachen (vgl. Lerntext VI.1). Da sich die Zusammensetzung der Alveolarluft dabei nicht wesentlich ändert (der CO_2-Partialdruck des arteriellen Blutes ist eine geregelte Größe!), kann auch die Sauerstoffausschöpfung aus der Atemluft nicht wesentlich gesteigert werden. Es muss also die Ventilation, d. h. das Atemzeitvolumen, ähnlich gesteigert werden wie die O_2-Aufnahme, wobei Atemfrequenz und Atemtiefe (Atemzugvolumen) zunehmen – jede der beiden Größen braucht bei einer Erhöhung des Atemzeitvolumens um den Faktor 10 nur um den Faktor 2 bis 4 gesteigert zu werden. Bei der Steigerung des O_2-Abtransportes aus der Lunge mit dem Blut nehmen die Größen (C) bis (E) der Aufgabe zu, wobei sich jede Einzelne wieder deutlich weniger als um den Faktor 10 erhöht. Es muss also (A) markiert werden.

(**A: 73%/+0,29**).

H98 ■

→ **Frage 6.3:** Lösung C

Den Zahlenwert für die maximale Sauerstoffaufnahme lernt man nicht auswendig. Er lässt sich aber aus Basiswissen ermitteln. 1 l Blut nimmt bei Sättigung 200 ml Sauerstoff auf. Im gemischten Venenblut sind unter Ruhebedingungen noch 75% = 150 ml enthalten. Bei einem Herzminutenvolumen von 5 bis 6 l/min werden also 250 bis 300 ml Sauerstoff pro Minute dem Blut entnommen, d. h. verbraucht. Die Dauerleistungsgrenze, die durch das Leistungsvermögen der Kreislauf- und Atmungssysteme begrenzt wird, liegt beim Untrainierten, je nach individueller Konstitution, beim Fünf- bis Zehnfachen des Grundumsatzes. D. h. es kann maximal 5- bis 10mal so viel Sauerstoff verbraucht werden wie unter Ruhebedingungen, also 1,5 bis 3 l/min. Nur (C) liegt in diesem Bereich (vgl. Lerntext VI.1).

(**C: 30%/+0,06**).

F01

→ **Frage 6.4:** Lösung D

Der maximale O_2-Verbrauch im Körper wird durch die Transportkapazität des Blutes begrenzt. Das Blut wird schon in Ruhe maximal mit O_2 beladen. Bei steigendem O_2-Bedarf können einmal die Organe dem Blut mehr O_2 entnehmen, zum anderen kann das Herz durch Steigerung des Zeitvolumens das Angebot erhöhen. Auf diese Weise kann die O_2-Anlieferung durch das Blut an die Organe rund um den Faktor 10 gegenüber Ruhebedingungen gesteigert werden. Dabei ist die Atmung keines-

wegs an der Grenze ihrer Leistungsfähigkeit, (A) ist falsch. Das Atemzeitvolumen kann von 6 bis 8 l/min auf über 100 l/min gesteigert werden (Atemgrenzwert). Da auch die unter (B), (C) und (E) genannten Prozesse nicht begrenzend sind, könnte die Atmung durchaus noch mehr O_2 anliefern, was sie ja bei einem maximal ausdauertrainierten Sportler auch tut.
(D: 35%/+0,21).

H99

→ **Frage 6.5:** Lösung E

Die Dauerleistungsgrenze des Gesunden, der nicht auf Höchstleistungen trainiert ist, liegt beim 5- bis 10fachen des Grundumsatzes, also bei 5 bis 10 W/kg, sodass (A) richtig ist. Dabei kann das Herzminutenvolumen um den Faktor 3 bis 4 steigen, und die arteriovenöse Sauerstoffausschöpfung kann ebenfalls um den Faktor 3 zunehmen. Die Sauerstoffaufnahme kann demnach um den Faktor 10 steigen, wenn wir von einer Person mit einer Dauerleistungsgrenze von 10 W/kg ausgehen. (E) ist in jedem Falle richtig, da mit zunehmender Leistung immer auch die arteriovenöse O_2-Differenz zunimmt (vgl. Lerntexte VI.1 und VI.2).
Das IMPP hat – wie schon wiederholt in früheren Fragen – Aussage (A) als falsch angesetzt. Mit „6 Watt/kg" ist wahrscheinlich nicht die Gesamtleistung = Energieumsatz gemeint, sondern die äußere Leistung, die etwa am Fahrradergometer erbracht wird – was natürlich gesagt werden müsste. Die maximale äußere Leistung beträgt bei einer Gesamtleistung von 10 W/kg und einem Wirkungsgrad von 30% nur 3 W/kg. Durch die Wiederholung wird die Aufgabe nicht besser!
(E: 66%/+0,06).

F04

→ **Frage 6.6:** Lösung D

Wird Leistung vom Körper gefordert, so laufen die Reaktionen ab, die die Leistung steigern können. So wird in jedem Fall das wichtigste „Stress-Hormon", das von der Nebennierenrinde produzierte Cortisol, vermehrt ausgeschüttet, (D) trifft zu. Auch Adrenalin steigert die Leistungsfähigkeit und kann vermehrt ausgeschüttet werden, typischerweise bei Leistungen mit stärkerer emotionaler Beteiligung – (A) ist jedenfalls falsch. Die O_2-Ausschöpfung nimmt mit stärkerem Einsatz der Muskulatur zu, (B) ist falsch.
Zu (C) und (E): Der CO_2-Partialdruck steigt mit zunehmender Muskelleistung typischerweise in einem weiten Bereich nicht an, weil die Ventilation sehr präzise reguliert und den Erfordernissen angepasst wird. Wenn bei stark gesteigerter Muskelleistung die Durchblutung und damit die O_2-Versorgung des Muskels zu knapp wird, steigt die Milchsäurebildung, und es kommt zu einer gewissen Übersäuerung des Blutes (Azidose). Diese Säuerung stellt einen zusätzlichen Atemanreiz dar, und der CO_2-Partialdruck sinkt dabei sogar etwas ab. Der erhöhte Laktatspiegel verbraucht jedenfalls Pufferkapazität, sodass (E) nicht zutrifft.
(D: 29%/+0,17).

H03 ■

→ **Frage 6.7:** Lösung B

Bei erschöpfender Arbeit (man sollte besser Leistung sagen) steigt die Milchsäurebildung an, der pH-Wert des Blutes sinkt ab, es entsteht eine metabolische Azidose – (A) ist falsch. Der sinkende pH-Wert ist ein starker Atemantrieb. Die Ventilation wird so stark gesteigert, dass der arterielle CO_2-Partialdruck sogar abnimmt („Hyperventilation"). Damit geht auch die aktuelle Bicarbonatkonzentration zurück. Die Milchsäurebildung verbraucht Pufferkapazität, (B) ist sicher richtig. Die übrigen Größen ändern sich nicht wesentlich.

H95 ■

→ **Frage 6.8:** Lösung D

Die Herzfrequenz kann bei körperlicher Leistung vom Ruhewert um 70/min auf 180 bis 200/min ansteigen, also auf 250 bis 300% des Ausgangswertes, was dem Bild der Aufgabe entspricht. Die Größen (A) und (E) verändern sich nur geringgradig. Die ATP-Konzentration im Muskel (B) sinkt ab. Das Herzschlagvolumen (C) steigt nur geringgradig an. Beginnt man die Arbeit in einer Situation, bei der das Schlagvolumen besonders niedrig ist, z. B. im Stehen bei einer Person, die orthostatisch relativ labil ist, so mag es einmal zu einer Verdoppelung kommen. Aber das ist schon ungewöhnlich. So ist (D) anzukreuzen (vgl. Lerntext VI.2).
(D: 69%/+0,26).

F99 ■

→ **Frage 6.9:** Lösung E

Bei maximaler körperlicher Leistung (eines normalen, nicht auf Höchstleistung trainierten Menschen) steigt das Herzminutenvolumen etwa um den Faktor 3, vor allem durch Steigerung der Herzfrequenz, bei wenig verändertem Herzschlagvolumen. Der arterielle Blutdruck kann dabei um 10 bis 20% zunehmen. Da bei Leistung auch die mittlere arteriovenöse Sauerstoffausschöpfung stark zunimmt – auch etwa um den Faktor 3 – kann die Sauerstoffaufnahme, und damit der Energieverbrauch, bis zum 10fachen ansteigen (vgl. Lerntext VI.2). Als maximale Steigerung bei Dauerleistung (Dauerleistungsgrenze) merkt man sich den Wert 10. Bei der Atmung bleibt die Sauerstoffausschöpfung aus der Atemluft praktisch unverändert, da die Zusammensetzung der Alveolarluft konstant bleibt – der CO_2-Partialdruck ist eine geregelte Größe. Pro Liter Atemvolumen werden rund 50 ml O_2 entnommen. Deshalb muss die alveoläre Ventilation streng proportional mit der Zunahme der O_2-Aufnahme wachsen, maximal also um den

Faktor 10. Dabei steigen sowohl Atemfrequenz als auch Atemtiefe an, sodass der Anstieg der Totraumventilation geringer ist als der Anstieg der alveolären Ventilation. Das Atemminutenvolumen (Summe von alveolärer Ventilation und Totraumventilation) nimmt von etwa 6 l/min auf rund 40 l/min zu.
(E: 67%/+0,30).

H01 ■

→ **Frage 6.10:** Lösung D

Der nach starkem Muskeleinsatz auftretende Muskelkater wird auf leichte Schädigungen der Muskulatur zurückgeführt. Der Laktatanstieg wird nach der Arbeit rasch wieder ausgeglichen, während der Muskelkater erst später auftritt. (D) ist somit die gesuchte Falschaussage.
Zu **(E)**: Die ansteigende Laktatkonzentration führt zu einer metabolischen Azidose, die einen zusätzlichen Atemantrieb darstellt. Dabei sinkt der arterielle PCO_2 ab, was man als Hyperventilation bezeichnen kann. An sich ist es eine im Dienste der Regulation des arteriellen pH-Wertes stehende sinnvolle Ventilationssteigerung.
(D: 81%/+0,32).

H97

→ **Frage 6.11:** Lösung C

Die Lactatkonzentration im Blutplasma beträgt in Ruhe etwa 1 mmol/l und steigt bei körperlicher Leistung an. Im unteren Leistungsbereich ist der Anstieg gering. Nähert sich die geforderte Leistung mehr der Dauerleistungsgrenze, so reicht der Sauerstofftransport zum Muskel nicht mehr aus, der Muskel setzt zunehmend die anaerobe Glykolyse zur Energiegewinnung ein, was mit zunehmender Milchsäurebildung verbunden ist, und damit auch mit einem Anstieg der Lactatkonzentration im Blut. Bei Leistung bis zur Erschöpfung kann der Lactatspiegel auf 10 bis 15 mmol/l ansteigen. Bei maximalen Dauerleistungen erreicht er Werte von 2 bis 3 mmol/l. Diejenige Leistungsgrenze, über der der Lactatspiegel steil ansteigt, wird auch als „anaerobe Schwelle" bezeichnet. Der Lactatspiegel beträgt dabei etwa 4 mmol/l.
(C: 45%/+0,07).

H01

→ **Frage 6.12:** Lösung C

Bei körperlicher Leistung wird die alveoläre Ventilation sehr gut dem Bedarf angepasst, sodass über einen weiten Bereich eine lineare Beziehung zwischen alveolärer Ventilation und O_2-Aufnahme resultiert, der alveoläre PCO_2 bleibt weitgehend konstant. Erst bei hoher Leistung, wenn der Blutkreislauf den O_2-Bedarf der Muskulatur nicht mehr voll decken kann, kommt es zu einer Abweichung von der Linearität. Die Muskulatur muss zunehmend Energie auf anaerobem Weg gewinnen, wobei Milchsäure anfällt und der pH-Wert des Blutes abfällt. Diese Azidose ist ein zusätzlicher Atemantrieb, die Ventilation steigt überproportional an, der alveoläre PCO_2 sinkt ab. Ein solcher überproportionaler Anstieg der Ventilation bei sehr hoher O_2-Aufnahme findet sich in den Bildern (B), (C) und (D). Die Verlängerung der Kurve bis zum O_2-Verbrauch Null muss zum Nullpunkt der Ventilation führen. Somit scheidet (B) aus. Auch der Umfang der Ventilationssteigerung stimmt in (B) nicht. Das Ventilationsmaximum beträgt dort nur das Dreifache der Ruheventilation. In Wirklichkeit steigt der Wert bis zum Zehnfachen, wie in (C) (und annähernd auch in (D)). Kurve (C) entspricht dem Verlauf, wie man ihn in Lehrbüchern findet.
(Ich halte es nicht für angemessen, vom Physikumsstudenten die Unterscheidung von (C) und (D) zu verlangen. Schließlich kommt bei Extremleistungen auch der Atemapparat an die Grenze seiner Leistungsfähigkeit. So ist es gut denkbar, dass im Extrembereich die Abweichung von der linearen Beziehung wieder kleiner wird.)
(C: 22%/+0,04).

H03

→ **Frage 6.13:** Lösung B

Diejenige Leistung, die bei dynamischer Arbeit langfristig (mindestens 20 bis 30 min) durchgehalten werden kann, ist die Dauerleistungsgrenze (vgl. Lerntexte VI.1 und VI.2). Wird die Dauerleistungsgrenze überschritten, so steigen Herzfrequenz und Sauerstoffschuld immer weiter an, es wird kein stationärer Zustand erreicht, und die Leistung muss schließlich wegen Erschöpfung abgebrochen werden. Die Herzfrequenz kann bei starker Leistung auf 180/min gesteigert werden, allerdings kann der Untrainierte einen solchen Wert nicht langfristig durchhalten. Im Allgemeinen ist die Dauerleistungsgrenze überschritten, wenn die Herzfrequenz über 130/min ansteigt, also (B).
Zu **(A)**: Die Laktatkonzentration von 1 mmol/l ist der normale Ruhewert, bei Dauerleistung kann der Wert bis auf 2 mmol/l ansteigen, bei erschöpfenden Leistungen können Werte bis zu 10 mmol/l gefunden werden.
Zu **(C)**: Aus dem normalen Grundumsatz von 1 W/kg = 1 J/s · kg^{-1} = 60 J/min · kg^{-1} errechnet sich ein O_2-Verbrauch von etwa 3 ml pro kg und min. Ein Wert von 10 ml pro kg und min liegt also voll im Bereich der Dauerleistungen.
Zu **(D)**: Die Sauerstoffschuld kann bei Dauerleistung 4 l, bei Erschöpfung 20 l erreichen.
Zu **(E)**: Das Herzminutenvolumen kann vom Normalwert 5 bis 6 l/min bei Dauerleistung auf 15 bis 20 l/min ansteigen, beim Hochleistungssportler noch mehr.

VI.3 Kraft- und Ausdauertraining

Die Mannigfaltigkeit der Trainingsprogramme enthält, neben Übungen spezieller Bewegungsformen, zwei physiologische Grundprinzipien: Kraft- und Ausdauertraining.
Isometrisches **Krafttraining:**
Jede **Maximalkontraktion** eines Muskels **ist ein Reiz zur Steigerung der Muskelkraft.** Täglich 5 annähernd maximale Kontraktionen von etwa 5 s Dauer sind ein Optimalprogramm zur Steigerung der isometrischen Muskelkraft, die innerhalb einiger Wochen einem Endwert zustrebt. Dieses Krafttraining ist an eine Zunahme des Muskelquerschnittes, also an ein echtes Muskelwachstum gebunden. Dieses Wachstum lässt sich hormonal stark beeinflussen, Testosteron wirkt fördernd, und ebenso eine Reihe anderer, Testosteron-ähnlicher **Anabolika,** die beim Sport zum **Doping** missbraucht werden.
Ausdauertraining:
Beim Ausdauertraining steht die Steigerung der Leistungsfähigkeit des Herz-Kreislauf-Systems im Vordergrund, da dieses der begrenzende Faktor für die Dauerleistung ist.
Die **obere Grenze der Herzfrequenz ist nur wenig veränderbar.** Ausdauertraining ist deshalb mit einem erheblichen **Wachstum des Herzens** verbunden (**Sportlerherz**), **Herzvolumen und damit Herzschlagvolumen nehmen etwa bis auf das Doppelte zu,** die **Ruhepulsfrequenz sinkt bis auf 40/min** ab. Unter Optimalbedingungen dieser Art kann dann das **Herzminutenvolumen um den Faktor 6 gesteigert** werden, gegenüber dem Untrainierten also noch einmal zusätzlich um den Faktor 2 auf insgesamt **30 l/min,** bei Spitzenathleten bis auf 40 l/min. **Der O_2-Verbrauch** kann dann beim maximal Trainierten auf das **20fache des Ruhewertes** anwachsen.
Die Angaben gelten durchweg für die dem Menschen gemäße dynamische, also phasisch-rhythmische Muskeltätigkeit. Für **statische Haltearbeit** gelten viel engere Grenzen; sie ist insgesamt unökonomischer, die Durchblutung der Muskulatur wird durch stärkere Daueranspannung behindert.
Auch Vitalkapazität und Atemgrenzwert steigen bei starkem Ausdauertraining etwas an, was aber von geringerer Bedeutung ist, da das Atmungssystem beim Untrainierten nicht bis zur Grenze seiner Leistungsfähigkeit ausgelastet ist. ■

F02

→ **Frage 6.14:** Lösung D

Arbeit ist Kraft mal Weg. Im Schwerefeld der Erde wirkt auf die Masse von 70 kg eine Kraft von 70 kg mal 9,81 m/s^2 ein, das sind rund 700 N. Eine Bewegung von 0,1 m gegen diese Kraft bedeutet eine Arbeit von 70 Nm = 70 J. Wird diese Arbeit einmal pro Sekunde vollbracht, so resultiert eine (nach außen abgegebene) Leistung von 70 J/s = 70 W. Der Mensch hat dazu natürlich einen größeren Energieumsatz zu erbringen, bei einem Wirkungsgrad von 25 % beispielsweise 280 W.
(D: 47%).

F97 ■

→ **Frage 6.15:** Lösung D

Beim Ausdauertraining finden Umstellungen in den Kreislauf- und Atmungssystemen statt, die körperliche Höchstleistungen begünstigen, z. B. bei Ausdauersportarten wie Marathonlauf, Skilanglauf usw. (vgl. Lerntext VI.3). Der Ruhe-Energieumsatz ist beim Trainierten weitgehend unverändert, wie in (D) gesagt.
(D: 66%/+0,22).

H93 ■

→ **Frage 6.16:** Lösung B

Bei Ausdauertraining wird vor allem die Leistungsfähigkeit des Herzens gesteigert, das Herz wird größer, und damit steigt auch das Herzschlagvolumen (vgl. Lerntext VI.3). Die Ruhepulsfrequenz sinkt dabei ab, sodass das Herzminutenvolumen in Ruhe nahezu unverändert bleibt.
(B: 85%/+0,25).

H96

→ **Frage 6.17:** Lösung C

Wenn es bei starker Muskelleistung zu Erschöpfung kommt, liegt ein Energiemangel vor, der Muskel setzt die anaerobe Energiegewinnung ein, was mit starker Milchsäurebildung einhergeht. Das normalisiert sich aber nach Beendigung der Leistung relativ rasch (etwa 1 h). Für späte Muskelkaterschmerzen ist (C) sicher nicht zutreffend. Die übrigen Aussagen passen ins heutige Konzept vom Muskelkater. Bei deutlicher Überlastung kommt es zu Schädigung einzelner Muskelfasern (Mikrotraumen), die Entzündungsreaktionen nach sich ziehen.
(C: 63%/+0,24).

H99

→ **Frage 6.18:** Lösung B

Bei isometrischer Anspannung des Skelettmuskels (Haltearbeit) behindert der Muskel durch den erzeugten Druck die eigene Durchblutung. Bei über 20% der maximalen Muskelkraft werden die Blutgefäße völlig zugedrückt, die Sauerstoffversorgung wird unterbrochen, eine aerobe Energiegewinnung ist nicht mehr möglich. Für eine Anspannung mit 30 bis 40% der Maximalkraft ist (B) sicher zutreffend.
(B: 37%/+0,22).

Kommentare aus dem Examen Herbst 2004

H04

→ **Frage 6.19:** Lösung B

Die Anpassung von Kreislauf und Atmung an die erhöhten Erfordernisse bei körperlicher Leistung wird durch mehrere Mechanismen sichergestellt. Einmal gibt es eine Reihe von reflektorischen Prozessen, z. B. ausgelöst durch Chemorezeptoren gemäß (C) und (D). Weiterhin sorgt bei Aktivierung der Muskulatur die lokal-chemische Regulation dafür, dass die Durchblutung des Muskels automatisch gesteigert wird. Dadurch kann bei Einsatz größerer Muskelgruppen der Blutdruck sinken, was die Mechanismen der Blutdruckregelung aktiviert. Die Barorezeptoren im Karotissinus (A) würden dann eine Stimulierung des Herzens mit Anstieg der Herzfrequenz veranlassen. Insofern könnte man hier an die Lösung (A) denken. Nun ist es aber so, dass im Beginn einer körperlichen Leistung der Blutdruck gar nicht abfällt oder sogar ansteigt, weil durch zentrale Mitinnervation schon eine Steigerung von Ventilation und Herzleistung veranlasst wird, sodass die reflektorischen Mechanismen gar nicht zum Einsatz kommen. Sie stellen sozusagen nur einen Sicherheitsmechanismus dar. Nun gibt es auch Antriebe aus der Muskulatur gemäß (B). Die chemischen Umstellungen im arbeitenden Muskel sollen Rezeptoren aktivieren, die über afferente Nerven den Zentren gemeldet werden und eine Steigerung von Herzleistung und Ventilation veranlassen. Bei einem 400-m-Lauf kommt es sicher zu einem Durchblutungsmangel im Muskel – die Leistung ist ja deutlich über der Dauerleistungsgrenze –, sodass die Chemorezeptoren des Muskels zum Einsatz kommen dürften. Da der wichtigste Mechanismus, die zentrale Mitinnervation, im Angebot nicht genannt ist, würde ich (B) markieren.

H04 ■

→ **Frage 6.20:** Lösung D

Hier ist eine Größe gesucht, die bei maximaler körperlicher Leistung um 50 % ansteigt. Die Systolendauer (B) nimmt mit Anstieg der Herzfrequenz ab. Auch das Restvolumen des Herzens (E) nimmt ab, wenn die Herzkraft gesteigert wird (positiv inotrope Wirkung des Sympathikus auf das Herz). Das Herzminutenvolumen (C) kann beim Hochleistungssportler um den Faktor 4 bis 5 zunehmen, von 5 l/min in Ruhe auf 20–25 l/min. Dies kommt dadurch zustande, dass v. a. die Herzfrequenz (A) bis auf 180/min ansteigen kann, also etwa um den Faktor 3 beim Untrainierten und um den Faktor 4 beim Trainierten, dessen Ruhefrequenz auf 40 bis 50/min absinkt. Das Herzschlagvolumen (D) ist die gesuchte Größe, eine Zunahme etwa um den Faktor 1,5 trifft zu.

7 Ernährung, Verdauungstrakt, Leber

7.1 Ernährung

Einzelheiten der Ernährung werden heute überwiegend im Rahmen der Biochemie behandelt und dort auch geprüft. Deshalb sind hier nur Fragen der Gesamtbilanz großzügig erörtert.

VII.1 Zusammensetzung der Nahrung

Die drei Grundnahrungsstoffe Eiweiß, Fett und Kohlenhydrate können sich hinsichtlich ihres energetischen Wertes gegenseitig vertreten. Wegen der anderen Funktionen, die die einzelnen Stoffe besitzen, ist diese Vertretbarkeit aber begrenzt. Die Nahrung muss Eiweiß enthalten, weil nur so die Aufnahme der **essentiellen Aminosäuren sichergestellt werden kann. Eine gewisse Fettzufuhr ist erforderlich, weil nur so dem Körper die essentiellen Fettsäuren** und die **fettlöslichen Vitamine** zugeführt werden können. Kohlenhydrate sind der wichtigste Energielieferant der Nahrung. Diese Funktion kann zwar im Prinzip durch Fett und Eiweiß übernommen werden, aber eine kohlenhydratfreie Kost wäre unbekömmlich. Bei der optimalen Zusammensetzung der Nahrung sind also neben dem Energiegehalt noch wichtige andere Aspekte zu berücksichtigen: der Gehalt an Vitaminen, Mineralien und Spurenstoffen; der Gehalt an Ballaststoffen; Wirkung der Stoffe auf das Verdauungssystem, Verweildauer, Sättigungsgefühl u. a.; Wirkung auf die Bakterienflora im Darm, auf Gärungs- und Fäulnisprozesse; Einfluss der Stoffe auf die Entstehung bestimmter Krankheiten, z. B. Überernährung und Fett als Risikofaktoren für Arteriosklerose und Kreislauferkrankungen. Unter normalen Bedingungen sollte die Nahrung so zusammengestellt sein, dass der **Energiegehalt zu 15% durch Eiweiß, zu 25% durch Fett und zu 60% durch Kohlenhydrate abgedeckt wird.** Der Alkoholgehalt soll unter 10% bleiben.

Dies ist natürlich nur eine sehr großzügige Leitlinie. Bei gesteigertem Energieumsatz müssen vor allem Kohlenhydrate und Fett zugeführt werden. Der Eiweißanteil kann prozentual etwas zurückgehen. Der Sportler bevorzugt bei akuten Leistungsforderungen leicht verdauliche Kohlenhydrate. Bei langfristiger Schwerst-

arbeit sollte dagegen vor allem der Fettanteil der Nahrung steigen, weil energieärmere Nahrungsstoffe das Verdauungssystem vom Volumen her zu stark belasten würden. Für den älteren Menschen wird ein höherer Eiweißanteil empfohlen.
Neben den Stoffen, die der Körper für Energieumsatz und Baustoffwechsel in großer Menge benötigt, gibt es noch andere Stoffe, die nur in geringer Menge zugeführt werden müssen, die aber auch lebensnotwendig sind: die **Vitamine** und **Spurenelemente.** Näheres dazu in den Lehrbüchern der Biochemie.

Klinischer Bezug

Es gibt zahlreiche Vitaminmangel-Krankheiten, z.B. bei Mangel an Vitamin B_1 Störungen in Nerven und ZNS (Beriberi); bei Mangel an Vitamin B_{12} Störungen der Blutbildung (perniziöse Anämie); bei Mangel an Vitamin C Bindegewebsschäden mit Blutungsneigung (Skorbut); bei Mangel an Vitamin D Störungen der Knochenverkalkung (Rachitis). ■

F03 ■

→ **Frage 7.1:** Lösung C

Cobalamin kann nur resorbiert werden, wenn es an den in den Belegzellen der Magenschleimhaut gebildeten Intrinsic factor gebunden wird – (E) ist falsch. Die Resorption erfolgt dann im terminalen Ileum – (B) ist falsch – und zwar nach Bindung an spezifische Rezeptoren mittels Endozytose, (C) trifft zu.
Zu **(A)**: Cobalamine finden sich vor allem in tierischen Produkten, insbesondere in Leber. Bei streng veganer Ernährung kann es zu Mangelerscheinungen kommen (hyperchrome Anämie).
Zu **(D)**: Bei normaler Ernährung ist so viel Cobalamin in der Leber gespeichert, dass bei Unterbrechung der Zufuhr das Vitamin noch für einige Jahre ausreicht.
(C: 48%/+0,25).

H95

→ **Frage 7.2:** Lösung E

Die unter (A) bis (D) genannten Elemente gehören zu den wichtigsten Bausteinen unseres Körpers, deren jeweilige tägliche Aufnahmemenge in der Größenordnung von Gramm liegt. Eisen gehört dagegen zu den **Spurenelementen** (tägliche Aufnahmemenge um 10 mg), die für wichtige Spezialfunktionen benötigt werden; Eisen vor allem als Baustein im Hämoglobin für den Sauerstofftransport (Anämie bei Eisenmangel).
(E: 38%/+0,24).

H93

→ **Frage 7.3:** Lösung C

Phosphor gehört zu den Stoffen, die in größerer Menge in den Grundbausteinen des Lebendigen enthalten sind, und zählt deshalb nicht zu den *Spurenelementen.*
(C: 74%/+0,28).

VII.2 Eiweißaufnahme

Die absolute Notwendigkeit der Eiweißzufuhr lässt sich eindrucksvoll in folgender Weise aufzeigen: Man gibt einem Menschen über mehrere Tage hinweg eine völlig eiweißfreie, aber energetisch ausreichende Nahrung. Unter diesen Bedingungen wird aus dem Eiweißbestand des Körpers ständig eine gewisse Menge abgebaut, die man aus der Stickstoffausscheidung im Harn berechnen kann (etwa 16% des Eiweißes besteht aus Stickstoff). Diese Menge wird als **absolutes Eiweißminimum** oder **Abnutzungsquote** bezeichnet; sie beträgt **15–20 g pro Tag** ($^1/_4$ g pro Tag und kg Körpergewicht).
Setzt man diese Menge jetzt der täglichen Nahrung zu, so steigt die Stickstoffausscheidung an, der Eiweißbestand des Körpers nimmt also weiterhin ab, die Bilanz bleibt negativ. Eine ausgeglichene Eiweißbilanz lässt sich erst bei wesentlich höherer Eiweißzufuhr erreichen. **Diejenige minimale Eiweißmenge, die der Mensch bei kalorisch ausreichender Ernährung täglich zu sich nehmen muss, damit gerade eine ausgeglichene Bilanz zwischen Eiweißaufnahme und Eiweißabbau erreicht wird, heißt Bilanzminimum.** Es beträgt rund das **Doppelte der Abnutzungsquote, 30 bis 40 g/d** bzw. 0,5 g/d · kg.
Eine Ernährung an dieser kritischen Grenze ist jedoch keinesfalls optimal, da schon bei geringsten zusätzlichen Belastungen die Eiweißbilanz negativ wird. Als **Eiweißoptimum** oder **funktionelles Eiweißminimum** gilt deshalb **1 g Eiweiß pro Tag und kg Körpergewicht.**
Diese Empfehlungen setzen voraus, dass das Eiweiß **biologisch vollwertig** ist, d. h. alle essentiellen Aminosäuren müssen in einem günstigen Mischungsverhältnis enthalten sein. Die verschiedenen Eiweiße unterscheiden sich in dieser Hinsicht in ihrer **biologischen Wertigkeit.** Eine volle biologische Wertigkeit ist am ehesten bei einer gemischten Eiweißkost mit pflanzlichen und tierischen Eiweißen zu erreichen.
Der Unterschied zwischen dem absoluten Eiweißminimum und dem Bilanzminimum beruht zu einem guten Teil auf der **spezifisch-kalorischen Wirkung der Eiweiße** (vgl. Lerntext VIII.5). ■

Kommentare

→ **Frage 7.4:** Lösung E

Die richtige Definition des Bilanzminimums – vgl. Lerntext VII.2 – fehlt, man muss also (E) markieren. (D) ist die richtige Definition für das absolute Eiweißminimum.

7.2 Motorik des Magen-Darm-Trakts

VII.3 Glatte Muskulatur des Verdauungstraktes

Wesentliche Merkmale der gastrointestinalen Motilität beruhen auf Eigenschaften der glatten Muskulatur, die in ihren Grundeigenschaften in hohem Maße den motorischen Erfordernissen des jeweiligen Ortes angepasst ist (vgl. Lerntext XIII.13 und Abb. 13.7). So gibt es einmal in Organen mit Speicherfunktion (Magenfundus, Gallenblase) tonische Muskeln, die auch als isolierte Muskelstreifen im Organbad **anhaltend-tonische Aktivität** zeigen; zum anderen gibt es in den meisten Abschnitten Muskeln mit **phasisch-rhythmischer Aktivität.** Den phasischen Muskeln ist dabei der organspezifische Eigenrhythmus eingeprägt (BOR in Abb. 7.1). Muskeln aus der Schrittmacherregion des menschlichen Magens beispielsweise sind mit einer Eigenfrequenz von 3/min spontan aktiv und werden so zum Schrittmacher der Magenperistaltik. Muskeln aus dem Duodenum haben die für die Segmentationsrhythmik des Dünndarms typische Eigenfrequenz von 12/min (beim Menschen).

Die Neigung zu **spontaner Aktivität,** d. h. myogene Erregungsbildung ohne nervalen oder humoralen Antrieb von außen, ist beim gastrointestinalen Muskel in der Regel stark. Das Membranruhepotential beträgt, ähnlich wie bei anderen erregbaren Zellen, –60 bis –80 mV. Bei phasischen Muskeln findet man häufig, als Ausdruck des organspezifischen Rhythmusgenerators, regelmäßige langsame Wellen, denen in der Depolarisationsphase schnelle (sekundenrhythmische) Oszillationen überlagert sind, welche Spikes (Aktionspotentiale) auslösen (Abb. 7.1). Die Spikes sind **Calcium-Spikes,** d. h. es sind vor allem Ca^{2+}-Ionen, die durch Calciumkanäle der Membran vom Extrazellulärraum ins Zellinnere diffundieren und so den Spike auslösen. Die Ca^{2+}-Ionen haben hier also eine ähnliche Funktion wie die Na^{+}-Ionen bei der Erzeugung des Nerven-Aktionspotentials. Dementsprechend ist der für Na^{+}-Kanäle spezifische Blocker Tetrodotoxin beim glatten Muskel wirkungslos. Die Ca^{2+}-Spikes des glatten Muskels werden durch die beim Herzmuskel (vgl. Lerntext III.1) bereits erwähnten **Calciumkanalblokker** vom Typ des **Nifedipin** unterdrückt (Abb. 7.1). Mit Unterdrückung der Calcium-Spikes wird auch die Kontraktion aufgehoben, die basalen langsamen Oszillationen des Membranpotentials allein können keine Kontraktion auslösen, sie haben also lediglich eine steuernde Funktion für die Spike-Entladungen. Die mit dem Spike einströmenden Ca^{2+}-Ionen lösen zugleich die Kontraktion aus.

Ein anderes elektrisches Erregungsmuster zeigt Abb. 7.2. Bei der Muskulatur vom Magenantrum großer Säuger (Mensch, Schwein, Hund) findet man herzähnliche Plateau-Aktionspotentiale, welche die Kontraktionen auslösen. Hier werden, ähnlich wie beim Herzen, während des Plateaus Ca^{2+}-Kanäle eröffnet, und der Ca^{2+}-Einstrom löst die Kontraktion aus. Spike-Entladungen sind also keine notwendige Voraussetzung für die Auslösung einer Kontraktion beim glatten Muskel. Zwischen den beiden gezeigten Erregungsmustern gibt es mannigfaltige Misch- und Übergangsformen. So können dem Plateau eines Magen-Aktionspotentials auch noch Spikes überlagert sein (Abb. 7.2).

Beim tonischen Fundusmuskel ist die spikefreie Kontraktionsauslösung die Regel. Bei solchen auf Tonus spezialisierten Muskeln tritt die elektrische Kontrolle ganz in den Hintergrund, auch am völlig depolarisierten Muskel (Kalium-Depolarisation) kann Acetylcholin noch weitgehend normale Kontraktionen auslösen. **Spezialisierte Tonusmuskeln stehen vorwiegend unter chemischer Kontrolle.** Solche tonischen Kontraktionen sind auch weitgehend resistent gegenüber Nifedipin, d. h. bei tonischen Spezialmuskeln (Magenfundus von Mensch und Hund) gibt es ganz andere Calciumaktivierungsprozesse (andere Typen von Calciumkanälen) als bei den phasischen Muskeln.

Die gastrointestinalen Muskeln werden in der Regel durch **cholinerge Nerven stimuliert** und durch **adrenerge Nerven gehemmt.** An manchen Sphinktermuskeln und tonischen Muskeln steigern adrenerge Nerven auch die Aktivität, vermittelt über α-Rezeptoren. Weiterhin gibt es eine inhibitorische Innervation über nicht-adrenerge, nicht-cholinerge Nerven. Wahrscheinlich ist dabei Stickoxid (NO) der wichtigste Transmitter. Darüber hinaus gibt es noch eine Vielzahl von **gastrointestinalen Hormonen** und **Neuropeptiden,** die an der Kontrolle der Motorik beteiligt sind. Die wichtigsten sind im Lerntext VII.12 genannt.

Infolge der ausgeprägten Unterschiede zwischen den verschiedenen Abschnitten, zwischen longitudinalen und zirkulären Muskeln am selben Ort, der Besonderheiten der Sphinktermuskeln usw. resultiert eine große Mannigfaltigkeit, für die hier nur die wichtigsten Grundprinzipien genannt werden konnten.

Einige weitere Grundlagen zur Physiologie des glatten Muskels sind in Kapitel 13 erörtert (Lerntext XIII.13). ■

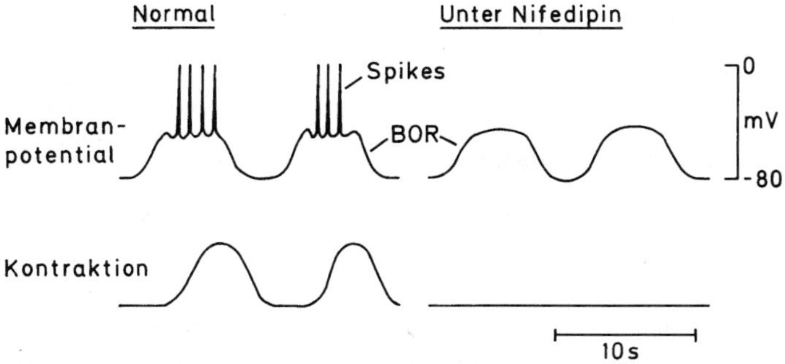

Abb. 7.1 Spontane elektrische und mechanische Aktivität von glatter Magenmuskulatur (Antrum des Meerschweinchenmagens). Die langsamen Oszillationen des Membranpotentials gehören zur Gruppe der basalen organspezifischen Rhythmen (BOR), sie erzeugen beim Magen die Peristaltik (vgl. Lerntext VII.3). (Nach Golenhofen, 1984.)

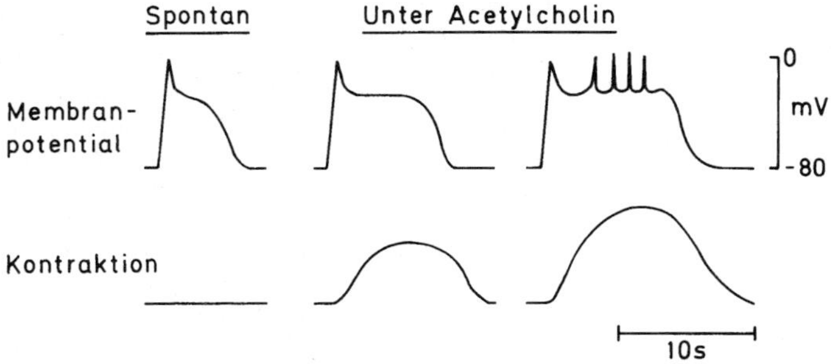

Abb. 7.2 Elektrische und mechanische Aktivität bei einem Muskelstreifen vom Antrum des Hundemagens. Erstes Aktionspotential (AP): Basales Aktionspotential ohne Kontraktion, wie es spontan oft gefunden wird. Zweites AP: Vergrößerung der Plateau-Komponente des Aktionspotentials unter Antrieb mit Acetylcholin, mit Auslösung einer Kontraktion. Drittes AP: Das Plateau kann auch von Spikes überlagert sein, vor allem bei Hemmung des Kaliumsystems mit TEA. (Nach Hohnsbein und Golenhofen, J. auton. pharmacol. 5, 1–12, 1985.)

VII.4 Schluckreflex

Der Schluckreflex ist ein komplizierter motorischer Prozess, der vom **Schluckzentrum in der Medulla oblongata** gesteuert wird. Am Ablauf dieses Reflexes sind viele Muskeln von Mund, Hals, Rachen und Ösophagus beteiligt, die in ganz präziser zeitlicher Folge aktiviert werden. Der Schluckreflex wird dadurch eingeleitet, dass die Zunge einen schluckfähigen Bissen nach hinten gegen den weichen Gaumen drückt. Nach dieser willkürlichen Einleitung läuft der eigentliche **Schluckreflex unwillkürlich ab, nach einem festen, im Zentrum programmierten Muster.**

Der Ablauf lässt sich am besten durch fortlaufende Druckmessung in den verschiedenen Abschnitten von Rachen und Speiseröhre verfolgen, wie dies im Bild der Frage 7.5 schematisch dargestellt ist. Die einzelnen Kurven sind dabei folgenden Messorten zuzuordnen: (A) – Pharynx; (B) – oberer Ösophagus-Sphinkter; (C) – oberer Teil des Ösophagus; (D) – unterer Teil des Ösophagus; (E) – unterer Ösophagus-Sphinkter. Im ersten Akt des Schluckreflexes werden die Atemwege verschlossen (Anheben des Gaumensegels, Anheben des Kehlkopfes, Verschluss des Kehldeckels), der **obere Ösophagus-Sphinkter (pharyngo-ösophagealer Sphinkter)** erschlafft (Kurve B), und durch Druckanstieg im Pharynx (Kurve A) wird der Bissen in den Ösophagus befördert. Der zweite Teil des Reflexes ist die **Ösophagus-Peristaltik.** Ein Kontraktionsring bewegt sich über den Ösophagus hinweg in Richtung Magen und schiebt die Speise vor sich her. Die einzelnen Messorte der Abbildung werden in systematischer Folge nacheinander von der peristaltischen Kontraktionswelle ergriffen. Bald nach Einleitung des Schluckreflexes erschlafft auch der **untere Ösophagus-Sphinkter (ösophago-gastraler Sphinkter)**, sodass der durch die Peristaltik herantransportierte Bissen ohne weiteres in den Magen übertreten kann. Eine gleichzeitige Miterschlaffung des Magens erleichtert diesen Übertritt noch. Diese kurzfristige Miterschlaffung des Magenfundus beim Schluckakt wird als **rezeptive Relaxation** bezeichnet (vgl. Lerntext VII.5). Die peristaltische Kontraktionswelle ergreift am Ende auch den unteren Ösophagus-Sphinkter und verschließt diesen wieder, womit der Schluckreflex beendet ist.

Als Sphinkter wirken die obersten bzw. untersten Abschnitte des Ösophagus. Der Mageneingang (Cardia) im anatomischen Sinn liegt etwas unterhalb vom unteren Ösophagus-Sphinkter. Die **Sphinkter-Zonen** sind dadurch gekennzeichnet, dass sie einen ständigen **Ruhe-Tonus von etwa 20 mmHg** besitzen, der auch zur klinischen Diagnostik mit Hilfe spezieller Katheter gemessen wird. Die übrigen Abschnitte des Ösophagus sind zwischen den peristaltischen Kontraktionen schlaff, der Innendruck in diesen Partien ist Null relativ zum Druck außerhalb des Ösophagus (intrathorakaler Druck). Aus diesem Grunde können bei kontinuierlicher Druckmessung auch nur die Sphinkter-Zonen einen Druckabfall – einen Ausschlag nach unten – zeigen (B und E im Bild der Frage 7.5).

Klinischer Bezug
Bei der **Ösophagus-Achalasie** ist der Tonus im unteren Ösophagus-Sphinkter erhöht, und die Erschlaffung des Sphinkters ist gestört, sodass das Schlucken erschwert oder unmöglich wird. ■

→ **Frage 7.5:** Lösung E

Der Druckverlauf im unteren Ösophagus-Sphinkter lässt sich von dem im oberen Sphinkter (Kurve B) dadurch klar abgrenzen, dass die Reaktionen deutlich später erfolgen, insbesondere die Kontraktionsphase. Kommentierung der Kurven (A) bis (E) siehe Lerntext VII.4.

H99 ■

→ **Frage 7.6:** Lösung D

Der Schluckreflex wird von einem Schluckzentrum in der Medulla oblongata nerval gesteuert. Die beteiligten Muskeln von Mund, Rachen und Ösophagus werden von dort aus nach einem streng festgelegten Muster nacheinander erregt (vgl. Lerntext VII.4). Der untere Ösophagus-Sphinkter erschlafft schon sehr früh, bald nach Beginn der peristaltischen Welle im Rachen. Wenn die peristaltische Welle – und ein mit der Peristaltik transportierter Bissen – den unteren Ösophagus erreicht, ist der untere Sphinkter längst offen. Insofern ist (D) falsch. (B) ist eindeutig richtig. VIP (vasoaktives intestinales Peptid) löst im Allgemeinen im Verdauungstrakt eine Hemmung der Motorik aus, (C) trifft zu.
(**D: 52%/+0,29**).

VII.5 Magenmotorik

Drei motorische Aufgaben besitzt der Magen: **Speicherung, Durchmischung und Weitertransport der Nahrung.** Der Speicherung dienen Fundus und Korpus, wo die Speicherkapazität durch den Tonus der Wandmuskulatur geregelt wird. Durchmischung und Weitertransport werden im Wesentlichen durch die Peristaltik besorgt. Die **peristaltischen Wellen** entstehen im oberen Korpusbereich (Schrittmacherzone) und wandern langsam distalwärts, wobei sie zugleich an Intensität mehr und mehr zunehmen. Ist der Magenausgang durch einen hohen **Tonus des Pylorus** oder durch starke Kontraktionen des terminalen Antrums verschlossen, so hat die Peristaltik nur einen Durchmischungseffekt. Bei schwächerer Aktivität in der pylorischen Region wird von jeder peristaltischen Welle eine gewisse Portion des Speisebreies in das Duodenum weiterbefördert.
So ist die **Regelung der Magenentleerung** insgesamt ein kompliziertes **Zusammenspiel der tonischen Funktionen des Magenspeichers, der phasisch-peristaltischen Kontraktionen in Korpus und Antrum und der motorischen Aktivität der pylorischen Region.**
Die Frequenz der **Peristaltik** ist sehr stabil, sie beträgt **3/min.** Variiert wird im Wesentlichen nur die Stärke der peristaltischen Kontraktionen. An der Steuerung der Magenmotorik ist eine Vielzahl von Mechanismen beteiligt. Vereinfachend kann man sagen, dass der Parasympathikus (N. vagus) über cholinerge Nerven (Überträgerstoff Acetylcholin) die Motorik stimuliert und der Sympathikus hemmend wirkt (Transmitter Noradrenalin, Wirkung über β-Rezeptoren an der Muskelzelle). Es gibt aber auch eine α-adrenerge Stimulierung der Motorik, vor allem im unteren Ösophagus-Sphinkter und im Fundus, und außerdem gibt es noch hemmende Einflüsse über nicht-cholinerge, nicht-adrenerge Nerven (vor allem über NO-Freisetzung). Letztere sind vor allem an der **adaptiven Relaxation** (Akkommodation) des Magens beteiligt: Bei Nahrungsaufnahme und entsprechender Dehnung des Magens wird ein Reflex ausgelöst (Dehnungsrezeptoren im Magen, afferente Nerven im Vagus, efferente Nerven im Vagus), der zur Herabsetzung des Tonus im Magenspeicher führt und so die Speicherkapazität steigert. Neben diesen nervalen Mechanismen sind aber auch noch viele **gastrointestinale Hormone** (**Gastrin, Cholecystokinin, Motilin u. a.,** vgl. Lerntext VII.12), Gewebswirkstoffe (**Prostaglandine, Histamin** u. a.) und andere Neuropeptide (**Substanz P,** Neurotensin u. a.) an der Regelung der Magenmotorik beteiligt. ■

H97 ■

→ **Frage 7.7:** Lösung D

Die peristaltischen Wellen beginnen im proximalen Korpus und pflanzen sich in Richtung Antrum fort, wobei sie an Intensität zunehmen (vgl. Lerntext VII.5). Bei derartigen Bewegungen sitzt der Schrittmacher-Prozess verständlicherweise dort, wo die Bewegung beginnt, also etwa im proximalen Korpus. Es gibt allerdings im Magen keine so hochspezialisierte Muskelpartie mit so scharf begrenzter Lokalisation wie etwa beim Herzen.
(**D: 33%/+0,22;** B: 34%/–0,01).

H03 ■

→ **Frage 7.8:** Lösung C

Die peristaltischen Kontraktionen des distalen Magens, die den Speisebrei durchmischen und weiterbefördern, beruhen auf einem autonomen Rhythmus des Magens. Die Schrittmacherzone für diese Kontraktionen liegt im proximalen Corpus des Magens, (C) trifft zu. Im Fundus ist die Peristaltik noch nicht erkennbar, sie nimmt distalwärts, zum Antrum hin, an Stärke zu, (D) ist falsch. Die Frequenz der Magenperistaltik beträgt beim Menschen 3 pro Minute, (B) ist falsch (vgl. Lerntext VII.5).

Zu **(A)**: Der Parasympathikus fördert die Verdauungsfunktionen und verstärkt in diesem Sinne auch über cholinerge Fasern im N. vagus die Magenperistaltik.

Zu **(E)**: Curare blockiert die Erregungsübertragung an der motorischen Endplatte des Skelettmuskels, am glatten Muskel wirkt es nicht.

H96

→ **Frage 7.9:** Lösung D

Bei Nahrungsaufnahme wird durch die Dehnung der Magenwand eine Erschlaffung des proximalen Magens ausgelöst, was die Magenfüllung erleichtert (vgl. Lerntext VII.5). Diese als „adaptive Relaxation“ oder „Akkommodationsreflex“ bezeichnete Reaktion läuft teils autonom im mageneigenen ENS (enterisches Nervensystem) ab, teils wird sie über einen vago-vagalen Reflex vermittelt: Stimulation von Dehnungsrezeptoren – Leitung über afferente Vagusfasern zu den Zentren – efferente Leitung über Vagusfasern zum Magen – Stimulation inhibitorischer Neurone des ENS – Hemmung der glatten Magenmuskulatur (Transmitter vor allem NO und VIP, vgl. Lerntext VII.12). (A), (B), (C) und (E) sind demnach richtig. Cholinerge Neurone des ENS führen zur Erregung der glatten Muskulatur im Magen-Darm-Trakt, (D) ist ganz falsch.

(**D: 22%/+0,04;** C: 35%/–0,10; E: 17%/+0,12).

VII.6 Magenentleerung

Die **Entleerungsgeschwindigkeit des Magens** nach einer Mahlzeit hängt stark von der Zusammensetzung der Nahrung ab. Isotonische Flüssigkeit wird in weniger als einer Stunde entleert, während die Verweildauer bei festen und fettreichen Speisen bis auf 6 h ansteigen kann (vgl. Abb. 7.3). Folgende Faktoren bestimmen vor allem die Verweildauer: 1. **Konsistenz der Nahrung** – feste und grobe Nahrung verweilt länger als Flüssigkeit; 2. **Osmolarität** – mit zunehmender Osmolarität einer Flüssigkeit nimmt auch die Verweildauer zu; 3. **Qualität und Energiegehalt der Nahrung** – die **Verweildauer nimmt zu in der Folge Kohlenhydrate – Eiweiß – Fett.** Die verschiedenen Einflüsse auf die Entleerungsgeschwindigkeit sind durchaus sinnvoll und insofern auch leicht zu merken, wenn man daran denkt, dass der Magen einen flüssigen Speisebrei an den Dünndarm weiterbefördern soll, und dass die Transportgeschwindigkeit dieses Chymus an die Verdauungs- und Resorptionskapazität des Dünndarms angepasst sein soll. Je fester und gröber also die Nahrung, desto mehr Zeit wird der Magen benötigen, um daraus einen flüssigen Chymus aufzubereiten.

Die Anpassung der Entleerungsrate an die Leistungskapazität des Dünndarms kann der Magen allein jedoch nicht vollbringen. Diese Abstimmung wird vor allem durch **Rückmeldungen vom Duodenum zum Magen** bewerkstelligt. Zu diesem Zweck **reagiert der Dünndarm** auf folgende Einflüsse: 1. **Säure.** Je saurer der in das Duodenum übertretende Chymus, desto stärker wird die Magenentleerung gehemmt. 2. **Osmotische Konzentration.** Hyperosmolare Lösungen hemmen die Magenentleerung. 3. **Fettgehalt der Nahrung.** Applikation von Fett bzw. von Fettsäure ins Duodenum führt zu starker Hemmung der Magenentleerung. An der Auslösung der Entleerungshemmung durch die genannten Einflüsse im Duodenum sind sowohl **nervale Reflexe als auch hormonale Mechanismen** beteiligt. Der hormonale Wirkstoff, der die Magenentleerung hemmt, wurde früher, als man die gastrointestinalen Hormone noch nicht genauer kannte, als Enterogastron bezeichnet. Nach heutiger Kenntnis gibt es kein einzelnes spezifisches duodenales Hormon für diese Aufgabe. Verschiedene in der duodenalen Schleimhaut gebildete Hormone haben neben anderen Wirkungen eine hemmende Wirkung auf die Magenentleerung, insbesondere **Cholecystokinin, Sekretin** und **GIP** (vgl. Lerntext VII.12). Die hemmende Wirkung auf die Magenentleerung durch Extrakte der Dünndarmschleimhaut (Enterogastron-Wirkung) kommt also durch Zusammenwirken verschiedener Hormone der Dünndarmschleimhaut zustande. ■

H00 ■

→ **Frage 7.10:** Lösung C

Dem Motilin (ein in der Duodenalschleimhaut gebildetes Hormon) werden fördernde Wirkungen auf die gastrointestinale Motilität zugeschrieben, dabei soll es die Magenentleerung fördern, (C) ist falsch. Die übrigen Aussagen sind richtig (vgl. Lerntext VII.12).

(**C: 80%/+0,46**).

VII.7 Motorik des Dünndarms

Das wichtigste motorische Phänomen des Dünndarms ist die **Segmentations- und Pendel-Rhythmik.** Dabei handelt es sich um regelmäßige, rhythmische Kontraktionen, die myogener Natur sind, ganz ähnlich wie die peristalti-

schen Kontraktionen des Magens. Der Unterschied zur Magenmotorik besteht darin, dass 1. die myogene Eigenfrequenz im Dünndarm höher ist – beim Menschen **12/min im Duodenum gegenüber 3/min im Magen,** und dass 2. die Segmentationsbewegungen nicht weit fortschreiten, sondern mehr als lokale Bewegungen erscheinen. Das genauere Studium hat allerdings gelehrt, dass jede Segmentations-Kontraktion doch ein kleines Stück nach aboralwärts weiterschreitet. Der wesentliche Effekt der Segmentationsrhythmik ist somit die Durchmischung des Chymus, sodass sich für alle Chymusanteile ein guter Wandkontakt ergibt. Das leichte Fortschreiten der Segmentationsbewegung nach aboral sorgt für einen gewissen Weitertransport des Chymus, **jede Segmentations-Kontraktion hat eine leicht propulsive Komponente.** Die Segmentationsrhythmik allein sorgt auf diese Weise für die normale, langsame Passage des Chymus durch den Dünndarm innerhalb von 1–2 h.
Für die Segmentationsrhythmik gibt es einen systematischen **Frequenzgradienten:** Die Eigenfrequenz nimmt vom Duodenum (12/min) in Richtung Ileum allmählich ab, auf etwa 8/min. **Peristaltische Kontraktionen,** die über ein größeres Stück des Dünndarmes rasch hinwegschreiten, kommen ebenfalls im Dünndarm vor; sie sind in der Regel an die Mitwirkung der intramuralen Nervenplexus gebunden. Solche peristaltischen Kontraktionen sind Zeichen einer Überaktivität, sie werden vor allem bei Durchfall gefunden. Die Intensität der Segmentationsrhythmen wird durch langsamere Rhythmen moduliert (Minuten-Rhythmik).
Weiterhin gibt es in den interdigestiven Phasen (zwischen den Verdauungsphasen) noch ein wichtiges motorisches Phänomen: etwa in **Stundenabständen langsam vom Magen aus distalwärts wandernde Aktivitätskomplexe.** Diese Komplexe besonders starker motorischer Aktivität sorgen wohl für eine Art Generalreinigung des Gastrointestinaltraktes.
Für die Regulation der Darmmotorik gelten ähnliche Leitlinien wie für den Magen: Äußere parasympathische Einflüsse wirken vor allem fördernd über cholinerge Nerven, sympathische Einflüsse über adrenerge Fasern hemmend. Durch Mitwirkung der intramuralen Plexus, durch Beteiligung von Nerven mit anderen als den „klassischen“ Transmittern Acetylcholin und Noradrenalin sowie durch Mitwirkung vieler gastrointestinaler Hormone werden die Prozesse allerdings im einzelnen sehr kompliziert.

H91

→ **Frage 7.11:** Lösung C

(B) ist richtig für die Ratte. Beim Menschen beträgt die Frequenz im Duodenum 12/min.
(C) ist problematisch. Der normale Weitertransport wird durch die Segmentationsrhythmik besorgt (vgl. Lerntext VII.7). Peristaltische Wellen produzieren eine überschnelle Entleerung (Durchfall). Sie dienen also nicht der normalen Fortbewegung, sondern zeigen eher eine Störung an.
Zu (E): Bei der genannten Geschwindigkeit würde der Transport durch den 6 m langen Dünndarm nur 20 min dauern. In Wirklichkeit dauert er aber 1 bis 2 h.
Nach häufigen Lehrbuchdarstellungen ist (C) die richtige Antwort.
(**C: 80%/+0,01**).

VII.8 Motorik des Kolons

Das Kolon ist insgesamt bewegungsärmer als Magen und Dünndarm, was zu der langsamen Passage der Nahrungsreste durch das Kolon führt (durchschnittliche Passagezeit 1–3 Tage). Segmentationsbewegungen sind relativ langsam und schwach. Von Zeit zu Zeit gibt es schwächere peristaltische, aber auch antiperistaltische Wellen. Eine charakteristische Bewegungsform sind die **Massenbewegungen:** In Abständen von Stunden treten in einem Abschnitt kräftige Kontraktionen auf, die zu kräftigen aboralen Verschiebungen des Darminhaltes führen. Typisch ist weiterhin die reflektorische Förderung der Kolonmotorik nach einer Mahlzeit, der **gastrokolische Reflex.**
Überlange Verweildauern im Kolon (Verstopfung) finden sich vor allem bei „moderner“ ballaststoffarmer Ernährung, worin eine Ursache für den Anstieg in der Häufigkeit des Kolonkarzinoms gesehen wird. Anreicherung der Nahrung mit energiearmen **Ballaststoffen** ist der natürlichste Weg zur Regelung der Stuhlentleerung.

H88

→ **Frage 7.12:** Lösung E

(E) ist sicher falsch (vgl. Lerntext VII.8).
Es wäre besser, wenn es in (A) in Anbetracht der großen Variabilität der Kolonpassage „1–3 Tage“ heißen würde.
(C) ist richtig. 90% des Wassers, das mit dem Chymus in das Kolon gelangt, wird dort noch resorbiert.
(**E: 46%/+0,08**; A: 30%/–0,10).

H91

→ **Frage 7.13:** Lösung B

Ganz ausgeprägte Speicherfunktion haben Gallenblase und Magenfundus (proximaler Magen, vgl. Lerntexte VII.5 und VII.6). Als nächstes folgt das Zäkum. Das Rektum speichert normalerweise nur kurzfristig (vgl. Lerntext XIV.9). Das Duodenum hingegen hat überhaupt keine Speicherfunktion.
(**B: 34%/+0,17**).

7.3 Sekretion

VII.9 Übersicht der Sekretionsprozesse

Abb. 7.3 gibt eine Übersicht über die Sekretionsleistungen der verschiedenen an der Verdauung beteiligten Drüsen. Das gesamte Sekretvolumen beträgt fast 10 l pro Tag. Diese hohen Sekretionsraten sind nur dadurch möglich, dass die Flüssigkeit im Dünndarm wieder rasch resorbiert wird. Abb. 7.3 enthält zugleich die mittlere Verweildauer der Speisen in den einzelnen Abschnitten des Verdauungstraktes.

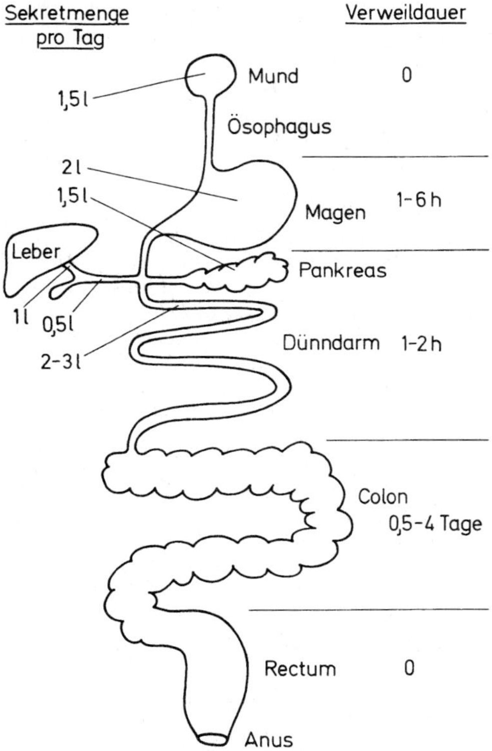

Abb. 7.3 Sekretionsraten der wichtigsten Verdauungsdrüsen und Verweildauern der Nahrung in den verschiedenen Abschnitten des Verdauungstraktes.

VII.10 Speichelsekretion

Der Speichel ist eine **hypotone** Elektrolytlösung, die α-**Amylase** zur Stärkespaltung und **Schleimstoffe** enthält, welche die Gleitfähigkeit der Speisen fördern. **Lysozym** und **Immunglobulin A** im Speichel übernehmen Abwehrfunktionen. In den Azini der Drüsen wird ein Primärspeichel gebildet, der plasmaisoton ist und auch in der Ionenzusammensetzung weitgehend dem Blutplasma entspricht. In den anschließenden Drüsengängen wird das Primärsekret verändert, vorwiegend durch Na^+- und Cl^--Resorption bei geringer Wasserpermeabilität, wodurch die Osmolarität deutlich absinkt, bis auf etwa $^1/_3$ der Blutosmolarität, also rund 100 mosmol/l bei niedriger Sekretionsrate. Daneben kommt es zur Sekretion von K^+ und HCO_3^-. **Je höher die Sekretionsrate, desto mehr nähert sich die Elektrolytzusammensetzung des sezernierten Speichels der des Blutplasmas,** weil dann die Austauschprozesse in den Ausführungsgängen weniger ins Gewicht fallen. Der pH-Wert ist leicht sauer in Ruhe und wird deutlich alkalisch (7,8) bei starker Sekretion.
Die Sekretionsrate variiert zwischen nahe Null und 5 bis 7 ml/min, **pro Tag wird etwa 1,5 l Speichel sezerniert,** entsprechend einer mittleren Sekretionsrate von 1 ml/min. Die Steigerung der Sekretionsrate wird durch **parasympathische, cholinerge Nerven** vermittelt. Der Überträgerstoff ist **Acetylcholin, Atropin wirkt als kompetitiver Hemmstoff.** Auch **sympathische, adrenerge Fasern** fördern die Sekretion, mit besonderer Steigerung des Muzingehalts und geringerem Effekt auf die Sekretmenge. **Steigernd** auf die Speichelsekretion wirken: 1. **psychische Einflüsse,** Erwartung, Appetit usw.; 2. **reflektorische Einflüsse über Geruch und Geschmack;** besonders wirksam ist **Säure,** die zu starker Sekretion eines dünnflüssigen Speichels führt (Spülspeichel); 3. **mechanische Reizung** der Mundschleimhaut und Kaubewegungen.

H97 ■

→ **Frage 7.14:** Lösung E

In den Azini (Endstücken) der Speicheldrüsen des Mundes wird ein plasmaisotones Primärsekret gebildet, das im anschließenden Gangsystem durch sekundäre Sekretionsprozesse modifiziert wird. Motor der Sekretion sind aktive Pumpen in der basolateralen Membran (Na^+-K^+-ATPase und sekundär-aktiver Na^+-K^+-2 Cl^--Transporter). Bei den Mundspeicheldrüsen resultiert nach heutigen Vorstellungen aus der Pumpenaktivität eine starke Anreicherung von Cl^- in der Zelle, das passiv in das Lumen diffundiert und Na^+ (parazellulär) und Wasser passiv nachzieht – (A) und (B) sind richtig. Der Primärspeichel ist plasmaisoton und ist auch in der Ionenzusammensetzung ähnlich dem Plasma. In den Ausführungsgängen werden Na^+ und Cl^- resorbiert, K^+ und Bicarbonat sezerniert, (E) ist falsch. Die Osmolalität des Speichels ist bei geringer Sekretionsrate sehr niedrig. Mit steigender Sekretionsrate nähert sie sich mehr und mehr der Plasmaisotonie an, da sich dann die Sekundärprozesse nicht so stark durchsetzen können.
(D) ist allerdings ebenfalls falsch. Na^+ wird zwar resorbiert, aber nicht durch einen aktiven Vorgang. Der elektrochemische Gradient für Na^+ ist vom Lumen ins Zellinnere gerichtet, sodass Na^+ passiv aufgenommen wird. Selbst bei niedrigen

intraluminalen Na^+-Konzentrationen bewirkt die intrazelluläre Negativität noch einen kräftigen Gradienten zelleinwärts.
(E: 35%/+0,32).

H99 ■

→ **Frage 7.15:** Lösung C

Der in den Azini gebildete Primärspeichel ist plasmaisoton, (A) ist falsch. In den anschließenden Drüsengängen wird der Speichel durch Salzresorption hypoton, bei niedriger Sekretionsrate geht die Osmolarität auf 1/3 zurück (ca. 100 mosmol/l). K^+ und HCO_3^- werden sezerniert, (B) ist falsch. Mit steigendem Speichelfluss nähert sich die Elektrolytzusammensetzung des endgültigen Speichels immer mehr der des Blutplasmas an, weil dann die Salzresorptionsprozesse weniger ins Gewicht fallen, die Osmolarität des Speichels steigt mit zunehmender Sekretionsrate an. (C) ist sicher richtig (vgl. Lerntext VII.10).
(C: 58%/+0,51).

F03

→ **Frage 7.16:** Lösung B

Postganglionäre parasympathische Nervenfasern enthalten neben dem klassischen Transmitter Acetylcholin noch Kotransmitter, u. a. VIP. Das über solche Fasern ausgeschüttete VIP soll in den Speicheldrüsen eine Gefäßerweiterung hervorrufen. Das liegt zwar jenseits des Basiswissens, aber die übrigen Aussagen lassen sich ziemlich sicher ausschließen. Da die Chorda tympani parasympathisch-cholinerge Nerven führt, scheiden die Aussagen mit Adrenozeptoren (A) und (D) aus. Die Acetylcholin-Rezeptoren, die die terminale parasympathische Erregungsübertragung besorgen, sind muscarinisch (durch Atropin blockierbar), nicht nicotinisch – (C) scheidet aus. Ein Abfall des Blutdrucks kann kaum den Effekt einer umschriebenen elektrischen Nervenreizung beeinflussen, (E) scheidet aus.
(B: 15%/–0,11).

VII.11 Magensaftsekretion

Die Schleimhaut des proximalen Magens (Magendrüsen im Fundus- und Korpusbereich) bildet durchschnittlich **2 l Magensaft pro Tag**, der als wichtigste Komponenten **Salzsäure** (Bildung in den Belegzellen) und **Pepsin** (verschiedene eiweißspaltende Fermente, Bildung in den Hauptzellen) enthält. Daneben bildet die Schleimhaut noch **Schleim** als Schutz- und Gleitmittel sowie den für die Resorption von Vitamin B_{12} notwendigen **„Intrinsic factor". Die Salzsäure hat 4 wichtige Funktionen: 1. Denaturierung des Eiweißes; 2. Einstellung des pH-Optimums für das Pepsin; 3. Abtötung von Bakterien; 4. Anregung der Pankreassekretion** nach Übertritt des sauren Chymus ins Duodenum.

Die verschiedenen Pepsine werden als Vorstufen (Pepsinogen) in den Magendrüsen sezerniert und im Magensaft unter Mitwirkung der Salzsäure aktiviert. Das pH-Optimum liegt bei 2 bis 3. Die Pepsine spalten Proteine in Polypeptide, die weitere Zerlegung erfolgt im Dünndarm.
Bei Nüchternheit sezerniert der Magen nur wenig Saft von neutralem pH. Bei Stimulation wird ein stark saures und fermentreiches Sekret gebildet (**pH-Wert um 2**). Das Primärsekret der Belegzellen kann sogar einen pH-Wert von 1 erreichen. Dieser Prozess gehört zu den erstaunlichsten Zelleistungen. Komplizierte Regulationsmechanismen sorgen normalerweise dafür, dass solche Schädigungen nicht auftreten. In Abb. 7.4 sind die wichtigsten Einflüsse auf die Magensaftsekretion dargestellt. Man kann die Regulation zunächst grob untergliedern in 1. eine nervale Phase, 2. eine gastrische Phase und 3. eine intestinale Phase. Unter der **nervalen Phase** versteht man die dem Magen von außen über Nerven zugeleiteten Einflüsse, vor allem die über cholinerge Fasern des **N. vagus vermittelte Anregung der Sekretion,** die einmal durch eine direkte Wirkung auf die Magendrüsen und zum anderen indirekt über die Stimulierung der Gastrinbildung zustande kommt. Auf diesem Wege beeinflussen verschiedene emotionale und psychische Effekte die Magensaftsekretion, aber auch reflektorische Effekte von Geschmacksreizen im Mund verlaufen über diesen Weg.
Besonders wichtig sind die im Magen selbst ablaufenden, organeigenen Regulationsprozesse, die **gastrische Phase.** In der Schleimhaut der Antrumregion gibt es endokrine Zellen (G-Zellen), welche **Gastrin** herstellen und ins Blut freisetzen. Dieses Gastrin gelangt auf dem Blutweg zu den Magendrüsen und **stimuliert dort die Saftsekretion.** Stimulierend auf die Saftsekretion wirkt einmal die **Dehnung des Magens,** sowohl über einen direkten Effekt als auch indirekt über die Stimulierung der Gastrinfreisetzung. Weiterhin wird die Säuresekretion durch **chemische Einflüsse gefördert,** insbesondere durch **Eiweißspaltprodukte,** aber auch durch andere Stoffe wie **Alkohol und Koffein.** Die chemischen Einflüsse auf die Magensaftsekretion verlaufen überwiegend, wenn nicht ausschließlich, über eine Stimulierung der G-Zellen.
Neben den stimulierenden Einflüssen gibt es auch noch hemmende Mechanismen. Der wichtigste Mechanismus dieser Art ist die **Hemmung der G-Zellen durch starke Säuerung des Mageninhalts.** Bei einem pH-Wert unter 2 im Antrumbereich wird die Gastrinausschüttung in den G-Zellen gehemmt. Dieser Effekt ist ein wichtiger **Schutzmechanismus gegen Übersäuerung,** und auf diese Weise wird die Einstellung des pH-Wertes im Magen zu einem geschlossenen Regelkreis.

Im Rahmen der **intestinalen Phase** gibt es auch noch gewisse fördernde Einflüsse auf die Magensaftsekretion, möglicherweise vermittelt über die Freisetzung von Gastrin, welches auch in der duodenalen Schleimhaut noch gebildet wird. Wichtiger aber im Rahmen der intestinalen Einflüsse sind **hemmende Rückwirkungen** auf die Magensekretion. Ähnlich wie bei der Regelung der Magenentleerung sind es drei Faktoren, welche vom Duodenum aus hemmend auf die Sekretion wirken: **Säure, Fett und Hyperosmolarität.** Bei der Vermittlung dieser hemmenden Wirkungen sind wiederum nervale und hormonale Mechanismen beteiligt, die noch nicht in allen Einzelheiten bekannt sind. Von den Hormonen der Dünndarmschleimhaut wirken vor allem **GIP** (gastric inhibitory peptide) und **Sekretin** hemmend auf die Magensaftsekretion. Wahrscheinlich sind aber auch noch andere, möglicherweise heute noch unbekannte Hormone an dieser Regulation beteiligt (vgl. Lerntext VII.12).

Eine wichtige Rolle bei der Steuerung der Säuresekretion spielt weiterhin das **Histamin,** welches in Mastzellen der Magenschleimhaut vorkommt und einen starken stimulierenden Effekt auf die Sekretion besitzt. Der Histamineffekt lässt sich durch Histaminantagonisten blockieren. (Es gibt zwei Typen von Histaminrezeptoren, H_1- und H_2-Rezeptoren. Die Säuresekretion wird über H_2-Rezeptoren stimuliert, H_2-Antagonisten blockieren diesen Effekt.) Aus der Tatsache, dass Histaminantagonisten auch den Säure stimulierenden Effekt einer Vagusreizung und einer Gastrinapplikation vermindern, schließt man, dass Histamin auch bei der Vagus- und Gastrinstimulierung der Säuresekretion beteiligt ist.

Zusammenfassend: **Drei Antriebe wirken auf die säuresezernierende Belegzelle: Acetylcholin** (als Transmitter des **N. vagus**), **Gastrin und Histamin.**

Grundprozess der Säuresekretion: In der luminalen Membran der Belegzelle sitzt ein H^+-K^+-**Antiport-Carrier (H^+-K^+-ATPase),** der mit jedem Arbeitszyklus **1 H^+ nach außen** (ins Lumen der Canaliculi der Belegzelle) pumpt, **im Austausch gegen 1 K^+.** Für jedes sezernierte H^+-Ion bleibt in der Zelle ein HCO_3^--Ion zurück, das die Zelle basolateral im Austausch gegen Cl^- verlässt.

Klinischer Bezug

Wie häufig bei so hoch spezialisierten Leistungen, liegt auch in der Säureproduktion zugleich ein **kritischer Punkt für krankhafte Entgleisungen.** Bei zu starker Säurebildung und unzurei-

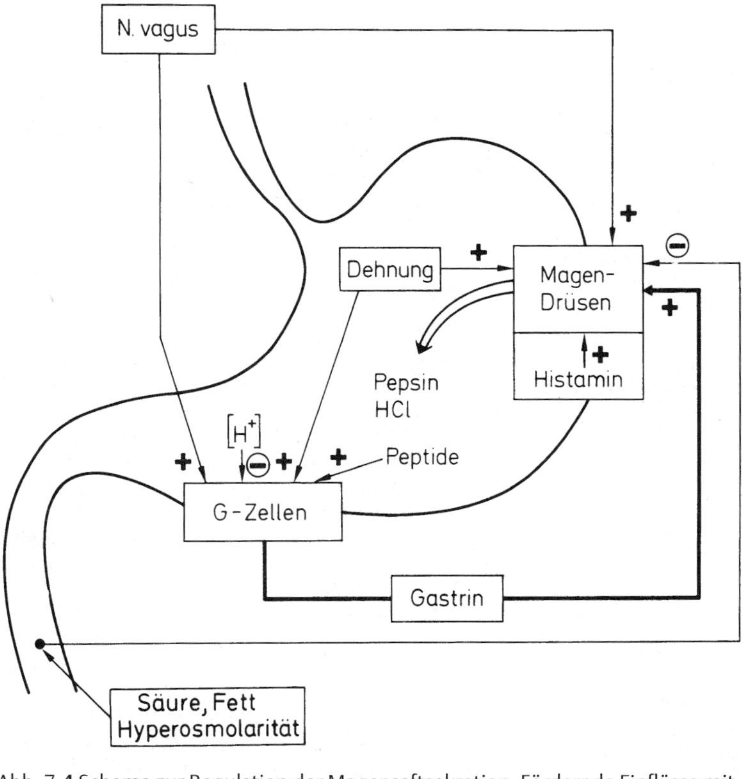

Abb. 7.4 Schema zur Regulation der Magensaftsekretion. Fördernde Einflüsse mit „+“, hemmende mit „–“ gekennzeichnet. Erläuterungen in Lerntext VII.11.

chender Schutzfunktion der Schleimhaut wird die Schleimhaut von Magen und Duodenum durch die Salzsäure angegriffen, und es können Defekte entstehen, die als **Magen- bzw. Zwölffingerdarmgeschwüre** bezeichnet werden (Ulcus ventriculi und Ulcus duodeni).
Histaminantagonisten (H_2-Rezeptorantagonisten) werden therapeutisch beim Menschen zur **Dämpfung der Säuresekretion** eingesetzt (Ulkusbehandlung). Es stehen auch spezifische **Protonenpumpenblocker** zur Verfügung, die den Grundprozess der Säuresekretion hemmen. ■

F04 ■■
→ **Frage 7.17:** Lösung C

Die HCl-Sekretion der Belegzellen des Magens wird stimuliert durch Acetylcholin (Transmitter des N. vagus), Histamin und Gastrin und gehemmt durch Sekretin, nur (C) trifft zu (vgl. Lerntext VII.11).
Zu (D): Prostaglandin E_2 stimuliert die HCO_3^--Sekretion in Schleimzellen des Magens, was zum Schutz der Magenschleimhaut gegen einen Angriff durch die Magensäure beiträgt.
(C: 87%/+0,24).

F02 ■
→ **Frage 7.18:** Lösung E

Die wichtigsten stimulierenden Faktoren für die Säurebildung im Magen sind Gastrin, Histamin und Acetylcholin (als Transmitter der Vagus-Nerven). Alle drei Stoffe wirken direkt-stimulierend auf die Belegzelle. Histamin wirkt über H_2-Rezeptoren. H_2-Rezeptor-Antagonisten werden klinisch zur Hemmung der Säuresekretion im Magen eingesetzt. Blockiert man die Histamin-Rezeptoren, so ist auch der Effekt von Gastrin herabgesetzt. Dies kann an Wechselwirkungen an der Belegzelle liegen. Es wird aber angenommen, dass Gastrin auch einen stimulierenden Effekt auf die Histamin-sezernierenden Zellen besitzt, was den genannten Befund ebenfalls erklären kann, dann ist (E) richtig. Das zählt allerdings nicht zum Basiswissen. Verschiedene gastrointestinale Hormone hemmen die Säurebildung ((A), (B) und (D)). Für Galanin wird eine Hemmung der Insulinsekretion beschrieben.
(E: 73%).

H02 ■■
→ **Frage 7.19:** Lösung E

Stimulierend auf die Belegzellen des Magens, die für die Salzsäurebildung verantwortlich sind, wirken der N. vagus über seinen Transmitter Acetylcholin sowie Histamin und das in der Schleimhaut des Magenantrums gebildete Hormon Gastrin, (A) und (B) treffen zu. Somatostatin wirkt über eine Hemmung der Histaminfreisetzung hemmend, (C) ist richtig. GRP ist ein Transmitter in vegetativen Neuronen des enterischen Nervensystems und fördert, wie der Name sagt, die Gastrinfreisetzung, auch (D) trifft zu. Der in den Belegzellen des Magens gebildete Intrinsic Factor wird für die Absorption der Cobalamine benötigt und hat mit der Säuresekretion nichts zu tun.
(E: 87%/+0,33).

H00 ■■
→ **Frage 7.20:** Lösung C

Das Hormon Gastrin ((E) ist falsch) wird in der Schleimhaut vom Magenantrum (und im Duodenum) gebildet ((A) ist falsch) und fördert die H^+-Sekretion des Magens ((B) ist falsch). Es wirkt synergistisch mit Histamin, wobei sich die beiden Wirkstoffe gegenseitig fördern, (D) trifft nicht zu. Zu starke Säuresekretion ist gefährlich, die Magensäfte können die eigene Schleimhaut angreifen (Magengeschwüre). Deshalb ist der in (C) richtig genannte Schutzmechanismus wichtig. Bei einem pH-Wert unter 2 wird die Gastrinausschüttung gehemmt (vgl. Lerntext VII.11).
(C: 81%/+0,37).

F96 ■■
→ **Frage 7.21:** Lösung E

Gastrin gehört zu den stärksten Stimulatoren der Säuresekretion im Magen (vgl. Lerntext VII.11). Da zu starke Säure im Magen gefährlich werden kann – sie kann die Schleimhaut angreifen und zur Geschwürsbildung führen, hat die Natur einen Sicherheitsmechanismus eingebaut: Starke **Säuerung im Mageninneren** (pH-Wert unter 2) **hemmt die Gastrinzellen im Antrum** und bremst so die weitere Säurebildung, (E) ist falsch.
(E: 83%/+0,35).

F02 ■■
→ **Frage 7.22:** Lösung C

Der in der luminalen Membran gelegene ATP-angetriebene Transporter ist die für die Säuresekretion der Belegzelle verantwortliche H^+-K^+-ATPase, Y ist das sezernierte H^+. Das im Antiport in die Zelle beförderte K^+ diffundiert zum guten Teil durch Kaliumkanäle wieder nach außen, Z ist K^+. Das sezernierte H^+ stammt aus H_2CO_3. Das übrig bleibende HCO_3^- wird basal gegen Cl^- ausgetauscht, Cl^- geht durch Chloridkanäle ins Lumen, X ist Cl^- (vgl. Lerntext VII.11).
(C: 79%).

H01 ■
→ **Frage 7.23:** Lösung C

In der luminalen Membran sitzt der aktive H^+-K^+-Antiport-Carrier (vgl. Lerntext VII.11).
(C: 48%/+0.47).

F04 ■

→ **Frage 7.24:** Lösung B

Zur Säuresekretion verfügen die Belegzellen über einen primär-aktiven Transportprozess, bei dem 1 H^+-Ion nach außen (in die Canaliculi der Belegzelle) und 1 K^+-Ion nach innen gepumpt werden (H^+-K^+-ATPase). Mit „Protonenpumpenblockern" kann man diese Pumpe hemmen und so die Säuresekretion unterdrücken, (B) trifft zu (vgl. Lerntext VII.11).

Zu (A), (C), (D) und (E): Alle anderen Aussagen führen zu einer Steigerung der Säuresekretion. Histamin stimuliert die Säuresekretion über H_2-Rezeptoren. H_2-Rezeptorenblocker werden zur Hemmung der Säuresekretion eingesetzt. Das in den G-Zellen des Antrums sezernierte Gastrin steigert die Säuresekretion. Der Vagus-Transmitter Acetylcholin stimuliert die Säuresekretion. Somatostatin wirkt hemmend.

(B: 86%/+0,47).

F94

→ **Frage 7.25:** Lösung E

Ein pH-Wert von 1 bedeutet eine H^+-Konzentration von 10^{-1} mol/l. In 10 ml Magensaft sind dann 10^{-3} mol = 1 mmol H^+-Ionen enthalten. Eine gleiche Menge HCO_3^--Ionen würde also zur Neutralisation benötigt, wenn man von eventuellen Pufferkapazitäten absieht. Die bei normalem pH vorhandenen H^+-Ionen ($10^{-7,4}$ mol/l) kann man bei diesem Überschlag getrost vernachlässigen.

(E: 49%/+0,21).

VII.12 Gastrointestinale Hormone und Peptide

Bei der Regulation der Säuresekretion im Magen haben wir bereits ein wichtiges Hormon kennengelernt: das Gastrin (vgl. Lerntext VII.11). Es gibt aber noch viele andere Hormone bzw. hormonartige Wirkstoffe, die an der Regulation der Verdauung mitwirken. Diese Stoffe wurden zu einer Zeit entdeckt, als man sie chemisch noch nicht isolieren und sauber darstellen konnte. Man schloss aus bestimmten Effekten auf das Vorhandensein bestimmter Wirkstoffe. Extrakte der Dünndarmschleimhaut führten z. B. zur Kontraktion der Gallenblase, und dieses Wirkprinzip nannte man Cholecystokinin. Weiterhin löste ein solcher Extrakt eine starke Alkalisekretion des Pankreas aus, und dieses Wirkprinzip wurde Sekretin genannt. Aus hemmenden Effekten am Magen schloss man auf das Wirkprinzip Enterogastron. Ein Wirkprinzip der Darmschleimhaut, welches vor allem die Fermentsekretion im Pankreas stimuliert, wurde als Pankreozymin bezeichnet. In den letzten Jahrzehnten hat sich die Erforschung dieser Wirkstoffe explosiv entwickelt. Viele Wirkstoffe wurden neu entdeckt und chemisch rein dargestellt, und die Zahl der bekannten Wirkstoffe wächst weiter. Die wichtigsten Erkenntnisse sind: 1. Die einzelnen Wirkstoffe sind nicht auf eine ganz bestimmte isolierte Wirkung spezialisiert, sondern haben ein ganzes Spektrum von Wirkungen, die bei einer bestimmten Aufgabe synergistisch zusammenwirken. 2. Ein und derselbe Wirkstoff kann sowohl in speziellen endokrinen Zellen als auch in Nerven vorkommen – die Grenzen zwischen Hormon, Neurotransmitter und Gewebswirkstoff verwischen sich mehr und mehr. 3. Die meisten dieser Wirkstoffe sind Peptide. Man spricht deshalb von der Gruppe der **gastrointestinalen Peptide** oder auch von den **regulatorischen Peptiden,** weil sie weitreichende Wirkungen auch in anderen Systemen entfalten.

Die wichtigsten gastrointestinalen Peptide und ihre Wirkungen in Stichworten:

Gastrin: Bildung in der Schleimhaut von Magenantrum (und Duodenum). Hauptwirkung: Stimulierung der Magensaftsekretion, insbesondere der Säuresekretion; daneben fördernde Wirkung auf die Antrummotorik.

Sekretin: Bildung in der Dünndarmschleimhaut. Hauptwirkung: Steigerung der Pankreassekretion, mit besonders starker Bikarbonat-Sekretion. Weiterhin Stimulierung der Gallensekretion, Hemmung der Magenentleerung. (Ein Teil der früher dem Enterogastron zugeschriebenen Wirkung wird vom Sekretin wahrgenommen.)

Cholecystokinin (CCK): Bildung in der Dünndarmschleimhaut. Hauptwirkungen: Kontraktion der Gallenblase und Stimulierung der Fermentsekretion im Pankreas (die früher dem **Pankreozymin** zugeschriebene Wirkung); daneben Hemmung der Magenentleerung, eventuell auch Hemmung der Magensekretion u. a.

Für die Wirkprinzipien **Enterogastron** und **Pankreozymin** hat man keine spezifischen Wirkstoffe gefunden, diese Namen verschwinden deshalb mehr und mehr aus der Literatur.

Neben diesen klassischen Peptiden gibt es einige neuere, für die eine wichtige Funktion in der Regulation der gastrointestinalen Funktionen sichergestellt ist. **Motilin** kommt in der Dünndarmschleimhaut vor und hat stimulierende Wirkungen auf die Motorik. **Vasoaktives intestinales Polypeptid (VIP)** hat ein großes Wirkungsspektrum, es wird vor allem von Nerven freigesetzt und wirkt u. a. hemmend auf die glatte Muskulatur. **GIP (gastric inhibitory peptide)** kommt vor allem im Duodenum vor und wirkt hemmend auf Sekretion und Motorik im Magen (und fördert die Insulin-Freisetzung; Teil der früheren Enterogastronwirkung). **Substanz P** kommt vor allem in Nerven vor und wirkt stimulierend auf manche motorischen Prozesse. **Bombesin** wirkt an manchen Stellen stark stimulierend auf die Motorik und kann die Magenentleerung hemmen. Darüber hinaus gibt es noch viele Stoffe, deren Bedeutung für

die gastrointestinalen Regulationen noch weniger klar ist (Neurotensin, Somatostatin, Enkephalin, pankreatisches Polypeptid usw.).
Bei der großen Bedeutung dieses Stoffgebietes ist damit zu rechnen, dass die Peptidwirkstoffe zunehmend in den Prüfungsstoff eingehen werden.
VIP kommt auch in terminalen Nervenendigungen vor und wurde deshalb als inhibitorischer Transmitter des autonomen Nervensystems diskutiert. Nach neueren Erkenntnissen wird diese Funktion aber überwiegend von **Stickoxid** (NO) wahrgenommen.

VII.13 Pankreas-Sekretion

Die Bauchspeicheldrüse produziert **täglich 1,5–2 l Sekret,** das in das Duodenum abgegeben wird. Dieses Sekret ist **reich an Bikarbonat** (HCO_3^-) und infolgedessen stark alkalisch. Es sorgt dafür, dass der aus dem Magen kommende saure Chymus neutralisiert und im Darm ein alkalischer pH-Wert eingestellt wird. Das pH-Optimum für die im Dünndarm wirkenden Enzyme liegt bei 7 bis 8. Der Pankreassaft enthält **Lipase** zur Fettspaltung und **viele weitere Enzyme zur Spaltung von Kohlenhydraten und Eiweiß.** Die Peptidasen werden als Vorstufe sezerniert und erst im Dünndarm durch Enterokinase in die aktive Form überführt. Die Pankreassekretion wird vor allem durch den **N. vagus** sowie durch die beiden in der Duodenalschleimhaut gebildeten Hormone **Sekretin** und **Cholecystokinin (CCK)** (vgl. Lerntext VII.12) stimuliert. Durch die Enterohormone wird die **Pankreassekretion zu einem geschlossenen Regelkreis für den pH-Wert im Duodenum.** Beim Eintreffen von Chymus im Duodenum wird die Ausschüttung von Sekretin stimuliert – die wesentlichen Reize sind **Säuerung und Fettgehalt des Chymus.** Sekretin gelangt auf dem Blutweg zum Pankreas und steigert dort die Sekretionsrate, mit besonderer Stimulierung der Bikarbonatsekretion. Das alkalische Sekret wird ins Duodenum transportiert, neutralisiert den Darminhalt und eliminiert so den Säurereiz auf die Sekretinzellen. Die **CCK**-bildenden Zellen reagieren vor allem auf den **Fettgehalt** im Speisebrei. CCK stimuliert im Pankreas vor allem die Fermentsekretion, bei nur geringem Effekt auf die Sekretionsrate.
Auch hier wird, wie bei der Speichelsekretion, von den Azini ein plasmaisotones Primärsekret gebildet. In den Funktionen der Gangepithelien gibt es aber erhebliche Unterschiede zu den Speicheldrüsen. Es gibt im Pankreas keine Veränderungen der Osmolarität, auch das endgültige Sekret ist blutisoton. (Da im Dünndarmlumen Isotonie besteht, wäre jede Abweichung der Osmolarität im Sekret eine Störung.) Zum anderen werden den Gängen echte sekretorische Funktionen zugeschrieben. Die Sekretin-stimulierte Sekretion, mit der starken HCO_3^--Sekretion, wird den Gangzellen zugeordnet. Mit zunehmender Sekretionsrate steigt die Bikarbonatkonzentration (die Cl^--Ionenkonzentration fällt entsprechend), der pH-Wert steigt bis auf 8 an. Entscheidender Motor für die Flüssigkeitssekretion sind sekundär-aktive Pumpen in der basolateralen Membran der sezernierenden Epithelien, die für eine intrazelluläre Anreicherung von Cl^- und HCO_3^- sorgen. Über Kanäle oder mit Hilfe von Carriern gelangen diese Ionen ins Lumen. Na^+ und Wasser folgen passiv nach.

Klinischer Bezug

Es gibt genetisch bedingte Defekte am Chloridkanal, die dazu führen, dass die Flüssigkeitssekretion stark beeinträchtigt wird. Das Pankreassekret kann dabei so zähflüssig werden, dass es zu Stauungen und Zystenbildung kommt (zystische Fibrose, Mukoviszidose).

H02 ■

→ **Frage 7.26:** Lösung B

Der Vagus fördert über seinen Transmitter Acetylcholin die Sekretion der Azini – (B) trifft zu (vgl. Lerntext VII.13).
(B: 61%/+0,39).

H01 ■

→ **Frage 7.27:** Lösung A

Das Primärsekret der Pankreas-Azini ist enzymreich und von neutralem pH-Wert (chloridreich). Die für den Pankreassaft so wichtige HCO_3^--Sekretion wird den Zellen der Pankreasgänge zugeordnet, (A) ist richtig (vgl. Lerntext VII.13).
(A: 59%/+0,50).

F99 ■

→ **Frage 7.28:** Lösung A

Von den Drüsensäften ist nur der Speichel hypoton – in der Mundhöhle gibt es noch keine regulierte Osmolarität. Alle übrigen Verdauungssäfte (Magen-, Darm- und Pankreassaft) sind isoton: Osmolalität etwa 300 mosmol/kg. (A) ist somit falsch (vgl. Lerntext VII.13).
(A: 25%/+0,12).

F98 ■■

→ **Frage 7.29:** Lösung D

Sekretin steigert die Pankreassekretion, besonders stark wird Bikarbonat sezerniert. Damit ist Antwort (D) richtig (vgl. Lerntexte VII.12 und VII.13).
(D: 76%/+0,34).

H98 ■

→ **Frage 7.30:** Lösung D

Der wichtigste Effekt von Sekretin ist die Stimulation eines bicarbonatreichen Sekrets im Pankreas. Dabei wirkt es nicht auf die Primärsekretion im Azinus, sondern auf die Flüssigkeits- und Bicarbonatsekretion in den Epithelzellen der Schaltstücke und Ausführungsgänge. In der Leber entfaltet Sekretin eine ähnliche Wirkung, indem es eine bicarbonatreiche Flüssigkeitssekretion in den Gangepithelien fördert, (D) ist falsch (vgl. Lerntext VII.14).
(D: 71%/+0,37).

F01 ■

→ **Frage 7.31:** Lösung B

Bei der Pankreassaftproduktion kann man, wie auch bei der Speichelbildung, zwei Komponenten unterscheiden: die Bildung des Primärsekrets in den Azinuszellen und die Sekundärprozesse der Gangepithelien. Das Primärsekret ist in seiner Elektrolytzusammensetzung dem Blutplasma ähnlich. Die für den Pankreassaft typische Anreicherung mit Bicarbonat ist ein Werk der Gangepithelien. Dabei wird HCO_3^- über einen Anionenaustauscher ins Lumen sezerniert, wobei Cl^- aus dem Lumen in die Zelle aufgenommen wird. Cl^- kann über einen Chloridkanal wieder ins Lumen diffundieren. Im Schema bedeutet demnach Y = HCO_3^- und X = Cl^-, entsprechend Zeile (B).
Derartig detaillierte Fragen zu Carriern und Kanälen werden immer häufiger!
(B: 65%/+0,29).

H03

→ **Frage 7.32:** Lösung B

Die wesentliche Störung bei der Mukoviszidose ist im Vorsatz benannt: Es liegt ein genetischer Defekt von Cl^--Kanälen vor (vgl. Lerntext VII.13). Da die Chloridsekretion ein entscheidender Motor für die Sekretbildung in den Verdauungsdrüsen ist (Wasser folgt passiv nach), führt diese Störung dazu, dass die Pankreassekretion stark abgeschwächt ist – (A) ist falsch –, das Sekret dickflüssig wird – (E) ist falsch – und es zu Stauungen mit Zystenbildung kommt. Dies hat zur Folge, dass die Neutralisation des sauren Mageninhalts im Duodenum, die v. a. durch das bicarbonatreiche Pankreassekret erfolgt, nicht mehr ausreichend erfolgen kann, die H^+-Konzentration im Duodenum ist erhöht, (B) trifft zu.
Zu **(C)**: Das Pankreassekret verarmt auch an HCO_3^-, weil die Sekretion von HCO_3^- in den Pankreasgängen über einen Cl^--HCO_3^--Austausch-Carrier erfolgt, der nicht mehr arbeiten kann, wenn im Lumen nicht genügend Cl^- vorhanden ist.

VII.14 Gallensekretion

Die Leber sezerniert **pro Tag etwa 1 l Gallenflüssigkeit.** Mit der Gallebildung nimmt die Leber einmal eine Ausscheidungsfunktion wahr (Bilirubin als Abbauprodukt des Hämoglobins u. a.), und zum anderen wird mit der Galle die **Fettverdauung gefördert** (durch die **Gallensäuren**). Die in den interdigestiven Phasen gebildete Galle fließt größtenteils in die **Gallenblase** und wird dort **gespeichert und isoton eingedickt** (Wasser- und Salzresorption, Konzentrierung der spezifischen Gallenbestandteile), sodass nur etwa **0,5 l Galle pro Tag in das Duodenum** transportiert wird (Abb. 7.3).
Tritt Chymus vom Magen in das Duodenum über, so wird a) eine Kontraktion der Gallenblase, mit Entleerung des Inhalts ins Duodenum ausgelöst und b) eine Steigerung der Gallensekretion in der Leber bewirkt. Die **Kontraktion der Gallenblase** wird vor allem durch das in der Duodenalschleimhaut gebildete Hormon **Cholecystokinin (CCK)** hervorgerufen. Die wirksamsten **Reize zur Ausschüttung von CCK sind Fett, Eigelb und Sulfat-Ionen.** Auch **parasympathische Nerven** fördern die Gallenblasenkontraktion. CCK hat auch einen stimulierenden Effekt auf die Gallensäuresekretion. Das ebenfalls in der Duodenalschleimhaut gebildete **Sekretin** (vgl. Lerntexte VII.12 und VII.13) hat einen kräftigen **fördernden Effekt auf die Gallensekretion,** und zwar stimuliert es, ähnlich wie im Pankreas, die Gangepithelien zur Bildung eines bikarbonatreichen Sekrets, ohne Einfluss auf die Gallensäuresekretion.
Den stärksten Effekt auf die Gallensekretion haben die **Gallensäuren** selbst. Die bei einsetzender Verdauung mit der initialen Gallenblasenkontraktion in den Darm ausgeschütteten Gallensäuren werden rasch wieder resorbiert (über 90%, **enterohepatischer Kreislauf**) der Gallensäuren und **stimulieren so die Leber zu gesteigerter Sekretion.** Insgesamt steigt die Sekretionsrate in den Verdauungsphasen bis zum 5fachen des Basalwertes an. Auch die Galle ist alkalisch, der Bikarbonatgehalt ist hoch, insbesondere unter Einwirkung von Sekretin. ■

F99

→ **Frage 7.33:** Lösung D

Lipasen sind Fett spaltende Enzyme, die vom Pankreas sezerniert werden. Die außer (D) genannten Stoffe sind typische Gallenbestandteile.
(D: 70%/+0,33).

F99

→ **Frage 7.34:** Lösung D

Aussage (D) trifft für die Gallensäuren zu, die zu 90% rückresorbiert werden, weshalb man von einem enterohepatischen Kreislauf spricht. Die star-

ke Rückresorption ist funktionell sinnvoll, weil die Gallensäuren zur Fettverdauung gebraucht werden. Bilirubin hingegen ist ein Abbauprodukt des Hämoglobins, das mit der Galle ausgeschieden wird. Nur ein geringer Anteil wird im Darm wieder resorbiert (15%).
(D: 73%/+0,36).

F03

→ **Frage 7.35:** Lösung E

Die Gallenflüssigkeit, die von der Leber gebildet wird und in die Gallenblase fließt, wird dort gespeichert und isoton eingedickt, und zwar durch Wasser- und Salzresorption. Die spezifischen Gallenbestandteile, die ausgeschieden werden sollen, werden dabei stark konzentriert, (E) trifft zu.
Zu **(A)**: In der Lebergalle ist die Konzentration der Gallensäuren (13 mmol/l) höher als die von Cholesterin (5 mmol/l).
Zu **(B)** und **(C)**: Die Gallensäuren werden zu über 90 % rückresorbiert, und zwar im terminalen Ileum, nachdem sie ihre Aufgabe, die Fettresorption zu fördern, erfüllt haben. Sie werden in der Leber wieder aufgenommen und erneut sezerniert. Nur ein geringer Teil der Gallensäuren wird somit vor der Sekretion neu synthetisiert. Bilirubin (ein Ausscheidungsprodukt) wird nur geringgradig rückresorbiert (15 %).
Zu **(D)**: Wichtigstes Signal für die Kontraktion der Gallenblase ist das in Zellen der Duodenalschleimhaut gebildete Hormon CCK (Cholecystokinin). Sekretin fördert – neben seinem Haupteffekt: Förderung der Pankreassekretion – auch die Gallensekretion, und zwar stimuliert es die Gangepithelien zur Bildung eines bicarbonatreichen Sekrets.
(E: 36%/+0,36).

H03 ■

→ **Frage 7.36:** Lösung D

Die Gallengänge der Leber vereinigen sich zum Ductus hepaticus communis. Nach Vereinigung mit dem Ductus cysticus, dem Ausführungsgang der Gallenblase, heißt der gemeinsame Gallenausführungsgang zum Duodenum Ductus choledochus. Sekretin fördert am stärksten die Gallensekretion in der Leber und damit den Fluss im Ductus hepaticus communis, (D) trifft zu. Cholezystokinin (A) veranlasst v. a. eine Kontraktion der Gallenblase und steigert so den Fluss im Ductus cysticus. Die übrigen Wirkstoffe haben mit der Gallensekretion weniger zu tun.

H92

→ **Frage 7.37:** Lösung C

Bei Verschluss des Ductus choledochus (**Verschlussikterus**) kann keine Galle mehr in den Dünndarm fließen. Dadurch wird vor allem die Fettverdauung eingeschränkt, (B) ist richtig. Da kein Bilirubin mehr in den Darm gelangt, welches mit seinen Abbauprodukten für die Braunfärbung des Stuhls verantwortlich ist, entfärbt sich der Stuhl, (A) ist richtig. Das durch die Leber mit der Galle ausgeschiedene Bilirubin tritt beim Verschlussikterus gesteigert ins Blut über und von dort auch in die Haut, die sich gelb färbt (**Gelbsucht**), (D) ist richtig. Das Bilirubin wird mit dem Harn ausgeschieden und färbt diesen dunkelbraun, (E) ist richtig. Man kann also auch ohne Detailwissen über den Bilirubinstoffwechsel die richtige Lösung finden. Das Bilirubin wird in der Leber an Glukuronsäure gekoppelt und in dieser Form in die Galle abgegeben. Beim Verschlussikterus steigt deshalb gerade diese Form des Bilirubins im Blut stark an. (C) ist falsch, im Gegensatz zum hämolytischen Ikterus, wo wegen gesteigerten Zerfalls der Erythrozyten das nichtgekoppelte Bilirubin im Blut vermehrt ist.
(**C: 49%/+0,24;** E: 40%/–0,11).

H92 ■

→ **Frage 7.38:** Lösung E

Die im Körper vorhandenen Gallensäuren passieren mehrmals am Tag den *entero-hepatischen Kreislauf*, d. h. sie werden durch die Leber mit der Galle in den Dünndarm abgegeben, zu 90% wieder rückresorbiert, erneut sezerniert usw. (vgl. Lerntext VII.14). Die mit dem Portalvenenblut zur Leber zurückgelangenden Gallensäuren gehören zu den stärksten Stimuli für die Gallensekretion, (D) ist richtig.
(**E: 51%/+0,30;** D: 30%/–0,12).

H97 ■■

→ **Frage 7.39:** Lösung E

Sekretin fördert die Sekretion von Gallenflüssigkeit in der Leber, wobei es ähnlich wirkt wie im Pankreas: Es stimuliert die Gangepithelien zur Bildung eines bikarbonatreichen Sekrets und wirkt nicht auf die primäre Gallensekretion. (E) ist falsch (vgl. Lerntext VII.14).
(E: 53%/+0,23).

H98

→ **Frage 7.40:** Lösung E

Cholesterin und Lecithin gehören zu den Stoffen, die mit der Gallenflüssigkeit in den Darm geleitet werden. Sie sind dort zusammen mit den Gallensalzen nötig zur Bildung von Mizellen, die der Absorption von Lipiden dienen. Wird die von der Leber sezernierte Galle in der Gallenblase eingedickt, so werden Wasser und Ionen resorbiert, (B) trifft zu (die Galle bleibt isotonisch), während die Konzentration der spezifischen Gallenbestandteile stark ansteigt (bis zum Achtfachen). Bei zu hoher Cholesterinkonzentration in der Gallenblase kann Cholesterin ausfallen und Gallensteine bilden (vgl. Lerntext VII.14).
(E: 75%/+0,37).

7.4 Aufschluss der Nahrung

7.5 Absorption

Die Prozesse der enzymatischen Spaltung der Nahrungsstoffe und ihrer Resorption werden schwerpunktmäßig in der Biochemie behandelt, sodass hier auf eine genauere Darstellung verzichtet werden kann.

VII.15 Absorptionsprozesse im Darm

Bei der **Absorption von Nahrungsstoffen und Wasser** im Darm gibt es viele Ähnlichkeiten mit den Resorptionsprozessen im proximalen Nierentubulus (vgl. Lerntext IX.7). Entscheidender Motor ist die Na^+-K^+-ATPase in der basolateralen Membran der absorbierenden Epithelzellen. Für Na^+-Ionen besteht ein starker elektrochemischer Gradient vom Lumen ins Zellinnere, der als Antrieb für viele sekundär-aktive Absorptionsprozesse genutzt wird. Die Schlussleisten zwischen den Epithelzellen sind im Dünndarm relativ gut durchlässig, sodass erhebliche Anteile der Absorption parazellulär ablaufen können (osmotisch getriebener Wasserfluss und Stofftransport im „solvent drag"). Im Kolon ist das Epithel sehr viel dichter (die Schlussleisten weniger permeabel), sodass auch transepitheliale osmotische und elektrische Gradienten aufgebaut werden können (Hypotonie im Darmlumen).

Wasseraufnahme. Von den rund 10 l Wasser, die pro Tag in den Darm gelangen (vgl. Abb. 7.3), wird der größte Teil im Dünndarm absorbiert (6 l im Jejunum, 3 l im Ileum), 1 l im Colon, und nur 0,1 l wird mit dem Kot ausgeschieden. Die Absorption erfolgt isoosmotisch. Abweichungen von der Isotonie im Chymus werden rasch im Duodenum durch Wassereinstrom oder -aufnahme korrigiert.

F90

→ **Frage 7.41:** Lösung E

Die Aussagen (A) bis (D) sind durchweg richtig (vgl. Lerntext VII.15).

Zu **(E)**: Nach Übertritt des Speisebreis vom Magen in das Duodenum wird sehr rasch Isotonie des Darminhaltes hergestellt, d. h. der Darminhalt hat dann denselben osmotischen Druck wie das Blutplasma. Dabei ist zunächst auch die Na^+-Konzentration im Plasma und im Darmlumen weitgehend gleich (150 mmol/l). Die **Isotonie des Speisebreis bleibt bei der Passage durch den Dünndarm erhalten,** die Resorption verläuft also isoosmotisch. Die Na^+-Konzentration des Chymus sinkt aber zum Ileum hin auf 100 bis 120 mmol/l ab, K^+ steigt entsprechend an. Im Dickdarm setzt sich dieser Prozess fort. Zudem kann im Dickdarminhalt die Osmolarität absinken.

(**E: 48%/–0,01**; C: 39%/+0,12).

VII.16 Aufnahme der Nahrungsstoffe

Die Verdauung der **Kohlenhydrate** beginnt mit der Spaltung von Stärke durch Amylase des Speichels und wird durch Amylase des Pankreassaftes fortgesetzt. Die weitere Spaltung der Oligosaccharide erfolgt durch Oligosaccharidasen, die in der Bürstensaummembran der Dünndarmepithelzellen lokalisiert sind. Dort läuft auch die Absorption der Monosaccharide ab, und zwar sekundär-aktiv mit Na^+ (wie die Glucose-Resorption in den Nierentubuli).

Die Verdauung der **Proteine** beginnt im Magen mit der Einwirkung der Pepsine des Magensaftes (Endopeptidasen, die die Proteine zu Polypeptiden spalten). Peptidasen des Pankreas (Trypsin und Chymotrypsin, im Dünndarm durch Enteropeptidase des Bürstensaums aus Vorstufen aktiviert), setzen die Spaltung fort. Die letzten Spaltungsschritte zu freien Aminosäuren, Di- und Tripeptiden erfolgen durch Oligopeptidasen des Bürstensaums. Die Absorption der Aminosäuren läuft wieder ähnlich wie in der Niere ab. Allerdings werden im Darm auch Di- und Tripeptide absorbiert, die großenteils intrazellulär hydrolysiert werden. Die enzymatische Kapazität der Darmsäfte ist so groß, dass der Ausfall der gastralen Pepsine keine größeren Störungen nach sich zieht.

Am kompliziertesten – und deshalb auch am anfälligsten gegen Störungen – ist die Verarbeitung der **Fette.** Hauptort der Fettverdauung ist der Dünndarm. Fette werden, unter Förderung der Gallensalze, zu kleinen Tröpfchen emulgiert, sodass die verschiedenen **Lipasen des Pankreas** eine gute Angriffsfläche haben. Die durch Spaltung entstehenden, nicht wasserlöslichen freien Fettsäuren, Mono- und Triglyceride bilden mit den Gallensalzen **gemischte Mizellen,** in die auch andere Lipide wie Cholesterin, Phospholipide und fettlösliche Vitamine eingelagert werden. Die kleinen Mizellen (bis 50 nm) können zwischen die Mikrovilli der Darmepithelien eindringen und stellen den für die Absorption wichtigen engen Kontakt zur Zellmembran her. Der letzte Absorptionsschritt ist einfach, weil sich die Lipide in der Lipidschicht der Membran lösen und so ohne Hilfe spezieller Carrier aufgenommen werden können. In der Zelle werden wieder Triglyceride synthetisiert und mit anderen Lipiden in **Chylomikronen** eingebaut, die die Zelle verlassen und über Lymphgefäße abtransportiert werden.

H99

→ **Frage 7.42:** Lösung D

Pepsinogen wird im Magen autokatalytisch in Anwesenheit von Salzsäure zu Pepsin aktiviert, (D) trifft zu.

(**D: 72%/+0,37**).

F98

→ **Frage 7.43:** Lösung E

Alle genannten Stoffe sind Pankreasenzyme. (A) bis (D) werden als Proenzyme sezerniert und erst im Darmlumen *durch Spaltung* aktiviert, was für die Lipase in dieser Form nicht zutrifft.
(**E: 28%/+0,02**; D: 49%/+0,26).

F04 ■

→ **Frage 7.44:** Lösung C

Die für die Fettspaltung erforderliche Lipase ist im Pankreassaft enthalten, normalerweise stark im Überschuss. Erst bei starker Pankreasinsuffizienz kommt es zu einer Störung der Fettresorption. Nach der Schilderung im Vorsatz ist das hier der Fall, (C) ist die Lösung.
(C: 67%/+0,06).

F98

→ **Frage 7.45:** Lösung A

Lipide werden im Dünndarm gespalten und in Mizellen „verpackt". An der Mukosazelle werden die Spaltprodukte aus den Mizellen absorbiert. In der Darmzelle laufen Resyntheseprozesse ab, Triglyceride, Cholesterinester usw. werden in Chylomikronen eingebaut. Die **Chylomikronen** verlassen die Zelle und werden mit der Lymphe abtransportiert. Glucose und Aminosäuren hingegen gehen direkt in das Pfortaderblut über. Insofern wird bei Störungen im Lymphabfluss vor allem die Absorption von Fetten gestört (vgl. Lerntext VII.16).
(A: 89%/+0,30).

F04

→ **Frage 7.46:** Lösung D

Hier wird nach einem etwas ungewöhnlichen Transporter gefragt. (Soll man das wirklich alles lernen?). Eiweiß wird im Verdauungstrakt zu Aminosäuren und kleinen Peptiden (Di- und Tripeptide) gespalten. Die Aminosäuren werden sekundär-aktiv, mittels Na^+-Symport resorbiert. Die Resorption von Di- und Tripeptiden erfolgt über einen Carrier, der durch den H^+-Gradienten angetrieben wird (H^+-Peptid-Symport), (D) trifft zu.
(D: 43%/+0,13).

F03 ■

→ **Frage 7.47:** Lösung D

Glucose wird im Dünndarm und in den Nierentubuli vollständig resorbiert. Sie muss also „bergauf", gegen einen Konzentrationsgradienten transportiert werden. Es handelt sich somit um einen aktiven Transport, der Energiezufuhr erfordert. Die resorbierenden Epithelzellen (Tubuluszelle und Enterozyt) besitzen dafür in der luminalen Membran einen Symport-Carrier, der vom starken elektrochemischen Gradienten für Na^+ angetrieben wird. Es ist also ein sekundär-aktiver Transport, über einen Carrier, der mit einem Na^+-Ion ein Glucosemolekül in die Zelle befördert. Daneben gibt es Carrier, die in Glucose-verbrauchenden Zellen den passiven Einwärtstransport von Glucose fördern (erleichterte Diffusion) (vgl. Lerntext I.4).
(D: 88%/+0,54).

F91 ■

→ **Frage 7.48:** Lösung E

Für Eisen sind die Prozesse von Aufnahme, Transport, Speicherung und Verarbeitung recht kompliziert. Es wird vorwiegend, aber nicht ausschließlich, in der zweiwertigen Form im Darm resorbiert. Die Resorption erfolgt überwiegend im Duodenum, (A) ist falsch. Die Resorption ist dem Bedarf angepasst, sie kann bis zu 25%, nach manchen Lehrbüchern sogar bis zu 40% des aufgenommenen Eisens erreichen. Bei normaler Ernährung liegt der Anteil bei 10–15%, (E) trifft zu.
(E: 58%/+0,32).

F00

→ **Frage 7.49:** Lösung A

Eisen wird im Blut an Transferrin gebunden transportiert. Freie Eisenionen sind toxisch! Außer (A) sind alle Aussagen richtig.
(A: 92%/+0,28).

F02

→ **Frage 7.50:** Lösung A

Im Darmlumen herrscht Isotonie. Da das Wasser im Darm weitgehend resorbiert wird, wird auch Natrium mindestens im gleichen Umfang resorbiert. Üblicherweise sogar noch mehr, da im Colon K^+ sezerniert und Na^+ dafür resorbiert wird. Na^+ wird also ganz überwiegend resorbiert, der Überschuss wird mit dem Harn ausgeschieden. Man wird somit zu Lösung (A) neigen.
Zu (**D**) und (**E**): Vom Eisen werden nur 10 bis 20 % resorbiert. Sulfat wird sehr schlecht im Darm resorbiert und deshalb als Abführmittel verwendet, es hält Wasser im Darm zurück und führt so zu weichem Stuhl. (D) und (E) scheiden als Antwort aus.
Zu (**B**) und (**C**): Vom aufgenommenen Calcium werden im Darm etwa 25 % resorbiert, vom Magnesium 30 bis 40 %. Da diese Stoffe zu einem hohen Anteil in gebundener Form vorliegen, sind die genannten Resorptionsanteile nicht ohne weiteres auf freie Ca^{2+}- und Mg^{2+}-Ionen übertragbar. Ich weiß nicht, wie das für die ionisierte Form aussieht. Dies vom Studierenden zu verlangen, scheint mir verfehlt.
(A: 56%).

H00

→ **Frage 7.51:** Lösung E

Die Absorption von Aminosäuren – so auch die von L-Aspartat – erfolgt im Dünndarm wie im Nie-

rentubulus sekundär-aktiv mit Hilfe eines Na^+-Symport-Carriers.
(E: 84%/+0,55).

F00

→ **Frage 7.52:** Lösung B

Lipide wie Monoglyceride benötigen für den Durchtritt durch die Zellmembran bei der Absorption nicht die Hilfe irgendwelcher Carrier, weil sie als lipidlösliche Stoffe direkt durch die Lipidschicht der Zellmembran treten können. (B) ist somit die gesuchte nicht-Antwort. Glucose (C), Aminosäuren (E) und auch Phosphationen (A) werden, wie im proximalen Tubulus der Niere, sekundär-aktiv im Symport mit Na^+ aufgenommen. Auch die Gallensäuren (D) benötigen zur Absorption einen Na^+-Symport-Carrier.
(B: 62%/+0,36).

F00

→ **Frage 7.53:** Lösung A

Bestandteile der für die Fettabsorption wichtigen Mizellen sind in (B) bis (E) richtig genannt. Das von der Leber in glukuronierter Form ausgeschiedene Bilirubin (A) ist relativ gut wasserlöslich und benötigt insofern keine Transporthilfen. Es wird im Darm weiter metabolisiert und überwiegend (85%) ausgeschieden.
(A: 58%/+0,13).

H95 ■

→ **Frage 7.54:** Lösung D

Der obere Dünndarm ist der wichtigste Resorptionsort für die meisten aufzunehmenden Stoffe. Zu den Ausnahmen gehört – neben den Gallensäuren, die im oberen Dünndarm für die Fettresorption benötigt werden – das Vitamin B_{12} (Cobalamin). Die Absorption dieses Vitamins ist besonders schwierig. Es kann nur als Komplex mit dem von der Magenschleimhaut gebildeten Intrinsic factor mit Hilfe eines aktiven Transports im Ileum aufgenommen werden.
(D: 75%/+0,38).

H02 ■

→ **Frage 7.55:** Lösung D

Im Vorsatz ist eine hyperchrome, makrozytäre Anämie beschrieben: Hämoglobinkonzentration von 150 auf 90 g/l reduziert, Volumen des einzelnen Erythrozyten von 90 auf 110 fl erhöht, was in der Regel mit einem gesteigerten Hämoglobingehalt des einzelnen Erythrozyten (MCH, Hb_E) verbunden ist. Diese Störung ist typisch für einen Mangel an Folsäure oder Vitamin B_{12} (Cobalamin). Für Cobalamine ist die Aufnahme sehr kompliziert. Das relativ große und schlecht fettlösliche Molekül kann nur resorbiert werden, wenn es an den in den Belegzellen des Magens gebildeten Intrinsic Factor gebunden wird. Die Resorption erfolgt dann im terminalen Ileum nach Bindung an spezifische Rezeptoren mittels Endozytose. Das Auftreten der Störung nach Resektion des terminalen Ileums spricht deshalb für einen Cobalamin-Mangel (D). Da der Körper Cobalamin für einen 3-Jahres-Bedarf speichern kann, ist auch die Latenz beim Auftreten der Anämie typisch. Folsäure wird bereits im Jejunum absorbiert.
(D: 79%/+0,25).

H03

→ **Frage 7.56:** Lösung B

Viele Pflanzenfasern können von den Verdauungsprozessen im Magen und Dünndarm nicht angegriffen werden und gelangen unverdaut in das Kolon. Die Bakterien des Kolons sind aber in der Lage, diese Stoffe zu spalten, wobei kurzkettige Fettsäuren, Methan und Wasserstoff entstehen, (B) trifft zu.
Zu **(A)**: Na^+ wird im Kolon weiter resorbiert, wobei gleichzeitig die Ausscheidung von K^+ gefördert wird, ganz ähnlich wie im distalen Tubulus der Nieren.
Zu **(C)**: Die Kolonbakterien sind anaerob.
Zu **(D)**: Im Kolon werden Cl^--Ionen resorbiert, HCO_3^- wird sezerniert. Die Aussage trifft für die normale Situation zu: Cl^- 16 mmol/l, HCO_3^- über 30 mmol/l im Stuhl (J. B. West, Physiological Basis of Medical Practice, Williams and Wilkins, Baltimore 1985). Die Aufgabe hat somit zwei Lösungen und müsste aus der Wertung genommen werden.

F94

→ **Frage 7.57:** Lösung E

Die durchschnittliche Stuhlmenge pro Tag wird mit 100 bis 200 g angegeben. Alle anderen Aussagen sind richtig – wenn auch nicht unbedingt Basiswissen zum Auswendiglernen. Aussage (B) ist kritisch, weil dieser Mechanismus für den Menschen keine große Bedeutung hat.
(**E: 4%/+0,0!**; B: 71%/–0,06).

H97 ■

→ **Frage 7.58:** Lösung C

Die Gesamt-Wasserresorption im Darm beträgt rund 10 l pro Tag. Davon entfallen auf das Kolon nur 1 l/d. **Hauptresorptionsorgan ist der Dünndarm!** Im Kolon läuft nur noch eine Rest-Resorption ab – (C) ist ganz falsch!
Zu **(E)**: Haupt-Zielorgan für Aldosteron ist die Niere. Aber auch an anderen Organen greift Aldosteron in ähnlicher Weise in den Na^+-K^+-Haushalt ein – (E) ist richtig. Die von Aldosteron kontrollierte K^+-Sekretion im Kolon ist für den Na^+-K^+-Haushalt wichtig.
(**C: 17%/+0,24!**; E: 59%/–0,05).

H98

→ **Frage 7.59:** Lösung B

Die Konzentration der Bakterien im Dickdarm wird mit 10^{11} bis 10^{12}/ml angegeben, sodass (B) zutrifft. 30% des Trockengewichtes der Fäzes sollen bakteriellen Ursprungs sein.
(B: 54%/+0,18).

H99

→ **Frage 7.60:** Lösung E

Die Darmgase enthalten Methan, Wasserstoff und Schwefelwasserstoff, die aus Gärungsprozessen stammen. (E) trifft somit zu. Mit den anderen Aussagen sollte man keine Zeit vertun.
(E: 23%/+0,17).

Kommentare aus dem Examen Herbst 2004

H04 ■

→ **Frage 7.61:** Lösung E

Aussage (E) ist in der Tat richtig, was nicht zum Wichtigsten gehört! Die übrigen Aussagen betreffen aber regelmäßigen Prüfungsstoff.
Der Primärspeichel wird in den Azini durch Sekretion gebildet, (B) ist falsch. Der Primärspeichel ist isoton und enthält die wirksamen Enzyme, was generell für die sekretorischen Drüsen des Verdauungstraktes gilt. Die Ionenzusammensetzung entspricht weitgehend der im Blutplasma, (D) wäre für den Primärspeichel zutreffend. Im nachfolgenden Gangsystem erfolgen weitere sekretorische und auch resorptive Leistungen, v. a. eine Sekretion von Cl^-- und HCO_3^--Ionen mit passiver Wassersekretion, wobei die Schwerpunkte von Drüse zu Drüse unterschiedlich sind. In den Speicheldrüsen kommt es unter Basalbedingungen zu einer relativ starken Salzresorption, sodass der endgültige Speichel hypoton ist, (A) ist falsch. Mit zunehmender Sekretionsrate nähert sich der Speichel der normalen Osmolarität. Unter Basalbedingungen führt die Cl^--Resorption dazu, dass sich die Relation der Anionen gegenüber dem Blutplasma verschiebt, am Ende ist die HCO_3^--Konzentration größer als die Cl^--Konzentration, (D) ist falsch. Die HCO_3^--Konzentration sinkt nicht unter den Normalwert im Blutplasma (25 mmol/l) ab, (C) ist falsch.

H04

→ **Frage 7.62:** Lösung E

Die glatte Muskulatur des Verdauungstraktes besitzt eine sehr ausgeprägte spontan-myogene Aktivität, die wichtige Komponenten der Motorik bestimmt. So läuft die Magenperistaltik spontan, ohne nervale Kontrolle ab, gesteuert durch Schrittmacherzellen im proximalen Magen (Fundus-Corpus-Übergang). Im Dünndarm läuft die Segmentations- und Pendelrhythmik spontan-myogen ab, während die peristaltischen Kontraktionen eine präzise Abstimmung von Erschlaffung und Kontraktion benachbarter Abschnitte und eine geordnete Weiterleitung der Kontraktionswelle bedeuten, die durch nervale Kontrolle, und zwar von Neuronen des Plexus myentericus, wahrgenommen wird, (E) trifft zu.
Zu (**A**): Der Plexus myentericus liegt zwischen der longitudinalen und der zirkulären Muskelschicht und ist für die Motorik zuständig. (A) trifft für den Plexus submucosus zu.
Zu (**B**): Die Plexus des Verdauungstraktes stellen ein eigenständiges Nervensystem dar, das auch nach Durchtrennung der Zuflüsse von Sympathikus und Parasympathikus noch voll funktionsfähig bleibt: das enterische Nervensystem (ENS, „Gehirn des Darms").
Zu (**C**): Der äußere Analsphinkter wird mehr durch äußere Innervation kontrolliert, über Motoneurone im Sakralmark, deren Axone im N. pudendus zum Muskel ziehen. Deshalb ist hier auch eine willkürliche Kontrolle möglich.
Zu (**D**): Die präganglionären Neurone von Sympathikus und Parasympathikus (sie sind cholinerg) liegen in Hirnstamm und Rückenmark.

H04

→ **Frage 7.63:** Lösung E

Fette sind relativ schwer verdaulich, weil sie schlecht wasserlöslich sind und deshalb von den Enzymen nicht so gut angegriffen werden können. Es ist deshalb wichtig, dass die Fette in möglichst kleine Partikel zerlegt werden. Für diese Emulgierung soll die Peristaltik des Magens, die bei geschlossenem Pylorus für eine starke Durchmischung und eine Zerkleinerung der Speisen sorgt, sehr wichtig sein, (E) trifft zu.
Zu (**C**): Im Dünndarm kommt es dann unter Einwirkung von Gallensäuren zur Bildung von Mizellen: Freie Fettsäuren, Mono- und Triglyceride werden mit Gallensalzen, Cholesterin und anderen lipophilen Stoffen zu sehr kleinen Teilchen zusammengepackt, die für die weiteren Verdauungs- und Resorptionsprozesse gute Voraussetzungen bieten. Triacylglycerine sind nur wenig in den Mizellen, sie sind überwiegend schon gespalten.
Zu (**A**): Die Fettverdauung ist normalerweise am Ende des Dünndarms abgeschlossen, (A) ist falsch. Nicht verdautes Fett kann in gewissem Umfang noch durch Bakterien im Kolon abgebaut werden.
Zu (**B**): Die Pankreaslipase spaltet die Triacylglycerine v. a. zu freien Fettsäuren und 2-Monoacylglycerinen.
Zu (**D**): Die Pankreaslipase entfaltet ihre Aktivität in Gegenwart von Ca^{2+} und Colipasen, die aus Pro-Colipasen des Pankreassaftes unter Einwirkung von Trypsin entstehen.

8 Energie- und Wärmehaushalt

8.1 Energiehaushalt

VIII.1 Brennwert der Nahrungsstoffe

Mit Hilfe eines Kalorimeters kann man ermitteln, welche Energiemenge freigesetzt wird, wenn man die verschiedenen Nährstoffe unter Anwesenheit von genügend Sauerstoff vollständig verbrennt. Man erhält dann den **physikalischen Brennwert** des Nahrungsstoffes. Die Energiemenge, die beim Abbau der Nährstoffe im Organismus freigesetzt wird, nennt man **biologischen Brennwert (oder physiologischen Brennwert)**. Für Kohlenhydrate und Fett sind physikalischer und biologischer Brennwert gleich, da diese Stoffe im Kalorimeter wie im Organismus zu H_2O und CO_2 vollständig abgebaut werden. Beim Eiweiß besteht ein Unterschied, da im Organismus der Stickstoff noch in relativ energiereicher Form, vorwiegend als Harnstoff, ausgeschieden wird. (Physikalischer Brennwert von Eiweiß: 23 kJ/g).

Die biologischen Brennwerte sind für

Fett:	**39 kJ/g** (9,3 kcal/g)
Eiweiß:	**17 kJ/g** (4,1 kcal/g)
Kohlenhydrate:	**17 kJ/g** (4,1 kcal/g)
Äthylalkohol:	**30 kJ/g** (7,1 kcal/g)
Zur Umrechnung:	1 kcal = 4,2 kJ.

F97 ■■

→ **Frage 8.1:** Lösung A

(A) trifft zu (vgl. Lerntext VIII.1). (B) gibt den physiologischen Brennwert für Kohlenhydrate und Proteine an.
(A: 92%/+0,26).

H94 ■■

→ **Frage 8.2:** Lösung D

Für Fett beträgt der Brennwert 39 kJ/g. 50 g liefern also rund 2000 kJ Energie. (Man kann eine großzügige Überschlagsrechnung anstellen, da ja nur eine grobe Bereichszuordnung gefragt ist.) Für Eiweiß und Kohlenhydrat beträgt der biologische Brennwert 17 kJ/g. 400 g liefern 6 800 kJ. Insgesamt also fast 9 000 kJ.
(D: 76%/+0,34).

Hier handelt es sich um wichtigstes Basiswissen, das immer wieder geprüft wird, mit modifizierten Formulierungen und Zahlenwerten.
Z. B.: Brennwert von 40 g Kohlenhydrat, 10 g Eiweiß und 10 g Fett. Lösung: rund 1 250 kJ.
Brennwert von 100 g einer eiweißfreien Nahrung, die 33% Fett und 50% Kohlenhydrat enthält. Lösung: ungefähr 2 000 kJ (großzügig).

H92 ■■

→ **Frage 8.3:** Lösung E

90 g Fett setzen 90 g mal 39 kJ/g = 3 510 kJ frei. Da Eiweiße nur 17 kJ/g liefern, werden für die gleiche Energiemenge

$$\frac{3510\,kJ}{17\,kJ/g} = 206\,g$$

benötigt (vgl. Lerntext VIII.1).
(E: 72%/+0,38).

In einer **Modifikation** sollten 90 g Eiweiß äquikalorisch durch Stärke ersetzt werden. Lösung: 90 g.

H98 ■■

→ **Frage 8.4:** Lösung D

Auch der Brennwert von Alkohol gehört zum Basiswissen! Er beträgt 30 kJ/g, für Kohlenhydrate 17 kJ/g. 50 g Alkohol liefern somit eine Energie von 1500 kJ. Die gleiche Energiemenge ist in 1500/17 = 88 g Kohlenhydrat enthalten. Also Lösung (D) (vgl. Lerntext VIII.1).
(D: 55%/+0,32).

F00 ■

→ **Frage 8.5:** Lösung D

Es ist klar, dass der höchste Energiegehalt im Fett vorliegt, dessen Gehalt im Körper viele Kilogramm beträgt (auch bei einem normalgewichtigen Menschen rund 10 kg). Die Speicherform der Kohlenhydrate ist das Glykogen. Seine Gesamtmenge in Leber und Muskulatur beträgt etwa 400 g, was einem Energiegehalt von rund 6000 kJ entspricht (etwa 1/50 der in den Fettreserven steckenden Energie). Die in ATP und Kreatinphosphat gespeicherte Energie ist wesentlich geringer, sie wird auf 4 kJ an ATP und 15 kJ an Kreatinphosphat geschätzt. Die Abstufung zwischen ATP und KP braucht man zur Lösung der Aufgabe (zum Glück) nicht zu kennen.
(D: 56%/+0,15).

H90 ■

→ **Frage 8.6:** Lösung B

In (B) ist die richtige Erklärung dafür gegeben, dass beim Eiweiß der physikalische Brennwert größer ist als der biologische: Das Endprodukt des Abbaus ist noch energiehaltig (vgl. Lerntext VIII.1). Zu **(E)**: Die Wärmebildung im Rahmen der spezifisch-dynamischen Wirkung kann bei Kältebelastung thermoregulatorisch durchaus nützlich sein (vgl. Lerntext VIII.5). Mit dem Unterschied zwischen physikalischem und biologischem Brennwert hat dieser Effekt nichts zu tun.
(B: 82%/+0,38).

H02 ■

→ **Frage 8.7:** Lösung C

Fette und Kohlenhydrate werden im Körper bis zu den energieärmsten Stufen CO_2 und H_2O abgebaut, ebenso wie in einem experimentellen Kalorimeter (Ermittlung des physikalischen Brennwerts). Bei den stickstoffhaltigen Eiweißen dagegen geht der Stickstoffabbau vor allem zum Harnstoff, der noch Energie enthält, die im physikalischen Brennwert miterfasst wird. Deshalb ist der biologische Brennwert der Eiweiße (17 kJ/g) etwa $^1/_4$ niedriger als der physikalische. Von der Liste ist nur die Aminosäure Glycin stickstoffhaltig.
(C: 67%/+0,51).

VIII.2 Energetisches Äquivalent des Sauerstoffs und respiratorischer Quotient (RQ)

Die Energiemenge, die bei Verbrennung von 1 l Sauerstoff (0 °C, 760 mmHg) freigesetzt wird, hängt davon ab, welcher Stoff verbrannt wird. Bei Verbrennung von Kohlenhydraten beispielsweise wird pro l O_2 mehr Energie frei als bei Fettverbrennung. Als Indikator dafür, welcher Nährstoff vorwiegend verbrannt worden ist, dient der **respiratorische Quotient (RQ).** Er ist definiert als das Verhältnis von abgegebenem CO_2 zu aufgenommenem O_2.

$$RQ : \frac{CO_2\text{-Abgabe}}{O_2\text{-Aufnahme}}$$

Bei den Kohlen**hydraten** liegen Wasserstoff und Sauerstoff im Verhältnis 2 : 1 vor, also im gleichen Verhältnis wie im **Wasser.** Der aufgenommene Sauerstoff geht somit in der Gesamtbilanz vollständig an den Kohlenstoff, der RQ ist 1,0. $1\,C + 1\,O_2 = 1\,CO_2$. In den Fetten sind lange Kohlenwasserstoffketten ohne Sauerstoff enthalten, sodass bei der Verbrennung von Fett ein Teil des O_2 zur Oxidation von Wasserstoff zu H_2O verwendet wird. Dieser Anteil des verbrauchten Sauerstoffes taucht in der Ausatmungsluft nicht als CO_2 auf. Es wird also mehr O_2 aufgenommen als CO_2 abgegeben, der RQ ist kleiner als 1, er beträgt 0,7. Das **energetische Äquivalent des Sauerstoffes** (diejenige Energiemenge, die bei Verbrennung von 1 l O_2 frei wird) beträgt bei der Verbrennung von:

Kohlenhydraten:	21,0 kJ/l, **RQ: 1,0**
Fett:	19,5 kJ/l, **RQ: 0,7**
Eiweiß:	19,0 kJ/l, **RQ: 0,8**
Merkwert:	**20 kJ pro Liter Sauerstoff bei gemischter Verbrennung.**

Diese Beziehungen, die man zunächst im Kalorimeter präzise messen kann, gelten naturgemäß auch für die Abbauprozesse im Organismus. So wird der **RQ zu einem Indikator dafür, welche Stoffe im Organismus verbrannt werden.** Weiterhin kann man ihn benutzen, um bei Bestimmungen des Energieumsatzes das energetische Äquivalent des Sauerstoffes genauer zu ermitteln. Die Abweichungen des energetischen Äquivalentes vom Durchschnittswert betragen allerdings nur ±5%, was man in vielen Fällen vernachlässigen kann.

Rückschlüsse auf die Verbrennungsprozesse erlaubt der RQ nur dann, wenn die **Atemgasanalyse unter stationären Bedingungen** durchgeführt wird, d. h. O_2-Gehalt und CO_2-Gehalt im gesamten Blut müssen unverändert bleiben. Nur so ist gewährleistet, dass die gemessenen Werte von O_2-Aufnahme und CO_2-Abgabe Resultat der Stoffwechsel-Abbauprozesse sind. Der O_2-Gehalt des Blutes ist beim ruhig liegenden Menschen kein Problem, auch bei Schwankungen der Ventilation ändert sich die O_2-Beladung des arteriellen Blutes nicht nennenswert. Die CO_2-Abgabe reagiert dagegen sehr empfindlich auf Veränderungen der Ventilation! Übergang zu **Hyperventilation führt zu einem Anstieg des RQ, durchaus auch auf Werte über 1,0,** da bei Hyperventilation zusätzlich CO_2 abgeatmet wird, der CO_2-Gehalt des Blutes sinkt ab. Umgekehrt führt **Hypoventilation,** oder Rückgang von Hyperventilation zu normaler Ventilation, **zu einem Absinken des RQ,** durchaus auch auf Werte unter 0,7. Bei gleichmäßiger Hyper- oder Hypoventilation über mehrere Minuten stellt sich wieder ein neuer stationärer Zustand ein.

Unter stationären Bedingungen der Ventilation kann sich der RQ nur unter Ausnahmebedingungen aus dem Bereich zwischen 0,7 und 1,0 herausbewegen. Beispielsweise dann, wenn in größerem Umfang Kohlenhydrate in Fett umgewandelt werden **(Schweinemast),** wobei in der Gesamtbilanz O_2 frei wird, welches in den normalen Gaswechsel eingeht. Dadurch wird der Nenner kleiner, der **RQ kann größer als 1 werden.** Starke Säurebildung im Körper kann das CO_2-Gleichgewicht verschieben. ■

F01

→ **Frage 8.8:** Lösung A

Der respiratorische Quotient RQ ist definiert als der Quotient aus abgegebenem CO_2 zu aufgenommenem O_2, was man aus Atemgrößen errechnet, siehe Lerntext VIII.2. Kein Mensch bestimmt den RQ aus Gaskonzentrationswerten im Blut! Andererseits ist klar, dass die CO_2-Menge, die das Blut bei Passage der Lunge abgibt, mit der CO_2-Abgabe von der Lunge an die Außenluft im stationären Zustand identisch sein muss. Aus dem Nenner der gegebenen Formel errechnet sich die O_2-Menge, die 1 l Blut beim Fluss durch die Lunge aufnimmt. Zur Errechnung des RQ brauchen wir im Zähler die entsprechende Abgabemenge von CO_2, also (A).
(A: 39%/+0,24).

VIII.3 Kalorimetrie beim Menschen

Der Energieumsatz eines Menschen kann im Prinzip in gleicher Weise gemessen werden wie der Brennwert von Nahrungsstoffen: Man setzt den Menschen in eine Kalorimeterkammer und misst direkt die Wärmeabgabe (Messung der Aufwärmung des in der Wand zirkulierenden Wassers, Messung der Wasserverdunstung usw.). Dieses Verfahren der **direkten Kalorimetrie** ist jedoch sehr aufwendig, so dass das Verfahren der **indirekten Kalorimetrie** bevorzugt wird: Man bestimmt den O_2-Verbrauch und errechnet daraus mit Hilfe des energetischen Äquivalents des Sauerstoffs (vgl. Lerntext VIII.2) den Energieumsatz. Man unterscheidet dabei eine Messung im **geschlossenen System** von einer Messung im **offenen System.** Beim geschlossenen System wird der Proband mit einem Spirometer verbunden, das in der Regel mit reinem O_2 gefüllt ist. Er atmet aus der Spirometerglocke ein und, über Ventile gesteuert, auf anderem Weg wieder in das Spirometer aus. Im Ausatmungsweg ist ein Gefäß zur Absorption des CO_2 eingeschaltet. Die Abnahme des Volumens in der Spirometerglocke zeigt auf diese Weise direkt den O_2-Verbrauch der Versuchsperson an. Die Abbildung zu Frage 8.10 gibt ein Beispiel für eine solche Registrierung des O_2-Verbrauchs. Zur Berechnung muss das O_2-Volumen auf Normalbedingungen umgerechnet werden (760 mmHg und 0 °C). Der respiratorische Quotient wird bei dieser Technik nicht bestimmt. Man rechnet mit dem mittleren kalorischen Äquivalent des Sauerstoffs von 20 kJ/l.
Mit der Entwicklung moderner Methoden der Gasanalyse hat sich mehr und mehr die Messung im **offenen System** durchgesetzt. Der Proband atmet Frischluft ein und atmet auch wieder in die Umgebungsluft aus, unter Zwischenschalten von Ventil und Messgeräten. **Gemessen werden dabei das Atemzeitvolumen, die Abnahme der O_2-Konzentration zwischen Ein- und Ausatmungsluft sowie die CO_2-Konzentration der Ausatmungsluft** (= **CO_2-Differenz,** der CO_2-Gehalt der Frischluft ist praktisch Null). Bei diesem Verfahren kann somit der **RQ berechnet** und das energetische Äquivalent des Sauerstoffes genauer bestimmt werden. Man kann allerdings auch bei dieser Technik auf die Ermittlung des RQ-Wertes verzichten und mit dem durchschnittlichen energetischen Äquivalent rechnen. Bei gleichmäßiger Ventilation genügt ein Messzeitraum von 5 bis 10 min für eine Energieumsatzbestimmung. ■

H00 ■

→ **Frage 8.9:** Lösung D

Für die Berechnung des Sauerstoffverbrauchs benötigt man das Atemzeitvolumen und die Abnahme der O_2-Konzentration in der gemischten Exspirationsluft gegenüber der Frischluft. Beträgt beispielsweise das Atemminutenvolumen 6 l/min, der O_2-Gehalt der Frischluft 20 % und der Exspirationsluft 15 %, so beträgt die O_2-Aufnahme 5 % von 6 l, also 300 ml/min. (D) trifft somit zu.
(D: 58%/+0,29).

F88 ■

→ **Frage 8.10:** Lösung B

Das Bild gibt ein Beispiel für eine Messung des Sauerstoffverbrauchs im geschlossenen System. Die Schwankungen in der Kurve sind durch die einzelnen Atemzüge bedingt (Atemzugvolumen 0,5 l). Das allmähliche Sinken der Kurve zeigt den O_2-Verbrauch an: 1,5 l in 6 min. Multipliziert mit dem energetischen Äquivalent des Sauerstoffes von 20 kJ/l ergibt sich ein Energieumsatz von 30 kJ/6 min bzw. 300 kJ/h. Antwort (B).
Der in einer früheren Version enthaltene Zusatz „Der Luftdruck sei 760 mmHg, die Temperaturabweichung von 0 °C sei vernachlässigt“ ist an sich notwendig. In größerer Höhe könnte sich aus diesen Daten auch ein Umsatz von 200 kJ/h errechnen.
(B: 73%/+0,38).

H03 ■

→ **Frage 8.11:** Lösung C

Die Sauerstoffdifferenz zwischen inspiratorischer und exspiratorischer Luft beträgt 210 ml/l–170 ml/l = 40 ml/l. Bei einem Atemzeitvolumen von 15 l/min nimmt somit die Versuchsperson 600 ml = 0,6 l Sauerstoff pro Minute auf. Bei einem kalorischen Äquivalent des Sauerstoffes von 20 kJ/l errechnet sich daraus ein Energieumsatz von 12 kJ/min = 12000 J/min = 200 J/s. Die Leistung 1 Watt entspricht 1 J/s, (C) ist die Lösung, (vgl Lerntext VIII.3).

F01

→ **Frage 8.12:** Lösung C

Unter indirekter Kalorimetrie versteht man die Berechnung des Energieumsatzes aus dem gemessenen Sauerstoffverbrauch. Den Sauerstoffverbrauch kann man im geschlossenen System messen: Die Versuchsperson atmet aus einem Spirometer ein, und die Ausatmungsluft wird nach CO_2-Absorption wieder ins Spirometer zurückgeleitet (vgl. Lerntext VIII.3). Die beim offenen System notwendigen Messungen der Gaskonzentrationen in Ein- und Ausatmungsluft sind beim geschlossenen System nicht erforderlich, man kann bei Letzterem den O_2-Verbrauch direkt an der Volumenabnahme des Spirometers ablesen, (C) trifft zu.
(C: 19%/+0,20).

F92 ■

→ **Frage 8.13:** Lösung D

Hier soll man aus dem Energieumsatz den O_2-Verbrauch errechnen. Dazu wird der Energieumsatz durch das energetische Äquivalent des Sauerstoffes dividiert:

$$\frac{8\,kJ/min}{20\,kJ/l} = 0{,}4\ l/min = 400\ ml/min.$$

(D: 61%/+0,30).

Modifikation: Ein Mann setzt pro Tag 10 000 kJ um. O_2-Verbrauch? Lösung: 500 l/d.

F95 ■

→ **Frage 8.14:** Lösung C

Der Läufer hat in 20 min 40 l Sauerstoff verbraucht. Pro Liter Sauerstoff werden rund 20 kJ Energie gewonnen (kalorisches Äquivalent des Sauerstoffes). Während des Laufes wurden somit 800 kJ umgesetzt.
(C: 66%/+0,32).

F99 ■

→ **Frage 8.15:** Lösung C

Diesen Wert braucht man nicht auswendig zu lernen. Man sollte wissen, dass der Mensch in Ruhe etwa 16 mal pro Minute einen Atemzug von 0,5 l tut, woraus sich ein Atemminutenvolumen von 8 l/min errechnet. Die Frischluft enthält etwa 20% Sauerstoff, die gemischte Ausatmungsluft immer noch etwa 15%. Aus einem Liter Atemvolumen werden somit in der Lunge 50 ml Sauerstoff aufgenommen. Das ergibt für 8 l/min rund 400 ml/min Sauerstoffaufnahme. Bei der bestehenden Variabilität ist der Wert von 300 ml/min völlig normal (vgl. Abb. 5.8 und Lerntext V.9).
(C: 65%/+0,15).

VIII.4 Grundumsatz

Der Energieumsatz, den ein Mensch bei **Ruhe, Nüchternheit, thermischer Indifferenz und psychischer Entspannung** aufweist, heißt **Grundumsatz** (basaler Energieumsatz). Dies ist also der basale Wert des Energieumsatzes, der sich einstellt, wenn man alle Umsatz steigernden Einflüsse ausschaltet. Die 4 Grundumsatzbedingungen bezeichnen somit zugleich die Einflüsse, die den Umsatz über den Basalwert hinaus erhöhen: muskuläre Arbeit, Verdauungsarbeit und psychische Anspannung. Die thermischen Bedingungen sind weniger kritisch, weil erst stärkere Kühlung mit beginnendem Kältezittern den Energieumsatz nennenswert erhöht. Nüchternheit bedeutet in diesem Sinne: mindestens 12 Stunden nach der letzten Nahrungsaufnahme, möglichst 24 Stunden nach der letzten Eiweißaufnahme. Am besten wird morgens nüchtern gemessen, weil auf diese Weise auch die tagesrhythmischen Schwankungen eliminiert werden. Der Grundumsatz des Menschen hängt ab von **Körpergewicht, Größe, Alter und Geschlecht.** Zur genauen Ermittlung der individuellen Norm gibt es Tabellen. Als Faustregel gilt:
Normaler Grundumsatz des Mannes:
1 W/kg oder 100 kJ/kg und Tag (1 W = 1 J/s)
Bei 70 kg Körpergewicht: 7 000 kJ/d = 7 MJ/d
Bei der Frau rund 10% weniger
Alte Merkregel: 1 kcal/kg und Stunde
Der Grundumsatz wird vor allem durch die Schilddrüse reguliert, er ist bei Überfunktion der Schilddrüse gesteigert (bis zum Doppelten der Norm) und bei Unterfunktion erniedrigt. Die früher übliche Grundumsatzmessung zur Prüfung der Schilddrüsenfunktion ist heute durch die Bestimmung der Schilddrüsenhormonspiegel im Blut und durch andere Tests ersetzt worden, die den Jodstoffwechsel mit Hilfe von radioaktiv markiertem Jod erfassen. ■

VIII.5 Spezifisch-dynamische Wirkung

Lässt man einen Menschen, der sich unter Grundumsatzbedingungen befindet, Nahrung aufnehmen, so stellt man fest, dass im Zusammenhang mit dem Verdauungsprozess der Energieumsatz etwas über den Wert des Grundumsatzes ansteigt. Zugeführte Nahrung kann also nicht 100%ig für die Deckung des Grundumsatzes eingesetzt werden. Ein Teil der aufgenommenen Energie wird für die Verdauungsprozesse selbst benötigt und erscheint in der Gesamtbilanz der Stoffwechselmessung als Extrawärmebildung über den Grundumsatz hinaus. Derjenige Nahrungsanteil, der als Extrawärmebildung erscheint und somit nicht zur Deckung des Grundumsatzes vom Organismus verwertet werden kann, wird am besten als **spezifisch-kalorische Wirkung** des Nahrungsstoffes bezeichnet. Der immer noch verwendete Ausdruck **spezifisch-dynamische Wirkung** für diesen Effekt ist an sich antiquiert. Dieser Anteil ist beim Eiweiß besonders hoch. Gibt man beispielsweise 100 kJ als Eiweiß, so stellt man fest, dass während der Zeit der Verdauung der Energieumsatz um insgesamt 30 kJ gesteigert wird. **Die spezifisch-kalorische Wirkung des Eiweißes beträgt 30%.** Für **Kohlenhydrate und Fett liegt dieser Anteil mit 6% bzw. 4% deutlich niedriger.** Aus diesem Grunde ist **eiweißreiche Nahrung bei Kälte** günstig, bei Hitze dagegen belastet sie zusätzlich die Thermoregulation. In der hohen spezifisch-kalorischen Wirkung des Eiweißes liegt es auch begründet, dass das Bilanzminimum der Eiweiß-Ernährung wesentlich höher ist als das absolute Eiweiß-Minimum (vgl. Lerntext VII.2). ■

H96 ■

→ **Frage 8.16:** Lösung A

Als Merkwert für den Grundumsatz des Mannes gilt 100 kJ pro kg Körpergewicht und Tag, in die-

sem Fall also 7 MJ/d. Der Ruheumsatz (mit Nahrungsaufnahme und leichter Bewegung) liegt gut 10% höher, rund bei 8 MJ/d (vgl. Lerntext VI.1).
(A: 66%/+0,33).

F99 ■

→ **Frage 8.17:** Lösung A

Merkwert für den normalen **Grundumsatz** des Mannes: **1 W pro kg Körpergewicht.** (A) ist somit falsch (vgl. Lerntext VIII.4).
(A: 57%/+0,23).

F86

→ **Frage 8.18:** Lösung A

(A) ist richtig, auch auf gemischte Kost lässt sich der Begriff anwenden.
(A: 44%/+0,41).

VIII.6 Steigernde Einflüsse auf den Energieumsatz; Wirkungsgrad

Folgende Einflüsse steigern den Energieumsatz über den Grundumsatz hinaus:

- **Nahrungsaufnahme,** Verdauungsleistungen, Erhöhung des Energieumsatzes um etwa 10%
- **Psychische Anspannung,** Angst, Erregung
- **Kälte**induzierte Steigerung der Wärmebildung
- **Muskelarbeit**

Jede Erhöhung des Energieumsatzes über den Grundumsatz hinaus wird als **Leistungszuwachs** bezeichnet. Teils wird auch der bei Muskelarbeit auftretende Zuwachs des Umsatzes als **Arbeitsumsatz** bezeichnet; häufig beinhaltet dieser Begriff aber den **Gesamtenergieumsatz bei Arbeit.**

Sowohl die Steigerungen des Energieumsatzes bei psychischer Anspannung als auch die bei Kälte beruhen ganz überwiegend auf gesteigerter Muskelaktivität (Kältezittern). Für die Kältegegenregulation gibt es nur beim Neugeborenen die Möglichkeit der zitterfreien Wärmebildung (vgl. Lerntext VIII.17). Sowohl psychische als auch thermoregulatorische Umsatzsteigerungen sind in der Regel mäßig. Steigerungen um 50 bis 100% sind schon sehr starke Reaktionen. Die kräftigsten Steigerungen werden durch motorische Leistungen erzielt. Näheres dazu in Lerntext VI.1.

Wie jede Maschine kann auch der Organismus nur einen Teil der verbrauchten Energie in **äußere Leistung** umsetzen. Lässt man eine Versuchsperson am Fahrradergometer arbeiten und Strom erzeugen, so kann man die nach außen abgegebene elektrische Leistung messen und zugleich aus dem O_2-Verbrauch die umgesetzte Energie berechnen. **Der Wirkungsgrad gibt denjenigen Anteil des Energieumsatzes an, der in äußere Leistung umgesetzt wird.** Der Rest wird als Wärme frei.

Zur Errechnung des **Bruttowirkungsgrades** wird die äußere Leistung zum Gesamtumsatz, also Ruheumsatz plus leistungsbedingte Umsatzsteigerung (Leistungszuwachs), in Beziehung gesetzt. Beim **Nettowirkungsgrad** wird der Quotient aus äußerer Leistung und leistungsbedingter Steigerung des Energieumsatzes (Arbeitsumsatz minus Ruheumsatz) gebildet. Der Nettowirkungsgrad erreicht unter Optimalbedingungen Werte von 25%. Der Muskel selbst kann einen etwas besseren Wirkungsgrad erzielen (30–35%). Im Gesamtorganismus führt die Steigerung von Herz- und Atemleistung zu einer gewissen Minderung. **Vorsicht bei den Dimensionen Arbeit und Leistung!** Leistung ist Arbeit pro Zeit = Energie pro Zeit. Alle Energieumsatzwerte sind dimensionsmäßig Leistungen. Der Arbeitsbegriff der Umgangssprache bezeichnet meist Leistungen („Schwerarbeit" usw.), wodurch es immer wieder zu Missverständnissen kommt. Bis heute hält sich dieser unsaubere Arbeitsbegriff leider auch in der physiologischen Literatur. ■

H99 ■

→ **Frage 8.19:** Lösung B

Unter Wirkungsgrad versteht man denjenigen Anteil des Energieumsatzes, der in äußere Leistung umgesetzt wird, z. B. am Fahrradergometer in elektrische Leistung. Bei der Errechnung des Bruttowirkungsgrades wird die äußere Leistung zum Gesamtumsatz (einschließlich Ruheumsatz) in Beziehung gesetzt. Der Nettowirkungsgrad ist der Quotient aus äußerer Leistung und leistungsbedingter Steigerung des Energieumsatzes (Arbeitsumsatz minus Ruheumsatz). Der Nettowirkungsgrad kann unter Optimalbedingungen 25% erreichen, der Bruttowirkungsgrad ist geringer. So trifft (B) zu (vgl. Lerntext VIII.6).
(B: 31%/+0,26).

F01 ■

→ **Frage 8.20:** Lösung D

Aus Sauerstoffverbrauch und kalorischem Äquivalent des Sauerstoffes lässt sich der Energieumsatz errechnen, was eine Leistungsgröße ist:

$$1{,}5\,\frac{1}{\text{min}} \cdot 20\,\frac{\text{kJ}}{1} = 30\,\frac{\text{kJ}}{\text{min}} = \frac{30000\,\text{J}}{60\,\text{s}} = 500\text{ W}$$

($1\,\frac{\text{J}}{\text{s}} = 1$ W). Die am Fahrradergometer erbrachte äußere Leistung beträgt 100 W, also 20 % der Gesamtleistung. Dies ist der Bruttowirkungsgrad: das Verhältnis von äußerer Leistung zum Gesamtenergieumsatz. Der Nettowirkungsgrad ist der Quotient aus äußerer Leistung und leistungsbedingter Steigerung des Energieumsatzes (Arbeitsumsatz minus Ruheumsatz). Vgl. Lerntext VIII.6 (Identische Aufgabe im Termin F91).
(D: 41%/+0,16).

8.2 Wärmehaushalt und Temperaturregulation

VIII.7 Homoiothermie als Regelung

Der Mensch gehört zu den **homoiothermen** (gleichwarmen) **Lebewesen.** Der Ausdruck „Warmblüter" für diese Gruppe von Lebewesen trifft das Wesentliche nicht richtig – eine in der Sonne liegende Eidechse kann wärmer sein als der Mensch. Das wesentliche Kennzeichen der Homoiothermie ist die **Regelung der Körperinnentemperatur,** der sogenannten **Kerntemperatur:** Ein homoiothermer Organismus versucht, die Kerntemperatur auf einen bestimmten Wert, den Sollwert, einzustellen und diesen Wert auch gegen äußere Störungen festzuhalten (Abb. 8.1). Dazu verfügt der Organismus über Temperaturfühler, die dem Regelzentrum Informationen über die Körpertemperatur zuleiten. Stellgrößen sind Wärmebildung und Wärmeabgabe. Bei Absinken der Temperatur unter den Sollwert wird vom Regler die Wärmebildung gesteigert und die Wärmeabgabe reduziert, was zum Anstieg der Temperatur führt (negative Rückkopplung).
Bei **poikilothermen** (wechselwarmen) **Lebewesen,** den so genannten Kaltblütern wie Fischen und Reptilien, folgt dagegen die Körpertemperatur weitgehend der Umgebungstemperatur.
Eine gewisse Zwischenposition nehmen die **Winterschläfer** ein (heterotherme Lebewesen), die im Wachzustand eine Homoiothermie aufweisen und im Winterschlaf ihre Körpertemperatur weit absinken lassen und die Regulation für diese Zeit gewissermaßen aufgeben.

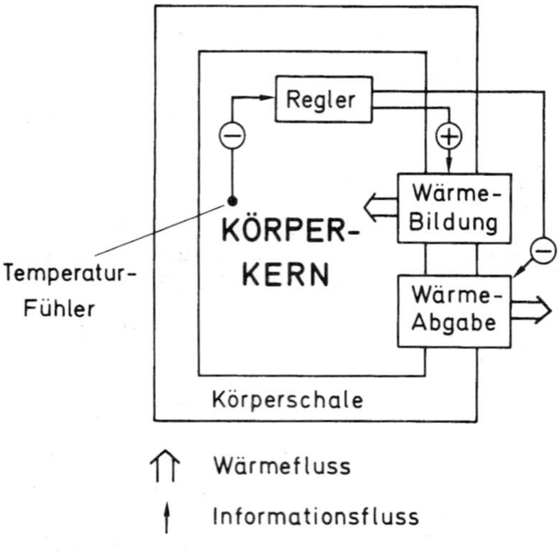

Abb. 8.1 Stark vereinfachtes Schema zur Regelung der Körperkerntemperatur. Ein Absinken der Kerntemperatur führt zur Steigerung der Wärmebildung und zur Einschränkung der Wärmeabgabe. Steigerung der Kerntemperatur führt zu entgegengesetzten Effekten.

VIII.8 Schwankungen der Kerntemperatur im Tages- und Monatsrhythmus

Die Regelung der Körperkerntemperatur schließt nicht aus, dass deutliche planmäßige Schwankungen der Kerntemperatur auftreten. Wie bei vielen Regelungen im Lebendigen ist der Sollwert keine starr konstante Größe. So gibt es zunächst einen deutlichen **Tagesrhythmus der Kerntemperatur,** heute gern als **zirkadianer Rhythmus** bezeichnet, weil der endogene Rhythmus nicht präzise 24 h beträgt. Dieser Tagesgang ist Ausdruck der umfassenden Aktivitätsschwankungen im Tag-Nacht-Rhythmus. Er weist ein nächtliches Minimum gegen 3 Uhr und ein in der Regel doppelgipfliges Maximum am Nachmittag auf, mit einer Amplitude bis zu 1 °C um den Mittelwert von knapp 37 °C (Abb. 8.2).
Basis des Tagesrhythmus ist ein dem Körper eingeprägter **endogener Rhythmus (biologische Uhr),** der von äußeren **Zeitgebern** – neben dem besonders wirksamen Faktor Licht auch Zeitbewusstsein, soziale Faktoren usw. – auf den ortseigenen Tagesrhythmus der Umwelt synchronisiert wird. Bei größerem Ortswechsel im Rahmen von Flugreisen dauert es deshalb einige Tage, bis sich der Rhythmus des Körpers der neuen Situation anpasst. Bei Isolation des Menschen von den äußeren Zeitgebern (z. B. in unterirdischen Bunkern) läuft der Tagesrhythmus weiter, mit gewissen Abweichungen vom Idealwert 24 h, meist wird die Periodendauer etwas länger.
Bei der Frau findet sich daneben noch ein ausgeprägter **Monatsrhythmus,** gekoppelt an die hormonalen Schwankungen des Menstruationszyklus. Mit der Ovulation verlagert sich das gesamte Temperaturniveau um nahezu 0,5 °C (vgl. Abb. 8.2), mit Rückgang bei der Menstruation, (näheres in Lerntext XI.2 und Abb. 11.1).

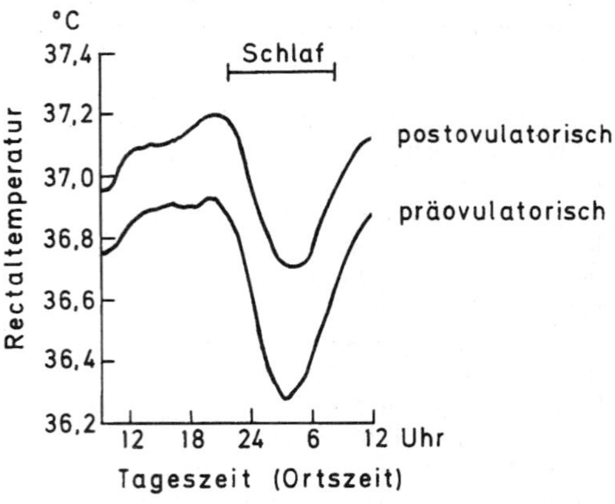

Abb. 8.2 Schwankungen der Körperkerntemperatur im Tagesgang (zirkadianer Rhythmus). Verstellung des gesamten Niveaus im Monatsrhythmus der Frau (vgl. Lerntext VIII.8). (Schematisch, nach Brück, in Schmidt/Thews 1987.)

H00

→ **Frage 8.21:** Lösung C

Die Körperkerntemperatur schwankt im Tagesgang, mit einem Minimum gegen 3 Uhr nachts und einem meist doppelgipfligen Maximum am Nachmittag. Der Mittelwert beträgt etwa 37°C, die Amplitude der tagesrhythmischen Schwankungen 0,5 bis 1°C (vgl. Lerntext VIII.8).
(C: 74%/+0,25).

F99

→ **Frage 8.22:** Lösung A

Der Tiefpunkt im Tagesgang der Körpertemperatur liegt bei 3 Uhr nachts. Die richtige Aussage sollte besser „1 bis 5 Uhr" lauten, mit entsprechender Modifikation von (E): 22–24 Uhr. 2 Uhr liegt durchaus noch im normalen Bereich.
(**A: 66%/+0,08;** E: 18%/–0,02).

H01

→ **Frage 8.23:** Lösung C

Die Synchronisation des endogenen Tagesrhythmus mit dem Tag-Nacht-Rhythmus der Umwelt erfolgt vor allem durch den morgendlichen Lichtreiz. Licht-Informationen gelangen über Kollateralen des Tractus opticus zu den suprachiasmatischen Nuklei. Diese stehen in enger Beziehung zur Zirbeldrüse, die bei Dunkelheit Melatonin ausschüttet. Die Melatoninausschüttung gilt als wichtig für die Synchronisationsprozesse. (C) ist die gesuchte Lösung.
(C: 87%/+0,37).

F88

→ **Frage 8.24:** Lösung A

Bei schwerer körperlicher Dauerleistung steigt die Kerntemperatur merklich an, vor allem in warmer Umgebung. Auch diese Umstellungen zeigen Merkmale einer Sollwertverstellung, obwohl die Deutung bei dem komplexen Zusammenwirken mehrerer Regelungssysteme schwierig ist. Bei Extrembelastungen wie einem Marathonlauf sind Anstiege auf 40 °C in der Tat zu beobachten.
Alle anderen Aussagen sind eindeutig falsch.
(A: 27%/+0,24).

VIII.9 Glieder der Thermoregulation

Das Schema der Abb. 8.1 gibt nur das Funktionsprinzip der Gesamtregulation in stark vereinfachter Form wieder. Ein differenzierteres Schema ist in Abb. 8.3 dargestellt. Schon die afferente Seite dieses Regelungsprozesses ist recht kompliziert. Für die Messung der Temperatur stehen dem Organismus zwei qualitativ verschiedenartige Rezeptortypen zur Verfügung: **Warmrezeptoren,** die durch Erwärmung aktiviert (und durch Abkühlung gehemmt) werden, sowie **Kaltrezeptoren,** die durch Abkühlung aktiviert (und durch Erwärmung gehemmt) werden. Näheres über die Merkmale dieser Rezeptoren in Lerntext XVI.5. Nach der Lokalisation kann man **äußere Thermorezeptoren** (in der Haut, der Körperschale) und **innere Thermorezeptoren** (im Körperkern) unterscheiden. Die inneren Rezeptoren bezeichnet man besser als **thermosensitive Strukturen,** da es sich dabei häufig um Neurone handeln dürfte, die neben der Thermosensitivität auch noch andere Funktionen wahrnehmen. Es sind also keine reinen Rezeptorzellen. Die thermosensitiven Strukturen des Körperkerns sind vor allem in den thermoregulatorischen Zentren selbst gelegen (Hypothalamus).
Zur Einstellung der gewünschten Körpertemperatur können die Zentren sowohl die **Wärmebildung** als auch die **Wärmeabgabe** verstellen. In jeder dieser beiden Bereiche gibt es wieder zwei verschiedene Mechanismen. Zur Erhöhung der Wärmeabgabe kann zunächst die **Hautdurchblutung** gesteigert werden. Damit wird mehr Wärme an die Oberfläche transportiert, die Oberflächentemperatur steigt an, und es kann über **Wärmeleitung und Wärmestrahlung** gesteigert Wärme an die Umgebung abgegeben werden. Daneben kann die **Sekretion der Schweißdrüsen** gesteigert werden. Dabei wird die für die Verdunstung des Wassers erforderliche Wärmemenge dem Körper entzogen und so nach außen abgegeben. (Die von den Schweißdrüsen unabhängige Verdunstungswärmeabgabe, die durch Diffusion durch die Haut und Verdunstung von der Schleimhaut der Atemwege zustande kommt (Perspiratio insensibilis, vgl. Lerntext VIII.14), ist in Abb. 8.3 nicht dargestellt, weil sie für regulatorische Veränderungen nicht zur Verfügung steht.) Die Wärmebildung kann einmal durch **Aktivierung der Skelettmuskulatur** erhöht werden. Da es bei der thermoregulatorisch gesteuerten Aktivierung der Muskulatur meist zu einem gewissen Muskelzittern kommt, nennt man diese Komponente auch die **Zitterwärmebildung.** Wärmebildung durch Stoffwechselsteigerung in anderen Geweben, insbesondere im braunen Fettgewebe, bezeichnet man demgegenüber als **zitterfreie Wärmebildung.** Die zitterfreie Wärmebildung gibt es vor allem bei kleinen Warmblütern (Ratte, Meerschweinchen), beim Menschen nur beim Neugeborenen (vgl. Lerntext VIII.17).
Alle diese in Abb. 8.3 dargestellten Reaktionen werden als **autonome Regulation** zusammengefasst. Daneben gibt es noch die **Verhaltensregulation,** die gerade beim Menschen von großer Bedeutung ist: Bekleidung, willkürliche Bewegung, Aufsuchen einer günstigen Umgebung usw.
Einsatz der verschiedenen Stellglieder in Abhängigkeit von der Umgebungstemperatur. Bei einer Umgebungstemperatur von 20 bis 30 °C

liegt die **thermische Neutralzone,** jene Außentemperatur, bei der Wärmebildung und Wärmeabgabe ohne besondere Eingriffe der thermoregulatorischen Zentren im Gleichgewicht sind (bei normaler Kerntemperatur). In diesem Bereich empfindet man **thermische Behaglichkeit.** Ein fester Temperaturwert für die Neutralzone lässt sich nicht angeben, weil zu viele Faktoren mitwirken. Bekleidung, Feuchte, Windgeschwindigkeit usw. als äußere Faktoren; Verhalten des Menschen, Ruhe, Arbeit usw. als innere Faktoren. Für den unbekleideten Menschen in Ruhe liegt die Neutralzone bei 28 bis 30 °C. Großzügig kann man sie für die alltäglichen Lebensbedingungen (leichte Bekleidung) auf 20 bis 30 °C ansetzen (Abb. 8.4). Unter den Bedingungen der thermischen Neutralität hat die Hautdurchblutung eine mittlere Größe mit ausgeprägten spontanrhythmischen Schwankungen (Minutenrhythmus). Im engeren Bereich um die Neutralzone wird **zunächst bevorzugt die Hautdurchblutung zur Thermoregulation eingesetzt.** Die **Schweißabgabe** wird erst dann in Anspruch genommen, wenn eine **stärkere Wärmebelastung** besteht, vor allem dann, wenn die Kerntemperatur ansteigt. Zur kalten Seite hin ist es ähnlich. Auch hier versucht der Körper zunächst, durch Verminderung der Hautdurchblutung und Einschränkung der Wärmeabgabe die Regulation zu leisten. Erst wenn dies nicht ausreicht, wird zusätzlich die **Wärmebildung** gesteigert. In Abb. 8.4 ist der regulatorische Einsatz der drei dargestellten Stellgrößen mit starken Linien hervorgehoben. Das Bild kann jedoch nur als sehr grobe Leitlinie aufgefasst werden. Die Variationen in Abhängigkeit von der jeweiligen Situation und vor allem auch von der Konstitution sind ganz erheblich. So kann bei Personen, die etwas Kälte gewöhnt sind und ein gutes subkutanes Fettpolster haben, der Einsatz des Kältezitterns sehr viel weiter links liegen. Selbst im unbekleideten Zustand kann es bei vielen Personen 1–2 h dauern, bis bei einer Umgebungstemperatur von 5 bis 10 °C Kältezittern einsetzt (linker gestrichelter Teil der Kurve für die Wärmebildung).

Zum Wiederanstieg der Hautdurchblutung bei sehr niedrigen Temperaturen (vgl. Lerntext VIII.11).

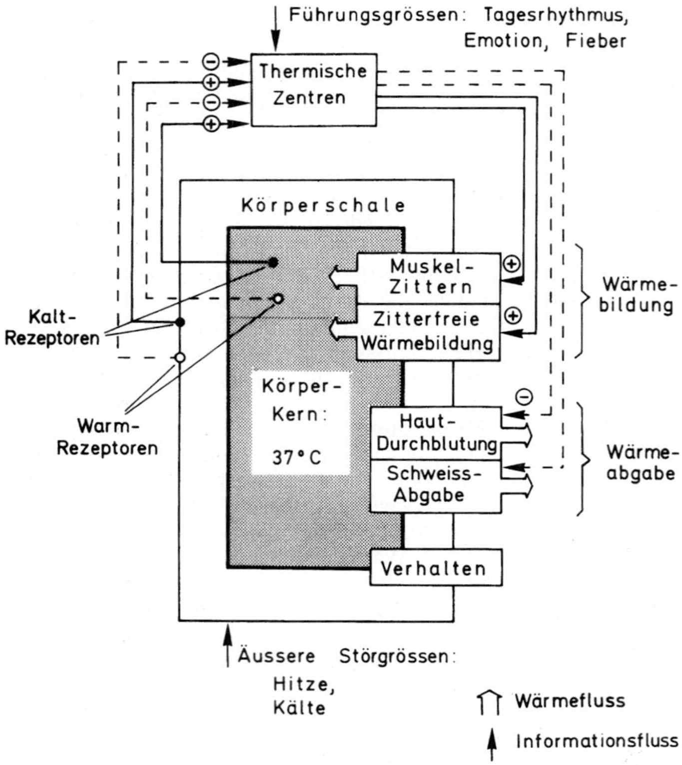

Abb. 8.3 Differenziertes Schema zur Thermoregulation des Menschen. Die Afferenzen von den Kaltrezeptoren stimulieren die Zentren zu einer Aufheizungsreaktion (+), die Afferenzen der Warmrezeptoren wirken entgegengesetzt (–). Die an der Regulation nicht beteiligte Wärmeabgabe über die Perspiratio insensibilis ist hier nicht mit eingetragen (vgl. Lerntext VIII.9).

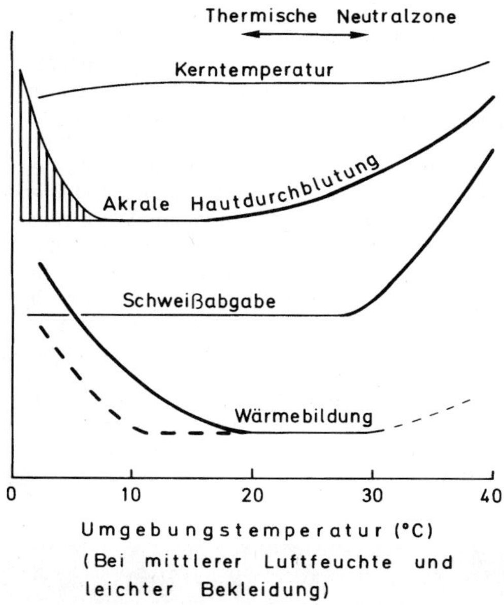

Abb. 8.4 Einsatz der verschiedenen thermoregulatorischen Stellgrößen in Abhängigkeit von der Umgebungstemperatur. Die Feinregulation im Bereich der thermischen Neutralzone erfolgt lediglich über die Hautdurchblutung. Die Schweißabgabe springt erst bei starker Wärmebelastung an, und die Wärmebildung wird erst bei starker Kälteeinwirkung eingesetzt. Die zusätzlich dickgestrichelte Linie bei der Wärmebildung soll anzeigen, dass der Einsatz der Wärmebildung sehr unterschiedlich ist. Die schraffierte Zone bei der Hautdurchblutung soll die Kältevasodilatation veranschaulichen (vgl. Lerntexte VIII.9 und VIII.11).

VIII.10 Nutzeffekt der Wärmebildung

Unter Nutzeffekt der Wärmebildung versteht man im Hinblick auf die Thermoregulation denjenigen Anteil der Wärmebildung, der der Aufheizung des Körperkerns zugute kommt. Wenn beispielsweise bei starker Auskühlung die Handmuskeln zittern, so kann dadurch die Auskühlung der Hand vielleicht etwas reduziert werden, aber für die Aufheizung des Kerns bringt dieses Zittern nichts, der Nutzeffekt ist Null. Eine Aktivierung der Oberschenkelmuskulatur kann dagegen durchaus den Kern mit aufheizen. Allerdings steigern die Zitterbewegungen selbst schon wieder etwas die Wärmeabgabe, sodass ein 100%iger Nutzeffekt üblicherweise nicht erreicht wird. Eine zitterfreie Wärmebildung im Körperkern, z. B. im braunen Fettgewebe, kann dagegen einen Nutzeffekt von 100% aufweisen. Eine Aktivierung der Rückenmuskulatur ohne wesentliche Zitterbewegungen kann eine ähnlich gute Ökonomie erreichen, aber besser als bei der zitterfreien Wärmebildung kann der Nutzeffekt nicht werden. ■

VIII.11 Hautdurchblutung und Thermoregulation

Wichtige Merkmale der Hautdurchblutung wurden schon in Kapitel 4 (Blutkreislauf) erörtert: Die Hautgefäße stehen unter Kontrolle der vasomotorischen Zentren, sie werden von **noradrenergen vasokonstriktorischen Nerven** versorgt, der Transmitter **Noradrenalin wirkt über adrenerge α-Rezeptoren.** Eine direkte vasodilatatorische Innervation besteht nicht. Es gibt aber eine indirekte vasodilatatorische Innervation, die an die Innervation der Schweißdrüsen gekoppelt ist. Bei Stimulierung der Schweißsekretion entsteht ein Stoff, wahrscheinlich **Bradykinin,** welcher die Hautgefäße erweitert.
Bei thermischer Indifferenz, also im Zustand der Behaglichkeit, ohne Kälte- und Wärmeempfindungen, ist die Hautdurchblutung auf ein mittleres Niveau eingestellt, mit deutlichen spontan-rhythmischen Schwankungen im Minutenrhythmus. Die Veränderungen bei Wärme und Kälte sind in Abb. 8.4 dargestellt (vgl. Lerntext VIII.9).
Bei sehr starker Kälteeinwirkung auf die Haut kommt es, vor allem an den Akren, zu einer periodischen Steigerung der Hautdurchblutung, die unter thermoregulatorischem Gesichtspunkt paradox erscheint. Diese **Kältevasodilatation** (Lewis-Reaktion) dient dem Schutz der Haut vor Erfrierungen. Der Gewebsschutz hat also hier den Vorrang gegenüber der Thermoregulation. Besonders deutlich ausgeprägt ist diese Reaktion an der Hand. Taucht man eine Hand in Eiswasser ein, so kommt es zunächst zu einer maximalen Konstriktion der Hautgefäße, wie es thermoregulatorisch sinnvoll ist. Nach einer gewissen Zeit kommt es zu einem Kälteschmerz in der Hand, und etwa zu gleicher Zeit setzt auch die Kältevasodilatation ein, wobei etwa maximale Durchblutungswerte erreicht werden. Nach einigen Minuten klingt die Dilatation wieder ab und kehrt bei fortdauernder Kältebelastung in regelmäßigen Intervallen wieder (soweit die Versuchsperson eine langfristige Behandlung dieser Art aushält). Die Mechanismen dieser Kältevasodilatation sind komplex: Einerseits führt die Kälte zur Lähmung der vasokonstriktorischen Nerven und der glatten Gefäßmuskulatur, andererseits haben die durch die Gewebsschädigung entstehenden Schmerzstoffe eine direkte gefäßerweiternde Wirkung. Die Kältedilatation ist jedenfalls ein lokales Phänomen, welches auf die unmittelbar gekühlte Region begrenzt bleibt. ■

H95 ■

→ **Frage 8.25:** Lösung C

Bradykinin führt zu einer kräftigen Dilatation der Hautgefäße. Es soll bei der Steigerung der Hautdurchblutung beim Schwitzen entscheidend mitwirken. Bei der Innervation der Schweißdrüsen

soll es freigesetzt werden und so eine Erweiterung der Hautgefäße bewirken (vgl. Lerntext VIII.11). Die unter (A), (B) und (D) genannten Stoffe lösen eine kräftige Konstriktion der Hautgefäße aus. Oxytocin verstärkt vor allem die Kontraktion der Uterusmuskulatur.
(C: 56%/+0,31).

H00

→ **Frage 8.26:** Lösung E

Endothelin, ein von Endothelzellen gebildetes Peptid, gehört zu den potentesten Vasokonstriktoren. Alle anderen genannten Stoffe wirken gefäßerweiternd.
(E: 35%/+0,31).

F00

→ **Frage 8.27:** Lösung C

In der Thermoregulation kann man einen inneren Wärmestrom (vor allem Wärmetransport mit dem strömenden Blut gemäß (C)) und einen äußeren Wärmestrom (Wärmeabgabe von der Oberfläche an die Umgebung) unterscheiden. (A), (B), (D) und (E) sind Komponenten des äußeren Wärmestroms.
(C: 42%/+0,19).

H91

→ **Frage 8.28:** Lösung C

In der Tat wird unter den genannten Bedingungen die Wärmestrahlung im Allgemeinen zur stärksten Komponente der Gesamtwärmeabgabe. Die quantitative Aufgliederung dieser Größe muss man nicht unbedingt wissen, aber die übrigen Aussagen sind alle falsch.
Zu **(D)**: Der erste Schritt des Wärmetransportes von der Haut an die Umgebung ist – neben Wärmestrahlung und Verdunstungswärmeabgabe – immer eine reine Wärmeleitung (Konduktion) durch die ruhende Luftgrenzschicht. Erst dann entsteht – auch bei Windgeschwindigkeit Null – in Hautnähe eine Luftströmung (Konvektion). Weil sich Konduktion und Konvektion hier schlecht abgrenzen lassen, wird die in (D) gemeinte Komponente gern als „Wärmeabgabe durch Leitung und Konvektion“ gekennzeichnet.
Zu **(E)**: Der venöse Rückstrom erfolgt unter kühlen Bedingungen bevorzugt über die tiefen Venen.
(C: 65%/+0,14).

VIII.12 Arteriovenöse Anastomosen (AVA) und Wärmeabgabe

Die Transportbedingungen für Wärme durch Diffusion (Wärmeleitung) sind im Organismus um ein Vielfaches besser als die für Sauerstoff oder Nährstoffe. Deshalb gilt die Aussage, dass nur die Kapillaren als Austauschgefäße wirken, lediglich für den Stoff- und Gasaustausch. Der Wärmeaustausch verläuft auch durch Wände größerer Gefäße recht gut. Deshalb kommt es zum Beispiel auch zu einem **Gegenstrom-Wärmeaustausch zwischen Arterien und ihren Begleitvenen**, und aus diesem Grunde findet auch beim Blutfluss durch arteriovenöse Anastomosen ein völliger Temperaturausgleich zwischen Blut und Gewebe statt (wobei auch die kleinen Arterien und kleinen Venen am Wärmeaustausch mitwirken). **Die arteriovenösen Anastomosen sind also im Hinblick auf den Wärmetransport vollwertige Austauschgefäße.** Die AVA, die ja gerade in der Haut der Akren besonders reich vorhanden sind, ermöglichen somit einen besonders starken Wärmetransport zu den Akren. Bei starker Hautdurchblutung sind gerade die AVA besonders stark durchblutet, und bei Konstriktion sind sie verschlossen. ■

VIII.13 Evaporative Wärmeabgabe, Schweißabgabe

Wenn Wasser auf der Körperoberfläche verdunstet, wird dem Körper die **Verdunstungswärme von 2 400 kJ (580 kcal) pro Liter** entzogen. Die evaporative Wärmeabgabe ist deshalb ein ganz wichtiger Mechanismus der Wärmeabgabe, der vor allem dann noch wirksam ist, wenn die direkte Wärmeübertragung von der Haut an die Luft infolge zu hoher Lufttemperatur nicht mehr wirken kann. Natürlich setzt dies voraus, dass die umgebende Luft noch nicht wasserdampfgesättigt ist. Für die Regulation kann nur die eine Komponente der evaporativen Wärmeabgabe, die Schweißsekretion, eingesetzt werden. Die andere Komponente, die extraglanduläre Wasserabgabe oder **Perspiratio insensibilis** (vgl. Lerntext VIII.14) ist von den Wasserdampfdruckdifferenzen zwischen Umgebung und Haut bzw. Respirationsschleimhaut abhängig. Die **Schweißsekretion** kann **Maximalwerte von 4 l/h** erreichen. Rund der gesamte Tagesgrundumsatz kann in 1 h per Schweißsekretion abgegeben werden! ■

F03 ■

→ **Frage 8.29:** Lösung D

Man muss nur wissen, dass eine Leistung von 1 Watt eine Wärmebildung von 1 Joule pro Sekunde bedeutet, alles andere ist banales Rechnen. Eine Wärmebildung von 400 W über 1 Stunde (3600 s) bedeutet eine Energie von 400 W · 3600 s = 1440000 Ws = 1,44 MJ, also rund 1,5 MJ. Bei einer Verdunstungswärme von 2,4 MJ/kg H_2O müssen 1,5/2,4 ≈ 0,6 l Wasser (entsprechend 0,6 kg) für die Abgabe von 1,5 MJ verdunstet werden (D).
(D: 48%/+0,03).

H97 ■

→ **Frage 8.30:** Lösung E

Die Verdunstung des Schweißes auf der Körperoberfläche hängt von der Wasserdampfdruckdifferenz zwischen Körperoberfläche und Umgebung ab. Der Wasserdampfdruck nimmt mit der Temperatur zu. Ist die Umgebungstemperatur niedriger als die Temperatur der Hautoberfläche, so ist auf der Haut immer der größere Dampfdruck – auch dann noch, wenn die Umgebungsluft wasserdampfgesättigt ist.
(E: 75%/+0,32).

F04 ■

→ **Frage 8.31:** Lösung E

Bei stärkerer Wärmebelastung des Körpers (muskuläre Leistung, hohe Umgebungstemperatur) steigert der Körper die Schweißsekretion, weil dies ein Weg ist, große Wärmemengen gut abzugeben – solange das Wasser auf der Haut verdampfen kann. Die Wasserdampf-Wärmeabgabe hängt von der Wasserdampfdruckdifferenz zwischen Hautoberfläche und Umgebung ab. Bei Wasserdampfsättigung der Luft geht deshalb die evaporative Wärmeabgabe gegen Null, wenn die Umgebungstemperatur den Wert der Körpertemperatur erreicht, wie das in Kurve (E) dargestellt ist. **Aufgepasst!** Hier ist nicht nach der **Schweißsekretion** gefragt – die steigt mit zunehmender Umgebungstemperatur immer weiter an, sondern nach der **Wärmeabgabe durch Schweißsekretion.** Kann der Schweiß nicht mehr verdunsten, so läuft der Schweiß an der Haut herunter und wird für die Wärmeabgabe nicht mehr effektiv (vgl. Lerntext VIII.13). (Diese Aufgabe wurde schon einmal im Termin F85 nahezu identisch gestellt – nur Kurve (D) war leicht verändert, mit ganz schlechtem Resultat: E:10 %/+0,15.)
(E: 42%/+0,17).

VIII.14 Perspiratio insensibilis

Eine gewisse Wassermenge gibt der Körper auch ohne Einsatz der Schweißdrüsen ständig ab. Diese **extraglanduläre Wasserabgabe** oder **Perspiratio insensibilis** (weil man sie im Gegensatz zum Schwitzen nicht bemerkt) kommt dadurch zustande, dass Wasser durch Diffusion aus dem Inneren an die Oberfläche der Haut und der Schleimhaut der Atemwege gelangt und dort verdunstet, und zwar proportional der Wasserdampfdruckdifferenz zwischen Oberfläche und umgebender Luft. Unter Ruhebedingungen, thermischer Indifferenz und mittlerer relativer Feuchte (50%) werden etwa 20 bis 30% der Wärme über die Perspiratio insensibilis abgegeben. Für regulatorische Veränderungen der Wärmeabgabe steht diese Größe nicht unmittelbar zur Verfügung – in gewissem Umfang hängt sie natürlich von der Hautdurchblutung ab. ■

F03

→ **Frage 8.32:** Lösung E

Unter Perspiratio insensibilis versteht man die Wasserabgabe an die Umgebung, die ohne die Schweißdrüsen zustande kommt (vgl. Lerntext VIII.14). Perspiratio sensibilis ist die an die Schweißdrüsen gebundene glanduläre Wasserabgabe, das Schwitzen, (A) trifft demnach nicht zu. Unter durchschnittlichen Indifferenzbedingungen (Zimmerbedingungen) wird etwa die Hälfte der vom Körper produzierten Wärme über Strahlung abgegeben, je ¼ über Wasserverdunstung bzw. Leitung und Strömung, (B) ist falsch, die Perspiratio insensibilis ist auch nicht ein Teil der konvektiven Wärmeabgabe. Schweiß ist stets hypoton, insbesondere bei regelmäßigem starken Schwitzen wird er sehr salzarm, (D) trifft nicht zu, es gibt auch keine basale Sekretionsrate. Da bei starkem Schwitzen hypotone Flüssigkeit verloren geht, kann mit auftretendem Wassermangel die Körperflüssigkeit hyperton werden, es kann eine hypertone Dehydratation entstehen, wenn man beispielsweise in der Wüste kein Wasser mehr zur Verfügung hat, (E) ist richtig. In unserem Lebensraum ist das eher ungewöhnlich. Wer stark schwitzt, etwa bei Schwerarbeit in heißer Umgebung, hat in der Regel genügend Wasser zur Verfügung. Wenn man dann seinen Durst mit reinem Wasser löscht, kann leicht eine hypotone Dehydratation auftreten, weil auch mit dem hypotonen Schweiß erhebliche Salzmengen verloren gehen.
(E: 35%/+0,01).

F02

→ **Frage 8.33:** Lösung D

Bei thermischer Indifferenz wird der größte Teil der im Körper gebildeten Wärme durch Strahlung (½) sowie durch Leitung und Strömung (¼) über die Haut an die Umgebung abgegeben. Das letzte Viertel entfällt auf die Verdunstungs-Wärmeabgabe. Dabei handelt es sich aber um die Perspiratio insensibilis, um Wasserdampfabgabe mit der Atmung und Wasserdiffusion durch die Haut. Die Schweißbildung wird erst eingesetzt, wenn die genannten Mechanismen bei hoher Temperatur nicht mehr ausreichen. Dann steigt mit zunehmender Umgebungstemperatur die Verdunstungs-Wärmeabgabe (evaporative Wärmeabgabe) steil an, etwa wie in (D) und (E) dargestellt. (E) kann aber nicht richtig sein, weil die Verdunstungs-Wärmeabgabe zu kühleren Temperaturen hin nicht gegen Null geht, wie in (E). Vielmehr bleibt auch im Kühlen immer ein gewisser, relativ konstanter Betrag erhalten, wie in (D).
(D: 57%).

H02

→ **Frage 8.34:** Lösung A

Verdunstung kann nur ablaufen, wenn ein Partialdruckgefälle für Wasserdampf vorliegt. Wird,

wie in der Aufgabe genannt, Luft mit Körpertemperatur und voller Wasserdampfsättigung eingeatmet, so kann diese Luft in Lunge und Atemwegen kein Wasser mehr aufnehmen, die Perspiratio insensibilis über die Atmung ist somit Null. Hier wird durch die Zahlenangaben leicht der Eindruck erweckt, man müsste einen Zahlenwert für die Perspiratio errechnen. Es ist aber durchaus üblich, überflüssige Angaben im Vorsatz zu machen (vgl. Lerntext VIII.14).
(A: 34%/+0,29).

F93

→ **Frage 8.35:** Lösung C

Vgl. Lerntext VIII.14.
Zu **(A):** Bei einem Tagesenergieumsatz von 8 000 kJ kann man damit rechnen, dass 2 000 kJ (25%) über Perspiratio insensibilis abgegeben werden (Lerntext VIII.14), das bedeutet eine Verdunstung von rund 0,8 l. Der Zahlenwert in (A) kann bei sehr hoher Luftfeuchte zutreffen. Als allgemeine Aussage ist (A) aber nicht richtig.
Zu **(C):** Großzügig gesehen ist (C) richtig. Die Situation wird aber dadurch kompliziert, dass die Wasserdurchgangszahl für die Haut auch feuchteabhängig ist, sie nimmt mit zunehmender Feuchte zu. Dies hat zur Folge, „dass die Verdunstungswärmeverluste der Perspiratio insensibilis relativ unabhängig werden von Schwankungen der Luftfeuchte" (Aschoff, Temperaturregulation; Urban & Schwarzenberg, München 1971). Dies gilt jedenfalls für bestimmte Feuchtebereiche.
(C: 43%/+0,28).

H01

→ **Frage 8.36:** Lösung B

Für die beschriebenen Saunabedingungen gilt, dass die maximal mögliche Wärmeabgabe nicht ausreicht, um ein Gleichgewicht mit Wärmebildung und Wärmezufuhr von außen zu erreichen. Die Körpertemperatur steigt an und nach 10 oder 20 min. muss man die Sauna verlassen. Dabei läuft die Schweißbildung auf Hochtouren. Dies steigert aber erst dann die Wärmeabgabe, wenn der Schweiß auch verdunsten kann. Nun ist die Verdunstung proportional der Differenz der Wasserdampf-Partialdrücke. Für die Körpertemperatur 37° C beträgt der Sättigungs-Wasserdampfdruck 6,3 kPa. Dieser Wasserdampfdruck besteht auf der Oberfläche der schweißbedeckten Haut bei 37° C. Ist der Wasserdampfdruck der umgebenden Luft 8,2 kPa, wie im Vorsatz genannt, so kann unter diesen Bedingungen kein Wasserdampf an die Umgebung abgegeben werden. Nun kommt es aber in der Sauna zu einem starken Wärmestrom in den Körper hinein, sowohl durch Wärmeleitung von der heißen Luft als auch durch Strahlung von der heißen Wand. Dabei steigt die Hauttemperatur deutlich an, und auch die Körperinnentemperatur nimmt zu. Erst bei Erhöhung der Kerntemperatur setzt die Schweißsekretion voll ein. Ein Kerntemperaturanstieg auf 38° C oder auch 39° C ist durchaus möglich, je nach Durchhaltevermögen der betreffenden Person. Die Temperatur der Hautoberfläche wird noch um einige Grad mehr ansteigen. Ein Sättigungswasserdampfdruck von 8,2 kPa wird bei einer Temperatur von 42° C erreicht. Sobald also an der Hautoberfläche diese Temperatur überschritten wird, kann Wasser an der Oberfläche verdunsten und so die evaporative Wärmeabgabe einsetzen. Die vom IMPP als richtig gesetzte Aussage (B) ist somit falsch. Diese Wärmeabgabe ist sicher nicht „ausreichend" im Sinne von (A) für eine Konstanthaltung der Körpertemperatur, (A) ist falsch. Auch (C) ist unzutreffend: Die Schweißdrüsen sind cholinerg innerviert (über sympathische Nerven). (E) ist ebenfalls falsch: Eine Wärmeabgabe durch Wärmeleitung und Konvektion ist bei der hohen Lufttemperatur nicht mehr möglich. So ergibt sich durch Ausschluss (D) als richtige Lösung. Der Inhalt von (D) erscheint grenzwertig, aber an schlecht durchbluteten Hautstellen erscheinen solche Überwärmungen möglich. Hier sollten sowohl (B) als auch (D) als richtig anerkannt werden, und die Frage müsste aus der Wertung genommen werden.
(Bei der Konstruktion der Aufgabe hat man sich vielleicht auf die vereinfachte Darstellung in Abb. 15.9 im Klinke/Silbernagl, Lehrbuch der Physiologie, 2. Auflage, Thieme 1996, gestützt. Dort ist der Wasserdampfdruck in Abhängigkeit von der Lufttemperatur aufgetragen. Bei einem Wasserdampfdruck von 6,3 kPa ist eine Linie gezogen und darüber steht bei Temperaturen über 37° C: „keine Wärmeabgabe durch Verdunstung möglich". Wäre die Situation so einfach, dann wäre (B) natürlich zutreffend. Das Bild gilt aber nicht mehr für extreme Bedingungen, wenn Körperkerntemperatur und Hauttemperatur ansteigen, wie oben beschrieben. – Die Beurteilung der Aufgabe wird dadurch erschwert, dass im Vorsatz die Wasserdampfpartialdrücke falsch umgerechnet sind. Bei 80° C beträgt der Sättigungs-Wasserdampfdruck 355 mmHg und der Wasserdampfpartialdruck bei 20 % Sättigung 71 mmHg, was 9,5 kPa entspricht, und nicht 8,2 kPa. Geht man von diesen richtigen Zahlenwerten aus, wird eine Wasserdampfabgabe noch schwieriger. Nun kann man sowieso vom Studenten nicht erwarten, dass er die quantitative Beziehung zwischen Temperatur und Wasserdampfdruck kennt. Qualitativ sind die obigen Überlegungen jedenfalls richtig, und dies reicht aus, um zu sagen, dass eine evaporative Wärmeabgabe unter den genannten Bedingungen nicht „unmöglich" ist.)
(Auch die Analysedaten belegen, dass die Aufgabe ungeeignet ist: **B:12%/ +0,09**).

VIII.15 Thermoregulation im Wasser

Die Besonderheiten im Wasser resultieren vor allem daraus, dass die Wärmeleitzahl von Wasser 20mal größer ist als die der Luft. Maximale Konstriktion der Hautgefäße ist kein hinreichender Schutz mehr gegen Auskühlung im Wasser, nur ein dickes subkutanes Fettpolster kann da noch helfen. Als „Kanalschwimmer" (Überquerung des Kanals von Frankreich nach England in 12–20 h bei einer Wassertemperatur von 15 °C) haben nur Personen mit ungewöhnlich starkem subkutanen Fett eine Chance. Magere Personen können schon bei einem viertelstündigen Bad im Meer bei einer Temperatur von 18 °C merklich auskühlen. ■

VIII.16 Hitze- und Kälteakklimatisation

Unter Hitzeadaptation oder **Hitzeakklimatisation** versteht man die Umstellungen der Thermoregulation bei langfristigem Aufenthalt in sehr warmer Umgebung (Wochen bis Monate). Man beobachtet dabei vor allem eine **Verbesserung der Schweißsekretion,** die als Trainingseffekt aufgefasst werden kann: Die maximale Sekretionsrate wächst, und der Schweiß wird salzärmer. Dadurch wird die Verdunstungsfähigkeit verbessert, und der Salzverlust wird reduziert. Weiterhin sinkt die Temperaturschwelle für die Auslösung des Schwitzens, d. h. die Schweißsekretion setzt schon früher, bei geringerer Überwärmung ein.

Die Fähigkeit zur **Kälteakklimatisation** ist demgegenüber beim Menschen schwach ausgebildet, bzw. die für Akklimatisationsreaktionen erforderlichen Reize sind so unangenehm, dass sich der zivilisierte Mitteleuropäer solchen nicht aussetzt; durch Bekleidung, Heizung usw. werden sie vermieden. Bei langfristigen starken Kältebelastungen kommt es beim Menschen zu einer gewissen **Toleranzadaptation,** das Kältezittern setzt später ein, man toleriert eine gewisse Auskühlung. Bei stark kältebelasteten Indianerstämmen hat man eine **metabolische Adaptation** gefunden, mit erhöhtem Grundumsatz. ■

H01

→ **Frage 8.37:** Lösung B

Bei langfristiger Anpassung an sehr warme Umgebung (Hitzeakklimatisation) lernt der Organismus, stärker und ökonomischer zu schwitzen. Der Salzgehalt des Schweißes nimmt dabei ab, (C) ist falsch. Das Schwitzen wird auch schon früher eingesetzt, d. h. bei geringerer Abweichung vom Sollwert der Kerntemperatur als unter normalen Bedingungen, die Schwelle für das Schwitzen sinkt. Auch (E) dürfte falsch sein. (D) passt ebenfalls nicht in das Bild der Hitzeakklimatisation. Die bei Hitze erforderliche stärkere Kreislaufleistung mit Dilatation der umfangreichen Hautstrombahn wird von einer Zunahme von Plasma- und Blutvolumen begleitet, (B) trifft zu.

Zu (A): Man unterscheidet apokrine und ekkrine Schweißdrüsen. Für die thermoregulatorische Schweißsekretion sind die ekkrinen Drüsen verantwortlich, und an diesen spielen sich auch die Umstellungen bei Hitzeakklimatisation ab.

(B: 21%/+0,29).

H99

→ **Frage 8.38:** Lösung D

Bei Hitzeakklimatisation (Anpassung bei langfristigem Aufenthalt in heißer Umgebung) wird das Schwitzen trainiert: Bei gleicher Hitzebelastung wird mehr Schweiß gebildet – (D) trifft zu, und der Schweiß wird salzärmer. Dabei wird das Durstgefühl stärker. Selbst bei gleich großer Schweißmenge wird beim Akklimatisierten das Durstgefühl stärker, weil der geringere Salzverlust dazu führt, dass beim Schwitzen die Osmolarität des Blutplasmas mehr ansteigt, sodass die Osmorezeptoren stärker stimuliert werden – (B) ist falsch (vgl. Lerntext VIII.16).

(D: 59%/+0,28).

VIII.17 Thermoregulation beim Neugeborenen

Es ist eine alte Erfahrung, dass Neugeborene relativ leicht auskühlen, was man lange Zeit irrtümlich als Insuffizienz der Thermoregulation gedeutet hat. **Das reife Neugeborene hat eine voll leistungsfähige Regulation, die in mancher Hinsicht sogar der des Erwachsenen überlegen ist.** Das Neugeborene verfügt nämlich noch über einen besonders wirksamen Mechanismus zur Steigerung der Wärmebildung: Es besitzt braunes Fettgewebe, und in diesem kann regulatorisch eine **zitterfreie Wärmebildung** ausgelöst werden. Dass der Säugling dennoch leichter auskühlt, liegt an dem ungünstigen Oberflächen-Volumen-Verhältnis und an der zarten Haut ohne Fettpolster. ■

F02

→ **Frage 8.39:** Lösung D

Der Säugling verfügt, im Gegensatz zum Erwachsenen, über braunes Fettgewebe, mit dem er bei Kältebelastung seine Wärmebildung steigern kann (zitterfreie Wärmebildung). Dieses Fettgewebe ist vegetativ innerviert, die Aktivierung erfolgt über sympathische Nerven, der Effekt wird über β-adrenerge Rezeptoren vermittelt. Merkhilfe: Die Stoffwechseleffekte des Sympathikus werden allgemein über β-Adrenozeptoren vermittelt, z. B. auch Lipolyse und Glykogenolyse.

(D: 44%).

F89

→ **Frage 8.40:** Lösung D

Das Neugeborene verfügt noch über den Mechanismus der zitterfreien Wärmebildung, vgl. Lerntexte VIII.9 und VIII.17, Aussage (1) ist falsch. Das ungünstige Oberflächen-Volumen-Verhältnis und die schlechte Isolation der Haut führen dazu, dass das Neugeborene gegen Auskühlung sehr viel anfälliger ist als ein Erwachsener.
(D: 72%/+0,26).

VIII.18 Fieber

Fieber ist als eine **Verstellung des Sollwertes** im Temperaturregler aufzufassen, es wirkt also im Sinne einer Führungsgröße auf das Zentrum (vgl. Abb. 8.3). Die Reaktionen lassen sich aus dem bisher Gesagten ableiten. Wird bei **Beginn des Fiebers** plötzlich die Solltemperatur nach oben verstellt, so hat das denselben Effekt, wie wenn bei konstantem Sollwert die Körpertemperatur plötzlich sinken würde. **Man friert,** und es laufen die typischen **Aufheizungsreaktionen** ab: Konstriktion der Hautgefäße und Steigerung der Wärmebildung durch Muskelzittern (Schüttelfrost). Bei Rückstellung der Temperatur am **Ende des Fiebers** kommt es umgekehrt zu den typischen **Entwärmungsreaktionen:** Steigerung der Hautdurchblutung und Schwitzen. Das Ausmaß der Reaktionen hängt dabei von der Steilheit und von der Stärke der Verstellung des Sollwertes ab. Auch hier gilt die in Lerntext VIII.9 beschriebene Grundregel, dass der Körper zunächst die Hautdurchblutung regulatorisch einsetzt, und nur bei stärkeren Reaktionen werden Kältezittern bzw. Schweißabgabe zugeschaltet.

Klinischer Bezug

Fieber ist eine regelmäßig Begleiterscheinung bei Infektionskrankheiten. Bakterien-Pyrogene veranlassen Leukozyten zur Bildung **endogener Pyrogene,** die in den thermoregulatorischen Zentren des Hypothalamus eine Sollwertvorstellung auslösen.

F93

→ **Frage 8.41:** Lösung A

Bakterielles Fieber entsteht dadurch, dass Bakterienpyrogene auf Leukozyten einwirken, welche daraufhin **endogene Pyrogene** produzieren (vor allem Interleukin-1), die in den thermoregulatorischen Zentren des Hypothalamus die Fieberreaktion auslösen. Für diese Situation ist also (A) zutreffend. Nun gibt es aber auch andere Fieberarten, zum Beispiel das nerval gesteuerte „Lampenfieber", für das diese Aussage nicht zutrifft. Würde man im Vorsatz einfügen „... bei bakteriellem Fieber", so wäre (A) als allgemeine Aussage eindeutig richtig.
Zu (B): **Hyperthermie** ist eine Überwärmung des Körpers **gegen** die regulatorischen Tendenzen, zum Beispiel bei hoher Umgebungstemperatur, wo der Körper nicht mehr in der Lage ist, hinreichend Wärme abzugeben.
(A: 52%/+0,21).

F87

→ **Frage 8.42:** Lösung E

Im Fieberanstieg liegt der Sollwert der Körpertemperatur über dem Istwert, es laufen deshalb die typischen Aufheizungsreaktionen ab (Vasokonstriktion, Steigerung der Wärmebildung), begleitet von Friergefühl. Die Aussagen (A) bis (D) sind durchweg falsch. (E) ist allerdings auch nicht generell richtig. Bei Beginn eines Fieberanstieges kann der Sollwert leicht über der Norm liegen, sagen wir bei 38 °C, und bei Beginn des Rückganges von hohem Fieber, sagen wir 40 °C, kann der Sollwert noch durchaus über 39 °C liegen. An der Absolutgröße des Temperatur-Sollwertes kann man also Fieberanstieg und -abfall nicht unterscheiden! Richtig müsste (E) lauten: „... dadurch, dass der Sollwert der Kerntemperatur über dem Istwert liegt".
(E: 59%/+0,39)

9 Wasser- und Elektrolythaushalt, Nierenfunktion

9.1 Wasser- und Elektrolythaushalt

IX.1 Wasserräume des Körpers

Der erwachsene Mensch besteht zu $^2/_3$ aus Wasser; beim Säugling ist der Wassergehalt 75%, im hohen Alter 50%. Mit zunehmendem Fettgehalt sinkt der Wasseranteil, da das Fettgewebe nur 10% Wasser enthält.
Rund $^2/_3$ des Wassers sind intrazellulär, $^1/_3$ extrazellulär (Abb. 9.1).
Das extrazelluläre Wasser beträgt rund 20% der Körpermasse (15–20 kg).
Vom extrazellulären Wasser befinden sich $^3/_4$ interstitiell (in den intrazellulären Spalten) und $^1/_4$ intravasal (Blutplasma, rund 3 l) sowie transzellulär (Auge, Liquor etc., ca. 1 l). Die Erythrozyten des Blutes gehören zum intrazellulären Raum (Blutvolumen 5–6 l, 7–8% des Körpergewichts, vgl. Lerntext II.1).
Zur Bestimmung der verschiedenen Wasseranteile verwendet man die **Indikatorverdünnungsverfahren:** Man injiziert einen Indikator, dessen

Verteilungsmodus bekannt ist, und bestimmt anschließend in einer Probe den Verdünnungsgrad.
Zur Bestimmung des **extrazellulären Wassers** (interstitielles Wasser und Plasmawasser) verwendet man Stoffe, die durch die Blutkapillaren treten und sich im Extrazellulärraum gleichmäßig verteilen, ohne in die Zellen einzutreten. Leider gibt es dafür keinen idealen Stoff. Da manche Teile des Extrazellulärraums nur schlecht per Diffusion erreicht werden (transzellulärer Raum, aber auch das Wasser in Knochen und dichtem Bindegewebe), braucht man Wartezeiten für die Verteilung von $^1/_2$ bis 1 h. Kleinmolekulare Stoffe wie **radioaktives Na^+** oder **radioaktives Bromid** dringen dann schon etwas in die Zellen ein, sodass man mit ihnen den Extrazellulärraum zu groß bestimmt. Großmolekulare Stoffe wie **Inulin** diffundieren nur sehr langsam in die schlecht erreichbaren Anteile, sodass man den Extrazellulärraum zu niedrig bestimmt. Man spricht deshalb gern vom „Inulinraum", „Natriumraum" usw., weil jeder Indikator etwas andere Resultate liefert.
Schweres Wasser (D_2O) oder **Tritium-markiertes Wasser** (THO) verteilen sich rasch im gesamten Wasser und eignen sich deshalb zur Bestimmung des **Gesamtwassers.**
Das **Plasmavolumen** lässt sich mit **radioaktivem Jod-markiertem Albumin** (**^{131}J-Albumin**) bestimmen, welches den Gefäßraum in den nötigen Messzeiträumen nicht verlässt, oder auch mit dem kolloidalen Farbstoff Evansblau. Auch eine Messung des Blutvolumens mit radioaktiv markierten Erythrozyten bei gleichzeitiger Bestimmung des Hämatokritwertes gibt Auskunft über das Plasmavolumen (vgl. Lerntext II.1).
Die hier gegebene Gliederung der Wasserräume kann nicht mehr als eine großzügige Orientierung geben, da wegen der großen interindividuellen Variationen und der methodischen Probleme bei der Bestimmung des Extrazellulärraumes eine genauere Angabe von Zahlenwerten unangemessen ist. Deshalb spielen diese Größen auch in der klinischen Diagnostik nur eine geringe Rolle. Der Kliniker orientiert sich bei Störungen im Wasserhaushalt an den präziser fassbaren Daten der Blutanalyse: Elektrolytkonzentration und Osmolarität.

H99

→ **Frage 9.1:** Lösung B

Das tritiummarkierte Wasser verteilt sich in 2 Stunden im gesamten Wasserraum des Organismus, d. h. bei einer 70 kg schweren Person in 2/3 mal 70 = 47 l. Da es erhebliche Variationen gibt, kann man 40 bis 50 l als normal setzen. Bei 40 l ergäbe sich eine Aktivität von 10 000 Bq/40 l = 250 Bq/l. Bei 50 l Wasserraum würden sich 200 Bq/l errechnen. Es ist also (B) zu markieren (vgl. Lerntext IX.1).
(B: 35%/+0,34).

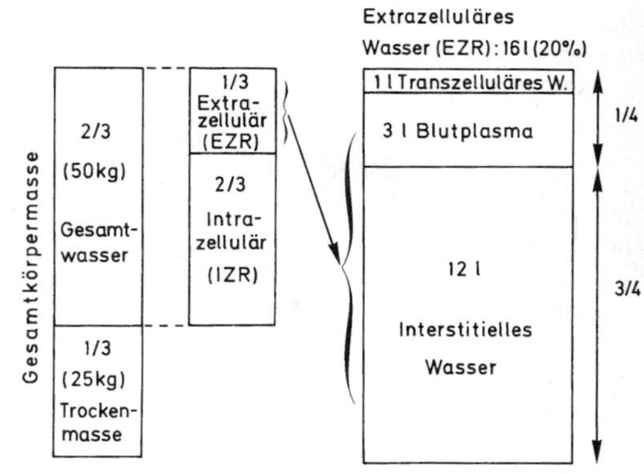

Abb. 9.1 Großzügige Merkwerte für die Gliederung der Wasserräume.

F89

→ **Frage 9.2:** Lösung C

Inulin verteilt sich im extrazellulären Wasserraum; vor allem im Blutplasma und im interstitiellen Raum, und nur sehr langsam dringt es auch in den transzellulären Wasserraum ein (vgl. Lerntext IX.1 und Abb. 9.1).
(C: 62%/+0,34).

F91

→ **Frage 9.3:** Lösung E

Wenn sich in 1 l Plasma $^1/_{50}$ der injizierten Menge findet, muss sich die Gesamtmenge auf 50 l verteilt haben, also auf das Gesamtkörperwasser (das man auch mit Antipyrin als Indikator bestimmen kann; D_2O oder THO werden bevorzugt).
0,02 mmol/l = 1 mmol/x l

$$x\,l = \frac{1\,mmol \cdot 1\,l}{0{,}02\,mmol} = 50\,l$$

(E: 49%/+0,41).

H91

→ **Frage 9.4:** Lösung E

Fettgewebe hat mit 10% den geringsten Wasseranteil, gefolgt von Knochen mit etwa 20%. Die sonst in der Frage genannten Organgewebe liegen alle bei 70–80%.
(E: 72%/+0,29).

IX.2 Abweichungen vom normalen Wasserhaushalt

Störungen im Wasserhaushalt bedeuten eine Störung in der normalerweise ausgeglichenen Bilanz von Wasseraufnahme und -abgabe.

Klinischer Bezug

Vereinfachend gehen wir zunächst davon aus, dass die Summe der Elektrolyte im Organismus konstant bleiben möge. Bei einem Überschuss der Wasserzufuhr, sei es durch Trinken einer großen Wassermenge oder durch Infusion, resultiert zunächst eine Verdünnung im Extrazellulärraum (EZR), wonach sich durch Wasserdiffusion in die Zellen hinein (verbunden mit Anschwellen der Zellen) die Osmolarität beider Kompartimente innerhalb weniger Minuten voll angleicht, es resultiert ein **Wasserüberschuss (Hyperhydratation), gekennzeichnet durch Abfall der Osmolarität,** die man in einer Plasmaprobe misst, die aber in allen Wasserräumen gleich ist. **Es gibt keine nennenswerten osmotischen Gradienten zwischen den verschiedenen Flüssigkeitsräumen,** wenn man von kurzfristigen Effekten bei plötzlichen Veränderungen absieht. Umgekehrt resultiert ein **Wassermangel (Dehydratation), gekennzeichnet durch gesteigerte Osmolarität und Schrumpfung der Zellen,** wenn kein Trinkwasser zur Verfügung steht oder wenn die Wasserabgabe überhöht ist, z. B. beim Schwitzen (der Schweiß ist hypoton) oder bei gesteigertem Wasserverlust durch die Nieren, z. B. wenn die Nieren nicht mehr normal Wasser rückresorbieren können (Nierenerkrankung oder Störung in der ADH-Bildung).

Die Gesamtsituation wird dadurch wesentlich kompliziert, dass Wasser- und Elektrolythaushalt aufs Engste miteinander verknüpft sind, sodass reine Störungen des Wassergehaltes bei Konstanz des Elektrolytgehaltes eher die Ausnahme sind.

So gibt es neben dem „reinen Wassermangel“, der **hypertonen Dehydratation,** bei starkem Verlust isotoner Flüssigkeit auch eine **isotone Dehydratation,** z. B. unmittelbar nach einem größeren Blutverlust, bei Flüssigkeitsverlust durch großflächige Verbrennungen, bei Durchfällen, Erbrechen u. a., oder auch eine **hypotone Dehydratation,** wenn durch Wasseraufnahme die Volumenreduktion einer isotonen Dehydratation teilweise ausgeglichen wird.

Weiterhin gibt es neben dem „reinen Wasserüberschuss“, der **hypotonen Hyperhydratation,** eine **isotone Hyperhydratation,** z. B. bei Überinfusion von isotoner Kochsalzlösung oder bei unzureichender Salzausscheidung durch die Niere mit hinreichend Wasserangebot, und eine **hypertone Hyperhydratation,** z. B. bei Schiffbrüchigen, in der Initialphase nach Trinken des stark hypertonen Meerwassers.

Diese klinisch außerordentlich wichtigen komplexen Störungen werden erst später, im Zusammenhang mit den Regulationsprozessen des Wasser- und Mineralhaushaltes und der Nierenfunktion, besser verständlich. Die besonderen Probleme der Flüssigkeitsverteilung intra- und extravasal im Zusammenhang mit dem kolloid-osmotischen Druck des Blutplasmas sind im Lerntext II.10 und in den folgenden Kommentaren erörtert. ■

F91 ■

→ **Frage 9.5:** Lösung A

Hier wird eine **hypertone Hyperhydratation** erzeugt (vgl. Lerntext IX.2). Der hypertone Flüssigkeitsüberschuss verteilt sich auf den interstitiellen und den intravasalen Raum, sodass auch Plasmavolumen (C) und Blutvolumen vergrößert sind. Das intrazelluläre Flüssigkeitsvolumen nimmt ab, (A) ist falsch, und auch die Erythrozyten schrumpfen etwas infolge des Anstiegs des osmotischen Druckes.
(A: 81%/+0,30).

H99 ■

→ **Frage 9.6:** Lösung E

Verliert man viel Wasser und Salz, z. B. bei starken Durchfällen (Verlust isotoner Flüssigkeit), so entsteht zunächst ein Flüssigkeitsmangel bei weitgehender Isotonie im Blut (isotone Dehydratation). Versucht man, den Durst mit Wasser zu löschen, so kommt es zu Hypotonie von Blutplasma und extrazellulärer Flüssigkeit. Dabei diffundiert Wasser zum Angleich der Osmolarität in den Intrazellulärraum (die Salze können nur sehr viel langsamer diffundieren), die Zellen schwellen an, und es entsteht die in der Aufgabe beschriebene Situation: eine hypotone Dehydratation (vgl. Lerntext IX.2).
(E: 31%/+0,25).

In einer **Modifikation** war im Vorsatz folgende Situation beschrieben: Zunahme des extrazellulären Flüssigkeitsvolumens und Abnahme des intrazellulären Flüssigkeitsvolumens. Lösung: (A).

H02 ■

→ **Frage 9.7:** Lösung A

Schweiß ist zwar osmotisch hypoton, aber doch nicht salzlos (um 100 mosmol/l). Bei starkem Schwitzen geht somit nicht nur Wasser, sondern auch Salz in erheblichen Mengen verloren. Bei langanhaltenden Einsätzen wie Laufen oder Radfahren im Sommer nimmt deshalb der Sportler nicht nur Wasser, sondern auch Salztabletten zu sich (bzw. einen mineralreichen Spezialtrank). Das gilt für jedes starke Schwitzen. Wird durch Trinken von purem Wasser nur das Wasserdefizit, nicht aber der Salzverlust ausgeglichen, so entwickeln sich allmählich eine osmotische Hypotonie ((B) trifft zu) und ein Flüssigkeitsmangel, also eine hypotone Dehydratation. Zwischen extra- und intrazellulärem Raum kommt es immer zu einem Angleich der Osmolarität. Da Salze nur sehr viel schlechter durch die Zellmembran permeieren können als Wasser, erfolgt ein Ausgleich osmotischer Druckdifferenzen immer durch Wasserverschiebung. Bei Hypotonie im Extrazellulärraum strömt somit Wasser von extra- nach intrazellulär, bis zum Ausgleich der Differenz. Die Zellen schwellen etwas an, der Intrazellulärraum wird größer, (A) ist falsch (vgl. Lerntext IX.2).

Zu (**D**) und (**E**): Dies sind Folgen des verminderten Blutvolumens.
Zu (**C**): Bei Salzmangel versucht der Körper natürlich, möglichst viel Na^+ zurückzubehalten, es wird mehr Aldosteron ausgeschüttet.
(**A: 38%/+0,33**).

H98

→ **Frage 9.8:** Lösung D

Durchfall ist ein isotoner Flüssigkeitsverlust, der – wenn nicht rechtzeitig für Kompensation gesorgt wird – mit einer Verminderung von Plasma- und Blutvolumen einhergeht. Dadurch wird unter anderem das Renin-Angiotensin-Aldosteron-System stimuliert. Aldosteron führt dabei zu gesteigerter Rückresorption von Na^+ und gesteigerter Ausscheidung von K^+ in der Niere. Das Auftreten einer Hyperkaliämie wird somit in diesem Zusammenhang nicht begünstigt. Fehlt Aldosteron (E), so wird die K^+-Ausscheidung eingeschränkt, ebenso bei Niereninsuffizienz (A).
Zu (**C**): Die hyperkaliämische Azidose wird so gedeutet, dass bei Azidose die Na^+-K^+-ATPase beeinträchtigt ist, sodass weniger Na^+ aus den Zellen heraus und weniger K^+ in die Zellen hineingepumpt werden kann.
(**D: 53%/+0,15**).

F04

→ **Frage 9.9:** Lösung D

Durchfall führt in der Regel zu einem isoosmotischen Flüssigkeitsverlust, weil der Darminhalt isoton ist (isotone Dehydratation). Eine orale Dehydratationslösung muss also auch Kochsalz enthalten. Man setzt dieser Lösung üblicherweise noch Glucose bei, weil mit der Glucose-Resorption über den Na^+-Glucose-Symport-Carrier die Na^+-Resorption gefördert wird, was gleichzeitig die Wasserresorption begünstigt. Würde es im Vorsatz heißen „Wenn der oralen Rehydratationslösung neben Kochsalz noch Glucose zugesetzt wird, wird ...“, dann wäre das eine sehr klinische, aber doch zumutbare Frage, mit (D) als Lösung. In Lehrbüchern der Kinderheilkunde habe ich als orale Rehydratationslösung immer eine Lösung mit Salz und Glucose gefunden. Gibt man einer solchen Lösung noch Reisschleim bei, so dürfte das nicht mehr viel bringen. Hier ist wohl daran gedacht, dass man der Lösung Stärke statt Glucose zugibt, wobei die Stärke nach Spaltung dann die gleiche Förderung auf Salz- und Wasserresorption hat wie Glucose. Ohne Klarstellung im Vorsatz halte ich die Frage für unangemessen, sie müsste aus der Wertung genommen werden.
(**D: 44%/+0,17**).

F97

→ **Frage 9.10:** Lösung A

Eine Reduktion der glomerulären Filtrationsrate auf 10% der Norm bedeutet eine hochgradige Niereninsuffizienz, bei der es neben einer Retention der Schlackenstoffe wie Harnstoff und Kreatinin auch zu Störungen im Salz- und Säure-Basen-Haushalt kommt. Dabei stehen Hyperkaliämie und Azidose im Vordergrund, aber auch eine Zunahme des Gesamtkörpernatriums kommt oft vor. Genauere Kenntnisse darüber wird man vom Physikumsstudenten nicht erwarten. Hier wird man eher durch Ausschluss von (B) bis (E) zur richtigen Lösung (A) kommen.
Zu (**B**) und (**C**): Aldosteron fördert die Natriumrückresorption in der Niere. Eine **Abnahme** der Aldosteronausschüttung führt somit zu einer **gesteigerten Ausscheidung** von Natrium und deshalb eher zu einem **Natriummangel** im Körper. Hypokaliämie bremst die Aldosteronsekretion und wirkt deshalb auch eher in Richtung Natriummangel.
Zu (**E**): Da im Dünndarm Isotonie besteht, gehen beim Durchfall mit dem Wasser auch erhebliche Salzmengen verloren. Es kann zu Salz- und Wassermangel kommen (isotone Dehydratation).
Zu (**D**): Carboanhydrase ist ein Diuretikum! Die Hemmung der durch Carboanhydrase geförderten Umwandlung von CO_2 in H_2CO_3 hemmt zunächst die H^+-Ausscheidung und Bicarbonat-Resorption im proximalen Tubulus. Dabei wird auch die Na^+-Resorption beeinträchtigt, was eine erhöhte Diurese mit gesteigerter Natriumausscheidung zur Folge hat.
Alle unter (B) bis (E) genannten Bedingungen wirken also eher in Richtung Natriumverlust, sodass nur (A) angekreuzt werden kann.
(Es ist verständlich, dass diese etwas schwierige und klinikorientierte Frage schlecht beantwortet wurde: **A: 29%/+0,27**; E: 26%/–0,02).

F96 ■

→ **Frage 9.11:** Lösung C

Die Osmoregulation (über ADH) ist außerordentlich stark, sodass auch bei Salzmangel die Osmolarität des Blutes und der interstitiellen Flüssigkeit weitgehend konstant bleibt. **Ohne Salz kann das Wasser einfach nicht im Körper gehalten werden.** Das extrazelluläre Flüssigkeitsvolumen wird also abnehmen, mit allen dazugehörigen Folgen: Auch Blut- und Plasmavolumen werden kleiner – (B) ist falsch; der Venendruck nimmt ab – (E) ist falsch; die Nebennierenrinde versucht, durch Sekretion von Aldosteron gegenzuregulieren – (D) ist falsch. Die Ödemneigung nimmt sicher nicht zu – (A) ist falsch. Mit Verminderung des Plasmavolumens wird der onkotische Druck eher ansteigen, was die Ödemneigung reduziert. In gleiche Richtung wirkt der abnehmende Venendruck (vgl. Lerntexte X.3 und X.4).
(**C: 62%/+0,18**).

9.2 Niere

9.2.1 Bau und Funktion

9.2.2 Durchblutung

IX.3 Nierendurchblutung

Die Niere wird zur Erfüllung ihrer Funktion ungewöhnlich stark durchblutet: In Ruhe fließt $^1/_5$ des Herzminutenvolumens durch die Niere.
Nierendurchblutung: 1 l/min.
Da die Niere relativ klein ist, ergibt sich daraus eine außerordentlich **hohe spezifische Durchblutung: im Mittel 400 ml/min · dl** (vgl. Lerntext IV.14 und Abb. 4.11). In der Nierenrinde, wo die Glomeruli liegen, ist die spezifische Durchblutung wesentlich größer als im Mark.
Zur Sicherstellung der Durchblutung verfügt die Niere über eine sehr gut ausgeprägte **Autoregulation:** Perfundiert man eine isolierte Niere und untersucht die Abhängigkeit der Durchblutungsgröße vom Perfusionsdruck, so stellt man fest, dass die Durchblutungsgröße in einem mittleren Druckbereich konstant bleibt (Abb. 9.2). Die Blutgefäße verhalten sich also in diesem autoregulatorischen Bereich nicht druckpassiv, sondern sind in der Lage, ihren Strömungswiderstand bei steigendem Durchströmungsdruck aktiv zu steigern. An dieser Autoregulation kann einmal eine lokal-mechanische Regulation (Bayliss-Effekt) beteiligt sein (vgl. Lerntext IV.13), zum anderen verfügt die Niere über besondere **lokal-chemische Regulationsmechanismen im juxtaglomerulären Apparat.** Dies ist eine Zone innigen Kontaktes zwischen dem Tubulus (am Ende des aufsteigenden Teils der Henle-Schleife) und dem Gefäßpol des Glomerulus, wo auch die Renin bildenden Zellen liegen. Hier kann über Rückkopplungen vom Tubulus die Gefäßweite reguliert werden.
Die Nierenarterien werden auch von **sympathischen vasokonstriktorischen Nerven** versorgt. Diese vasokonstriktorische Innervation spielt aber nur unter Extrembedingungen eine größere Rolle. In einem weiten Bereich normaler Bedingungen ist die Niere ständig stark durchblutet. Der entscheidende Faktor für die Einstellung der Durchblutung ist die Autoregulation.

Klinischer Bezug
Wird eine Niere nicht hinreichend durchblutet, so steigert sie die Bildung von Renin und löst auf diesem Wege eine Steigerung des arteriellen Blutdruckes aus (renale Hypertonie) (vgl. Lerntext IX.13).

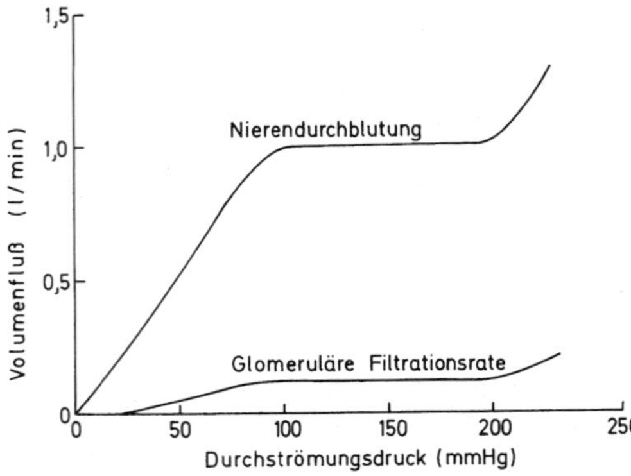

Abb. 9.2 Autoregulation von Nierendurchblutung und glomerulärer Filtrationsrate (GFR) der Niere. Nach Messungen an isolierten denervierten Nieren, bei Perfusion mit Blut. Abhängigkeit der Volumenflüsse vom Durchströmungsdruck (= arterieller Druck bei einem Venendruck von Null). Im unteren Druckbereich steigen sowohl Durchblutung als auch GFR mit dem Druck an. Ist der Sollwert der beiden Größen erreicht, so wird die Durchblutung gegen den steigenden Durchströmungsdruck konstant gehalten, d. h. die Niere reagiert auf Drucksteigerung mit einer Erhöhung des Strömungswiderstandes (vgl. Lerntext IX.3).

H01 ■
→ **Frage 9.12:** Lösung D

Das im Glomerulus der Niere entstehende Filtrat ist weitgehend eiweißfrei. Deshalb steigt die Proteinkonzentration und damit der kolloidosmotische (onkotische) Druck in den Glomeruluskapillaren deutlich an. Das im Vas efferens zusammenfließende Blut aus den Glomeruluskapillaren hat somit einen höheren onkotischen Druck als das normale, im Vas afferens zufließende arterielle Blut, (D) trifft zu.
Zu (A): Die Niere gehört zu den Organen, die weitgehend konstant durchblutet werden. Bei sehr starker Arbeit kann auch die Niere zur Kompensation des Mehrbedarfs der Muskulatur herangezogen werden, es kann zu einer gewissen Einschränkung der Nierendurchblutung kommen.
Zu (B): Bei der Durchblutung der Niere wird dem Blut relativ wenig Sauerstoff entnommen. Die starke Durchblutung dient der Ausscheidungsfunktion. Die O_2-Sättigung im Nierenvenenblut ist deshalb besonders hoch (bei 90 %).
Zu (E): Die Nierendurchblutung unterliegt einer starken Autoregulation, die im genannten Druckbereich voll zur Wirkung kommt. Die Nierendurchblutung erhöht sich deshalb unter den genannten Bedingungen nur unwesentlich.
(D: 69%/+0,07).

H99 ■
→ **Frage 9.13:** Lösung C

Aussage (C) zielt offensichtlich auf die Autoregulation der Niere ab: Die Durchblutung bleibt bei

steigendem Durchströmungsdruck – im Druckbereich von etwa 80 bis 180 mmHg – weitgehend konstant, und für diesen Druckbereich ist Aussage (C) auch richtig. Für niedrige und sehr hohe Drücke trifft die Aussage nicht zu, und insofern ist sie als allgemeine Aussage streng genommen nicht zutreffend. Die übrigen Aussagen sind aber alle deutlich falsch (vgl. Lerntext IX.3).
(C: 76%/+0,40).

H00 ■■

→ **Frage 9.14:** Lösung A

Unter Ruhebedingungen fließt rund 1 l/min Blut durch die Nieren, das entspricht einem Anteil von 20% am Herzminutenvolumen. Außer (A) sind alle Aussagen richtig.
Zu (E): Die Glucose-Resorption ist ein sekundär-aktiver Prozess, der durch den Na^+-Gradienten angetrieben wird. Dieser muss erst durch die Na^+-K^+-Austauschpumpe aufgebaut werden. Deshalb kann bei Ausschaltung dieser Pumpe auch die Glucose-Resorption nicht mehr funktionieren. Diese Aussage ist insofern fiktiv, weil eine solche Situation mit dem Leben nicht vereinbar ist.
(A: 70%/+0,41).

H01

→ **Frage 9.15:** Lösung B

Bei der Autoregulation von Nierendurchblutung und glomerulärer Filtrationsrate spielt eine tubuloglomeruläre Rückkopplung eine wichtige Rolle. Vom Ende der Henle-Schleife zieht der Nierentubulus zu seinem Ursprungs-Glomerulus und nimmt dort engsten Kontakt mit dem juxtaglomerulären Apparat auf. Die Tubuluszellen in dieser Region (Macula densa) weisen spezielle Veränderungen auf. Man nimmt an, dass die Macula-densa-Zellen auf die intraluminale Na^+-Konzentration reagieren. Steigt dort die Na^+-Konzentration über den normalen Wert an, so zeigt das, dass der Tubulus nicht genügend Na^+ resorbieren konnte, in der Regel deshalb, weil zu viel Primärharn in seinem Glomerulus abfiltriert wurde. Die Macula-densa-Zellen sollen bei einer solchen Situation ein entsprechendes Signal abgeben, was schließlich dazu führt, dass das Vas afferens stärker verengt und dadurch die Filtrationsrate in diesem Glomerulus gesenkt wird. (B) trifft zu.
Zu (C): Das glomeruläre Filter lässt negative Teilchen schlechter durch als neutrale.
Zu (E): Eine Kontraktion des Vas afferens allein führt schon zu einer Senkung des effektiven Filtrationsdruckes und damit zu einer Abnahme der Filtrationsrate. Zusätzliche Dilatation des Vas efferens senkt den Filtrationsdruck weiter und damit auch die Filtrationsrate. Der Anteil des filtrierten Plasmas vom insgesamt durchfließenden Plasma (Filtrationsfraktion) wird dabei immer kleiner.
(B: 46%/+0,20).

9.2.3 Filtration

IX.4 Filtration im Glomerulus

Die Niere hat vor allem die Funktion, das Blut von Schlackenstoffen zu befreien. Zu diesem Zweck wird zunächst in einem ersten Schritt ein Teil des Blutplasmas im Glomerulus abfiltriert. Dieses als **Primärharn** bezeichnete Filtrat läuft dann durch ein Tubulus- und Sammelrohrsystem, in dem alle für den Körper wichtigen Stoffe wieder rückresorbiert werden, vergleichbar den Resorptionsprozessen im Dünndarm (Abb. 9.3). Ohne dieses **Filtrations-Rückresorptions-Prinzip** müsste eine Vielzahl von Transportprozessen vorhanden sein, um die mannigfaltigen Abfallstoffe auszuscheiden – was kaum vorstellbar ist. Die funktionelle Einheit Glomerulus mit zugehörigem Tubulus- und Sammelrohrsystem heißt **Nephron** (Abb. 9.3). Jede Niere enthält über 1 Million solcher Nephrone.
Dem ersten Schritt, der **Filtration, dient der Glomerulus.** Die Wand der Glomeruluskapillaren wirkt als **molekulares Filter,** welches Moleküle bis zu einer Molekülmasse von rund 50 000 hindurchlässt (Moleküle über 10 000 werden schon etwas behindert), Bluteiweiße werden fast gar nicht mehr durchgelassen. **Der Primärharn ist also ein nahezu eiweißfreies Ultrafiltrat des Blutes.** (Das ist eine Vereinfachung (vgl. Lerntext IX.7)). Für die Filtration im Glomerulus gelten dieselben Gesetzmäßigkeiten wie beim Flüssigkeitsaustausch in den Kapillaren, Definition des **effektiven Filtrationsdruckes** in Lerntext II.10. Treibende Kraft für die Filtration ist der in den Glomeruluskapillaren herrschende hydrostatische Überdruck (Blutdruck in den Kapillaren minus Druck in der Bowman-Kapsel). Diesem Druck wirkt der osmotische Druck der großmolekularen Stoffe des Plasmas, die nicht filtriert werden, entgegen, d. h. der kolloidosmotische Druck des Blutplasmas (KOD).
Effektiver Filtrationsdruck im Glomerulus, am Anfang der Kapillaren: Kapillardruck (50 bis 60 mmHg) minus Druck in der Bowman-Kapsel (10 bis 15 mmHg) minus KOD (25 mmHg): etwa **10 bis 20 mmHg.** (Der KOD im Primärharn kann als Null gesetzt werden.) Bei einem glomerulären Blutdruck von 40 mmHg geht somit der effektive Filtrationsdruck schon gegen Null! Im Mittel wird $^1/_5$ des durch die Glomeruluskapillaren fließenden Blutplasmas abfiltriert (**Filtrationsfraktion 20%**). ■

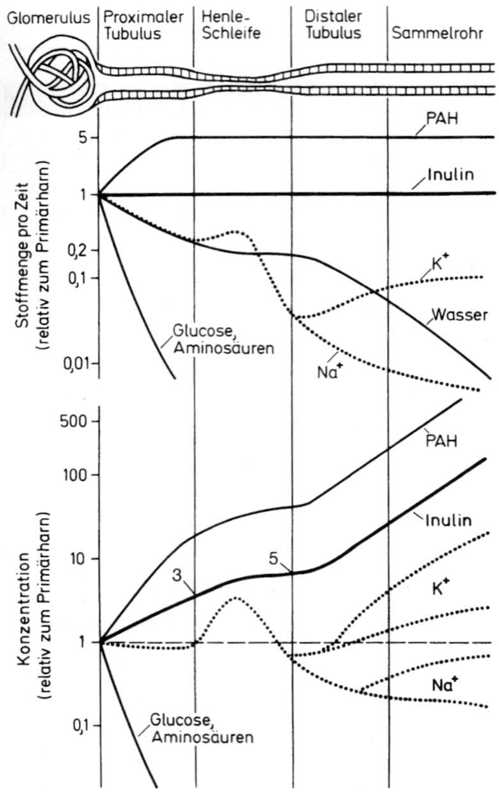

Abb. 9.3 Schema zur Nierenfunktion. Veränderungen des Primärharns bei der Passage eines Nephrons, das zur Vereinfachung gestreckt-gerade dargestellt ist, untergliedert in proximalen Tubulus (proximales Konvolut), Henle-Schleife, distalen Tubulus (distales Konvolut) und Sammelrohr. Unten sind die Konzentrationsveränderungen für verschiedene Stoffe, oben die transportierten Stoffmengen eingetragen, jeweils relativ zum Primärharn beim Eintritt in das Tubulussystem.

F00 ■

→ **Frage 9.16:** Lösung B

Die Filtration von Flüssigkeit in den Kapillaren wird durch den hydrostatischen Druck in der Kapillare gefördert (genauer: durch den hydrostatischen Überdruck gegenüber dem Interstitium). Der kolloidosmotische Druck in der Kapillare wirkt der Filtration entgegen, da die Kolloide (die Proteine im Blutplasma) nur unwesentlich abfiltriert werden und insofern, den osmotischen Gesetzen entsprechend, Wasser gewissermaßen in die Kapillare hineinziehen. Kommt es zu einer Dilatation der Arteriolen gemäß (B), so wird der hydrostatische Druck in den nachgeschalteten Kapillaren ansteigen, was den Flüssigkeitsaustritt durch Filtration fördert (B) trifft somit zu (vgl. Lerntexte II.10 und IX.4).

Zu (**C**) und (**D**): Am Anfang der Glomeruluskapillare ist der hydrostatische Überdruck in der Kapillare größer als der kolloidosmotische Druck, der effektive Filtrationsdruck ist positiv, so daß es zur Filtration kommt. Da die abfiltrierte Flüssigkeit weitgehend eiweißfrei ist, steigt in der Kapillare entlang der Flußrichtung der kolloidosmotische Druck an. Beide Aussagen sind falsch.

(B: 51%/+0,30).

F01 ■

→ **Frage 9.17:** Lösung E

Die Filtration in den Kapillaren wird durch den hydrostatischen Druck im Gefäßinneren angetrieben. Der kolloidosmotische (onkotische) Druck im Gefäßinneren wirkt dem hydrostatischen Filtrationsdruck entgegen (vgl. Lerntext II.10). Bei der Filtration im Nierenglomerulus besteht die Besonderheit, dass mit zunehmender Flüssigkeitsfiltration entlang der Glomeruluskapillare der kolloidosmotische Druck ansteigt, sodass der effektive Filtrationsdruck am Ende der Glomeruluskapillare gegen Null geht. Der Wert 15 mmHg trifft für den Anfang der Glomeruluskapillare zu (10 bis 20 mmHg). (E) ist eindeutig falsch (vgl. Lerntext IX.4).

(E: 65%/+0,52).

H95

→ **Frage 9.18:** Lösung D

Was in den meisten Organstrombahnen vermieden werden soll – die Abfiltration von Flüssigkeit mit der Gefahr der Ödembildung – ist in den Glomeruli der Niere das besondere Funktionsziel: Hier werden große Mengen Flüssigkeit vom Blutplasma als Primärharn abfiltriert – rund 150 l pro Tag, woraus dann der endgültige Harn gebildet wird. Treibende Kraft für diese Filtration ist der **Kapillardruck in den Glomeruli, der 50 bis 60 mmHg beträgt.** (Genauer: Der effektive Filtrationsdruck ist die treibende Kraft, wobei aber der hydrostatische Druck in den Kapillaren die entscheidende Komponente ist) (vgl. Lerntext IX.4). In den normalen nutritiven Organstrombahnen darf der mittlere Kapillardruck nicht wesentlich über den kolloidosmotischen Druck des Blutplasmas (25 mmHg) ansteigen. (Von Sonderbedingungen abgesehen: In festem Gewebe kann sich ein relativ hoher Gewebsdruck aufbauen, der dem Kapillardruck entgegenwirkt, sodass auch bei höherem Kapillardruck der effektive Filtrationsdruck nicht positiv wird. In den Füßen ist das beispielsweise bei senkrechter Körperstellung wichtig.)

(D: 78%/+0,17).

H00 ■

→ **Frage 9.19:** Lösung D

Der effektive Filtrationsdruck in den Kapillaren sinkt in jedem Fall ab, wenn sich – bei Konstanz aller anderen Größen –, das Vas afferens kontrahiert, gemäß (D) (vgl. Lerntext IX.4). Alle sonst ge-

nannten Veränderungen führen zu einem Anstieg des effektiven Filtrationsdruckes.
(D: 57%/+0,53).

IX.5 Renale Clearance zur Beurteilung der Nierenfunktion

Nach der Filtration durchläuft der **Primärharn** ein längeres Tubulussystem und, nach Zusammenfluss mit anderen Tubuli, das Sammelrohr. Auf diesem Weg wird der Primärharn zum **Endharn,** wobei insbesondere **Resorptions-,** aber auch **Sekretions**prozesse ablaufen (Abb. 9.4). Für das Studium der Nierenfunktion ist es wichtig, die verschiedenen funktionellen Parameter möglichst genau und differenziert zu erfassen. Dabei spielen die Clearance-Verfahren eine große Rolle. Wichtige Aufschlüsse geben die Clearance-Werte von Stoffen mit besonders charakteristischem Ausscheidungsmodus, wie beispielsweise Inulin und Paraaminohippursäure (PAH), vgl. Abb. 9.4.

Unter Clearance versteht man dasjenige Volumen Blutplasma, das pro Zeit von einem bestimmten Stoff befreit („geklärt") wird. Um die Clearance ($\dot{V}_P$ eines Stoffes X zu berechnen, benötigt man die Harnausscheidungsrate $(\dot{V}_U)$, die Konzentration des Stoffes im Urin (C_U) sowie die Konzentration des Stoffes im Blutplasma (CP). Aus der im Urin ausgeschiedenen Stoffmenmenge $(\dot{V}_U \cdot C_U)$ lässt sich errechnen, aus welchem Plasmavolumen diese Menge entnommen ist:

$$\dot{V}_P \cdot C_P = \dot{V}_U \cdot C_U$$

$$\text{Clearance: } \dot{V}_P = \frac{\dot{V}_U \cdot C_U}{C_P}$$

Bei dieser rechnerischen Clearance-Größe ist es ohne Belang, ob der Stoff wirklich aus dem errechneten Plasmavolumen völlig entnommen worden ist, wie das beispielsweise für Paraaminohippursäure annähernd zutrifft, oder ob eine größere Plasmamenge von dem Stoff teilweise befreit worden ist. Auch ist es ohne Belang, über welchen Ausscheidungsmodus der Stoff in den Harn gelangt. Die Clearance gibt lediglich eine Gesamtbilanz.

Inulin-Clearance

Das Polysaccharid Inulin wird im Glomerulus ungehindert filtriert (Molekülmasse 5 500), seine Konzentration im Primärfiltrat ist also gleich der im Blutplasma. Es wird im Tubulussystem weder resorbiert noch sezerniert (Abb. 9.4). Die Inulin-Transportrate bleibt also bei Passage durch das Tubulussystem unverändert, wie das in Abb. 9.3 dargestellt ist. Die gesamte filtrierte Inulinmenge wird demnach auch mit dem Endharn ausgeschieden. Aus diesem Grunde **entspricht die Inulin-Clearance der glomerulären Filtrationsrate (GFR).** Durch die fortlaufende Rückresorption des Primärharns im Tubulussystem steigt die Inulinkonzentration natürlich mehr und mehr an (unterer Teil der Abb. 9.3).

Zur Bestimmung der Inulin-Clearance beim Menschen wird durch eine intravenöse Dauerinfusion eine konstante Inulinplasmakonzentration eingestellt und gemessen. Sodann wird über einen bestimmten Zeitraum der Harn gesammelt und die Inulinkonzentration im Harn ermittelt. Nach der obigen Formel lässt sich die **Inulin-Clearance** ausrechnen, sie beträgt normalerweise **120 ml/min.**

PAH-Clearance und Filtrationsfraktion

Paraaminohippursäure (PAH) wird – wie Inulin – ungehindert filtriert, wird aber darüber hinaus im Tubulussystem noch aktiv sezerniert, und zwar in einem solchen Ausmaß, dass sie fast vollständig aus dem durchfließenden Blut eliminiert wird (über 90%; vorausgesetzt, die Plasmakonzentration liegt nicht zu hoch) (Abb. 9.4). Die Sekretion erfolgt im proximalen Tubulus. Dies bedeutet, wie in Abb. 9.3 zu erkennen, dass die PAH-Transportrate im Verlauf des proximalen Tubulus auf etwa das 5fache des relativen Inulinwertes ansteigt und im weiteren Verlauf konstant bleibt. Die relative PAH-Konzentration (unterer Teil von Abb. 9.3) steigt bei Passage des proximalen Tubulus gleichfalls auf das 5fache des Inulinwertes, und die Konzentrationsrelation zwischen PAH und Inulin bleibt im weiteren Verlauf der Tubuluspassage unverändert. Die **PAH-Clearance** ist somit ein hinreichend genaues Maß für den **renalen Plasmafluss (RPF).** Der Normalwert liegt bei **600 ml/min.** Mit Hilfe des Hämatokritwertes lässt sich daraus die Nierendurchblutung errechnen. Normalwert rund 1 l/min. Die gleichen Eigenschaften wie PAH weisen jodhaltige Kontrastmittel und einige Penizilline auf.

Aus glomerulärer Filtrationsrate (Inulin-Clearance) und renalem Plasmafluss (PAH-Clearance) errechnet sich die **Filtrationsfraktion (FF),** derjenige Anteil des durch die Nieren fließenden Blutplasmas, der filtriert wird:

$$\mathbf{FF = \frac{GFR}{RPF} = \frac{Inulin\text{-}Clearance}{PAH\text{-}Clearnace} = 0{,}2\,(20\,\%)}$$

Die **tubuläre Sekretion von PAH** ist ein aktiver Transportprozess, der an ein spezifisches Transportsystem in der Membran der Tubuluszelle gebunden ist, welches, wie allgemein bei solchen Carrier-Prozessen, durch eine Begrenzung der maximalen Transportkapazität gekennzeichnet ist (vgl. Lerntexte I.4 und IX.8). Unterhalb dieser Begrenzung bleibt die oben genannte Bedingung gültig, dass das mit dem Blut durch die Niere fließende PAH nahezu vollständig ausgeschieden wird, die PAH-Ausscheidungsrate mit dem Harn steigt mit steigender PAH-Plasmakonzentration linear an. Bei

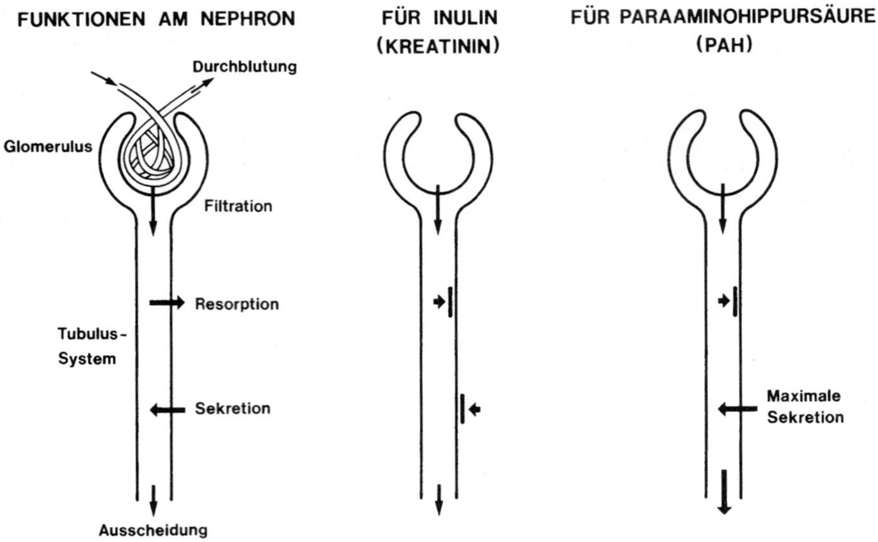

Abb. 9.4 Schema zum Ausscheidungsmodus verschiedener Substanzen. Inulin wird ungehindert filtriert, nicht resorbiert und nicht sezerniert, d. h. das filtrierte Inulin wird vollständig ausgeschieden. Sehr ähnlich verlaufen die Prozesse für Kreatinin (in geringem Umfang wird es noch sezerniert). PAH wird – wie Inulin – filtriert und nicht resorbiert, aber zusätzlich noch maximal sezerniert (vgl. Lerntext IX.5).

einer bestimmten Plasmakonzentration wird der Sättigungswert des Transportsystems erreicht, die tubuläre PAH-Sekretion bleibt bei weiterem Anstieg der Plasmakonzentration konstant, wie in Kurve E von Frage 9.27 dargestellt.

Klinischer Bezug
Die Bestimmung der Nieren-Clearance spielt in der klinischen Diagnostik eine große Rolle. Die glomeruläre Filtrationsrate (GFR) ist die wichtigste Größe bei der Feststellung einer Niereninsuffizienz.

F04

→ **Frage 9.20:** Lösung C

Die Filtrationsfraktion (FF) der Nieren ist der Quotient aus glomerulärer Filtrationsrate (GFR) und renalem Plasmafluss (RPF), wobei die Inulin- oder Kreatinin-Clearance als Maß für GFR und die PAH-Clearance als Maß für RPF genommen werden können (vgl. Lerntext IX.5). Zur Bestimmung eines Clearance-Wertes benötigt man neben den Konzentrationen des Teststoffes in Plasma und Harn noch die Urin-Flussrate V_U. Diese vermisst man zunächst in Aussage (C). Alle anderen Lösungsangebote scheiden eindeutig aus. Bei genauerer Prüfung stellt man fest, dass man für jeden der beiden Clearance-Werte das V_U benötigt, sodass es sich beim Quotienten aus beiden Clearance-Werten wegkürzt – es wird also nicht benötigt, wenn es für beide Bestimmungen wirklich gleich ist.

$$\frac{\frac{V_U \cdot C_{UK}}{C_{PK}}}{\frac{V_U \cdot C_{UPAH}}{C_{PPAH}}} = \frac{V_U \cdot C_{UK} \cdot C_{PPAH}}{V_U \cdot C_{UPAH} \cdot C_{PK}} = \frac{C_{UK} \cdot C_{PPAH}}{C_{UPAH} \cdot C_{PK}}$$

V_U: Urin-Flussrate; C_{UK}: Harnkonzentration von Kreatinin; C_{PK}: Plasmakonzentration von Kreatinin; C_{UPAH}: Harnkonzentration von PAH; C_{PPAH}: Plasmakonzentration von PAH.
(C: 45%/+0,13).

F92 ■

→ **Frage 9.21:** Lösung A

Die glomeruläre Filtrationsfraktion (FF) gibt an, welcher Anteil von dem durch die Glomeruli fließenden Blutplasma filtriert wird, normalerweise 120 ml/min von 600 ml/min Plasmadurchfluss, FF also 0,2 (vgl. Lerntexte IX.4 und IX.5). Eine starke Steigerung der FF auf 0,3 ist ohne Anstieg des Kapillardrucks gemäß (A) kaum denkbar.
(A: 53%/+0,25).

H94 ■

→ **Frage 9.22:** Lösung C

Die Filtrationsfraktion gibt an, welcher Anteil von dem durch die Niere fließenden Plasmavolumen (normal 600 ml/min) in den Glomeruli abfiltriert wird (normale Filtrationsrate 120 ml/min, Filtrationsfraktion demnach 0,2 bzw. 20%). In der Aufgabe beträgt der renale Plasmafluss 500 ml/min (0,5 von 1000 ml/min) und die Filtrationsrate 100 ml/min, woraus sich ebenfalls eine Filtrationsfraktion von 0,2 errechnet.
(C: 56%/+0,41).

H02 ■

→ **Frage 9.23:** Lösung C

Für Inulin – und für jeden anderen Stoff, der frei filtriert, nicht resorbiert und nicht sezerniert wird – beträgt die renale Clearance 120 ml/min, was der glomerulären Filtrationsrate entspricht. Für jede Substanz, die in gleicher Weise filtriert und nicht resorbiert, aber zusätzlich noch tubulär sezerniert wird – was für das X der Aufgabe gelten soll, ist die Clearance größer als die Inulin-Clearance, (D) und (E) sind falsch. Bei (nahezu) vollständiger Sekretion wird das gesamte Plasma, das durch die Niere fließt (nahezu) vollständig von dieser Substanz befreit, wie das für PAH (p-Aminohippursäure) zutrifft (solange die Plasmakonzentration nicht zu groß ist). Ein weiterer Anstieg der Clearance über die PAH-Clearance (= renaler Plasmafluss) hinaus ist nicht möglich, (C) trifft zu, (B) ist falsch.
(C: 33%/+0,26).

F98 ■

→ **Frage 9.24:** Lösung B

Inulin wird in der Niere ungehindert filtriert, seine Konzentration im Primärharn ist gleich der im Blutplasma. Auf dem Weg durch das Tubulussystem wird Inulin weder rückresorbiert noch zusätzlich sezerniert; das filtrierte Inulin wird vollständig ausgeschieden. Wenn dabei die Inulinkonzentration im Endharn auf das 20fache ansteigt, so bedeutet dies, dass die Flüssigkeitsmenge durch Rückresorption auf $^1/_{20}$ der filtrierten Menge reduziert wird. Das Harnzeitvolumen muss also $^1/_{20}$ der Filtrationsrate betragen, d. h. 5 ml/min (vgl. Lerntext IX.5).
(B: 57%/+0,29).

F85 ■

→ **Frage 9.25:** Lösung C

Mit zunehmender Inulin-Plasmakonzentration steigt die Inulin-**Ausscheidung** im Harn linear an, gemäß Kurve D. Die Inulin-**Clearance** hingegen ist von der Inulinkonzentration im Bereich verträglicher Werte unabhängig (vgl. Lerntext IX.5). Je mehr Inulin im Plasma ist, desto mehr wird mit dem Primärfiltrat ausgeschieden (Inulinkonzentrationen im Plasma und Primärharn sind gleich), und desto mehr Inulin wird auch im Harn ausgeschieden. Nur aufgrund dieser Tatsache ist es möglich, dass die Inulin-Clearance ein geeignetes Maß für die glomeruläre Filtrationsrate ist. Betrachtet man die Clearance-Formel, so bedeutet dies: verdoppelt man die Inulinkonzentration im Plasma (CP), so verdoppelt sich auch (bei konstanter Harnausscheidung $\dot{V}_U$) die Inulinkonzentration im Harn (C_U), und der Wert des Bruches, der den Clearancewert angibt, bleibt unverändert. Es irritiert manchen Studenten, dass die Kurven bis zum Abszissen-Nullpunkt durchgezogen sind. Bei Konzentration Null kann natürlich auch keine Clearance mehr bestimmt werden. Die Verlängerung auf Null ist eine zulässige Extrapolation. (D) wäre richtig, wenn auf der Ordinate die renale Ausscheidungsrate aufgetragen wäre.
(**C: 22%/+0,11**; D: 60%/+0,10).

H99 ■ ■

→ **Frage 9.26:** Lösung A

Inulin wird in der Niere voll filtriert (Konzentration im Primärharn gleich der im Blutplasma) und während der Passage durch das Tubulussystem nicht resorbiert. Es gibt auch keine Sekretion ins Tubuluslumen. Alles filtrierte Inulin wird somit ausgeschieden. Filtrationsrate und Ausscheidungsrate von Inulin müssen demnach linear mit der Inulin-Plasmakonzentration ansteigen, gemäß Kurve (A) (vgl. Lerntext IX.5).
(A: 74%/+0,29).

Mit Kurven dieser Art (bei unterschiedlicher Abszisseneichung) werden immer wieder Fragen zur Nierenfunktion gestellt. Z. B. nach der Ausscheidungsrate von PAH im Harn: Kurve (B); nach der Glucoseausscheidung im Harn: Kurve (D).

H97 ■ ■

→ **Frage 9.27:** Lösung B

Paraaminohippursäure (PAH) wird in der Niere vom Blutplasma ungehindert in den Primärharn filtriert. Bei der Passage durch das Tubulussystem wird PAH – wie Inulin – nicht rückresorbiert (vgl. Lerntext IX.5). Für diese filtrierte Komponente von PAH würde sich eine lineare Beziehung zwischen Plasmakonzentration und Ausscheidungsrate mit dem Harn ergeben, gemäß Teil A des Bildes. Nun wird aber PAH zusätzlich noch im Tubulussystem aktiv sezerniert, und zwar bei niedrigen Plasmakonzentrationen nahezu vollständig, d. h. das Nierenvenenblut ist weitgehend frei von PAH. Diese Eigenschaft ist der Grund dafür, dass die PAH-Clearance als Maß für die Nierendurchblutung genommen werden kann.
Die aktive PAH-Sekretion erfolgt mit Hilfe eines Carriersystems, das eine begrenzte Transportkapazität besitzt. Der Kurvenverlauf in (E) ist typisch für die tubuläre Sekretion von PAH. Ist der Sättigungswert der PAH-Sekretion erreicht, so wird mit weiter steigender PAH-Konzentration nur noch die Filtrationskomponente von PAH weiter linear ansteigen. In der Darstellungsweise dieser Aufgabe bedeutet dies, dass die Ausscheidungsrate von PAH mit steigender Plasmakonzentration zunächst relativ steil ansteigt, bei Erreichen des Sättigungswertes des PAH-Carriers abknickt und mit geringerer Steilheit geradlinig weiter ansteigt, wie im Teil B des Bildes.
(Da kein Studierender die Absolutwerte für die verwendeten PAH-Konzentrationen auswendig lernen sollte, müsste die Aufgabe an sich einen Hin-

weis darauf enthalten, dass der dargestellte Bereich der Plasmakonzentrationen über den Sättigungswert hinausgeht. So könnte man ja annehmen, dass der Gesamtbereich noch unterhalb der Sättigung liegt, sodass (A) zutreffend wäre. Ein Zusatz „Die PAH-Konzentration erstreckt sich über einen Bereich, der auch die Ermittlung der tubulären Maximalsekretion für PAH erlaubt" würde die Situation klarstellen.)
(**B: 20%/+0,20;** A: 36%/–0,04).

H94 ■

→ **Frage 9.28:** Lösung C

Liegt der Clearance-Wert einer Substanz über dem von Inulin, so muss die Substanz zusätzlich noch im Tubulussystem in den Harn hinein sezerniert werden. Es muss also ein Nettotransport vom Blut ins Tubuluslumen hinein erfolgen. Falls eine gewisse tubuläre Resorption erfolgt, muss die Sekretion in den Tubulus hinein größer sein (vgl. Lerntext IX.5 und Abb. 9.4).
(C: 73%/+0,42).

F95 ■

→ **Frage 9.29:** Lösung A

Glucose wird unter normalen Bedingungen von der Niere voll filtriert, aber wieder vollständig rückresorbiert. Die renale Clearance für Glucose ist dementsprechend Null und damit kleiner als die aller anderen genannten Substanzen.
(A: 78%/+0,32).

In einer **Modifikation** wurde nach der höchsten Clearance gefragt. Das Antwortangebot enthielt auch „Paraaminohippursäure", was zu markieren war.

H96

→ **Frage 9.30:** Lösung D

Bei einer glomerulären Filtrationsrate von 100 ml/min hätte für einen Stoff, der in der Niere weder resorbiert noch sezerniert wird (wie Inulin), die Clearance denselben Wert, sofern dieser Stoff (wie Inulin) frei im Blutplasma vorläge und vollständig filtriert würde. Das hier genannte Medikament liegt aber nur zu 10% frei vor. Bei der relativen Molekülmasse von 435 wird dieser freie Anteil ungehindert filtriert (bis zu einem MG von 50 000), sodass die Clearance 10 ml/min beträgt (vgl. Lerntext IX.5).
(D: 77%/+0,24).

IX.6 Endogene Kreatinin-Clearance

Die **endogene Kreatinin-Clearance** wird heute diagnostisch viel eingesetzt und dient als **Maß für die glomeruläre Filtrationsrate,** also ähnlich wie die Inulin-Clearance, vgl. Lerntext IX.5 und Abb. 9.4.

Kreatinin kommt aus dem Muskelstoffwechsel und fällt unter normalen Bedingungen recht gleichmäßig an. Da seine Ausscheidung ebenfalls gleichmäßig abläuft, resultiert ein recht konstanter Kreatinin-Blutspiegel. In der Niere wird es fast genauso behandelt wie Inulin, es wird vollständig filtriert und nicht rückresorbiert. In geringem Umfang wird es sezerniert.

Klinischer Bezug
Gegenüber der Inulin-Clearance, die ja immer eine Dauerinfusion von Inulin voraussetzt, ist die Kreatinin-Clearance extrem einfach durchzuführen. Man sammelt einen Tages-Urin und braucht neben der Kreatininausscheidung im Harn nur noch eine Bestimmung des Kreatininspiegels im Blutplasma vorzunehmen. **Man gewinnt auf diese Weise einen für die meisten klinischen Zwecke hinreichend genauen Indikator für die glomeruläre Filtrationsrate.** ■

H00 ■

→ **Frage 9.31:** Lösung A

Aminosäuren wie L-Valin werden nahezu vollständig rückresorbiert, sodass ihre Clearance null ist. Die Kreatinin-Clearance entspricht – wie die Inulin-Clearance – der glomerulären Filtrationsrate, also 120 ml/min. Das filtrierte PAH wird wie Inulin behandelt, also nicht resorbiert. Zusätzlich wird aber das PAH des durch die Niere strömenden Blutes noch durch Sekretion fast vollständig ausgeschieden (solange nicht der Sättigungswert des verantwortlichen Carriers erreicht wird), sodass die PAH-Clearance dem renalen Plasmafluss entspricht, also 600 ml/min. Damit kann man die richtige Lösung (A) schon ermitteln. Harnstoff sollte als harnpflichtige Substanz möglichst vollständig ausgeschieden werden, was aber nicht gelingt, da der lipidlösliche Harnstoff relativ gut durch Membranen diffundieren kann. Ein Teil des filtrierten Harnstoffs diffundiert deshalb ins Blut zurück. Ein Sekretionsmechanismus für Harnstoff existiert nicht. Deshalb ist die Harnstoff-Clearance immer kleiner als die Inulin- und Kreatinin-Clearance. Sie beträgt, je nach Diureserate, 40 bis 80 ml/min.
(A: 65%/+0,33).

F02 ■

→ **Frage 9.32:** Lösung A

Kreatinin wird in der Niere ganz ähnlich behandelt wie Inulin und wird deshalb klinisch zur Bestimmung der glomerulären Filtrationsrate eingesetzt (endogene Kreatinin-Clearance) (vgl. Lerntext IX.6). Die Kreatininkonzentration muss deshalb bei der Tubuluspassage entsprechend der Wasserresorption mehr und mehr ansteigen. Im distalen Tubulus, wo etwa $^4/_5$ des Wassers resorbiert sind, ist die Konzentration etwa 5-fach höher als **am Anfang** des proximalen Tubulus, (A) ist dann rich-

tig. Für das Ende des proximalen Tubulus, wo bereits $^{2}/_{3}$ des Wassers resorbiert sind, trifft das nicht mehr zu. Bei (A) müsste also ein „am Anfang" eingefügt sein, damit die Aufgabe eindeutig ist.
(A: 28%).

F98 ■

→ **Frage 9.33:** Lösung B

Kreatinin wird in der Niere annähernd gleich behandelt wie Inulin (vgl. Lerntext IX.6). Dies bedeutet, dass die 20 Prozent des Blutplasmas, die abfiltriert und anschließend wieder weitgehend rückresorbiert werden, von Kreatinin befreit werden. Im venösen Ausfluss der Niere ist somit die Kreatininkonzentration um rund 20% im Vergleich zur arteriellen Konzentration erniedrigt.
(B: 39%/+0,27).

F86

→ **Frage 9.34:** Lösung D

Die wesentlichen Merkmale für Kreatininbildung und -ausscheidung sind im Vorsatz genannt (vgl. Lerntext IX.6). Bei konstanter Kreatininbildung im Körper und konstanter glomerulärer Filtrationsrate wird sich ein stationärer Zustand einstellen, bei dem die Kreatininausscheidung gleich der -bildung sein muss, das heißt die Ausscheidungsrate ist ebenfalls konstant. Die Ausscheidungsrate errechnet sich aus der Kreatinin-Clearance $\dot{V}_K$ und der Kreatininplasmakonzentration C_{PK}:

$\dot{V}_K \cdot C_{PK}$ = const.

x · y = const. ist eine Hyperbelfunktion gemäß (D). Diese Beziehung ist klinisch recht wichtig, weil aus ihr hervorgeht, dass der Kreatininplasmaspiegel ein direkter Indikator für die glomeruläre Filtrationsrate ist. Für das Physikum erscheint diese Frage schon relativ speziell, zumal im Vorsatz nicht klargestellt ist, dass es sich um langfristige Veränderungen der an sich sehr konstanten glomerulären Filtrationsrate handelt, wie sie nur bei Niereninsuffizienz vorkommen.
(**D: 11%/–0,08;** A: 54%/+0,11; B: 18%/+0,07).

H03 ■

→ **Frage 9.35:** Lösung C

Kreatinin wird von den Nieren so behandelt wie Inulin. Es wird im Glomerulus vollständig filtriert und während der Tubuluspassage weder resorbiert noch sezerniert (es wird geringgradig sezerniert, was meist vernachlässigt werden kann). Die endogene Kreatinin-Clearance ist deshalb ein geeignetes Maß für die glomeruläre Filtrationsrate. Wenn sich bei konstanter Filtrationsrate der Kreatiningehalt im Blutplasma verdoppelt, verdoppelt sich auch die filtrierte Menge pro Zeit und ebenso die ausgeschiedene Menge pro Zeit, (C) ist richtig (vgl. Lerntext IX.6).

9.2.4 Transport an renalen Epithelien

9.2.5 Resorption, Sekretion

IX.7 Resorption im proximalen Tubulus

Der erste Teil des Tubulussystems, der **proximale Tubulus (proximales Konvolut), ist der Hauptort der Rückresorption.** Die dort ablaufenden Prozesse entsprechen in vieler Hinsicht denen im Dünndarm. So geht im proximalen Tubulus ebenso wie im Dünndarm die Resorption unter isoosmotischen Bedingungen vor sich. In diesem Abschnitt wird auch der **größte Teil des Flüssigkeitsvolumens, nämlich rund $^{2}/_{3}$ rückresorbiert** (Abb. 9.6). Die nachfolgenden Abschnitte des Nephrons dienen im Wesentlichen der Konzentrierung des Harns und verschiedenen regulatorischen Feinabstimmungen. Zur ersten Übersicht eignet sich Abb. 9.3. Im oberen Teil sind die Mengen der einzelnen Stoffe beim Durchfließen des Tubulus eingetragen, und zwar relativ zu der Menge, die mit dem Primärharn in den Tubulus eintritt. Leitwert ist das Inulin, für das der Mengendurchfluss unverändert bleibt (gerade Linie, vgl. Lerntext IX.5 und Abb. 9.4). Für die wichtigsten zu resorbierenden Stoffe, **Glucose und Aminosäuren,** geht die Stoffmenge schon im proximalen Tubulus gegen Null, d. h. diese Stoffe **werden praktisch vollständig resorbiert.**
Im unteren Teil von Abb. 9.3 ist der Verlauf der Konzentrationen entlang des Nephrons aufgetragen, wieder relativ zum Primärharn. Da die Inulin**menge** unverändert bleibt, ist der Verlauf der **Inulinkonzentration ein Maß für die Wasserresorption.** Die Inulinkonzentration verläuft spiegelbildlich zur verbleibenden Wassermenge. Am Ende des proximalen Konvoluts ist die Inulinkonzentration auf das 3fache gesteigert, die Wassermenge auf $^{1}/_{3}$ reduziert (vgl. Abb. 9.6). Da der Tubulusinhalt isoton bleibt, ändert sich auch die Konzentration von Na^+, dem Hauptanteil positiver Teilchen, nicht nennenswert. K^+ wird etwas bevorzugt resorbiert, seine Konzentration sinkt leicht ab. Die HCO_3^--Konzentration sinkt unter normalen Bedingungen deutlich ab, weil es stark resorbiert wird, die Cl^--Konzentration steigt dafür etwas an.
Für die Resorption gibt es zwei Wege:

- den **transzellulären Transport:** vom Tubuluslumen über die luminale Zellmembran in die Zelle hinein und über die basolaterale Membran aus der Zelle hinaus ins Interstitium und ins Blut.
- den **parazellulären Transport:** vom Tubuluslumen durch die Schlussleisten und den interzellulären Spaltraum ins Interstitium und ins Blut.

Transzellulärer Transport. Alle aktiven Transportprozesse sind an Carrier in der Zellmembran gebunden und sind somit Teile des transzellulären Transports. Die Grundzüge sind in Lerntext I.4 und Abb. 1.2 beschrieben. Der wichtigste Motor für den aktiven Transport ist die **primär-aktive Na^+-K^+-ATPase,** die in der basolateralen Membran lokalisiert ist. Sie sorgt für den Aufbau des starken Na^+-Gradienten in Richtung zum Zellinneren. Die Na^+-Ionen werden einmal durch den elektrischen Gradienten (intrazellulär −70 mV) vom Lumen in die Zelle getrieben, und zum anderen durch den chemischen Gradienten. Der Konzentrationsgradient von etwa 5 : 1 in Richtung Zellinneres entspricht (nach der Nernst-Gleichung) einer Potentialdifferenz von etwa 40 mV. Der gesamte elektrochemische Gradient, der Na^+ in die Zelle treibt, beträgt somit gut 100 mV. Dieser starke Gradient wird vom Organismus für **sekundär-aktive Kotransporte mit Na^+** genutzt. Es gibt Carrier, die mit dem vom Lumen in die Zelle diffundierenden Na^+-Ion einen anderen Stoff mitnehmen, z. B. Glucose oder Aminosäuren – dann spricht man von **Symport.** Und es gibt andere Carrier, die mit dem einwärts diffundierenden Na^+-Ion zugleich einen anderen Stoff von innen nach außen befördern, z. B. ein H^+-Ion. Das ist dann ein **Antiport** (Gegentransport). Die Carrier in der luminalen Membran sind hoch spezialisierte Transportproteine. Für die Vielzahl der Resorptionsprozesse gibt es dementsprechend viele verschiedene Carrier, allein für die Aminosäuren schon 7 Typen. Im **Symport mit Na^+** werden neben **Glucose** und **Aminosäuren** noch viele andere Stoffe resorbiert, z. B. Phosphat, Sulfat, Galaktose, Laktat und Vitamin C. Die meisten Kotransporte mit Na^+ sind elektrogen. Wenn das Na^+-Ion ein neutrales Glucosemolekül mitnimmt, resultiert eine positive Ladungsverschiebung vom Lumen in die Zelle. Dies kann zu einer leichten Negativierung im Lumen relativ zum Interstitium führen (im frühproximalen Tubulus etwa −2 mV). Der Na^+-H^+-Antiport ist hingegen elektroneutral.

Parazellulärer Transport. Die transzellulären Transportprozesse erzeugen einen gewissen osmotischen Gradienten vom Lumen zum Interstitium. Dies ergibt die entscheidende Triebkraft für die Wasserresorption. **Wasser wird passiv, einem osmotischen Gradienten folgend, resorbiert, und zwar überwiegend parazellulär.** Im proximalen Tubulus sind die Verschlussleisten relativ gut durchlässig, sodass der parazelluläre Transport stark ist. Das Wasser kann bei der Resorption gelöste Stoffe mitreißen (Transport im **solvent drag**). Ein elektrischer Gradient vom Lumen zum Interstitium kann gezielt die Resorption geladener Teilchen fördern, z. B. eine Negativierung im proximalen Tubulus die Resorption von Cl^-.

Das glomeruläre Filtrat ist „weitgehend frei" von Eiweiß. Immerhin passieren etwa 1% der Plasmaeiweiße das Filter. Dies würde einen Eiweißverlust von mehreren Gramm pro Tag bedeuten. Es ist deshalb wichtig, dass die **Tubuluszellen Proteine durch Endozytose aufnehmen können.** Oligopeptide (z. B. Peptidhormone, die nahezu unbehindert filtriert werden können) werden durch verschiedene Peptidasen im Bürstensaum gespalten und als Aminosäuren resorbiert.

Es gibt gewisse Unterschiede zwischen frühproximalen und spätproximalen Tubulusabschnitten, auf die hier nicht näher eingegangen wird – überhaupt macht die Fülle dessen, was man über immer mehr Carrier immer genauer misst, eine Beschränkung auf das Wichtigste erforderlich. ■

H98 ■

→ **Frage 9.36:** Lösung D

Die Na^+-K^+-ATPase ist die Na^+-K^+-Austauschpumpe, die **Na^+ aus der Zelle heraus**- und K^+ in die Zelle hineinbefördert und somit für die Asymmetrie der Ionenverteilung zwischen intrazellulärer und extrazellulärer Flüssigkeit verantwortlich ist (vgl. Lerntext IX.7). Außer (D) sind alle Aussagen richtig, auch (E): Es gibt in der luminalen Membran auch Na^+-Kanäle, die eine Na^+-Resorption ohne Kopplung mit anderen Partnern erlauben.
(D: 58%/+0,41).

H03 ■

→ **Frage 9.37:** Lösung E

Von der glomerulär filtrierten Flüssigkeit (120 ml/min; ca. 150 l/d) werden unter durchschnittlichen Bedingungen rund 99 % rückresorbiert, nur 1 % (rund 1,5 l/d) wird ausgeschieden (E). Bei den Ausscheidungsprodukten wie Harnsäure und Kreatinin ist der ausgeschiedene Anteil sehr viel größer, für Kreatinin 100 % und für Harnsäure nur etwa 10 %. Das filtrierte Phosphat wird größtenteils resorbiert, 5 bis 20 % werden ausgeschieden. NH_3/NH_4^+ wird überwiegend in der Niere gebildet und sezerniert.

F90 ■

→ **Frage 9.38:** Lösung C

Steigt die intrazelluläre Na^+-Konzentration an, so wird der elektrochemische Na^+-Gradient vom Tubuluslumen zum Zellinneren geringer, und damit werden die sekundär-aktiven, an Na^+ gekoppelten Resorptionsprozesse für Glucose, Phosphat, Aminosäuren u. a. abgeschwächt, (C) ist falsch. Auch die H^+-Sekretion wird dabei gehemmt, (B) ist richtig.
Zu (E): Ein Anstieg der intrazellulären Na^+-Konzentration stimuliert generell die Na^+-K^+-Austauschpumpe, die bei den Nierenepithelien basolateral lokalisiert ist.
(C: 48%/+0,22).

H95 ■

→ **Frage 9.39:** Lösung A

Großmolekulare Stoffe wie Albumin können von der Tubuluszelle nur mittels Endozytose rückresorbiert werden (vgl. Lerntext IX.7). Albumin wird nur geringgradig im Glomerulus abfiltriert (weniger als 1%). Bei der enorm großen Filtratmenge ergibt sich dabei aber doch noch eine Eiweißfiltration von mehreren Gramm pro Tag. Es ist deshalb wichtig, dass die Niere über einen Rückresorptionsmechanismus für Proteine verfügt, der in der Lage ist, über 90% der filtrierten Proteine durch Endozytose wieder aufzunehmen.
Zu **(B)**: Kleinere Peptide, also auch Dipeptide, werden im proximalen Tubulus durch verschiedene Peptidasen, die sich im Bürstensaum befinden, zu Aminosäuren gespalten, welche dann mittels Carrier resorbiert werden. Durch diesen Mechanismus werden die Nieren zum wichtigsten Abbauort von Peptidhormonen, und die wertvollen Aminosäuren bleiben dem Organismus erhalten.
(A: 53%/+0,26).

H01

→ **Frage 9.40:** Lösung B

Vereinfacht sagt man, dass der Endharn weitgehend eiweißfrei ist. Spuren der Plasmaproteine gelangen aber doch in den Primärharn, Albumin zu etwa 0,03 % (Siebkoeffizient unter 0,001). Für die größeren Globuline ist die Filtration praktisch Null. Bei der täglichen Filtratmenge von 150 l ergeben sich daraus aber doch Mengen, die nicht unerheblich sind: für Albumin bis 4 g pro Tag. Der Wert in (A) ist zu hoch. Davon erscheinen im Harn nur maximal 30 mg, (B) trifft zu. Der größte Teil der Proteine wird also resorbiert, und zwar im proximalen Tubulus durch Endozytose, (C) ist falsch. Diese Resorption ist ATP-abhängig, (D) ist falsch. Die endozytierten Proteine werden intrazellulär durch Proteasen abgebaut, (E) trifft ebenfalls nicht zu.
(B: 46%/+0,31).

H99

→ **Frage 9.41:** Lösung B

An sich lernt man, dass die Aminosäuren im Tubuluslumen „praktisch vollständig“ oder „nahezu vollständig“ rückresorbiert werden, was ja bedeutet, dass der Urin „praktisch frei“ von Aminosäuren ist. So ist man geneigt, (A) anzukreuzen. Genau genommen werden die Aminosäuren zu mehr als 98% resorbiert, manche Aminosäuren auch nur zu 90%. Es gibt im proximalen Tubulus verschiedene Na^+-gekoppelte Symportcarrier für Aminosäuren, die jeweils eine Gruppe strukturell verwandter Aminosäuren transportieren. So werden Arginin und Lysin vom gleichen Carrier befördert. Wird durch Überangebot einer Aminosäure der Carrier stark beansprucht oder gar gesättigt, so kann auch die andere Aminosäure nicht mehr normal resorbiert werden. Diese Situation ist in (B) richtig beschrieben. Es gibt eine angeborene Hyperargininämie, bei der diese Wechselwirkung zum Tragen kommt. Da dieser richtige Tatbestand jenseits des Basiswissens liegt, ist es verständlich, dass die Kandidaten (A) bevorzugt haben, das „praktisch richtig“ ist. Die Frage ist ungeeignet, was man auch am Ergebnis erkennt.
(B: 15%/+0,11; A: 50%).

H99

→ **Frage 9.42:** Lösung E

Glutamat wird, wie alle Aminosäuren, resorbiert, nicht sezerniert. Insofern ist hier leicht die falsche Aussage (E) zu ermitteln. Die vielseitigen Entgiftungsfunktionen, die die Niere durch aktive Sekretionsprozesse wahrnimmt, muss man nicht in allen Einzelheiten auswendig wissen. (A) bis (D) sind jedenfalls richtig.
(E: 48%/+0,46).

H01

→ **Frage 9.43:** Lösung A

Hauptresorptionsort in der Niere ist der proximale Tubulus. Dort wird 2/3 des Wassers resorbiert. Da diese Resorption isoton erfolgt, wird auch Na^+ in gleichem Umfang resorbiert. Viele andere Stoffe wie Glucose, Aminosäuren und auch HCO_3^-, die der Körper möglichst vollständig resorbieren will, werden ebenfalls schon im proximalen Tubulus resorbiert. Ca^{2+} wird im proximalen Tubulus etwa in gleichem Umfang resorbiert wie Wasser und Natrium. Also ist auch für Calcium der proximale Tubulus der „quantitativ wichtigste Resorptionsort“. Bei Phosphat ist die Situation etwas komplizierter. Die Resorptionskapazität über sekundär-aktive Carrier im proximalen Tubulus ist relativ begrenzt, sodass bei Phosphatüberschuss automatisch mehr Phosphat ausgeschieden wird. Der Hauptresorptionsort dürfte aber auch der proximale Tubulus sein. Anders ist die Situation für Magnesium. Mg^{2+} wird im proximalen Tubulus relativ schlecht resorbiert, sodass seine Konzentration im Tubuluslumen in diesem Abschnitt ansteigt. Der größte Teil wird weiter distal resorbiert, der Anteil im dicken aufsteigenden Schenkel der Henle-Schleife wird auf 50 % geschätzt. So bleibt nur (A) zu markieren. (Nutzen Sie Ihre Gedächtniskapazität besser für wichtigere Inhalte!)
(A: 32%/+0,25).

F01 ■

→ **Frage 9.44:** Lösung B

Die freie intrazelluläre Ca^{2+}-Konzentration ist mit 10^{-8} bis 10^{-7} mol/l extrem niedrig. Gegenüber der freien extrazellulären Konzentration von rund 10^{-3} mol/l besteht somit ein Gradient von mindestens

1:10000. Solche Gradienten können nur von aktiven Pumpen, die Ca^{2+} nach außen befördern, aufgebaut und aufrechterhalten werden: (A) und (C). Auch das Zurückpumpen von Ca^{2+} (D) ins sarkoplasmatische Retikulum am Ende einer Muskelkontraktion ist ein aktiver Pumpprozess. „Ca^{2+}-ATPase" in (E) bezeichnet eine aktive, ATP-spaltende Pumpe. Die parazellulären Transporte in der Niere (B) sind dagegen grundsätzlich passiv, es handelt sich um Diffusion durch die Schlussleisten, angetrieben durch osmotische oder elektrische Gradienten. Auf diesem Weg soll in der Tat ein wesentlicher Teil der Ca^{2+}-Resorption der Niere ablaufen.
(B: 71%/+0,42).

H00 ■

→ **Frage 9.45:** Lösung B

Die endogene Kreatinin-Clearance ist ein Maß für die glomeruläre Filtrationsrate. Der Wert von 200 l/d liegt im Normbereich. Die 200 l enthalten 200 · 0,14 mol = 28 mol Na^+. Die 4 l Urin enthalten 4 · 70 mmol = 280 mmol = 0,28 mol Na^+, also 1 % der Na^+-Ausscheidung im Primärharn.
(B: 48%/+0,41).

H03 ■

→ **Frage 9.46:** Lösung A

Die endogene Kreatinin-Clearance ist ein Maß für die glomeruläre Filtrationsrate. Die Filtration von Na^+ beträgt somit 0,09 l/min · 150 mmol/l = 13,5 mmol/min. Die Na^+-Ausscheidung beträgt 0,0009 l/min · 15 mmol/l = 0,0135 mmol/min. Das ist 1/1000 der filtrierten Menge, also 0,1 %. Man kann das Ergebnis auch ohne große Rechnungen ermitteln. Der Volumenfluss vermindert sich von der Filtration zur Ausscheidung von 90 auf 0,9 ml/min, also um den Faktor 100. Bliebe die Na^+-Konzentration dabei gleich, so würde 1 % des filtrierten Na^+ ausgeschieden. Nun vermindert sich aber die Na^+-Konzentration auch um den Faktor 10, was die Na^+-Ausscheidung um den gleichen Faktor vermindert. Die fraktionelle Ausscheidung beträgt somit 0,1 %.

H95

→ **Frage 9.47:** Lösung C

Die Na^+-Ausscheidung errechnet sich aus Harnzeitvolumen mal Na^+-Konzentration im Harn. Z. B.: Harnzeitvolumen 0,1 l/h, Na^+-Konzentration im Harn 100 mmol/l. Na^+-Ausscheidung: 0,1 l/h mal 100 mmol/l = 10 mmol/h. Die Größe der glomerulären Filtrationsrate (GFR) geht in die Rechnung nicht ein. Wenn diese auf die Hälfte zurückgeht, kann die Na^+-Ausscheidung durchaus unverändert bleiben: Die Rückresorptionsrate für Na^+ müsste dann stark zurückgehen.
(C: 56%/+0,21).

F04

→ **Frage 9.48:** Lösung B

Parathormon (PTH) steigert den Blut-Calciumspiegel (den Spiegel des freien Calciums). Es fördert auch die Ausscheidung von Phosphat, was das genannte Funktionsziel unterstützt: Phosphat bindet Calcium. Wird es vermehrt ausgeschieden, wird mehr Calcium in freier Form vorliegen, (B) ist richtig.
Zu **(A)**, **(C)**, **(D)** und **(E)**: Auch die Phosphatkonzentration im Blut ist eine geregelte Größe, bei erhöhter Plasmakonzentration wird mehr Phosphat ausgeschieden, (A) ist falsch. Azidose fördert die Phosphatausscheidung, (C) ist falsch. Die fraktionelle Ausscheidung liegt bei 0,05–0,2 (5–20 %), (D) ist falsch. Die Resorption erfolgt v. a. im proximalen Tubulus, (E) ist falsch.
(B: 73%/+0,34).

H98

→ **Frage 9.49:** Lösung A

Im proximalen Tubulus der Niere ist die parazelluläre Durchlässigkeit relativ groß, die Schlussleisten zwischen den Epithelzellen sind nicht sehr dicht. Dies erlaubt starke parazelluläre Resorptionsprozesse, und es hat außerdem zur Folge, dass sich in diesem Tubulusabschnitt keine großen Potentialdifferenzen zwischen Lumen und Interstitium ausbilden können – in der Regel nicht mehr als 2 mV. (A) ist also sicher falsch, erst im distalen Tubulussystem treten Potentialänderungen dieser Größe auf. Für die schwachen Potentialänderungen im Lumen des proximalen Tubulus gelten die Aussagen (B) bis (E), was meist unmittelbar logisch ist. Wenn Glucose im Symport mit Na^+ aus dem Lumen in die Zelle transportiert wird, entsteht im Lumen ein Defizit an positiver Ladung, es gibt eine Negativierung im Lumen, was in der Regel für den frühproximalen Tubulus zutrifft. (C) kann spätproximal zutreffen.
(A: 53%/+0,20).

IX.8 Glucoseresorption

Die Glucoseresorption im proximalen Tubulus ist ein Musterbeispiel für einen aktiven Transport. Glucose wird durch einen spezifischen Carrier resorbiert. Dies ist ein **sekundär-aktiver Kotransport mit Na^+** (vgl. Lerntext IX.7). Es ist ein allgemeines Merkmal solcher Carrier-Systeme, dass sie eine **begrenzte Transportkapazität** besitzen. Wenn alle Bindungsplätze besetzt sind, ist die Transportkapazität nicht mehr zu steigern. Im Normalfall einer Glucose-Plasmakonzentration von **5 mmol/l (etwa 100 mg/dl)** ist ausreichend Transportkapazität vorhanden, die Glucose wird vollständig resorbiert, die glomeruläre Glucosefiltrationsrate (120 mg/min, entsprechend 120 ml/min Primärharn) ist gleich der tubulären Resorptionsrate für Glucose. Steigt der Blut-Glucosespiegel über den Normalwert an (Abb. 9.5), so bleibt zunächst, bis zu einer Plasmakonzentration von etwa 10 mmol/l (180 bis 200 mg/dl) die Gleichheit von Filtrations- und Resorptionsrate erhalten. Bei **Überschreiten des Schwellenwertes von 10 mmol/l (180 bis 200 mg/dl)** reicht die Transportkapazität des Carriers nicht mehr ganz aus, ein Teil der filtrierten Glucose kann nicht mehr resorbiert werden und erscheint deshalb im Harn, es kommt zu **Glucosurie.** Das tubuläre Transportmaximum T_m für Glucose liegt bei 350 mg/min (rund das Dreifache der Transportrate unter Normalbedingungen). Über diesen Wert steigt die Resorptionsrate auch bei sehr hoher Plasmakonzentration nicht an. Dafür steigt jetzt mit wachsender Plasmakonzentration die Ausscheidungsrate linear an, parallel verschoben zur Kurve der Glucosefiltrationsrate. (Die Summe aus Ausscheidungs- und Resorptionsrate ergibt logischerweise die Filtrationsrate.)

Klinischer Bezug
Störungen im Glucose-Haushalt führen zur **Zuckerkrankheit (Diabetes mellitus).** Dabei ist der Glucose-Spiegel im Blut erhöht, was zu einer Glucosurie führt (vgl. Lerntext IX.7). ■

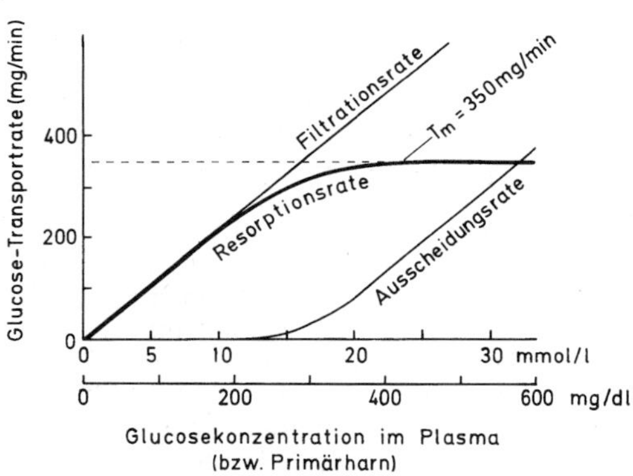

Abb. 9.5 Glucosetransport in der Niere. Abhängigkeit der verschiedenen Transportraten von der Glucosekonzentration im Blutplasma, berechnet für eine normale glomeruläre Filtrationsrate von 120 ml/min. Die Rückresorption von Glucose aus dem Filtrat wird durch die Kapazität des aktiven tubulären Transportsystems begrenzt, das tubuläre Transportmaximum T_m beträgt für Glucose 350 mg/min (2 mmol/min) (vgl. Lerntext IX.8).

H00 ■■

→ **Frage 9.50:** Lösung E

In (E) ist die richtige Kurve dargestellt (vgl. Lerntext IX.8 und Abb. 9.5).
(E: 58%/+0,37).

In **Modifikationen** wurde mit ähnlichem Bildangebot u. a. gefragt nach der Glucose-Ausscheidungsrate im Harn (Lösung (D)) oder nach der glomerulären Filtrationsrate für Glucose (Lösung (A)).

F00 ■

→ **Frage 9.51:** Lösung A

Glucose wird in der Niere ungehindert filtriert, sodass auch die filtrierte Menge auf das 8fache ansteigt, wenn sich die Plasmakonzentration 8fach erhöht, (D) trifft zu. Eine gesteigerte Glucose-Filtration führt dazu, dass die tubuläre Rückresorption ansteigt ((E) ist richtig), allerdings nur bis zu einem bestimmten Grenzwert, der durch die Transportkapazität des Carriers bedingt ist. Bei einem Anstieg auf das 8fache ist der Grenzwert sicher überschritten, sodass (B) zutrifft. Die nicht resorbierte Glucose fördert die Diurese im Sinne einer osmotischen Diurese, (C) trifft zu. Die Glucose-Clearance ist normalerweise null – solange die Glucose vollständig resorbiert wird. Die Glucose-Clearance kann also nicht absinken, sie steigt unter den gegebenen Bedingungen an (vgl. Lerntext IX.8).
(A: 46%/+0,22).

IX.9 Stickstoffausscheidung

Der im Eiweißstoffwechsel anfallende Stickstoff wird unter normalen Bedingungen ganz überwiegend als **Harnstoff** ausgeschieden. Der im Glomerulus frei abfiltrierte Harnstoff sollte möglichst vollständig ausgeschieden werden, was dem Organismus aber wegen der hohen Membranpermeabilität für Harnstoff nicht ganz gelingt. Im proximalen Tubulus steigt die Harnstoffkonzentration infolge der Wasserresorption an, und es entsteht ein Konzentrationsgefälle für Harnstoff vom Lumen zum Blut. Wegen der hohen Lipoidlöslichkeit des Harnstoffs sind die Zellmembranen für Harnstoff gut permeabel, und es kommt deshalb zu einer passiven Rückdiffusion ins Blut, sodass die Harnstoff-Clearance deutlich unter der Inulin-Clearance bleibt ($^1/_3$ bis $^2/_3$). Je geringer die Diureserate, desto stärker ist die Konzentrationssteigerung für Harnstoff im Tubulussystem und damit auch die Harnstoffrückdiffusion. Aus diesem Grund ist die Harnstoff-Clearance abhängig von der Diureserate, sie nimmt mit wachsender Diureserate zu. Ein Teil des Stickstoffes (etwa 5%) wird als **Harnsäure** (aus dem Nukleotidstoffwechsel) ausgeschieden. Harnsäure wird in der Niere überwiegend resorbiert, aber auch sezerniert. Im Endeffekt wird nur der geringere Teil der filtrierten Harnsäure (etwa 10%) ausgeschieden. Harnsäure spielt klinisch eine wichtige Rolle, weil sie schlecht löslich ist und deshalb **Nierensteine** bilden kann. Außerdem kann ein hoher Harnsäurespiegel im Blut zu **Gicht** führen. Die Stickstoffausscheidung als **Ammoniak** bzw. **NH_4^+** ist stark von der Säurebilanz abhängig (vgl. Lerntext IX.10).
Ein kleiner Teil des Stickstoffes (je nach Stoffwechsellage um 10%) wird ferner als **Kreatinin** ausgeschieden (vgl. Lerntext IX.6).

Klinischer Bezug
Bei Niereninsuffizienz steigt die Konzentration der stickstoffhaltigen Ausscheidungsprodukte im Blut an. Besonders der Kreatininspiegel im Blut gibt Aufschluss über den Grad einer Niereninsuffizienz (vgl. Lerntext IX.6 und Kommentar 9.34).

F00 ■

→ **Frage 9.52:** Lösung B

Der Löwenanteil der Stickstoffausscheidung entfällt auf den Harnstoff, etwa ¾. Kreatinin trägt etwa 10%, Harnsäure etwa 5% bei. Die NH_4^+-Ausscheidung hängt stark von der Säurebilanz ab. Glutamin und andere Aminosäuren sind vernachlässigbar (vgl. Lerntext IX.9).
(B: 83%/+0,31).

F96 ■

→ **Frage 9.53:** Lösung C

Harnstoff ist eine harnpflichtige Substanz, die die Niere möglichst vollständig ausscheidet, was zwar nicht ganz gelingt, aber im venösen Nierenblut muss die Harnstoffkonzentration in jedem Falle niedriger sein als im arteriellen Blut (es sind rund 10%). Im Harn kann die Harnstoffkonzentration auf das Hundertfache gegenüber dem Blut ansteigen!
(C: 42%/+0,19).

F04 ■

→ **Frage 9.54:** Lösung C

Die Rückdiffusion von Harnstoff aus dem Sammelrohr wird bei Antidiurese einmal durch den starken Konzentrationsgradienten gefördert. Aber auch die Permeabilität nimmt bei Antidiurese zu, sie wird durch ADH gesteigert (Harnstoff-Carrier in der luminalen Membran des Sammelrohr-Epithels), (C) trifft zu. Alle anderen Aussagen sind falsch (vgl. Lerntext IX.9).
(C: 31%).

F95

→ **Frage 9.55:** Lösung D

Wenn von den 200 l Primärharn pro Tag nur 2 l als Harn ausgeschieden werden, bedeutet dies, dass 99% des primär filtrierten Volumens auf dem Weg durch das Tubulussystem zurückresorbiert worden sind. Ein Stoff wie Inulin, der weder rückresorbiert noch von den Tubuli sezerniert wird, würde unter diesen Bedingungen im Harn 100mal konzentrierter vorliegen als im Primärharn bzw. im Blutplasma. Wenn die Harnstoffkonzentration im Endharn 50mal höher ist als im Blutplasma (Konzentration in Blutplasma und Primärharn gleich), so muss die Hälfte des filtrierten Harnstoffs bei der Tubuluspassage rückresorbiert worden sein (D).
(D: 47%/+0,34).

F01

→ **Frage 9.56:** Lösung A

Harnsäure wird in der Niere auch etwas sezerniert, aber es dominiert deutlich die Resorption ((C) trifft zu), sodass am Ende nur rund 10 % der filtrierten Harnsäure ausgeschieden wird, (A) ist eindeutig falsch. Die übrigen Aussagen sind richtig.
(A: 28%/+0,11).

IX.10 Niere und Säure-Basen-Haushalt

In Kapitel 5.10 haben wir erörtert, dass die Niere entscheidende Aufgaben in der Regulation des Säure-Basen-Haushaltes wahrzunehmen hat (vgl. Lerntext V.21 und Abb. 5.10). Drei Prozesse sind dabei besonders wichtig: **H^+-Ausscheidung, HCO_3^--Resorption und NH_3- bzw. NH_4^+-Bildung.** Daneben verfügt die Niere noch über aktive Ausscheidungsprozesse für organische Säuren und Basen (Beispiel: Paraaminohippursäure).
Die H^+-Ionen werden aktiv aus der Tubuluszelle in das Lumen transportiert, und zwar zunächst im proximalen Tubulus, im Austausch gegen Na^+, sekundär-aktiv getrieben durch den Na^+-Gradienten (vgl. Lerntexte I.4 und IX.7). Im distalen Nephron (Sammelrohr) steht noch ein primär-aktiver H^+-Transportprozess zur Verfügung (H^+-K^+-ATPase bzw. H^+-ATPase). Bei durchschnittlicher Ernährungsweise ist der Harn leicht sauer (pH-Wert um 6). Im Extremfall kann der **pH-Wert im Harn bis auf 4,5 oder sogar 4,0 gesenkt** werden. Zur **alkalischen Seite hin kann der pH-Wert bis auf 8** verstellt werden. (Nur ein ganz geringer Teil der H^+-Ionen wird in freier Form ausgeschieden, die meisten sind gebunden.) Die H^+-Sekretion erfolgt überwiegend bereits im proximalen Tubulus.
Besonders wichtig für eine Steigerung der H^+-Ausscheidung ist die **Ammoniakbildung** in der Tubuluszelle. (Der NH_3-NH_4^+-Stoffwechsel ist im einzelnen recht kompliziert, wobei vor allem auch die Leber eine wichtige Rolle spielt. Der Ausdruck „Ammoniakbildung in der Tubuluszelle" ist deshalb als vereinfachte Beschreibung der Gesamtbilanz anzusehen.) NH_3 kann leicht in das Tubuluslumen diffundieren und bindet dort H^+-Ionen (Übergang von NH_3 in NH_4^+-Ionen.) Die Ammoniakbildung kann bei Azidose stark gesteigert werden (um den Faktor 10), sodass dies ein ganz gewichtiger Faktor in der pH-Regulation ist.
Das für die Pufferung im Blut besonders wichtige **Bicarbonat** wird normalerweise im proximalen Tubulus vollständig rückresorbiert. Es reagiert mit den ausgeschiedenen H^+-Ionen zu H_2CO_3, das entstehende CO_2 diffundiert vom Tubuluslumen in die Tubuluszelle, wird dort wieder in H^+ und HCO_3^- umgewandelt, H^+ wird wieder sezerniert, und HCO_3^- wird ins Blut befördert. Die H^+-Sekretion fördert auf diese Wei-

se die HCO_3^--Rückresorption. Bei Überschuss von Bicarbonat im Blut wird HCO_3^- mit dem Harn ausgeschieden. Die Bicarbonatresorption ist somit ein Stellglied in der Regulation des Säure-Basen-Haushaltes.

Klinischer Bezug
Da die Bildung von H_2CO_3 aus CO_2 ebenso wie die umgekehrte Reaktion vom Enzym Carboanhydrase abhängt, werden bei Hemmung der Carboanhydrase H^+-Sekretion und HCO_3^--Resorption gehemmt, und als Folge davon wird die Diurese gesteigert (Anwendung des Prinzips der Carboanhydrasehemmung zur Förderung der Diurese).

H96 ■
→ **Frage 9.57:** Lösung D

Im proximalen Tubulus wird H^+ vor allem durch Austausch gegen Na^+ von der Tubuluszelle ausgeschieden (sekundär-aktiver Antiport), wobei der pH-Wert im Tubulus bis etwa 6,5 abgesenkt werden kann. Eine weitere Senkung des pH-Wertes unter 5 wird im Sammelrohr durch eine H^+-ATPase möglich. (B) und (E) sind richtig. Auch (A) trifft zu: HCO_3^- kann nur nach Verbindung mit H^+ resorbiert werden, wodurch der größere Teil der ausgeschiedenen H^+-Ionen „verbraucht" wird (vgl. Lerntext IX.10). Die Carboanhydrase ist für die HCO_3^--Resorption erforderlich: Sie katalysiert die Dehydratation von H_2CO_3 zu CO_2, und in dieser Form kann die Aufnahme in die Tubuluszelle erfolgen. Unter Blockade der Carboanhydrase kann diese Bicarbonatresorption nicht mehr ablaufen, als Folge nimmt die H^+-Ausscheidung ab, und dabei zugleich die Na^+-Resorption. Somit trifft auch (C) zu. Die Niere versucht immer, rund $^2/_3$ des Primärfiltrats im proximalen Tubulus zu resorbieren und damit auch $^2/_3$ des Natriums, (D) ist deshalb falsch.
(D: 56%/+0,20).

H03 ■■
→ **Frage 9.58:** Lösung A

Die Bicarbonat-Resorption in der Niere ist ein Stellglied in der Regelung des pH-Wertes im Blut. Bei Azidose wird möglichst viel HCO_3^- zur Pufferung resorbiert, bei Alkalose möglichst viel ausgeschieden, (A) trifft zu (vgl. Lerntext IX.10).
Zu **(E)**: Das glomerulär filtrierte HCO_3^- kann vollständig rückresorbiert werden. Bei der HCO_3^--Konzentration von 25 mmol/l im Blutplasma und glomerulären Filtrat und einer Filtration von 150 l pro Tag bedeutet dies eine HCO_3^--Resorption von 3750 mmol pro Tag.

F99 ■
→ **Frage 9.59:** Lösung D

Für die Ausscheidung von H^+-Ionen verfügt die Niere einmal über eine primär-aktive, also durch ATP-Spaltung angetriebene Pumpe (im distalen Tubulus), und über einen sekundär-aktiven, durch den Na^+-Gradienten angetriebenen Transportprozess (im proximalen Tubulus): einen Na^+-H^+-Antiport-Carrier. Das bergab fließende, antreibende x auf der luminalen Seite im Bild muss also ein Na^+-Ion sein. Für den Weitertransport von Bicarbonat ins Blut wird der rechts dargestellte Carrier angenommen – was man zur Lösung der Aufgabe zum Glück nicht zu wissen braucht.
(D: 76%/+0,16).

F97
→ **Frage 9.60:** Lösung C

Wird die H^+-Sekretion der Niere gehemmt, so wird automatisch die Bicarbonat-Resorption, die eng an die H^+-Ausscheidung im proximalen Tubulus gebunden ist, gehemmt. Die Bicarbonatausscheidung steigt an (A), und der pH-Wert des Harns steigt an (B). Da die H^+-Sekretion im proximalen Tubulus sekundär-aktiv im Austausch gegen Na^+ erfolgt, vermindert sich mit Hemmung der H^+-Sekretion auch die Rückresorption von Na^+ im proximalen Tubulus (D). Verminderung der H^+-Sekretion und Steigerung der Bicarbonatausscheidung begünstigen das Entstehen einer metabolischen (nichtrespiratorischen) Azidose (E).
Zu **(C)**: Die in der Niere sezernierten H^+-Ionen werden im Harn ganz überwiegend in gepufferter Form transportiert. Die so gebundenen H^+-Ionen können quantitativ bestimmt werden, indem man den Harn auf den normalen pH-Wert des Plasmas rücktitriert. Diese „titrierbare Säure" (Titrationsazidität) muss natürlich abnehmen, wenn weniger Säure in den Harn gelangt.
(C: 48%/+0,31).

F00 ■
→ **Frage 9.61:** Lösung A

Das der Pufferung dienende Ammoniak wird im Wesentlichen im proximalen Tubulus aus Glutamin, nicht aus Harnstoff gebildet, (A) trifft nicht zu. Die übrigen Aussagen sind richtig. Dass sie teils über das Basiswissen hinausgehen, ist nicht störend, da (A) leicht als Lösung zu finden ist.
(A: 72%/+0,22).

H98 ■
→ **Frage 9.62:** Lösung B

Drei Prozesse der Niere können zur Regulation des Säure-Basen-Haushalts eingesetzt werden: H^+-Ausscheidung, HCO_3^--Rückresorption und NH_4^+-Ausscheidung. Die Bildung von Ammoniak (NH_3), das H^+-Ionen binden und als NH_4^+ ausscheiden kann (vereinfacht gesagt), ist ein besonders wirksamer Mechanismus zur Steigerung der H^+-Ausscheidung, der vor allem bei Azidose eingesetzt wird. Dabei ist eine Steigerung um den Faktor 10 möglich, (B) trifft zu (vgl. Lerntext IX.10). „Renale

Azidose" bedeutet, dass renale Prozesse der Säureausscheidung nicht richtig funktionieren, wobei auch der NH_4^+-Mechanismus gestört ist. Das „nicht-renale Azidosen" in (B) ist insofern eine Klarstellung, die aber nicht nötig wäre, weil ja ein „kann" im Satz steht.
Zu **(A)**: Im proximalen Tubulus ist nur ein Harn-pH-Wert von 6,5 erreichbar (vgl. Lerntext IX.10).
Zu **(C)**: Bei renaler Azidose funktioniert die Protonenausscheidung nicht mehr richtig, s. oben.
Zu **(D)**: HCO_3^- wird schon im proximalen Tubulus weitgehend rückresorbiert.
Zu **(E)**: Einseitig fettreiche Ernährung führt zu vermehrtem Anfall von Ketonkörpern und kann so eine Azidose begünstigen. Vegetarische Kost ist in der Regel sehr kohlenhydratreich, wobei weniger Säure anfällt als bei eiweißreicher Kost.
(B: 55%/+0,36).

9.2.6 Harnkonzentrierung

IX.11 Harnkonzentrierung im Gegenstrom

Wesentliche Aufgaben von Resorption und Sekretion sind erfüllt, wenn der Harn den proximalen Tubulus verlässt. Der gesamte übrige Teil des Nephrons dient der wichtigen Aufgabe, die Feinanpassung von Wasser- und Salzausscheidung an die Bedürfnisse des Organismus zu besorgen. Dazu ist es erforderlich, dass die Niere den osmotischen Druck des Harns relativ zum Blutplasma steigern oder reduzieren kann. Der schwierigere Teil davon ist die Konzentrierung des Harns. **Die Niere ist in der Lage, die Osmolarität des Harns bis zum 4fachen des Normalwertes im Plasma zu steigern, also von 300 bis etwa 1 200 mosmol/l** (oder auch bis 1 400 mosmol/l). Auf der anderen Seite kann der Harn um den Faktor 6 verdünnt werden, also bis auf 50 mosmol/ (oder sogar bis 30 mosmol/l). Der Aufbau osmotischer Gradienten ist für Zellmembranen eine schwierige Aufgabe und erfordert ganz spezialisierte Prozesse. Diese Spezialprozesse sind in den Tubuluszellen des aufsteigenden Astes der Henle-Schleife enthalten. Die Tubuluszellen **transportieren aktiv Kochsalz** aus dem Lumen ins Interstitium (mit Hilfe eines Na^+-K^+-2 Cl^--Symportcarriers), und sie sind gleichzeitig nahezu **undurchlässig für Wasser.** Auf diese Weise wird der Harn hypoton und das Interstitium zugleich hyperton. Die einzelne Tubuluszelle kann dabei einen osmotischen Gradienten von 200 mosmol/l schaffen. Die Verstärkung dieses Einzeleffektes wird durch **Hintereinanderschaltung im Gegenstrom** erreicht, wie in Abb. 9.6 dargestellt. Der im Gegenstrom zum aktiv konzentrierenden aufsteigenden Schenkel fließende Harn im absteigenden Schenkel gleicht sich passiv durch Wasser-Ausstrom und Salz-Einstrom dem osmotischen Druck im Interstitium an und fließt so mit sehr hohem osmotischen Druck in den aufsteigenden Schenkel ein, sodass hier von dem hohen osmotischen Druck ausgehend an der Spitze der Henle-Schleife durch Addition der möglichen Konzentrationsleistung von 200 mosmol/l ein noch höherer Druck im Interstitium geschaffen werden kann. Das Gegenstromsystem der Henle-Schleife dient somit dem Aufbau eines **möglichst hohen osmotischen Druckes im Interstitium der Papillenspitze.** Die erreichte Harnkonzentrierung in der Spitze der Henle-Schleife geht im weiteren Verlauf des Tubulus zunächst wieder verloren, und die endgültige Einstellung der Harn-Osmolarität erfolgt im Sammelrohr durch Wasserdiffusion vom Sammelrohr ins Interstitium. **Im Gegenstrom der Henle-Schleife wird ein osmotischer Gradient aufgebaut bis zu 1 200 oder 1 400 mosmol/l an der Papillenspitze, und beim Fluss durch das Sammelrohr kann dann der Harn durch passiven Wasserabstrom ins Interstitium bis zu diesem Wert konzentriert werden.**
Die Konzentrierung des Endharns setzt voraus, dass im Sammelrohr die Wasserpermeabilität hoch ist. Dies ist nur dann der Fall, wenn durch die übergeordneten Regulationsprozesse über das **antidiuretische Hormon (ADH)** die Niere auf Antidiurese eingestellt ist. **ADH steigert die Wasserpermeabilität im distalen Tubulus und Sammelrohr.** Ohne ADH wird unkonzentrierter Harn ausgeschieden (Wasserdiurese).
Abb. 9.6 gibt ein vereinfachtes Schema der wichtigsten Funktionsprinzipien. In Wirklichkeit herrscht ein sehr kompliziertes Zusammenspiel vieler Prozesse, die hier nicht näher beschrieben werden können, vieles ist auch noch nicht hinreichend abgeklärt.
Bei einem weiteren Schritt der Annäherung an die komplizierte Wirklichkeit müssten die Blutgefäße (Vasa recta) in das Modell eingebaut werden, die von der Rinde aus zur Papillenspitze verlaufen, und die im Gegeneinanderlauf von absteigendem und aufsteigendem Schenkel in sich wieder ein Gegenstromsystem bilden. Der Gegenstromaustausch zwischen den Gefäßen ist eine wichtige Voraussetzung für die Konservierung der hohen osmotischen Konzentration in der Papillenspitze. Vor allem der gut permeable Harnstoff wird so, begünstigt durch die Harnstoffdiffusion aus dem konzentrierten Harn im Sammelrohr, in der Papillenspitze angereichert. So ist einerseits der Salztransport der Antrieb für den Aufbau des Konzentrationsgradienten, aber am Ende führen komplizierte Wechselwirkungen zu einer hohen Harnstoffkonzentration in der Papillenspitze. Dies ist der Grund dafür, dass die **Konzentration des Endharns insgesamt auf das 4fache des Normalen (1 200 mosmol/l) gesteigert werden kann, die NaCl-Konzentration aber nur auf das Doppelte des Normalwertes (600 mos-**

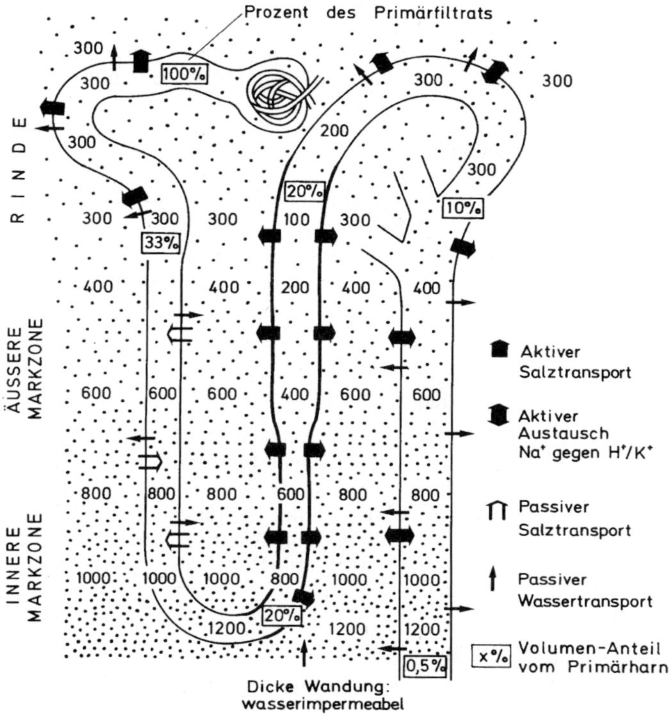

Abb. 9.6 Stark vereinfachtes Schema zur Harnkonzentrierung im Gegenstromsystem, Situation bei **Antidiurese.** Im Nierengewebe wird ein osmotischer Gradient aufgebaut, mit ansteigender osmotischer Konzentration zur Papillenspitze hin. Die Dichte der Punkte symbolisiert die osmotische Konzentration. Nach neueren Erkenntnissen soll der für die Konzentrierung wichtige spezielle aktive Kochsalztransport nur im dicken Teil des aufsteigenden Astes der Henle-Schleife lokalisiert sein. Die weitere Konzentrationszunahme zur Papillenspitze hin soll durch Harnstoffanreicherung zustande kommen.

mol/l). Könnten wir den gesamten osmotischen Spielraum zur Konzentrierung von NaCl benutzen, so könnten wir mit Seewasser (1 000 mosmol/l) den Durst löschen.

Klinischer Bezug

Wird der entscheidende Motor für die Harnkonzentrierung, der Na^+-K^+-2 Cl^--Carrier durch spezifische Blocker (Furosemid) ausgeschaltet, so steigt die Harnausscheidung stark an. Diese „Schleifendiuretika„ gehören zu den stärksten Wirkstoffen zur Förderung der Diurese und werden klinisch häufig eingesetzt.

F97 ■

→ **Frage 9.63:** Lösung B

Antidiurese ist die Einstellung der Niere auf maximale Wasserrückresorption, d. h. maximale Konzentration des Endharns. Durch das Gegenstromsystem der Henle-Schleife wird zunächst eine osmotische Hochdruckzone aufgebaut, mit einer maximalen Osmolarität von 1200 bis 1400 mosmol/l in den Papillenspitzen. Die endgültige Konzentrierung des Harns erfolgt dann in den Sammelrohren, indem Wasser in die osmotische Hochdruckzone hineindiffundiert. Die höchste Konzentrierung des Harns wird dabei am Ende des Sammelrohres erreicht, ehe der Harn ins Nierenbecken fließt. Somit besteht auch im Nierenbecken diese Höchstkonzentration, und damit auch die stärkste Abweichung von der Plasma-Osmolarität (vgl. Lerntext IX.11).

(B: 46%/+0,38).

H00 ■

→ **Frage 9.64:** Lösung B

Zur Konzentrierung des Harns wird im Interstitium des Nierenmarks eine osmotische Hochdruckzone aufgebaut, wobei die Osmolarität zur Papillenspitze hin bis zu 1200 (oder 1400) mosmol/l ansteigt. Dies wird durch aktiven Kochsalztransport vom Tubuluslumen ins Interstitium im aufsteigenden Ast der Henle-Schleife (dicker Teil) bewirkt. Dieser Kochsalztransport aus dem Tubulus heraus führt dazu, dass die Osmolarität der Tubulusflüssigkeit am Ende der Henle-Schleife nur noch rund 100 mosmol/l beträgt. So ist der Tubulusharn bei Passage der Macula densa noch hypoton (selbst wenn schon ein gewisser Angleich an die normale Osmolarität stattgefunden hat. (B) ist somit richtig (vgl. Lerntext IX.11).

Zu **(A)**: Im Endharn kann die Osmolarität bei Antidiurese bis auf das 4fache des Plasmawertes steigen, also bis 1200 mosmol/l. Das gilt aber nicht für Na^+! Rund die Hälfte der osmotisch wirksamen Teilchen sind Harnstoff. So kann sich die Na^+-Konzentration im Höchstfall verdoppeln, meist bleibt sie niedriger, da sehr viel K^+-Ionen ausgeschieden werden.

Zu **(C)** und **(D)**: Die gesamte Resorption im proximalen Konvolut erfolgt isoosmotisch, sodass sich

unter normalen Bedingungen auch die Na^+-Konzentration nicht wesentlich ändert. Enthält das Primärfiltrat allerdings viel nicht resorbierbare osmotisch wirksame Teilchen, z.B. zu viel Glucose beim Diabetiker, so führt die zunehmende Konzentration dieser Stoffe bei Konstanz des gesamtosmotischen Druckes zu einer gewissen Abnahme der Na^+-Konzentration im Verlauf des proximalen Tubulus.
Zu (E): Bei maximaler Wasserdiurese kann die Osmolarität des Endharns bis auf etwa 50 mosmol/l abfallen.
(B: 34%/+0,21).

F02 ■

→ **Frage 9.65:** Lösung C

Im Rahmen der Konzentrierungsprozesse in der Henle-Schleife wird sehr viel Salz aus dem Tubuluslumen ins Interstitium gepumpt, sodass die Osmolalität der Tubulusflüssigkeit am Ende der Henle-Schleife nur noch etwa 100 mosmol/l beträgt. Wenn die Tubulusflüssigkeit bald darauf die Macula densa (juxtaglomerulärer Apparat) passiert, ist sie noch deutlich hypoton, (C) trifft zu.
Zu (A): Wenn die Vasa recta in die Nierenpapille hineinlaufen, passt sich die Osmolalität in ihrem Lumen der Umgebung an, d. h. das Blutplasma wird zunehmend hyperton, und beim Zurückfließen des Blutes normalisiert sich das wieder.
Zu (B): Ein Schleifendiuretikum hemmt die aktive Kochsalzresorption (den Na^+-K^+-2 Cl^--Carrier) in der Henle-Schleife, die Konzentrierungsprozesse werden abgeschwächt, die Osmolalität im Nierenmark wird sinken.
Zu (D): Die Resorptionsprozesse im proximalen Tubulus erfolgen isoton.
Zu (E): Adiuretin (ADH) fördert die Wasserrückresorption und erhöht somit die Osmolalität des Endharns. Bei ADH-Mangel sinkt somit die Osmolalität des Endharns.
(C: 41%).

F01 ■

→ **Frage 9.66:** Lösung B

Bei Antidiurese, wenn der Harn maximal konzentriert wird, ist die Gesamt-Salzkonzentration im Harn höher als im Blutplasma. K^+ wird im distalen Tubulus stark ausgeschieden, sodass seine Konzentration im Endharn durchaus das Zehnfache des Plasmawertes erreichen kann. (B) ist sicher richtig.
Zu (A): Fleischreiche Nahrung führt eher zu saurem Harn, HCO_3^- wird dann praktisch vollständig rückresorbiert.
Zu (C): Eine NaCl-Konzentration von 600 mmol/l bedeutet wegen der Dissoziation eine Osmolarität von 1200 mosmol/l. Diese Osmolarität kann im Endharn bei Antidiurese erreicht werden. Dann besteht aber rund die Hälfte der osmotisch wirksamen Teilchen aus Harnstoff, der Anteil der Salze kann höchstens 600 mosmol/l erreichen, wobei die Kationen großenteils K^+-Ionen sind. Die NaCl-Konzentration wird kaum über 200 mmol/l ansteigen.
Zu (D): Der pH-Wert kann maximal bis auf 4,5 absinken, entsprechend einer H^+-Konzentration von $10^{-4,5}$ mol/l.
Zu (E): Kreatinin wird in der Niere voll filtriert, nicht resorbiert und so gut wie gar nicht sezerniert. Folglich kann seine Konzentration auf das 200-fache der Plasmakonzentration ansteigen.
(B: 41%/+0,19).

H99 ■

→ **Frage 9.67:** Lösung D

Bei dem in dieser Aufgabe beschriebenen Carrier, der den entscheidenden Motor für die Konzentrierungsprozesse in der Henle-Schleife darstellt, ist das passiv ins Zellinnere drängende Na^+-Ion der Antrieb für den sekundär-aktiven Kotransport von K^+ und Cl^-. So trifft nur (D) zu (vgl. Lerntext IX.7).
(D: 38%/+0,11).

F01 ■

→ **Frage 9.68:** Lösung B

Der Na^+-Einstrom über den Carrier deutet darauf hin, dass es sich hier um einen durch den Na^+-Gradienten angetriebenen sekundär-aktiven Transportprozess handelt. Der Dreifach-Transport lässt an den Carrier denken, der im dicken Teil des aufsteigenden Astes der Henle-Schleife sitzt und der Motor für die Konzentrierungsprozesse ist. Dieser Carrier befördert 1 Na^+, 2 Cl^-, 1 K^+ vom Tubuluslumen in die Zelle. Das K^+ diffundiert zu einem guten Teil wieder über Kaliumkanäle in das Lumen zurück. Bei dem Antwortangebot der Aufgabe besteht kein Zweifel, dass mit dem Schema dieser Transportprozess gemeint ist.
(B: 77%/+0,34).

F03

→ **Frage 9.69:** Lösung C

Fraktionelle Ausscheidung (FE) ist derjenige Anteil einer Substanz, der, relativ zur filtrierten Menge, mit dem Harn ausgeschieden wird. Calcium wird normalerweise ganz überwiegend rückresorbiert, nur 1 bis 2 % werden ausgeschieden (FE = 1 bis 2 %) – (D) ist falsch. Jede Steigerung der Diurese wird tendenziell auch FE erhöhen. Für Calcium ist dieser Effekt bei Gabe von Schleifendiuretika besonders ausgeprägt, weil Ca^{2+} zu einem großen Anteil in der Henle-Schleife resorbiert wird, wobei das durch die Kochsalzpumpe erzeugte lumenpositive transzelluläre Potential eine wesentliche Triebkraft darstellt. Wird die Kochsalzpumpe durch Schleifendiuretika gehemmt, so nimmt auch die Triebkraft für die Ca^{2+}-Resorption ab, die FE für Ca^{2+} wird deutlich steigen, (C) trifft zu, (B) ist falsch.

Zu (A): Parathormon steigert den Blut-Calciumspiegel. Zu diesem Zweck löst es Calcium aus dem Knochen und hemmt die Calciumausscheidung in den Nieren.
Zu (E): Aldosteron fördert vor allem die Na^+-Rückresorption und die K^+-Ausscheidung, auf die Resorptionsmechanismen für Ca^{2+} hat es keinen wesentlichen Einfluss.
(C: 39%/+0,30).

IX.12 Wasserdiurese und osmotische Diurese

Bei Wasserüberschuss im Körper und zu niedrigem osmotischen Druck im Blutplasma wird von der Hypophyse kein ADH abgegeben, und es kommt zu einer Situation, in der sich die Niere bemüht, möglichst viel Wasser unter möglichst starker Zurückhaltung des Salzes, also möglichst stark verdünnten Harn, auszuscheiden. Die Niere kann **die Osmolarität des Harns bis auf 50 mosmol/l** senken, also auf rund $^1/_6$ des Blutwertes. In dieser Situation wird **in der Niere kein so hoher osmotischer Gradient mehr aufgebaut, die Osmolarität in der Papillenspitze liegt bei 600 mosmol/l.** Der entscheidende Unterschied zwischen dem Zustand der **Wasserdiurese** und dem in Abb. 9.6 dargestellten Zustand der Antidiurese liegt darin, dass bei Fehlen von ADH auch die Wasserpermeabilität im distalen Nephron (distaler Tubulus und Sammelrohr) extrem niedrig ist, sodass der aus der Henle-Schleife kommende hypotone Harn im distalen Tubulus noch durch aktiven Salz-Auswärtstransport weiter verdünnt wird und die Konzentrierung im Sammelrohr ausbleibt. Bei Fehlen von ADH läuft die Wasserresorption bis zum Ende der Henle-Schleife etwa normal ab, 80% des Gesamtwassers werden auch ohne ADH resorbiert (obligatorische Wasserresorption). Die restlichen 20% stehen unter Kontrolle von ADH (fakultative Wasserresorption).
Beim Abbau des hohen osmotischen Druckes in der Papille während Wasserdiurese dürfte das Ausspülen des in der osmotischen Hochdruckzone stark angereicherten Harnstoffs eine wichtige Rolle spielen.
Bei **osmotischer Diurese** werden die Resorptionsprozesse schon im proximalen Nephron gestört. Gibt man Mannitol oder ein ähnliches Polysaccharid, welches filtriert, aber nicht resorbiert wird (dieses Verfahren wird therapeutisch angewandt), so steigt im proximalen Tubulussystem die Mannitolkonzentration infolge Salz- und Wasserresorption an, und die Na^+-Konzentration sinkt entsprechend ab, da die Gesamt-Osmolarität normal bleibt. Auf diese Weise werden die Na^+-Resorption, und als Folge davon auch die Wasserresorption schon im proximalen Tubulus behindert (der Na^+-Einwärtsgradient ist abgeschwächt). Es tritt vermehrt Flüssigkeit in die Henle-Schleife ein. Das gesteigerte Volumen und die nicht resorbierbaren Zuckermoleküle behindern dann auch den Aufbau des osmotischen Gradienten in der Henle-Schleife. So können schließlich extrem hohe Harnvolumina ausgeschieden werden, mit gleichzeitig hohen Salzverlusten.

Klinischer Bezug
Bei völligem Fehlen von ADH (**Diabetes insipidus**) werden bis zu 20% des Primärharns ausgeschieden, über 20 l/Tag.

H98
→ **Frage 9.70:** Lösung A

ADH steigert die Wasserpermeabilität im distalen Tubulus und Sammelrohr, sodass Wasser in die osmotische Hochdruckzone der Papillenspitze diffundieren kann (vgl. Lerntext IX.11). Auf diese Weise kann bei Antidiurese der Endharn dieselbe osmotische Konzentration erreichen, die in der Papillenspitze herrscht, etwa 1 200 mosmol/l. ADH bewirkt die Steigerung der Wasserpermeabilität dadurch, dass es für den Einbau von Wasserkanälen in die luminale Membran der Epithelzellen im Sammelrohr sorgt, (A) trifft zu. Die Wasserdiffusion erfolgt somit transzellulär, die Schlussleisten zwischen den Epithelzellen bleiben dicht ((E) ist falsch).
(A: 68%/+0,45).

H03
→ **Frage 9.71:** Lösung B

Der Befund deutet darauf hin, dass die Konzentrierung des Harns nicht funktioniert. Für die Konzentrierung ist das Hormon ADH (antidiuretisches Hormon, Adiuretin) erforderlich. Ist die Bildung von ADH im Hypothalamus gestört (zentraler Diabetes insipidus) oder die Wirkung von ADH auf die Zellen des Sammelrohres in der Niere gestört, durch Schäden der Rezeptoren gemäß (B) (nephrogener Diabetes insipidus), so werden bis zu 20 l eines stark hypotonen Harns pro Tag ausgeschieden – (B) trifft zu, (A) ist falsch.
Zu (C): Wird bei einem unbehandelten Diabetes mellitus Glucose mit dem Harn ausgeschieden, so kommt es zu osmotischer Diurese. Die Glucose im Harn beeinträchtigt aufgrund ihrer osmotischen Wirkung die Resorptionsprozesse. Der Harn ist also nicht hypoton, sondern hyperton.
Zu (D): Renin veranlasst über Angiotensin II eine Ausschüttung von Aldosteron, das in den Nieren die Na^+-Resorption fördert und damit auch insgesamt Flüssigkeit zurückhält.
Zu (E): Atriopeptin (ANP, atriales natriuretisches Peptid) veranlasst Natriurese: Es steigert die Salz- und Wasserausscheidung in den Nieren, produziert also keinen stark hypotonen Urin.

F99

→ **Frage 9.72:** Lösung A

Schnelles Trinken von Wasser führt zu einer gewissen Verdünnung des Blutes, der Hämatokritwert nimmt leicht ab – (E) ist falsch. Das Blutvolumen nimmt entsprechend etwas zu, wobei der Druck im rechten Vorhof etwas ansteigt – (C) ist falsch. Es kommt zu Wasserdiurese mit Absinken der Harn-Osmolarität, wobei natürlich auch die Konzentration aller harnpflichtigen Substanzen absinkt – (A) trifft zu, (D) ist falsch. Die Reninausschüttung (B) wird dabei nicht stimuliert.
(A: 70%/+0,20).

H01 ■

→ **Frage 9.73:** Lösung A

Bei dem in der basolateralen Membran gelegenen, durch ATP angetriebenen Antiport-Carrier denkt man an die Na^+-K^+-ATPase, die sich in allen Zellen findet. K^+-Kanäle sind sowohl in der luminalen als auch in der basalen Membran. Y kann demnach K^+ sein. Na^+-Kanäle in der luminalen Membran besorgen die Na^+-Rückresorption. X kann also Na^+ sein, (A) ist die Lösung. Oft werden bei solchen Schemata die richtigen Zahlenverhältnisse für die Bindung der transportierten Teilchen an den Carrier eingetragen – dann könnte bei der ATPase „3 X" und „2 Y" stehen. Das muss aber nicht sein.
(A: 79%/+0,32).

9.2.7 Globale Nierenfunktion und Regulation

9.2.8 Stoffwechsel und Hormonbildung

IX.13 Hormonale Regulation der Elektrolytresorption, Renin-Angiotensin-Aldosteron-System

Wenn das Blutplasma unseres Körpers 50mal am Tag den Nierenfiltrationsprozess durchläuft, kommt es zunächst darauf an, die Rückresorption **quantitativ** sicherzustellen, was in den letzten Abschnitten erörtert wurde. Daneben ist aber eine **qualitative** Feinabstimmung erforderlich, da nicht nur pH-Wert und Wassergehalt des Organismus geregelt sind, sondern auch die Konzentrationswerte vieler Einzelbestandteile des Plasmas, insbesondere für Na^+ und K^+. Die Regulation dieser beiden wichtigsten Elektrolyte erfolgt unter hormonaler Kontrolle durch das Nebennierenrindenhormon **Aldosteron.** Ausführungsort für die Feinregulation des Harns in der Niere ist sinnvollerweise das distale Nephron, also distaler Tubulus und Sammelrohr (gleiches gilt für die ADH-Wirkung). **Aldosteron fördert die Na^+-Rückresorption, insbesondere im distalen Tubulus, und fördert die K^+-Sekretion.** Dabei wird auch die H^+-Ausscheidung gefördert. **Gesteigerte Na^+-Resorption bedeutet Steigerung des extrazellulären Flüssigkeitsvolumens,** da zur Regelung des osmotischen Druckes zugleich Wasser zurückgehalten wird (in Kooperation mit dem ADH-System).
Aus den Auswirkungen des Aldosterons auf die verschiedenen Regelungssysteme lassen sich auch die **Reize** ableiten, **welche die Aldosteronausschüttung stimulieren: Verminderung der Blut-Natriumkonzentration (Hyponatriämie), Steigerung der Kaliumkonzentration (Hyperkaliämie) und Verminderung des Blutvolumens (Hypovolämie).** Die daran beteiligten Mechanismen sind vielseitig und nur teilweise bekannt. Neben direkten Einflüssen vom Elektrolyt-Blutspiegel auf die Nebennierenrinde wirkt vor allem das **Renin-Angiotensin-System** mit. Renin wird in Granulazellen des juxtaglomerulären Apparates in der Niere gebildet. Es ist eine Protease, welche im Blut aus Angiotensinogen Angiotensin I bildet, welches dann durch **Converting Enzym** weiter zu dem **aktiven Angiotensin II** umgewandelt wird. Angiotensin II führt zu starker Vasokonstriktion, teils direkt und teils über die Kreislaufzentren, und damit zu Blutdrucksteigerung, weiterhin zur Auslösung von Durstgefühl, und schließlich stimuliert es in der Nebennierenrinde die Ausschüttung von Aldosteron.
Ein weiteres wichtiges Hormon, das bei der Regulation des Elektrolythaushaltes mitwirkt, ist das von Muskelzellen des Herzvorhofes gebildete **Atriopeptin** (atriales natriuretisches Peptid, ANP). Dieses fördert die Salz- und Wasserausscheidung in der Niere (Steigerung der glomerulären Filtrationsrate, Verminderung der Na^+-Resorption, und andere Effekte).

Klinischer Bezug
Minderdurchblutung der Niere (Blutdruckabfall) **führt zu gesteigerter Reninausschüttung in der Niere,** was über Angiotensin auf doppeltem Wege zu **Blutdrucksteigerung** (mit dem Ziel einer Durchblutungssteigerung in der Niere) führt: einmal über Vasokonstriktion, zum anderen über Aldosteronausschüttung und Steigerung des Plasmavolumens, was Blutdruck steigernd wirkt. Chronische Minderdurchblutung der Niere führt zu Bluthochdruck (renale **Hypertonie**). Dies ist einer der vielen innig verflochtenen Regelkreise, in denen das Renin-Angiotensin-Aldosteron-System mitspielt. ■

F03 ■■

→ **Frage 9.74:** Lösung B

Renin wird in Granulazellen des juxtaglomerulären Apparates in den Nieren gebildet. Es ist eine Protease, die im Blut die Umwandlung von Angiotensinogen in Angiotensin I veranlasst. Dieses wird durch Converting Enzym zum aktiven An-

giotensin II umgewandelt (vor allem in den Lungen). (B) ist somit falsch, alle anderen Aussagen treffen zu (vgl. Lerntext IX.13).
(B: 87%/+0,45).

F93

→ **Frage 9.75:** Lösung E

Die Frage zielt auf das heutige Konzept zur Wirkung von Aldosteron am distalen Nephron. Danach führt Aldosteron zu verstärkter Na^+-Permeabilität an der luminalen Seite der Epithelzellen, durch Vermehrung und vermehrte Öffnung von Na^+-Kanälen. Dies hat einen verstärkten passiven Na^+-Einstrom in die Zelle zur Folge, angetrieben durch den elektrochemischen Gradienten. Die intrazelluläre Negativität von etwa –70 mV ermöglicht dabei eine Na^+-Resorption bis zu sehr niedrigen intraluminalen Na^+-Konzentrationen. Der Na^+-Einstrom wird für die relativ starke intraluminale Negativierung (bis –30 mV) in diesem Nephronabschnitt verantwortlich gemacht, die ihrerseits die K^+-Ausscheidung fördert. (Die luminale Membran wird depolarisiert, das transepitheliale Potential wird lumennegativer, (B) und (D) sind falsch). Der gesteigerte Na^+-Einstrom verstärkt auch die Aktivität der basolateralen Na^+-K^+-ATPase (E ist richtig), was ebenfalls die K^+-Ausscheidung begünstigt.
Die hier gestellte Aufgabe ist insofern relativ einfach, weil die Aktivierung der Na^+-K^+-ATPase durch Anstieg der intrazellulären Na^+-Konzentration eine ganz allgemeine Zellreaktion ist.
(E: 50%/+0,26).

F98

→ **Frage 9.76:** Lösung E

Aldosteron ist ein Mineralocorticoid, das in der Zona glomerulosa der Nebennierenrinde gebildet wird, (B) bis (D) sind falsch. Es fördert die Rückresorption von Na^+-Ionen in der Niere, auch noch in den Sammelrohren, (A) ist falsch. So muss (E) angekreuzt werden. Die Na^+-Aufnahme in die Tubuluszelle erfolgt passiv, dem Na^+-Gradienten folgend. Dieser Transport ist elektrogen und produziert, für sich allein genommen, eine Negativierung im Tubuluslumen. Andere Transporte wie K^+-Diffusion vom Zellinneren ins Lumen können diese Negativierung mehr oder weniger ausgleichen, aber bei starker Aldosteronwirkung dominiert der Effekt der luminalen Negativierung. Es kann durchaus ein transepitheliales, lumennegatives Potential von –20 mV oder mehr entstehen.
(E: 52%/+0,37).

H94 ■

→ **Frage 9.77:** Lösung A

Die Reize, die zur Steigerung der Aldosteron-Sekretion führen, ergeben sich aus den Aufgaben von Aldosteron, die durchweg in Regelkreise eingebunden sind (vgl. Lerntext IX.13). Steigernd wirken: Anstieg des K^+-Spiegels im Blutplasma (A ist richtig), Abnahme des Na^+-Spiegels (B ist falsch) und Abnahme des Blutvolumens bzw. des Blutdruckes (D und E sind falsch). Vermehrte ADH-Sekretion findet sich bei erhöhtem osmotischen Druck, sodass (C) auch nicht zutrifft.
(A: 69%/+0,42).

H98 ■

→ **Frage 9.78:** Lösung D

Na^+-Rückresorption und K^+-Ausscheidung werden in der Niere durch Aldosteron gefördert und sind dabei eng miteinander gekoppelt, (D) ist ganz falsch! Die Kopplung basiert allerdings nicht auf einem Austauschprozess mit einem spezifischen Carrier, wie das etwa bei der Na^+-K^+-ATPase der Fall ist. Vielmehr ist die Kopplung indirekter. Aldosteron fördert primär die Na^+-Rückresorption. Als Folge kommt es zu einer luminalen Negativierung und einem Antrieb der basal gelegenen Na^+-K^+-Austauschpumpe mit intrazellulärem K^+-Anstieg – beides fördert die K^+-Diffusion ins Lumen. Aldosteron stimuliert die Bildung der für diese Funktion verantwortlichen Carrier-Proteine.
(D: 66%/+0,33).

H01

→ **Frage 9.79:** Lösung A

Azidose beeinträchtigt die Na^+-K^+-ATPase, die K^+ in die Zellen hinein befördert. So kommt es zu einer Anhäufung von K^+ im Extrazellulärraum und damit auch im Blut: Hyperkaliämie.
Zu **(B)**: Aldosteron fördert die Na^+-Resorption und die K^+-Ausscheidung in der Niere. Aldosteron im Überschuss kann deshalb eine **Hypo**kaliämie auslösen.
Zu **(C)**: Ein Schleifendiuretikum hemmt die Harnkonzentrierung in der Henle-Schleife und kann so die Diurese stark erhöhen. Die damit verbundenen Salzverluste lösen eine Gegenregulation mit Aldosteronausschüttung aus, sodass es zu einer **Hypo**kaliämie kommen kann, wie oben im Kommentar zu (B) beschrieben.
Zu **(D)**: Bei Durchfall (Diarrhoe) kommt es zu isotonem Flüssigkeitsverlust, d. h. es geht auch viel Salz verloren. Dies führt wieder zu Gegenregulationen, wie in den Kommentaren zu (B) und (C) beschrieben.
Zu **(E)**: Auch dabei kommt es zu starken Wasser- und Salzverlusten, siehe Kommentar zu (D).
(A: 55%/+0,33).

H02

→ **Frage 9.80:** Lösung E

Der Hauptort der Rückresorption in der Niere ist der proximale Tubulus! Dort werden bereits 2/3

der gesamten Flüssigkeit isoton rückresorbiert und damit auch 2/3 des Na^+, (D) ist falsch. Alles, was der Körper behalten will, wie Glucose und Aminosäuren, wird nahezu vollständig schon proximal rückresorbiert, und das gilt für eine durchschnittliche Stoffwechsellage auch für Bicarbonat, (C) ist falsch. Im distalen Konvolut erfolgt im Wesentlichen nur noch die Feinabstimmung. Für Na^+, das insgesamt im Mittel zu 99 % rückresorbiert wird, läuft die Na^+-Resorption in allen Tubulusabschnitten weiter. Im distalen Konvolut steht dafür ein elektroneutraler Na^+-Cl^--Symport-Carrier in der luminalen Membran zur Verfügung, (E) trifft zu (was bislang noch nicht im Mainzer Prüfungsstoff war!). An diesem Carrier greifen Thiazide an und steigern die Diurese (als Diuretika eingesetzt).
Zu **(A)**: Aldosteron-Antagonisten greifen am zytoplasmatischen Aldosteron-Rezeptor an.
Zu **(B)**: Na^+-Kanäle sitzen in der luminalen Membran. In der basolateralen Membran sitzt der aktive Na^+-K^+-Austauschcarrier, der den Weitertransport von Na^+ ins Interstitium besorgt. Ein Na^+-Kanal in der basolateralen Membran würde das Na^+ in die falsche Richtung befördern!
(E: 50%/+0,25).

F02

→ **Frage 9.81:** Lösung C

Parathyrin (PTH) ist das Hormon der Epithelkörperchen, das den Blut-Calciumspiegel regelt. Bei Absinken des Blutcalciums wird PTH vermehrt ausgeschüttet und veranlasst auf verschiedenen Wegen eine Steigerung des Calciumspiegels, u. a. durch eine Förderung der Calcium-Rückresorption in der Niere, die Calciumausscheidung sinkt. Da sich an der Filtration nichts ändert – das freie Ca^{2+} wird vollständig filtriert – sinkt auch die fraktionelle Exkretion: der Anteil der filtrierten Menge, der ausgeschieden wird.
Zu **(A)**: PAH (Paraaminohippursäure) wird in der Niere vollständig filtriert und, bei niedriger Plasmakonzentration, zusätzlich noch nahezu vollständig sezerniert, die FE kann dann 5 erreichen. Mit steigender PAH-Plasmakonzentration wird der für die Sekretion verantwortliche Carrier mehr und mehr gesättigt, die FE sinkt.
Zu **(B)**: Im Allgemeinen ist die FE für K^+ größer als für Na^+, im Extremfall kann sie für K^+ über 1 ansteigen.
Zu **(D)** und **(E)**: Für Inulin beträgt die FE 1, das gesamte filtrierte Inulin wird auch ausgeschieden. Das wird weder für Harnsäure (FE bei 0,1) noch für Harnstoff (FE 0,3 bis 0,7) erreicht.
(C: 53%).

F00 ■

→ **Frage 9.82:** Lösung D

Die Reninbildung in der Niere ist ein wichtiges Glied in der Kreislaufregulation. Renin löst auf verschiedenen Wegen eine Volumensteigerung und eine Blutdrucksteigerung aus. Insofern ist es sinnvoll, dass bei Abnahme des arteriellen Blutdruckes und bei Abnahme des Blutvolumens die Reninausschüttung ansteigt, (C) und (E) treffen zu. Die Steigerung der Reninausschüttung wird unter anderem durch sympathische Innervation ausgelöst, und zwar über β-Rezeptoren, (B) trifft zu. Auch (A) ist richtig. Das ist der Grund dafür, dass es bei einer Niereninsuffizienz zu einer Hypertonie kommt (renaler Hochdruck). Unzutreffend ist dagegen (D). Renin löst über Angiotensin II eine Steigerung der Aldosteronausschüttung aus. Würde das erhöhte Aldosteron die Reninausschüttung weiter fördern, so gäbe es einen verhängnisvollen Circulus vitiosus.
(D: 71%/+0,17).

F97 ■

→ **Frage 9.83:** Lösung D

Renin ist, chemisch gesehen, ein Enzym, das das im Blut befindliche Angiotensinogen in Angiotensin I umwandelt – (A) und (C) sind falsch. Durch das Angiotensin-Konversionsenzym (angiotensin converting enzyme, ACE) erfolgt die weitere Umwandlung in das aktive Angiotensin II, das über Gefäßkonstriktion, Steigerung der Aldosteronsekretion und andere Wirkungen einen Blutdruckanstieg auslöst.
Physiologisch gesehen ist Renin eine hormonähnliche Signalsubstanz, die in der Niere bei Minderdurchblutung – z. B. durch Abfall des arteriellen Blutdrucks gemäß (D) hervorgerufen – vermehrt freigesetzt wird und einen Blutdruckanstieg veranlasst. Gegenüber einem „echten" Hormon besteht der Unterschied, dass durch zwei Umwandlungsschritte im Blut erst das aktive Hormon Angiotensin II entsteht.
(D: 83%/+0,33).

H03

→ **Frage 9.84:** Lösung D

Neben der häufigsten Hypertonieform, der essenziellen Hypertonie, gibt es auch eine renale Hypertonie. Minderdurchblutung der Niere (z. B. experimentell durch Drosselung der Nierenarterie) löst eine gesteigerte Renin-Freisetzung in der Niere aus. Damit wird über das Renin-Angiotensin-Aldosteron-System eine Blutdrucksteigerung hervorgerufen. Renin veranlasst eine Umwandlung des im Blut vorhandenen Angiotensinogens zu Angiotensin I, das durch ACE (angiotensin converting enzyme) weiter in Angiotensin II überführt wird. Die vasokonstriktorische Wirkung von Angiotensin II steigert den Blutdruck. Angiotensin II stimuliert aber auch die Freisetzung von Aldosteron in der Nebennierenrinde. Die durch Aldosteron ausgelöste Steigerung der Natriumresorption in der Niere, die mit Steigerung des Blutvolumens verbunden ist, ist die zweite wichtige Komponente bei der Auslösung der Blutdrucksteigerung. Die Plasmakonzentrationen von Aldosteron, Renin

und Angiotensin II steigen also durchweg an, wenn die Nierendurchblutung gedrosselt wird, (A) bis (C) sind falsch.
Zu (D) und (E): Die durch Aldosteron ausgelöste gesteigerte Resorption von Na^+ führt zu einem Anstieg des Natriumspiegels. Mit der Förderung der Na^+-Resorption durch Aldosteron ist eine Förderung der K^+-Ausscheidung verbunden, der Kaliumspiegel des Blutes fällt, (D) trifft zu.

F98 ■

→ **Frage 9.85:** Lösung E

Das in Muskelzellen der Herzvorhöfe gebildete Hormon Atriopeptin (atriales natriuretisches Peptid) ist ein Gegenspieler zum Aldosteron, indem es die Natriumausscheidung (Natriurese) fördert, unter anderem durch Erhöhung der glomerulären Filtrationsrate. In dieses Wirkungsbild passt auch eine Hemmung der Reninfreisetzung, die eine Hemmung der Aldosteronausschüttung zur Folge hat. Neben diesem indirekt hemmenden Effekt wird auch eine direkte Hemmung der Aldosteronfreisetzung diskutiert. (E) ist sicher falsch (vgl. Lerntext IX.13).
(E: 85%/+0,39:

F00 ■

→ **Frage 9.86:** Lösung A

„Stabilisierung des arteriellen Blutdrucks bei Volumenmangel" heißt Kompensation von Prozessen, die durch Verminderung des Blutvolumens zu einer Abnahme des arteriellen Blutdrucks führen. Angiotensin und Aldosteron führen in Kooperation mit ADH zu einer gesteigerten Resorption von Salz und Wasser in der Niere und steigern so mit dem extrazellulären Flüssigkeitsvolumen auch das Blutvolumen. (B), (C) und (D) scheiden als gesuchte **nicht**-Antwort aus. Eine Erhöhung des peripheren Widerstandes steigert den Blutdruck, sodass auch (E) ausscheidet. Atriopeptin (atriales natriuretisches Peptid, ANP, siehe Lerntext X.4) steigert die Salzausscheidung und damit die gesamte Flüssigkeitsausscheidung durch die Niere. Es reduziert somit auch das Blutvolumen und kann einen Volumenmangel nicht ausgleichen. (A) ist die gesuchte Antwort.
(A: 89%/+0,31).

F03 ■

→ **Frage 9.87:** Lösung D

Bei Hypervolämie (erhöhtes Blutvolumen) durch Trinken isotoner Flüssigkeit wird die Osmoregulation nicht einsetzen, da ja die Osmolarität in den Körperflüssigkeiten konstant bleibt, sondern nur die Volumenregulation. Mit erhöhtem Blutvolumen nimmt vor allem das Volumen im Niederdrucksystem des Kreislaufs zu, die Herzvorhöfe werden stärker gedehnt, was zur Ausschüttung von Atriopeptin (ANP) führt – (E) ist falsch. ANP löst eine Natriurese aus: Salz- und Flüssigkeitsausscheidung durch die Nieren werden erhöht. ANP steigert vor allem die glomeruläre Filtrationsrate, die Filtrationsfraktion (glomeruläre Filtrationsrate durch renalen Plasmafluss, normalerweise 0,2) nimmt zu – (B) ist falsch. Der verstärkte Fluss durch das Tubulussystem führt dazu, dass die Resorptionsprozesse überfordert sind, Salze und Flüssigkeit können nicht mehr im normalen Umfang resorbiert werden, die Ausscheidung steigt an. Dabei können auch die Konzentrierungsprozesse in der Henle-Schleife nicht mehr ihre volle Wirkung entfalten, der osmotische Überdruck in den Nierenpapillen wird kleiner werden, (D) trifft zu.
Zu (A): Die tubuloglomeruläre Rückkopplung spielt bei der Autoregulation der glomerulären Filtrationsrate eine wichtige Rolle. Die Tubulusflüssigkeit verlässt die Henle-Schleife hypoton. Im juxtaglomerulären Apparat wird geprüft, ob diese Hypotonie stimmt. Ist die Na^+-Konzentration dort zu hoch (zu starke Perfusion der Henle-Schleife), so gehen von den Macula-densa-Zellen Signale aus, die das Vas afferens verengen und so die glomeruläre Filtrationsrate senken. Im Hinblick auf die glomeruläre Filtrationsrate liegt somit eine negative Rückkopplung vor. Diese dürfte unter ANP erhalten bleiben, nur kann sie sich gegen die ANP-Wirkung nicht voll durchsetzen. Insofern ist (A) falsch.
(D: 42%/0,0).

H03

→ **Frage 9.88:** Lösung C

Das Liddle-Syndrom gehört nicht zum Physikumsstoff. Man muss also versuchen, anhand der Vorgaben die Folgen zu konstruieren. Im Tubulussystem der Niere besteht für Na^+ überall ein starker elektrochemischer Gradient, der die Na^+-Ionen vom Lumen in die Zelle drängt. Selbst wenn die luminale Na^+-Konzentration auf niedrige Werte wie intrazellulär, also auf 20 bis 30 mmol/l, absinkt, treibt die intrazelluläre Negativität immer noch Na^+ in die Zelle hinein (erst bei einer luminalen Na^+-Konzentration von etwa 2 mmol/l würde die Triebkraft gegen Null gehen). Die Überaktivität der Na^+-Kanäle führt also in jedem Fall zu einer starken Na^+-Rückresorption, die mit verstärkter Wasserresorption verbunden ist, das extrazelluläre Flüssigkeitsvolumen und das Blutvolumen steigen an, es resultiert ein Bluthochdruck (Volumen-Hypertonie). Das Aldosteronsystem versucht gegenzuregeln, (A) ist falsch, die Aldosteronausschüttung ist reduziert. Dies müsste die K^+-Ausscheidung reduzieren, mit der Folge einer Hyperkaliämie (B). Andererseits besteht eine automatische Koppelung zwischen Na^+-Resorption und K^+-Sekretion: Der Na^+-Einstrom verursacht eine luminale Negativierung, die den K^+-Ausstrom und damit die K^+-Ausscheidung fördert, was zu einer Hypokaliämie führen müsste (C). Dieser Effekt dominiert bei der Erkrankung. Vom Physikumsstudenten kann man diese Unterscheidung von (B)

und (C) nicht verlangen. Die Aufgabe ist deshalb ungeeignet. Auch Aussage (D) ist schwer zu beurteilen. Aldosteronmangel ist mit Azidose verbunden.
Zu (E): Die Renin-Konzentration steigt bei erniedrigtem Blutdruck und Minderdurchblutung der Nieren.

H97
→ **Frage 9.89:** Lösung B

Hemmer der Carboanhydrase (Carboanhydratase) werden zur Förderung der Diurese eingesetzt (wegen der Gefahr einer Azidose nur relativ wenig). Die Hemmung der Umwandlung von H_2CO_3 in $CO_2 + H_2O$ und umgekehrt durch Carboanhydrasehemmer hat eine Hemmung der Bicarbonatresorption und eine Hemmung der H^+-Ausscheidung zur Folge, wobei auch die Na^+-Aufnahme vermindert wird, was letztlich die Harnausscheidung verstärkt. (B) ist falsch (vgl. Lerntext IX.10).
(B: 59%/+0,44).

F99 ■
→ **Frage 9.90:** Lösung A

Eine Einschränkung der glomerulären Filtration (normal 120 ml/min) beeinträchtigt die Ausscheidungsfunktion der Nieren, sodass die Blutkonzentration der harnpflichtigen Substanzen ansteigen muss, für Harnstoff ebenso wie für Kreatinin, (A) ist sicher falsch. Die eingeschränkte Kapazität zur Säureausscheidung kann zu einem Absinken des pH-Wertes im Blut führen (D). Auch ein Überschuss an Kochsalz kann bei reduzierter glomerulärer Filtration schlechter beseitigt werden, sodass auch (E) zutrifft.
(A: 46%/+0,16).

F99
→ **Frage 9.91:** Lösung D

Ein hämorrhagischer Schock ist ein Zusammenbruch der Herz-Kreislauf-Funktion als Folge eines Blutverlustes. Hier ist also ein Zutand nach einem stärkeren Blutverlust gemeint, bei dem der Blutkreislauf gerade noch einigermaßen funktioniert, aber der Übergang in einen Schock zu befürchten ist. Nach stärkerem Blutverlust ist das Blutvolumen reduziert, und der arterielle Blutdruck sinkt ab. Alle Möglichkeiten der Gegenregulation werden eingesetzt, die Blutgefäße werden konstringiert gemäß (A) und (E). Auch die Blutvolumenregulation springt an. Dabei wird über Volumenrezeptoren im Herzen auch eine gesteigerte Ausschüttung von ADH veranlasst, gemäß (B), mit dem Ziel, möglichst viel Flüssigkeit im Körper zurückzuhalten (durch Antidiurese). Renin wird unter diesen Bedingungen gesteigert sezerniert, mit dem Ziel, über den Renin-Angiotensin-Aldosteron-Mechanismus Kochsalz zurückzuhalten, was die Basis für eine Steigerung des Flüssigkeitsvolumens ist. (D) ist also falsch. (C) ist eine automatische Folge des Druckabfalls im Niederdrucksystem, wobei auch der Filtrationsdruck in den Kapillaren absinkt.
(D: 76%/+0,33).

9.2.9 Ableitende Harnwege

H92
→ **Frage 9.92:** Lösung C

Harnstoff ist so gut löslich, dass er trotz starker Anreicherung in der Niere nicht ausfällt. Die meisten **Nierensteine** bestehen aus **Calciumoxalat** und **-phosphat.** Etwa 10% sind **Harnsäure-(Urat-)** und **Cysteinsteine.**
(C: 76%/+0,26).

Kommentare aus dem Examen Herbst 2004

H04 ■
→ **Frage 9.93:** Lösung D

Autoregulation der Nierendurchblutung bedeutet, dass die Nieren selbst, ohne äußere nervale oder hormonale Kontrolle, in der Lage sind, ihre Durchblutung dem Bedarf anzupassen und im physiologischen Bereich des arteriellen Blutdruckes konstant zu halten, (A)–(C) sind falsch. Mit zunehmendem arteriellen Blutdruck muss somit der Strömungswiderstand der Nierengefäße erhöht werden. Dabei wirkt einerseits ein Eigenmechanismus der Blutgefäße mit (Bayliss-Effekt): Eine Dehnung der Muskulatur wird mit verstärkter Kontraktion beantwortet, gemäß (D). Zum anderen gibt es eine tubulo-glomeruläre Rückkopplung: Im juxtaglomerulären Apparat, einer Zone innigen Kontaktes zwischen dem Tubulus am Ende des aufsteigenden Astes der Henle-Schleife und dem Gefäßpol des Glomerulus, kommt es zu chemischen Wechselwirkungen. Zeigt die Tubulusflüssigkeit eine zu starke Perfusion des Tubulus an (steigende Na^+-Konzentration), so wird reflektorisch der Strömungswiderstand des Vas afferens erhöht ((E) ist Unsinn). Welcher der beiden Mechanismen der wichtigere ist, ist umstritten. Da hier nur der eine genannt ist, kommt man nicht in Konflikte.

H04 ■
→ **Frage 9.94:** Lösung A

Unter normalen Ernährungsbedingungen wird Bicarbonat im proximalen Tubulus der Niere nahezu vollständig rückresorbiert, (A) trifft zu.
Zu (B): Im proximalen Tubulus wird etwa 2/3 der Flüssigkeit isoton resorbiert, d. h. auch von den Na^+-Ionen, die im Wesentlichen die Osmolarität

bestimmen, wird ein gleicher Anteil resorbiert, wenn die Osmolarität gleich bleibt.
Zu (C): Im proximalen Tubulus wird Na^+ v. a. über Carrier resorbiert, die Glucose und andere Stoffe mitnehmen (sekundär-aktiver Transport), und über einen Carrier, der H^+ im Gegentransport aus der Zelle herausbefördert.
Zu (D): Aldosteron-Antagonisten besetzen den zytoplasmatischen Aldosteron-Rezeptor.
Zu (E): Na^+-Kanäle für die Resorption von Na^+ liegen in der luminalen Membran (v. a. im Sammelrohr), in der basolateralen sitzt die Na^+-K^+-ATPase, die den Weitertransport ins Blut besorgt.

H04

→ **Frage 9.95:** Lösung B

Die Autoregulation der Nieren sorgt dafür, dass die Nierendurchblutung im Bereich physiologischer arterieller Drücke konstant bleibt, etwa im Bereich 80–180 mmHg arterieller Mitteldruck. In diesem Bereich steigern die Nieren bei Anstieg des arteriellen Mitteldruckes automatisch den Strömungswiderstand. Mit der Durchblutung wird zugleich die glomeruläre Filtrationsrate autoreguliert, und auch die Harnausscheidung sollte dabei normal bleiben, (A) ist sicher falsch. Über dem regulatorischen Druckbereich steigen Durchblutung und glomeruläre Filtrationsrate deutlich an und damit auch die Harnausscheidung: Druckdiurese. Aber auch im regulatorischen Bereich ist die Autoregulation nicht ganz perfekt, zu den hohen Drücken hin gibt es schon leichte Anstiege von Durchblutung und glomerulärer Filtrationsrate mit einer gewissen Druckdiurese. Man führt das darauf zurück, dass die druckpassive Steigerung der Durchblutung im Nierenmark die Ausbildung der für die Konzentrierung des Harns notwendigen osmotischen Hochdruckzone behindert, die zu hohe Durchblutung spült gewissermaßen die osmotisch wirksamen Teilchen weg, (C) ist falsch. Mit dieser Behinderung der Konzentrierungsmechanismen steigt automatisch die Harnausscheidung, (B) trifft zu. Alle Drücke in den Nierengefäßen sind erhöht, (D) und (E) sind falsch.

H04

→ **Frage 9.96:** Lösung D

Unter „freiem Wasser" versteht man in der Nierenphysiologie diejenige Wassermenge im Harn, die zusätzlich zu derjenigen Wassermenge, die zur Einstellung der Osmolalität des Blutplasmas notwendig ist, im Harn enthalten ist. Anders formuliert: diejenige Wassermenge, die nicht zur Einstellung der physiologischen Osmolalität benötigt wird. Wenn die Osmolalität des Harns ¾ der Plasmaosmolalität beträgt (also rund 225 mosmol/l), so ist ¼ des Wassers „frei", überflüssig im Sinne der obigen Definition. Die Menge der osmotisch wirksamen Teilchen im Liter Harn bleibt ja konstant, wenn ich dem Harn das freie Wasser entziehe: $1\ l \cdot 225\ mosmol/l = 0{,}75\ l \cdot 300\ mosmol/l = 225\ mosmol$. (Nach dieser Gleichung kann man die gesuchte Größe 0,75 l auch berechnen, wenn man sie als x einsetzt.)

H04 ■

→ **Frage 9.97:** Lösung E

Beim unbehandelten Diabetes mellitus ist der Blutzuckerspiegel erhöht (Hyperglykämie), da Insulin fehlt, (B) trifft zu. Dies führt bei Überschreiten der Schwelle von etwa 10 mmol/l (180 mg/dl) dazu, dass Glucose im Harn ausgeschieden wird (Glucosurie), (A) trifft zu. Bei Insulinmangel steigt auch die Konzentration der Fettsäuren im Blut an (die Hemmung der Lipolyse durch Insulin entfällt), was zu gesteigerter Bildung von β-Hydroxybuttersäure und Acetessigsäure führt, es resultiert eine metabolische (nicht-respiratorische) Azidose, (D) trifft zu. Die Azidose ist ein Atemreiz, kompensatorisch wird die Ventilation gesteigert, wobei der CO_2-Partialdruck im arteriellen Blut typischerweise absinkt (Hyperventilation), (C) trifft zu. Aussage (E) passt dagegen am wenigsten ins Bild. Die Glucosemoleküle, die nicht resorbiert werden können, entfalten natürlich im Tubuluslumen ihre osmotische Wirkung. Da die Fähigkeit der Nieren, den Harn zu konzentrieren, begrenzt ist, führt eine Steigerung von osmotisch wirksamen, nicht resorbierbaren Teilchen in der Tubulusflüssigkeit zu einer Steigerung der Harnausscheidung (**osmotische Diurese**), die Harnosmolalität wird relativ hoch sein. Eine Osmolalität von 100 mosmol/kg H_2O ist aber schon eine hochgradige Verdünnung des Harns (maximale Verdünnung des Harns bis 50, maximale Konzentrierung bis 1200 mosmol/l H_2O).

10 Hormonale Regulationen

10.1 Grundlagen und Allgemeines

Im Bereich der hormonalen Regulationen sind die Grenzen zwischen Physiologie und Biochemie besonders unscharf. Die immer komplexer werdenden Kenntnisse über die zellulären und molekularen Wirkmechanismen gehören in den Bereich der Biochemie und können hier nicht detailliert dargestellt werden, auch wenn sie in den Aufgaben gleichzeitig mit physiologischen Aspekten abgefragt werden. Hier sollen vor allem die übergeordneten Funktionsprinzipien und die Verknüpfungen der Einzelwirkungen zu regulatorischen Systemen behandelt werden.

X.1 Allgemeine Übersicht, Hierarchie der hormonalen Regulationen

Bei der Regulation der Körperfunktionen **wirken nervales und hormonales System aufs engste zusammen.** Das Nervensystem ist vor allem auf Geschwindigkeit und räumliche Differenzierung spezialisiert. Es gibt aber viele wichtige Funktionen, die mit Hormonen als Botenstoffen über den Blutweg besser und ökonomischer zu bewältigen sind als mit dem Nervensystem. Dies gilt vor allem für viele **vegetative Regulationen.** Zwischen nervalem und hormonalem System gibt es mannigfaltige Verknüpfungen. **Zentrum der Koordination beider Systeme ist das Zwischenhirn-Hypophysen-System,** welches zugleich die oberste Instanz in der Hierarchie der hormonalen Regulationen darstellt. Eine großzügige Gliederung der hormonalen Instanzen gibt Abb. 10.1 A wieder.

Diejenigen Hormone, die am Erfolgsorgan eine spezifische Wirkung entfalten, heißen **effektorische Hormone,** z. B. Thyroxin, Insulin und Aldosteron. Hormondrüse und Effektor sind häufig im Sinne eines Regelkreises miteinander verknüpft, es besteht eine negative Rückkopplung vom Effektor zur Hormondrüse. **Hormondrüse und Effektor sind die unterste Instanz** in komplexen Regulationssystemen (in Abb. 10.1 als 1. Instanz eingetragen). Beispiel: Aldosteron und Na^+-Resorption in der Niere. Bei Na^+-Mangel wird die Aldosteronausschüttung der NNR gesteigert, der Effektor Niere reagiert dann mit Steigerung der Na^+-Rückresorption, der steigende Na^+-Spiegel im Blut meldet den Erfolg an die Nebennierenrinde, und die Aldosteronausschüttung wird wieder gebremst.

Die unterste Instanz wird von einer höheren 2. Instanz kontrolliert, in der Regel von der **Adenohypophyse,** welche ihre Befehle über **glandotrope Hormone** (**Tropine**) an die Hormondrüsen der 1. Instanz übermittelt.

Die Hypophyse schließlich untersteht der Kontrolle der höchsten und 3. Instanz, dem **Hypothalamus.** Dieser ist zugleich das Bindeglied zu den zentralnervösen Regulationen. Die Befehlsübermittlung vom Hypothalamus zur Adenohypophyse erfolgt über **Releasing-** und **Inhibiting-Hormone** (**Liberine** und **Statine**) (eigentlich auch glandotrope Hormone, da sie die Hormondrüse Hypophyse hormonal beeinflussen, aber zur Differenzierung gegenüber den glandotropen Hormonen, den Tropinen der tieferen Instanz musste ein neuer Name gefunden werden). Auch die höheren Instanzen der hormonalen Regulationen erhalten Rückmeldungen von den unteren Instanzen, sodass Regelkreise auf den verschiedensten Ebenen entstehen.

Das allgemeine Schema der Abb. 10.1 A ist in den verschiedenen Funktionssystemen vielfach variiert. In Abb. 10.1 B ist zunächst das **Cortisol-System** als Beispiel dargestellt, welches sich gut mit Abb. 10.1 A deckt. Der Hypothalamus produziert CRH (Corticotropin-Releasing-Hormon, Corticoliberin), welches über das hypophysäre Pfortadersystem zur Adenohypophyse gelangt und dort die Ausschüttung von ACTH (adrenocorticotropes Hormon, Corticotropin) stimuliert. ACTH wird auf dem Blutweg zur Nebennierenrinde transportiert und fördert dort vor allem die Freisetzung von Cortisol (der Effekt auf die Aldosteronausschüttung ist relativ schwach).

In Abb. 10.1 C ist die Regulation des **ADH-** und **Oxytocin**-Systems dargestellt, wo die 2. Instanz gewissermaßen übersprungen wird. Die effektorischen Hormone ADH und Oxytocin werden im Hypothalamus gebildet (in jeweils spezialisierten Neuronen) und über die Neuriten dieser Neurone über Neurosekretion in die Neurohypophyse transportiert und dort gespeichert. Die Befehlsübermittlung zur Freisetzung der Hormone erfolgt über elektrische Erregungsleitung. Dieselben Neuriten, die die Hormone transportieren, können Aktionspotentiale leiten und so die Impulse zur Hormonfreisetzung übermitteln. Es gibt hier also weder ein Releasing-Hormon noch ein glandotropes Hormon. Dieses Beispiel zeigt deutlich, wie eng nervale und hormonale Mechanismen miteinander verwoben sind. ADH und Oxytocin werden wie nervale Transmitter in terminalen Nervenfasern freigesetzt.

Releasing- und Inhibiting-Hormone des Hypothalamus sowie die Hormone der Hypophyse sind in Tabelle 10.1 zusammengestellt.

Nach klassischer Definition sind Hormone Signalstoffe, die in spezialisierten endokrinen Zellen gebildet, mit dem Blut zu ihren Zielorganen transportiert werden und dort ihre spezifische Wirkung entfalten. Die endokrinen Zellen sind teils zu Hormondrüsen zusammengefasst (Hy-

pophyse, Schilddrüse, Nebenniere u. a.), teils finden sie sich als Einzelzellen oder Zellgruppen (Inselzellen des Pankreas) in anderen Organen. Die von solchen in andere Gewebe eingestreuten endokrinen Zellen gebildeten Hormone werden auch als Gewebshormone bezeichnet.
Die Abgrenzung von Hormonen gegenüber anderen Wirkstoffen (Mediatoren) ist zunehmend unschärfer geworden. So bilden beispielsweise die Muskelzellen der Herzvorhöfe das atriale natriuretische Peptid (ANP, Atriopeptin), welches alle Kriterien eines Hormons erfüllt. Auch zwischen Wirkstoffen, die in der Bildungszelle selbst ihre Wirkung entfalten (**autokrine Mediatoren**), Wirkstoffen, die in der näheren Umgebung der Bildungszelle wirken (**parakrine Mediatoren**) und Hormonen sind die Übergänge fließend. So sind viele Prostaglandine autokrine und parakrine Mediatoren, die aber, wenn sie von größeren Gewebsbezirken in hinreichender Menge gebildet werden, auch Fernwirkungen wie Hormone entfalten können. Auch die von Immunzellen gebildeten Zytokine und Lymphokine sind – wie Hormone – zirkulierende Signalsubstanzen.
Unter chemischen Gesichtspunkten lassen sich die Hormone in **lipophile Hormone** (fettlöslich) – Steroidhormone und Schilddrüsenhormone – und **hydrophile Hormone** (wasserlöslich) – Peptidhormone und Katecholamine – untergliedern. Mit diesen chemischen Merkmalen sind systematische Unterschiede im Wirkmechanismus verbunden. Die lipophilen Hormone können die Zellmembran durchdringen und entfalten ihre Wirkung im Zellinneren (Zellkern), während die hydrophilen Hormone an Rezeptoren der Zellmembran angreifen. Über die Membranrezeptoren wird das Signal umgeschaltet auf intrazelluläre Botenstoffe (**Second messenger**). Die wichtigsten Second-messenger-Systeme sind **Ca^{2+}-Ionen, zyklisches Adenosinmonophosphat** (cAMP), **zyklisches Guanosinmonophosphat** (cGMP) und **Inositoltriphosphat** (IP_3).

X.2 Hypothalamus-Hypophysen-System

Das Hypothalamus-Hypophysen-System ist die zentrale Schaltstelle zwischen nervalen und hormonalen Kontrollprozessen, wie in Lerntext X.1 beschrieben. Für den Hormontransport vom Hypothalamus zur Hypophyse gibt es zwei Transportmechanismen, wie in Abb. 10.2 schematisch dargestellt.
1. Wirkstoffe gelangen über **axonalen Transport in die Hypophyse (Neurosekretion).** Dieser Weg gilt für **Oxytocin** und **ADH,** die (bzw. deren Vorstufen) in Ganglienzellen des Nucleus paraventricularis und Nucleus supraopticus gebildet (für jedes Hormon spezialisierte Zellen), über die Axone dieser Zellen in den Hypophysenhinter-

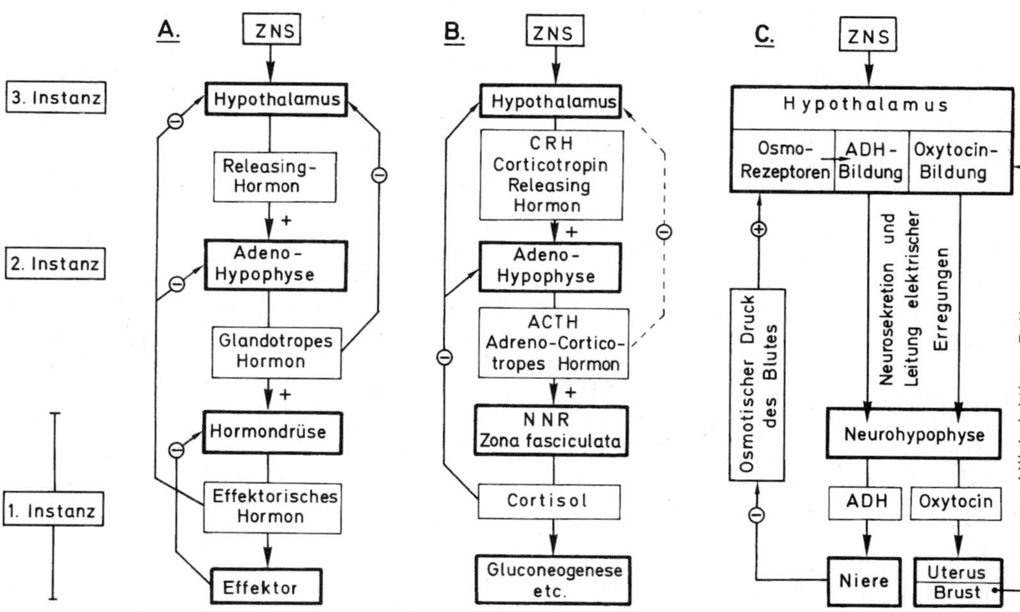

Abb. 10.1 Hierarchie der hormonalen Regulationen. Hormondrüse und Erfolgsorgan bilden die unterste Instanz. Die übergeordnete Adenohypophyse (2. Instanz) steuert über glandotrope Hormone verschiedene Hormondrüsen. Die Adenohypophyse schließlich unterliegt der Kontrolle der höchsten Instanz, des Hypothalamus (3. Instanz). Allgemeines Schema in Teil A, Funktion und Kontrolle von Cortisol in Teil B. Bei manchen Systemen wird die 2. Instanz übersprungen, in Teil C für ADH und Oxytocin dargestellt.

Kommentare

Tabelle 10.1 Hormone von Hypothalamus und Hypophyse

A.	**Releasing-Hormone (RH) des Hypothalamus, Liberine** (Hormone, die die Freisetzung eines Hypophysenhormons **fördern**)	
Abkürzung	*Name*	*wirkt fördernd auf*
TRH	Thyreotropin-Releasing-Hormon, Thyroliberin	TSH (PRL, STH)
CRH	Corticotropin-Releasing-Hormon, Corticoliberin	ACTH
GnRH (früher: LH-RH und FSH-RH)	Gonadotropin-Releasing-Hormon, Gonadoliberin RH des luteinisierenden Hormons und des follikelstimulierenden Hormons	LH und FSH
GHRH, SRH	RH des Wachstumshormons (GH), Somatoliberin	GH (= STH)
B.	**Inhibiting-Hormone (IH) des Hypothalamus, Statine** (Hormone, die **hemmend** auf die Freisetzung eines Hypophysenhormons wirken)	
Abkürzung	*Name*	*wirkt hemmend auf*
SIH	IH des Wachstumshormons (GH, STH), Somatostatin	GH (= STH)
PIH	IH des Prolaktins, Prolaktostatin (= Dopamin)	PRL
C.	**Glandotrope Hormone des Hypophysenvorderlappens, Tropine**	
Abkürzung	*Name*	*wirkt auf*
ACTH	Adrenocorticotropes Hormon, Corticotropin	NNR
TSH	Thyreoideastimulierendes Hormon, Thyreotropin	Schilddrüse
LH (ICSH)	Luteinisierendes Hormon, Lutropin (Interstitialzellenstimulierendes Hormon)	Ovar, Hoden
FSH	Follikelstimulierendes Hormon, Follitropin	Ovar, Hoden
D.	**Effektorische Hormone des Hypophysen-Vorderlappens**	
GH, STH	Wachstumshormon, somatotropes Hormon, Somatotropin (Growth hormone)	Wachstum, Stoffwechsel
PRL	Prolaktin	Brustdrüse, Milchbildung
E.	**Effektorische Hormone des Hypophysen-Hinterlappens**	
ADH	Antidiuretisches Hormon, Adiuretin (identisch mit Vasopressin)	Niere (Antidiurese)
–	Oxytocin	Uterus, Brustdrüse

lappen (HHL) transportiert, in den Endigungen dieser Fasern gespeichert und bei Bedarf im HHL freigesetzt und mit dem Blut im Organismus verteilt werden (Tab. 10.1). Die Freisetzung erfolgt über Aktionspotentiale, die von den Hormon bildenden Ganglienzellen über die Axone zu den Nervenendigungen laufen. Es ist also ein ganz gleichartiger Mechanismus wie bei der Freisetzung nervaler Transmitter an Synapsen. Es handelt sich hier gleichsam um eine Innervation des Blutorgans.

2. Wirkstoffe gelangen **humoral über das Pfortadersystem zur Hypophyse.** Diesen Weg wählen alle Releasing- und Inhibiting-Hormone des Hypothalamus (Tab. 10.1). Spezifische Nervenzellen des Hypothalamus (Area praeoptica) bilden diese Hormone und setzen sie bei Bedarf im Hypothalamusbereich frei (Eminentia mediana), wo sie in ein Kapillarsystem gelangen, von wo aus das Blut nach Zusammenfluss der Kapillaren in den Hypophysenvorderlappen (HVL) fließt und noch einmal in ein Kapillarsystem gelangt, welches die endokrinen Zellen des HVL umfließt. Wegen der Analogie dieses doppelten, hintereinandergeschalteten Kapillarsystems zum Pfortadersystem von Darm und Leber spricht man hier vom Pfortadersystem der Hypophyse. ■

F97 ■■

→ **Frage 10.1:** Lösung C

(vgl. Lerntext X.1 und Tabelle 10.1).
(C: 90%/+0,32).

H00 ■■

→ **Frage 10.2:** Lösung B

Die beiden Hormone Oxytocin und ADH werden in Ganglienzellen von Hypothalamuskernen gebildet und über die Axone dieser Zellen in den Hypophysenhinterlappen transportiert (Neurosekretion). Dort werden sie im Bedarfsfall freigesetzt, (B) trifft zu (vgl. Lerntext X.2).
(B: 90%/+0,32).

H99 ■■

→ **Frage 10.3:** Lösung E

Nur (E) trifft zu. ADH (Adiuretin) und Oxytocin werden im Hypophysenhinterlappen sezerniert, Somatostatin und Thyroliberin im Hypothalamus (vgl. Lerntext X.1 und Tab. 10.1).
(E: 75%/+0,50).

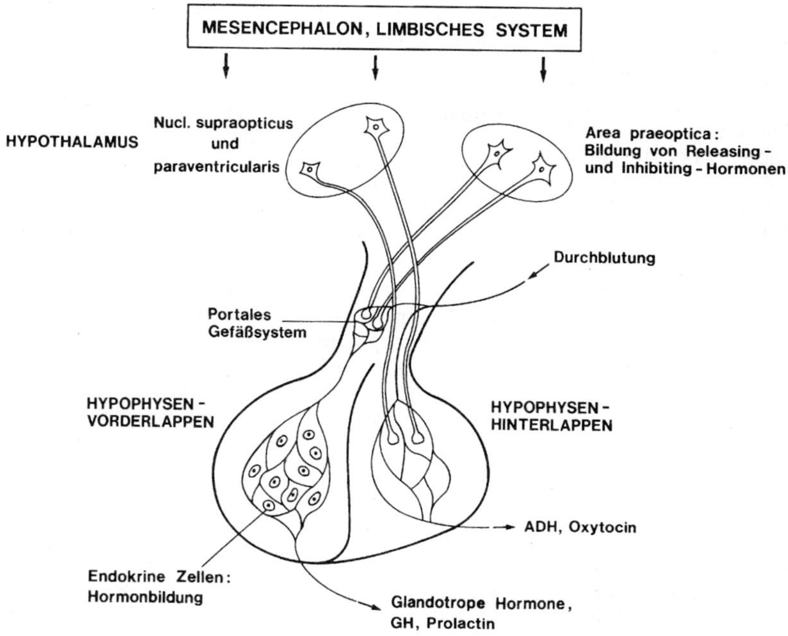

Abb. 10.2 Schema zum Hypothalamus-Hypophysen-System.

F03 ■

→ **Frage 10.4:** Lösung C

ADH (antidiuretisches Hormon, Adiuretin) ist das entscheidende Hormon im Regelkreis der Blut-Osmolarität (vgl. Lerntexte X.2 und X.3). Es veranlasst die Nieren zu gesteigerter Wasser-Rückresorption in den Sammelrohren (A) ist falsch. Ein Teil der ADH-Neurone zieht allerdings auch zur Eminentia mediana, dort wird ADH mit den anderen Releasing-Hormonen in das hypophysäre Pfortadersystem abgegeben. Dieses ADH stimuliert im Hypophysenvorderlappen, wie CRH (Corticoliberin), die Freisetzung von ACTH (Corticotropin) – (C) trifft zu.
Zu (B): ADH wird auch als Vasopressin bezeichnet, weil es in höherer Konzentration **vasokonstriktorisch** wirkt.
Zu (D) und (E): Für die Regelung der K^+-Ausscheidung in den Nieren ist Aldosteron zuständig, für die Milch-Ejektion Oxytocin.
(C: 33%/+0,25).

H99

→ **Frage 10.5:** Lösung C

Dopamin ist ein Überträgerstoff, der mit Noradrenalin und Adrenalin in die Gruppe der Katecholamine gehört. Es gehört weiterhin zu den Inhibiting-Hormonen des Hypothalamus gemäß (D) (vgl. Tab. 10.1). Dopamin wird nach Freisetzung überwiegend durch Wiederaufnahme ins Axon inaktiviert (wie auch Noradrenalin). Das wieder aufgenommene Dopamin kann in Transmittervesikel überführt oder durch Monoaminoxidase abgebaut werden. Dieser Abbau erfolgt im Axon, nicht im synaptischen Spalt, (C) ist falsch. Die anderen Aussagen sind durchweg richtig.
(C: 38%/+0,38).

F95 ■

→ **Frage 10.6:** Lösung E

In jüngerer Zeit hat man festgestellt, dass Somatostatin nicht nur als inhibitorisches Hormon des Hypothalamus auf die Bildung von Wachstumshormon in der Hypophyse wirkt, sondern auch an vielen anderen Stellen des Körpers gebildet wird und überwiegend hemmend auf verschiedene Prozesse einwirkt. So wird es auch in den D-Zellen der Langerhans-Inseln produziert und wirkt parakrin hemmend auf die Bildung von Insulin und Glukagon. (E) ist somit falsch.
(E: 61%/+0,46).

H97

→ **Frage 10.7:** Lösung C

In Vesikeln innerhalb der Hormon bildenden Zellen werden die wasserlöslichen Peptidhormone und die Katecholamine gespeichert, nicht dagegen die lipophilen Steroidhormone wie Aldosteron – also (C). Lipophile Hormone lassen sich nicht in Vesikel „einsperren", da sie durch die Membran diffundieren können.
(**C: 27%/+0,28**; B: 40%/–0,12).

F99

→ **Frage 10.8:** Lösung D

Wasserlösliche Hormone, wie Adrenalin (D) und auch die Peptidhormone, können an der Zielzelle nicht die Zellmembran durchdringen. Deshalb besitzt die Zellmembran für solche Wirkstoffe spezifische Rezeptoren, mit denen sich das Hormon verbindet. Diese Bindung stößt eine Reaktionskette an, meist unter Beteiligung eines intrazellulären Botenstoffes (Second messenger), die schließlich zur endgültigen Wirkung führt. Lipophile (fettlösliche) Hormone hingegen, das sind die Steroidhormone (z. B. (A), (B) und (E)) und die Schilddrüsenhormone (C), permeieren durch die Membran der Zielzelle und binden dann an einen intrazellulären Rezeptor (oft am Zellkern) (vgl. Lerntext X.1).
(D: 85%/+0,41).

F99

→ **Frage 10.9:** Lösung C

An Plasmaproteine gebunden werden vor allem diejenigen Substanzen transportiert, die schlecht wasserlöslich sind. Dazu gehören die lipophilen Steroidhormone und auch das Thyroxin (C), das zu über 99% an Plasmaproteine gebunden ist. Alle anderen aufgeführten Stoffe sind gut wasserlöslich.
(C: 81%/+0,33).

10.2 Wasser- und Elektrolythaushalt

X.3 Osmoregulation

Die osmotische Konzentration der Körperflüssigkeit gehört zu den bestregulierten Größen: **Normalwert 300 mosmol/l** (die wirkliche osmotische Aktivität der gelösten Teilchen liegt mit 280 mosmol/l etwas niedriger als ihre Konzentration). Die wichtigsten Regulationsprozesse sind in Abb. 10.3 dargestellt. Steigt die Osmolarität des Blutplasmas an, so werden **Osmorezeptoren** im Hypothalamus erregt. Sie liegen im Nucleus supraopticus, wo auch die ADH-Neurone sind (Lerntexte X.1 und X.2 sowie Abb. 10.1 und Abb. 10.2). Die **Osmorezeptoren stimulieren die ADH-Neurone, ADH wird im HHL freigesetzt, dieses wirkt auf die Niere und fördert dort die Wasser-Rückresorption** (vgl. Lerntext IX.11), und das rückresorbierte Wasser verdünnt das Blutplasma, **die Osmolarität sinkt ab.** Der Regelkreis ist mit negativer Rückkopplung geschlossen.
In unmittelbarer Nähe des Nucl. supraopticus liegt im Hypothalamus das **Durst-Zentrum.** Dieses wird gleichfalls durch steigende Osmolarität erregt, das Durstgefühl wird in der Regel mit **Wasseraufnahme** beantwortet, es kommt zur Verdünnung des Blutplasmas, die **Steigerung der Osmolarität wird ausgeglichen.**

Der wichtigste Reiz für die Osmorezeptoren ist die Na^+-Konzentration. Kalium, Glucose, Harnstoff und andere gelöste Teilchen sind viel weniger wirksam. Die Mechanismen der Osmoregulation sind somit im Wesentlichen ein Mechanismus zur **Regulation der Plasma-Natriumkonzentration.** Die Osmorezeptoren werden deshalb auch Osmo-Natrium-Rezeptoren genannt.
Es gibt Hinweise, dass vom Darm aufgenommenes Wasser über Osmorezeptoren in der Leber schon ADH-Ausschüttung stimuliert, ehe es zu einer generellen Abnahme der Osmolarität im Blut kommt. **Enge Verknüpfungen bestehen mit der Volumenregulation** (vgl. Lerntext X.4). Zum einen können **Volumenrezeptoren des Herzens** das ADH-System hemmen; Volumenmangel fördert die ADH-Ausschüttung, was über Steigerung der Wasserrückresorption das Volumen steigert. Zum anderen kann **Angiotensin II Durst auslösen.** Das ADH-System dient aber überwiegend der Osmoregulation. ■

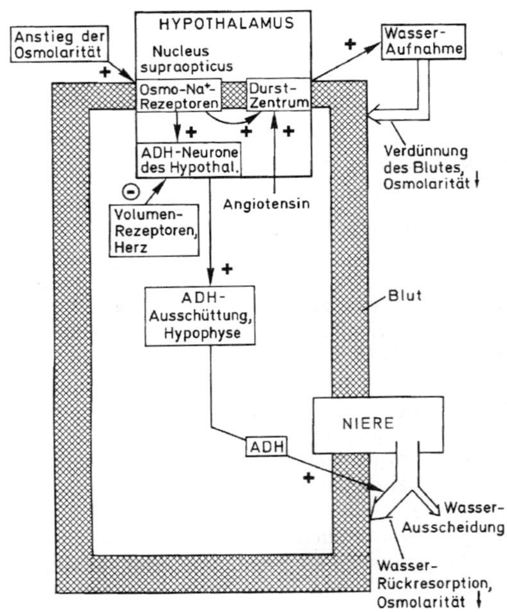

Abb. 10.3 Schema zur Osmoregulation (vgl. Lerntext X.3).

F02 ■

→ **Frage 10.10:** Lösung E

ADH (antidiuretisches Hormon) wird ausgeschüttet, wenn die Niere möglichst viel Wasser zurückhalten soll. Die Aussagen (A) bis (D) sind durchweg richtig. Es steigert aber die Wasserresorption nicht im proximalen Tubulus, sondern im distalen Nephron, insbesondere im Sammelrohr. Es erhöht dort die Wasserpermeabilität, sodass Wasser vom Sammelrohr in die osmotische Hochdruckzone des Nierenmarks diffundieren kann, (E) ist falsch.
(E: 80%).

F98 ■

→ **Frage 10.11:** Lösung C

ADH ist das wichtigste Hormon für die Regelung der Osmolalität des Blutplasmas (Osmoregulation) (vgl. Lerntext X.3). Es wird im **Hypothalamus** gebildet, (C) ist total falsch, und dadurch wird die Aufgabe sehr leicht. In hoher Konzentration wirkt ADH vasokonstriktorisch (Vasopression = ADH).
(C: 93%/+0,27).

F02 ■

→ **Frage 10.12:** Lösung E

Werden die Herzvorhöfe gedehnt (Signal für Anstieg des Blutvolumens), so wird über afferente Nerven eine **Hemmung** der ADH-Ausschüttung veranlasst, sodass Wasser vermehrt ausgeschieden wird, was das Blutvolumen reduziert, (E) ist somit falsch (vgl. Lerntext X.3).
Zu **(A)**: ADH wirkt in hoher Konzentration vasokonstriktorisch und heißt deshalb auch Vasopressin.
Zu **(B)**: Wie für viele Wirkstoffe gibt es auch für ADH verschiedene Rezeptortypen. Über V_1-Rezeptoren (V für Vasopressin) löst es die Gefäßkonstriktion aus, über V_2-Rezeptoren die Wasserresorption in der Niere.
Zu **(C)**: ADH wirkt auch als Releasing-Hormon im Sinne von (C).
Zu **(D)**: ADH ist ein Peptidhormon. Für diese Hormone ist typisch, dass sie in Vesikeln gespeichert und durch Exozytose freigesetzt werden.
(E: 88%).

X.4 Natrium-Kalium-Haushalt, Aldosteron, ANP, Regelung des Blutvolumens

Im Zusammenhang mit den Aldosteroneffekten auf die Nierenfunktion wurden bereits die wichtigsten regulatorischen Aspekte im Na^+-K^+-Haushalt erörtert (vgl. Lerntext IX.13). Hier sind noch einige Aspekte des Zusammenspiels mit den anderen hormonalen Regulationen zu nennen.
Aldosteron wird, wie Cortisol, **in der Nebennierenrinde gebildet** (in der Zona glomerulosa) und ist das wichtigste Mineralocorticoid. In der Steuerung der Ausschüttung bestehen wesentliche Unterschiede zum Cortisol. Während letzteres ganz unter der Kontrolle der Hypophyse steht (vgl. Lerntext X.8 und Abb. 10.1), **hat ACTH nur einen geringen Effekt auf die Aldosteronausschüttung.** Die wichtigsten **Antriebe zur Ausschüttung von Aldosteron** sind: **Abfall des Blut-Na^+-Spiegels (Hyponatriämie), Anstieg des Blut-K^+-Spiegels (Hyperkaliämie) und Angiotensin II.** Bezüglich des Ansprechens auf Hyponatriämie besteht eine Überlappung mit der Osmoregulation (vgl. Lerntext X.3). Das Aldosteronsystem wirkt also in gewisser Weise auch osmoregulierend, aber durch Angriff an der Natriumrückresorption, während das ADH-System die Wasserresorption regulatorisch verstellt. **Das Zurückhalten des Natriums als dem wichtigsten osmotisch wirksamen Stoff ist die Voraussetzung dafür, dass das Flüssigkeitsvolumen überhaupt aufrechterhalten werden kann.** Insofern steht bei Aldosteron der volumenregulatorische Effekt im Vordergrund. Dies gilt auch für **Angiotensin, welches die Aldosteronausschüttung und damit die Na^+-Rückresorption fördert, was im Zusammenspiel mit der Osmoregulation automatisch eine Steigerung des extrazellulären Flüssigkeitsvolumens nach sich zieht.**
Wichtig in diesem Zusammenhang sind neuere Erkenntnisse über endokrine Funktionen des Herzens. Muskelzellen der Herzvorhöfe bilden ein Peptidhormon, welches die renale Natriumausscheidung steigert. Es heißt deshalb **atrialer natriuretischer Faktor (ANF)** bzw. **atriales natriuretisches Peptid (ANP, Atriopeptin).** Seine Freisetzung wird sowohl durch nervale Einflüsse als auch durch **Vorhofdehnung** gefördert. Da die Vorhofdehnung ein guter Indikator für das Blutvolumen im Niederdrucksystem ist, entsteht hier **ein weiterer Regelkreis für das Blutvolumen.** Die durch Vorhofdehnung stimulierte Natriurese führt im Zusammenspiel mit der Osmoregulation zur Reduktion des extrazellulären Flüssigkeitsvolumens und damit zugleich des Blutvolumens. ■

F04 ■

→ **Frage 10.13:** Lösung A

Aldosteron fördert die Na^+-Rückresorption und die K^+-Ausscheidung in den Nieren. Bei Aldosteronmangel kommt es deshalb leicht zu einer Hyperkaliämie, (A) trifft zu, und zu Hyponatriämie, (B) ist falsch. Kochsalzarmut bedeutet in Kooperation mit der Osmoregulation auch Flüssigkeitsverlust, (C) ist falsch, und in diesem Zusammenhang auch Senkung des arteriellen Blutdrucks, (D) ist falsch.
Zu **(E)**: Aldosteron fördert auch die H^+-Ausscheidung in den Nieren. Deshalb kann sich bei Aldosteronmangel leicht eine metabolische (nicht-respiratorische) Azidose entwickeln – keine Alkalose.
(A: 80%/+0,37).

H01 ■

→ **Frage 10.14:** Lösung C

Besonders stark stimulierend auf die Aldosteronfreisetzung wirkt Angiotensin II, das, angestoßen durch das in der Niere gebildete Renin, aus Angiotensinogen im Blutplasma gebildet wird (Renin-Angiotensin-Aldosteron-System). Das im ersten Schritt aus Angiotensinogen entstehende Angiotensin I wird durch Angiotensin-Converting-Enzym (ACE) in der Lunge zum wirksamen Angiotensin II umgewandelt. Die klinisch häufig eingesetzten ACE-Hemmer vermindern somit die Al-

dosteronfreisetzung und reduzieren so die Kochsalz- und Flüssigkeitsresorption in der Niere. (C) ist die gesuchte Falschaussage (vgl. Lerntext X.4).
Zu (A): Minderdurchblutung der Niere steigert die Reninbildung in der Niere und damit auf dem oben genannten Weg auch die Aldosteronausschüttung.
Zu (D): Über sympathische Nerven kann die Reninausschüttung der Niere gesteigert werden.
(C: 73%/+0,30).

F04 ■

→ **Frage 10.15:** Lösung A

Eine isoosmotische Flüssigkeitsabnahme, die mit Abnahme des Blutvolumens einhergeht, wird die Mechanismen der Blutvolumen-Regulation aktivieren. Das in den Herzvorhöfen gebildete Atriopeptin wird bei Dehnung der Vorhöfe, also bei erhöhtem Blutvolumen, vermehrt freigesetzt, (C) ist falsch (vgl. Lerntext X.4). Ein anderer Mechanismus der Volumenregulation ist der sog. **Gauer-Henry-Reflex:** Abnahme des Blutvolumens in den Herzvorhöfen veranlasst eine gesteigerte Freisetzung von ADH (antidiuretisches Hormon) und damit eine gesteigerte Wasserrückresorption in den Nieren, (A) trifft zu. Eine weitere Regulation des Blutvolumens kommt durch die Kopplung von Blutdruck- und Blutvolumenregelung zustande. Der bei Volumenmangel sinkende arterielle Druck veranlasst u. a. eine Steigerung der Reninsekretion, (D) ist falsch, und eine Steigerung der Aldosteronsekretion, (B) ist falsch.
Zu (E): Die B-Rezeptoren werden mit zunehmender Vorhoffüllung stärker aktiviert, bei Volumenabnahme sinkt ihre Aktivität, was den Gauer-Henry-Reflex in Gang setzen kann, (E) ist falsch.
(A: 88%/+0,46).

H00 ■

→ **Frage 10.16:** Lösung A

Hypervolämie bedeutet Steigerung des Blutvolumens. Dadurch werden die Mechanismen der Volumenregelung angestoßen. Dehnung der Herzvorhöfe führt zu einer Steigerung der Freisetzung von Atriopeptin (ANP, atriales natriuretisches Peptid) aus den Muskelzellen der Vorhöfe, was eine gesteigerte Natrium- und Wasserausscheidung zur Folge hat. (A) ist somit zutreffend. (B), (C) und (D) führen zu einem Anstieg von Volumen und Blutdruck. Adrenalin (E) wird bei Emotion gesteigert freigesetzt. Blutdruckanstieg würde die Adrenalinfreisetzung eher reduzieren (vgl. Lerntext X.4).
(A: 91%/+0,55).

H00 ■

→ **Frage 10.17:** Lösung D

Nimmt das extrazelluläre Flüssigkeitsvolumen deutlich ab, so sinkt auch der arterielle Blutdruck. Es werden also volumen- und druckregulatorische Mechanismen anspringen. Zur Steigerung von Druck und Volumen wird die Reninausschüttung ansteigen, womit das ganze Renin-Angiotensin-Aldosteron-System aktiviert wird: Renin führt zu gesteigerter Bildung von Angiotensin II, welches eine Freisetzung von Aldosteron veranlasst, (A) und (B) treffen zu. Aldosteron fördert in der Niere die Na^+-Rückresorption ((D) ist falsch) und die K^+-Ausscheidung ((E) ist richtig) (vgl. Lerntexte IX.13 und X.4).
Zu (C): Die Nierendurchblutung weist eine starke Autoregulation auf. Zu diesem Zweck muss bei Blutdruckanstieg der Strömungswiderstand ansteigen und bei Blutdruckabfall sinken.
(D: 81%/+0,30).

F01

→ **Frage 10.18:** Lösung C

Bei starkem, länger anhaltendem Erbrechen geht viel Körperflüssigkeit und auch Salz verloren, da nicht nur die aufgenommene Nahrung erbrochen wird, sondern auch isoosmotische Verdauungssekrete, vor allem Magensaft. Es tritt eine Hypohydratation auf, wobei auch das Blutvolumen abnimmt (Hypovolämie), (B) trifft zu. Erbrechen von Magensaft bedeutet auch Säureverlust, was eine nicht-respiratorische Alkalose nach sich ziehen kann, (D) trifft zu. Zur Kompensation versucht die Niere, vermehrt Bicarbonat auszuscheiden, (E) trifft zu. Hypovolämie und begleitende Blutdrucksenkung setzen verschiedene Gegenregulationen in Gang, was u.a. zu gesteigerter Sekretion von Aldosteron führt. Aldosteron fördert u.a. die Kaliumausscheidung, was die Entstehung einer Hypokaliämie begünstigt, (A) trifft zu. (C) hingegen passt nicht ins Bild. Bei Hypovolämie und Blutdruckabfall gehört eine Förderung der Reninsekretion mit zu den gegenregulatorischen Maßnahmen.
(C: 77%/+0,27).

X.5 Calciumhaushalt

Zentrales Hormon für die Regelung des Blut-Calciumspiegels auf den Normwert von 2,5 mmol/l ist das Parathormon (PTH, Parathyrin), das in den Epithelkörperchen (**Nebenschilddrüsen**) gebildet wird. Nur rund die Hälfte des Blut-Calciums liegt als freies, ionisiertes Ca^{2+} vor, und dieses freie Calcium ist, streng genommen, die geregelte Größe. **PTH wird bei Senkung des Ca^{2+}-Blutspiegels ausgeschüttet** und führt auf drei Wegen zur Steigerung des Blut-Calciumspiegels, wie in Abb. 10.4 dargestellt: 1) **Herauslösen von Calcium aus dem Knochen,** 2) **Hemmung der Calciumausscheidung in der Niere** (Förderung der Rückresorption) und 3) indirekt, über Förderung der **Bildung von Vitamin-D-Hormon (Calcitriol) in der Niere,** und dadurch **Förderung der Ca^{2+}-Resorption im Darm.** Vitamin-D-Hormon wirkt negativ rückkoppelnd auf die Nebenschilddrüsen.

Partieller Gegenspieler von PTH, aber von deutlich geringerer physiologischer Bedeutung, ist das in der Schilddrüse gebildete **Calcitonin** (Thyreocalcitonin), das bei gesteigertem Ca^{2+}-Spiegel ausgeschüttet wird und den Calciumeinbau in den Knochen fördert sowie die Ca^{2+}-Aufnahme im Darm hemmt. Calcitonin wird außerdem bei Nahrungsaufnahme über gastrointestinale Hormone ausgeschüttet. Mangel oder Überschuss an Calcitonin lösen keine typischen Krankheitsbilder aus.
Der Calciumhaushalt ist eng mit dem **Phosphathaushalt** verknüpft. Calcium wird als Phosphat aus dem Knochen herausgelöst, die Ausscheidung von Phosphat in der Niere wird durch PTH gefördert (die Rückresorption gehemmt).
Das **Vitamin-D-Hormon (Calcitriol)** wird aus Vitamin D_3 (Calciol) über Zwischenstufen in Leber und Niere gebildet.

Klinischer Bezug
Bei Vitamin-D-Mangel (mangelnde Aufnahme mit der Nahrung bzw. mangelnde UV-Einstrahlung auf die Haut) kann auch das Calcitriol nicht mehr gebildet werden, es kommt zu **Rachitis**, weil die Calciumresorption im Darm gestört ist.
Ein zu starkes Absinken des Blut-Calciumspiegels führt zu gesteigerter neuromuskulärer Erregbarkeit, die sich in Muskelkrämpfen (**Tetanie**) manifestiert. Entscheidend dafür ist die freie Aktivität von Ca^{2+}-Ionen im Blut. Da bei gleichem Ca^{2+}-Gehalt die freie Aktivität vom pH-Wert abhängt (**Ca^{2+} und H^+ konkurrieren am gleichen Bindungsplatz!**), führt Hyperventilation mit Erhöhung des pH-Wertes zu einer Reduktion der freien Ca^{2+}-Aktivität (verstärkte Ca^{2+}-Bindung an Plasmaproteine), was eine Tetanie auslösen kann.

H03 ■

→ **Frage 10.19:** Lösung B

Parathyrin (Parathormon, PTH) und Calcitriol (Vitamin-D-Hormon) sind die wichtigsten Hormone für die Regelung des Calcium-Haushalts (vgl. Lerntext X.5). **PTH erhöht den Blutcalciumspiegel.** Es muss also, im Dienste der Regelung des Blutcalciumspiegels, bei Hypokalzämie vermehrt von den Epithelkörperchen sezerniert werden – (E) ist falsch. Es muss alle Prozesse stimulieren, die den Calciumspiegel steigern. So fördert es die Osteoklastentätigkeit, die Calcium aus dem Knochen herauslöst – (A) ist falsch. Es fördert die Calciumresorption in den Nieren – (C) ist falsch. Es fördert die Ausscheidung des calciumbindenden Phosphats in den Nieren – (D) ist falsch. Schließlich fördert es die Bildung von Calcitriol in den Nieren, das die Resorption von Calcium im Darm fördert – (B) trifft zu.

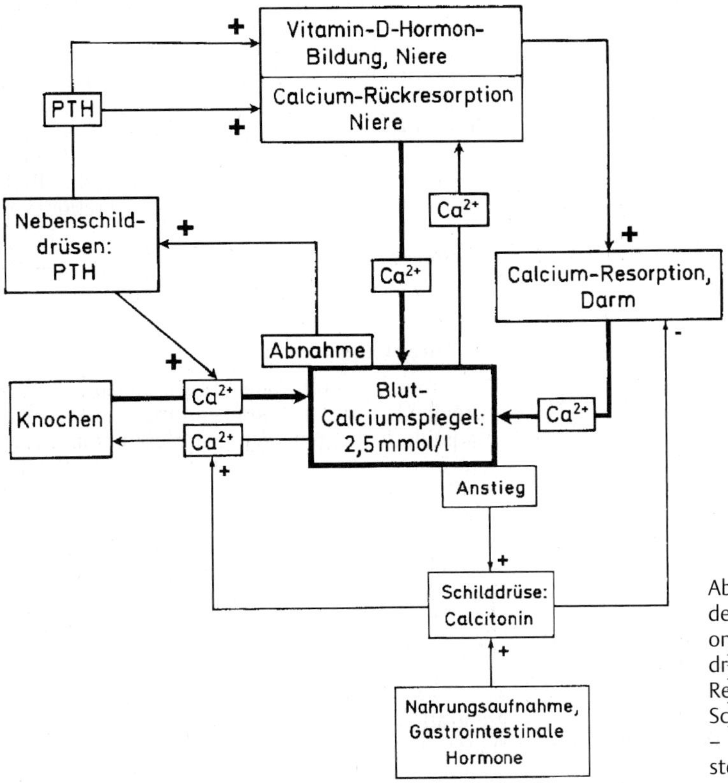

Abb. 10.4 Schema zur Regulation des Calciumhaushalts. Die Regulation über das PTH der Nebenschilddrüsen ist deutlich wichtiger als die Regulation über das Calcitonin der Schilddrüse, + bedeutet Förderung, – bedeutet Hemmung der angesteuerten Prozesse.

H95 ■

→ **Frage 10.20:** Lösung E

Von den 2,5 mmol/l Calcium im Blutplasma liegt gut die Hälfte in gebundener Form vor, vor allem in Bindung an Albumin – (B) und (C) sind richtig (vgl. Lerntext X.5). **Die Calcium-Ionen konkurrieren beim Albumin mit H^+-Ionen am selben Bindungsplatz.** Man merkt sich das am besten an einem praktischen Beispiel: **Hyperventilation führt zu Tetanie** (Muskelkrämpfe). Bei Hyperventilation wird vermehrt CO_2 abgeatmet, was zu Alkalose führt, d. h. Abnahme der H^+-Konzentration. Dadurch werden Bindungsplätze für Ca^{2+} frei, die freie Ca^{2+}-Ionenkonzentration sinkt. Dies wiederum steigert die Erregbarkeit im Nervensystem, was sich in einer Übererregbarkeit der Motoneurone mit Muskelkrämpfen manifestiert.
(E: 48%/+0,17).

F01

→ **Frage 10.21:** Lösung C

Wichtigstes Hormon für die Regelung des Calcium-Blutspiegels ist das in den Nebenschilddrüsen gebildete Parathormon (Parathyrin, PTH). Es wird bei Absinken des Blutcalciums (Hypocalcämie) vermehrt ausgeschüttet – (A) ist falsch – und sorgt für einen Anstieg des Blutcalciums, wobei Calcium aus dem Knochen mobilisiert wird – (C) trifft zu. PTH fördert auch die Bildung von Calcitriol – (D) ist falsch. Wird die PTH-Bildung über längere Zeit ständig stimuliert, so werden die Nebenschilddrüsen hypertrophieren, es kommt zu einem Hyperparathyreoidismus – (E) ist falsch.
Zu **(B)**: Ein partieller Gegenspieler des PTH ist das in der Schilddrüse gebildete Calcitonin, das bei Hypercalcämie vermehrt ausgeschüttet wird – (B) ist falsch – und eine Senkung des Calciumspiegels veranlasst.
(C: 86%/+0,38).

H97

→ **Frage 10.22:** Lösung B

Calcitonin ist ein in der Schilddrüse gebildetes (weniger wichtiges) Hormon, das als Gegenspieler zum Parathormon den Blutcalciumspiegel senkt. Es wird dementsprechend bei hohem Calciumspiegel (Hyperkalzämie) **gesteigert** ausgeschüttet, (B) ist falsch (vgl. Lerntext X.5).
(B: 67%/+0,25).

F03

→ **Frage 10.23:** Lösung C

Die wichtigste Wirkung von Calcitriol ist die Steigerung der Calciumaufnahme im Dünndarm, (C) trifft zu. Die Wirkungen auf die Nieren sind weniger wichtig.
Zu **(A)**: Steigerung der Calciumabsorption erhöht den Blut-Calciumspiegel, sodass die Stimulation auf die PTH-Ausschüttung abnimmt. Calcitriol hemmt auch direkt die PTH-Ausschüttung.
Zu **(E)**: Mit einer Verbesserung der Calciumaufnahme wirkt Calcitriol einer Osteomalazie entgegen, und es fördert auch direkt den Calciumeinbau in den Knochen.
(C: 67%/+0,22).

H01

→ **Frage 10.24:** Lösung D

Calcitriol (Vitamin-D-Hormon) wird stufenweise im Körper gebildet. Vitamin D_3 (Calciol) entsteht in der Haut aus Provitamin durch UV-Strahlung. Der nächste Umwandlungsschritt erfolgt in der Leber, und im letzten Schritt entsteht dann in der Niere das Calcitriol, (D) trifft zu.
(D: 70%/+0,47).

F04 ■

→ **Frage 10.25:** Lösung B

Vitamin D fördert die Calciumresorption im Darm und steigert so den Blutcalciumspiegel. Es greift aber auch am Knochen selbst an und begünstigt die Kalkeinlagerung. Bei Vitamin-D-Mangel ist die Kalkeinlagerung in den Knochen gestört, beim Kleinkind entwickelt sich eine Rachitis, (B) trifft dann sicher zu. Die Konzentration von Calcitriol (die Endstufe in der Bildung des wirksamen Hormons) ist dann natürlich erniedrigt, (C) ist falsch.
Zu **(D)**: Calcitriol führt u. a. auch zu einer Förderung der Phosphatresorption in der Niere, d. h. es reduziert die Phosphat-Clearance. Bei Rachitis wäre die renale Phosphat-Clearance demnach eher erhöht.
Zu **(E)**: PTH fördert die Calcitriol-Bildung, und Calcitriol wirkt negativ rückkoppelnd auf die Nebenschilddrüsen zurück, d. h. es hemmt die PTH-Ausschüttung. Bei Rachitis ist die Sekretion von PTH also eher gesteigert.
(B: 60%/+0,27).

H00 ■

→ **Frage 10.26:** Lösung C

Ca^{2+}-Ionen spielen bei vielen Funktionen eine entscheidende Rolle. Ihre Konzentration im Blutplasma ist deshalb streng geregelt. Gesamtkonzentration 2,5 mmol/l, davon ist etwa die Hälfte an Eiweiß gebunden, (B) trifft zu. Der Regelung dient vor allem das Hormon der Nebenschilddrüsen Parathyrin. Bei Abfall des Ca^{2+}-Blutspiegels wird es vermehrt ausgeschüttet und führt auf verschiedenen Wegen zu einer Steigerung des Blutspiegels, (D) trifft zu. Bei der Bindung an Protein konkurriert Ca^{2+} mit H^+ am selben Bindungsplatz. Fällt die H^+-Konzentration (steigender pH-Wert), so gehen mehr Ca^{2+}-Ionen an die Bindungsplätze, die Konzentration der freien Ca^{2+}-Ionen fällt ab, (C) ist falsch. Dies ist klinisch sehr wichtig: Bei Hyperventilation (gesteigerte Abatmung von CO_2) sinkt

die Konzentration freier Ca^{2+}-Ionen, womit das Auftreten einer Tetanie begünstigt wird.
Zu (A) und (E): Ca^{2+}-Ionen sind ein wichtiger intrazellulärer Signalstoff. Das geht nur, weil die intrazelluläre Ca^{2+}-Konzentration durch Ca^{2+}-Pumpen auf extrem niedrige Werte abgesenkt wird (etwa 10^{-7} mol/l), (E) trifft zu. So kann der Anstieg der intrazellulären Ca^{2+}-Konzentration als Anstoß für viele Aktivierungsprozesse dienen, z.B. zur Auslösung einer Muskelkontraktion, (A) ist richtig.
(C: 53%/+0,35).

10.3 Energiehaushalt und Wachstum

X.6 Schilddrüse

Die Schilddrüse bildet die beiden jodhaltigen Hormone **Thyroxin (T_4)** und **Trijodthyronin (T_3)**, welche für den Stoffwechsel von zentraler Bedeutung sind. Die Schilddrüse schüttet überwiegend T_4 aus. Im Blut werden die Hormone an Eiweiß gebunden transportiert. T_4 wird durch Dejodierung in T_3 umgewandelt, welches sehr viel stärker wirkt als T_4 und wohl die eigentliche Wirkform darstellt. Die Hormone entfalten vielfache Wirkungen im Stoffwechsel (Förderung der Proteinsynthese, Förderung der Utilisation von Kohlenhydraten), die insgesamt eine **Steigerung des Energieumsatzes** auslösen, insbesondere eine **Steigerung des Grundumsatzes.** Bei **Unterfunktion** der Schilddrüse (**Hypothyreose**) kann dementsprechend der Grundumsatz bis auf die Hälfte der Norm absinken, bei **Überfunktion** (**Hyperthyreose**) bis zum Doppelten ansteigen.
Bei einer **Hyperthyreose** werden auch die weiteren Wirkungen der Schilddrüsenhormone erkennbar, die mehr oder weniger als Folgen der primären Umsatz steigernden Wirkung gedeutet werden können: **Die Erregbarkeit des Nervensystems ist gesteigert** (Nervosität); der Tonus des vegetativen Nervensystems ist in Richtung **Sympathikotonie** (ergotrope Einstellung) verschoben: **erhöhte Herzfrequenz, weite Pupillen, leicht erhöhte Körpertemperatur, feuchte Haut, Schweißausbrüche; gesteigerte Darmmotorik, Durchfälle** (was nicht in das Bild der Sympathikotonie passt).
Die Schilddrüsenfunktion ist in Regelkreise eingebettet, die in Abb. 10.5 dargestellt sind (in Analogie zu Abb. 10.1 A). Im Hypothalamus wird ein **Thyreotropin-Releasing-Hormon, TRH (Thyroliberin)**, gebildet, welches in der Adenohypophyse die Ausschüttung des **Thyreoidea stimulierenden Hormons, TSH (Thyreotropin)**, fördert. TSH schließlich stimuliert die Schilddrüse zu gesteigerter Synthese und Ausschüttung von Hormonen. Steigende Konzentration von T4 und T3 im Blut hemmt die TRH-Bildung im Hypothalamus und die TSH-Ausschüttung in der Hypophyse, wodurch der Blutspiegel der Schilddrüsenhormone zu einer geregelten Größe wird. Auf dem Weg ZNS – Hypothalamus wirken Kälte und verschiedene andere **Stressoren steigernd auf die Sekretionsrate der Schilddrüsenhormone** im Sinne von Führungsgrößen auf das geregelte System.
Beim Kind fördern die Schilddrüsenhormone auch das Wachstum, insbesondere die postnatale Hirnentwicklung, sodass beim Fehlen der Hormone auch eine geistige Retardierung resultiert (**Kretinismus**).
Wegen des Jodgehaltes der Hormone ist hinreichend **Jodzufuhr mit der Nahrung** eine Voraussetzung für die normale Schilddrüsenfunktion.

Klinischer Bezug
Deutschland ist ein Jodmangelland! Dies ist der Boden für die Entstehung von Schilddrüsenerkrankungen, die zu den häufigsten endokrinen Krankheiten zählen.
Zu niedriger Blutspiegel der Schilddrüsenhormone (**Hypothyreose**) stimuliert die Hypophyse zu gesteigerter TSH-Bildung. TSH stimuliert auch das Wachstum der Schilddrüse, sodass es zu Kropfbildung kommen kann. Eine Schilddrüsenunterfunktion kann sich auch auf der Basis von Autoimmunprozessen ausbilden.
Eine **Hyperthyreose** kann sich durch unkontrolliertes Wachstum von Schilddrüsenpartien (autonome Knoten) entwickeln. Bei der **Basedow-Krankheit** beruht die Überfunktion auf einem Autoimmunprozess gegen die TSH-Rezeptoren der Schilddrüse, wobei die Antikörper eine stimulierende Wirkung auf die Rezeptoren entfalten und so die Überfunktion veranlassen. Der bei der Basedow-Krankheit häufige Exophthalmus (Hervortreten der Augen) beruht auf einem begleitenden, gesonderten Autoimmunprozess.

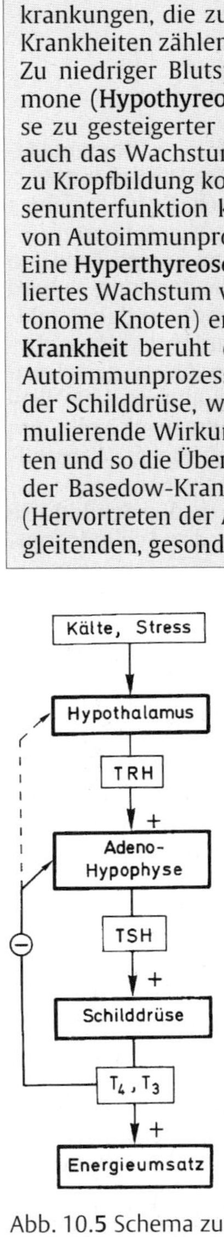

Abb. 10.5 Schema zur Schilddrüsenfunktion, in Anlehnung an die allgemeine Gliederung in Abb. 10.1 A.

F04 ■

→ **Frage 10.27:** Lösung B

Die Schilddrüse bildet die beiden für den Stoffwechsel wichtigen Hormone Thyroxin (T_4) und Trijodthyronin (T_3), (D) ist richtig. Daneben bildet sie noch in spezialisierten Zellen das an der Regulation des Calciumhaushalts beteiligte Hormon Calcitonin, (A) ist richtig. Aussage (E) bezeichnet ein Zwischenprodukt der Thyroxin-Synthese. Zur Speicherung wird Thyroxin an Thyreoglobulin gebunden – ein in der Schilddrüse gebildetes Protein, (C) ist richtig. Da T_4 und T_3 schlecht wasserlöslich sind, benötigen sie Transportproteine für die Beförderung im Blut. Das wichtigste ist das thyroxinbindende Globulin, das in der Leber gebildet wird, (B) ist die gesuchte Falschantwort.
(B: 67%/+0,29).

H03

→ **Frage 10.28:** Lösung D

Thyrotropin (Thyreotropin, TSH = Thyreoidea-stimulierendes Hormon) wird im Hypophysenvorderlappen gebildet, (A) ist falsch. Es ist dasjenige Hormon, das die Schilddrüse zu gesteigerter Tätigkeit und auch zum Wachstum anregt. Fehlt Jod für die Synthese der Schilddrüsenhormone, so wird über die negative Rückkopplung von den Schilddrüsenhormonen zu Hypothalamus und Hypophyse die TSH-Sekretion der Hypophyse gesteigert. Der so erhöhte TSH-Spiegel im Blut ist dafür verantwortlich, dass bei einer Jodmangel-bedingten Unterfunktion die Schilddrüse wächst (Kropfbildung), (B) ist falsch.
Zu **(C)**: Thyreoglobulin dient in der Schilddrüse der Bildung und Speicherung der Schilddrüsenhormone.
Zu **(D)** und **(E)**: Die TSH-Bildung im Hypophysenvorderlappen steht unter der Kontrolle des Hypothalamus, der über Releasing- und Inhibiting-Hormone die Hormonbildung der Hypophyse steuert. Das wichtigste fördernde Hormon für die TSH-Bildung ist das TRH des Hypothalamus (Thyreotropin-Releasing-Hormon). TRH stimuliert auch die Freisetzung von Prolaktin, (E) ist falsch. Hemmend auf die thyreotropen Zellen der Hypophyse wirkt u. a. Somatostatin, ein Inhibiting-Hormon des Hypothalamus, (D) trifft zu.

F04 ■

→ **Frage 10.29:** Lösung D

Die Hormonproduktion der Schilddrüse wird von der Hypophyse mithilfe des Hormons Thyreotropin (TSH) stimulierend gesteuert. Auch das Wachstum der Schilddrüse wird durch TSH gefördert, (B) ist falsch. Die Schilddrüsenhormone Thyroxin (T_4) und Trijodthyronin (T_3) wirken hemmend auf die höheren Instanzen Hypothalamus und Hypophysenvorderlappen zurück. So wird der Blutspiegel der Schilddrüsenhormone zu einer geregelten Größe. Jeder Mangel an Schilddrüsenhormonen im Blut, z. B. bei Jodmangel (A) oder Schilddrüsenunterfunktion (E), wird von den höheren Zentren mit Steigerung der Stimulation beantwortet, d. h. der TSH-Spiegel im Blut steigt an. Umgekehrt führt eine Überhöhung der Hormonspiegel im Blut, wenn beispielsweise ein Schilddrüsentumor (autonomes Adenom) unkontrolliert große Hormonmengen ausschüttet, zu einer Senkung des TSH-Spiegels, (D) ist die gesuchte Antwort.
Zu **(C)**: Bei der Stimulation der Schilddrüsenzellen durch TSH wirkt cAMP als Botenstoff mit.
(D: 50%/+0,43).

H99 ■■

→ **Frage 10.30:** Lösung E

Die Schilddrüse bildet die beiden wichtigen Stoffwechselhormone Thyroxin (T_4) und Trijodthyronin (T_3). Von der Schilddrüse ausgeschüttet wird vorwiegend T_4. Als eigentliche Wirkform wird aber T_3 angesehen, das extrathyreoidal durch Umwandlung aus T_4 entsteht. (E) ist somit als einzige Aussage falsch (vgl. Lerntext X.6).
(E: 84%/+0,40).

H98

→ **Frage 10.31:** Lösung A

In der Schilddrüse wird vor allem T_4 (Thyroxin) gebildet, zu einem geringeren Teil auch das viel wirksamere T_3 (Trijodthyronin). Ein großer Teil des T_4 wird in peripheren Geweben umgewandelt in T_3, das die eigentliche Wirkform der Schilddrüsenhormone darstellt. Ein gewisser Teil des T_4 wird in das biologisch unwirksame rT_3 (reverses T_3) umgewandelt, (A) trifft zu. Das gehört aber zu den unwichtigen Dingen, zumal rT_3 auch klinisch keine Rolle spielt.
(A: 39%/+0,13).

H98 ■

→ **Frage 10.32:** Lösung C

Die Schilddrüsenhormone steigern den Zellstoffwechsel, (A), (D) und (E) treffen zu. Sie sind auch unbedingt notwendig für Wachstum und Hirnentwicklung, beim Fehlen kommt es zu geistiger Retardierung (Kretinismus), (B) ist richtig. Die Erregbarkeit des Nervensystems wird durch die Schilddrüse gesteigert, im vegetativen Nervensystem resultiert im Wesentlichen eine ergotrope Einstellung: Erhöhung der Herzfrequenz, weite Pupillen. (C) ist somit falsch (vgl. Lerntext X.6).
(C: 93%/+0,28).

H97 ■

→ **Frage 10.33:** Lösung A

Jodmangel führt dazu, dass die jodhaltigen Schilddrüsenhormone nicht mehr ausreichend gebildet

werden können – (B) ist richtig, was die in (C) und (E) genannten Folgen nach sich zieht (vgl. Lerntext X.6). Die verminderte Blutkonzentration der Schilddrüsenhormone reduziert die negative Rückkopplung zu Hypothalamus und Hypophyse, was zu einer deutlich **erhöhten** Sekretion von Thyreotropin (Thyreoidea stimulierendes Hormon, TSH) in der Hypophyse führt. **Der erhöhte TSH-Spiegel im Blut ist eines der zuverlässigsten Kriterien bei der Diagnose einer Hypothyreose!**
(A: 85%/+035).

F03 ■

→ **Frage 10.34:** Lösung A

Die Schilddrüse wird durch das Hypothalamushormon TSH (Thyreoidea-stimulierendes Hormon, Thyreotropin) zur Ausschüttung der Schilddrüsenhormone Thyroxin (T_4) und Trijodthyronin (T_3) stimuliert. Die Schilddrüsenhormone wirken hemmend auf Hypothalamus und Hypophysenvorderlappen zurück, sodass ein geschlossener Regelkreis für die TSH-Konzentration im Blut entsteht. Ist die TSH-Bildung in der Hypophyse gestört, so sinkt die TSH-Konzentration im Blut, was eine Unterfunktion der Schilddrüse (Hypothyreose) zur Folge hat, (A) trifft zu. Allerdings ist dies eine seltene Form der Hypothyreose. Häufiger ist eine Hypothyreose durch Jodmangel (die jodhaltigen Schilddrüsenhormone können nicht mehr gebildet werden). Über die Rückkopplung zu den höheren Instanzen wird dabei eine gesteigerte TSH-Sekretion ausgelöst. Die aktuelle Jodkonzentration im Blutplasma kann bei der Schilddrüsen-Diagnostik nicht helfen, weil die langfristige Jodversorgung wichtig ist (die Schilddrüse hat eine erhebliche Speicherkapazität), (B) und (C) treffen nicht zu.
Zu **(D)** und **(E)**: Diese Aussagen beziehen sich auf Umwandlungsprozesse der Schilddrüsenhormone in der Peripherie. T_4 wird im Gewebe in T_3 umgewandelt, teils auch in rT_3 (reverses T_3), das biologisch nicht aktiv ist.
(A: 88%/+0,49).

X.7 Regelung des Blutzuckerspiegels

In den Langerhans-Inseln des Pankreas werden **Insulin** (in den B-Zellen) und **Glucagon** (in den A-Zellen) gebildet. Beide Hormone wirken antagonistisch: Insulin senkt und Glucagon erhöht den Blutglucosespiegel (Tab. 10.2). Insulin ist aber doch das wichtigere der beiden Hormone. Bei Ausfall der Inselzellen steht sein Fehlen im Vordergrund und führt zum **Diabetes mellitus,** der durch Erhöhung des Blutzuckerspiegels und Zuckerausscheidung im Harn gekennzeichnet ist.
Normaler Glucosespiegel im Blutplasma: 5 mmol/l (80–100 mg/dl).
Hypoglykämie (Blutzucker unter 3 mmol/l): Heißhunger, Schwäche, verschiedene Zeichen vegetativer Labilität; schließlich **hypoglykämischer Schock** mit Bewusstlosigkeit.
Hyperglykämie: Erhöhter Blutzuckerspiegel; Glucoseausscheidung im Harn bei Werten über 10 mmol/l (180 mg/dl).
Diabetes mellitus: Hyperglykämie infolge von Insulinmangel (oder reduzierter Wirksamkeit von Insulin).
Der Blutglucosespiegel ist die Resultierende aus Glucoseaufnahme mit der Nahrung einerseits und den drei Variablen in der Regulation des Glucosehaushalts andererseits. Letztere sind: **Glucose-Utilisation** in den Verbraucherzellen, sei es durch gesteigerte Glucoseaufnahme oder durch gesteigerten Glucoseverbrauch; **Glykogenaufbau und -abbau** in der Leber sowie **Gluconeogenese.** Alle diese drei Größen werden vom Insulin in Richtung Senkung des Blutzuckerspiegels beeinflusst, vom Glucagon entgegengesetzt (Tab. 10.2).
Insulin fördert auch die Proteinsynthese und wirkt somit anabol (Gewebe aufbauend), Glucagon dagegen katabol. Schließlich fördert Insulin auch die **Lipogenese** (Umwandlung von Kohlenhydraten zu Fett). **Insulin ist ein Energiespeicherhormon!**
In Tabelle 10.2 sind den Wirkungen von Insulin und Glucagon die Wirkungen der beiden anderen wichtigsten, an der Regulation des Glucosehaushalts beteiligten Hormone – Adrenalin und Cortisol – gegenübergestellt. Man sieht, dass sich auch die drei hinsichtlich des Blutzuckerspiegels synergistischen Hormone in ihrem Wirkungsspektrum durchaus unterscheiden. Es handelt sich also nicht etwa um eine unnütz komplizierte Vielfachregulation. Man kann sagen, dass **Insulin und Glucagon im Wesentlichen die Ruheregulation besorgen, während Adrenalin und Cortisol bei Leistungsanforderungen einspringen.** Adrenalin besonders bei plötzlichem Einsetzen gesteigerter Leistungen im Sinne einer **Alarmreaktion** (vgl. Lerntext X.9), **Cortisol** dauerhafter im Verlauf von Leistungen (**Stress**). Adrenalin wirkt antagonistisch zum Insulin, indem es den Glykogenabbau in der Leber und die Gluconeogenese fördert und so den Blutzuckerspiegel steigert. Daneben kann es noch hemmend auf die Insulinausschüttung wirken. In der Peripherie dagegen wirkt es synergistisch zum Insulin, indem es die Glucoseutilisation im Gewebe fördert. Die Wirkung von Noradrenalin auf den Glucosehaushalt ist wesentlich schwächer als die von Adrenalin. Dies zeigt sich auch darin, dass bei Blutzuckersenkung selektiv die Adrenalinausschüttung aus dem NNM gesteigert wird. Ähnlich bei beiden Katecholaminen ist ihre lipolytische Wirkung (Erhöhung des Fettsäurespiegels), und sie steigern den Energieumsatz im braunen Fettgewebe (bei Neugeborenen; thermogenetischer Effekt).
Neben den A- und B-Zellen gibt es in den Langerhans-Inseln noch andere endokrine Zellen,

die verschiedene andere Hormone bilden. Davon am wichtigsten sind die D-Zellen, welche **Somatostatin** bilden, angetrieben durch Glucose, Aminosäuren und verschiedene gastrointestinale Hormone. Somatostatin wirkt auf parakrinem Weg (Diffusion im interstitiellen Raum zu benachbarten Zellen) sowohl auf die Insulin- als auch auf die Glucagon-Zellen hemmend.
Auch die vegetative Innervation beeinflusst die Insulinausschüttung. Es gibt sowohl hemmende als auch fördernde adrenerge Effekte.
Steigernd auf den Blutzuckerspiegel wirken neben den in Tabelle 10.2 aufgeführten wichtigsten Hormonen auch noch das Wachstumshormon (GH) und die Schilddrüsenhormone, als Resultat ihrer komplexen metabolischen Effekte.

Klinischer Bezug
Beim **Diabetes mellitus** lassen sich zwei Formen unterscheiden. Typ I-Diabetes tritt bevorzugt im jugendlichen Alter auf (juveniler Diabetes) und beruht auf Autoimmunprozessen gegen die B-Zellen, wodurch die Insulinbildung unterdrückt wird. Diese Patienten sind auf lebenslange regelmäßige Insulininjektionen angewiesen. Beim Typ II-Diabetes, der bevorzugt im höheren Lebensalter auftritt (Altersdiabetes), liegt eine Funktionsabschwächung der B-Zellen und eine Verminderung der Ansprechbarkeit der Gewebe auf Insulin vor, die im Allgemeinen durch orale Verabreichung von Medikamenten, welche die B-Zellen zu gesteigerter Insulinbildung anregen, korrigiert werden können. ■

Tabelle 10.**2** Wirkungen verschiedener Hormone auf den Glucosehaushalt

	Ruheregulation		Alarmreaktion	Stress
	Insulin	Glucagon	Adrenalin	Cortisol
Glucose-Utilisation (periphere Gewebe)	+	–	+	–
Glykogenaufbau (+) -abbau (–) (Leber)	+	–	–	+
Gluconeogenese	–	+	+	+
Blutglucosespiegel	–	+	+	+

F98 ■■
→ **Frage 10.35:** Lösung B

Insulin fördert alle Prozesse, die die Glucosekonzentration im Blut senken. Das sind von der Liste alle außer (B). (B) ist eine katabole (Gewebe abbauende) Wirkung. Insulin wirkt aber anabol (Gewebe aufbauend) und fördert die Proteinsynthese (vgl. Lerntext X.7).
(B: 90%/+0,33).

F02 ■
→ **Frage 10.36:** Lösung D

Die Insulin-Sekretion wird über adrenerge β-Rezeptoren (β_2) gesteigert und über α-Adrenozeptoren (α_2) gehemmt, (D) ist die gesuchte Falsch-Antwort. Alle anderen genannten Faktoren fördern die Insulinausschüttung.
(D: 59%).

F00 ■
→ **Frage 10.37:** Lösung E

Calcitriol (Vitamin-D-Hormon) wird in der Niere gebildet.
(E: 87%/+0,33).

F03 ■
→ **Frage 10.38:** Lösung A

Stärkster Stimulus für die Insulinsekretion ist ein Anstieg des Glucosespiegels im Blut (Hyperglykämie) – (E) ist falsch. Dabei läuft folgende Prozesskette ab: Glucose strömt vermehrt in die B-Zelle ein, was eine gesteigerte ATP-Bildung zur Folge hat. Die erhöhte ATP-Konzentration hemmt einen speziellen Kalium-Kanaltyp, die K^+-Leitfähigkeit nimmt ab, was nach den allgemeinen elektrophysiologischen Gesetzen eine Depolarisation nach sich zieht. Diese führt zu einer Aktivierung spannungsabhängiger Calcium-Kanäle, Ca^{2+}-Ionen strömen ein und veranlassen eine Insulinfreisetzung durch Exozytose, (A) trifft somit zu, (D) ist falsch.
Zu **(B)**: In D-Zellen der Langerhans-Inseln wird Somatostatin gebildet, das die Insulinsekretion hemmt.
Zu **(C)**: Über α-Adrenozeptoren wird die Insulinsekretion gehemmt. Daneben sind fördernde Wirkungen über adrenerge β-Rezeptoren beschrieben.
(A: 54%/+0,49).

F03 ■
→ **Frage 10.39:** Lösung A

Insulin fördert u. a. die K^+-Aufnahme in die Zellen, und zwar durch eine stimulierende Wirkung auf die Na^+-K^+-ATPase, (A) trifft zu.
Zu **(B)**: Adrenalin steigert ebenfalls die K^+-Aufnahme in die Zellen.
Zu **(C)**: Hyperkaliämie stimuliert die Aldosteronsekretion, Aldosteron fördert die K^+-Ausscheidung in der Niere, was den K^+-Spiegel im Blut senkt. Dies ist ein ganz wichtiger Regelkreis!
Zu **(D)**: K^+ wird zu 90 % mit dem Harn ausgeschieden.
Zu **(E)**: Die normale K^+-Konzentration im Blutplasma beträgt 4,5 mmol/l (3,5 bis 5,5 mmol/l).
(A: 43%/+0,48).

H97

→ **Frage 10.40:** Lösung D

Unter normalen Bedingungen deckt das Gehirn seinen Energiebedarf fast ausschließlich durch Glucoseabbau. Da im ZNS die Glykogenspeicherung sehr schwach ist, muss Glucose auch ständig zugeführt werden. Fällt der Blutglucosespiegel stark ab (Hypoglykämie), so wirkt sich das in der Energieversorgung des Gehirns besonders schnell aus. Im hypoglykämischen Schock kommt es deshalb rasch zu einem Versagen der Gehirnfunktion, mit Bewusstlosigkeit und Krämpfen.
(D: 76%/+0,25).

X.8 Stress: ACTH und Cortisol

Die wichtigsten Umstellungen des Stoffwechsels im Sinne einer Leistungseinstellung werden durch das Nebennierenrindenhormon Cortisol besorgt (Bildung in der Zona fasciculata der NNR). **Cortisol ist das wichtigste Stress-Hormon,** wobei Stress als übergeordneter Begriff für verschiedene Belastungen dient (emotionale Belastung, körperliche Leistung, Hitze- und Kältebelastung). Die zentrale Koordination im Hypophysensystem ist für die Stress-Reaktion von besonderer Bedeutung (vgl. Lerntext X.1). In Abb. 10.1 B ist die Verknüpfung der verschiedenen Instanzen dargestellt. Der Hypothalamus stimuliert über CRH die Hypophyse (HVL) zur Ausschüttung von ACTH, welches die Cortisolausschüttung in der Nebennierenrinde (NNR) veranlasst. Vom Cortisolspiegel im Blut gibt es negative Rückkopplungen zu den höheren Instanzen Hypothalamus und Hypophyse. **Auf diese Weise wird der Cortisolspiegel zu einer geregelten Größe.** Eine gewisse negative Rückkopplung soll auch vom ACTH zum Hypothalamus bestehen.

Die stimulierenden Einflüsse vom ZNS bei Stress haben den Charakter einer Sollwertverstellung des Cortisolspiegels. Der erhöhte Cortisolspiegel ermöglicht die geforderte Steigerung der Leistungsfähigkeit. Die Messung der Cortisolausschüttung hat sich dementsprechend als Indikator für Stress-Situationen besonders bewährt. Auch langfristige Umstellungen der körperlichen Leistungen im Sinne einer **Adaptation** lassen sich an der Cortisolausschüttung gut verfolgen. Der Cortisolspiegel zeigt auch deutliche Schwankungen im **Tagesrhythmus,** mit einem nächtlichen Minimum und einem Maximum schon am sehr frühen Vormittag.

Der fördernde Effekt von ACTH auf die Aldosteronausschüttung aus der NNR ist relativ gering. Darin kommt die Tatsache zum Ausdruck, dass Na^+- und K^+-Spiegel des Blutes streng geregelte Größen sind (der Regelkreis der 1. Instanz nach Abb. 10.1 dominiert); es besteht kein Bedürfnis, diese Größen im Dienste der Leistungsanpassung zu verändern.

Wenn hier von ACTH-Bildung in spezifischen Zellen gesprochen wird, so ist dies eine Vereinfachung. Bei der Bildung von Peptidhormonen wird generell zunächst eine sehr lange Aminosäurekette als Vorstufe gebildet, woraus das endgültige Hormon abgespalten wird, wobei aus den Fragmenten auch noch andere wirksame Stoffe entstehen können. Im Falle der ACTH-Bildung ist die Vorstufe das **Proopiomelanocortin (POMC),** und die ACTH-Zellen werden deshalb heute auch als POMC-Zellen bezeichnet.

Cortisol steigert den Blutzuckerspiegel, insbesondere durch Förderung der Gluconeogenese (vgl Tab. 10.2). Aus diesem Grunde wird es als **Glucocorticoid** bezeichnet. Damit verknüpft ist ein **gesteigerter Eiweißumsatz** mit erhöhter Stickstoffausscheidung im Harn. Auch eine gewisse lipolytische Wirkung ist nachzuweisen. Es resultiert somit eine **katabole** (Gewebe abbauende) Wirkung, die im Dienst einer Leistungssteigerung steht. In der Peripherie hemmt Cortisol die Glucose-Utilisation (vgl. Tab. 10.2), was nicht ganz in das Bild der Leistungsförderung passt. Bei der Leistung wirken aber viele Hormone zusammen, sodass das Resultat des Zusammenspiels entscheidet. Neben diesen Stoffwechselwirkungen entfaltet Cortisol noch viele andere Effekte. So fördert es die Wirkung der Katecholamine.

Klinischer Bezug

Entsprechend der komplexen Regulation der Cortisolbildung gibt es auch mannigfaltige Störungen. Eine Überproduktion von Cortisol (**Morbus Cushing**) kann einmal durch einen Tumor der NNR ausgelöst werden – dann ist die ACTH-Bildung wegen der negativen Rückkopplung reduziert; sie kann aber auch durch eine primäre Steigerung der ACTH-Bildung induziert werden (mit sekundärer Hyperplasie der NNR). Ein völliger Ausfall der NNR führt zum Tode, eine starke Unterfunktion zur **Addisonschen Krankheit,** die mit starken Störungen in Mineralhaushalt und Stoffwechsel und allgemeinem Zusammenbruch der Leistungsfähigkeit (Adynamie) verbunden ist.

Aus verschiedenen Einzeleffekten von Cortisol resultieren eine **Entzündungshemmung** und eine **Immunsuppression.** (Merkhilfe: Entzündungs- und Abwehrprozesse dienen der Körpererhaltung, gehören also mehr zu den trophotropen Prozessen. Ihre Unterdrückung durch Cortisol passt also zur Förderung der ergotropen Einstellung durch Cortisol.)

H02

→ **Frage 10.41:** Lösung B

ACTH wird in den dafür verantwortlichen Zellen des Hypophysenvorderlappens aus dem Vorläufermolekül Proopiomelanocortin (POMC) gebildet.

Bei der Spaltung des sehr großen Vorläufermoleküls entstehen noch andere, hormonal wirksame Bruchstücke, insbesondere MSH (Melanocyten-stimulierendes Hormon) und β-Endorphin, (B) trifft zu.
(B: 71%/+0,47).

F03 ■

→ **Frage 10.42:** Lösung B

Der Hypothalamus stimuliert über CRH (Corticotropin-Releasing-Hormon) den Hypophysenvorderlappen zur Ausschüttung von ACTH (Corticotropin), das wiederum die Ausschüttung von Cortisol in der Nebennierenrinde (NNR) veranlasst. Vom Cortisolspiegel im Blut gibt es negative Rückkopplungen zu den höheren Instanzen Hypothalamus und Hypophyse. Auf diese Weise wird der Blut-Cortisolspiegel zu einer geregelten Größe. Kommt es zu einer primären NNR-Insuffizienz (zu geringe Cortisolbildung durch ein Versagen der NNR selbst, z. B. Morbus Addison), so wird auch die negative Rückkopplung zu den höheren Instanzen schwächer, was von diesen mit gesteigerter Aktivität beantwortet wird: Der ACTH-Spiegel im Blut steigt an, (B) trifft zu.
Zu **(A)**: Mit gesteigerter ACTH-Sekretion wird auch die Bildung von α-MSH (Melanozyten-stimulierendes Hormon) und β-Endorphin erhöht, da diese gemeinsam mit ACTH aus der Vorstufe POMC (Proopiomelanocortin) entstehen. MSH bewirkt die für Morbus Addison typische starke Pigmentierung der Haut.
Zu **(C)–(E)**: Cortisol ist das Stress-Hormon, es entfaltet vielseitige Wirkungen mit dem Ziel einer Leistungssteigerung. Als Glucocorticoid steigert es die Glucosekonzentration im Blut und fördert den Eiweißabbau (katabole Wirkung), es verstärkt die Herzleistung usw. Cortisol hat auch eine leichte mineralocorticoide Wirkung (Aldosteron-ähnlich), die sich vor allem bei Überproduktion von Cortisol (Hypercortisolismus, Morbus Cushing) manifestiert. Dann treten Symptome auf, die man auch bei zu starker Aldosteronwirkung findet: Hypokaliämie und Hypernatriämie, was eine Hypervolämie nach sich zieht, und ebenso kann eine durch verstärkte Säureausscheidung in den Nieren bedingte Alkalose auftreten. (C)–(E) sind also eher typisch für eine Überfunktion der NNR.
(B: 78%/+0,46).

F04

→ **Frage 10.43:** Lösung D

Hyperkortisolismus bedeutet erhöhte Konzentration von Cortisol im Blut, man wird alle Cortisoleffekte in starker Ausprägung finden. Cortisol ist das Stress-Hormon, es fördert die Leistungsfähigkeit (vgl. Lerntext X.8). Zu diesem Zweck steigert es den Blutzuckerspiegel ((A) ist falsch) und stimuliert den Eiweißumsatz. Unter anderem steigert es auch die Empfindlichkeit für Katecholamine (Adrenalin und Noradrenalin), (D) trifft zu. Dadurch werden auch Herz und Blutkreislauf stimuliert, (C) ist falsch.
Zu **(B)**: Cortisol hemmt Entzündungs- und Immunprozesse. In diesem Rahmen senkt es die Konzentration der eosinophilen Granulozyten im Blut.
Zu **(E)**: Durch Wirkungen auf den Calciumhaushalt (Senkung des Blutcalciumspiegels) und Förderung des Proteinabbaus kommt es bei gesteigerter Cortisolkonzentration zu einem Knochenabbau, zu Osteoporose (verminderte Knochendichte).
(D: 63%/+0,23).

H94

→ **Frage 10.44:** Lösung B

Corticotropin ist das Hormon des Hypophysenvorderlappens ((D) und (E) sind falsch), das die Nebennierenrinde stimuliert, insbesondere die Cortisolausschüttung. Vom Cortisolspiegel besteht die typische *negative Rückkopplung* zu den höheren Instanzen, ein Anstieg des Cortisolspiegels hemmt die Ausschüttung von ACTH ((C) ist falsch). Der Cortisolspiegel im Blut weist einen ausgeprägten Tagesrhythmus auf, mit einem Maximum am frühen Morgen ((A) ist falsch). Der Tagesgang ist von kürzeren Wellen, Periodendauer 2 bis 5 Stunden überlagert, (B) ist zutreffend.
(B: 48%/+0,23).

H99 ■

→ **Frage 10.45:** Lösung D

Bildung und Ausschüttung von Cortisol in der Nebennierenrinde sind in einen Regelkreis eingebunden. ACTH stimuliert die Cortisolbildung, und steigende Cortisolkonzentration im Blut wirkt hemmend auf Hypothalamus (Bildung von CRH) und Hypophyse (Bildung von ACTH) zurück. Bei längerer Behandlung mit hohen Dosen Cortisol – was klinisch häufig vorkommt – werden CRH und ACTH so stark unterdrückt, dass die Nebennierenrinde die Cortisolbildung weitgehend einstellt, was mit einer Rückbildung der cortisolbildenden Zellen verbunden ist (Atrophie der NNR) (vgl. Lerntext X.8).
(D: 67%/+0,28).

F99 ■ ■

→ **Frage 10.46:** Lösung D

ACTH (adrenocorticotropes Hormon, Corticotropin) ist das Hormon des Hypophysenvorderlappens, das die Freisetzung der Hormone der Nebennierenrinde stimuliert, und zwar vor allem die Ausschüttung von Cortisol. Wie bei den meisten Hormonsystemen gibt es auch hier eine negative Rückkopplung vom effektorischen Hormon zu den übergeordneten Instanzen Hypothalamus und Hypophyse, d. h. ein Anstieg der Cortisolkonzentration im Blut wirkt **hemmend** auf die ACTH-Sekretion in der Hypophyse zurück. (D) ist somit die einzige falsche Aussage (vgl. Lerntext X.8).
(D: 93%/+0,33).

F95 ■■

→ **Frage 10.47:** Lösung C

Cortisol als Stress-Hormon hat die Leistungsfähigkeit zu steigern und sorgt unter anderem durch *Förderung* der Gluconeogenese für hinreichende Bereitstellung von Glucose, (C) ist falsch (vgl. Lerntext X.8).
(C: 77%/+0,40).

X.9 Alarmreaktion, Nebennierenmark (NNM)

Die Umstellungen des Organismus auf Leistung kann man in der zeitlichen Folge großzügig in 3 Phasen gliedern (Abb. 10.6). Bei plötzlichem Einsatz kann **am schnellsten die nervale Reaktion** ablaufen, z. B. Einsatz der Motorik in Bruchteilen einer Sekunde. Von den folgenden hormonalen Reaktionen ist die **über das Nebennierenmark laufende Alarmreaktion** besonders schnell: Sie entfaltet über eine Adrenalinausschüttung innerhalb einer Minute ihre Wirkung. Etwas langsamer folgt die für **Stress besonders typische Cortisolausschüttung, gesteuert über ACTH** (vgl. Lerntext X.8). Der **Begriff Stress** ist schwer präziser zu definieren und wird häufig in recht **umfassendem Sinn** benutzt, wobei er **die Alarmreaktion mit umfasst.** Die Verknüpfung von Adrenalin- und Cortisol-System kommt unter anderem darin zum Ausdruck, dass Adrenalin auch über Stimulierung der ACTH-Ausschüttung die Cortisol-Ausschüttung fördert.
Das **Nebennierenmark** (NNM) ist – trotz der engen morphologischen Verknüpfung mit der Nebennierenrinde (NNR) – im funktionellen Sinn ein eigenes Organ. Entwicklungsgeschichtlich ist das NNM gar keine richtige Hormondrüse, sondern eine Modifikation eines sympathischen Ganglions. Die chromaffinen Zellen des NNM sind den Ganglienzellen des letzten sympathischen Neurons vergleichbar: Sie werden von cholinergen sympathischen Nervenfasern innerviert – entsprechend der ganglionären Erregungsübertragung im Sympathikus; sie bilden die gleichen Stoffe als Hormone wie die postganglionären sympathischen Fasern als Überträgerstoffe: **Adrenalin und Noradrenalin.** Insofern kann man die Abgabe von Adrenalin und Noradrenalin ans Blut im NNM als sympathische Innervation des Blut-Organs auffassen. Allerdings wird beim Menschen im NNM überwiegend Adrenalin (bis zu 90%) abgegeben, während die sympathischen Nerven überwiegend Noradrenalin als Transmitter freisetzen. An diesem Vergleich zwischen NNM und sympathischem Nervensystem wird die enge Verwandtschaft von humoraler und nervaler Informationsübertragung deutlich.
Fasst man das NNM als Hormondrüse auf, so ist seine Steuerung an Hand des Schemas der Abb. 10.1 A wie folgt zu deuten: Der Hypothalamus ist als übergeordnetes vegetatives Zentrum auch die oberste Instanz in der Kontrolle des NNM und auch Verbindungsstelle zu den anderen Regionen des ZNS. Die 2. Instanz ist aber in diesem System noch nerval: Sympathische Nervenfasern vermitteln die Informationen an die Hormondrüse. **Durch die direkte nervale Steuerung der effektorischen Hormondrüse wird dieses System besonders schnell.** Adrenalin und Noradrenalin werden in jeweils spezifischen Zellen des NNM gebildet, und die Abgabe der beiden Hormone wird selektiv gesteuert. Die beiden vom NNM abgegebenen Katecholamine unterstützen zunächst die sympathische Innervation der Organe: Sie greifen an denselben adrenergen Rezeptoren an und entfalten, mit gewissen Ausnahmen, dieselben Effekte. Diese Wirkungen von Adrenalin und Noradrenalin werden im Zusammenhang mit den einzelnen Organfunktionen näher beschrieben, z. B. Herz- und Blutkreislauf, sowie in Kapitel 11. Im Hinblick auf den Stoffwechsel haben die Hormone Wirkungen, die einer Leistungssteigerung dienen (vgl. Lerntext X.7).
Da das Adrenalin-System vor allem bei plötzlicher Reaktion (Schreck, Angst und ähnliche Notfallreaktionen) anspringt, ist die Bezeichnung **Alarmreaktion** besonders zutreffend. **Adrenalin ist ein typisches Emotions-Hormon.** Bei länger anhaltenden Belastungen lässt die Adrenalin-Reaktion in der Regel nach oder klingt ganz ab.
Die Ruhe-Sekretionsrate der NNM-Hormone ist gering, sie wird erst im Bedarfsfall über sympathische Fasern gesteigert: bei **Alarm-Reaktion sowie bei Senkung des Blutzuckerspiegels bevorzugt die Adrenalin-Ausschüttung, bei Blutdrucksenkung bevorzugt die Noradrenalin-Sekretion.** Ein Ausfall des NNM hat relativ geringe Folgen.

Klinischer Bezug

Die endokrinen Zellen des NNM können sich unkontrolliert vermehren und so einen Tumor bilden (Phäochromozytom), der phasenweise große Mengen seiner Hormone ausschüttet. Dabei kommt es unter anderem zu starken Anstiegen von Herzfrequenz und Blutdruck. ■

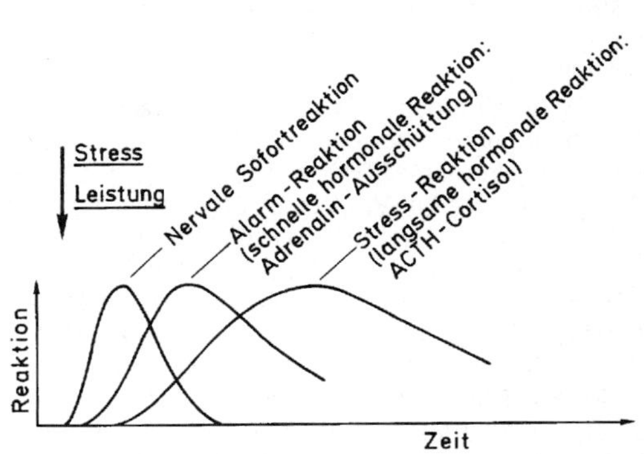

Abb. 10.6 Verschiedene Formen der Umstellung auf Leistung, nach der Geschwindigkeit gegliedert.

H92 ■

→ **Frage 10.48:** Lösung D

Die Hormonausschüttung im Nebennieren*mark* (Adrenalin und Noradrenalin) wird sympathisch gesteuert (vgl. Lerntext X.9). ACTH (A) wirkt fördernd auf die Nebennieren*rinde:* adreno*corti-co*tropes Hormon.
(D: 66%/+0,46).

F96

→ **Frage 10.49:** Lösung D

Aldosteron ist ein Steroidhormon, das lipidlöslich ist und deshalb leicht durch die Zellmembran permeiert. So kann es intrazellulär, ohne Hilfe durch einen *Second messenger,* seine Wirkung entfalten. Nur Hormone, die an Membranrezeptoren angreifen (Peptidhormone wie (B), (C) und (E) oder auch Adrenalin) arbeiten mit Hilfe von intrazellulären Botenstoffen (Second messenger).
(D: 65%/+0,42).

F04 ■

→ **Frage 10.50:** Lösung A

Beim Phäochromozytom produzieren die Tumorzellen die normalen Hormone des Nebennierenmarks, Adrenalin und Noradrenalin. Die durch diese Hormone ausgelöste Blutdrucksteigerung wird sowohl durch Herzantrieb als auch durch Vasokonstriktion ausgelöst. Die Vasokonstriktion wird über adrenerge α_1-Rezeptoren vermittelt und kann durch α_1-Blocker unterdrückt werden, (A) trifft zu. Die Herz-Stimulation könnte durch β_1-Rezeptorenblocker gehemmt werden, nicht durch β_2-Blocker. Diese Möglichkeit ist hier nicht genannt, und klinisch werden in der Tat präoperativ α-Blocker eingesetzt.
(A: 35%/+0,23).

X.10 Regulation des Wachstums

Neben der übergeordneten Kontrollfunktion, die die Hypophyse mittels der glandotropen Hormone auf andere Hormondrüsen ausübt, produziert die Hypophyse, nach der klassischen Gliederung, direkt **effektorische Hormone,** und zwar im HVL neben Prolaktin das **Wachstumshormon** (**growth hormon = GH;** besser als **somatotropes Hormon = STH** bezeichnet) (Tab. 10.1).
In Anlehnung an Abb. 10.1 A ergibt sich die in Abb. 10.7 dargestellte Situation. Der Hypothalamus kontrolliert die STH-Bildung im HVL sowohl über ein förderndes (GH-Releasing Hormon, SRH) als auch über ein hemmendes Hormon (GH-Inhibiting Hormon, Somatostatin, SIH).
Nur ein Teil der Wirkungen von STH ist wirklich direkt effektorisch, nämlich eine Vielzahl von **metabolischen Wirkungen** auf Fett- und Kohlenhydratstoffwechsel, mit Anstieg des Blutglucosespiegels (diabetogene Wirkung). Die entscheidenden Wachstumswirkungen entfaltet das GH mittelbar: Es stimuliert in der Leber die Bildung verschiedener **Somatomedine,** welche **Knorpel- und Knochenwachstum sowie Proteinsynthese** fördern. Die Somatomedine sind als echte Hormone aufzufassen, d. h. man kann diesen Effekt von GH auch als glandotropen Effekt auf endokrine Leberfunktionen deuten.

Klinischer Bezug

Mangel an Wachstumshormon im Kindesalter führt zu proportioniertem **Zwergwuchs,** Überschuss zu **Riesenwuchs** (Gigantismus). Bei GH-Überschuss im Erwachsenenalter wachsen nur noch die Akren (Spitzen) des Körpers (Ohren, Nase, Kinn, Finger und Füße), es kommt zur **Akromegalie.**
Das **Wachstumshormon ist stark artspezifisch,** sodass nur menschliches Hormon bei GH-Mangel zur Substitution verwendet werden kann. Eine größere therapeutische Anwendung war deshalb lange nicht möglich. Erst neuerdings ist es möglich geworden, gentechnologisch menschliches Wachstumshormon herzustellen und damit einen breiteren therapeutischen Einsatz zu ermöglichen. ■

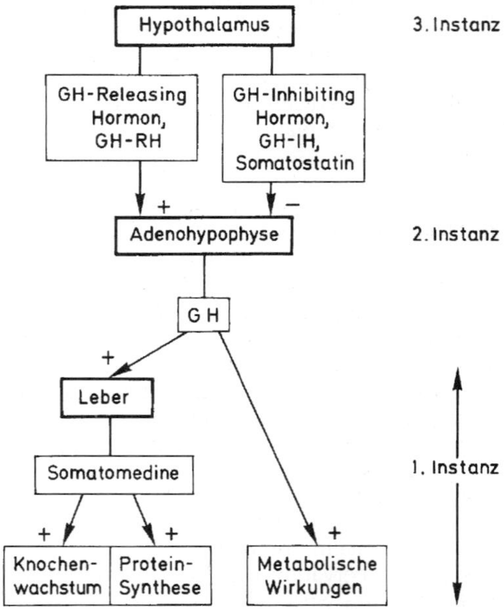

Abb. 10.7 Stark vereinfachtes Schema zur hormonalen Regulation des Wachstums, in Anlehnung an die allgemeine Gliederung in Abb. 10.1 A. Viele weitere an der Regulation von GH beteiligte Stoffwechselfaktoren (z. B. Plasmaspiegel von Glucose, Fettsäuren und Aminosäuren) sind nicht eingetragen. Es gibt auch vielfältige negative Rückkopplungen: von Somatomedinen auf den Hypothalamus, vor allem durch Förderung von Somatostatin-Bildung und -Ausschüttung; ferner hemmende Rückwirkungen von Somatomedinen auf die Hypophyse.

H00 ■

→ **Frage 10.51:** Lösung C

Das so genannte Wachstumshormon (Somatotropin, STH) entfaltet neben seinen wachstumsfördernden Wirkungen auch eine Reihe von metabolischen Wirkungen, die auch beim Erwachsenen von großer Bedeutung sind. Die wachstumsfördernden Wirkungen einschließlich Stimulation der Proteinsynthese werden mittelbar hervorgerufen: STH stimuliert in der Leber die Bildung von Somatomedinen (heute auch als IGF 1 und IGF 2 bezeichnet: insulin-like growth factor), die die eigentlichen effektorischen Hormone für die Wachstumswirkungen sind. Die metabolischen Wirkungen werden überwiegend vom STH unmittelbar ausgelöst, insbesondere die Wirkungen auf den Fett- und Kohlenhydratstoffwechsel, sodass (C) zu markieren ist.
(C: 76%/+0,08).

H98 ■

→ **Frage 10.52:** Lösung E

Somatostatin wurde zunächst durch seinen Effekt gemäß (A) bekannt. Es hat sich dann herausgestellt, dass es an vielen Stellen des Körpers gebildet wird und durchweg hemmende Einflüsse auf verschiedene Sekretionsprozesse ausübt, z. B. (B) bis (D). Auch die Ausschüttung von Glukagon in den Inselzellen des Pankreas wird gehemmt, (E) ist falsch (vgl. Lerntext X.7).
(E: 69%/+0,39).

H02

→ **Frage 10.53:** Lösung D

Die beschriebenen Symptome sind typisch für eine Akromegalie: Steigt beim Erwachsenen durch einen STH-bildenden Hypophysentumor die Bildung von Wachstumshormon (STH) stark an, so kann nur noch ein Wachstum der Akren ausgelöst werden: Ohren, Nase, Kinn, Finger und Füße werden größer. Der Hypophysentumor drückt dabei auf das Chiasma opticum und verursacht eine bitemporale Hemianopsie. Es ist also (D) zu markieren.
(D: 42%/+0,29).

F03 ■

→ **Frage 10.54:** Lösung A

Unter (B)–(E) sind richtige Aussagen zum Wachstumshormon (Somatotropin, STH) zusammengestellt.
Zu (**A**): Die Aussage trifft teilweise für ADH und Oxytocin zu. Diese beiden Hormone werden in spezifischen Neuronen des Hypothalamus gebildet, über die Neuriten dieser Neurone in den Hypophysen**hinterlappen** transportiert (Neurosekretion) und dort bei Bedarf freigesetzt. Für STH wird im Hypothalamus das Releasing-Hormon (SRH, Somatoliberin) gebildet, das auf dem Blutweg, über das Pfortadersystem, zum Hypophysenvorderlappen transportiert wird und dort die STH-bildenden Zellen stimuliert.
(A: 53%/+0,38).

Kommentare aus dem Examen Herbst 2004

H04 ■

→ **Frage 10.55:** Lösung C

Parathyrin (Parathormon, PTH) ist das Hormon der Nebenschilddrüsen (Epithelkörperchen), das hauptverantwortlich ist für die Regelung des Calciumspiegels im Blut auf 2,5 mmol/l (freies Calcium etwa 1 mmol/l). Es wird bei Abnahme des Calciumspiegels (Hypokalzämie) vermehrt ausgeschüttet, (D) ist falsch, und sorgt auf drei Wegen für einen Anstieg des Calciumspiegels: **1**) Es veranlasst eine Calciumfreisetzung aus dem Knochen, **2**) es hemmt die Calciumausscheidung durch die Nieren (Förderung der Rückresorption), **3**) es fördert die Bildung von Calcitriol in den Nieren ((C) trifft zu, was indirekt den Calciumspiegel steigert, da Calcitriol die Calciumresorption im Darm fördert).
Zu (**A**): C-Zellen der Schilddrüse bilden Calcitonin, das den Calciumspiegel des Blutes senkt.
Zu (**B**): Die Phosphatausscheidung der Nieren wird durch PTH gefördert, was sinnvoll ist, da Calcium als Phosphat aus dem Knochen herausgelöst wird.
Zu (**E**): Das würde den Calciumeinbau in den Knochen fördern und den Blutcalciumspiegel senken. Calcitonin hemmt die PTH-Wirkung auf den Knochen.

H04 ■■

→ **Frage 10.56:** Lösung C

Thyrotropin (Thyreoidea-stimulierendes Hormon, TSH) stimuliert die Schilddrüse zu gesteigerter Synthese und Freisetzung ihrer Hormone Thyroxin (T_4) und Trijodthyronin (T_3) und fördert auch das Wachstum der Schilddrüse. Der Blutspiegel der Schilddrüsenhormone ist eine geregelte Größe, es besteht eine negative Rückkopplung zu den Zentren, die die Schilddrüse stimulieren. Anstieg der Hormonspiegel (v. a. T_4) wirkt hemmend auf die Ausschüttung von TRH (Thyroliberin, Releasing-Hormon des Hypothalamus), das die TSH-Sekretion der Hypophyse stimuliert, und er wirkt v. a. hemmend auf die TSH-Ausschüttung in der Hypophyse, (C) trifft somit zu.
Zu (**A**): Schilddrüsenhormone enthalten Jod (3 Atome im T_3, 4 im T_4). Bei Jodmangel kann die Schilddrüse nicht mehr genügend Hormone produzieren, was im Sinne der beschriebenen negativen Rückkopplung zu einer gesteigerten Sekretion von TSH in der Hypophyse führt.
Zu (**B**): Die Hormonbildung der Schilddrüse wird durch äußere Einflüsse relativ wenig beeinflusst. Kälte dürfte eher stimulierend wirken, bei langer

und starker Kälteeinwirkung kann man einen Anstieg der Schilddrüsenhormonspiegel finden.
Zu (D): T_3 gilt als die eigentliche Wirkform der Schilddrüsenhormone. Die Schilddrüse bildet zwar überwiegend T_4, aber dieses wird in der Peripherie zu T_3 umgebaut. Dabei entsteht etwas reverses T_3, das aber unwirksam ist.
Zu (E): Die Schilddrüsenhormone sind nicht wasserlöslich und deshalb im Blut zu über 99 % an Proteine gebunden, v. a. an das thyroxinbindende Globulin. Nimmt dessen Konzentration im Blut zu, so wird das freie Thyroxin abnehmen und damit auch die Hemmung auf die TSH-Sekretion, die TSH-Sekretion wird zunehmen.

H04 ■

→ **Frage 10.57:** Lösung B

Insulin ist das wichtigste Hormon für die Regelung des Glucosespiegels im Blutplasma auf den Normalwert um 5 mmol/l (80–100 mg/dl). Der stärkste Reiz zur Steigerung der Insulinsekretion ist deshalb ein Anstieg des Blutzuckerspiegels. Daneben gibt es noch andere Einflüsse, die durchaus sinnvoll sind. So können gastrointestinale Hormone, die bei Verdauungsprozessen freigesetzt werden, die Insulinsekretion fördern, v. a. GIP, aber auch GLP-1, (A) und (D) sind falsch. Dadurch wird Insulin gewissermaßen im voraus freigesetzt, ehe der Blutzuckeranstieg einsetzt. Der Sympathikus wirkt hemmend über seinen Transmitter Noradrenalin, über Angriff an α-Rezeptoren, (B) trifft zu. Das ist auch sinnvoll, da bei gesteigerter Leistung der Glucosebedarf steigt – der Sympathikus fördert die Leistungseinstellung. Der Gegenspieler Parasympathikus wirkt über seinen Transmitter entgegengesetzt, (E) ist falsch. Über β-Adrenozeptoren kann die Insulinsekretion gefördert werden.
Zu (C): Insulin senkt nicht nur den Blutzuckerspiegel, es ist ein allgemeines Energiespeicherhormon und fördert auch den Fett- und Eiweißaufbau. Bestimmte Aminosäuren steigern die Insulinsekretion.

H04 ■

→ **Frage 10.58:** Lösung B

Cortisol ist das wichtigste Stress-Hormon, es wird bei Leistungseinstellung vermehrt ausgeschüttet. Zur Leistungseinstellung gehört auch eine gesteigerte Bereitstellung von Glucose. Deshalb steigert Cortisol den Blutzuckerspiegel, v. a. durch Förderung der Gluconeogenese, (B) trifft zu.
Zu (A) und (E): Mit der Cortisolwirkung ist ein gesteigerter Eiweißumsatz verbunden, es wirkt katabol (Gewebe-abbauend), (A) ist falsch. Deshalb trifft wohl auch (E) nicht zu.
Zu (C): Die Cortisolausschüttung wird durch die Hypophyse kontrolliert, der Cortisolspiegel im Blut ist eine geregelte Größe. Der Hypophysenvorderlappen schüttet ACTH (adrenocorticotropes Hormon, Corticotropin) aus, das in der Nebennierenrinde die Ausschüttung von Cortisol stimuliert. Ein erhöhter Cortisolspiegel im Blut wirkt hemmend auf die regulierenden Zentren Hypothalamus und Hypophyse zurück, die ACTH-Ausschüttung wird dadurch gehemmt. Unter Behandlung mit Cortisol sinkt deshalb der ACTH-Spiegel im Blut ab, (C) ist falsch.
Zu (D): Zum Wirkungsspektrum von Cortisol gehört eine Steigerung der Empfindlichkeit gegenüber Katecholaminen.

H04 ■

→ **Frage 10.59:** Lösung D

Aldosteron ist das wichtigste Hormon für die Regulation des Na^+-und K^+-Haushaltes. Es fördert in den Nieren die Na^+-Rückresorption und die Ausscheidung von K^+-Ionen. Bei übermäßiger Ausschüttung von Aldosteron durch einen Tumor wird deshalb die K^+-Konzentration im Blutplasma unter den Normalwert von 4,5 mmol/l absinken, (D) trifft zu, und die Na^+-Konzentration wird über den Normalwert von 145 mmol/l ansteigen, (C) ist unzutreffend.
Zu (A) und (B): Aldosteron fördert auch die H^+-Ausscheidung. Aldosteronmangel führt daher zu einer Azidose, Überschuss eher zu einer Alkalose (pH-Wert über 7,40), (A) ist falsch. Eine länger bestehende metabolische Alkalose führt kompensatorisch zu einer respiratorischen Kompensation, d. h. Hemmung der Ventilation mit Anstieg des CO_2-Partialdruckes, wobei sich das Standardbicarbonat (Bicarbonatkonzentration im arteriellen Blut bei einem PCO_2 von 40 mmHg und voller O_2-Sättigung, Normalwert 25 mmol/l) nicht wesentlich ändern dürfte, (B) trifft nicht zu.
Zu (E): Renin führt über eine Steigerung der Angiotensinbildung zu erhöhter Ausschüttung von Aldosteron, das hemmend auf die Reninsekretion zurückwirkt (negative Rückkopplung). Eine Stimulierung der Reninsekretion durch Aldosteron würde einen verhängnisvollen Circulus vitiosus bedeuten!

11 Sexualentwicklung und Reproduktionsphysiologie

11.1 Geschlechtsfestlegung und Pubertät

11.2 Weibliche Sexualhormone

11.3 Menstruationszyklus

XI.1 Hypothalamische und hypophysäre Steuerung der Sexualfunktionen

Die übergeordneten Steuerungen der Sexualhormone in Hypothalamus und Hypophyse sind im Wesentlichen geschlechtsunspezifisch. Die glandotropen Hormone der Hypophyse, die auf die Keimdrüsen wirken, nennt man **gonadotrope Hormone** (vgl. Tab. 10.1): das **luteinisierende Hormon, LH** (Lutropin) und das **follikelstimulierende Hormon, FSH** (Follitropin). Das effektorische **Prolaktin, PRL**(auch luteotropes Hormon, LTH genannt) spielt bei der Schwangerschaft eine Rolle und ist für den männlichen Organismus wohl ohne Bedeutung. Die Ausschüttung von LH und FSH wird durch **ein Releasing-Hormon des Hypothalamus, das Gonadotropin-Releasing-Hormon, GnRH** (Gonadoliberin, früher LHRH) gefördert (früher wurde angenommen, dass es für die Regulation von LH- und FSH-Ausschüttung zwei verschiedene RH gibt). Die Ausschüttung von GnRH erfolgt pulsatil (impulshaft mit Intervallen im Stundenbereich, 1,5 bis 3 Std.), und nur diese pulsatile Form der Abgabe hat den gewünschten Stimulationseffekt auf die Hypophyse.
Die Sexualhormone steuern einmal die embryonale Differenzierung und die spätere Weiterentwicklung der Geschlechtsorgane sowie die Ausprägung der sekundären Geschlechtsmerkmale; und zum anderen steuern sie beim Erwachsenen die Sexualfunktionen. Bei der Frau sind die Wirkungen der gonadotropen Hormone sowie die Rückkopplungswirkungen besonders kompliziert (vgl. Lerntext XI.2).

XI.2 Menstruationszyklus

In Abb. 11.1 sind die Blutspiegel für die wichtigsten Hormone im Ablauf eines Menstruationszyklus dargestellt. Ein vereinfachtes Schema der komplexen Verschaltungen mit den verschiedensten Rückkopplungen gibt Abb. 11.2. **Der Hypothalamus stimuliert über Ausschüttung von GnRH (Gonadoliberin) den Hypophysenvorderlappen zur Bildung von FSH und LH. FSH fördert die Follikelreifung,** womit auch die Östrogenbildung in den Follikeln zunimmt und als Folge davon die Proliferationsphase der Uterusschleimhaut eingeleitet wird. Das **Östrogen wirkt hemmend auf Hypothalamus und Hypophyse** zurück, sodass LH- und FSH-Ausschüttung gemäßigt bleiben. **Zur Mitte des Zyklus hin steigen die Blutkonzentrationen von FSH und LH relativ plötzlich sehr stark an,** als Folge komplexer Wechselwirkungen. Eine positive Rückkopplung hoher Östrogenkonzentrationen wird diskutiert (vgl. Abb. 11.2). Der **steile Anstieg der LH-Konzentration in der Zyklusmitte gilt als auslösender Faktor für den Follikelsprung.** Die Umbildung des Follikels zum Corpus luteum mit Anstieg der Progesteronbildung wird durch LH gefördert. Die steigende Progesteronkonzentration mit der noch erhaltenen, wieder niedrigen Östrogenbildung führt über negative Rückkopplung auf Hypothalamus und Hypophyse wieder zu einer Normalisierung von FSH- und LH-Bildung.
Die einsetzende Progesteronbildung in der Zyklusmitte führt außerdem zu einer Verstellung der Körpertemperatur, **die Basaltemperatur steigt in der zweiten Zyklushälfte um fast 0,5 °C an** und normalisiert sich wieder bei der folgenden Menstruation (vgl. Lerntext VIII.8).
Progesteron bewirkt auch eine Umwandlung der Uterusschleimhaut in einen sekretorischen Zustand und schafft damit die Voraussetzungen für die Nidation des befruchteten Eies und eine Schwangerschaft. Kommt es nicht zu einer Implantation eines befruchteten Eies in die Uterusschleimhaut, so bildet sich der Gelbkörper wieder zurück. Der Rückgang der Östrogen- und Progesteronkonzentration gegen Ende eines Zyklus ist einer der Faktoren, die die nächste Menstruation einleiten – wobei noch verschiedene Rückwirkungen vom Uterus auf den Gelbkörper sowie auf Hypothalamus und Hypophyse, mit Veränderungen der Sekretion von Prolaktin und der die Prolaktin-Ausschüttung steuernden Releasing-Hormone, beteiligt sind.

Klinischer Bezug

Werden zu Beginn eines Zyklus Östrogene und Progesteron (bzw. Derivate der natürlichen Hormone) in hinreichender Menge zugeführt, so kann über die Hemmwirkung dieser Stoffe auf die Gonadoliberin-Bildung im Hypothalamus die Ovulation unterdrückt werden. Dieses Prinzip der **Ovulationshemmung** wird heute zur **Konzeptionsverhütung** angewandt.

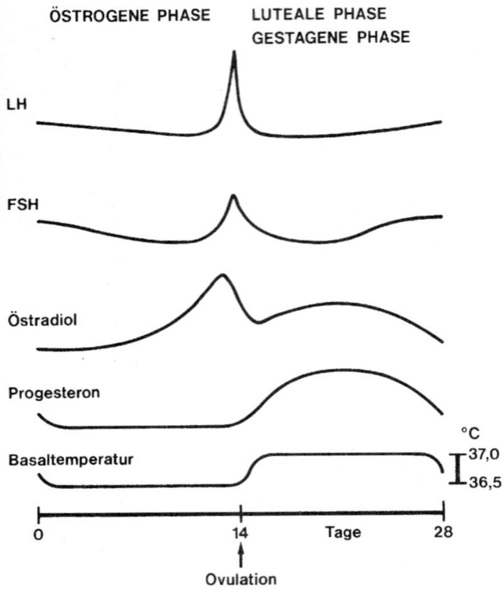

Abb. 11.1 Verlauf verschiedener Hormon-Blutspiegel im Menstruationszyklus, unten die Basaltemperatur.

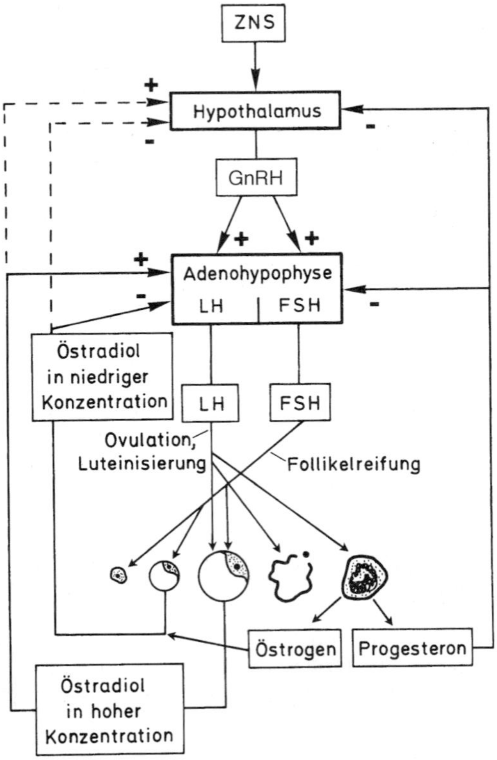

Abb. 11.2 Hormonale Steuerung des Menstruationszyklus. Erläuterungen in Lerntext XI.2.

H02 ■

→ **Frage 11.1:** Lösung A

Einen ausgeprägten Konzentrationsgipfel kurz vor der Ovulation findet man sowohl für Lutropin als auch für Estradiol. Den breiten zweiten Gipfel in der zweiten Zyklushälfte gibt es aber nur beim Estradiol, also (A) (vgl. Lerntext XI.2).
(A: 46%/+0,27).

F04 ■■

→ **Frage 11.2:** Lösung D

In Abb. 11.1 sind die Verläufe der Blutspiegel für die Hormone dargestellt, die den Menstruationszyklus steuern. Die in der Frage gezeigte Kurve entspricht dem Verlauf der Progesteronkonzentration während eines Menstruationszyklus. Nach dem Follikelsprung wird der Follikel zum Gelbkörper umgewandelt, und es setzt die Progesteronbildung ein, die mit dem Ende des Menstruationszyklus wieder abklingt (vgl. Lerntext XI.2).
(D: 81%/+0,32).

F03 ■

→ **Frage 11.3:** Lösung C

Abb. 11.1 zeigt die Verläufe der Blutspiegel für die Hormone, die den Menstruationszyklus steuern. Die Kurve für Östradiol ist doppelgipflig, aber das Maximum kurz vor der Ovulation (gegen Ende der Follikelphase, der östrogenen Phase) ist deutlich größer als der Gipfel in der Lutealphase. Außer (C) sind alle Aussagen eindeutig unzutreffend.
(C: 44%/+0,22).

H96 ■

→ **Frage 11.4:** Lösung E

Auch im männlichen Organismus werden in geringem Umfang Östrogene gebildet, und zwar in der Nebennierenrinde. Östradiol entsteht auch an manchen Zielzellen für Androgene (z. B. Prostata) aus Testosteron. Auch die Aussagen (B) bis (D) sind richtig (vgl. Lerntexte XI.2 und XI.4). Der Anstieg der Basaltemperatur zum Zeitpunkt des Follikelsprungs, der auf einer Verstellung des Sollwertes in der Thermoregulation beruht, wird dagegen auf die einsetzende Progesteronbildung zurückgeführt, (E) ist falsch.
(E: 60%/+0,40).

F03 ■

→ **Frage 11.5:** Lösung B

Gonadoliberin ist das Releasing-Hormon des Hypothalamus – (A) ist falsch –, das im Hypophysenvorderlappen die Ausschüttung der gonadotropen Hormone LH (luteinisierendes Hormon, Lutropin) und FSH (follikelstimulierendes Hormon, Follitropin) stimuliert. Die Freisetzung von GnRH erfolgt pulsatil, d. h. nicht kontinuierlich, sondern rhyth-

misch in regelmäßigen Intervallen (Periodendauer 2 bis 4 Stunden) – (B) ist richtig. Nur die pulsatile Stimulation des Hypophysenvorderlappens kann eine normale Ausschüttung der gonadotropen Hormone auslösen.
Zu (C) und (D): Auch bei den Sexualhormonen gibt es Rückkopplungen von den effektorischen Hormonen zu den steuernden Zentren (vgl. Lerntext XI.2).
Zu (E): Die Prolaktinbildung im Hypophysenvorderlappen steht vor allem unter inhibitorischer Kontrolle des Hypothalamus. Im Hypothalamus wird Dopamin gebildet, das als Inhibiting-Hormon auf die Prolaktin-bildenden Zellen der Hypophyse wirkt. Auch verschiedene andere Faktoren wirken bei der Regulation der Prolaktinsekretion mit, (E) trifft aber nicht zu.
(B: 31%/+0,16).

F93

→ **Frage 11.6:** Lösung D

Progesteron ist das wichtigste Schwangerschaftshormon (vgl. Lerntext XI.4) und *fördert* dabei unter anderem das Wachstum des Uterus.
(D: 61%/+0,26).

H99 ■

→ **Frage 11.7:** Lösung A

Kurve (A) ist typisch für den Verlauf der Östradiolkonzentration im Menstruationszyklus. (B) entspricht am ehesten dem Verlauf der Progesteronkonzentration. (D) könnte den FSH-Verlauf, (E) den LH-Verlauf darstellen (vgl. Lerntext XI.2).
(A: 46%/+0,09).

F02 ■

→ **Frage 11.8:** Lösung B

Im Verlauf des Menstruationszyklus wird kurz nach der Ovulation die Körpertemperatur auf ein höheres Niveau angehoben (um etwa 0,5 °C). Dieser Effekt wird auf die gesteigerte Progesteronbildung in der zweiten Zyklushälfte zurückgeführt, (B) trifft zu. Die sonstigen extragenitalen Wirkungen von Progesteron sind schwach, die in der Aufgabe neben (B) genannten Effekte gehören wohl nicht dazu.
(B: 86%).

11.4 Androgene

11.5 Gameten

XI.3 Sexualfunktionen beim Mann

Schon sehr früh in der Schwangerschaft entwickeln sich beim männlichen Feten die Keimdrüsen, und die Bildung der androgenen Hormone ist eine wichtige Voraussetzung für die normale Differenzierung der inneren und äußeren Genitalorgane. Das wichtigste androgene Hormon ist das **Testosteron**. Es wird im Blut überwiegend an Protein gebunden transportiert (wie andere Steroidhormone) und hat vielfältige Wirkungen. Es wirkt insgesamt Eiweiß aufbauend und ist somit anabol. Die beim Sport zum Doping verwendeten Anabolika sind überwiegend Androgenderivate. So fördert die steigende Testosteronbildung in der Pubertät auch das Wachstum. Anderseits beendigt später die hohe Testosteronkonzentration das Wachstum, indem sie einen Schluss der Epiphysenfugen veranlasst. Über Angriffe am Hypothalamus und limbischen System prägt Testosteron auch das Sexualverhalten.
Das **luteinisierende Hormon** der Hypophyse (LH) stimuliert die Bildung und Ausschüttung des männlichen Hormons **Testosteron** in den Leydig-Zwischenzellen des Hodens. Die Testosteronkonzentration im Blut wirkt hemmend auf die GnRH-Bildung im Hypothalamus sowie auf die LH-, nicht aber auf die FSH-Bildung in der Hypophyse zurück. FSH stimuliert, unter Mitwirkung von Testosteron, die Spermatogenese, insbesondere die unter wesentlicher Mitwirkung der Sertoli-Zellen ablaufende letzte Reifungsphase (Spermiogenese). Von diesen Prozessen gibt es eine hemmende Rückkopplung auf die FSH-Ausschüttung (über das von den Sertoli-Zellen gebildete Inhibin). ■

H92

→ **Frage 11.9:** Lösung C

Das wichtigste männliche Hormon, das Testosteron, wird in den Leydig-Zwischenzellen des Hodens gebildet. Die Sertoli-Zellen wirken bei der Spermatogenese mit (vgl. Lerntext XI.3).
(C: 71%/+0,36).

F84

→ **Frage 11.10:** Lösung C

(vgl. Lerntext XI.3).

11.6 Kohabitation und Befruchtung

H00

→ **Frage 11.11:** Lösung A

Das Erektionszentrum liegt im Sakralmark, und parasympathische efferente Fasern lösen die Erektion aus. (B) wäre richtig, wenn nach der Erektion gefragt wäre. Das Ejakulationszentrum liegt im Lumbalmark, und sympathische efferente Fasern lösen die zugehörigen Reaktionen aus, (A) trifft zu. Man liest allerdings auch, dass nur die Emission,

wodurch die Samenflüssigkeit in die Urethra befördert wird, durch den lumbalen Sympathikus ausgelöst wird, während die eigentliche Ejakulation, der Auswurf der Samenflüssigkeit, reflektorisch über das Sakralmark vermittelt wird. Die Frage erscheint also nicht unproblematisch.
(A: 59%/+0,36).

H03

→ **Frage 11.12:** Lösung C

Die Erektion wird dadurch eingeleitet, dass über parasympathische Nerven aus dem Sakralmark eine Dilatation der zu den Schwellkörpern führenden Arterien ausgelöst wird, (C) trifft zu, (B) ist falsch. Durch die zunehmende Blutfülle werden die abführenden Venen zugedrückt, was die Versteifung fördert, (D) ist falsch. Durch die Verengung der Venen bleibt der Durchfluss des Blutes, trotz Erweiterung der Arterien, begrenzt, (E) ist falsch.
Zu (**A**) und (**B**): Bei Querschnittslähmung oberhalb des Sakralmarks kann eine Erektion reflektorisch, durch Reizung im Genitalbereich, noch ausgelöst werden, da das Reflexzentrum im Sakralmark sitzt. Selbst bei Zerstörung des Sakralmarks kommt es bei manchen Männern noch zur Erektion, wobei vermutlich der Sympathikus eine entscheidende Rolle spielt. Das sind dann aber keine sympathischen Efferenzen aus dem Sakralmark, (B) ist sicher falsch.

H91

→ **Frage 11.13:** Lösung B

Die Vorbereitung der Spermien für die Penetration der Eihülle wird als Kapazitation bezeichnet.
(B: 65%/+0,20).

H84

→ **Frage 11.14:** Lösung D

Für die Frau gilt als typisch, dass bald nach einem Orgasmus ein weiterer auftreten kann, dass also keine Refraktärphase besteht, während die Sexualforscher beim Mann von einer refraktären Periode nach einer Ejakulation sprechen.
(D: 64%/+0,22).

F84

→ **Frage 11.15:** Lösung E

Die Eizelle bleibt etwa 6–12 h nach dem Follikelsprung befruchtungsfähig. Die Spermien dagegen sollen im Eileiter etwa 2 Tage befruchtungsfähig bleiben.

11.7 Schwangerschaft

11.8 Fetus

11.9 Geburt

11.10 Laktation

XI.4 Schwangerschaft, Geburt und Laktation

Kommt es im weiblichen Zyklus zur Befruchtung der Eizelle, so setzt sehr bald, schon in der Blastozyste, eine Hormonproduktion ein. Das wichtigste Hormon ist dabei das **humane Choriongonadotropin (HCG),** welches – ähnlich wie LH – das Corpus luteum zu vermehrter Progesteronbildung anregt. Damit bleibt die Rückbildung und Abstoßung der Uterusschleimhaut (Menstruation) aus. Der HCG-Nachweis wird als Schwangerschaftstest genutzt. Der etwa zum Zeitpunkt der (ausbleibenden) Menstruationsblutung in den Uterus gelangende Trophoblast findet ein optimal vorbereitetes Endometrium vor und beginnt, sich mit Hilfe proteolytischer Enzyme in der Schleimhaut „einzunisten" (Nidation). Das Chorion der heranwachsenden fetoplazentaren Einheit produziert in den ersten Schwangerschaftswochen (erstes Schwangerschaftsdrittel) in großen Mengen HCG und sorgt so für einen steigenden Progesteronspiegel. In der Folgezeit **übernimmt zunehmend die Plazenta die Progesteronbildung.** Auch fetale und andere plazentare Hormonbildungen sind wichtig.
Ansteigender Östrogenspiegel im mütterlichen Blut stimuliert die mütterliche Hypophyse zu Ausschüttung von Prolaktin, welches in Verbindung mit einem plazentaren Hormon die mütterliche Brustdrüse auf die Laktation vorbereitet. Nach 40 Schwangerschaftswochen (nach der letzten Menstruation) beginnen die **Wehen,** wobei das aus dem Hypophysenhinterlappen vermehrt ausgeschüttete **Oxytocin** eine wichtige Rolle spielt. Ebenso wichtig ist, dass die Uterusmuskulatur nur am Ende der Schwangerschaft überhaupt auf Oxytocin reagiert, was auf eine sensibilisierende Wirkung der Östrogene zurückgeführt wird.
Nach der Geburt und dem Ausstoßen der Plazenta sinken Östrogen- und Progesteronspiegel rasch ab, was als Voraussetzung dafür angesehen wird, dass jetzt der erhöhte Prolaktinspiegel die Milchsekretion in Gang setzen kann. Das Anlegen des Säuglings führt über mechanische Reizung der Mamillen zur Auslösung des Milchejektionsreflexes (vgl. Abb. 10.1 C): Auf nervalem Weg werden die Oxytocin-produzierenden Neurone im Hypothalamus angeregt, und das

auf diese Weise ausgeschüttete Oxytocin führt zu einer Kontraktion des Myoepithels der Brustdrüse, was zur Ejektion der Milch führt. Auch die Ausschüttung von Prolaktin wird durch die Stimulation der Brustwarzen gesteigert. ■

F04

→ **Frage 11.16:** Lösung C

Innerhalb des ersten Tages nach dem Follikelsprung ist die Eizelle befruchtungsfähig. Das befruchtete Ei entwickelt sich durch mehrere Zellteilungen zur Morula und gelangt am 3.–4. Tag nach der Ovulation in den Uterus. Durch weitere Proliferation bildet sich die Blastozyste. 6–8 Tage nach der Ovulation beginnt die Implantation (Einnistung des Eis in der Gebärmutterschleimhaut, Nidation), (C) trifft zu.
(C: 71%/+0,12).

F02 ■

→ **Frage 11.17:** Lösung A

Der HCG-Spiegel im Blut steigt im ersten Schwangerschaftsdrittel stark an und fällt dann wieder ab, (A) trifft zu. Östradiol- und Progesteronspiegel steigen in den letzten Schwangerschaftsdritteln zunehmend an.
Zu **(C)**: Dehydroepiandrosteron (DHEA) wird von der fetalen Nebenniere gebildet (ab 3. Schwangerschaftsmonat).
Zu **(E)**: CRH wird von der Plazenta gebildet, und zwar zunehmend mit der Dauer der Schwangerschaft.
(A: 84%).

H98 ■ ■

→ **Frage 11.18:** Lösung D

Wird im weiblichen Zyklus ein Ei befruchtet, so setzt sehr bald in der Blastozyste eine Hormonbildung ein, wodurch die Voraussetzungen für die Nidation geschaffen werden. Das wichtigste embryonale Hormon ist das humane Choriongonadotropin (D), welches das Corpus luteum zur Progesteronbildung stimuliert und so dafür sorgt, dass keine Menstruationsblutung auftritt.
(D: 73%/+0,31).

F01 ■

→ **Frage 11.19:** Lösung A

Nach Befruchtung einer Eizelle setzt sehr bald in der Blastozyste eine Hormonbildung ein, vor allem die Bildung von humanem Choriongonadotropin. Dieses stimuliert das Corpus luteum zur Progesteronbildung und sorgt so dafür, dass die Uterusschleimhaut nicht abgestoßen wird und die Bedingungen für eine Nidation günstig sind. Mit der stimulierenden Wirkung auf das Corpus luteum ähnelt das HCG am ehesten dem LH, das im Menstruationszyklus die Progesteronbildung im Corpus luteum fördert (vgl. Lerntext XI.4).
(A: 45%/+0,31).

F03

→ **Frage 11.20:** Lösung D

Die wichtigsten endokrinen Ereignisse im Beginn der Schwangerschaft (1. Drittel) sind die embryonale Bildung von HCG (humanes Choriongonadotropin) und die durch HCG stimulierte Bildung von Progesteron im Corpus luteum, wodurch die Schwangerschaft stabilisiert wird. Im weiteren Verlauf der Schwangerschaft wird die Hormonbildung in der Plazenta immer intensiver, die Blutspiegel von Östrogen und Progesteron steigen bis zum Ende der Schwangerschaft immer weiter an. Die Östrogenbildung der Plazenta erfolgt durch Umwandlung von DHEA (Dehydroepiandrosteron), das in großem Umfang von den gut ausgebildeten fetalen Nebennieren gebildet wird. Wenn im 2. Schwangerschaftsdrittel, wenn normalerweise der Östrogen-Blutspiegel deutlich steigt, ein Abfall des Östrogenspiegels beobachtet wird, so liegt die Vermutung nahe, dass der Nachschub von DHEA aus den Nebennieren unzureichend ist, (D) trifft zu.
Zu **(B)**: Das Corpus luteum bildet sich ab der 8. bis 10. Schwangerschaftswoche mehr und mehr zurück.
(D: 15%/+0,16).

F98

→ **Frage 11.21:** Lösung B

Progesteron ist das wichtigste Schutzhormon für das Fortbestehen einer Schwangerschaft. In den ersten Schwangerschaftswochen wird das Progesteron im Corpus luteum gebildet. Später übernimmt die Plazenta die Progesteronbildung, das Corpus luteum bildet sich nach dem ersten Schwangerschaftsdrittel zurück. Zum Ende der Schwangerschaft hin erreicht die Progesteronkonzentration im Blut ein Vielfaches gegenüber dem Anfangswert, (B) ist sicher richtig.
(B: 22%/+0,18).

F02

→ **Frage 11.22:** Lösung B

DHEA, das von der fetalen Nebenniere gebildet wird, wird in der Plazenta in Östriol umgewandelt, (B) trifft zu, (C) ist falsch.
Zu **(D)**: DHEA kann zu Testosteron umgewandelt werden, nicht umgekehrt.
Zu **(A)**: Die Regression der Müller-Gänge beim männlichen Feten wird durch das in den Sertoli-Zellen gebildete Müllersche inhibierende Hormon bewirkt.
(B: 38%).

F01 ■

→ **Frage 11.23:** Lösung D

Prolaktin ist ein effektorisches Hormon des Hypophysenvorderlappens – (A) ist falsch – das die Milchbildung fördert. Seine Bildung und Ausschüttung steht unter Kontrolle des Hypothalamus, wobei Dopamin eine inhibitorische Wirkung entfaltet – (B) ist falsch – und TRH fördernd wirkt – (E) ist falsch. Beim Stillen werden Mechanorezeptoren der Mamillen stimuliert, deren afferente Nerven im Hypothalamus sowohl eine Steigerung der Oxytocinbildung (Milchejektionsreflex) als auch eine Steigerung der Prolaktinbildung hervorrufen, (D) ist sicher richtig.
(D: 78%/+0,11).

Kommentare aus dem Examen Herbst 2004

H04 ■

→ **Frage 11.24:** Lösung C

Im ersten Drittel der Schwangerschaft produziert das Chorion der fetoplazentaren Einheit sehr viel HCG (humanes Choriongonadotropin). Im weiteren Verlauf steigt die Hormonbildung in der Plazenta an, v. a. von Progesteron und Östrogenen – letztere werden v. a. zum Ende der Schwangerschaft hin immer stärker gebildet, (C) trifft zu.
Zu (A): Aldosteron wird von der Nebennierenrinde gebildet.
Zu (B): DHEA und DHEA-S werden während der Schwangerschaft in der fetalen Nebenniere gebildet und in der Plazenta zu Östriol umgewandelt.
Zu (D) und (E): LH und FSH sind Hormone des Hypophysenvorderlappens.

12 Funktionsprinzipien des Nervensystems

12.1 Ionenkanäle

12.2 Ruhemembranpotential

12.3 Signalübertragung in Zellen

Die Grundlagen der Ausbildung eines Membranpotentials sind in Kapitel 1.5 dargestellt. An diese Ausführungen wird hier angeknüpft.

XII.1 Aktionspotential beim Nerven

Lässt man auf eine Nervenfaser einen schwachen elektrischen Reiz einwirken (Reizelektrode negativ), so kommt es am Reizort lediglich zu einer schwachen Depolarisation des Nerven (Abb. 1.4), die auf den Reizort beschränkt bleibt. Diese Depolarisation ist teils ein passiver Effekt, produziert durch den applizierten Reizstrom (elektrotonischer Effekt). Teils beruht sie aber darauf, dass der Nerv auf die induzierte Depolarisation selbst mit Erzeugung einer zusätzlichen Depolarisation reagiert, die man **lokale Antwort** nennt. Mit zunehmender Reizstärke wird auch die lokale Depolarisation stärker. Wird dabei ein bestimmtes **Schwellenpotential** (–60 bis –50 mV) erreicht, so kommt es plötzlich zu einer **explosiven Depolarisation, die über die Nullinie hinausschießt und dem Na^+-Gleichgewichtspotential zustrebt** und nach kurzer Zeit wieder abklingt. Diese explosive Erregung heißt **Aktionspotential.** Es besteht aus der **Depolarisationsphase** (Aufstrich), dem Overshoot (Überschuss über die Nullinie), der **Repolarisationsphase** und den **Nachpotentialen.** Im engeren Sinn versteht man unter dem Aktionspotential das Spitzenpotential (Spike) bis zum Ende der Repolarisationsphase, also ohne Nachpotentiale. Dieses Aktionspotential dauert beim schnellen myelinisierten Nerven nur ca. 1 ms.
Wird an einer Stelle einer Nervenfaser ein Aktionspotential ausgelöst, so pflanzt sich dieses nach beiden Richtungen hin über den Nerven fort, indem die Erregung der einen Stelle elektrische Ströme erzeugt, die in den benachbarten Stellen eine Erregung auslösen. Das Aktionspotential ist eine **fortgeleitete Erregung,** im Gegensatz zu der lokalen, unterschwelligen Depolarisation bei schwachen Reizen.
Das Aktionspotential folgt der **Alles-oder-Nichts-Regel,** es ist ein **explosives Ergebnis:** Entweder bleibt die Depolarisation unterschwellig, oder es wird ein volles Aktionspotential ausgelöst, das bei Konstanz der Ausgangsbedingungen stets gleichartig abläuft.
Viele Gesetzmäßigkeiten der Nervenerregung gelten auch für andere erregbare Zellen (Muskelzellen, Sinnesrezeptoren usw.). In Verlaufsform und Dauer des Aktionspotentials sowie in der Geschwindigkeit der Erregungsweiterleitung gibt es aber starke Unterschiede. ■

F98 ■

→ **Frage 12.1:** Lösung B

Bei markhaltigen Nerven (oder auch beim marklosen Riesenaxon) dauert ein Spike (Aktionspotential ohne Nachpotentiale) rund 1 ms (= 0,001 s), wie in (B) angegeben.
(B: 63%/+0,29).

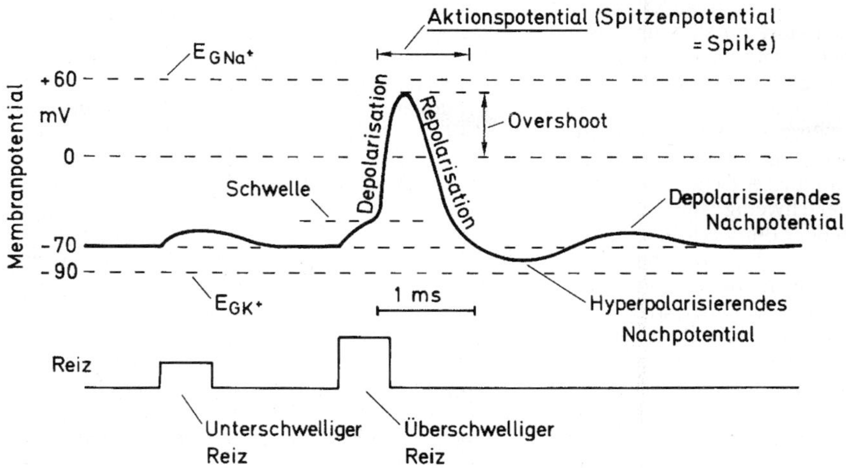

Abb. 12.1 Reaktion eines Nerven auf elektrische Reizung (am Beispiel eines schnellen motorischen Nerven bei intrazellulärer Potentialmessung). Ein schwacher, unterschwelliger depolarisierender Reiz führt nur zu einer leichten, lokalen Depolarisation der Membran, die sich rasch wieder zurückbildet. Wird bei einem stärkeren Reiz eine kritische Schwelle der Depolarisation erreicht, so wird ein Aktionspotential ausgelöst, das vom Reizort aus fortgeleitet wird. Das Membranpotential des Nerven liegt unter Ruhebedingungen nahe beim Gleichgewichtspotential für Kalium (E_{GK^+}) und nähert sich beim Aktionspotential kurzfristig dem Gleichgewichtspotential für Natrium (E_{GNa^+}) (vgl. Lerntext XII.1).

H01 ■

→ **Frage 12.2:** Lösung C

Das Nervenaktionspotential entsteht durch eine starke Zunahme der Na^+-Leitfähigkeit. Das Membranpotential nähert sich deshalb kurzfristig dem Na^+-Gleichgewichtspotential (+60 mV). Stärker positiv kann das Membranpotential nie werden, (C) ist ganz falsch (vgl. Lerntext XII.1).
(C: 80%/+0,42).

F99 ■

→ **Frage 12.3:** Lösung A

Bei einem α-Motoneuron, also einem für schnellste Erregungsleitung zum Muskel zuständigen Neuron, ist das Aktionspotential (Spitzenpotential ohne Nachpotentiale) ähnlich schnell und kurz wie bei einem schnellen Nerven, die Dauer beträgt also etwa 1 ms. Bei den Zeitmaßstäben des Bildes stellt sich dieses Ereignis deshalb als senkrechter Strich dar, nur (A) kommt in Frage. In (D) beträgt die Spikedauer etwa 20 ms. Das Plateau-Aktionspotential in (E) könnte von einer Herzmuskelzelle (Kammermyokard) sein.
(A: 64%/+0,27).

XII.2 Ionentheorie der Erregung

Nach der modernen Erregungstheorie enthält die Nervenmembran Na^+- und K^+-Kanäle, deren Durchgängigkeit selektiv und unabhängig voneinander verändert werden kann. Diese Kanal-Funktionen sind an spezifische, in die Membran eingebaute Kanalproteine gebunden. Wir gehen hier vereinfachend von einheitlichen Na^+- und K^+-Kanälen aus. Bei den K^+-Kanälen lassen sich heute viele Typen unterscheiden (allein mindestens sieben bei Nervenzellen).
In Ruhe ist das K^+-System durchlässiger, die Kaliumleitfähigkeit g_K ist viel größer als die Natriumleitfähigkeit g_{Na} (vgl. Lerntext I.8). Depolarisation führt zu einer Öffnung von Na^+-Kanälen, das durch die eröffneten Na^+-Kanäle einströmende Na^+ verstärkt die Depolarisation, wodurch weitere Na^+-Kanäle eröffnet werden. Hier besteht also eine positive Rückkopplung gemäß Abb. 12.2. Dies ist der Grund dafür, dass nach einem depolarisierenden Reiz die Tendenz besteht, dass sich die Depolarisation zu einer explosiven Totalentladung aufschaukelt.
Das Na^+-System ist das erregungsbildende System der Nervenmembran, das K^+-System ist das stabilisierende, repolarisierende System der Membran.
Zur genaueren Analyse der Erregungsprozesse misst man neben dem Membran**potential** die Ionen**ströme**, die durch die Membran fließen. Dazu bedient man sich der **Voltage-Clamp-Technik** („Spannungsklemme„): Mit einer intrazellulären Elektrode appliziert man einen Strom, mit dem man ein gewünschtes Membranpotential einstellt und mit Hilfe eines Regelsystems festhält. Durch sprunghafte Verstellung des Klemmpotentials in Richtung Depolarisation kann man die Erregungskanäle aktivieren und die dabei fließenden Ionenströme messen. In Abb. 12.3 sind solche Messungen bei ei-

nem Nerven dargestellt, bei dem die Kaliumkanäle pharmakologisch blockiert sind, und zwar für vier verschiedene Potentialsprünge. Die durch Depolarisation aktivierten Ströme sind dann reine Natriumströme. Klemmt man vom Membranpotential –90mV auf –80 oder –70 mV, so ist kein Membranstrom zu messen (im Bild nicht dargestellt), weil diese leichten Depolarisationen noch unterschwellig sind. Bei Depolarisation auf –30 oder 0 mV wird das Natriumsystem aktiviert, es kommt zu einem Einstrom positiver Ladungen, der aber schnell wieder abklingt, weil die Na^+-Kanäle inaktiviert werden. Bei einem Potentialsprung auf +60 mV werden die Na^+-Kanäle ebenfalls aktiviert, aber es fließt kein Strom, weil das Na^+-Gleichgewichtspotential bei +60 mV liegt, d.h. bei diesem Potential gibt es keine elektrochemische Triebkraft für die Na^+-Ionen. Klemmt man zu noch höheren Potentialen, z.B. auf +90 mV im Bild, so kommt es sogar zu einem Auswärtsstrom von Na^+-Ionen. Misst man für jeden Potentialsprung den maximalen Wert des Stromes und trägt diese Werte in Abhängigkeit vom Klemmpotential auf, so erhält man die Strom-Spannungs-Kennlinie für die Na^+-Kanäle.

Auf der Basis derartiger Voltage-clamp-Messungen lässt sich der Verlauf der Ionenleitfähigkeiten während eines Aktionspotentials berechnen, wie er in Abb. 12.4 dargestellt ist. Die „Explosion" des Natriumsystems führt dazu, dass die Natriumleitfähigkeit g_{Na} in Bruchteilen einer Millisekunde ihren Maximalwert erreicht. Das Kaliumsystem ist wesentlich langsamer als das Natriumsystem. Eine stärkere Aktivierung des K^+-Systems setzt erst dann ein, wenn die Na^+-Leitfähigkeit etwa auf ihrem Maximalwert ist. Die erste Phase des Aktionspotentials, die **Depolarisationsphase (Aufstrich)** und die Phase des **Overshoots** (über die Nullinie hinweg überschießende Depolarisation bzw. Umpolarisation der Membran) stehen deshalb ganz unter der Herrschaft des Na^+-Systems. Während in Ruhe die K^+-Permeabiltiät rund 20mal größer ist als die Na^+-Permeabilität, ist die **Na^+-Permeabilität** auf dem Gipfel des Aktionspotentials umgekehrt rund 20mal größer als die K^+-Permeabilität unter Ruhebedingungen. Die Na^+-Permeabilität wächst also bei Erregung rund um den Faktor 400.

Im Verlauf eines Aktionspotentials gehorcht das Membranpotential ebenso den beschriebenen Gesetzen für das Diffusionspotential wie in Ruhe: Im Maximum der Erregung rückt es entsprechend den umgekehrten Permeabilitätsverhältnissen sehr dicht an das Na^+-Gleichgewichtspotential heran.

Das Na^+-System hat nun die Eigenschaft, dass eine ausgelöste Aktivierung sehr rasch abklingt, das System geht in einen Zustand der **Inaktivierung** über. Diese Inaktivierung führt in Verbindung mit der jetzt stark ansteigenden Kaliumleitfähigkeit dazu, dass das Aktionspotential rasch in die Phase der Repolarisation übergeht. Dem schließt sich in der Regel eine **Nach-Hyperpolarisation** an, die darauf beruht, dass die Kaliumleitfähigkeit auch im Rückgang gegenüber der Natriumleitfähigkeit deutlich verzögert ist. Das Membranpotential rückt in dieser Phase gesteigerter Kaliumpermeabilität noch näher an das Kaliumgleichgewichtspotential heran als unter normalen Ruhebedingungen.

Wenn sich der Na^+-Kanal bei Inaktivierung wieder schließt, hat er noch nicht denselben Zustand erreicht wie unter Ruhebedingungen. Es bedarf vielmehr einer gewissen Erholung, bis der Kanal wieder für eine neue Erregung empfänglich ist. Diese Erholung läuft nur ab, wenn es zu einer Repolarisation kommt. Bei Depolarisation bleibt der Kanal langfristig verschlossen und unerregbar.

Beim Natrium-System lassen sich drei Zustände unterscheiden:

- **Ruhezustand:** Kanäle geschlossen, aktivierbar (erregbar).
- **Erregung,** aktiver Zustand: Kanäle offen für den Durchtritt von Na^+.
- **Inaktivierung:** Kanäle geschlossen, aber nicht aktivierbar (nicht erregbar, refraktär).

Der Nerv kann bei langsamer Depolarisation auch ohne Auslösung eines Aktionspotentials vom Ruhezustand in einen Zustand der Inaktivierung übergehen, es kommt zu **Akkommodation** und schließlich zu einem **Depolarisations-Block.**

Die hohe Spezialisierung der Kanalproteine kommt auch darin zum Ausdruck, dass es hochspezifische blockierende Stoffe gibt. **Tetrodotoxin** (TTX, Gift des japanischen Pufferfisches) blockiert selektiv die Natriumkanäle, **TEA** (Tetraethylammonium) die Kaliumkanäle der Nervenmembran.

Die Anwendung der Voltage-clamp-Technik an kleinen Membranstücken (englisch: patch) heißt **patch-clamp-Technik.** Durch die Verleihung des Nobelpreises an die deutschen Physiologen Neher und Sakmann (1991) für die Einführung dieser Technik sind diese Verfahren auch in das allgemeine Bewusstsein gelangt. Mittels patch clamp kann man **einzelne Ionenkanäle** analysieren: Die Leitfähigkeit eines Einzelkanals ändert sich nicht kontinuierlich, sondern sprunghaft zwischen *offen* und *zu.* Der kontinuierliche Verlauf eines Aktionspotentials bei Erregung (Abb. 1.4) kommt also durch Integration über viele Einzelkanäle zustande, die jeweils einzelne Quanten (kurze Rechteck-Stromstöße) liefern. Auf der Basis dieser Erkenntnisse bedeutet *Aktivierung* eines Ionensystems nicht einfach Eröffnung der Kanäle, sondern eine Steigerung der **Offenwahrscheinlichkeit der Kanäle.**

Die Natrium- und Kaliumkanäle der Nervenmembran gehören zu den **spannungsgesteuerten Ionenkanälen.** Daneben gibt es noch viele Typen

chemisch gesteuerter Ionenkanäle (Liganden-gesteuerte Ionenkanäle), z. B. an Synapsen, und viele spezielle Kanaltypen bei Sinnesrezeptoren, z. B. **mechanisch gesteuerte Ionenkanäle.** ■

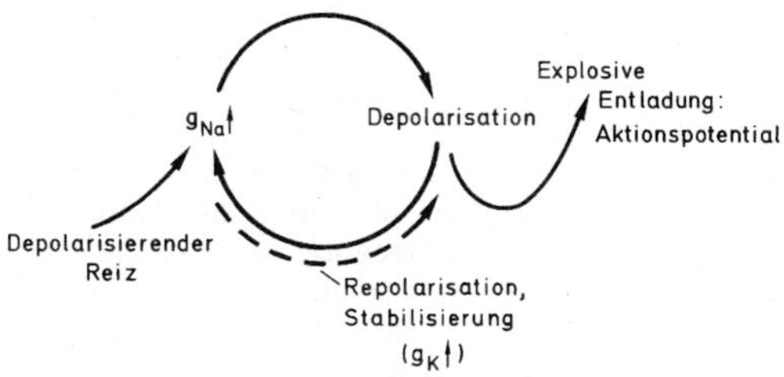

Abb. 12.2 Erregungsprozess der Nervenmembran als positive Rückkopplung: Ein depolarisierender Reiz erhöht die Natrium-Leitfähigkeit (g_{Na}), was zu weiterer Depolarisation und damit zu weiterer Steigerung der Natrium-Leitfähigkeit führt. Auf diese Weise entsteht eine explosive, maximale Erregung, das Aktionspotential. Das Kalium-System wirkt der Depolarisation entgegen und strebt so eine Stabilisierung des Ruhepotentials an.

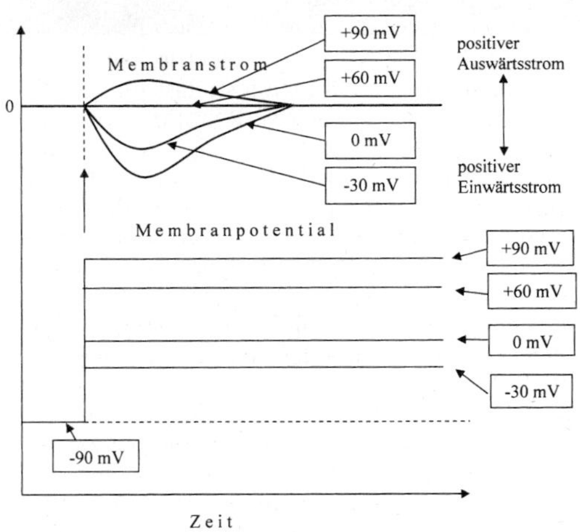

Abb. 12.3 Messung von Membranströmen an einem Nerven mittels Voltage-clamp-Technik, bei Blockade der Kaliumkanäle, (vgl Lerntext XII.2).

F97 ■■

➔ **Frage 12.4:** Lösung E

Die initiale Depolarisationsphase (Aufstrich) des Nerven-Aktionspotentials kommt dadurch zustande, dass Natrium-Kanäle durch Depolarisation aktiviert werden, wodurch ein Na^+-Einstrom veranlasst wird (vgl. Lerntext XII.2 und Abb. 12.4). Diese Na^+-Kanäle sind also spannungsgesteuert, (E) ist richtig. Die spannungsgesteuerten K^+-Kanäle sind für die Repolarisation verantwortlich. Daneben gibt es viele Typen chemisch gesteuerter Kanäle an Synapsen.

(E: 88%/+0,14).

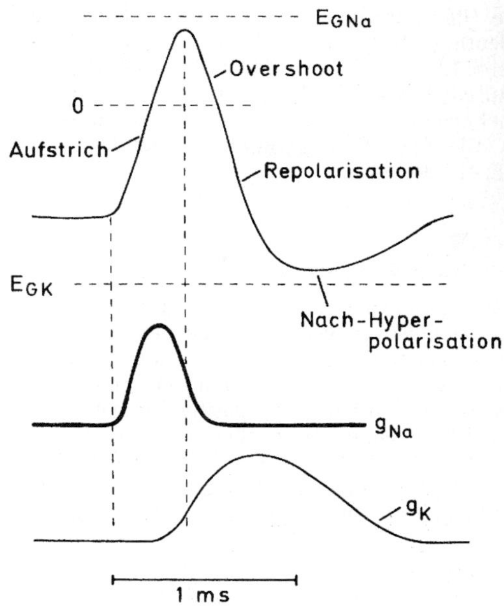

Abb. 12.4 Veränderungen der Ionenleitfähigkeiten für Natrium (g_{Na}) und Kalium (g_K) im Verlauf eines Nerven-Aktionspotentials. Erläuterungen in Lerntext XII.2.

F01 ■

➔ **Frage 12.5:** Lösung B

Die Aussagen (A), (C) und (D) enthalten wichtigstes Basiswissen zur Nervenerregung. Die stärkste Aktivierung des Na^+-Systems, und damit der maximale Einstrom von Na^+, besteht dann, wenn der Aufstrich des Aktionspotentials (Depolarisationsphase) am steilsten ist. An der Spitze des Aktionspotentials sind schon viele Natriumkanäle inaktiviert, der Natriumeinstrom ist schon wieder sehr klein, (B) ist sicher falsch.

Zu **(E)**: Hier müsste gesagt sein, dass das Schwellenpotential für die Auslösung eines Aktionspotentials gemeint ist. Weiterhin wäre es besser, wenn es hieße: „Wird das Schwellenpotential für die Auslösung eines Aktionspotentials überschritten, so übertrifft ...". Die Schwelle selbst ist ein labiler Zustand, bei dem sich Aus- und Einstrom weitgehend die Waage halten, wobei noch nicht klar ist, ob die Situation in Richtung Erregung (Aktionspotential) umkippt oder ob sich gerade noch das stabilisierende Kaliumsystem durchsetzen kann und eine Repolarisation folgt.

(B: 66%/+0,41).

H94 ■

➔ **Frage 12.6:** Lösung E

Der Na^+-Einstrom während des Aktionspotentials ist so gering, dass man sagen kann: Die Konzentration ändert sich **nicht messbar.** (A) ist falsch. Das Na^+-Gleichgewichtspotential wird nicht ganz erreicht, sodass (B) und (C) falsch sind. Die höchs-

te Offenwahrscheinlichkeit der Na^+-Kanäle liegt deutlich vor dem Gipfel des Aktionspotentials, vgl. Abb. 12.4, (D) ist falsch. Die treibende Kraft für den Auswärtstransport der K^+-Ionen wächst mit zunehmendem Abstand des Membranpotentials vom K^+-Gleichgewichtspotential, (E) ist richtig.
(E: 49%/+0,29).

H97 ■

→ **Frage 12.7:** Lösung E

Das Aktionspotential einer Nervenfaser wird durch Einstrom von Na^+-Ionen ausgelöst. Diese einströmenden positiven Ionen führen zu einer Umladung der Nervenmembran, das intrazelluläre Potential wird kurzfristig positiv. Die dafür erforderliche Ionenmenge ist aber so gering, dass sich die Ionenkonzentrationen im Verlauf eines einzelnen Aktionspotentials nicht nennenswert verändern, (E) ist zutreffend (vgl. Lerntext XII.2 und Kommentar 12.6).
(**E: 57%/+0,39;** D: 20%/–0,13).

H02

→ **Frage 12.8:** Lösung B

Dieser Inhalt ist neu im Prüfungsstoff des IMPP! Hier ist eine Strom-Spannungs-Kennlinie dargestellt, wie man sie anhand von Messungen gemäß Abb. 12.3 gewinnen kann (vgl. Lerntext XII.2). Dass die Kennlinie für Na^+-Ionen charakteristisch ist, erkennt man einmal an der Schwelle für den Einsatz des Stromes – bei etwa –60 mV – und zum anderen am Umkehrpunkt vom Einwärts- zum Auswärtsstrom, also an der Lage des Gleichgewichtspotentials bei +50 bis +60 mV. Für Ca^{2+}-Ionen würde dieser Umkehrpunkt bei etwa +150 mV liegen. Bei K^+-Kanälen würden bei Depolarisation stets positive Auswärtsströme gemessen werden.
(B: 70%/+0,30).

XII.3 Refraktärität

Setzt man nach einem 1. Reiz, der ein Aktionspotential ausgelöst hat, einen 2. Reiz, so stellt man fest, dass es eine bestimmte Zeitspanne nach dem 1. Reiz gibt, in der auch ein beliebig starker 2. Reiz keine Erregung auslösen kann. Diese Zeit der völligen Unerregbarkeit heißt **absolute Refraktärzeit;** sie ist etwa so lang wie das Aktionspotential selbst, also beim schnellen Nerven ca. 1 ms, und beruht darauf, dass das Natriumsystem inaktiviert ist. Danach folgt eine Phase der reduzierten Erregbarkeit, die **relative Refraktärzeit.** In dieser Zeit ist die Schwelle erhöht, d. h. nur ein im Vergleich zu Normalbedingungen verstärkter Reiz löst eine Erregung aus, und das ausgelöste Aktionspotential ist kleiner als das normale, weil noch nicht alle Na^+-Kanäle wieder voll erregbar geworden sind. ■

F97 ■

→ **Frage 12.9:** Lösung B

Vgl. Lerntext XII.3.
Vorsicht bei (C)! Für das AP gilt die „Alles-oder-Nichts-Regel“, die besagt, dass durch einen Reiz entweder ein volles, maximales AP oder gar kein AP ausgelöst wird. „Alles“ heißt dabei, dass alle verfügbaren, d. h. erregbaren Kanäle aktiviert werden. Das „Alles“ ist aber keine konstante Größe. In der relativen Refraktärphase ist dieses „Alles“ eben reduziert, und deshalb ist die Amplitude des AP kleiner als bei Erregung im normalen Ruhezustand. Der Ausdruck „explosive Erregung“ für das Aktionspotential ist deshalb ein gutes Bild: Es explodiert immer alles, was an explosivem Material verfügbar ist; aber es gibt große und kleine Explosionen.
(Im Vorsatz müsste es im 2. Satz heißen: „Verglichen zur **Erregungs**auslösung ...“. Der Reiz wird appliziert. Die Antwort des Nerven ist eine Erregung.)
(**B: 75%/+0,18;** C: 12%/–0,05).

XII.4 Elektrische Reizung, Rheobase und Chronaxie

Reizt man einen Nerven mit elektrischen Rechteckimpulsen, so stellt man fest, dass die zur Erregung gerade notwendige Reizstärke von der Dauer der Reizimpulse abhängig ist. Je kürzer der Reizstrom, desto stärker ist der zur Auslösung einer Erregung erforderliche Reiz (als Spannung oder als Stromstärke gemessen), wie in Abb. 12.5 dargestellt. Die Reizstärke, die bei (unendlich) langer Flusszeit gerade eben eine Erregung auslöst, nennt man **Rheobase.** Die Zeit, die ein Strom der doppelten Rheobase fließen muss, um gerade eben eine Erregung auszulösen, nennt man **Chronaxie.** Die **Chronaxie ist die Nutzzeit der doppelten Rheobase.** Die Nutzzeit eines Reizstromes ist generell diejenige Zeit, die der Reizstrom mindestens fließen muss, um gerade eben eine Erregung auszulösen – jeder längere Stromfluss ist unnütz.
Diese Gesetzmäßigkeiten sind wichtig im Hinblick auf die erregende Wirkung von Wechselströmen. Bei **Wechselstromreizung** ist jede einzelne Sinus-Halbwelle als Reizimpuls zu betrachten. Wird die Dauer einer Halbwelle mit zunehmender Frequenz immer kürzer, so steigt die zur Erregung notwendige Schwellenstromstärke immer mehr an. Bei sehr hohen Frequenzen schließlich kommt eine Erregung gar nicht mehr zustande. Hochfrequente Wechselströme (ab etwa 1 MHz) haben keine erregende Wirkung mehr auf Nerv und Muskel, sie können zur Durchwärmung des Gewebes benutzt werden (**Diathermie**). Bei sehr niederfrequenten Wechselströmen lässt die erregende Wirkung gleichfalls nach, und zwar deshalb, weil

die Steilheit der einzelnen Halbwelle zu gering wird. Es kommt dabei zu einem **Einschleichen** des Stromes (**Akkommodation**). Bei langsamer Depolarisation springt auch das langsamere Kaliumsystem der Membran mit an, und die Depolarisation führt zu Inaktivierung des Natriumsystems (vgl. Lerntext XII.2). Trägt man in einem Diagramm die Reizschwelle von Wechselströmen in Abhängigkeit von der Frequenz auf, so findet man die niedrigsten Schwellen (beste Erregbarkeit) im Bereich um die Frequenz des Netzstromes (50 Hz), mit einem Anstieg der Schwelle sowohl zu den niedrigeren als auch zu den höheren Frequenzen.

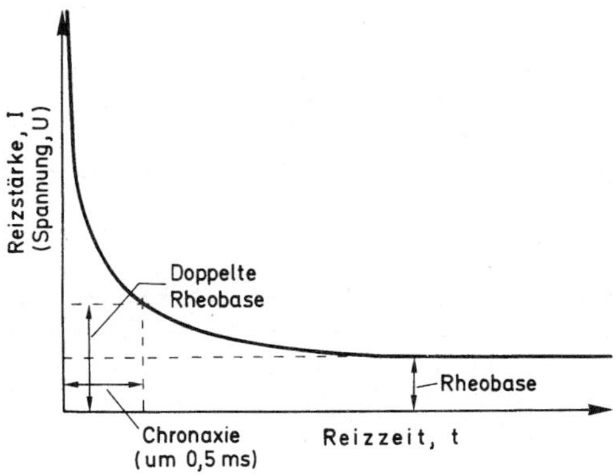

Abb. 12.5 Reizzeit-Spannungs-Kurve des Nerven. Die Stärke eines Rechteck-Stromimpulses, die bei (unendlich) langer Flusszeit dieses Stromes erforderlich ist, um gerade eben eine Erregung auszulösen, heißt Rheobase. Die Zeit, die ein Stromimpuls von doppelter Rheobase fließen muss, um gerade eben eine Erregung auszulösen, heißt Chronaxie (gleich Nutzzeit der doppelten Rheobase). Der Chronaxiewert um 0,5 ms gilt für schnelle motorische Nerven.

F84

→ **Frage 12.10:** Lösung A

Es müsste bei der richtigen Antwort (A) eigentlich heißen: „... zur Auslösung einer Erregung". Auch der Nerv hat schließlich eine Chronaxie.

H88

→ **Frage 12.11:** Lösung D

Vgl. Lerntext XII.4 und Abb. 12.5.
Chronaxie-Messungen können klinisch als Indikator für Störungen der Erregbarkeit genutzt werden, Aussage (D) ist richtig.
Zu (B): Veränderungen des elektrischen Widerstandes im Reizstromkreis, sei es durch Veränderungen der Hautfeuchtigkeit oder durch Variationen der Dicke des subkutanen Fettgewebes, beeinflussen die Größe der Rheobase, deren Absolutwert deshalb auch keine wesentliche Bedeutung hat. Die Chronaxie dagegen ist vom Widerstand unabhängig, und das ist der wesentliche Grund dafür, dass man diese Bestimmungsmethode gewählt hat.

XII.5 Erregungsleitung im Nerven

Die Fortleitung der Erregung im Nerven ist ein elektrischer Prozess. Zwischen einer erregten und einer unerregten Stelle fließt ein Strom, welcher die unerregte Stelle depolarisiert, wobei dieselben Prozesse ablaufen wie für die äußere elektrische Reizung des Nerven beschrieben (**Strömchen-Theorie** der Erregungsleitung). Bei einer einfachen, marklosen Nervenfaser schreitet die Erregung auf diese Weise kontinuierlich über den Nerven hinweg fort. Die Geschwindigkeit der Fortleitung hängt dabei von den elektrischen Parametern der Nervenfaser ab, wie in einem elektrischen Ersatzschema in Abb. 12.6 dargestellt.
Der Stromfluss zwischen einer depolarisierten (erregten) und einer unerregten Partie folgt streng den physikalischen Gesetzen, wie sie für tote Leiter gelten. Diese physikalisch-passiven Prozesse werden als **elektrotonische** Phänomene bezeichnet. Der depolarisierende Strom zwischen erregter und unerregter Stelle hängt einmal vom **inneren Längswiderstand des Axons** R_{in} und zum anderen vom **Widerstand der Membran** R_M und der **Kapazität der Membran** C_M ab. Je kleiner R_{in}, desto besser und schneller wird sich der Strom in Längsrichtung ausbreiten können. Der durch R_M fließende Strom ist ein Verluststrom, er reduziert den für die Ausbreitung in Längsrichtung verfügbaren Strom. Erhöhung von R_M reduziert den Verluststrom und wird so die Erregungsausbreitung begünstigen. Weiterhin verändert jede Potentialänderung die an den Membran-Kondensator gebundene Ladung. Bei Erregungsausbreitung wird also ein Teil des verfügbaren Stromes auf den Kondensator fließen – gleichfalls ein Verluststrom im Hinblick auf die Erregungsausbreitung. **Fördernd auf die Fortleitungsgeschwindigkeit werden also wirken: Reduktion von R_{in}, Erhöhung von R_M und Reduktion von C_M.**
Bei marklosen Fasern steht als Variable nur der Axondurchmesser zur Verfügung. Wie bei jedem elektrischen Leitungsdraht nimmt auch bei einem mit Elektrolytlösung gefüllten Schlauch der elektrische Widerstand mit zunehmendem Durchmesser ab, die elektrische Leitfähigkeit in Längsrichtung nimmt damit zu. Das Riesenaxon des Tintenfisches – eine marklose Nervenfaser – kann einen Durchmesser von 1 mm und damit eine hohe Leitungsgeschwindigkeit erreichen. Zwar nimmt mit wachsendem Durchmesser – bei unveränderten Membraneigenschaften – C_M pro Längeneinheit proportional der Oberfläche zu, und R_M pro Längeneinheit Nerv nimmt ab, aber insgesamt resultiert doch eine Verbesserung der Fortleitungsbedingun-

gen, da der Faserquerschnitt mit dem Quadrat des Radius wächst, die Faseroberfläche dagegen nur linear. Insgesamt wächst die Fortleitungsgeschwindigkeit etwa proportional zur Wurzel des Faserradius.
Die zweite Möglichkeit, die Fortleitung zu verbessern, wurde von der Natur erst später entdeckt: die Entwicklung einer **isolierenden Markscheide um das Axon.** Bei stark myelinisierten Fasern werden 50 bis 100 Membranschichten um das Axon gewickelt. Damit ändern sich die Membrancharakteristika dramatisch. Bei 50 Schichten wird R_M um den Faktor 50 größer, gleichzeitig wird C_M um den Faktor 50 kleiner, da sich bei Hintereinanderschaltung von Kondensatoren die Gesamtkapazität vermindert, wie bei Zunahme des Plattenabstandes bei einem Kondensator. So ergeben sich für die myelinisierten Internodien hervorragende Fortleitungsbedingungen, diese Abschnitte haben nur noch passive Leitungseigenschaften. Von einem erregten Ranvier-Knoten greift die Depolarisation gleich auf den nächsten Ranvier-Knoten über und führt dort zu einer erneuten Erregung. Bei den markhaltigen Nervenfasern springt die Erregung gewissermaßen von Schnürring zu Schürring, man spricht von einer **saltatorischen Erregungsleitung.** Eine 10 µm dicke, markhaltige Nervenfaser (schneller motorischer Nerv) erreicht auf diese Weise etwa die gleiche Leitungsgeschwindigkeit wie eine 1 mm dicke marklose Riesenfaser (ca. 50 m/s bei Zimmertemperatur bzw. 100 m/s bei Körpertemperatur). Von einer genaueren quantitativen Beschreibung dieser Verhältnisse wird hier abgesehen.
Die **Unterschiede der Leitungsgeschwindigkeit dienen als Basis für eine funktionelle Gliederung der Nervenfasern** (Tab. 12.1). Neben der A-B-C-Gliederung nach Erlanger/Gasser wird für afferente Fasern häufig die Gliederung nach Lloyd/Hunt (Gruppen I bis IV) verwendet. Wichtig ist das letztere System vor allem für die Differenzierung der Muskelafferenzen, weil sowohl die primären Spindelafferenzen als auch die Golgi-Afferenzen (Ia und Ib in Tab. 12.1) in die Gruppe Aα fallen.

Klinischer Bezug

Bei der **multiplen Sklerose** werden durch einen Autoimmunprozess in Gehirn und Rückenmark die Markscheiden markhaltiger Nerven abgebaut, was eine Verlangsamung der Nervenleitung und schließlich einen Funktionsausfall zur Folge hat, der vor allem die Motorik betrifft.

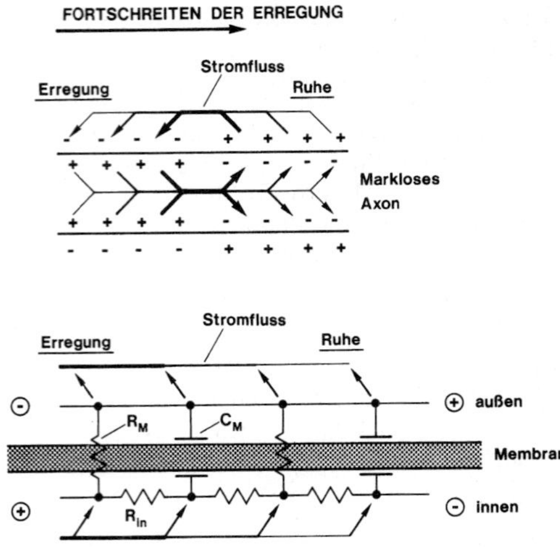

Abb. 12.6 Schema zur Ausbreitung des elektrischen Stromes zwischen einer erregten (depolarisierten) und einer unerregten Partie eines Nerven (elektrotonisch-passive Stromflüsse). Oben: Stromfluss, als Fluss positiver Ladungen dargestellt, zwischen erregter und unerregter Stelle bei einer marklosen Nervenfaser. Unten: Elektrisches Ersatzschaltbild mit den Parametern, die die Leitungsgeschwindigkeit bestimmen: Membranwiderstand (R_M), Membrankapazität (C_M) und Längswiderstand im Axon (R_{in}).

F02

➔ **Frage 12.12:** Lösung A

Unter elektrotonischer Ausbreitung einer Potentialänderung versteht man die rein passiv-physikalische Ausbreitung, die auch an einem toten Nerven, ohne Beteiligung irgendwelcher Reaktionen von Kanalproteinen, noch ablaufen würde (vgl. Lerntext XII.5). (D) ist somit falsch. Sie wird bei einem Axon durch den inneren Längswiderstand R_{in}, den Membranwiderstand R_M und durch die Membrankapazität C_M bestimmt. Je niedriger R_{in}, je höher R_M und je kleiner C_M, desto besser und schneller wird sich eine Potentialänderung entlang einer Nervenfaser ausbreiten können. Demnach ist (C) falsch, die Korrelation ist negativ. Die Größe der Potentialänderung nimmt nicht linear, sondern exponentiell mit der Entfernung ab, (B) ist falsch. Die elektrotonische Ausbreitung ist schneller als die Reaktion der Kanalproteine bei der Auslösung des Aktionspotentials, (E) ist falsch.
Zu (A): Die elektrotonische Ausbreitung einer Potentialänderung in Längsrichtung eines Nerven wird durch die sog. Längskonstante charakterisiert: der Abstand vom Reizort, bei dem die gesetzte Potentialänderung auf 1/e (37 %) abgefallen ist (im stationären Zustand). Sie erreicht, je nach Nerventyp, einige mm. Beim markhaltigen Nerven kann die elektrotonische Potentialausbreitung von einem erregten Schnürring, wenn der nächste Schnürring unerregbar ist, auch den übernächsten

Tabelle 12.1 Gliederung der Nervenfasern nach der Leitungsgeschwindigkeit (mit Beispielen vom Warmblüter) (100 m/s = 360 km/h)

	Fasertyp (nach Erlanger/Gasser)*	Leitungsgeschwindigkeit m/s	Funktion efferent	Funktion afferent
Markhaltig	Aα	um 100 (bis 120)	Skelettmuskel, extrafusal	Muskelspindel, primäre Endigung (Ia) Golgi-Sehnenrezeptor (Ib)
Markhaltig	Aβ	um 50		Hautrezeptoren: Berührung und Druck
Markhaltig	Aγ	um 30	Muskelspindel	
Markhaltig	Aδ	um 20		Hautrezeptoren: Temperatur und schneller Schmerz
Markhaltig	B	um 10	Präganglionäre autonome Nerven	
	C Marklos	um 1	Postganglionäre autonome Nerven	langsamer Schmerz, Thermorezeptoren

* Bei der Gliederung nach Lloyd/Hunt (Gruppen I bis IV) deckt sich Gruppe I weitgehend mit Aα (Untergliederung in Ia und Ib), Gruppe II mit Aβ, Gruppe III mit Aδ und Gruppe IV mit C.

noch erregen, d. h. die elektrotonische Depolarisation ist dort noch so groß, dass die Erregungsschwelle überschritten wird. (A) ist in jedem Falle richtig.
(**A: 11%**; D: 43%).

H95

→ **Frage 12.13:** Lösung A

Bei der passiven, elektrotonischen Ausbreitung einer Depolarisation wird die Größe der Depolarisation mit zunehmendem Abstand von der Stromquelle naturgemäß immer kleiner, (A) ist richtig, und der initiale Anstieg einer Depolarisation wird immer langsamer, (B) ist falsch. (D) und (E) bleiben unverändert, es sind *Materialkonstanten.* Folgt einer ersten Depolarisation eine zweite, so überlagern sich die Effekte natürlich, (C) ist falsch (vgl. Lerntext XII.5).
(A: 53%/+0,36).

F89

→ **Frage 12.14:** Lösung B

Es wäre besser, wenn es im Vorsatz noch heißen würde: „... bei Zunahme des Faserdurchmessers (Faserlänge und **Myelinisierungsgrad** konstant)". Schnellere und dickere Fasern sind in der Regel auch stärker myelinisiert, was zu einer Abnahme der Membrankapazität führt (vgl. Lerntext XII.5 und Abb. 12.6). Mit den Klarstellungen im Vorsatz ist (B) eindeutig richtig, sonst könnte auch (C) zutreffen.
(**B: 70%/+0,15**; C: 15%/0,0).

F00

→ **Frage 12.15:** Lösung B

Bei markhaltigen Nerven besteht eine saltatorische Erregungsleitung: Nur im Bereich der Schnürringe gibt es eine aktive Erregung, die Internodien sind mehr oder weniger passive Leiter, d. h. Potentialänderungen breiten sich „elektrotonisch" über diesen Bereich aus, gemäß (B). (Die Formulierung in (B) ist nicht ganz glücklich. Unter der Fortleitung von Aktionspotentialen versteht man an sich die Fortpflanzung einer Erregung – die ja gerade im Internodium nicht stattfindet. Das Wort „elektrotonisch" stellt aber klar, dass hier die Potentialausbreitung und nicht die Erregungsfortpflanzung gemeint ist.) Siehe Lerntext XII.5.
Zu (**D**): Die Längskonstante gibt an, wie weit sich eine Depolarisation elektotonisch, also rein passiv, in Längsrichtung ausdehnt: Es ist die Entfernung vom Reizort bis zu der Stelle, wo die gesetzte Potentialänderung auf $\frac{1}{e}$, d. h. auf 37% des Wertes am Reizort abgefallen ist. Die Bestimmung der Längskonstanten hat nur an „langen" Nervenfasern einen Sinn, d. h. die Länge muss vielfach länger als die Längskonstante sein.
(B: 74%/+0,14).

F98

→ **Frage 12.16:** Lösung A

Bei der markhaltigen Nervenfaser findet sich eine **saltatorische Erregungsleitung:** Die Erregung springt gewissermaßen von einem Schnürring zum anderen, das Internodium wirkt als passiver Leiter (vgl. Lerntext XII.5). Der Bereich eines Schnürrings reagiert dabei als Einheit. Es gibt weder eine Leitungsgeschwindigkeit in einem einzelnen Schnürring noch in einem einzelnen Internodium. Aussage (A) ist somit falsch. Die anderen Aussagen sind durchweg eindeutig falsch. So kann man ahnen, dass am ehesten (A) als richtig ge-

meint ist – denkt man sich viele Schnürringe aneinandergereiht, so würde eine marklose, relativ langsam leitende Nervenfaser herauskommen.
(Die Frage war schon einmal identisch im Termin H 87 gestellt und relativ gut beantwortet worden (A: 55/+0,35), wohl aus dem genannten Grund. Sie bleibt aber trotz der Wiederholung verfehlt.)
(A: 57%/+0,33).

H98

→ **Frage 12.17:** Lösung C

Die Längskonstante einer Nervenfaser ist ein Maß dafür, wie sich eine an einer Stelle gesetzte Potentialänderung elektrotonisch, also passiv-physikalisch, ohne Berücksichtigung von Erregungsprozessen, in Längsrichtung ausbreiten kann. Sie ist definiert als derjenige Abstand vom Ort der Potentialänderung, bei dem die Potentialänderung auf 1/e (37%) abgefallen ist, (E) trifft zu. Je besser die Bedingungen für die Stromausbreitung in einem Axon sind (Abnahme des Längswiderstandes mit zunehmender Dicke des Axons, Steigerung des Membranwiderstandes durch Myelinisierung), desto größer wird die Längskonstante. (A) und (B) treffen zu, und damit auch (D), da dabei auch die Geschwindigkeit der Erregungsleitung im Nerven zunimmt (vgl. Lerntext XII.5).
Zu (C): Zur Bestimmung einer Längskonstanten muss die Axonlänge groß genug sein (mehrfach größer als die Längskonstante). Ob eine Nervenfaser dann 10 oder 20 cm lang ist, spielt keine Rolle. Bei geringen Längen wird die Sache schon kritischer.
(C: 51%/+0,37).

H93

→ **Frage 12.18:** Lösung B

Kapazität ist definiert als Ladungsmenge pro Spannung. 1 Farad = 1 Coulomb pro Volt. Das gleiche gilt für die Kapazitätseigenschaften der Zellmembran. Man muss also, wenn man nach der obigen Gleichung die Ladungsmenge berechnen will, die Kapazität der Zelle kennen. Beispiel: Die Membrankapazität (für eine nicht myelinisierte Nervenmembran, auf die Fläche bezogen) beträgt etwa $1\ \mu F/cm^2 = 1\ \mu C/V \cdot cm^2$. Für eine Potentialänderung um 100 mV würde man also 0,1 μC pro cm^2 Membranfläche benötigen.
(B: 37%/+0,24).

F95

→ **Frage 12.19:** Lösung D

Bei schnellsten motorischen Nerven (Gruppe Aα) beträgt die Leitungsgeschwindigkeit rund 100 m/s = 100 mm/ms, und die Dauer eines Aktionspotentials rund 1 ms. Wenn in einem Punkt x ein Aktionspotential ankommt, so ist dieses Aktionspotential nach 1 ms, wenn es im Punkt x gerade abgeklungen ist, 100 mm weitergeleitet worden. Jedes fortschreitende Aktionspotential (= Depolarisation) erfasst also gleichzeitig rund 100 mm Nervenstrecke.
(D: 17%/+0,11; A: 36%/+0,01).

H96

→ **Frage 12.20:** Lösung D

Man misst bei dieser in der Klinik angewendeten Technik die Reaktion des Muskels, d. h. man erfasst die Nerven, die die Skelettmuskulatur zur Kontraktion bringen: schnelle motorische Nerven, die zur Gruppe Aα gehören (vgl. Tabelle 12.1). Die Messtechnik ist allerdings unzulänglich beschrieben.
(D: 67%/+0,41).

H03

→ **Frage 12.21:** Lösung B

Hier ist gesagt, dass bei einem Druck auf den Nerven zuerst in den markhaltigen Nervenfasern die Erregungsleitung unterbrochen wird. Es handelt sich also um eine Frage zur Leitungsgeschwindigkeit der verschiedenen Nerven. Die Afferenzen vom Tastsinn ((A) und (D)) werden über markhaltige Nerven der Gruppe Aβ geleitet (Leitungsgeschwindigkeit um 50 m/s). Die Afferenzen von Muskelspindeln (C) und Golgi-Sehnenorganen laufen über Fasern der Gruppe Aα (Ia und Ib, 70–100 m/s), Afferenzen der Tiefensensibilität (E) überwiegend über markhaltige Nerven verschiedener Stärke. Schmerzafferenzen werden teils über langsame markhaltige Nerven (Gruppe Aδ, um 20 m/s, „schneller Schmerz"), vorwiegend aber über marklose Nerven (Gruppe C, um 1 m/s) geleitet. Nur beim Schmerz (B) sind also marklose Nerven beteiligt.

12.4 Signalübertragung zwischen Zellen

12.5 Signalverarbeitung im Nervensystem

XII.6 Elektrische und chemische Synapsen

Synapsen sind Stellen der funktionellen Verknüpfung erregbarer Zellen, genauer: Stellen der Erregungsübertragung von Zelle zu Zelle. Der einfachste Fall ist eine **elektrische Synapse:** Bei hinreichend engem Kontakt zwischen zwei Zellen kann die elektrische Erregung direkt von einer Zelle auf die andere übergehen. Spezielle Kontaktstrukturen (Nexus, Gap junction) können dies begünstigen, sind aber keine unbedingte Voraussetzung dafür. Über elektrische Synapsen erfolgt beispielsweise die Erregungs-

ausbreitung im Herzmuskel (über die Glanzstreifen) und auch bei vielen glatten Muskeln.
Wenn allgemein von Synapsen gesprochen wird, ist meist die kompliziertere **chemische Synapse** (Abb. 12.7) gemeint: Hier wird die Erregungsübertragung durch einen chemischen Überträgerstoff, einen **Transmitter,** ausgeführt. Die in die Kontaktzone einlaufende elektrische Erregung (Aktionspotential) wird zunächst in ein chemisches Signal umgesetzt, in eine bestimmte Menge Überträgerstoff, welcher in **speziellen synaptischen Bläschen** (Vesikel) in Membrannähe gespeichert ist. Der freigesetzte Transmitter diffundiert in Bruchteilen einer Millisekunde über den synaptischen Spalt hinweg zur subsynaptischen Membran der Partnerzelle, reagiert dort mit für den jeweiligen Transmitter spezifischen **Membranrezeptoren** und löst so eine Membranreaktion aus, die im einfachsten Fall wieder zu einer elektrischen Erregung führt. Es gibt allerdings auch Transmitter, die die Partnerzelle hemmen oder im Falle der Innervation von Erfolgsorganen andere Prozesse wie z. B. Sekretion auslösen können.
Die **elektrochemische Wandlung** in einer chemischen Synapse ist mit folgenden besonderen Merkmalen verknüpft:

1. Es kommt zu einer **Verzögerung** der Erregungsfortleitung (wenn man von dem Fall ausgeht, dass auf der postsynaptischen Seite wieder eine elektrische Erregung erzeugt wird). **Synaptische Verzögerungszeit (Synapsenzeit) 0,5 bis 1 ms.**
2. Die Erregung kann nur in einer Richtung geleitet werden: **Einbahnwirkung, Ventilfunktion.**
3. **Umsetzung** von elektrischer Erregung in andere Reaktionen, beispielsweise in Sekretion oder auch in Hemmung von Erregung.

Morphologisch ist die chemische Synapse durch die Transmittervesikel auf der präsynaptischen Seite gekennzeichnet. Auf diese Weise wird auch die Richtung der Erregungsübertragung erkennbar.

XII.7 Neuromuskuläre Erregungsübertragung

Der Erregungsübertragung vom Nerv auf den Skelettmuskel dient die **motorische Endplatte** (Abb. 12.7): eine relativ „einfache" Synapse, weil hier nur eine Nervenfaser in die Synapse einmündet und nur Erregungs**übertragung** erfolgt (keine Verarbeitungsprozesse wie in komplexen Synapsen des Nervensystems). Die synaptischen Bläschen der motorischen Endplatte enthalten **Acetylcholin (ACh) als Transmitter.** Läuft ein Aktionspotential über den motorischen Nerven in die Endplatte ein, so entleeren – bei Anwesenheit von **Calcium-Ionen** – viele Vesikel ihren Inhalt in den synaptischen Spalt, wobei jedes Bläschen eine große Zahl von ACh-Molekülen entlässt. Das Aktionspotential veranlasst eine Steigerung der Ca^{2+}-Leitfähigkeit, Ca^{2+}-Ionen strömen in die Nervenfaser ein, und die Steigerung der intrazellulären Ca^{2+}-Konzentration ist wohl die unmittelbare Ursache für die Entleerung der Transmittervesikel (durch Exozytose). **Botulinustoxin** hemmt die Transmitterfreisetzung, wahrscheinlich durch Einwirkung auf die Calcium-Mechanismen.
Die freigesetzten ACh-Moleküle diffundieren zu den ACh-Rezeptoren der subsynaptischen Membran, worauf dort eine Steigerung der Ionenleitfähigkeit erfolgt, was zu einer Depolarisation führt. Diese an der Endplatte entstehende Depolarisation bezeichnet man als **Endplattenpotential** (EPP). Das EPP ist ein lokales, abstufbares Potential, das bei Erreichen einer bestimmten Schwelle in den angrenzenden Bezirken der Muskelzellmembran ein explosives **Aktionspotential** auslöst, welches dann über die gesamte Muskelfaser hinwegläuft, ganz ähnlich wie bei einem marklosen Nerven.
Das **Endplattenpotential** unterscheidet sich in den Grundprozessen in mancher Hinsicht von den Erregungsprozessen an der Nervenmembran. Hauptverantwortlich für die Depolarisation beim EPP ist zwar auch das Na^+-Ion, aber die Permeabilität für K^+ wird gleichfalls gesteigert, sodass das EPP nicht dem Na^+-Gleichgewichtspotential zustrebt, sondern einem Potentialwert von etwa –10 mV, also einem Wert, der etwa dem Mittelwert von Na^+ und K^+-Gleichgewichtspotential entspricht (Na^+- und K^+-Permeabilität etwa gleich groß). Für das durch das EPP ausgelöste Muskel-Aktionspotential hingegen gelten weitgehend die beim Nerven beschriebenen Gesetzmäßigkeiten.
Von großer Bedeutung ist auch die schnelle **Inaktivierung des Transmitters,** die die Erregung zeitlich begrenzt. An der ACh-freisetzenden (cholinergen) Synapse wird dies durch **Cholinesterase** besorgt, welche Acetylcholin in die Bruchstücke Acetat und Cholin zerlegt und den Transmitter auf diese Weise inaktiviert. Die Bruchstücke werden zum großen Teil wieder von den Nervenendigungen aufgenommen und der Resynthese des Transmitters zugeführt.
Die neuromuskuläre Erregungsübertragung kann in mannigfaltiger Weise durch verschiedene Wirkstoffe modifiziert werden, wobei diese Effekte teilweise pharmakologisch genutzt werden und teilweise im Rahmen von Vergiftungen für den Arzt Bedeutung erlangen.
An der ruhenden Skelettmuskelfaser kann man in der Endplattenregion von Zeit zu Zeit ganz kleine Depolarisationen messen, die man als **Miniatur-Endplattenpotentiale** (MEPP) bezeichnet. Diese MEPP werden darauf zurückgeführt, dass von Zeit zu Zeit spontan ein synaptisches Bläschen sein ACh in den synaptischen Spalt entleert. Der in einem Bläschen enthaltene

Transmitter ist die kleinste Transmittermenge, die freigesetzt werden kann, gewissermaßen das **Elementarquantum** der Transmitterfreisetzung. Das Elementarquantum ist also nicht etwa das einzelne Transmittermolekül, sondern die in einem synaptischen Bläschen zusammengepackte Transmittermenge.

Klinischer Bezug

Curare (d-Tubocurarin), ein Pfeilgift der Indianer, greift selektiv an den ACh-Rezeptoren der motorischen Endplatte an und verhindert so die physiologische ACh-Wirkung. Dieses Gift wird heute in der Chirurgie zur Erschlaffung der Muskulatur eingesetzt (Muskelrelaxans). Curare geht in ähnlicher Weise wie ACh eine reversible Bindung mit dem Rezeptor ein, ohne aber die typische Wirkung des ACh zu entfalten. Es besetzt gewissermaßen das Schloss, ohne zu schließen. Eine derartige Hemmung, bei der physiologischer Wirkstoff (Agonist) und Hemmstoff (Antagonist) am selben Rezeptor konkurrieren, nennt man **kompetitive Hemmung.** Die Curare-Hemmung lässt sich also durch eine höhere ACh-Konzentration ohne weiteres wieder überwinden. Eine Erhöhung der ACh-Konzentration lässt sich dadurch hervorrufen, dass man den Abbau des ACh durch die Cholinesterase hemmt. Spezifische **Hemmstoffe der Cholinesterase** sind **Eserin** (= Physostigmin) und Prostigmin. Eserin fördert somit insgesamt die neuromuskuläre Erregungsübertragung, indem es einen Hemmprozess (die Spaltung von Acetylcholin) hemmt, es bewirkt also eine **Disinhibition.** Bei zu starker Hemmung der Cholinesterase kommt es zu Muskelkrämpfen und schließlich zu einer Lähmung der Muskulatur (durch zu starke Dauerdepolarisation, mit Depolarisationsblock der für das Aktionspotential verantwortlichen Na^+-Kanäle, ähnlich wie beim Succinylcholin). Auch verschiedene Giftstoffe wirken über eine Hemmung der Cholinesterase, z. B. die als **Schädlingsbekämpfungsmittel** verwendeten **Alkylphosphate** (Organophosphate: E 605, Systox).

Succinylcholin ist ein anderer muskelrelaxierender Stoff, der wie Curare in der Chirurgie eingesetzt wird. Succinylcholin besetzt, ähnlich wie Curare, den ACh-Rezeptor, aber es bewirkt zugleich eine Depolarisation, die zunächst auch einige Muskelzuckungen auslösen kann. Bei hinreichend starker Dauerdepolarisation kommt es dann aber zur Erschlaffung der Muskulatur durch einen **Depolarisationsblock** der in der Nähe der Endplatte gelegenen spannungsabhängigen Na^+-Kanäle, die normalerweise das Aktionspotential generieren.

Bei der **Myasthenie** kommt es durch einen Autoimmunprozess zu einer Reduktion der Acetylcholin-Rezeptoren in den motorischen Endplatten, was eine Schwäche und rasche Ermüdbarkeit der Muskulatur zur Folge hat. Gabe eines Cholinesterasehemmers kann die Symptome deutlich bessern. Die Verstärkung des Acetylcholin-Signals kann die abgeschwächte Erregbarkeit kompensieren. ■

H00 ■

→ **Frage 12.22:** Lösung C

Ein Einstrom positiver Ladungen kann an einem Nerven nur eine Depolarisation auslösen. Die „präsynaptische Membran eines Axons" ist die Mem-

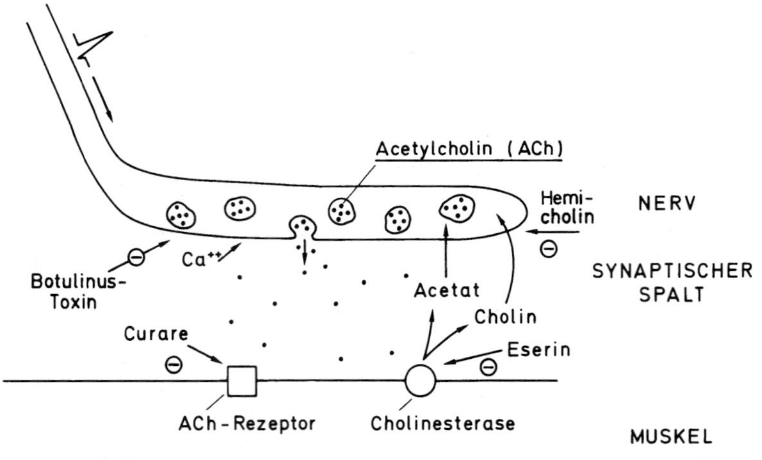

Abb. 12.7 Schema für die neuromuskuläre Erregungsübertragung als Beispiel für eine einfache chemische Synapse. Bei Eintreffen eines Aktionspotentials wird der Überträgerstoff Acetylcholin aus den synaptischen Bläschen in den synaptischen Spalt entleert. Der Überträgerstoff verbindet sich mit dem ACh-Rezeptor der subsynaptischen Membran und löst so eine Erregung der Muskelzelle aus. Abbau des Überträgerstoffes durch die Cholinesterase und verschiedene Möglichkeiten pharmakologischer Eingriffe sind eingetragen (vgl. Lerntexte XII.6 und XII.7).

branpartie des innervierenden Nerven, die den synaptischen Kontakt herstellt. Insofern ist (C) leicht als die gesuchte Falschaussage zu ermitteln. Die übrigen Aussagen enthalten richtige Inhalte zum heutigen Konzept der Transmitterfreisetzung (vgl. Lerntext XII.7): Das Aktionspotential eröffnet Calciumkanäle, und die Calciumionen veranlassen die Transmitterfreisetzung (A). Mit Verlängerung der Aktionspotentialdauer (B) nimmt deshalb auch der Calciumeinstrom zu. Mit Reduktion des antreibenden Konzentrationsgradienten (E) muss auch der Calciumeinstrom abnehmen.
Zu (D): Mg^{2+}-Ionen wirken bei der Transmitterfreisetzung in der Regel antagonistisch zum Calcium, bei erhöhter extrazellulärer Mg^{2+}-Konzentration wird die Transmitterfreisetzung gehemmt.
(C: 76%/+0,35).

H01 ■■

→ **Frage 12.23:** Lösung C

Das bei der Erregungsübertragung an der motorischen Endplatte der Skelettmuskulatur zunächst entstehende Endplattenpotential wird dadurch ausgelöst, dass die dort vorhandenen Kationenkanäle durch den Transmitter Acetylcholin ((A) ist falsch) geöffnet werden (vgl. Lerntext XII.7). In moderner Terminologie: Die Offenwahrscheinlichkeit dieser Kanäle steigt an, (C) trifft zu.
Zu (B): Je mehr Transmitter freigesetzt wird, desto größer wird auch das EPP.
Zu (D): Der Rezeptor für den Transmitter sitzt am Kanalprotein selbst, sodass eine ganz schnelle Reaktion ermöglicht wird.
Zu (E): Jedes Aktionspotential setzt unter normalen Bedingungen so viel Transmitter frei, dass ein überschwelliges EPP entsteht.
(C: 72%/+0,39).

H98 ■■

→ **Frage 12.24:** Lösung C

Bei der neuromuskulären Erregungsübertragung (Skelettmuskel) wirkt Acetylcholin als Transmitter, also (C). Der Sympathikus innerviert das Herz über Freisetzung von Noradrenalin, (A) ist falsch. Bei (D) und (E) ist GABA der Transmitter (inhibitorisch!). Die Freisetzung von Prolaktin aus den laktotropen Zellen der Hypophyse (B) wird vor allem durch hemmende dopaminerge Neurone des Hypothalamus kontrolliert. Daneben sind noch verschiedene Peptide des Hypothalamus an der Regulation beteiligt.
(C: 90%/+0,29).

H00 ■

→ **Frage 12.25:** Lösung D

Im vegetativen Nervensystem entfalten die Transmitter Noradrenalin und Acetylcholin ihre Wirkung in der Regel dadurch, dass nach der Interaktion mit dem Membranrezeptor weitere chemische Reaktionen folgen – Aktivierung eines G-Proteins, Bildung eines Second messengers – ehe die endgültige Wirkung erfolgt. Dort, wo es auf höchste Geschwindigkeiten ankommt, gibt es Kanalproteine, die direkt den Bindungsplatz (Rezeptor) für den steuernden Transmitter besitzen. Das trifft zum Beispiel für den Acetylcholinrezeptor in der motorischen Endplatte zu, der ein nikotinischer Cholinozeptor ist. (D) ist somit die Lösung. Der muskarinische Cholinozeptor vermittelt die cholinerg gesteuerten Funktionen im vegetativen System, nach dem oben genannten Funktionsprinzip – ebenso wie die Adrenozeptoren.
(D: 72%/+0,50).

F01 ■

→ **Frage 12.26:** Lösung C

Das Elektromyogramm (EMG) ist die Messung der elektrischen Muskelaktivität. Ähnlich wie beim EKG erzeugt jedes Aktionspotential, das sich über eine Muskelfaser ausbreitet, ein kleines elektrisches Feld, das man auch von der Hautoberfläche über dem Muskel ableiten kann. Das Endplattenpotential (EPP) ist allerdings nicht in der Lage, ein von außen ableitbares Potential zu erzeugen, es ist dazu zu schwach. Das EPP ist ja ein lokales synaptisches Potential, das ein Aktionspotential auslösen kann, das dann über die gesamte Muskelfaser hinwegläuft und diese zur Kontraktion bringt. Selbst die Erregung einer einzelnen Muskelfaser kann kaum ein von außen fassbares Signal liefern. Bei der normalen Muskelaktivierung werden immer alle Fasern einer motorischen Einheit gleichzeitig erregt, und so kann ein messbares Signal entstehen. (C) ist somit sicher falsch. In den anderen Aussagen ist wichtiges Basiswissen zur neuromuskulären Erregungsübertragung richtig genannt (vgl. Lerntext XII.7).
(C: 32%/+0,38).

F00 ■■

→ **Frage 12.27:** Lösung D

An der motorischen Endplatte des Skelettmuskels ist der Bindungsplatz für den Transmitter Acetylcholin direkt am Kanalprotein, Rezeptor und Ionenkanal sind eine Einheit. Die Bindung des Transmitters löst die Aktivierung des Ionenkanals aus. Es handelt sich hier also, im Gegensatz zu den elektrisch gesteuerten Natriumkanälen des Nerven, um chemisch gesteuerte Kanäle, oder, wie man heute gern sagt, um ligandengesteuerte Kanäle, (A) ist richtig. Auch (B), (C) und (E) sind richtige Aussagen. d-Tubocurarin wirkt kompetitiv hemmend am Acetylcholinrezeptor der motorischen Endplatte, es unterdrückt die Aktivierung, (D) ist die gesuchte nicht-Antwort, (vgl Lerntext XII.7).
(D: 53%/+0,32).

H01

→ **Frage 12.28:** Lösung B

An vielen Synapsen erfolgt die Beendigung der Transmitterwirkung (Abnahme der Konzentration, Inaktivierung) durch Wiederaufnahme des Transmitters in die freisetzende Nervenendigung. Acetylcholin wird durch Cholinesterase gespalten und dadurch inaktiviert (vgl. Lerntext XII.7).
(B: 48%/+0,26).

F97 ■■

→ **Frage 12.29:** Lösung A

Muskelrelaxantien führen zu einer Erschlaffung der Skelettmuskulatur. Curare (d-Tubocurarin) tut dies, indem es Acetylcholin, den Transmitter bei der neuromuskulären Erregungsübertragung in der motorischen Endplatte, von seinem Rezeptor durch kompetitive Hemmung verdrängt. Die Rezeptoren sind dann „blockiert", wie in (A) beschrieben.
Gemäß (B) wirkt **Botulinustoxin.**
Gemäß (E) wirkt **Succinylcholin,** es löst einen „Depolarisationsblock" aus.
Cholinesterasehemmer (D) verstärken die neuromuskuläre Erregungsübertragung, indem sie einen Hemmprozess – den Abbau von Acetylcholin durch die Cholinesterase – hemmen (Disinhibition) (vgl. Lerntext XII.7).
(A: 78%/+0,21).

F04 ■■

→ **Frage 12.30:** Lösung C

An der motorischen Endplatte erfolgt die Erregungsübertragung durch den Transmitter Acetylcholin, das durch Cholinesterase gespalten und so inaktiviert wird. Hemmt man die Cholinesterase (durch Eserin), so kann Acetylcholin länger seine Wirkung entfalten, das ausgelöste Endplattenpotential wird stärker und dauert auch länger an, (C) trifft zu (vgl. Lerntext XII.7).
Zu **(A)**: Botulinustoxin hemmt die Transmitterfreisetzung.
Zu **(D)**: Inhibitorisch wirkende Ionenkanäle gibt es an der motorischen Endplatte nicht.
Zu **(E)**: Acetylcholin wird nicht in die präsynaptischen Nervenendigungen aufgenommen. Es wird zur Inaktivierung gespalten, und die Spaltprodukte Cholin und Acetat werden von den präsynaptischen Nerven aufgenommen. Diese Wiederaufnahme kann durch Hemicholin gehemmt werden.
(C: 58%/+0,28).

F04 ■

→ **Frage 12.31:** Lösung D

Die Ursache der als Myasthenia gravis bezeichneten Muskelschwäche ist im Vorsatz benannt: Die Zahl der verfügbaren Acetylcholin-Rezeptoren ist reduziert, sodass das bei Erregung freigesetzte Acetylcholin (ACh) nur eine abgeschwächte Wirkung entfalten kann. Dem kann man dadurch entgegenwirken, dass man den Abbau des ACh durch die Cholinesterase hemmt, indem man Cholinesterase-Hemmer (Eserin) verabreicht, gemäß (D). Adrenalin (C) kann dabei nicht helfen. (A) und (B) können die Kontraktion nur abschwächen, Botulinustoxin durch Hemmung der Transmitterfreisetzung, Curare durch Blockade der ACh-Rezeptoren.
Zu **(E)**: Muscarin ist ein Agonist an bestimmten cholinergen Synapsen, die deshalb auch „muscarinisch" genannt werden: beim glatten Muskel, bei Drüsen usw. Die ACh-Rezeptoren der motorischen Endplatte gehören hingegen zu den nikotinischen ACh-Rezeptoren.
(C: 72%/+0,37).

H93

→ **Frage 12.32:** Lösung D

(vgl. Lerntext XII.7).
(D: 36%/+0,35).

XII.8 Komplexe chemische Synapse

Bei den im ZNS dominierenden komplexen chemischen Synapsen kommt es zu einer Konvergenz von Signalen von vielen anderen Neuronen. Musterbeispiel ist das **Motoneuron** (im Vorderhorn des Rückenmarks). Jede zu der Zelle laufende Nervenfaser bildet am Ende eine Verdickung, ein Endknöpfchen, welches den Transmitter enthält. Ein solches Endknöpfchen mit der zugehörigen subsynaptischen Membran wird als **elementare Synapse** bezeichnet. Mehr als 1 000 solcher elementaren Synapsen finden sich an einem Motoneuron. Ein Teil der elementaren Synapsen setzt einen erregenden (exzitatorischen) Transmitter frei, vor allem **Glutamat** (in Abb. 12.8 als E bezeichnet), andere einen hemmenden (inhibitorischen) Transmitter, und zwar **Glycin** (in Abb. 12.8 als I bezeichnet). Ein anderer im ZNS häufig vorkommender inhibitorischer Transmitter ist **GABA** (γ-Aminobuttersäure). E führt zu einer Depolarisation, die bei hinreichender Größe ein Aktionspotential auslöst. Man bezeichnet diese erregungsbildende Depolarisation als **exzitatorisches postsynaptisches Potential (EPSP).** I verursacht dagegen eine Hyperpolarisation, es wirkt also der Erregungsbildung entgegen, und man bezeichnet dieses Potential deshalb als **inhibitorisches postsynaptisches Potential (IPSP).** Genau genommen muss man sagen, dass E das Potential in Richtung – 15 mV (Gleichgewichtspotential für das EPSP) und I in Richtung – 80 mV (Gleichgewichtspotential für das IPSP) verschiebt. Daraus schließt man, dass die ionalen Mechanismen beim EPSP ähnlich sind wie beim EPP, d. h. neben einer starken Steigerung der Na^+-Permeabilität kommt es auch zu einer

Steigerung der K^+-Permeabilität. **Beim IPSP wird vor allem die Leitfähigkeit für Cl^- gesteigert.**
Die Antworten der einzelnen elementaren Synapsen überlagern sich, es kommt zur **Summation.** Je mehr erregende Synapsen gleichzeitig aktiviert werden, desto größer wird das EPSP, bis schließlich die Schwelle erreicht ist und ein Aktionspotential startet, welches dann über den Neuriten zum Erfolgsorgan läuft. Summation von Potentialen, die gleichzeitig, aber an verschiedenen Orten der Zelle ausgelöst werden, nennt man **räumliche Summation.** Überlagerung von zeitlich hintereinander ausgelösten Erregungen nennt man **zeitliche Summation.**
Die Summation unterschwelliger Erregungen ist die Basis für das Phänomen der **Bahnung.** Darunter versteht man die Tatsache, dass ein bestimmtes Signal, welches selbst nicht zu einer Erregung führt, den Weg für ein anderes Signal **bahnen** kann, indem es nämlich dabei hilft, die Erregungsschwelle zu erreichen. Oder anders ausgedrückt, Bahnung bedeutet Förderung der Erregbarkeit, Hemmung umgekehrt eine Erschwerung, eine Behinderung der Erregungsbildung.
Die pro Aktionspotential von einem Nervenende freigesetzte Transmittermenge ist sehr variabel und vor allem vom Abstand zwischen den Aktionspotentialen abhängig. Folgt einem ersten AP in kurzem Abstand ein zweites, so ist das zweite EPSP in der Regel größer als das erste, was vor allem daran liegt, dass beim zweiten AP eine größere Menge Transmitter freigesetzt wird. Dieses Phänomen heißt **Potenzierung.** Bei Potenzierung im Verlauf einer ganzen Serie von APs spricht man von **tetanischer Potenzierung.** Teils wird diese Potenzierung auch als Bahnung bezeichnet und bei räumlicher Bahnung über verschiedene Zuflüsse nur von Summation gesprochen. Die Potenzierung wird auf eine Calcium-Anreicherung in der präsynaptischen Endigung zurückgeführt: Der durch das erste AP ausgelöste Ca^{2+}-Einstrom führt zu einem Anstieg der intrazellulären Ca^{2+}-Konzentration, die sich langsamer als die elektrische Erregung zurückbildet, sodass das zweite AP auf eine noch erhöhte Ca^{2+}-Konzentration trifft und so die Ca^{2+}-Konzentration stärker steigern kann als das erste. Es gibt auch umgekehrte Veränderungen: eine Abnahme der synaptischen Antwort bei wiederholter Reizung, was man als **Depression** bezeichnet.

Klinischer Bezug

Die Hemmungsprozesse am Motoneuron können durch **Strychnin** und **Tetanustoxin** unterdrückt werden, wobei es zu **Muskelkrämpfen** kommt: Eine Hemmung von Hemmprozessen (**Disinhibition**) bedeutet Aktivierung. Strychnin wirkt postsynaptisch als Glycin-Antagonist, Tetanustoxin hat eine komplexe Wirkung, der wichtigste Effekt ist eine Hemmung der Glycin-Freisetzung.

F98

→ **Frage 12.33:** Lösung D

Für das Aktionspotential eines Motoneurons (Ganglienzelle im Vorderhorn des Rückenmarks mit seinen Dendriten und dem Neuriten, der die Erre-

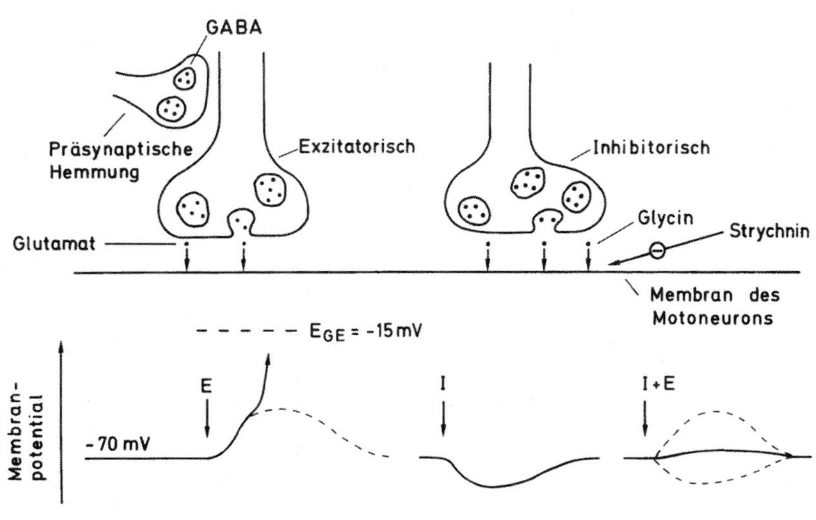

Abb. 12.**8** Erregungsübertragung an einer komplexen chemischen Synapse, am Beispiel des Motoneurons. Neben Nerven, die einen exzitatorischen Transmitter freisetzen, endigen an dieser Synapse auch Nerven, die einen inhibitorischen Transmitter freisetzen. Der exzitatorische. Transmitter E führt zu einer Depolarisation (EPSP), der inhibitorische Transmitter I zu einer Hyperpolarisation der Membran (IPSP) (vgl. Lerntext XII.8).

gung zum Muskel leitet) gelten die Gesetzmäßigkeiten, die man allgemein für den Nerven lernt. Das Ruhemembranpotential liegt bei –70 mV (A ist falsch), und bei Erregung entsteht ein Aktionspotential, dessen Spitze zu positiven Potentialwerten umschlägt, was man als „Overshoot" bezeichnet: (D) trifft zu.
Das Ruhemembranpotential wird vorwiegend durch die hohe K^+-Permeabilität der Zellmembran bestimmt – (B) und (C) sind falsch.
Zu **(E)**: Der Na^+-Einstrom, der das Aktionspotential verursacht, ist quantitativ so gering, dass die Veränderung der intrazellulären Na^+-Konzentration vernachlässigbar klein ist (vgl. Lerntexte I.8 und XII.1).
(D: 92%/+0,23).

H98 ■

→ **Frage 12.34:** Lösung B

Potentialänderungen an Ganglien kommen in der Regel dadurch zustande, dass durch die Einwirkung eines Transmitters bestimmte Ionenkanäle geöffnet werden. Das Membranpotential verschiebt sich dann in Richtung auf das Gleichgewichtspotential des betreffenden Ions. Ein IPSP bei einem Motoneuron beispielsweise beruht auf einer durch den Transmitter Glycin ausgelösten (überwiegenden) Zunahme der Chloridleitfähigkeit. Das postsynaptische Potential verschiebt sich dann in Richtung Cl^--Gleichgewichtspotential (um –80 mV), was bei dem üblichen Ruhepotential von –70 mV eine Hyperpolarisation bedeutet, mit den in (C) bis (E) genannten Folgen. GABA ist ein an vielen Synapsen des ZNS vorkommender inhibitorischer Transmitter, der solche Effekte hervorruft, (A) trifft zu. Erzeugt man an einer Ganglienzelle experimentell ein Ausgangspotential von –100 mV, so führt die gleiche, oben beschriebene Steigerung der Cl^--Leitfähigkeit ebenfalls zu einer Potentialverschiebung in Richtung –80 mV, was dann aber eine Depolarisation ist. (B) ist also sicher falsch (vgl. Lerntext XII.8).
(B: 40%/+0,16).

F01 ■

→ **Frage 12.35:** Lösung C

Die hemmende Wirkung des Transmitters Glycin, z.B. am Motoneuron des Rückenmarks, wird darauf zurückgeführt, dass Glycin vor allem die Leitfähigkeit für Chloridionen erhöht und so zu einer Hyperpolarisation führt (IPSP = inhibitorisches postsynaptisches Potenzial). (C) trifft somit zu (vgl. Lerntext XII.8). (A) und (B) würden zu einer Depolarisation führen und somit die Erregung fördern. (D) könnte hyperpolarisierend wirken, aber bei der Hemmwirkung des Glycins spielt das keine Rolle.
(C: 48%/+0,31).

F03 ■

→ **Frage 12.36:** Lösung C

GABA (Gammaaminobuttersäure) ist der wichtigste inhibitorische Transmitter im Zentralnervensystem. GABA eröffnet Chloridkanäle und löst so eine Hyperpolarisation aus. Dieser Effekt wird über $GABA_A$-Rezeptoren vermittelt, (C) trifft zu, (B) ist falsch. Dies ist die wichtigste GABA-Wirkung. Auch über $GABA_C$-Rezeptoren kann die Chloridleitfähigkeit gesteigert werden. Ferner kann über $GABA_B$-Rezeptoren die K^+-Leitfähigkeit erhöht werden.
Zu **(A)**: Renshaw-Zellen werden über Kollateralen der von den α-Motoneuronen zum Skelettmuskel ziehenden motorischen Nerven innerviert. Diese Nerven sind cholinerg, der Transmitter Acetylcholin erregt die Renshaw-Zellen. Die Renshaw-Zellen setzen dann am Motoneuron den inhibitorischen Transmitter Glycin frei.
Zu **(D)**: Die Pyramidenzellen des Gehirns, deren Axone zu den α-Motoneuronen des Rückenmarks ziehen, sind exzitatorisch, mit Glutamat als Transmitter.
Zu **(E)**: Der bei der Langzeitpotenzierung mitwirkende Transmitter ist Glutamat.
(C: 64%/+0,38).

XII.9 Präsynaptische Hemmung

Bei Untersuchungen des Motoneurons hat sich herausgestellt, dass die in die Synapse einlaufenden erregenden Signale auch gehemmt werden können (Verkleinerung des EPSP), ohne dass die wirkenden Hemmprozesse im Membranpotential der Zelle eine Veränderung im Sinne eines IPSP auslösen. Die so wirkenden Hemmungsimpulse müssen also **vor** der Synapse angreifen, man spricht deshalb von **präsynaptischer Hemmung** (Abb. 12.9). Die hemmende Faser (Axon A in Abb. 12.9) bildet eine **axoaxonale Synapse** mit der erregenden Faser (Axon B). Eine über Axon A laufende Erregung bewirkt über seinen Transmitter GABA (γ-Aminobuttersäure) eine Veränderung in der Endigung von Axon B, welche zur Folge hat, dass diese Endigung bei einem einlaufenden Aktionspotential eine geringere Transmittermenge freisetzt. Der GABA-Antagonist **Bicucullin** hebt diesen Effekt auf, was zu Muskelkrämpfen führen kann.
Der wahrscheinlich wichtigste Mechanismus für eine solche präsynaptische Hemmung ist in Abb. 12.9 veranschaulicht. Der Transmitter von Axon A (GABA) bewirkt in der Endigung B eine Depolarisation. Diese Depolarisation führt zu einer partiellen Inaktivierung des Na^+-Systems, das über Axon B laufende Aktionspotential wird dadurch kleiner als zuvor. Die an der Endigung von Axon B freigesetzte Transmittermenge ist proportional der Größe des Aktionspotentials, d. h. mit der Verkleinerung des

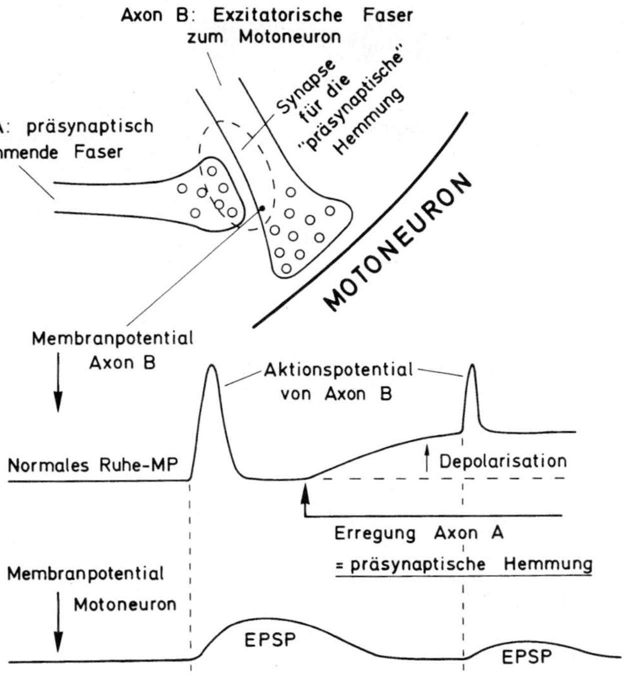

Abb. 12.9 Schema zum Mechanismus der präsynaptischen Hemmung am Motoneuron. Axon B ist eine zum Motoneuron ziehende erregende Faser, d. h. ein über Axon B laufendes Aktionspotential (mittlerer Bildteil) löst am Motoneuron ein EPSP aus (unterer Bildteil). Wird Axon A erregt, so löst der von Axon A freigesetzte Transmitter (GABA) am Axon B eine Depolarisation aus, welche zu einer Abschwächung des Aktionspotentials von Axon B führt (mittlerer Bildteil) und damit auch zu einer Abschwächung des EPSP am Motoneuron (unterer Bildteil) (vgl. Lerntext XII.9).

Aktionspotentials in Axon B wird die Transmittermenge pro Aktionspotential reduziert, und das EPSP, das Axon B im Motoneuron auslöst, wird kleiner. Der wesentliche funktionelle Unterschied zwischen der präsynaptischen und der oben beschriebenen postsynaptischen Hemmung ist der, dass bei der postsynaptischen Hemmung alle einlaufenden Erregungen in gleicher Weise gehemmt werden, während die **präsynaptische Hemmung eine gezielte Hemmung ganz bestimmter Afferenzen** ermöglicht.

H01

→ **Frage 12.37:** Lösung A

Der Transmitter der Nervenfaser (2) ist GABA, wie in (A) richtig genannt. Bei dieser „präsynaptischen Hemmung" des Motoneurons durch Nerv (2) wird die Endigung von (1) depolarisiert. Dadurch wird die Amplitude der über (1) einlaufenden Aktionspotentiale reduziert, und damit auch der dadurch ausgelöste Ca^{2+}-Einstrom in (1) – (B) ist falsch. Der Calciumeinstrom bestimmt die Menge des freigesetzten Transmitters. Also nimmt auch die Transmitterfreisetzung pro Aktionspotential in (1) ab – (C) ist falsch. Da die Transmittermenge die Größe des EPSP im Motoneuron bestimmt, ist auch (E) falsch. So führt insgesamt diese präsynaptische Hemmung zu einer Verminderung der exzitatorischen Einflüsse von (1) auf das Motoneuron, ohne dass sich dabei das Ruhepotential des Motoneurons verändert – (D) ist falsch (vgl. Lerntext XII.9). **(A: 57%/+0,05).**

H97

→ **Frage 12.38:** Lösung A

Die Transmitterfreisetzung in einer Synapse wird durch das in die terminale Nervenfaser einlaufende Aktionspotential gesteuert. Die Depolarisation aktiviert Calciumkanäle, die einen Ca^{2+}-Einstrom in die Nervenendigung veranlassen, und das intrazelluläre Calcium löst dann die Transmitterfreisetzung durch Exozytose aus. Situationen gemäß (B) und (C) vermindern dementsprechend die pro Aktionspotential freigesetzte Transmittermenge. Ebenso wirkt eine Erhöhung der extrazellulären Mg^{2+}-Konzentration (E), da die Mg^{2+}-Ionen an dieser Stelle antagonistisch zum Calcium wirken. Botulinustoxin (D) hemmt die Transmitterfreisetzung. Wird dagegen die mit dem Aktionspotential verbundene Depolarisation der Nervenendigung verstärkt, sei es durch Vergrößerung der Aktionspotential-Amplitude oder durch Verlängerung der Depolarisationsdauer, so wird pro Aktionspotential mehr Transmitter freigesetzt. Umgekehrt wird durch Verkleinerung des Aktionspotentials in der präsynaptischen Nervenendigung die Transmitterfreisetzung reduziert, z. B. im Rahmen der präsynaptischen Hemmung (vgl. Lerntext XII.9 und Abb. 12.9). **(A: 68%/+0,19)**.

12.6 Funktionsprinzipien sensorischer Systeme

Hier werden einige allgemeine Grundlagen der Sinnesphysiologie behandelt. Die genauere Beschreibung erfolgt im Zusammenhang mit den speziellen Sinnen.

XII.10 Modalität und Qualität

Die Mannigfaltigkeit der Sinneserlebnisse wird klassischerweise in 5 große Gruppen gegliedert, die wir **Modalitäten** nennen: **Gesicht, Gehör, Geruch, Geschmack und „Getast"** (Hautsinne). Die **Hautsinne** vermitteln sehr verschiedenartige Empfindungen, sodass sich die Untergliederung in **Tastsinn, Temperatursinn** und **Schmerzsinn** empfiehlt, wobei man diese Bereiche als eigene Modalbezirke oder als Submodalitäten des Modalbezirks Hautsinne auffassen kann. Innerhalb jeder Modalität lassen sich wieder verschiedene **Qualitäten** unterscheiden, wie die verschiedenen Farben beim Sehen und die verschiedenen Tonhöhen beim Hören. Jede Sinnesempfindung besitzt weiterhin eine bestimmte Intensität, und sie besitzt eine räumliche und eine zeitliche Zuordnung. **Die vier Grunddimensionen der Sinnesmannigfaltigkeit sind demnach Zeitlichkeit, Räumlichkeit, Qualität und Intensität.** ■

F86

→ **Frage 12.39:** Lösung E

Die Lautheit (E) ist ein Maß für die Intensität eines Hörerlebnisses.
Zu **(D)**: Tonhöhe „a" kennzeichnet eine Qualität des Hörens. Hier irritiert aber die Angabe „(440 Hz)". Dies ist ein physikalischer Parameter des Schallreizes und keine Sinnesqualität.
(**E: 74%/+0,23**; D: 21%/–0,18).

H96

→ **Frage 12.40:** Lösung E

Aussage (E) ist sicher richtig, bei zunehmendem Warmreiz auf die Haut beispielsweise kann die Empfindungsqualität von „warm" übergehen in „heiß" und schließlich in „schmerzhaft".
(E: 62%/+0,19).

XII.11 Subjektive und objektive Sinnesphysiologie, Eigenmetrik und Fremdmetrik

Die **subjektive Sinnesphysiologie** basiert auf der subjektiven Erfahrung, auf der Sinnesempfindung, und versucht, die Sinnesmannigfaltigkeit, möglichst ohne Zuhilfenahme fremder Messmethoden, zu analysieren und zu systematisieren. Die dabei verwendeten Methoden der Quantifizierung nennt man **Eigenmetrik.** So kann man beispielsweise eine Druckempfindung dadurch quantifizieren, dass man, von der Reizschwelle beginnend, die möglichen Unterschiedsschwellen abzählt. Musterbeispiel für eine subjektive, phänomenale Physiologie ist die Entwicklung von Goethes Farbenkreis, wo die Farbeindrücke nach Ähnlichkeit sowie nach den Kontrasterfahrungen zusammengeordnet wurden. Die **objektive Sinnesphysiologie** versucht dagegen, mit den Werkzeugen der Physik die Sinnesempfindungen zu erfassen und zu analysieren, man verwendet eine **Fremdmetrik.** Die Messung der elektrischen Erregung an einem Sinnesrezeptor ist typische Fremdmetrik. Häufig greifen eigen- und fremdmetrische Methoden ineinander. ■

F83

→ **Frage 12.41:** Lösung E

Hier sind unter (A) bis (D) eigenmetrische Verfahren richtig beschrieben (vgl. Lerntext XII.11). In (E) dagegen dient ein objektives Messergebnis, der elektrische Widerstand der Haut, als Intensitätsmaß für ein Sinneserlebnis.

XII.12 Reizschwelle und Unterschiedsschwelle

Diejenige Reizstärke, die notwendig ist, um gerade eben eine Empfindung (oder messbare Reaktion) auszulösen, wird als **Reizschwelle** oder **Schwellenreiz** bezeichnet. Die **Unterschiedsschwelle** ist diejenige Veränderung des Reizes, die notwendig ist, um gerade eben eine Veränderung der Empfindung (oder einer messbaren Reaktion) auszulösen. Solche Unterschiede kann man naturgemäß in allen Dimensionen messen: Intensitäts-Unterschiedsschwellen bei Veränderungen der Reizstärke, Qualitäts-Unterschiedsschwellen – z. B. bei der Unterscheidung verschiedener Farben – sowie räumliche und zeitliche Unterschiedsschwellen. Die Schwellenbegriffe gelten in gleicher Weise für den objektiven wie für den subjektiven Bereich.
Hohe Unterschiedsschwelle bedeutet schlechtes Unterscheidungsvermögen: Der Reiz muss sich stark verändern, ehe man einen Intensitätsunterschied wahrnimmt. Der hochentwickelte Gesichtssinn hat auch ein besonders gutes Auflösungsvermögen, also auch eine niedrige Intensitäts-Unterschiedsschwelle von etwa 1%. Beim Hören hingegen liegt der Wert mit 5% (als

Schalldruck gemessen) bzw. 10% (als Schallintensität gemessen) relativ hoch. Für den Tastsinn beträgt die Schwelle 5%, und für den Geschmack werden 10–20% angegeben (gerade wahrnehmbarer Konzentrationsunterschied). Die Intensität einer Sinnesempfindung wächst nicht linear mit der Reizstärke, sondern ist in weiten Bereichen annähernd proportional dem Logarithmus der Reizstärke (**Weber-Fechner-Gesetz**). Dies bedeutet, dass die Intensitäts-Unterschiedsschwelle (derjenige Zuwachs der Reizstärke, der nötig ist, um eine gerade wahrnehmbare Zunahme der Intensitätsempfindung hervorzurufen) mit zunehmender Reizstärke im Absolutbetrag ebenfalls immer größer wird, wobei der Quotient aus Reizzuwachs zu Ausgangsreiz annähernd gleich bleibt. Dieser Quotient wird als **Weber-Quotient** bezeichnet.

H97

→ **Frage 12.42:** Lösung C

Vgl. Lerntext XII.12.
(C: 63%/+0,28).

H94

→ **Frage 12.43:** Lösung D

Ein Zuwachs um 0,1 des Vergleichsreizes bedeutet eine Zunahme um 10%. Nur (D) ist richtig (vgl. Lerntext XII.12). In (A) ist der Unterschied zwar auch richtig angegeben, es fehlt aber die Beschreibung der dabei auftretenden Schwellenwahrnehmung.
(D: 84%/+0,24).

XII.13 Rezeptives Feld

Dasjenige Areal (der Haut, der Retina, des Gesichtsfeldes usw.), von dem aus die Aktivität einer untersuchten Einheit (Rezeptor, zentrales Neuron usw.) beeinflusst werden kann, ist das rezeptive Feld dieser Einheit.

XII.14 Laterale Hemmung

Bei der Verarbeitung von Sinnesinformationen gibt es das in Abb. 12.10 dargestellte Prinzip der lateralen Hemmung: Erregung eines Neurons führt über inhibitorische Zwischenneurone zu einer Hemmung der benachbarten Neurone. Ein stark erregtes zentrales Neuron führt auf diese Weise zu einer starken Hemmung in der Nachbarschaft, sodass die schwächere Erregung der benachbarten Neurone noch weiter unterdrückt wird. So werden von einer im Bild oben eingezeichneten Reizverteilung die schwachen Anteile unterdrückt, der Kontrast von stark zu schwach wird verstärkt (untere Kurve der Erregungsverteilung). Beim Auge ist dieser Mechanismus stark ausgebildet.

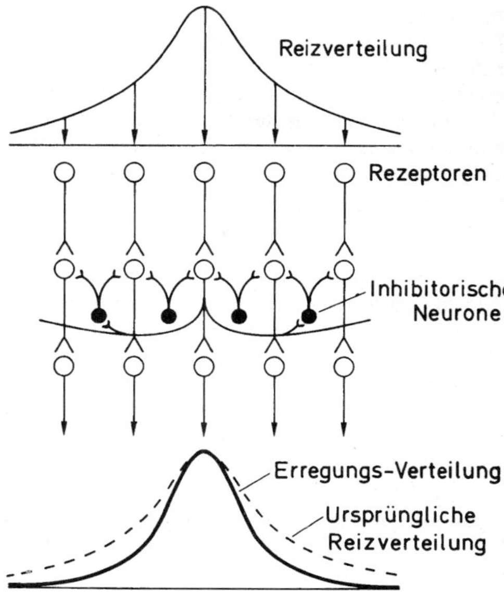

Abb. 12.10 Schema zur lateralen Hemmung bei der Verarbeitung von Sinnesinformationen. Ein erregtes Neuron löst über Kollateralen und inhibitorische Interneurone (volle Kreise) an benachbarten Neuronen eine Hemmung aus, wodurch der Kontrast zwischen stark und schwach weiter verstärkt wird (vgl. Lerntext XII.14).

F88

→ **Frage 12.44:** Lösung D

Vgl. Lerntext XII.14.

XII.15 Kodierungsprozesse am Sinnesrezeptor (Sensor)

Die **Reize** der Umwelt, die auf den Körper einwirken, werden von spezifischen **Rezeptoren** in körpereigene Informationen umgesetzt und über Nerven weitergeleitet. Dieser Rezeptorbegriff darf nicht mit dem biochemischen Rezeptorbegriff verwechselt werden. Beim biochemischen Rezeptor handelt es sich um eine spezialisierte großmolekulare Struktur in Zellmembranen, die ganz bestimmte Moleküie (Hormone, Transmitter) binden kann, z. B. beim Acetylcholin-Rezeptor an einer glatten Muskelzelle. Beim Sinnesrezeptor dagegen handelt es sich in der Regel um eine ganze Zelle, die zur Aufnahme bestimmter Reize spezialisiert ist. Zur Abgrenzung gegen den biochemischen Rezeptor wird heute der Sinnesrezeptor gern als **Sensor** bezeichnet. Derjenige Reiz, auf den die Rezeptorwelle spezialisiert ist, heißt **adäquater Reiz.** Nach der Reiz-Spezialisierung kann man Mechano-, Thermo-, Photo-, Chemo-Rezeptoren usw. unterscheiden. In den elektrischen Reaktionen gibt es aber viel Gemeinsames. Trifft ein adäquater Reiz auf eine Sinneszelle, auf den Sensor, so wird dort eine Potentialänderung, meist eine Depolarisation, ausgelöst, die man **Rezeptorpotential, Sensorpotential** oder **Generatorpotential** nennt (Abb. 12.11). Das Rezeptorpotential ist ein **lokales, abstufbares Potential,** das mit zunehmender Reizstärke anwächst, ähnlich wie die verschiedenen synaptischen Potentiale (Endplattenpotential, EPSP, IPSP usw.). Wenn das Generatorpotential die Schwelle erreicht, löst es am wegführenden Nerven ein Aktionspotential aus. Je stärker der Reiz auf den Sensor, desto stärker und steiler wird das Generatorpotential und um so größer wird auch die Frequenz der Aktionspotentiale, die vom Sensor ausgelöst und über die afferente Nervenfaser weitergeleitet werden. Auf diese Weise wird das Sensorpotential umkodiert in Aktionspotentialfrequenz der afferenten Nervenfaser. An der nächsten Synapse erfolgt eine erneute Umkodierung in ein chemisches Signal. Jedes Aktionspotential setzt eine bestimmte Transmittermenge frei.

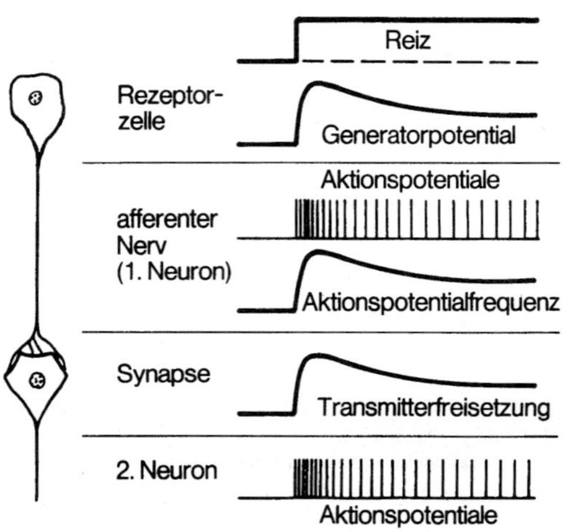

Abb. 12.11 Schema zur Erregung von Sensoren. Ein anhaltender Reiz löst zunächst an der Rezeptorzelle ein Generatorpotential (Sensorpotential) aus, in der Regel initial überschießend mit folgender Adaptation. Das Generatorpotential löst im afferenten Nerven Aktionspotentiale aus, wobei die Frequenz der Aktionspotentiale recht gut der Größe des jeweiligen Generatorpotentials entspricht. An der nächsten Synapse wird die Folge der Aktionspotentiale in Transmitterfreisetzung umgesetzt, was im nachfolgenden Neuron wieder zu einer entsprechenden Aktionspotential-Entladung führt (vgl. Lerntext XII.15).

F96 ■

→ **Frage 12.45:** Lösung A

Spannungsgesteuerte Na^+-Kanäle können es nicht sein, die das Generatorpotential erzeugen. Es ist ja ein nicht-elektrischer Reiz (ein mechanischer, chemischer oder thermischer), der hier zur Kanalöffnung führt (über G-Proteine, oder wie auch immer). Erst wenn so eine Depolarisation erzeugt ist, die zu Stromflüssen in die Nachbarschaft führt, kommen die spannungsgesteuerten Na^+-Kanäle ins Spiel und erzeugen das Aktionspotential. (B) ist somit falsch. Auch die Aussagen (C) bis (E) sind eindeutig falsch (vgl. Lerntext XII.15). Insofern bleibt nur (A) anzukreuzen.
Aussage (A) selbst ist kritisch. Im Bereich der somatischen Sensibilität (Hautsinne und Tiefensensibilität) sind die Sensor-Mechanismen nicht einheitlich. Im Allgemeinen werden wenig selektive Kationenkanäle aktiviert, wobei die Na^+-Permeabilität zunimmt, aber auch die K^+-Permeabilität – ähnlich wie bei den Synapsen.
(**A: 57%/+0,35;** B: 20%/–0,17).

H89 ■

→ **Frage 12.46:** Lösung D

Von einem primären Sinnesrezeptor spricht man, wenn von der Rezeptorzelle direkt ein Axon entspringt, welches die Aktionspotentiale weiterleitet (Beispiel: Geruchsrezeptoren). Die sekundäre Rezeptorzelle hingegen bildet chemische Synapsen, an denen die Erregung auf den afferenten Nerven übertragen wird (beispielsweise bei den anderen hier genannten Sinnesorganen).
(**D: 83%/+0,27**).

XII.16 Adaptation von Rezeptoren (Sensoren)

Untersucht man die Reaktion eines Rezeptors auf einen anhaltenden Rechteckreiz (Abb. 12.11), so findet man in der Regel zunächst eine überschießende Reaktion, sowohl im Sensorpotential als auch in der Impulsfrequenz, die dann wieder etwas abklingt. Diesen Rückgang der Reaktion bei anhaltend starkem Reiz nennt man **Adaptation.** Allgemeiner gesagt ist Adaptation jede zeitliche Veränderung der Reaktion bzw. der Reaktionsbereitschaft, also z. B. auch die Steigerung der Empfindlichkeit der Photorezeptoren bei Dunkelheit. Ein Rezeptor, dessen Reaktion sich streng proportional der Reizstärke verändert (also ohne initialen Overshoot und ohne nachfolgende Adaptation), ist ein **Proportional-Rezeptor (P-Rezeptor).** Der initiale Overshoot hängt von der Änderungsgeschwindigkeit der Reizstärke ab, also vom 1. Differentialquotienten des Reizes nach der Zeit, und man spricht deshalb von einer **Differential-Empfindlichkeit (D-Rezeptor).** Abb. 12.11 gibt somit ein Beispiel für einen PD-Rezeptor.

H95 ■

→ **Frage 12.47:** Lösung D

Adaptation bedeutet Anpassung bzw. Gewöhnung an einen länger dauernden Reiz konstanter Stärke. Wird ein Sinnesrezeptor plötzlich einem adäquaten Reiz ausgesetzt, der während der Reizzeit kon-

stant bleibt (Rechteckreiz), so wird ein Rezeptor, der Adaptation zeigt (was das Übliche ist), zunächst stark reagieren und im weiteren Verlauf der Reizzeit in seiner Aktivität nachlassen. Im afferenten Nerven wird man dementsprechend zunächst eine relativ hochfrequente Entladung von Aktionspotentialen finden, die allmählich in der Frequenz zurückgeht, wie das in (D) der Abbildung zu erkennen ist (vgl. Lerntext XII.16 und Abb. 12.11).
(D: 95%/+0,24).

H02 ■

→ **Frage 12.48:** Lösung D

D-Empfindlichkeit heißt, dass die Aktivität dem Differentialquotienten der Reizstärke nach der Zeit folgt, also nur die Änderungs**geschwindigkeit** des Reizes abbildet. Dies trifft im Bild nur für Kurve (D) zu: Die sprunghafte Zunahme der Reizstärke führt zu einer schnellen und kurzen Aktivitätssteigerung des Sensors, der sprunghafte Rückgang zu einer entsprechenden Hemmung. Die anhaltende Reizerhöhung bleibt ohne Effekt auf die Aktivität. Kurve (B) wäre für einen P-D-Sensor typisch (vgl. Lerntext XII.16).
(Im Termin F00 lautete bei sonst gleicher Aufgabe die Frage: „Welche der folgenden Kurven stellt die Antwort (Rezeptorpotential) eines reinen Proportional-(P)-Sensors dar?" Antwort: (C))
(D: 53%/+0,36).

Kommentare aus dem Examen Herbst 2004

H04 ■■

→ **Frage 12.49:** Lösung B

Die Erregungsübertragung auf die Skelettmuskelzelle an der motorischen Endplatte ist so ausgelegt, dass ein einzelnes Aktionspotenzial, das über die motorische Nervenfaser in die synaptische Region einläuft, ein einziges Aktionspotenzial der Skelettmuskelfaser auslöst – nicht weniger, aber auch nicht mehr. Durch Verzweigungen der terminalen Nervenendigungen und Oberflächenvergrößerung in der Kontaktzone zwischen Nerv und Muskel ist dafür gesorgt, dass so viel Transmitter zur Wirkung kommt, dass jedes einzelne synaptische Potenzial die Erregungsschwelle überschreitet und ein Aktionspotenzial auslöst, (B) ist richtig. Siehe Lerntext XII.7.
Zu **(A)**: Die Beendigung der Transmitterwirkung kommt an der motorischen Endplatte durch Spaltung des Transmitters Acetylcholin durch die Cholinesterase zustande. Die Bruchstücke werden dann vom Nerven wieder aufgenommen.
Zu **(C)**: GABA ist ein typischer inhibitorischer Transmitter, der an vielen zentralnervösen Synapsen mitwirkt, aber nicht an der motorischen Endplatte.
Zu **(D)**: Der Transmitter wird in den Nervenendigungen in Vesikeln gespeichert. Ein Vesikel enthält etwa 10000 Acetylcholinmoleküle. Jedes einzelne Aktionspotenzial setzt etwa 100 Vesikel frei. Die Freisetzung eines einzelnen Vesikels – das passiert ab und zu spontan – erzeugt ein Miniatur-Endplattenpotenzial, das weit unterschwellig ist.
Zu **(E)**: Der synaptische Kanal, der für das Endplattenpotenzial verantwortlich ist, steigert bei Aktivierung sowohl die Na^+- als auch die K^+-Leitfähigkeit. Deshalb strebt das Endplattenpotenzial nicht dem Na^+-Gleichgewichtspotenzial zu, sondern zum Mittelwert der Na^+- und K^+-Gleichgewichtspotenziale, also etwa –10 mV.

H04 ■■

→ **Frage 12.50:** Lösung C

DOPA (L-Dopa) ist eine Vorstufe bei der Synthese der Katecholamine Adrenalin, Noradrenalin und Dopamin. Es spielt medizinisch bei der Therapie des Morbus Parkinson eine große Rolle. Bei dieser Erkrankung ist das dopaminerge nigro-striäre System insuffizient. Durch Gabe von L-Dopa (Dopamin kann die Blut-Hirn-Schranke nicht passieren) kann man die Dopaminbildung in den geschwächten dopaminergen Neuronen fördern und so die Krankheitssymptome bessern. Die übrigen genannten Stoffe sind durchweg klassische Transmitter.

13 Muskulatur

13.1 Allgemeine Muskelphysiologie

13.2 Quergestreifte Muskulatur

XIII.1 Filament-Gleit-Theorie

Im quergestreiften Muskel sind **dicke Myosin- und dünne Aktinfilamente** in ganz strenger Gesetzmäßigkeit angeordnet (Abb. 13.1). Die Zone der Myosinfilamente ist stark doppelbrechend und wird deshalb als A-Bande (anisotrop) bezeichnet, die weniger doppelbrechende Zone, in der sich nur Aktinfilamente befinden, nennt man I-Bande (isotrop). Der mittlere, weniger dichte (hellere) Teil des A-Bandes, in dem sich nur Myosinfilamente befinden, heißt H-Zone. Die Aktinfilamente sind in der Z-Scheibe („Zwischenscheibe") verankert. Der 2–3 μm lange

Abschnitt einer Fibrille von einer Z-Scheibe zur nächsten heißt **Sarkomer.** Bei Aktivierung des Muskels greifen die Myosinköpfe an den Aktinfilamenten an, elektronenoptisch erkennt man **Querbrücken.** Kräfte der Querbrücken sind bestrebt, die Aktinfilamente weiter in die Zone der Myosinfilamente hineinzuziehen und so das Sarkomer zu verkürzen. Bei Kontraktion kommt es auf diese Weise zu einem Ineinandergleiten der Filamente, ohne dass sich die Filamentlängen selbst verändern würden. Auch bei isometrischer Anspannung des Muskels bleiben die Längen der beiden Filamenttypen unverändert. Dieses heute allgemein anerkannte Konzept heißt **Filament-Gleit-Theorie.** ■

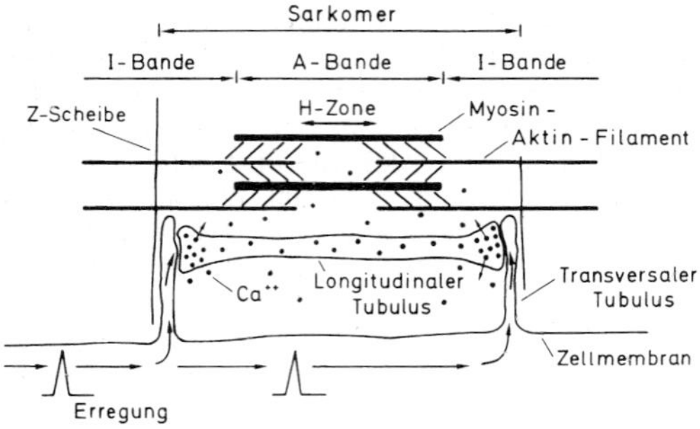

Abb. 13.1 Schema zur Erregung einer Muskelfaser. Von der motorischen Endplatte aus wird bei Erregung ein Aktionspotential über die Zellmembran hinweg fortgeleitet. Über transversale Tubuli wird die Depolarisation ins Zellinnere weitergeleitet, von dort greift die Erregung auf das longitudinale tubuläre System über, von wo aus Calcium in das Sarkoplasma freigesetzt wird, welches dann den Querbrückenzyklus zwischen Aktin und Myosin auslöst. Die schrägen Striche zwischen den Myosin- und Aktinfilamenten symbolisieren die Kraft entwickelnden Querbrücken. Das Titin, das sich dem Myosinfilament anlagert und mit einer elastischen Partie über die Enden hinaus weiterzieht bis zur Z-Scheibe, ist hier nicht eingezeichnet (vgl. Lerntexte XIII.1 und XIII.4).

H95 ■

→ **Frage 13.1:** Lösung B

Die kontraktilen Proteine der Muskelzellen sind Aktin und Myosin. Myoglobin ist ein Sauerstoff bindendes Molekül, das in Muskelzellen vorkommt. (B) ist falsch. Vgl. Lerntext XIII.1.
(B: 87%/+0,33).

XIII.2 Der Querbrückenzyklus

Der Elementarbaustein der Muskelkontraktion ist der einzelne **Querbrückenzyklus:** Das aus dem dicken Filament herausragende Myosinköpfchen greift am Aktin des dünnen Filamentes an und bildet so die **Querbrücke;** der Myosinkopf vollzieht dann den eigentlichen Arbeitsakt, den man sich als Kippen des Kopfes vorstellen kann, von der 90°-Ruheposition (Winkel zwischen Kopfachse und Filament) geht der Kopf in die 45°-Position über. Dabei resultiert unter Optimalbedingungen eine Filamentverschiebung von etwa 20 nm. Darauf löst sich der Myosinkopf wieder, nach Bindung mit ATP, und geht in die Ausgangslage zurück. Bei jedem derartigen Zyklus wird **1 ATP-Molekül** verbraucht. Die Bindung von ATP an den Myosinkopf ist die Voraussetzung dafür, dass sich der Myosinkopf vom Aktin lösen kann – ohne ATP verharren die Querbrücken in der 45°-Position, es kommt zur Starre (**Totenstarre,** Rigor mortis). Die 45°-Position heißt deshalb auch **Rigor-Position.** Die lösende Wirkung von ATP auf diese Bindung heißt **Weichmacherfunktion** des ATP. Bald nach seiner Bindung wird das ATP hydrolytisch gespalten, und die frei werdende Energie wird im Myosinkopf gespeichert, der Kopf wird gewissermaßen aufgeladen (vergleichbar einer gespannten Feder). Dabei bleiben ADP und Phosphat zunächst noch an den Kopf gebunden. Beim nächsten Zugriff des Kopfes am Aktin wird die Energie beim Arbeitsakt (Abkippung des Kopfes) freigesetzt, wobei sich ADP und Phosphat vom Kopf lösen. **Die ATPase-Aktivität** ist am Myosinkopf lokalisiert. Voraussetzung für die Aktivierung ist die **Verbindung mit Aktin unter Anwesenheit von Mg^{2+}-Ionen.**

Unter Ruhebedingungen, bei einer Calciumkonzentration um 10^{-8} mol/l im Sarkoplasma, ist beim phasischen Skelettmuskel der Angriffspunkt am Aktin durch die in den dünnen Filamenten enthaltenen **Regulatorproteine Troponin und Tropomyosin** verdeckt. Wenn bei Erregung des Muskels Calcium freigesetzt wird, verbindet sich Ca^{2+} mit dem **„Calcium-Schalter" Troponin;** dies führt zu einer Verlagerung des Tropomyosins, wodurch am Aktin der Bindungsplatz für den Myosinkopf freigegeben wird. Solange der Bindungsplatz frei bleibt, wiederholen sich die Querbrückenzyklen ständig. Auch bei Dauerkontraktion sind die Querbrücken in ständiger rhythmischer Aktion.

Beim quergestreiften Skelettmuskel laufen die Aktivierungsprozesse am Aktin ab – im Gegensatz zum glatten Muskel, wo sie sich vor allem am Myosinkopf abspielen. ■

H99 ■

→ **Frage 13.2:** Lösung D

Im Querbrückenzyklus der Skelettmuskelfaser führen die Interaktion des Myosinkopfes mit dem Aktin und das Abkippen des Myosinkopfes zum elementaren Kontraktionsakt. Die Lösung des Myosinkopfes vom Aktin am Ende dieses Aktes ist nur unter Anlagerung von ATP möglich. Fehlt dieses,

so verharrt der Myosinkopf in der Bindung am Aktin, in „Rigor-Position", und eine Kontraktion ist nicht mehr möglich. Dieser Zustand kennzeichnet die Totenstarre, (D) trifft zu (vgl. Lerntext XIII.2).
(D: 94%/+0,39).

H02 ■

→ **Frage 13.3:** Lösung E

Mit der Bindung von Ca^{2+} an Troponin C startet beim quergestreiften Muskel die Aktivierung der kontraktilen Proteine, wie in (D) richtig genannt. Auch die Aussagen (A)–(C) treffen zu. Die in (E) genannte Aktivierung der leichten Ketten des Myosins ist dagegen ein Schritt in der Aktivierung des glatten Muskels. Der glatte Muskel besitzt aber kein Troponin. Das bei Aktivierung in die Zelle strömende Ca^{2+} verbindet sich beim glatten Muskel mit Calmodulin, und der Calcium-Calmodulin-Komplex aktiviert eine Phosphokinase, die eine Phosphorylierung der leichten Myosinketten und damit die Kontraktion veranlasst (vgl. Lerntexte XIII.2 und XIII.13).
(E: 63%/+0,52).

F96 ■

→ **Frage 13.4:** Lösung B

Die ATPase-Aktivität liegt im Myosinkopf. Dort gehört sie auch hin. Am Myosinkopf wird das ATP gespalten, und die frei werdende Energie wird im Myosinkopf gespeichert und im nächsten Arbeitszyklus zur Erzeugung mechanischer Arbeit freigesetzt (vgl. Lerntext XIII.2).
(B: 72%/+0,39).

H96 ■

→ **Frage 13.5:** Lösung B

Bei Aktivierung einer quergestreiften Skelettmuskelfaser wird zunächst die intrazelluläre Calciumkonzentration erhöht. Eine Bindung der Ca^{2+}-Ionen an **Troponin** stößt die weiteren Reaktionen der kontraktilen Proteine an, (B) ist ganz falsch! (A) und (C) sind richtige Aussagen zum Basiswissen. (D) und (E) sind weniger wichtige Details, die nach heutigem Konzept als richtig gelten (vgl. Lerntext XIII.2).
(B: 60%/+0,37).

F00 ■

→ **Frage 13.6:** Lösung B

(A), (C), (D) und (E) enthalten richtige Aussagen über die Kontraktionsprozesse beim Skelettmuskel. ATP verbindet sich aber im Querbrückenzyklus nicht mit Aktin, sondern mit dem Myosinkopf. Der Myosinkopf enthält auch die ATPase-Aktivität, die zur Spaltung von ATP führt und so die Energie für die Kontraktion bereitstellt (vgl. Lerntext XIII.2).
(B: 91%/+0,17).

H00 ■

→ **Frage 13.7:** Lösung B

ATP ist der Energielieferant für die Muskelkontraktion. Zum anderen hat es eine „Weichmacherfunktion". Die Verknüpfung des Myosinköpfchens mit dem Aktinfilament kann am Ende eines Querbrückenzyklus nur gelöst werden, wenn sich ein ATP-Molekül an das Myosinköpfchen anlagert, wie in (B) richtig gesagt. Ist kein ATP vorhanden, so bleibt die Verknüpfung bestehen, und der Muskel geht in einen Zustand der Starre über (Totenstarre). Das an das Myosin angelagerte ATP wird dann zur Energielieferung für den nächsten Arbeitszyklus gespalten (vgl. Lerntext XIII.2).
(B: 91%/+0,32).

XIII.3 Energetik der Kontraktion und Wärmebildung

Die durch Hydrolyse des ATP frei werdende Energie kann mit einem Wirkungsgrad bis zu 50% in mechanische Arbeit umgesetzt werden, der Rest wird als **initiale Wärme** bei der Kontraktion frei. Nach der Kontraktion werden die Energiespeicher wieder regeneriert, wobei der Wirkungsgrad auch bei etwa 50% liegt, der Rest der Energie wird als **Erholungswärme** frei. In der Gesamtbilanz kann deshalb nur ein **Wirkungsgrad von maximal 20–30%** erreicht werden. ■

F97 ■

→ **Frage 13.8:** Lösung A

Im Querbrückenzyklus einer Muskelzelle wird ATP an den Myosinkopf angelagert, und die Spaltung von ATP in ADP und Phosphat liefert die Energie für die Kontraktion – (A) trifft zu (vgl. Lerntext XIII.2).
(A: 82%/+0,27).

XIII.4 Elektromechanische Kopplung

Von der motorischen Endplatte aus breitet sich die Erregung in Form eines fortgeleiteten **Aktionspotentials** rasch über die ganze Muskelfaser aus (Abb. 13.1). **Transversale Tubuli,** die sich von der Faseroberfläche ins Innere einstülpen, leiten die Depolarisation in die Tiefe der Zelle weiter. Dort treten die transversalen Tubuli in engen Kontakt mit einem longitudinalen Tubulussystem, dem **sarkoplasmatischen Retikulum,** welches keine direkte Verbindung mit dem Extrazellulärraum besitzt. In den speziellen Kontaktzonen, den sogenannten Triaden, erfolgt die **elektrochemische Wandlung:** Durch die Depolarisation werden **Calciumionen** aus den Terminalzisternen der longitudinalen Tubuli in die unmittelbare Umgebung der Muskelfibrillen freigesetzt. Die freie **Ca^{2+}-Konzentration steigt dabei von etwa 10^{-8} mol/l in Ruhe auf 10^{-6} bis 10^{-5} mol/l** im Sarkoplasma an. Der

erste Schritt der elektromechanischen Kopplung ist somit die Umwandlung der elektrischen Membranerregung in ein Ca^{2+}-Signal, in einen Anstieg der intrazellulären Ca^{2+}-Konzentration. Das Ca^{2+}-Ion besorgt dann die weiteren Schritte zur Auslösung der Kontraktion, vgl. Lerntext XIII.2.
Ebenso wichtig wie die schnelle Ca^{2+}-Freisetzung ist für die Ausführung schneller Bewegungen eine **rasche Beseitigung des freigesetzten Calciums.** Diese wird durch aktive **Ca^{2+}-Pumpprozesse in der Membran des sarkoplasmatischen Retikulums** besorgt. Es handelt sich dabei um eine durch ATP-Spaltung angetriebene, also um eine primär-aktive Pumpe. ■

F03 ■

→ **Frage 13.9:** Lösung C

Bei der Erregung des Skelettmuskels läuft ein Aktionspotential über die Muskelfaser hinweg. Über transversale Tubuli wird die Depolarisation in die Tiefe der Muskelfaser weitergeleitet. Im Bereich der Triaden besteht ein ganz enger Kontakt zwischen dem transversalen Tubulussystem und dem longitudinalen Tubulussystem, dem sarkoplasmatischen Retikulum. Die Depolarisation aktiviert dort eine Art Calciumkanal, den man, wegen der Blockierbarkeit durch Dihydropyridine, als Dihydropyridin-Rezeptor bezeichnet. Diese Kanalstruktur ist also spannungsgesteuert (elektrisch kontrolliert) – (C) trifft zu – und nicht Liganden-gesteuert (chemisch kontrolliert), wie Kanäle in chemischen Synapsen. Vom Dihydropyridin-Rezeptor, der im transversalen Tubulus sitzt – (B) ist falsch –, wird die Erregung auf Calciumkanäle des sarkoplasmatischen Retikulums (Ryanodin-Rezeptor) übertragen, die die Calciumfreisetzung ins Zytoplasma und damit die Kontraktion veranlassen.
(C: 42%/+0,29).

F02

→ **Frage 13.10:** Lösung D

Läuft ein Aktionspotential über einen motorischen Nerven zu einer Skelettmuskelfaser, so kommt es in den Nervenendigungen zu einem **Einstrom** von Ca^{2+}-Ionen, (A) ist falsch. Durch den freigesetzten Transmitter werden **postsynaptische** Rezeptorgekoppelte Kanäle aktiviert, (B) ist falsch. Das dadurch ausgelöste Aktionspotential läuft über die Muskelfaser hinweg, und die elektrische Erregung wird in mehreren Schritten in Calcium-Freisetzung umgesetzt. Dabei kommt es in den Triaden zu einer Übertragung der Erregung auf das sarkoplasmatische Retikulum, worauf von dort Calciumionen ins Zytosol freigesetzt werden. Der für die Calciumfreisetzung aus dem sarkoplasmatischen Retikulum verantwortliche Calciumkanal enthält einen Bindungsplatz, den man Ryanodin-Rezeptor nennt, (D) trifft zu.

Zu (C): Bei der Auslösung der Kontraktion verbinden sich Ca^{2+}-Ionen mit Troponin, nicht mit Tropomyosin.
Zu (E): Die aktive Calciumpumpe (Ca^{2+}-ATPase) pumpt die Calciumionen wieder zurück ins sarkoplasmatische Retikulum.
(D: 63%).

H99 ■

→ **Frage 13.11:** Lösung A

Die transversalen Tubuli sind zum Extrazellulärraum hin offen gemäß (A), während das sarkoplasmatische Retikulum ein intrazelluläres System ist, ohne freie Verbindung zum Extrazellulärraum, (D) ist falsch (vgl. Lerntext XIII.4).
(A: 60%/+0,42).

F99 ■ ■

→ **Frage 13.12:** Lösung C

Für die schnelle Erregungsleitung ist das Natrium-System zuständig, beim Skelettmuskel ebenso wie beim Nerven. Das betrifft die Erregungsleitung über das Sarkolemm (A) und auch die Leitung in das transversal-tubuläre System (B) hinein. Die Ca^{2+}-Ionen kommen erst ins Spiel, wenn sie zur Aktivierung der kontraktilen Proteine gebraucht werden. Da diese Aktivierung beim Skelettmuskel sehr schnell gehen muss, gibt es spezielle intrazelluläre Calciumspeicher – das longitudinale tubuläre System = sarkoplasmatisches Retikulum – aus denen das Aktivierungscalcium im Rahmen der elektromechanischen Kopplung freigesetzt wird (vgl. Lerntext XIII.4).
Merke: Die Freisetzung des Aktivierungscalciums unterscheidet sich deutlich bei den verschiedenen Muskeltypen! Beim langsameren glatten Muskel beispielsweise strömt das Aktivierungscalcium bei Erregung überwiegend aus dem Extrazellulärraum in die Zelle hinein – für die langsamere Kontraktion ist dieser Mechanismus ausreichend. Der Herzmuskel nimmt eine gewisse Mittelstellung ein.
(C: 81%/+0,27).

H98 ■

→ **Frage 13.13:** Lösung C

Das Calcium wird im Skelettmuskel im sarkoplasmatischen Retikulum (longitudinales Tubulussystem) gespeichert. Von dort werden bei Aktivierung die Ca^{2+}-Ionen freigesetzt, und dorthin werden sie von aktiven Calciumpumpen wieder zurückbefördert, was eine Erschlaffung der Muskelfaser zur Folge hat (vgl. Lerntext XIII.4). Für den glatten Muskel würde (E) zutreffen!
(C: 72%/+0,32).

H99 ■

→ **Frage 13.14:** Lösung B

Für das Rückpumpen der Ca^{2+}-Ionen aus dem Zytosol von Muskelzellen nach der Aktivierung

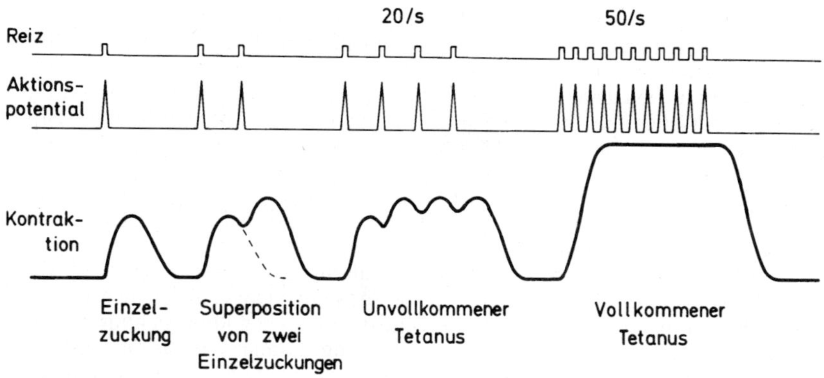

Abb. 13.2 Einzelzuckung, Superposition und Tetanus bei einer einzelnen Skelettmuskelfaser. Jeder Reiz löst ein kurzes Aktionspotential und eine sehr viel längere Einzelzuckung der Muskelfaser aus. Die Refraktärzeit der Faser wird durch die Dauer des Aktionspotentials bestimmt. Während des Ablaufs einer Einzelzuckung ist die Muskelfaser schon wieder erregbar, sodass sich mehrere Kontraktionen überlagern und so einen Tetanus bilden können. Vgl. Lerntext XIII.5.

stehen zwei Pumpprozesse zur Verfügung: einmal eine Na^+-Ca^{2+}-Austauschpumpe (sekundär-aktiv), die in der äußeren Zellmembran lokalisiert ist und Calcium in den Extrazellulärraum befördert, angetrieben durch den Na^+-Gradienten. Dies spielt beim Herzen und beim glatten Muskel eine besonders große Rolle. Daneben gibt es eine primäraktive Ca^{2+}-Pumpe, die also durch ATP-Spaltung angetrieben wird. Diese besorgt den Rücktransport von Ca^{2+}-Ionen in das sarkoplasmatische Retikulum. (B) ist somit falsch (vgl. Lerntext XIII.4).
(B: 44%/+0,46).

XIII.5 Einzelzuckung und Tetanus

Wird eine einzelne Skelettmuskelfaser durch einen einzelnen elektrischen Reiz erregt, so kommt es zu einer kurzen elektrischen Erregung, zu einem **Aktionspotential** der Muskelfaser, das nur wenige ms dauert (ca. 5 ms). Das Aktionspotential löst dann eine einzelne kurze Kontraktion der Faser aus, die man als **Einzelzuckung** bezeichnet (Abb. 13.2). Die Dauer der Einzelzuckung ist mit 20–100 ms (es gibt „schnelle" und „langsame" Muskeln) deutlich länger als die des Aktionspotentials. Die Einzelzuckung hat eine bestimmte, unter Normalbedingungen immer gleiche Größe, sie gehorcht der **Alles-oder-Nichts-Regel,** wie das Aktionspotential.
Die Membran der Muskelzelle ist bald nach Ablauf des Aktionspotentials wieder erregbar. Es lässt sich also noch während des Ablaufs einer ersten Einzelzuckung eine neue elektrische Membranerregung auslösen. Die zur zweiten Erregung gehörende Einzelzuckung überlagert sich dann mit der ersten, es kommt zu **Superposition** von zwei Einzelzuckungen (Abb. 13.2). Bei einer Serie von Reizungen entsteht durch Superposition von Einzelzuckungen eine Dauerkontraktion, eine **tetanische Kontraktion** oder kurz **Tetanus** genannt. Bei hoher Reizfrequenz sind die Einzelzuckungen gar nicht mehr erkennbar; es entsteht ein **vollkommener Tetanus** oder **verschmolzener Tetanus.** Bei geringer Reizfrequenz sieht man einen **unvollkommenen Tetanus** (Abb. 13.2). Diejenige Reizfrequenz, die gerade einen vollkommenen Tetanus auslöst, nennt man **Verschmelzungsfrequenz** (50 Hz beim frischen Froschmuskel, bei schnellen Warmblütermuskeln noch höher).
Das einzelne, kurze Aktionspotential ist nicht in der Lage, so viel Calcium freizusetzen, dass alle Querbrücken maximal aktiviert werden. Deshalb ist das Maximum der Einzelzuckung nicht das absolute Kontraktionsmaximum des Muskels. Mit Superposition steigt die Kraftentwicklung über das Maximum der Einzelzuckung hinaus an, und erst bei tetanischer Stimulierung wird das absolute Kraftmaximum erreicht.
Untersucht man statt einer Einzelfaser einen ganzen, aus vielen Fasern bzw. motorischen Einheiten bestehenden Muskel, so ist die Größe der Einzelzuckung natürlich davon abhängig, wieviele Einzelfasern sich an der Zuckung beteiligen. Ist der Reiz so stark, dass alle Fasern erregt werden, so entsteht eine **maximale Einzelzuckung,** für die dann bezüglich Superposition und Tetanus die eben beschriebenen Gesetzmäßigkeiten in gleicher Weise gelten. Auch nicht-maximale Einzelkontraktionen können sich natürlich zu einer tetanischen Kontraktion überlagern, was der Normalfall für die Dauerkontraktion in situ ist. ■

H03 ■
➔ **Frage 13.15:** Lösung E

Die typische phasische Skelettmuskulatur wird dadurch erregt, dass über den motorischen Nerven

Aktionspotentiale in der Muskelfaser ausgelöst werden. Jedes Aktionspotential produziert eine kurze Kontraktion, eine so genannte Einzelzuckung, die je nach Muskeltyp 10 bis 100 ms dauert. Da das Aktionspotential, und damit auch die Refraktärzeit, deutlich kürzer ist, kann, während eine Einzelzuckung abläuft, die Muskelfaser schon wieder erregt werden, wobei sich die Einzelzuckungen überlagern (Superposition) bzw. summieren. Eine solche, durch Überlagerung von Einzelzuckungen zustande kommende anhaltende Kontraktion nennt man tetanische Kontraktion, (E) trifft zu. (Es gibt auch tonische Skelettmuskelfasern, bei denen eine Erregung zu einer länger anhaltenden Depolarisation führt. Bei wiederholter Erregung kommt es zu Dauerdepolarisation, begleitet von einer glatten „tonischen" Kontraktion. An sich müsste im Vorsatz gesagt sein, dass eine phasische Muskelfaser gemeint ist, sonst ist Antwort (A) kritisch.).

XIII.6 Kraft-Längen-Diagramm

Wichtige Gesetzmäßigkeiten der Muskelkontraktion lassen sich an Hand des Kraft-Längen-Diagrammes erläutern, das in Abb. 13.3 nach Messungen am Froschmuskel dargestellt ist. Die **Ruhe-Dehnungs-Kurve** gibt die Elastizität des ruhenden Muskels wieder. L_0 ist die Basislänge ohne dehnende Kraft. Der Dehnungswiderstand des Gesamtmuskels ist überwiegend durch parallel-elastische Elemente bedingt (Membranen, Bindegewebe usw.), die den kontraktilen Fibrillen parallel geschaltet sind. Serienelastische Elemente, die mit den Kraft erzeugenden Generatoren in Serie liegen, z. B. in den Querbrücken selbst, sind für die Ruhe-Elastizität von geringer Bedeutung. Isolierte Myofibrillen sind in Ruhe in dem hier dargestellten Bereich fast widerstandslos dehnbar. Die Krümmung der Ruhe-Dehnungs-Kurve zeigt, dass der Elastizitätsmodul des ruhenden Muskels mit zunehmender Dehnung ansteigt (die Dehnbarkeit wird geringer).
Von jedem Punkt der Ruhe-Dehnungs-Kurve aus kann man den Muskel eine isometrische und eine isotonische maximale Einzelzuckung ausführen lassen, wie in Abb. 13.3 für einen Punkt beispielhaft eingetragen. Die Maximalwerte aller isometrischen Einzelzuckungen ergeben die Kurve der **isometrischen Maxima,** die Endwerte aller isotonischen Verkürzungen die Kurve der **isotonischen Maxima.** Die isotonische Kontraktion ist bei L_0 maximal und wird mit wachsender Dehnung kleiner. Kalkuliert man die **Arbeit** (Beispiel im oberen Bildteil schraffiert eingetragen), die der Muskel bei einer einzelnen isotonischen Kontraktion vollbringen kann, so ergibt sich die im unteren Bild dargestellte Abhängigkeit von der Vordehnung. Die äußere Arbeit (Kraft · Weg) ist bei L_0 noch Null, erreicht bei einer Vordehnung von 10–20% das Maximun und geht mit zunehmender Dehnung wieder gegen Null, weil dann die Verkürzung Null wird. Die Kurve der isometrischen Maxima steigt mit zunehmender Dehnung immer weiter an. Kalkuliert man aber die Extraspannung, die der Muskel durch seine Kontraktion leistet (Differenz zwischen isometrischen Maxima und Ruhe-Dehnungs-Kurve), so erkennt man, dass im Bereich um L_0 die aktive Kraftentwicklung ein Maximum besitzt.
Im Bild ist auch die Kurve der **Maxima der tetanischen Kraftentwicklung** eingetragen. Der Rückgang der aktiven maximalen tetanischen Kraft (Differenz zwischen Ruhe-Dehnungs-Kurve und Kurve der tetanischen Maxima) ist dadurch bedingt, dass der Überlappungsgrad von dünnen und dicken Filamenten mit zunehmender Dehnung abnimmt und sich immer weniger Querbrücken ausbilden können. ■

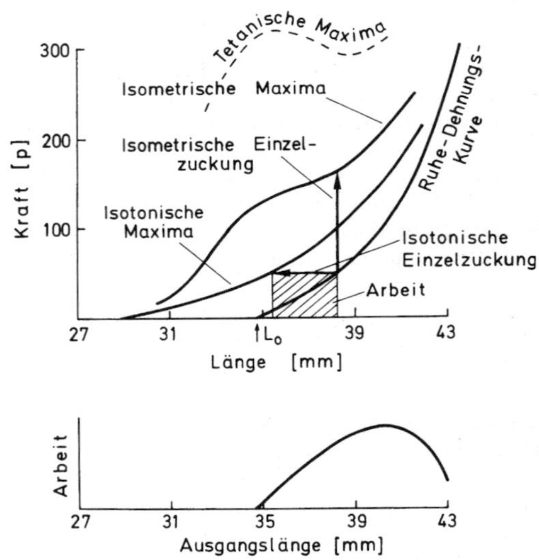

Abb. 13.3 Kraft-Längen-Diagramm eines Skelettmuskels. Resultate vom Froschmuskel (nach Reichel 1960). Neben den Kurven der isometrischen und isotonischen Maxima einer Einzelzuckung ist auch die Kurve der tetanischen Maximalkontraktion in Abhängigkeit der Muskellänge im oberen Bildteil eingetragen. Unten ist die Arbeit aufgetragen, die der Muskel bei isotonischen Einzelzuckungen in Abhängigkeit von der Ausgangslänge leisten kann (vgl. Lerntext XIII.6).

H98 ■

→ **Frage 13.16:** Lösung A

Die Kontraktionskraft, die ein Skelettmuskel entwickeln kann, hängt von der Ausgangslänge ab. Dies beruht vor allem darauf, dass sich der Überlappungsgrad der Aktin- und Myosinfilamente, und damit die Zahl der maximal möglichen Kraft erzeugenden Querbrücken, mit zunehmender Dehnung vermindert, bis sich schließlich bei sehr starker Dehnung (die nur experimentell erzeugt

werden kann) die Filamente gar nicht mehr überlappen, sodass bei Erregung auch gar keine Kraft mehr erzeugt werden kann. Dies ist in der richtigen Kurve (A) im rechten Teil zu erkennen. Bei zu geringer Sarkomer-Vordehnung wird die Kontraktionsmöglichkeit aus naheliegenden Gründen zunehmend geringer, weil sich die Filamente zunehmend stauchen und stören. (Der starke Kraftabfall im linken Teil der Kurve A betrifft wieder unphysiologische Dehnungsgrade) (vgl. Lerntext XIII.6).
(A: 83%/+0,34).

H01 ■

→ **Frage 13.17:** Lösung D

Die Muskelkraft wird durch Interaktion von Myosinköpfchen und Aktinfilament erzeugt. Deshalb ist die maximale Kraftentwicklung vom Überlappungsgrad von Myosin- und Aktinfilamenten abhängig. Wird eine Muskelfaser so weit vorgedehnt, dass sich die beiden Filamenttypen gar nicht mehr überlappen (was nur im Experiment am isolierten Muskel möglich ist), so kann der Muskel auch bei maximaler Stimulierung keine Kontraktion mehr produzieren. (D) trifft somit zu.
Zu (B) und (C): Die dort genannten Größen sind nicht dehnungsabhängig.
Zu (A): Bei schwachen und mittelstarken Kontraktionen kann ein Mechanismus dieser Art bei Dehnung mitwirken, aber das Kraft**maximum** wird dadurch nicht beeinflusst.
Zu (E): Dieser Mechanismus wirkt beim glatten Muskel, nicht beim Skelettmuskel mit (vgl. Lerntext XIII.6 und Kommentar 13.16).
(D: 88%/+0,27).

H03

→ **Frage 13.18:** Lösung C

Titin ist ein fadenförmiges Protein, die längste bekannte Polypeptidkette, die sich im Skelettmuskel zwischen Z-Scheibe und M-Scheibe eines Sarkomers ausspannt. Titin ist dem Myosinmolekül angelagert und besitzt in dem Abschnitt zwischen dem Ende des Myosinfilamentes und der Z-Scheibe elastische Eigenschaften und trägt so zur Elastizität der Muskelfasern bei (dass es „am meisten" für die Längen-Spannungs-Beziehung des Muskels verantwortlich ist, ist eher unwahrscheinlich oder zumindest fraglich). Aktinin (A) ist ein Zytoskelett-Protein, Nebulin (B) ein im Aktinfilament enthaltenes Protein. Tropomyosin (D) und Troponin (E) sind Regulatorproteine am Aktinfilament.

XIII.7 Verschiedene Kontraktionsformen

Isometrische und isotonische Kontraktionen sind die Extremsituationen innerhalb der mannigfaltigen Kontraktionsmöglichkeiten. Die meisten normalen Kontraktionen sind Mischformen von Längen- und Kraftänderungen (Abb. 13.4).

Eine Kontraktion, bei der mit Verkürzung zugleich die Kraft zunimmt, nennt man **auxotonische Kontraktion** (auxein = vermehren). Erlaubt man dem Muskel zunächst eine freie Verkürzung bis zu einem vorgegebenen Anschlag, so entsteht eine **Anschlags-Zuckung.** Nach dem Anschlag folgt noch eine isometrische Kontraktionsphase. Lässt man den Muskel zunächst isometrisch bis zu einem vorgegebenen Kraftwert kontrahieren und anschließend weiter isotonisch verkürzen, so entsteht eine **Unterstützungs-Zuckung.** Während es für jeden Punkt der Ruhe-Dehnungs-Kurve nur eine isometrische und eine isotonische Kontraktion gibt, sind natürlich viele auxotonische, Anschlags- und Unterstützungs-Zuckungen möglich. Deren Maxima enden alle in dem in Abb. 13.4 gerasterten Feld (die obere Grenze ist die Kurve der Anschlags-Maxima, die untere die der Unterstützungs-Maxima).
Es gibt auch meiotone Kontraktionen: bei Verkürzung abnehmende Kontraktionskraft. ■

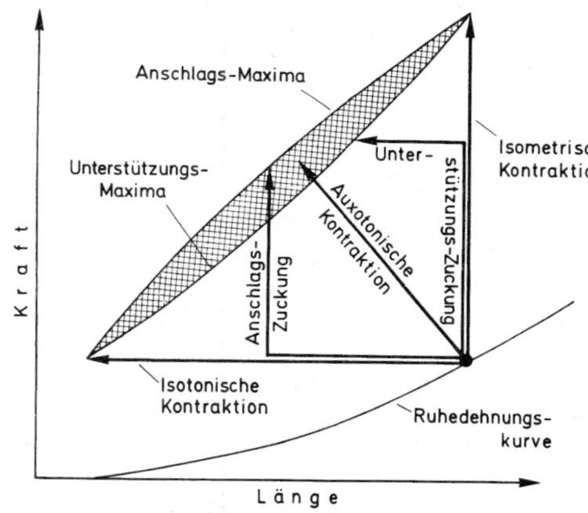

Abb. 13.**4** Verschiedene Kontraktionsformen des Muskels. Von jedem Punkt der Ruhe-Dehnungs-Kurve aus kann der Muskel eine isometrische oder eine isotonische Kontraktion ausführen. Neben diesen beiden Extremsituationen gibt es sehr viele mögliche Mischformen von Längen- und Kraftänderung während einer Muskelerregung. Als Beispiele sind im Bild eine auxotonische, eine Anschlags- und eine Unterstützungs-Kontraktion eingetragen. Die Kontraktions-Endpunkte aller möglichen Mischformen liegen in dem schraffierten Bereich zwischen der Kurve der Anschlags-Maxima und der Kurve der Unterstützungs-Maxima.

F99 ■

→ **Frage 13.19:** Lösung A

Beim Kraft-Längen-Diagramm des Skelettmuskels wird im Allgemeinen die Länge auf der Abszisse und die Kraft auf der Ordinate aufgetragen, wie das im Vorsatz auch gesagt ist. Machen Sie sich dazu eine Skizze (vgl. Abb. 13.3 und Lerntext XI-

II.6). Stellt sich in diesem Diagramm eine Kontraktion als senkrechte Linie dar, so bedeutet das, dass sich lediglich die Kraft bei konstanter Länge verändert hat. Eine solche Kontraktion heißt **isometrische Kontraktion"**. (Kontraktion heißt genau übersetzt Zusammenziehung. Hier kommt es aber gar nicht mehr zur Verkürzung, sondern nur zum Kraftanstieg. Es hat sich aber eingebürgert, derartige Aktivierungen „ohne Kontraktion" auch als Kontraktion zu bezeichnen.)
(A: 85%/+0,23).

H98 ■

→ **Frage 13.20:** Lösung B

Bei einer Anschlagszuckung kommt es zunächst zu einer isotonischen Kontraktion (horizontal in der Abbildung) bis zu einem Hindernis – zu einem Anschlag, der eine weitere Muskelverkürzung nicht zulässt. Der Muskel kann jetzt nur noch seine Kraft steigern (senkrechte, isometrische Veränderung im Bild). Also Kurve (B) in der Abbildung.
(C) ist eine auxotonische Kontraktion, (D) eine Unterstützungszuckung. (A) und (E) sind Phantasieprodukte (vgl. Lerntext XIII.7).
(B: 66%/+0,41).

H03 ■

→ **Frage 13.21:** Lösung A

Eine Kontraktion kann isometrisch sein (Anspannung bei konstanter Länge), isoton (Kontraktion bei konstanter Kraft) oder auxoton: Der Muskel verkürzt sich bei gleichzeitig zunehmender Kraft. Anschlags- und Unterstützungszuckungen sind Mischformen. Isometrische und isotone Kontraktionen werden experimentell gern verwendet. Die natürlichen Kontraktionen sind meist auxoton, so auch die hier beschriebene. Die Seitwärtshebung des Armes ist zunächst sehr leicht und erfordert zunehmend mehr Kraft, wenn das Gewicht des Armes angehoben werden muss, (vgl Lerntext XIII.7).

H01 ■

→ **Frage 13.22:** Lösung A

Die richtige Definition ist in (A) genannt. Vgl. Lerntext XIII.7.
(A: 71%/+0,31).

F02

→ **Frage 13.23:** Lösung A

(A) ist für jede Kontraktionsform immer richtig, weil der Muskel unter optimalen Bedingungen nur einen Wirkungsgrad von 30 % erreichen kann. 70 % der umgesetzten Energie gehen also in jedem Falle gleich in Wärme über. Bei isometrischer Kontraktion wird keine mechanische Arbeit vollbracht, der Wirkungsgrad ist Null.
(A: 40%).

XIII.8 Kraft-Geschwindigkeits-Beziehung

Prüft man die **maximale Kontraktionsgeschwindigkeit** eines Muskels in Abhängigkeit von der Belastung, d. h. von der **Kraft**, die der Muskel zu entwickeln hat, so ergibt sich eine Beziehung gemäß Abb. 13.5. Dort sind die Ergebnisse für die Beugung des menschlichen Unterarms dargestellt, bei maximaler Willkürkontraktion. Bei maximaler tetanischer Aktivierung isolierter Muskeln findet man gleichartige Resultate. Die Schnittpunkte mit den Koordinaten geben unsere alltägliche Erfahrung wieder: Ein zu großes Gewicht (oberhalb P_0) kann gar nicht mehr angehoben werden; bei Belastung Null kann man den Unterarm besonders schnell beugen. Zwischen diesen beiden Extremsituationen verläuft die Kurve hyperbelförmig. Die Leistung des Muskels (Kraft mal Geschwindigkeit) erreicht ein Maximum, wenn der Muskel mit etwa $^1/_3$ seiner Maximalkraft und etwa $^1/_3$ seiner maximalen Verkürzungsgeschwindigkeit tätig ist. ■

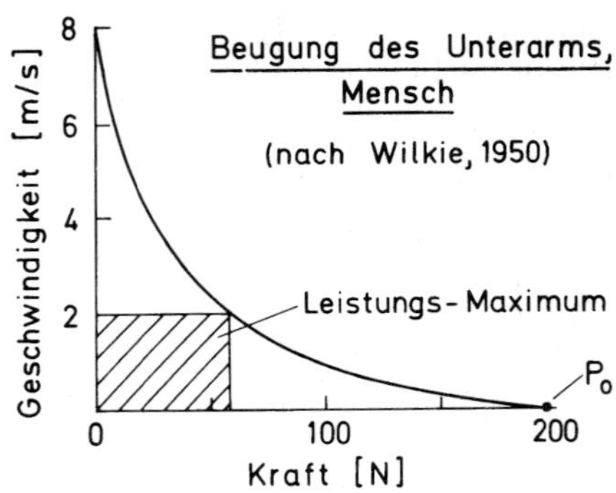

Abb. 13.5 Beziehung zwischen maximaler Kontraktionsgeschwindigkeit und Belastung beim menschlichen Unterarm. Erläuterungen in Lerntext XIII.8. (Nach Golenhofen, Grundlagen der Motorik: Quergestreifte und glatte Muskulatur. In: Haase, Arbeitsbuch Physiologie, Bd. III, 2. Aufl., Urban & Schwarzenberg, München, Wien, Baltimore 1984.)

F99 ■

→ **Frage 13.24:** Lösung E

Der hyperbelähnliche Kurvenverlauf in (E) ist zutreffend (vgl. Abb. 13.5 und Lerntext XIII.8).
Das Bild der Aufgabe ist fehlerhaft (statt des „v" an der Ordinate sollte „v_{max}" stehen). Das oben eingetragene v_{max} müsste wegbleiben. Jeder Punkt der Kurve stellt ein v_{max} dar, nämlich die bei der gewählten Belastung erreichbare maximale Verkürzungsgeschwindigkeit. Auch im Vorsatz müsste es heißen: „... zwischen maximaler Verkürzungsgeschwindigkeit (v_{max}) und ...".
(E: 34%/+0,27).

H97
→ **Frage 13.25:** Lösung B

Arbeit ist Kraft mal Weg. Für eine tetanische Kontraktion gilt das ebenso wie für eine Einzelzuckung (vgl. Lerntext XIII.6 und Abb. 13.3). Ohne Last kann sich der Muskel stark verkürzen, aber die physikalische Arbeit ist Null, weil die Kraft Null ist. Mit zunehmender Last (= aufzuwendender Kraft) wächst die Arbeit zunächst an und geht dann wieder gegen Null, wenn der Muskel die Last nicht mehr anheben kann, der Weg wird Null. Nur Kurve (B) zeigt diese Gesetzmäßigkeit.
(An sich ist die Aufgabe nicht sauber. Es müsste gefragt sein: „Welche ... die Abhängigkeit der maximalen vollbrachten **Leistung** von ...?“ Wenn die tetanische Reizung lange genug anhält, wird sich der Muskel, solange er die Last überhaupt anheben kann, immer voll kontrahieren, die Arbeit wächst mit der Last immer weiter an und bricht schließlich ziemlich abrupt ab. Die Kontraktions**geschwindigkeit** wird dabei mit zunehmender Last kleiner, und damit die Leistung (Kraft mal Geschwindigkeit), sobald das Optimum überschritten ist, entsprechend Bildteil B (vgl. Abb. 13.5).
(B: 48%/+0,23).

XIII.9 Motorische Einheit

Das Axon des α-Motoneurons, welches die Muskulatur steuert, verzweigt sich im Muskel und innerviert mehrere Muskelfasern. Da alle diese Muskelfasern stets gleichzeitig innerviert werden und somit eine funktionelle Einheit bilden, nennt man ein Motoneuron mit allen von ihm innervierten Muskelfasern eine **motorische Einheit.** Bei der normalen Skelettmuskulatur wird jede Muskelfaser nur von einer Nervenfaser innerviert, es gibt also keine Überlappung der motorischen Einheiten. Die Divergenz von Motoneuronen zu Muskelfasern ist unterschiedlich. Bei den feinen Augenmuskeln werden nur etwa 5 Muskelfasern zu einer motorischen Einheit zusammengefasst, bei der starken Oberschenkelmuskulatur bis zu 1 000. ■

H95 ■■
→ **Frage 13.26:** Lösung E

Vgl. Lerntext XIII.9.
(E: 99%/+0,14).

F98 ■
→ **Frage 13.27:** Lösung D

Die normale Skelettmuskelfaser des Menschen wird nur von einer motorischen Faser innerviert und bildet mit dieser efferenten Faser eine motorische Endplatte zur Erregungsübertragung – (D) ist falsch. Die übrigen Aussagen treffen durchweg zu (vgl. Lerntext XIII.9).
(D: 84%/+0,22).

XIII.10 Elektromyographie

Die Elektromyographie ist die Aufzeichnung der elektrischen Aktivität des Skelettmuskels. Das Prinzip der Messung ist dasselbe wie beim Elektrokardiogramm. Mit zwei Elektroden, die man über dem zu untersuchenden Muskel der Haut anlegt oder in den Muskel einsticht, registriert man elektrische Potentialdifferenzen. Man kann so ein Bild über die Summenaktivität des ganzen Muskels gewinnen, wie im Beispiel der Abb. 13.6, oder – bei Verwendung feiner Nadelelektroden – auch einzelne motorische Einheiten erfassen.

Klinischer Bezug
Die Elektromyographie wird auch für die klinische Diagnostik eingesetzt. ■

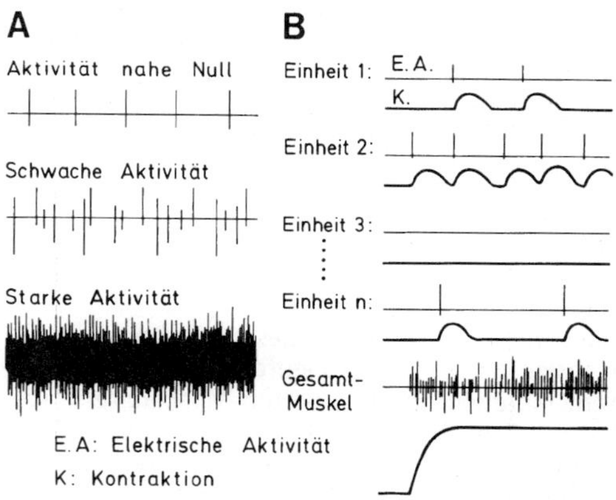

Abb. 13.6 Schema zur Steuerung der Kraftentwicklung in situ. In Teil A der Abbildung sind drei verschiedene Elektromyogramme, für den nahezu voll entspannten Muskel, für schwache und für starke Aktivität dargestellt. Das Elektromyogramm ist eine Ableitung der elektrischen Gesamtaktivität eines Muskels, die durch Summation der Aktionspotential-Entladungen aller motorischen Einheiten des Muskels zustande kommt. In Teil B des Bildes sind die elektrische Aktivität (EA) und die Kontraktion (K) für mehrere motorische Einheiten und die Summenaktivität des Gesamtmuskels für einen mittleren Aktivitätsgrad schematisch dargestellt (vgl. Lerntext XIII.11).

XIII.11 Abstufung der Kontraktionskraft in situ

Die Steuerung der Skelettmuskulatur bei normaler Innervation kann man mit Hilfe der Elektromyographie am Menschen gut studieren (Abb. 13.6). Bei völliger Entspannung sind keine Signale sichtbar. Bei leichter Anspannung werden zunächst nur ganz wenig motorische Einheiten asynchron innerviert, wobei man die einzelnen Einheiten gut unterscheiden kann, da jede Einheit ein etwas anderes Aktionspotential erzeugt (jede Einheit hat eine etwas andere La-

ge gegenüber den Ableitelektroden). Im Beispiel „schwache Aktivität" von Abb. 13.6 A sind 4 verschiedene Einheiten tätig. Mit zunehmender Anspannung werden mehr und mehr motorische Einheiten zugeschaltet, was man als **Rekrutierung** bezeichnet, und die **Aktionsfrequenz der einzelnen motorischen Einheit** wird gesteigert. Dabei summieren sich die Entladungen im EMG bald zu einer dichten Kurve, in der man die einzelnen motorischen Einheiten nicht mehr differenzieren kann. Das Maximum der Kraft wird erreicht, wenn alle Einheiten einen maximalen Tetanus produzieren, was unter Normalbedingungen selten vorkommt und auch nur kurzfristig durchgehalten werden kann.
Im Vergleich zu den Bedingungen am isolierten Muskel ist wichtig, dass der Muskel in situ eine anhaltende Dauerkontraktion, einen **tetanischen Tonus,** auch durch Summation von asynchronen Einzelzuckungen motorischer Einheiten produzieren kann, gemäß Abb. 13.6 B, wobei also keine einzige Einzelfaser tetanisch aktiviert wird. Die Minimalfrequenz einer aktiven motorischen Einheit liegt bei 5–10/s, die Maximalfrequenz bei 100/s. ■

F99 ■

→ **Frage 13.28:** Lösung D

Eine motorische Einheit des Skelettmuskels besteht aus einem α-Motoneuron und allen von diesem Motoneuron innervierten Muskelfasern, wobei die Zahl der Muskelfasern pro Einheit bis zu 1000 betragen kann. Das Axon des Neurons verzweigt sich, zu jeder Muskelfaser zieht eine Nervenfaser, und jede Muskelfaser bildet natürlich ihre eigene motorische Endplatte für die Erregungsübertragung. (D) ist somit falsch (vgl. Lerntext XIII.9).
(D: 60%/+0,42).

H01 ■

→ **Frage 13.29:** Lösung D

Die pro Aktionspotential freigesetzte Transmittermenge ist bei der neuromuskulären Erregungsübertragung normalerweise so bemessen, dass jedes in die motorische Endplatte einlaufende Aktionspotential ein überschwelliges Endplattenpotential auslöst, sodass auf jedes Nervenaktionspotential auch ein Muskelaktionspotential und eine Einzelzuckung folgen. (D) ist somit die gesuchte Falschaussage. Die übrigen Aussagen treffen alle zu. Da eine Steigerung der Muskelkraft in der Regel durch eine so genannte α-γ-Koaktivierung ausgelöst wird, treffen auch die Aussagen (B) und (E) zu, die sich auf die γ-Innervation und auf die Muskelspindel-Afferenzen beziehen.
(D: 42%).

XIII.12 Schnelle und langsame Muskelfasern

In Anpassung an die verschiedenen motorischen Erfordernisse gibt es beim Skelettmuskel eine **Differenzierung in schnelle und langsame Muskelfasern,** mit Übergangsformen. Bei den auf höchste Kontraktionsgeschwindigkeit spezialisierten Muskelfasern

- ist das **sarkoplasmatische Retikulum** besonders stark ausgebildet, sodass sehr schnell sehr viel Calcium freigesetzt werden kann;
- sind die **Calciumpumpen** für den Rücktransport von Ca^{2+} ins sarkoplasmatische Retikulum besonders stark entwickelt, sodass die Erschlaffung sehr schnell verlaufen kann;
- findet sich besonders „schnelles" Myosin;
- ist die motorische Erregungsleitung auf höchste Geschwindigkeit ausgelegt (schnellste motorische Nerven).

Weiterhin finden sich vielfältige Anpassungen des Stoffwechsels an die Erfordernisse. So hat der langsame, auf tonische Dauerleistungen spezialisierte Muskel einen besonders intensiven oxidativen Stoffwechsel: viele Mitochondrien, viel Myoglobin, deshalb starke Rotfärbung (**roter Muskel**). Beim schnellen Muskel ist die Fähigkeit zu anaerober Glykolyse stärker ausgebildet (**weißer Muskel**). Man sollte aber die Grenzen nicht zu scharf sehen. So ist beispielsweise der Flugmuskel der Vögel ein typischer schneller, phasischer Muskel. Er ist aber bei Tieren, die die Flugmuskulatur regelmäßig benutzen, intensiv rot – beispielsweise auch beim Fasan, während das Haushuhn eine ganz weiße Brustmuskulatur besitzt. ■

H99 ■

→ **Frage 13.30:** Lösung C

Bei schnellen Muskeln setzt die Kontraktion schnell ein, die Erschlaffung ist besonders schnell, und die Dauer einer Einzelzuckung ist besonders kurz. Die Kürze der Einzelzuckung hat zur Folge, dass eine Verschmelzung von Einzelzuckungen zu einer anhaltenden, tetanischen Kontraktion erst bei höheren Erregungsfrequenzen erfolgt als bei einem langsamen Muskel, die Verschmelzungsfrequenz ist höher. Die Spezialisierung der Muskeltypen ist mit Besonderheiten im Stoffwechsel verbunden, die in (A), (B), (D) und (E) für den langsamen Muskel genannt sind (vgl. Lerntexte XIII.5 und XIII.12).
(C: 58%/+0,32).

F00 ■

→ **Frage 13.31:** Lösung E

Die langsamen Muskelfasern sind besonders für tonische Dauerleistungen angepasst und enthalten zu diesem Zweck auch besonders viel Myoglobin

(„roter Muskel"), (E) ist richtig. Die anderen Aussage treffen für schnelle Muskelfasern zu (vgl. Lerntext XIII.12).
(E: 75%/+0,31).

F98 ■

→ **Frage 13.32:** Lösung A

Der an Dauerleistungen angepasste langsame Muskel ist im Allgemeinen besonders myoglobinreich und deshalb stärker rot (roter Muskel im Gegensatz zum schnellen weißen Muskel). Er ist besonders reich an Mitochondrien – (A) ist zutreffend – und den darin enthaltenen Enzymen der Atmungskette. Die sonst genannten Merkmale sind beim schnellen Muskel stärker ausgeprägt (vgl. Lerntext XIII.12).
(Im Termin H97 war, bei sonst gleicher Formulierung, statt „Mitochondriendichte" als richtige Aussage „Aktivität der Cytochromoxydase" gewählt.)
(A: 80%/+0,36).

13.3 Glatter Muskel

Der Anteil der Fragen zum glatten Muskel nimmt zu, entsprechend der großen ärztlichen Bedeutung dieses Gewebes. Einige wichtige Merkmale für die glatte Muskulatur des Verdauungstraktes sind schon in Lerntext VII.3 genannt.

XIII.13 Mannigfaltigkeit der glatten Muskulatur

Entsprechend der großen Mannigfaltigkeit glattmuskulärer Bewegungsprozesse in den verschiedenen Organsystemen finden sich auch große Unterschiede zwischen den verschiedenen Typen glatter Muskulatur. Die organspezifischen Besonderheiten der Bewegungsprozesse liegen also nicht nur in den nervalen und humoralen Steuerungsprozessen begründet, vielmehr sind sie ganz wesentlich schon in den Grundprozessen der glatten Muskulatur selbst verankert. So gibt es einmal glatte Muskelzellen, die, ähnlich wie der phasische Skelettmuskel, spikehafte Aktionspotentiale bilden, welche jeweils eine Einzelzuckung auslösen. Durch Superposition von Einzelzuckungen können dann verschieden tetanische Kontraktionen gebildet werden. Ein Beispiel ist in Abb. 7.1 für die Magen-Darm-Muskulatur dargestellt. Diese Spikes werden aber, im Gegensatz zu Nerv und Skelettmuskel, durch Einstrom von Ca^{2+}-Ionen gebildet, es sind **Calcium-Spikes,** die durch spezifische **Calciumkanalblocker** (Nifedipin) unterdrückt werden können. Daneben gibt es auch glatte Muskeln, die ganz ähnliche Plateau-Aktionspotentiale bilden wie der Herzmuskel und auf diese Weise ganz spezifische phasisch-rhythmische Kontraktionen produzieren (z. B. peristaltische Kontraktionen in Ureter und Magenantrum, Beispiel in Abb. 7.2).
Neben solchen phasischen Muskeln gibt es andere, die ganz auf tonische Kontraktionsleistungen spezialisiert sind (z. B. in Reservoir-Organen wie Gallenblase und Magenfundus sowie bei der Arterien-Muskulatur). Bei solchen tonischen Muskeln spielen elektrische Kontrollprozesse nur eine untergeordnete Rolle (vgl. Lerntext VII.3).
Eine Gliederung der verschiedenen glattmuskulären Aktivitätsformen gibt Abb. 13.7. In die Gruppe der basalen organeigenen Rhythmen (BOR) fallen Magenperistaltik, Segmentationsrhythmik des Dünndarms, Ureterperistaltik u. a.
Neben der Qualität der Kontraktionsformen gibt es auch große Unterschiede im Ausmaß des spontan-myogenen Antriebs, der **myogenen Automatie.** Es gibt glatte Muskeln, die ebensowenig spontan aktiv sind wie der Skelettmuskel, z. B. die Pupillenmuskulatur oder der distale Ureter – hier liegt der Schrittmacher im Nierenbeckenbereich, und der distale Ureter wird von den proximalen Schrittmachern angetrieben, ähnlich wie die Ventrikelmuskulatur des Herzens. Andere glatte Muskeln arbeiten spontan mit starker bis maximaler Aktivität, und ihre Regulation erfolgt vor allem über inhibitorische nervale, hormonale oder lokalchemische Prozesse, z. B. bei den Widerstandsgefäßen des Skelettmuskels oder bei manchen Sphinkter-Muskeln.
In den **Kontraktions-Grundprozessen** gibt es wesentliche **Übereinstimmungen** bei quergestreiftem und glattem Muskel:

- Die Kontraktion wird durch Anstieg der intrazellulären Ca^{2+}-Konzentration angestoßen.
- Die Kontraktion kommt durch Interaktion von Aktin- und Myosinmolekülen zustande (Filament-Gleit-Theorie).
- Die Energie wird durch Spaltung von ATP gewonnen.

In den Details der molekularen Reaktionen bestehen allerdings **gravierende Unterschiede,** und auch innerhalb der glatten Muskulatur gibt es wesentliche Unterschiede von Typ zu Typ. Da die Neigung besteht, an einem Typ gewonnene Erkenntnisse als allgemein gültig für den glatten Muskel anzusehen, gibt es heute noch erhebliche Differenzen in der Literatur.
Wesentliche Unterschiede bestehen in der Kontraktionsauslösung durch die intrazellulären Ca^{2+}-Ionen. Beim glatten Muskel verbinden sich die Ca^{2+}-Ionen zunächst mit **Calmodulin.** Der Calcium-Calmodulin-Komplex aktiviert eine Phosphokinase, die eine Phosphorylierung leichter Ketten am Myosinkopf veranlasst. Dadurch wird der Myosinkopf aktiviert, er ist jetzt zur Interaktion mit dem Aktin bereit. **Der glatte Muskel ist überwiegend Myosin-reguliert,** wäh-

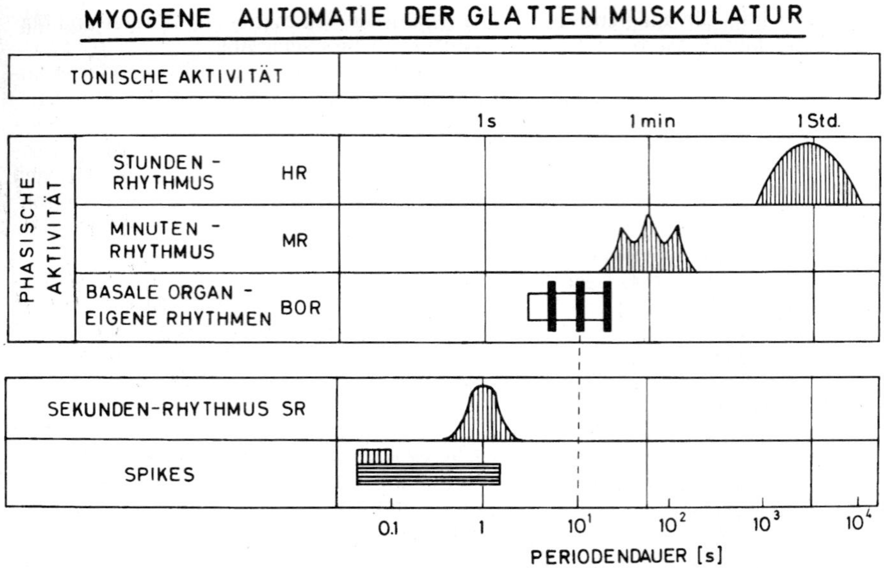

Abb. 13.7 Gliederung der glattmuskulären Aktivitätsformen beim Warmblüter in tonische und phasische Aktivität, mit weiterer Untergliederung der phasisch-rhythmischen Aktivität. Für die einzelnen Rhythmen sind schematisch die Häufigkeitsverteilungen der Periodendauer eingetragen (vgl. Lerntext XIII.13). (Nach Golenhofen, 1984.)

rend beim Skelettmuskel die Regulierung mittels Troponin am Aktin erfolgt.

- **Der glatte Muskel besitzt kein Troponin.** Es gibt Hinweise darauf, dass andere Proteine bei manchen glatten Muskeln eine Troponin-ähnliche Kontrollfunktion übernehmen.
- Während beim Skelettmuskel das **Aktivierungs-Calcium** aus intrazellulären Speichern (sarkoplasmatisches Retikulum) freigesetzt wird, sind beim glatten Muskel solche Speicher nur schwach ausgebildet (von Typ zu Typ unterschiedlich), sodass bei jeder Aktivierung Ca^{2+}-Ionen überwiegend aus dem Extrazellulärraum über Calciumkanäle einströmen (**Calcium-Spikes**, siehe oben) und bei Erschlaffung wieder herausgepumpt werden. ■

F03 ■

➔ **Frage 13.33:** Lösung D

Die intrazelluläre freie Ca^{2+}-Konzentration beträgt beim glatten Muskel 10^{-8} bis 10^{-7} mol/l – wie bei Herz- und Skelettmuskel – (E) ist falsch. In den Mechanismen der Kontraktionsauslösung durch die Calcium-Ionen gibt es allerdings deutliche Unterschiede zwischen glatten und quergestreiften Muskeln: Beim glatten Muskel verbinden sich die Ca^{2+}-Ionen zunächst mit Calmodulin, (D) ist zutreffend (vgl. Lerntext XIII.13).

Zu (**A**) und (**B**): Das trifft für den Skelettmuskel zu.

Zu (**C**): Nach einer antiquierten Gliederung unterscheidet man glatte Muskeln vom Single-Unit-Typ (starke Zell-zu-Zell-Kopplung, starke Spontanaktivität) und solche vom Multi-Unit-Typ (schwächere Zell-zu-Zell-Kopplung, stärkere Abhängigkeit von der Innervation, schwächere Neigung zu spontaner Aktivität). Danach gehört der Darmmuskel zum Single-Unit-Typ.

(**D: 75%/+0,31**).

H03

➔ **Frage 13.34:** Lösung A

Die glatte Muskulatur unterscheidet sich in den Kontraktions-Grundprozessen deutlich vom Skelettmuskel, was u. a. daran liegt, dass der glatte Muskel kein Troponin besitzt. Beiden Muskeltypen ist gemeinsam, dass die Kontraktionsauslösung mit einem Anstieg der zytosolischen Calciumkonzentration beginnt. Danach unterscheiden sich die Wege. Beim glatten Muskel verbinden sich die Ca^{2+}-Ionen mit Calmodulin, der Calcium-Calmodulin-Komplex aktiviert eine Phosphokinase (die myosin-light-chain-kinase, MLCK), die eine Phosphorylierung leichter Ketten am Myosinkopf veranlasst. Auf diese Weise wird der Myosinkopf aktiviert für eine Interaktion mit Aktin, (A) trifft zu, (B) ist falsch (vgl. Lerntext XIII.13).

Zu (**E**): cGMP stimuliert die durch ATP angetriebenen Calciumpumpen.

F04 ■

➔ **Frage 13.35:** Lösung E

Der glatte Muskel unterscheidet sich hinsichtlich der Kontraktions-Grundprozesse in einigen Punkten ganz deutlich vom quergestreiften Muskel. Ein sehr auffälliger Unterschied ist das völlige Fehlen von Troponin, (E) trifft zu. **Der glatte Muskel ist überwiegend Myosin-reguliert**, während beim quergestreiften Muskel die Aktivierung über Troponin am Aktinfilament erfolgt (vgl. Lerntext XIII.13).

F01

→ **Frage 13.36:** Lösung C

Beim glatten Muskel wird die Kontraktion durch Phosphorylierung am Myosinkopf (an den leichten Ketten des Myosinkopfes) in Gang gesetzt, siehe Lerntext XIII.13. Bei Beendigung der Kontraktion (Rückgang der intrazellulären Calciumkonzentration) sorgt dann eine Myosinphosphatase dafür, dass die Phosphatgruppen wieder vom Myosinkopf abgekoppelt werden. Eine Hemmung dieser Phosphatase (C) kann insofern unter gewissen Bedingungen eine Steigerung der Phosphorylierung der leichten Myosinketten nach sich ziehen. Dennoch ist diese Formulierung als allgemeine Aussage fragwürdig. Die Phosphatase besorgt ja die Dephosphorylierung. Eine Hemmung der Phosphatase kann die Dephosphorylierung verlangsamen, aber sie kann keine neue Phosphorylierung in Gang setzen, wenn nicht die Myosin-Phosphokinase aktiviert ist. Die übrigen Aussagen außer (C) führen jedenfalls durchweg zu einer Hemmung der Kontraktion und damit zu einer Abnahme der Myosin-Phosphorylierung. Man wird also (C) markieren.
(C: 27%/+0,39).

F93 ■

→ **Frage 13.37:** Lösung B

Die Aktionspotentiale (Spikes) des glatten Muskels werden heute als *Calcium-Spikes* gedeutet (vgl. Lerntext XIII.13), (B) ist also richtig. Der Gefäßmuskel wird vorwiegend noradrenerg innerviert und enthält dementsprechend viele noradrenerge Rezeptoren.
Zu (**C**): Der glatte Muskel enthält kein Troponin C. Das bei Aktivierung in die Zelle fließende Calcium wird zunächst an Calmodulin gebunden, ehe die weiteren Aktivierungsschritte ablaufen.
Zu (**E**): Das sarkoplasmatische Retikulum ist beim glatten Muskel, im Vergleich zum Skelettmuskel, sehr schwach ausgebildet, bei manchen glatten Muskeln kaum nachweisbar, sodass (E) „fast richtig" ist.
(**B: 24%/+0,17**; E: 22%/0,0).

H99 ■

→ **Frage 13.38:** Lösung E

Im Gegensatz zum Skelettmuskel verfügt der glatte Muskel nicht über Troponin, (E) ist falsch. In den Grundprozessen der elektromechanischen Kopplung gibt es also deutliche Unterschiede. Die Ca^{2+}-Ionen verbinden sich beim glatten Muskel zunächst mit Calmodulin – (D) trifft zu. Diese Kopplung führt zur Aktivierung einer Phosphokinase, die für eine Phosphorylierung am Myosinkopf sorgt. Dies ist das Startsignal für die Kontraktion (Myosin-Aktin-Interaktion) (vgl. Lerntext XIII.13).
(E: 70%/+0,43).

H02

→ **Frage 13.39:** Lösung E

Langsame Kontraktionen kann der Organismus ökonomischer (weniger energieverbrauchend) realisieren als schnelle. Dies liegt daran, dass jeder Querbrückenzyklus mit Spaltung eines ATP-Moleküls eine bestimmte Energiemenge benötigt. Je schneller Bewegungen sind, desto schneller und kürzer muss auch der einzelne Aktivierungsprozess, der Querbrückenzyklus und die dadurch ausgelöste Einzelzuckung sein. Dauerkontraktionen eines schnellen Muskels erfordern deshalb sehr viel mehr Einzelzuckungen pro Zeiteinheit – und damit mehr Energie – als eine Dauerkontraktion eines langsamen Muskels. Der glatte Muskel ist aber noch deutlich langsamer als der langsame Skelettmuskel, somit ist (E) richtig.
Zu (**A**): Der glatte Muskel hat keine motorischen Endplatten. Freie Nervenendigungen besorgen die Transmitterfreisetzung, die ganze Oberfläche einer glatten Muskelzelle hat gleichsam eine synaptische Funktion.
Zu (**B**): Zur Kontraktionsauslösung verbindet sich Ca^{2+} beim glatten Muskel mit Calmodulin und nicht mit Troponin C wie beim Skelettmuskel.
Zu (**C**): Eine Phosphokinase veranlasst beim glatten Muskel mit Phosphorylierung der leichten Ketten des Myosins die Kontraktion, Phosphatasen beenden die Phosphorylierung, reduzieren also die Kontraktion.
Zu (**D**): In Ruhe beträgt die intrazelluläre Ca^{2+}-Konzentration 10^{-8} bis 10^{-7} mol/l. Eine Maximalkontraktion tritt bei Werten von 10^{-6} bis 10^{-5} mol/l auf.
(E: 50%/+0,29).

H98 ■

→ **Frage 13.40:** Lösung D

(A), (C) und (E) sind Rezeptoren für die am glatten Muskel angreifenden Wirkstoffe Acetylcholin, Adrenalin und Noradrenalin. Sie sind dementsprechend an der äußeren Zellmembran lokalisiert. Dihydropyridine sind Calciumkanalblocker (z. B. Nifedipin), die ebenfalls an der Zellmembran angreifen.
Zu (**D**): Inositoltriphosphat (IP_3) veranlasst die Calciumfreisetzung aus dem sarkoplasmatischen Retikulum (SR) und greift dazu an Rezeptoren an, die in der Membran des SR liegen, und zwar am Calciumkanal, der das Ca^{2+} ausströmen lässt.
(D: 57%/+0,36).

Kommentare aus dem Examen Herbst 2004

H04 ■

→ **Frage 13.41:** Lösung C

Ryanodin, ein pflanzliches Alkaloid, bindet selektiv an den Calciumkanal des sarkoplasmatischen Retikulums und aktiviert diesen zur Calciumfreisetzung ins Zytoplasma. Deshalb ist es üblich geworden, diesen Calciumkanal als Ryanodinrezeptor zu bezeichnen, (C) trifft zu. Die Aktivierung dieses Ryanodinrezeptors ist ein wichtiger Schritt bei der elektromechanischen Kopplung von Muskelzellen.

H04

→ **Frage 13.42:** Lösung B

Das Ruhepotenzial wird im Wesentlichen durch die Leitfähigkeiten von Na^+- und K^+-Kanälen eingestellt. Je größer die Na^+-Leitfähigkeit, desto näher rückt das Potenzial an das Na^+-Gleichgewichtspotenzial von +60 mV heran, je größer die K^+-Leitfähigkeit, desto mehr nähert sich das Potenzial dem K^+-Gleichgewichtspotenzial von –90 mV. Bei einem Membranpotenzial von etwa –60 mV bedeutet die Erhöhung der K^+-Leitfähigkeit gemäß (B) eine Hyperpolarisation, die eine Hemmung der mechanischen Aktivität nach sich zieht, es kommt zu einer Dilatation. So ist (B) die richtige Lösung.

Zu **(A)**: Viele glatte Muskelzellen verfügen über L-Typ-Calciumkanäle, durch die bei Aktivierung Ca^{2+}-Ionen ins Zellinnere fließen und eine Kontraktion auslösen, d. h. beim Gefäßmuskel eine Konstriktion.

Zu **(C)**: Phospholipase C fördert die Bildung des intrazellulären Botenstoffes IP_3 (Inositoltriphosphat), das die Freisetzung von Ca^{2+}-Ionen und damit eine Kontraktion veranlasst.

Zu **(D)**: In der Zellmembran verankerte Ca^{2+}-ATPasen sind Calciumpumpen, die Calcium aus der Zelle hinausbefördern und somit eine Erschlaffung produzieren. Ihre Hemmung führt zu Konstriktion.

Zu **(E)**: Guanylatzyklase fördert die Bildung von cGMP, welches eine Erschlaffung des Gefäßmuskels auslöst. Hemmung der Guanylatzyklase bedeutet somit eine Förderung der Konstriktion.

14 Vegetatives Nervensystem (VNS)

XIV.1 Gliederung des vegetativen Nervensystems

Unter **vegetativem Nervensystem** versteht man denjenigen Teil des Nervensystems, der die nervale Kontrolle der vegetativen Funktionssysteme besorgt, also Verdauung, Herz, Blutkreislauf usw. Die Bezeichnung „autonomes Nervensystem" ist weniger gut, weil auch in vielen Bereichen des animalischen Nervensystems eine starke Autonomie besteht. Eine scharfe Abgrenzung zwischen dem animalischen (somatischen) und dem vegetativen Nervensystem ist sowieso nicht möglich, da die obersten Instanzen im ZNS auf das Innigste verwoben sind. Ein Beispiel für die Verquickung beider Systeme ist die Atmung – eine an sich klassisch vegetative Funktion, die aber im Dienste der Sprache auch wichtige animalische Funktionen wahrzunehmen hat. Sie unterliegt deshalb auch dem Zugriff der Willkür, und nach Innervation und Muskelstruktur (quergestreifter Muskel) ist sie typisch animalisch organisiert.

Die **hierarchische Struktur** in der Kontrolle der vegetativen Funktionen ist in Abb. 14.1 vereinfacht dargestellt. Das wohl wichtigste Integrationszentrum ist der **Hypothalamus,** wo auch endokrine und nervale Kontrollen der vegetativen Funktionen koordiniert und integriert werden. Entsprechend der Vielzahl der regulierten Funktionen (Thermo-, Kreislauf-, Osmoregulation usw.) ist der Hypothalamus stark differenziert und untergliedert, worauf hier nicht näher eingegangen werden kann (zum Glück sind zum Verständnis der Funktionen auch nicht alle Detailkenntnisse notwendig). Der Hypothalamus ist oberstes Regelzentrum für viele Funktionen, z. B. Temperaturregelung und Osmoregulation, und er erhält zu diesem Zweck mannigfaltige Informationen von den zu kontrollierenden Systemen (afferente Zuflüsse). Viele Funktionen unterstehen der übergeordneten Kontrolle des limbischen Systems (bei emotionalem Verhalten).

Die steuernden Befehle vom Hypothalamus gehen über den **Hirnstamm,** der seinerseits über verschiedene „Zentren" verfügt, die den Charakter von Regelzentren haben und zu diesem Zweck direkte afferente Zuflüsse erhalten. So verläuft beispielsweise die Regelung des Blutdrucks mit Hilfe der Pressorezeptoren im Carotissinus weitgehend autonom im „Kreislaufzentrum" des Hirnstammes.

Vom Hirnstamm schließlich werden die Befehle weitergegeben an nervale Strukturen, die für die vegetative Innervation spezialisiert sind und deshalb als vegetatives Nervensystem im engeren Sinn gelten und häufig als **peripheres vegetatives Nervensystem** bezeichnet werden. Dieser Teil wird klassischerweise untergliedert in **Sympathikus** und **Parasympathikus.** In neuerer Zeit hat sich die Erkenntnis durchgesetzt, dass man das **enterische Nervensystem** (Darm-Nervensystem) als eigenständigen Teil davon abgrenzen muss, d. h. das **periphere vegetative Nervensystem ist in drei Teile** zu gliedern (was

bis zum heutigen Tag in vielen Darstellungen nicht adäquat berücksichtigt wird).
Unabhängig von dieser hierarchischen Struktur kann man nach den Funktionszielen ein **ergotropes** (leistungsförderndes) von einem **trophotropen** (erholungsfördernden) **System** abgrenzen. Dies ist gewissermaßen eine vertikale Gliederung, die sich durch die verschiedenen hierarchischen Ebenen hindurchzieht. Der Sympathikus dient überwiegend dem ergotropen, der Parasympathikus dem trophotropen System. ■

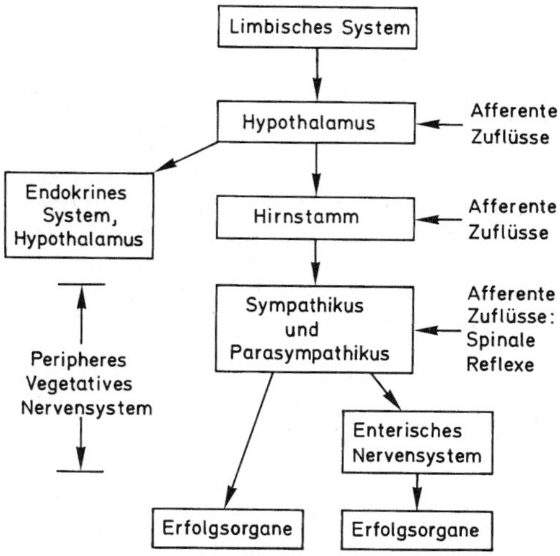

Abb. 14.1 Hierarchische Struktur des vegetativen Nervensystems. Erläuterungen in Lerntext XIV.1.

XIV.2 Sympathikus, Parasympathikus und enterisches Nervensystem (Darm-Nervensystem)

Didaktisch ist es zweckmäßig, zunächst die klassische Gliederung des peripheren vegetativen Nervensystems in Sympathikus und Parasympathikus darzustellen und anschließend das enterische Nervensystem als gesonderte Einheit einzuführen.
Unter dem peripheren vegetativen Nervensystem versteht man die letzten beiden Neurone der efferenten vegetativen Innervation. Da die letzte sympathische Umschaltung vom vorletzten auf das letzte Neuron in Ganglien außerhalb des ZNS geschieht, nennt man das vorletzte Neuron das **präganglionäre Neuron** und das letzte Neuron das **postganglionäre Neuron.** (Für das animalische Nervensystem liegt die letzte synaptische Umschaltung der efferenten Bahn im Vorderhorn des Rückenmarks). Die Leitlinien für die Untergliederung sind morphologischer Natur (Abb. 14.2). Die Ganglienzellen des präganglionären sympathischen Neurons liegen im Seitenhorn des thorakalen und lumbalen Rückenmarks, ihre Axone (meist markhaltige, langsam leitende Fasern der B-Gruppe, Geschwindigkeit um 10 m/s, teils marklose C-Fasern mit einer Leitungsgeschwindigkeit von 1 m/s) verlassen das Rückenmark mit den Vorderwurzeln und ziehen zum Grenzstrang. Sie werden teils in den Grenzstrangganglien, teils in abdominalen Ganglien (Ganglion coeliacum usw.) auf das letzte Neuron umgeschaltet und ziehen dann als marklose Nerven zu den Organen. Die Ganglienzellen des präganglionären **parasympathischen Neurons** liegen teils im Hirnstamm und verlassen das ZNS mit den Hirnnerven – insbesondere mit dem N. vagus – und teils im sakralen Teil des Rückenmarks. Die Umschaltung auf das letzte Neuron liegt beim Parasympathikus noch weiter vom ZNS entfernt, also organnäher, teils sogar in intramuralen Ganglien. Beim Parasympathikus sind die präganglionären Fasern großenteils schon marklos (C-Fasern). **Der Sympathikus steht überwiegend im Dienst des ergotropen, der Parasympathikus im Dienst des trophotropen Systems.** Morphologische und funktionelle Gliederung decken sich also einigermaßen, wenn auch nicht ganz präzise in jedem Detail. In manchen Bereichen, z. B. bei den Genitalfunktionen, wird die Unterscheidung von ergo- und trophotrop schwierig.
Der **Gastrointestinaltrakt verfügt über ein hoch entwickeltes eigenständiges Nervensystem,** das im Plexus submucosus und Plexus myentericus etwa ebensoviel Ganglienzellen enthält wie das gesamte Rückenmark. Es verfügt über viele verschiedene Neurone (afferente, efferente sowie Interneurone, mit vielen verschiedenen Überträgerstoffen, neben Noradrenalin und Acetylcholin auch Serotonin und viele Neuropeptide), die auch nach Durchtrennung der Zuflüsse von Sympathikus und Parasympathikus viele komplizierte regulatorische Leistungen vollbringen, sodass man mit Recht vom **Gehirn des Darms** sprechen kann. Sympathische und parasympathische Fasern wirken modulierend auf diese Eigenleistungen des **enterischen Nervensystems (ENS)** und enden großenteils an Synapsen enterischer Neurone. Teils gibt es aber auch im Magen-Darm-Bereich eine klassische sympathische und parasympathische Innervation, d. h. postganglionäre Fasern ziehen teils auch direkt zu Effektorzellen, z. B. sympathische Fasern zu den Blutgefäßen und parasympathische Fasern zur glatten Darmmuskulatur.
Bei den inhibitorischen Neuronen spielt nach neuen Erkenntnissen **Stickoxid (NO) als Transmitter** eine besonders wichtige Rolle. ■

F99 ■

→ **Frage 14.1:** Lösung D

Das erste (präganglionäre) Neuron des Sympathikus liegt im Seitenhorn des thorakalen und lumbalen Rückenmarks. Die Axone dieser Neurone verlassen das Rückenmark mit den Vorderwurzeln und ziehen zu den Grenzsträngen. Sie werden

dann teils in den Grenzsträngen, teils in abdominalen Ganglien umgeschaltet auf das letzte (postganglionäre) sympathische Neuron, (D) ist richtig (vgl. Lerntext XIV.2).
Zu (E): Die intramuralen Ganglien des Magen-Darm-Traktes gehören zum enterischen Nervensystem.
(D: 77%/+0,33).

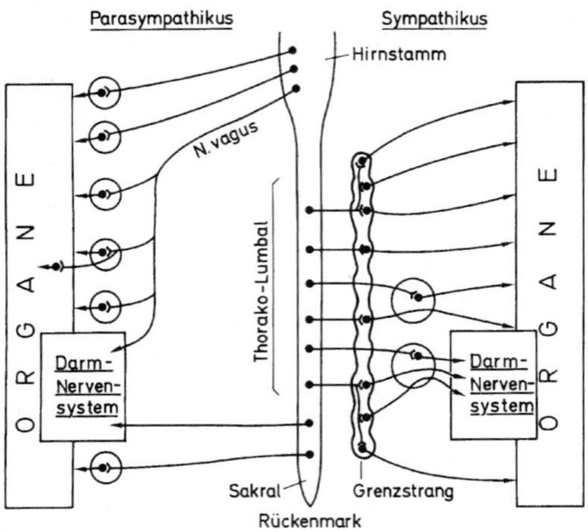

Abb. 14.2 Stark vereinfachtes Schema zur Gliederung des peripheren vegetativen Nervensystems in Sympathikus, Parasympathikus und Darm-Nervensystem (ENS). Erläuterungen in den Lerntexten XIV.1 und XIV.2.

F03

➔ **Frage 14.2:** Lösung A

Die sympathischen Nerven verlassen das Rückenmark im thorakalen und lumbalen Bereich. Bei Durchtrennung des Rückenmarks im Zervikalbereich sind somit alle zentralen Steuerungen über den Sympathikus unterbrochen. Damit scheiden (B)–(E) aus. Die Vagus-Innervation ist noch intakt. Da unter Normalbedingungen der Vagus eine gewisse Ruheaktivität besitzt und auf diesem Wege ständig etwas hemmend auf die Herzfrequenz wirkt, kann beim Aufrichten, wenn die Kreislaufzentren alle Maßnahmen zur Steigerung des Blutdruckes einsetzen, die Herzfrequenz durch Hemmung der Vagus-Aktivität etwas gesteigert werden.
(A: 41%/+0,19).

XIV.3 Überträgerstoffe, Neurotransmitter

Die klassischen Überträgerstoffe im vegetativen Nervensystem sind **Acetylcholin** und **Noradrenalin.** Nerven, die an ihren Enden als Transmitter Acetylcholin (ACh) freisetzen, heißen **cholinerg,** solche, die Noradrenalin (NA) freisetzen, **adrenerg** (oder noradrenerg). Die **ganglionäre Erregungsübertragung** (Übertragung vom präganglionären auf das postganglionäre Neuron) ist bei Sympathikus und Parasympathikus **cholinerg,** die präganglionären Nervenfasern setzen also an der Synapse Acetylcholin (ACh) als Transmitter frei. ACh-Rezeptoren des letzten vegetativen Neurons, also an der Synapse der ganglionären Erregungsübertragung, unterscheiden sich aber von denen der motorischen Endplatte und auch von denen der vegetativ innervierten Erfolgsorgane: Sie werden nicht durch Curare oder Atropin, sondern durch **Ganglienblocker** gehemmt.
In der **terminalen Erregungsübertragung** (Übertragung vom letzten, terminalen Neuron auf das Erfolgsorgan, neuroeffektorische Erregungsübertragung) **unterscheiden sich Sympathikus und Parasympathikus.** Beim **Parasympathikus** dient überwiegend **Acetylcholin** als Transmitter (cholinerge Nerven), beim **Sympathikus** überwiegend **Noradrenalin** (adrenerge Nerven). Ausnahmen zur obigen Transmitterregel sind die zu den **Schweißdrüsen** ziehenden Nerven, die ihrem Ursprung und Verlauf nach sympathisch sind, die aber ACh als Transmitter freisetzen und auch ihrer Funktion nach eher zum trophotropen System gehören, wie die meisten parasympathischen Neurone.
Auch bezüglich der Transmitter befinden sich die klassischen Konzepte im Umbruch. Immer mehr Transmitter wurden und werden entdeckt, und in vielen Nervenfasern wurden neben einem der klassischen Transmitter ein oder mehrere **Neuropeptide** als Co-Transmitter gefunden, in sympathischen Fasern beispielsweise Neuropeptid Y, in parasympathischen Fasern VIP. Es gibt inhibitorische Nervenfasern, die an manchen Stellen des Magen-Darm-Traktes die glatte Muskulatur versorgen (vor allem in Sphinkter-Bereichen), die weder adrenerg noch cholinerg sind. Der Transmitter ist noch nicht für alle Funktionen bekannt. Besonders wichtig ist nach neueren Erkenntnissen das **Stickoxid, NO.** Sympathische Nervenfasern, die an Blutgefäßen des Skelettmuskels dilatierend wirken, gehören zu den Nerven mit noch nicht gesichertem Transmitter (sie wurden zunächst für cholinerg gehalten).

Klinischer Bezug

Eingriffe in die vegetative Erregungsübertragung gehören zu den Vorzugsgebieten der pharmakologischen Therapie (Rezeptor-Agonisten, Rezeptor-Antagonisten, Eingriffe in die Freisetzung und in den Abbau von Transmittern).

F94 ■■

➔ **Frage 14.3:** Lösung E

Vgl. Lerntexte XIV.2 und XIV.3. Nur (E) ist falsch. Auch die Erregungsübertragung vom präganglionären auf das postganglionäre Neuron des Sympathikus ist cholinerg. Lediglich die terminale Erregungsübertragung vom postganglionären sympathischen Neuron auf das Erfolgsorgan ist im Allgemeinen noradrenerg (mit Ausnahmen, z. B. bei der Schweißdrüseninnervation, die auch cholinerg ist).
(E: 75%/+0,49).

H01

→ **Frage 14.4:** Lösung E

Das enterische Nervensystem (ENS, Darmnervensystem) ist ein komplexes, weitgehend autonomes Nervensystem – man spricht vom „Gehirn des Darms". Es enthält viele Typen von Neuronen, darunter auch solche, die Peptide als Transmitter freisetzen (peptiderge Neurone), (E) trifft zu. Sympathische und parasympathische Nerven wirken modulierend auf dieses Nervensystem ein, wobei die sympathisch-adrenergen Fasern überwiegend hemmend wirken, (D) ist falsch. Schaltet man die von außen kommende, extrinsische Innervation aus, so laufen die Funktionen des enterischen Nervensystems weiter ab, (B) ist falsch.
Zu **(C)**: Bradykinin gehört zu den Gewebs-Wirkstoffen. Es spielt vor allem bei der Schmerzauslösung eine wichtige Rolle. Es entsteht aus Plasmaproteinen.
Zu **(A)**: Beim Sympathikus unterscheidet man ein präganglionäres Neuron (Ganglienzellen im Seitenhorn des thorakalen und lumbalen Rückenmarks) und ein postganglionäres Neuron (Ganglienzellen im Grenzstrang des Sympathikus und in abdominalen Ganglien). Ganglienzellen des ENS, an denen sympathische Fasern enden, gehören nicht mehr zum Sympathikus! (A) ist falsch.
(E: 66%/+0,55).

H98 ■■

→ **Frage 14.5:** Lösung D

Der typische Transmitter bei der Erregungsübertragung von sympathischen Nervenfasern auf Erfolgsorgane ist Noradrenalin (so auch (A), (B), (C) und (E)). Eine Ausnahme sind die Schweißdrüsen. Dort sind die versorgenden Nerven vom Ursprung her sympathisch. Der Transmitter hingegen ist Acetylcholin, was für parasympathische Nerven typisch ist (vgl. Lerntext XIV.3).
(D: 76%/+0,34).

H03

→ **Frage 14.6:** Lösung B

Die klassischen Transmitter im vegetativen Nervensystem sind Noradrenalin (v. a. terminale Erregungsübertragung beim Sympathikus) und Acetylcholin (v. a. präganglionäre Erregungsübertragung bei Sympathikus und Parasympathikus sowie terminale Erregungsübertragung im Parasympathikus). Neben dem klassischen Transmitter finden sich aber nicht selten in den terminalen Nervenendigungen noch Peptide, die bei Erregung mit dem klassischen Transmitter freigesetzt werden und man deshalb als Kotransmitter bezeichnet. Die physiologische Bedeutung dieser Kotransmitter ist oft nicht klar. So findet man in den parasympathischen, cholinergen Nerven der Speicheldrüsen VIP als Kotransmitter, das für die durch diese Nerven ausgelöste Vasodilatation verantwortlich gemacht wird, (B) trifft zu. Neuropeptid Y (NPY) findet man als Kotransmitter bei noradrenergen Nerven der Blutgefäße. Substanz P kommt als Kotransmitter in manchen parasympathischen Nerven vor.

XIV.4 Wirkungen auf die Organe

Der erste Schritt der Einwirkung des jeweiligen Überträgerstoffes (Transmitters) auf das Erfolgsorgan ist die Bindung an einen **spezifischen Rezeptor**, der in der Zellmembran der Effektorzelle verankert ist. Der Rezeptor ist gewissermaßen das Schloss, welches dem Transmitter (als Schlüssel) den Zugang zur Zelle öffnet. Die Verschaltung des Rezeptors mit den Zellprozessen ist sehr unterschiedlich. So führt die Interaktion von Acetylcholin mit seinem Rezeptor am Herzmuskel zu einer Hemmung, am Darmmuskel zu einer Förderung der Motorik und an der Speicheldrüse zu einer Förderung der Sekretion. Das entscheidende Prinzip bei der Gliederung der Rezeptoren ist deshalb nicht die physiologische Wirkung, die sie vermitteln, sondern die chemische Konfiguration der Rezeptoren, die sich sowohl in der Affinität zu Wirkstoffen (Transmitter, Hormone und Gewebswirkstoffe) als auch in der **Blockierarbeit durch spezifische Pharmaka** widerspiegelt. Die Unterscheidung von cholinergen Rezeptoren, adrenergen Rezeptoren, Histamin-Rezeptoren usw. basiert auf der Affinität zu den jeweiligen physiologischen Wirkstoffen. Die weitere Untergliederung der **adrenergen Rezeptoren** in α- und β-Rezeptoren basiert dagegen auf der Blockierbarkeit durch spezifische Pharmaka (**α- und β-Blocker** oder **-Antagonisten**). Die α- und β-Rezeptoren unterscheiden sich zwar auch in ihrer Affinität zu den physiologischen Wirkstoffen Adrenalin und Noradrenalin, aber diese Unterschiede sind wiederum nicht einheitlich in allen Organen. Es gibt auch Rezeptor-stimulierende Pharmaka, die eine hohe Spezifität für α- bzw. β-Rezeptoren besitzen (**α- und β-Agonisten**).
Die immer noch verwendeten Bezeichnungen **Sympathikomimetika** und **Sympathikolytika** bzw. **Parasympathikomimetika** und **Parasympathikolytika** sind an sich überholt, weil es keinen einheitlichen Sympathikus- bzw. Parasympathikus-Transmitter gibt. Auch in der modernen Pharmakologie werden sie zunehmend eliminiert (s. Forth et al., Pharmakologie und Toxikologie, Wissenschaftsverlag, Mannheim 1992). Stattdessen spricht man heute von adrenergen und cholinergen Agonisten bzw. Antagonisten. **Adrenerge Agonisten** sind Adrenalin und Noradrenalin sowie ähnlich wirkende Pharmaka, die auch an den adrenergen Rezeptoren angreifen und dort die typischen Wirkungen entfalten. **Adrenerge Antagonisten** oder adrenerge Blocker sind Stoffe, die durch Blockade der adrenergen Rezeptoren den adrenergen Effekten entgegenwirken (Untergliederung der letzteren

in α- und β-Blocker). Entsprechendes gilt für cholinerge, histaminerge usw. Agonisten und Antagonisten. Die Wirkungen der vegetativen Innervation (bzw. die hormonalen Wirkungen von Adrenalin und Noradrenalin) auf die verschiedenen Organe werden im Zusammenhang mit den verschiedenen Funktionssystemen genauer beschrieben. Die wichtigsten Effekte sind in Tabelle 14.1 zusammengestellt. Es handelt sich um eine vereinfachte Darstellung. In größeren Funktionssystemen, wie etwa den ableitenden Harnwegen, bestehen erhebliche Unterschiede in den funktionell ganz verschiedenartigen Abschnitten wie Nierenbecken, Harnleiter, Harnblase und Harnröhre. Im Uterus gibt es erhebliche Umstellungen im Verlauf einer Schwangerschaft. Auf alle diese Einzelheiten kann hier nicht näher eingegangen werden. Zur Untergliederung der α- und β-Rezeptoren vgl. Lerntext XIV.6. Als Leitlinie zur Einordnung der vielfältigen Effekte des vegetativen Nervensystems ist das Prinzip hilfreich, dass der **Sympathikus** die **ergotrope Einstellung** des Organismus fördert, also Leistungen nach außen, während der **Parasympathikus die trophotrope Einstellung** besorgt: Erholung, Verdauungsprozesse etc.

Klinischer Bezug

Antagonisten adrenerger und cholinerger Rezeptoren werden in der Klink häufig eingesetzt.

F98 ■■

→ **Frage 14.7:** Lösung C

Der Sympathikus vermittelt eine ergotrope Einstellung (Leistungseinstellung). Dazu gehört eine Dilatation in manchen Gefäßbezirken (Herz und Skelettmuskel), aber in weiten Bezirken kommt es zu einer Konstriktion der Blutgefäße, z. B. in der Haut und auch in den meisten Venen ((A) ist falsch). Die Magenperistaltik nimmt eher ab ((B) ist falsch), der innere Blasensphinkter wird aktiviert ((D) ist falsch). Es kommt zu einer Kontraktion des M. dilatator pupillae ((E) ist falsch) und zu einer Erschlaffung der Bronchialmuskulatur (nur (C) trifft zu) (vgl. Lerntext XIV.4 und Tabelle 14.1). **(C: 86%/+0,33).**

Tabelle 14.1 Wirkungen adrenerger und cholinerger vegetativer Nerven auf verschiedene Funktionen*.

Funktion	Cholinerger Effekt	Adrenerger Effekt über α-Rezeptoren	Adrenerger Effekt über β-Rezeptoren
Herzmuskel: Frequenz	–		+ (β_1)
Erregungsüberleitung	–		+ (β_1)
Kontraktionskraft			+ (β_1)
Blutgefäßmotorik:			
Hautarterien		+	
Skelettmuskelarterien		+	–
Koronararterien		+	–
Venen		+	– ?
Motorik der Bronchien	+		–
Magen-Darm-Motorik	+	(–) teils +: Sphinkter, Magenfundus	–
Motorik der Harnwege	teils +	teils +	teils –
Motorik des Uterus		+	–
		abhängig vom hormonalen Status (Schwangerschaft)	
Auge:			
M. dilatator pupillae		+	
M. sphincter pupillae	+		
M. Ciliaris	+		
Sekretion:			
Verdauungsdrüsen	+	teils +: Speicheldrüsen	
Schweißdrüsen	+		
Tränendrüsen	+		
Stoffwechsel			Lipolyse + Glykogenolyse + Gluconeogenese +

+: Förderung, Steigerung
–: Hemmung, Verminderung

* Die adrenergen Wirkungen können auch durch Adrenalin und Noradrenalin als Hormone ausgelöst werden. Für Acetylcholin gibt es keine hormonal-humoral vermittelten Wirkungen, weil infolge der hohen Cholinesteraseaktivität des Blutes keine wirksamen Konzentrationen von Acetylcholin im Blut entstehen können. Es gibt aber cholinerge Agonisten als Pharmaka, z. B. Pilokarpin, die nicht von der Cholinesterase angegriffen werden und deshalb auf dem Blutweg an die cholinergen Rezeptoren gelangen können.

H96 ■■

→ **Frage 14.8:** Lösung A

Die Entleerung der Harnblase wird vom Parasympathikus gefördert (Kontraktion des M. detrusor vesicae, (B) ist falsch) und vom Sympathikus gehemmt, unter anderem durch Stimulation des inneren Blasensphinkters über α-Adrenozeptoren, (A) ist richtig. Die Regulation der Stuhlentleerung folgt ähnlichen Prinzipien, (C) ist falsch. Die Pupille wird sympathiko-adrenerg erweitert, die Bronchialmuskulatur relaxiert, (D) und (E) sind falsch (vgl. Lerntext XIV.4 und Tabelle 14.1).
(A: 60%/+0,39).

F02 ■■

→ **Frage 14.9:** Lösung D

Die Widerstandsgefäße des Skelettmuskels werden einerseits durch sympathisch-konstriktorische Nerven innerviert, wie die meisten arteriellen Widerstandsgefäße. Andererseits werden sie von vasodilatatorischen Nerven (Transmitter nicht sicher bekannt) versorgt, die aber gleichfalls dem Sympathikus zugeordnet werden. Sie besitzen keine parasympathische Innervation, (D) trifft zu. M. sphincter pupillae (A) und M. ciliaris (B) sind nur parasympathisch-cholinerg innerviert. Die Bronchien (C) werden cholinerg verengt und adrenerg dilatiert. Die Muskulatur der Harnblase (E) wird parasympathisch-cholinerg aktiviert und durch den Sympathikus gehemmt (vgl. Lerntext XIV.4 und Tabelle 14.1).
(D: 55%).

F00 ■■

→ **Frage 14.10:** Lösung C

Die Schweißdrüsen werden nur durch cholinerge Nerven innerviert, die dem Sympathikus zugehören (C) ist die richtige Antwort. Auge, Speicheldrüsen und Dünndarm werden sowohl sympathisch als auch parasympathisch innerviert. Die Bronchien sind parasympathisch innerviert, und der Einfluss des Sympathikus ist mehr indirekter Natur, er hemmt die parasympathische Innervation. Daneben entfaltet das im Blut zirkulierende Adrenalin eine starke dilatatorische Wirkung auf die Bronchien (vgl. Lerntext XIV.4 und Tabelle 14.1).
(C: 91%/+0,11).

H03 ■■

→ **Frage 14.11:** Lösung C

Zu **(A)**: Verlängerung der Abstände zwischen den R-Zacken im EKG bedeutet Abnahme der Herzfrequenz, die durch den Parasympathikus bzw. durch Abnahme der Sympathikusaktivität ausgelöst wird.
Zu **(B)**: Erweiterung der Bronchien ist bei gesteigerter Leistung sinnvoll, sie gehört deshalb zu den klassischen Sympathikuswirkungen. Verengung der Atemwege (Erhöhung des Atemwegswiderstandes) wird durch den Parasympathikus ausgelöst.
Zu **(D)**: Die Hautgefäße werden durch den Sympathikus konstriktorisch innerviert (über α-Rezeptoren), Zunahme der Hautdurchblutung bedeutet eine Abnahme des sympathisch-konstriktorischen Tonus.
Zu **(E)**: Erhöhung der Darmmotilität wird v. a. dem Parasympathikus zugeschrieben, der Sympathikus wirkt eher hemmend auf die Darmtätigkeit.
Zu **(C)**: So kann man schon per Ausschluss ermitteln, dass (C), das nicht zu den wichtigsten Wirkungen des Sympathikus zählt, richtig ist. Das im juxtaglomerulären Apparat der Nieren gebildete Renin wird v. a. bei Minderdurchblutung der Nieren freigesetzt und führt über den Angiotensin-Aldosteron-Weg zu einer Blutdrucksteigerung. Die Reninausschüttung kann durch den Sympathikus (über β_1-Rezeptoren) gesteigert werden. Dieser Effekt passt in das Gesamtbild der Sympathikuswirkungen, er unterstützt die Blutdrucksteigerung (vgl. Lerntext XIV.4 und Tabelle 14.1).

F02 ■■

→ **Frage 14.12:** Lösung D

Die sympathischen Wirkungen auf das Herz (A) werden über β-Rezeptoren vermittelt (β_1-Rezeptoren), β-Blocker werden bei der Therapie des Bluthochdrucks eingesetzt. Auch die inhibitorischen Wirkungen auf den glatten Muskel werden in der Regel über β-Rezeptoren vermittelt, so auch die Erweiterung der Bronchien (B) und die Dilatation der Koronararterien (C). Die Stoffwechseleffekte des Sympathikus, wie die Glykogenolyse, gehen gleichfalls über β-Rezeptoren. Die Konstriktion des M. dilatator pupillae, der die Erweiterung der Pupille (Mydriasis) hervorruft, wird durch den Sympathikus über α-Rezeptoren ausgelöst, wie generell die exzitatorischen Effekte auf glatte Muskulatur, (D) trifft zu (vgl. Lerntext XIV.4 und Tabelle 14.1).
(D: 29%).

F97 ■■

→ **Frage 14.13:** Lösung B

Im Bereich der glatten Muskulatur vermitteln adrenerge β-Rezeptoren generell hemmende Effekte. Die in (A), (D) und (E) genannten erregenden Effekte scheiden deshalb aus. Die Schweißdrüsen (C) werden cholinerg innerviert (vgl. Lerntext XIV.4 und Tabelle 14.1).
(B: 72%/+0,27).

H99 ■■

→ **Frage 14.14:** Lösung E

Die Insulinsekretion soll adrenerg über α-Rezeptoren gehemmt und über β-Rezeptoren stimuliert werden, sodass (E) nicht zutrifft. Bei den anderen Aussagen handelt es sich durchweg um wichtige Wirkungen der sympathisch-adrenergen Steuerung (vgl. Lerntext XIV.4 und Tabelle 14.1).
(E: 39%/+0,42).

F01 ■■

→ **Frage 14.15:** Lösung C

Zu den wichtigsten Effekten der sympathischen Innervation gehört die Auslösung einer Blutgefäß-Konstriktion. Dieser Effekt wird über adrenerge α-Rezeptoren (α-Adrenozeptoren) vermittelt, (C) trifft zu. Stoffwechselwirkungen des Sympathikus (B) und hemmende Wirkungen auf den glatten Muskel, (A) und (E), werden über β-Rezeptoren vermittelt (vgl. Lerntext XIV.4).
Zu (D): Die Erregungsüberleitung wird durch den Sympathikus beschleunigt (positiv dromotrope Wirkung), und zwar über β_1-Rezeptoren.
(C: 33%/+0,26).

F98 ■■

→ **Frage 14.16:** Lösung D

Die Widerstandsgefäße der Haut werden vom Sympathikus innerviert, der über α-Rezeptoren eine Vasokonstriktion auslöst. Durchtrennt man die sympathischen Fasern, so führt dies bei mittlerem Ausgangstonus zu einer Gefäßdilatation mit Zunahme der Durchblutung, verbunden mit Rötung und Erwärmung. Der Vorsatz mit Aussage (D) trifft zu. Alle anderen Aussagen sind unzutreffend (vgl. Lerntext XIV.4 und Tabelle 14.1).
(D: 64%/+0,36).

H02 ■■

→ **Frage 14.17:** Lösung D

Der für Leistungseinstellung zuständige Sympathikus sorgt auch für die Erweiterung der Bronchien, die bei körperlicher Leistung sehr nützlich ist. Dies geschieht weniger über Nerven, sondern vor allem hormonal über ausgeschüttetes Adrenalin. Der Effekt an den glatten Muskeln der Bronchien wird, wie generell die inhibitorischen Wirkungen am glatten Muskel, über adrenerge β-Rezeptoren vermittelt, und zwar über den Typ β_2. β_1-Rezeptoren vermitteln den stimulierenden Effekt des Sympathikus am Herzmuskel. β_2-Agonisten werden therapeutisch beim Asthmaanfall eingesetzt.
(D: 57%/+0,30).

F03 ■■

→ **Frage 14.18:** Lösung C

Der Sympathikus vermittelt im Allgemeinen eine ergotrope, leistungsfördernde Einstellung, der Parasympathikus eine trophotrope, Ruhe und Erholung fördernde Einstellung. In diesem Sinne fördert der Sympathikus eine Ventilationssteigerung, indem er die Bronchien erweitert, er veranlasst eine Erschlaffung der Bronchialmuskulatur (über adrenerge β-Rezeptoren). Der Parasympathikus fördert die Kontraktion der Bronchialmuskeln (über cholinerge Nerven), (C) trifft zu. Alle anderen Aussagen sind unzutreffend (vgl. Lerntext XIV.4 und Tabelle 14.1).
(C: 72%/+0,41).

F02 ■■

→ **Frage 14.19:** Lösung C

Die Bronchien werden parasympathisch-cholinerg verengt, (C) ist richtig. Merkhilfe: Bei einer ergotropen Einstellung, bei körperlicher Leistung, werden mit Steigerung der Ventilation auch die Bronchien erweitert. Solche ergotropen Einstellungen werden in der Regel durch den Sympathikus vermittelt. Die Bronchien werden über β-Adrenozeptoren dilatiert, der Parasympathikus wirkt entgegengesetzt. Die Effekte (A) und (B) werden durch den Sympathikus vermittelt. Speichelsekretion (D) und Darmperistaltik (E) werden durch den Parasympathikus stimuliert (vgl. Lerntext XIV.4 und Tabelle 14.1).
(C: 81%).

F00

→ **Frage 14.20:** Lösung E

Über die Vagusnerven verlaufen die parasympathischen Nerven zu Herz, Bronchien und oberem Verdauungstrakt (Magen, Dünndarm, Gallenblase u. a.) und lösen dort die in (A) bis (D) richtig genannten Effekte aus. Die distalen Darmpartien sowie Harnblase und Geschlechtsorgane werden aus dem Sakralmark parasympathisch versorgt. Die Erschlaffung des Sphincter ani internus (E) wird parasympathisch vermittelt, aber nicht über den Vagus, sondern über den sakralen Parasympathikus.
(E: 56%/+0,09).

H03 ■

→ **Frage 14.21:** Lösung B

Die Förderung von Sekretionsprozessen gehört zu den zentralen Aufgaben des Parasympathikus, was auch für die Tränensekretion zutrifft, (B) ist richtig. Zu den Ausnahmen gehören die Schweißdrüsen (C): Sie werden zwar auch cholinerg innerviert, aber die Nerven gehören nach Ursprung und Verlauf zum Sympathikus.
Zu (A): Der M. dilatator pupillae wird sympathisch-adrenerg innerviert, der M. sphincter pupillae parasympathisch-cholinerg.
Zu (D): Braunes Fettgewebe dient der Steigerung der Wärmebildung (beim Säugling). Die Förderung der Wärmebildung wird durch sympathische Nerven ausgelöst. Dieser Effekt gehört zum Komplex der fördernden Wirkungen des Sympathikus auf verschiedene Stoffwechselprozesse.
Zu (E): Die Nierengefäße werden, wie die meisten Blutgefäße, durch sympathisch-konstriktorische Nerven innerviert (vgl. Lerntext XIV.4 und Tabelle 14.1).

XIV.5 Cholinerge Erregungsübertragung, Typen von Acetylcholin-Rezeptoren

Die cholinerge Erregungsübertragung an chemischen Synapsen wird am Beispiel der motorischen Endplatte ausführlich beschrieben (vgl. Lerntext XII.7). Bei der cholinergen Erregungsübertragung im vegetativen System finden sich zwar keine derart hochspezialisierten synaptischen Strukturen, aber die funktionellen Prinzipien und viele Mechanismen sind gleich. Ein in die terminalen Nerven einlaufendes Aktionspotential führt dazu, dass sich viele der Transmittervesikel nach außen entleeren und so den **Transmitter Acetylcholin (ACh)** freisetzen. Diese **Freisetzung ist an die Anwesenheit von Ca^{2+}-Ionen im Extrazellulärraum gebunden.**
Der Transmitter verbindet sich mit spezifischen Rezeptoren an der postsynaptischen Membran und löst so die spezifische Wirkung aus. Wichtig ist, dass das ACh auch rasch wieder **inaktiviert** wird, was die **Cholinesterase** besorgt.
Die ACh-Rezeptoren sind allerdings nicht an allen cholinergen Synapsen gleich. Nach der Wirkung verschiedener Antagonisten lassen sich 3 Typen von ACh-Rezeptoren unterscheiden: 1. solche, die durch **Curare** blockiert werden (motorische Endplatte der Skelettmuskulatur), 2. solche, die durch **Atropin** gehemmt werden (ACh-Rezeptoren an den vegetativ innervierten Erfolgsorganen) und 3. solche, die durch **Ganglienblocker wie Hexamethonium** gehemmt werden (ACh-Rezeptoren in vegetativen Ganglien und ZNS).
Nach der Affinität zu Agonisten unterscheidet man **nikotinische** (die durch Nikotin stimuliert werden, Typ 1 und 3 der obigen Gliederung) und **muskarinische ACh-Rezeptoren** (die durch Muskarin, das Gift des Fliegenpilzes, erregt werden, Typ 2 der obigen Gliederung). Diese Haupttypen lassen sich heute pharmakologisch weiter untergliedern. ■

H97 ■■

→ **Frage 14.22:** Lösung D

Bei der cholinergen Erregungsübertragung (Acetylcholin als Transmitter) unterscheidet man muskarinische und nikotinische Rezeptoren (hier nikotinerg genannt), je nachdem, ob Muskarin oder Nikotin agonistisch an diesen Rezeptoren wirkt (vgl. Lerntext XIV.5). Das von den terminalen (postganglionären) parasympathischen Nervenfasern freigesetzte Acetylcholin überträgt die Erregung auf das Erfolgsorgan, dessen cholinerge Rezeptoren muskarinisch sind, (D) ist zu markieren. An den übrigen genannten Synapsen finden sich nikotinische cholinerge Rezeptoren.
(D: 41%/+0,38).

H94

→ **Frage 14.23:** Lösung D

Hemmt man die Cholinesterase, so wird in den cholinergen Synapsen der Transmitter Acetylcholin langsamer abgebaut, der cholinerge Effekt wird also verstärkt. Nur die Zunahme der Speichelsekretion (D) kann durch eine Verstärkung der cholinergen, parasympathischen Innervation hervorgerufen werden. In (B), (C) und (E) sind Auswirkungen einer Abschwächung der cholinergen Innervation beschrieben. (A) ist kritisch. In hohen Dosen führen Cholinesterasehemmer zu einer Blockade der neuromuskulären Erregungsübertragung (durch einen Depolarisationsblock). In einem gewissen Konzentrationsbereich fördern sie die neuromuskuläre Erregungsübertragung, und es kann zu Muskelkrämpfen kommen, wobei auf ein präsynaptisches Aktionspotential mehrere postsynaptische Aktionspotentiale folgen können.
(D: 47%/+0,37).

XIV.6 Adrenerge Erregungsübertragung

Für die Freisetzung des adrenergen Transmitters Noradrenalin gelten wieder die gleichen Prinzipien wie bei der cholinergen Erregungsübertragung. Andersartig sind naturgemäß die postsynaptischen Rezeptoren und die Inaktivierungsprozesse. Die **Inaktivierung des freigesetzten Noradrenalins (NA)** erfolgt überwiegend durch **Wiederaufnahme** des unveränderten Transmittermoleküls in die sympathische Nervenfaser. Teils wird es von Zellen des Gewebes aufgenommen und abgebaut, teils geht es durch Diffusion verloren.
Die Differenzierung der adrenergen Rezeptoren, kurz **Adrenozeptoren** genannt, in **α- und β-Rezeptoren** wurde schon in Lerntext XIV.4 beschrieben. Mit der Entwicklung neuerer Blocker findet man immer wieder neue Unterschiede, sodass die Untergliederung immer weiter fortschreitet. So fand man β-Blocker, die bevorzugt die β-Rezeptoren des Herzmuskels und nur weniger die anderen β-Rezeptoren hemmen. Darauf stützt sich die Untergliederung in β_1-Rezeptoren (Herzmuskel) und β_2-Rezeptoren (Blutgefäße, Bronchien usw.). Auch die α-Rezeptoren lassen sich inzwischen in α_1 (typische Angriffsorte am glatten Muskel gemäß Tabelle 14.1) und α_2 untergliedern. α_2-Rezeptoren finden sich präsynaptisch an den sympathischen Nervenendigungen. Das freigesetzte Noradrenalin führt über diese Rezeptoren zu einer hemmenden Rückkopplung auf die Noradrenalinfreisetzung. Auf weitere Untergliederungen der Rezeptortypen wird hier nicht eingegangen.
Bei manchen Organen (z. B. Magen-Darm-Trakt) gibt es schließlich noch **gegenseitige Hemmungen von adrenergen und cholinergen Nerven** über präsynaptische Rezeptoren, also eine Hemmung der ACh-Freisetzung durch NA über α_2-Re-

zeptoren an cholinergen Nervenendigungen und eine Hemmung der NA-Freisetzung durch ACh über muskarinische ACh-Rezeptoren an adrenergen Nerven.
Die adrenergen Rezeptoren entfalten ihre Wirkung über G-Proteine und intrazelluläre Botenstoffe (Second messenger). α_1-Rezeptoren stimulieren über ein G-Protein die Phospholipase C (PLC), was zu vermehrter Bildung des Second messengers IP_3 (Inositoltriphosphat) führt. IP_3 veranlasst einen Anstieg der intrazellulären Calciumkonzentration (Freisetzung aus intrazellulären Speichern) und kann so die Kontraktion glatter Gefäßmuskulatur steigern. An glatter Magen-Darm-Muskulatur führt die Aktivierung von α_1-Rezeptoren über G-Protein, PLC und gesteigerte Bildung von DAG (Diacylglycerin), zu einer Hemmung der Konzentration (Hyperpolarisation, durch Aktivierung von Kaliumkanälen). α_2-Rezeptoren führen über ein G_I-Protein (inhibitorisches G-Protein) zu einer Hemmung der Adenylylcyclase und damit zu reduzierter Bildung des Second messengers cAMP. So können hemmende Wirkungen ausgelöst werden (über Hyperpolarisation und Senkung der Calciumkonzentration), z. B. auf die Transmitterfreisetzung von adrenergen Nerven. β-Rezeptoren modulieren die Aktivität der Adenylylcyclase und damit die Bildung von cAMP. β_1-Rezeptoren wirken über ein G_s-Protein (stimulierendes G-Protein) fördernd, was am Herzmuskel eine Steigerung der Calciumkonzentration und damit eine Steigerung der Kontraktionskraft zur Folge hat. β_2-Rezeptoren vermitteln am glatten Muskel eine hemmende Wirkung, deren Mechanismen weniger klar sind (auch über ein G_s-Protein). ■

F04 ■

→ **Frage 14.24:** Lösung D

Sympathische Nervenendigungen setzen Noradrenalin frei, das mannigfaltige Wirkungen hat. An den sympathischen Nervenendigungen, die Noradrenalin freisetzen, befinden sich α_2-Rezeptoren. Über diese Rezeptoren wirkt Noradrenalin hemmend auf den eigenen Freisetzungsprozess zurück. Diese negative Rückkopplung sorgt gewissermaßen dafür, dass die Transmitterfreisetzung nicht zu stark wird, (D) trifft zu (vgl. Lerntext XIV.6).
Zu **(A)**: Hemmende Effekte an glatter Muskulatur werden über β-Rezeptoren vermittelt (β_2).
Zu **(B)**: Stoffwechseleffekte werden typischerweise über β-Rezeptoren vermittelt. Bei der Insulinsekretion ist es etwas komplizierter. Die Insulinsekretion wird über α-Adrenozeptoren (α_2) gehemmt und über β-Adrenozeptoren gefördert.
Zu **(C)**: Bei Organen, die über eine adrenerge und cholinerge Doppelinnervation verfügen, gibt es gegenseitige Hemmungen. So kann Noradrenalin über α_2-Rezeptoren an den cholinergen Endigungen die Acetylcholinfreisetzung hemmen.
Zu **(E)**: An den Schrittmacherzellen des Herz-Sinusknotens wirkt der Sympathikus erregend, und zwar über β_1-Rezeptoren.
(D: 39%/+0,40).

H89

→ **Frage 14.25:** Lösung C

Bei einigen Organen gibt es wechselseitige Hemmungen zwischen sympathischen und parasympathischen Nerven im Sinne von Aussage (C) (vgl. Lerntext XIV.6). Die übrigen Aussagen sind durchweg falsch.
Zu **(A)** und **(B)**: Freigesetztes NA wirkt **hemmend** über α_2-Rezeptoren auf die eigene Freisetzung zurück.
Zu **(D)**: Hemmung der NA-Wiederaufnahme führt zu einer Transmitter-Verarmung in den terminalen Nervenfasern und damit zu einer Verminderung der NA-Ausschüttung pro Aktionspotential.
Zu **(E)**: Das extrazelluläre Calcium ist für die NA-Freisetzung ebenso notwendig wie für die Transmitterfreisetzung an anderen Synapsen (vgl. Lerntext XII.7).
(**C: 17%/+0,09**; A: 37%/–0,14).

F03

→ **Frage 14.26:** Lösung C

Bei der adrenergen Erregungsübertragung im vegetativen Nervensystem wirkt der freigesetzte Transmitter Noradrenalin im Sinne einer negativen Rückkopplung hemmend auf die eigene Freisetzung zurück. Dieser Effekt wird über α-Rezeptoren (α_2-Rezeptoren) an der präsynaptischen Membran vermittelt, (A) ist falsch. Auch Adrenalin kann auf diese Rezeptoren in gleicher Weise wirken, (B) ist falsch. Zwischen adrenergen und cholinergen Synapsen gibt es gegenseitige Hemmungen. So kann der cholinerge Transmitter Acetylcholin über muskarinische Rezeptoren an den adrenergen Nervenendigungen hemmend auf die Noradrenalin-Freisetzung wirken, (D) und (E) sind falsch. So gelangt man über Ausschluss zur richtigen Antwort (C). Dieser Mechanismus selbst gehört zum weniger Wichtigen und ist in vielen Darstellungen der adrenergen Erregungsübertragung nicht erwähnt.
(C: 22%/+0,11).

H00

→ **Frage 14.27:** Lösung A

Bei Aktivierung des α_1-Rezeptors am Gefäßmuskel wird über ein G-Protein und Aktivierung von Phospholipase C schließlich IP_3 gebildet, welches eine Freisetzung von Calcium veranlasst und so zu einer Kontraktion der Gefäßmuskelzellen führt (vgl. Lerntext XIV.6).
(A: 43%/+0,36).

F01

→ **Frage 14.28:** Lösung D

Bei der konstriktorischen Gefäßinnervation (über α_1-Rezeptoren) folgt der Transmitter-Rezeptor-Interaktion zunächst die Aktivierung eines G-Proteins, (E) trifft zu. Über Phospholipase C werden dann die Second messenger IP_3 und DAG freigesetzt, (A) und (B) sind richtig. IP_3 veranlasst eine Erhöhung der zytosolischen Calciumkonzentration. DAG kann über die Aktivierung von Proteinkinase C – (C) trifft zu – eine Phosphorylierung von Proteinen auslösen (vgl. Lerntext XIV.6).

Zu (D): Die Aktivierung von Proteinkinase A erfolgt in der durch β-Rezeptoren angestoßenen Reaktionskette, nach Aktivierung eines G-Proteins und Freisetzung des Second messengers cAMP.

(D: 60%/+0,36).

H01 ■

→ **Frage 14.29:** Lösung B

Adrenerge β_2-Rezeptoren sind vor allem für die Vermittlung der durch Adrenalin und Noradrenalin ausgelösten inhibitorischen Wirkung auf glatte Muskulatur verantwortlich. Die Interaktion des Agonisten mit dem Rezeptor führt über Aktivierung eines G-Proteins zu einem intrazellulären Anstieg von cAMP, was eine Senkung der intrazellulären Ca^{2+}-Konzentration und damit eine Abschwächung der Kontraktion hervorruft. (B) ist jedenfalls falsch. Die übrigen Aussagen treffen zu (vgl. Lerntext XIV.6).

(B: 76%/+0,43).

H02 ■

→ **Frage 14.30:** Lösung E

Die adrenerge Innervation über den Transmitter Noradrenalin ist ein typisches Beispiel für eine über β-Rezeptoren vermittelte Aktivierung eines G_S-Proteins, das die Bildung des Second messengers cAMP stimuliert. Beim Herzen läuft die Aktivierung über β_1-Rezeptoren, beim glatten Muskel über β_2-Rezeptoren. (E) trifft somit zu (vgl. Lerntext XIV.6).

(E: 75%/+0,41).

XIV.7 Spinale vegetative Reflexe

Die Neurone von Sympathikus und Parasympathikus werden nicht nur von höheren Zentren (Abb. 14.1) gesteuert. Vielmehr gibt es auch auf spinaler Ebene Verknüpfungen der vegetativen Ganglienzellen im Seitenhorn mit viszeralen und somatischen afferenten Zuflüssen, insbesondere mit Schmerzafferenzen. Die so entstehenden **vegetativen Reflexbögen sind stark segmental organisiert,** d. h. die spinalen vegetativen Neurone werden vor allem von denjenigen Afferenzen beeinflusst, die über die Hinterwurzel desselben Rückenmarksegmentes eintreten (polysynaptisch). Beim **viszerokutanen Reflex** werden viszerale Afferenzen von erkrankten Organen auf sympathisch-vasokonstriktorische Neurone desselben Segmentes umgeschaltet und können so die Vasomotorik der diesem Segment zugeordneten Hautzone (Dermatom) beeinflussen. Durch Verknüpfung der viszeralen Afferenzen mit Neuronen der kutanen Sensibilität auf segmentaler Ebene kann es bei Erkrankungen innerer Organe auch zu Veränderungen der Sensibilität in den zugehörigen Dermatomen kommen, z. B. zu **Hyperästhesie** (gesteigerte Berührungsempfindlichkeit) und **Hyperalgesie** (gesteigerte Schmerzempfindlichkeit). Nozizeptive Afferenzen von inneren Organen können auf diese Weise auch in die entsprechenden Hautareale projiziert werden (**übertragener Schmerz,** vgl. Lerntext XVI.8). Die den verschiedenen Organen zugeordneten Hautzonen, in die auf diese Weise Schmerz übertragen werden kann, nennt man **Head-Zonen.** In ähnlicher Weise können über **kutovsizerale Reflexe** die Funktionen der inneren Organe von der Haut her beeinflusst werden, z. B. durch thermische Einwirkungen (warme Umschläge). ■

XIV.8 Miktionsreflex

Zur Entleerung der Blase gibt es einmal einen unteren **spinalen Reflexbogen:** Zunehmende Füllung stimuliert Dehnungsrezeptoren der Harnblase, die Afferenzen verlaufen zum **sakralen Rückenmark** und stimulieren dort **parasympathische Ganglienzellen,** welche efferent eine Kontraktion der Blasenmuskulatur (M. detrusor vesicae) hervorrufen. Bei hinreichender Blasenfüllung wird so eine Blasenentleerung reflektorisch ausgelöst, wobei gleichzeitig der unter vegetativer Kontrolle (vor allem des Sympathikus, der erregend wirkt) stehende innere Schließmuskel erschlafft. In der beschriebenen Weise funktioniert höchstwahrscheinlich die Blasenentleerung beim Säugling. Später wird dieser untere Reflexbogen zunehmend unterdrückt, und die **Blasenentleerung gerät unter Kontrolle eines Zentrums im Hirnstamm.** Die Dehnungsafferenzen von der Harnblase werden jetzt zu diesem **pontinen Reflexzentrum** geleitet, und von dort aus wird bei hinreichender Füllung die Blasenentleerung reflektorisch ausgelöst. Dieses pontine Reflexzentrum unterliegt der Kontrolle höherer Instanzen von Hirnstamm, Hypothalamus und Großhirn, und auf diese Weise wird auch die **willkürliche Kontrolle der Blasenentleerung** möglich.

Merke: *Der Parasympathikus sorgt für die Entleerung der Harnblase, der Sympathikus wirkt hemmend auf die Entleerung.*

Bei der zentralen Kontrolle spielt der quergestreifte, unter somatischer Kontrolle stehende äußere Sphinkter (Motoneurone im Sakralmark) eine wichtige Rolle.
Bei Durchtrennung des Rückenmarks oberhalb vom Sakralmark (Querschnittslähmung) ist der Blasenentleerungsreflex zunächst erloschen – die Verbindungen zum pontinen Zentrum sind zerstört. Erst im chronischen Stadium, innerhalb einiger Wochen, kommt wieder eine reflektorische Blasenentleerung in Gang, was man als Wiederaktivierung des sakralen Reflexzentrums deutet. ■

F03

→ **Frage 14.31:** Lösung C

Der Parasympathikus fördert die Blasenentleerung (cholinerge Innervation des M. detrusor vesicae gemäß (A)), der Sympathikus wirkt hemmend, und zwar vor allem dadurch, dass er den Tonus des inneren Sphinkters steigert. Aktivierende Wirkungen des Sympathikus auf glatte Muskulatur werden über adrenerge α-Rezeptoren vermittelt (und zwar über den Typ α_1, die α_2-Adrenozeptoren sind für die präsynaptische Hemmung zuständig). Blockiert man die α_1-Adrenozeptoren, so resultiert eine Hemmung des M. sphincter internus gemäß (C).
(C: 46%/+0,23).

H90

→ **Frage 14.32:** Lösung C

Über den N. pudendus verlaufen somatomotorische Nerven zum quergestreiften M. sphincter urethrae externus, der die Harnröhre verschließt.
(C: 54%/+0,24).

XIV.9 Defäkationsreflex

Das Rektum ist normalerweise leer. Wird es im Rahmen von Massenbewegungen gefüllt, so werden Dehnungsrezeptoren im Rektum stimuliert, es kommt zu Stuhldrang und über ein Zentrum im sakralen Rückenmark zur Auslösung eines Defäkationsreflexes: Es kommt zu Aktivierung der Muskulatur im Enddarm und Erschlaffung des inneren Analsphinkters. Beim Erwachsenen steht dieser Reflex allerdings unter Kontrolle der Willkür und kann auf diesem Wege unterdrückt oder auch gefördert werden. Der willkürlichen Kontrolle unterliegt vor allem der somatisch (also nicht unwillkürlich-parasympathisch) innervierte äußere Analsphinkter. Die Stuhlkontinenz ist an die Intaktheit des gesamten Systems geknüpft. Störungen in einem Mechanismus können durch einen anderen teilweise kompensiert werden. ■

H03

→ **Frage 14.33:** Lösung A

Das Rektum ist normalerweise leer. Bei Füllung werden Dehnungsrezeptoren aktiviert, es kommt zu Stuhldrang und über ein Zentrum im sakralen Rückenmark zur Auslösung eines Defäkationsreflexes, wobei der innere Analsphinkter erschlafft, (A) trifft zu. Beim Erwachsenen steht dieser Reflex allerdings unter Willkür-Kontrolle und kann auf diese Weise unterdrückt werden, v. a. durch Kontraktion des somatisch innervierten äußeren Analsphinkters, (B), (D) und (E) sind falsch.
Zu (C): Der Sympathikus stimuliert den inneren Sphinkter.

Kommentare aus dem Examen Herbst 2004

H04 ■

→ **Frage 14.34:** Lösung A

Wenn ein Transmitter auf seinen Rezeptor trifft, kann als nächster Schritt ein G-Protein der Membran aktiviert werden, worauf die weiteren Aktivierungsschritte bis zur endgültigen Wirkung erfolgen. An Synapsen, bei denen es auf eine hohe Geschwindigkeit der Reaktion ankommt, wird häufig ein schnellerer Prozess gewählt: Rezeptor und Kanal bilden eine Einheit, sodass die Bindung des Transmitters an seinen Rezeptor unmittelbar eine Aktivierung des Ionenkanals auslöst. Beim nikotinischen Acetylcholin-Rezeptor der motorischen Endplatte ist der letztere Mechanismus gewählt. Bei cholinergen vegetativen Innervationen, die über den muskarinischen Acetylcholin-Rezeptor erfolgen, ist der Weg über ein G-Protein realisiert („... die Wirkung des Rezeptors als Ionenkanal" ist eine etwas unglückliche Formulierung).

H04

→ **Frage 14.35:** Lösung B

Die klassischen Transmitter im vegetativen Nervensystem sind Noradrenalin (Sympathikus) und Acetylcholin (vorwiegend Parasympathikus und generell präganglionär). Daneben finden sich in den Nervenendigungen noch verschiedene Peptide, die auch mit dem klassischen Transmitter freigesetzt und deshalb als Kotransmitter bezeichnet werden. Hier ist nach der sympathischen Innervation der arteriellen Widerstandsgefäße gefragt. Dort findet sich Neuropeptid Y (NPY) als Kotransmitter. Bei der parasympathischen Innervation der Speicheldrüsen wird neben Acetylcholin noch VIP (vasoaktives intestinales Peptid) als Kotransmitter freigesetzt – danach wurde im Termin F03 gefragt. Zu den Kotransmittern zählt man u. a. auch Substanz P, Enkephaline und Somatostatin. Das muss aber nicht unbedingt alles in den Gedächtnisspeicher!

15 Motorik

15.1 Programmierung der Willkürbewegung

15.2 Motorische Repräsentation auf dem Kortex

15.3 Efferente Projektion der motorischen Kortizes

XV.1 Motorischer Kortex und Pyramidenbahn

Im Gyrus praecentralis der Großhirnrinde ist der **primär-motorische Kortex** (M1 oder Ms1; Area 4 nach Brodman) lokalisiert. Wird hier punktuell elektrisch gereizt, so erfolgt eine für jeden Ort spezifische einfache Muskelbewegung. So ist in diesem Areal die gesamte Körpermuskulatur „abgebildet" („motorischer Homunkulus"). Man bezeichnet dies als **somatotope Organisation**, und dieses Feld heißt auch **motorisches Projektionsfeld**. In unmittelbarer Nachbarschaft nach rostral liegen **sekundär-motorische Areale**, die man in einen prämotorischen Kortex und ein supplementär-motorisches Areal untergliedert. Eine Reizung in den sekundär-motorischen Arealen wird mit komplexeren Bewegungen beantwortet. Diese Bezirke sind also für die Koordination von elementaren Bewegungen verantwortlich und sind an der Planung von Bewegungsabläufen beteiligt. Über den **Tractus corticospinalis**, auch **Pyramidenbahn** genannt (weil der größte Teil der Fasern in der Pyramide auf die Gegenseite kreuzt) werden die Befehle der Willkürmotorik zur Muskulatur geleitet. Der größte Teil der Pyramidenbahn-Axone entspringt in den motorischen Rindenfeldern. Immerhin kommt etwa ein Drittel aus dem primär-sensorischen Kortex, was den engen Zusammenhang von Sensorik und Motorik unterstreicht. Die Fasern der Pyramidenbahn ziehen vom Kortex ohne synaptische Umschaltungen im Hirnstamm zu den Motoneuronen im Rückenmark, die sie teils direkt-monosynaptisch und teils über Interneurone innervieren. Unterwegs werden Kollateralen an die verschiedenen motorischen Zentren abgegeben (Thalamus, Nucleus ruber, über pontine Kerne zum Kleinhirn usw.). ■

F98 ■

→ **Frage 15.1:** Lösung C

(C) markiert richtig den Gyrus praecentralis, der dem primären motorischen Kortex entspricht. Dieses ist das wichtigste motorische Rindenfeld, von dem aus die Kontraktionsbefehle über das Rückenmark zur Muskulatur geschickt werden (vgl. Lerntext XV.1).
(C: 69%/+0,26).

H96

→ **Frage 15.2:** Lösung C

In der Hirnrinde sind größere Neuronengruppen zu funktionellen Einheiten zusammengefasst, die säulenartig senkrecht zur Oberfläche angeordnet sind, gemäß (B). Im motorischen Kortex sind aber die Säulen nicht streng einem bestimmten Muskel zugeordnet; sie sind eher für elementare Bewegungen zuständig, obwohl da die Meinungen der Experten nicht ganz einheitlich sind. (C) dürfte falsch sein. Die anderen Aussagen sind richtig.
(C: 64%/–0,04; D: 15%/+0,14).

F01

→ **Frage 15.3:** Lösung D

Der Ruhetremor (D) ist ein typisches Symptom bei der Parkinson-Krankheit, die auf einer Schädigung in den Basalganglien beruht (Insuffizienz der nigrostriären, dopaminergen Bahn). Die übrigen Aussagen treffen alle für den supplementär-motorischen Kortex zu.
(D: 71%/+0,23).

F95 ■

→ **Frage 15.4:** Lösung C

Der primäre motorische Kortex (Gyrus praecentralis, Area 4) ist somatotop gegliedert. Im oberen Bereich, nahe der Mantelkante, findet sich die motorische Projektion von Hüfte und Oberschenkel (kontralateral). Von dort gehen also die Befehle für die Kontraktion der entsprechenden Muskeln aus. Die Aktivierung der verantwortlichen Neurone findet sich dementsprechend *vor* Bewegungsbeginn, gemäß Aussage (C).
(C: 63%/+0,30).

H95 ■

→ **Frage 15.5:** Lösung D

Die Regulation von Stellung und Haltung funktioniert auch noch beim Mittelhirntier. Der Hirnstamm ist das Zentrum für diese Funktionen. Der primäre motorische Kortex dient vor allem der Willkürmotorik. So ist leicht zu erkennen, dass (D) die gesuchte Falschaussage ist.
(D: 65%/+0,33).

F96

→ **Frage 15.6:** Lösung E

Im primär-motorischen Kortex finden sich dem Scheitel (Vertex) am nächsten die Projektionsorte für die Beinmuskulatur.
(**E: 58%/+0,32**).

XV.2 Hemiplegie

Es gibt vielseitige Störungen der Willkürmotorik, unter anderem auch durch eine Unterbrechung der Efferenzen von den kortikalen Zentren.

Klinischer Bezug

Die Bahnen können beispielsweise im Bereich der inneren Kapsel unterbrochen werden (vor allem durch Blutungen beim Schlaganfall, Hirnschlag). Bei völliger Unterbrechung kommt es zu einer **Halbseitenlähmung (Hemiplegie)** auf der Gegenseite. Nach einer anfänglichen Phase der schlaffen Lähmung entwickelt sich später ein starker Hypertonus (**spastische Hemiplegie**). Bei dieser Störung sind nicht nur die Pyramidenbahnen, sondern auch wichtige motorische Efferenzen zum Hirnstamm unterbrochen. Auf die Unterbrechung solcher Bahnen wird die Spastik zurückgeführt: Durch Wegfall hemmender Bahnen gewinnen fördernde Systeme die Oberhand; es kommt zu Überaktivität der Motoneurone (**Hypertonus**) – vor allem in den Extensoren – mit einer Steigerung der phasischen Muskeldehnungsreflexe. Im chronischen Stadium der **Spastizität** ist das **Babinski-Zeichen positiv:** Bestreichen der Fußsohle (am lateralen Rand) führt zu einer Dorsalflexion der Großzehe. ■

F86

→ **Frage 15.7:** Lösung D

Im akuten Stadium findet sich eine schlaffe Lähmung (C), aber als Dauerfolge kommt es zu einer **spastischen Lähmung** auf der Gegenseite (vgl. Lerntext XV.2).
(**D: 56%/+0,32;** C: 35%/–0,20).

F94

→ **Frage 15.8:** Lösung D

Das prämotorische Kortexareal nimmt höhere motorische Funktionen wahr, es wirkt bei der Ausgestaltung eines Bewegungsprogrammes mit und ist an der Feinabstimmung komplexer Bewegungen beteiligt. Bei Störungen in diesem Gebiet kann man deshalb die in (A), (B), (C) und (E) genannten Symptome beobachten. Ein völliger Ausfall einer bestimmten Muskelgruppe gemäß (D) passt nicht in dieses Bild.
(**D: 47%/+0,19**).

XV.3 Handlungsantrieb und Willkürbewegung

Für das Entstehen einer Willkürbewegung besteht heute folgendes Konzept: Das erste elektrophysiologisch fassbare Ereignis vor einer Willkürbewegung ist ein etwa 1 s vor der Bewegung einsetzendes oberflächennegatives Hirnpotential, welches **Bereitschaftspotential** genannt wird. Dieses lässt sich zunächst über weiten Bereichen des Gehirns ohne deutlichen regionalen Schwerpunkt ableiten. Der zweite Teil des Bereitschaftspotentials hat seinen Schwerpunkt bilateral über den Schläfenlappen. Das Bereitschaftspotential (1. Teil) wird dem **Entstehen der Handlungsantriebe** in tieferen Hirnstrukturen, im limbischen System, und (im 2. Teil) der allmählichen Ausgestaltung eines **Bewegungsentwurfs** in den **sensorischen Assoziationsfeldern** zugeordnet. Etwa 100 ms vor der Bewegung klingt das bilaterale Bereitschaftspotential allmählich ab (prämotorische Positivierung), ehe unmittelbar vor der Bewegung (50 ms) ein **Motorpotential** auftritt, welches seinen Schwerpunkt über dem Projektionsort des zu bewegenden Muskels, also über dem Gyrus praecentralis der Gegenseite besitzt. Diesem Motorpotential ist die **Aussendung des fertigen Bewegungsprogramms über die Pyramidenbahn** zuzuordnen. Bei der Entstehung einer Willkürbewegung wirken somit viele Hirnareale zusammen. Die letzte Ausarbeitung eines Bewegungsprogrammes erfolgt im Funktionskreis Kortex – Basalganglien – Thalamus – Motorkortex, in enger Kooperation mit dem Kleinhirn (Funktionskreis Kortex – Kleinhirn – Thalamus – motorische Rindenfelder). ■

F00 ■

→ **Frage 15.9:** Lösung D

Das Bereitschaftspotential wird durch Prozesse ausgelöst, die einer Willkürbewegung vorausgehen, wobei große Gehirnpartien mitwirken, mit unterschiedlichen Schwerpunkten bei den verschiedenen Komponenten des Bereitschaftspotentials. (D) ist leicht als falsch zu erkennen: Bewegungsafferenzen können erst auftreten, wenn eine Bewegung abgelaufen ist (vgl. Lerntext XV.3).
(**D: 46%/+0,21**).

H00 ■

→ **Frage 15.10:** Lösung D

Ehe eine Willkürbewegung einsetzt, wird zunächst in Kooperation vieler Partien des ZNS ein so genanntes Bewegungsprogramm erstellt. Dafür werden vor allem zwei Funktionskreise verantwortlich gemacht. Einmal vom Neokortex zum Kleinhirn und weiter über den Thalamus zurück zu den motorischen Rindenfeldern, wie in (D) beschrieben, und zum anderen Neokortex – Basalganglien – Thalamus – Motorkortex.
(**D: 46%/+0,44**).

H96 ■

→ **Frage 15.11:** Lösung A

(A) ist sicher richtig (vgl. Lerntext XV.3). Der Nucleus dentatus ist in die Schleife über das Kleinhirn eingeschaltet, (B) ist falsch. Die Basalganglien erhalten ihre Zuflüsse fast ausschließlich von der Großhirnrinde, (C) und (E) treffen nicht zu. Die Ausgänge führen im Wesentlichen wieder zurück zu Rindenarealen, (E) ist falsch.
(A: 43%/+0,31).

H96 ■

→ **Frage 15.12:** Lösung C

Bei der Planung und Vorbereitung einer Willkürbewegung wirken viele Partien des ZNS in komplizierter Weise zusammen, was sich darin zeigt, dass schon 1 s lang vor Bewegungsbeginn über großen Teilen des Gehirns elektrische Ereignisse abgeleitet werden können, die man als Bereitschaftspotential zusammenfasst (vgl. Lerntext XV.3). Die früheste Phase ist ein relativ unspezifischer Handlungsantrieb, der vor allem dem limbischen System zugeordnet wird ((E) trifft nicht zu). Im nächsten Schritt wird ein zunächst relativ großzügiger Handlungsplan (Bewegungsentwurf) zu einem präziseren Bewegungsprogramm weiterentwickelt. Dies erfolgt durch Funktionskreise, die in verschiedenen Arealen der Großhirnrinde (sehr wichtig dabei ist der parietale Assoziations-Kortex) ihren Ausgang nehmen und einmal über Basalganglien und Thalamus zu motorischen Großhirnrindenarealen zurücklaufen, und zum anderen – parallel zu dem Weg über die Basalganglien – über Kleinhirn und Thalamus verlaufen. Die Zuflüsse zum Kleinhirn laufen dabei über pontine Kerne, weshalb der entsprechende Kleinhirnanteil auch Pontozerebellum genannt wird (Neozerebellum). Insofern ist (C) zutreffend.
Zu **(A)**: Unter „Efferenzkopie" versteht man die Meldungen, die bei Zuleitung des endgültigen Bewegungsprogrammes zu den motorischen Rückenmarkszentren parallel zum Zerebellum geleitet werden. Das Kleinhirn erhält gewissermaßen eine Kopie von den motorischen Befehlen, die dann mit Rückmeldungen über die Bewegungsabläufe verglichen werden.
(**C: 46%/–0,05**; B: 34%/+0,05).

F94

→ **Frage 15.13:** Lösung B

Die frontalen Assoziationsareale nehmen unter anderem übergeordnete Kontrollfunktionen bei der Motorik wahr. So findet man bei Patienten mit Schädigungen in diesem Gebiet, dass bei motorischen Tests einmal begonnene Bewegungen mehrfach wiederholt werden. Ein solches Beharren auf einmal begonnenen Bewegungen nennt man *Perseveration.* Also Lösung (B).
(B: 36%/+0,08).

15.4 Neuronale Systeme des Rückenmarks

XV.4 Muskelspindel

In der Skelettmuskulatur findet man neben der eigentlichen Arbeitsmuskulatur noch sog. **Muskelspindeln** (fusus = Spindel; die Fasern befinden sich in einer spindelförmigen Bindegewebskapsel). Diese intrafusalen Fasern bestehen aus einem sensiblen Zentrum, das einen **Längenrezeptor** darstellt, und kontraktilen quergestreiften Polen, die mit ihrem Kontraktionszustand die Empfindlichkeit des sensiblen Zentrums verstellen. Die Spindel als Ganzes ist der extrafusalen Arbeitsmuskulatur parallel geschaltet. Von den **annulospiraligen Endigungen** am sensiblen Zentrum gehen schnellstleitende Nervenfasern (Gruppe Aα bzw. Ia, vgl. Tabelle 12.1) zum Rückenmark. Neben diesen wichtigsten primären Endigungen gibt es auch noch sekundäre Endigungen an dünneren intrafusalen Fasern, von denen dünnere afferente Nerven der Gruppe II zum Rückenmark ziehen (im vereinfachten Schema der Abb. 15.1 nicht mit eingetragen). Die motorischen Pole der Spindelfasern werden durch langsame motorische Fasern der Gruppe Aγ innerviert (**γ-Innervation**).
Bei Dehnung eines Muskels werden auch die Spindeln dieses Muskels gedehnt, und die Impulsfrequenz der Spindelafferenzen steigt an, wie in Abb. 15.1 erkennbar. Werden die efferenten Aγ-Fasern stimuliert, so wird bei konstanter Länge des Gesamtmuskels das sensible Zentrum der Spindelfasern durch die Kontraktion der Pole gedehnt, und es kommt zu einer gleichartigen Zunahme der Impulsfrequenz in den afferenten Fasern wie bei Dehnung des Gesamtmuskels. Das sensible Zentrum kann nicht unterscheiden, ob es passiv durch Dehnung des Gesamtmuskels gedehnt wird oder durch Kontraktion der kontraktilen Pole der intrafusalen Fasern. Stimuliert man dagegen die efferenten Aα-Fasern und löst so eine (isotonische oder auxotonische) Kontraktion der extrafusalen Muskulatur aus, so wird die Spindel entdehnt, und die Impulsfrequenz der afferenten Nervenfasern nimmt ab (Abb. 15.1). **Das sensible Zentrum der Muskelspindel ist ein Längenrezeptor, und die efferente γ-Innervation verstellt die Empfindlichkeit dieses Rezeptors.**
Die Muskelspindel ist ein PD-Rezeptor: Sie reagiert auf die absolute Länge (Proportional-Komponente, P-Komponente) und auch auf die Änderungsgeschwindigkeit (dynamische Empfindlichkeit, Differential-Komponente, D-Komponente). Das Interessante ist nun, dass diese beiden Komponenten selektiv in ihrer Empfindlichkeit verstellt werden können. Ein Typ von γ-Fasern, die man deshalb „dynamische γ-Fasern" nennt, steigert bei Erregung die dynamische Empfindlichkeit, und ein anderer Typ (statische γ-Fasern) steigert die statische Empfindlichkeit (P-Komponente). ■

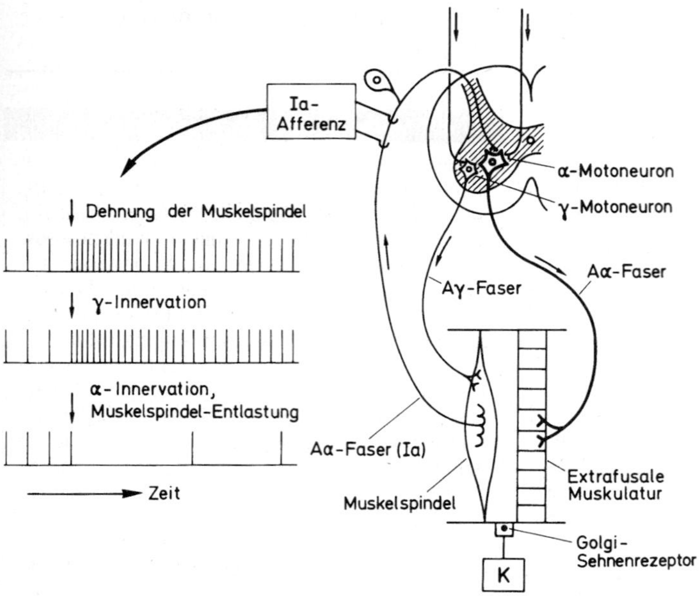

Abb. 15.1 Schema zur Funktion der Muskelspindel bei der Kontrolle der Skelettmuskel-Kontraktion. Die Muskelspindel ist ein Dehnungsrezeptor, der zugleich kontraktile Eigenschaften hat. Dehnung der Muskelspindel führt zur Steigerung der Aktionspotentialfrequenz in der afferenten Faser, wie in der Kurve links oben dargestellt. Eine motorische Innervation der Muskelspindel über die γ-Fasern führt zu einer Kontraktion der kontraktilen Pole, wodurch der mittlere sensible Anteil der Spindel ebenfalls gedehnt wird, und dementsprechend steigt auch dabei die Aktionspotentialfrequenz im afferenten Nerven an (mittlere Kurve links). Bei einer Verkürzung des Gesamtmuskels durch isolierte Erregung der extrafusalen Arbeitsmuskulatur kommt es dagegen zu einer passiven Verkürzung der Spindel und dementsprechend zu einer Abnahme der Aktionspotentialfrequenz (Kurve links unten). Vgl. Lerntexte XV.4 und XV.6.

F99 ■■

→ **Frage 15.14:** Lösung B

Wird ein Muskel in seiner Länge fixiert und dann erregt (Auslösung einer isometrischen Kontraktion), so kann auch die Muskelspindel keine Längenänderung anzeigen, (B) ist falsch. Bei einer isotonischen Kontraktion reagiert die Muskelspindel mit einer Abnahme der Aktionspotentialfrequenz (vgl. Lerntexte XV.4 und XV.6).
(B: 33%/+0,18).

H00 ■

→ **Frage 15.15:** Lösung C

Im Skelettmuskel befinden sich Muskelspindeln, die als Längensensoren dienen ((A) ist falsch) und wichtige Funktionen in der Regulation der Motorik wahrnehmen. Die Muskelspindel besteht aus einer sensiblen zentralen Partie, die die Zellkerne und die sensiblen Nervenfasern enthält, und aus kontraktilen Polen. Meist liegen komplexe Spindeln vor, bei denen man dicke „Kernsackfasern“ von dünneren „Kernkettenfasern“ unterscheiden kann. Die Kernsackfasern sind überwiegend dynamisch empfindlich: Sie reagieren vor allem auf die Änderung der Länge und adaptieren stark bei konstanter Länge. Die dünnen Kernkettenfasern reagieren mehr statisch (Proportionalempfindlichkeit), (B) ist falsch. Von den annulospiraligen Endigungen der zentralen Partie gehen afferente Ia-Fasern aus (schnellstleitende Nerven, primäre Affenzen), die ihre Signale zum Rückenmark senden ((D) ist falsch). Sekundäre Afferenzen kommen von den vorwiegend statisch empfindlichen Kernkettenfasern, (E) ist falsch.

Zu (C): Verkürzt sich ein Muskel, z.B. bei einer isotonen Kontraktion, so verkürzt sich auch die parallel angeordnete Muskelspindel, und die Entladungsrate der Ia-Afferenzen wird abnehmen, wenn sich an der Empfindlichkeit der Spindel nichts ändert. Meist wird aber, wenn die extrafusale Arbeitsmuskulatur über Aα-Fasern aktiviert wird, auch eine Kontraktion der Muskelspindeln über Aγ-Fasern ausgelöst, wodurch die Empfindlichkeit der Muskelspindeln erhöht wird, sodass sich die Aktivität der Spindel bei Verkürzung der Arbeitsmuskulatur nur wenig oder gar nicht ändert. Diese Gesetzmäßigkeiten der sogenannten α-γ-Koaktivierung sind mit der Aussage (C) gemeint. „... die Empfindlichkeit der Längenrezeptoren zu sichern“ ist dabei eine unglückliche Formulierung, die Verunsicherung stiften kann. Denn auch ohne γ-Aktivierung bleibt bei Verkürzung die Empfindlichkeit der Muskelspindel unverändert erhalten.

Die γ-Aktivierung steigert lediglich die Empfindlichkeit und sorgt so dafür, dass sich die Aktivität der Spindel trotz Verkürzung nicht so viel verändert (vgl. Lerntext XV.4).
(C: 64%/+0,31).

H99
→ **Frage 15.16:** Lösung C

Die Muskelspindel ist ein Längenrezeptor, der mit Hilfe seiner kontraktilen Pole in seiner Empfindlichkeit verstellt werden kann. Diese Verstellung der Empfindlichkeit wird durch motorische γ-Fasern (nach der Leitungsgeschwindigkeit Typ Aγ) vorgenommen. Dabei lassen sich „dynamische γ-Motoneurone", die vor allem die dynamische Empfindlichkeit der Muskelspindeln steigern gemäß (C), und „statische γ-Motoneurone", die die statische Empfindlichkeit erhöhen, unterscheiden (vgl. Lerntext XV.4).
(C: 65%/+0,49).

H02 ■
→ **Frage 15.17:** Lösung A

Für die zentrale Steuerung der Motorik durch höhere Zentren geht man heute davon aus, dass eine α-γ-Koaktivierung besteht: Ein zentraler Befehl zur Muskelkontraktion führt im Rückenmark sowohl zu einer Aktivierung der α-Motoneurone als auch der γ-Motoneurone. Das gilt auch für die in dieser Aufgabe angesprochene willkürliche Kontraktion. Die α-Motoneurone veranlassen die Kontraktion der extrafusalen Arbeitsmuskulatur, und die γ-Motoneurone stimulieren gleichzeitig die kontraktilen Pole der Muskelspindeln, was im Sinne einer Sollwertverstellung wirkt und so die Kontraktion unterstützt. Wird bei der Muskelaktivierung die Verkürzung des Muskels verhindert, wie hier beschrieben durch eine isometrische Anordnung, so werden durch die gleichzeitige γ-Innervation der Muskelspindeln die sensiblen Partien der Muskelspindeln gedehnt, was die Aktivität der Spindelafferenzen steigert, sowohl in den Ia-Afferenzen, die von den dicken Kernsackfasern der Muskelspindeln ausgehen, als auch in den sekundären Afferenzen (Gruppe II-Fasern), die von den dünnen Kernkettenfasern entspringen. (A) ist somit zutreffend.
Zu (D): Die von den Golgi-Sehnenorganen kommenden Ib-Afferenzen werden eine Aktivitätszunahme zeigen, da die Golgi-Rezeptoren durch die kräftige Spannungszunahme stimuliert werden.
(A: 40%/+0,21).

XV.5 Golgi-Sehnenrezeptoren

Neben den Muskelspindeln gibt es im Skelettmuskel noch einen anderen Typ von Mechanorezeptoren: die Golgi-Sehnenrezeptoren. Diese sind, im Gegensatz zur Muskelspindel, mit der Arbeitsmuskulatur in Serie geschaltet (hintereinander), sie **reagieren auf die Spannung des Muskels** (auf passive Spannung ebenso wie auf aktiv ausgelöste Kraft). Bei passiver Dehnung des Muskels reagieren zunächst die Spindeln und erst bei stärkerer Spannung die Golgi-Rezeptoren. Die Golgi-Rezeptoren sind also, im Vergleich zu den Spindeln, weniger empfindlich, ihre Schwelle liegt höher. Die besondere Lage der Rezeptoren führt aber dazu, dass sie auf aktive Spannungsentwicklung sehr viel empfindlicher reagieren als auf passive Dehnung. Die afferenten Fasern der Golgi-Rezeptoren leiten etwas langsamer (Gruppe Ib) als die primären Spindelafferenzen (Ia). Aktivierung der Golgi-Rezeptoren führt zur Hemmung der Motoneurone desselben Muskels (autogene Hemmung, vgl. Abb. 15.2 und Lerntext XV.7). ■

H02 ■
→ **Frage 15.18:** Lösung D

Die Golgi-Sehnenrezeptoren sind für die „autogene Hemmung" verantwortlich. Sie reagieren auf die Spannungszunahme eines Muskels, also auch bei einer isometrischen Kontraktion. Über Ib-Fasern wird ihre Aktivität zum Rückenmark geleitet, und über ein inhibitorisches Interneuron wirken sie hemmend auf die Motoneurone desselben Muskels, in dessen Sehne sie liegen (vgl. Lerntexte XV.5 und XV.7).
(D: 65%/+0,40).

F02 ■
→ **Frage 15.19:** Lösung D

Bei einer isometrischen Kontraktion eines Skelettmuskels nimmt die Spannung zu, aber die Länge bleibt gleich. Normale Willkürkontraktionen sind immer tetanisch, (E) ist als Antwort auszuschließen. Die steigende Spannung wird die Aktivität der Golgi-Sehnenrezeptoren steigern und damit auch die Aktivität der von diesen Rezeptoren ausgehenden Ib-Afferenzen. (D) ist somit total unwahrscheinlich und kann markiert werden.
Zu (A)–(C): Bei einer isometrischen Muskelkontraktion bleibt auch die Länge der Muskelspindeln konstant, sodass dort keine unmittelbaren Reaktionen zu erwarten sind. Nun besteht aber eine normale Willkürkontraktion aus einer α-γ-Koaktivierung, d. h. die Muskelspindeln werden über γ-Fasern mitinnerviert, sodass auch alle in (A) bis (C) genannten Komponenten des Spindelsystems aktiviert werden.
(D: 31%).

XV.6 Der phasische Dehnungsreflex (Muskeleigenreflex)

Die motorische Einheit (Motoneuron und zugehörige Muskelfasern) bildet mit den parallel zur Arbeitsmuskulatur angeordneten Muskelspindeln und deren afferenten Nervenfasern einen fest zusammengefügten Funktionskreis,

der in einem weiteren Sinne das funktionelle Element der Motorik ist, weil jede Aktion einer motorischen Einheit über die Spindelafferenzen sofort wieder auf das Ursprungsmotoneuron zurückwirkt. Dieser periphere Funktionskreis ist als **Regelkreis der Muskellänge** aufzufassen (Abb. 15.1). Dehnung eines Muskels führt zur Erregung der Muskelspindeln, diese wird über schnellstleitende Nervenfasern (Ia-Fasern, Aα) zum Rückenmark gemeldet und wirkt direkt monosynaptisch erregend auf die α-Motoneurone desselben Muskels zurück, welche daraufhin, wiederum über schnellstleitende Aα-Fasern, eine Kontraktion der extrafusalen Muskulatur auslösen. Mit dieser Kontraktion wird der periphere Regelkreis der Muskellänge im Sinne einer negativen Rückkopplung geschlossen, der Dehnung wird durch Kontraktion entgegengewirkt. Die gesamte **Reflexzeit beträgt nur 20–30 ms.**
Die **motorische γ-Innervation** (die efferenten Axone gehören zum Typ Aγ) der Muskelspindel ist als **Sollwertverstellung** des Längenreglers aufzufassen: γ-Innervation stimuliert die Spindelafferenzen (der Sollwert wird auf kürzere Länge gesetzt), diese führen in gleicher Weise wie nach einer Dehnung zur Aktivierung der α-Motoneurone und daraufhin zur Verkürzung des Muskels, der sich damit auf den neuen Sollwert einstellt.

Klinischer Bezug

Ein typischer phasischer Dehnungsreflex ist der **Patellarsehnenreflex.** Bei entspannt herabhängendem Unterschenkel klopft man mit einem Reflexhammer auf die Sehne unterhalb der Patella. Dieser Schlag überträgt sich auf die Strecker des Oberschenkels und löst dort eine kurze und leichte Dehnung aus. Die Muskelspindeln sind so empfindlich, dass sie auf diesen leichten Reiz schon ansprechen und über den Reflexbogen der Abb. 15.1 eine kurze Kontraktion auslösen, die man als Extensionsbewegung des Unterschenkels direkt sehen kann. Dieser Reflex ist also nicht etwa eine Antwort auf eine Reaktion von Sehnenrezeptoren an der beklopften Stelle! Es ist deshalb besser, diese Reflexe als **Dehnungsreflexe** und nicht als Sehnenreflexe zu bezeichnen. ■

H97 ■■

→ **Frage 15.20:** Lösung D

Die wichtigsten Afferenzen von den Muskelspindeln, die Ia-Afferenzen, sind monosynaptisch-exzitatorisch mit α-Motoneuronen desselben Muskels verschaltet, von dem die Afferenzen kommen, und vermitteln so den so genannten Muskeleigenreflex. Eine Kreuzung zur Gegenseite gibt es im Verlauf dieser Bahnen nicht (vgl. Lerntext XV.6 sowie Abb. 15.1 und Abb. 15.2).
(**D: 81%/+0,35**).

F93 ■

→ **Frage 15.21:** Lösung D

Über efferente γ-Innervation wird eine Kontraktion der Muskelspindeln ausgelöst, wodurch auch die Empfindlichkeit für Dehnungsreize gesteigert wird (vgl. Lerntext XV.4). Aussage (D) ist also richtig. Die Golgi-Sehnenorgane (E) sind an der Auslösung des Patellarsehnenreflexes nicht beteiligt – der Name *Sehnen*reflex verleitet immer wieder zu diesem Irrtum!
(**D: 61%/+0,47**; E: 25%/–0,37).

F00 ■■

→ **Frage 15.22:** Lösung B

Die im Skelettmuskel gelegenen Muskelspindeln sind Längenrezeptoren, deren Empfindlichkeit durch motorische Nerven der Gruppe Aγ verstellt werden kann, wie in (B) richtig gesagt. Das „γ" zeigt an, dass die Leitungsgeschwindigkeit geringer ist als bei den motorischen Aα-Fasern, (A) ist falsch, ebenso wie die Aussagen (C) bis (E) (vgl. Lerntext XV.4).
(**B: 79%/+0,45**).

XV.7 Golgi-Sehnenrezeptoren und autogene Hemmung

Die Golgi-Sehnenrezeptoren sind Spannungsrezeptoren, die mit der Arbeitsmuskulatur in Serie geschaltet sind (vgl. Lerntext XV.5). Im Bereich der Motorik ist ihre wichtigste Aufgabe, dass sie hemmend auf die Motoneurone desselben Muskels, in dessen Sehne sie liegen, zurückwirken. (Daneben sind sie wichtig für den Lagesinn.) Diese reflektorische Hemmung des eigenen Muskels nennt man **autogene Hemmung.**
Die Ib-Afferenzen von den Golgi-Rezeptoren gehen im Rückenmark zunächst an ein **inhibitorisches Interneuron,** welches dann hemmend auf das Motoneuron des Agonisten einwirkt, gemäß Abb. 15.2 B. Nach dem Prinzip der reziproken Innervation von Flexoren und Extensoren haben die Golgi-Afferenzen einen gewissen stimulierenden Effekt auf den Antagonisten, der aber über ein exzitatorisches Interneuron läuft. Dieser reziprok-fördernde Effekt ist aber nicht besonders wichtig und bei manchen Muskeln gar nicht vorhanden. Er ist deshalb in Abb. 15.2 B nur gestrichelt dargestellt. Der Reflex der **autogenen Hemmung** ist also, wie alle motorischen Reflexe außer dem phasischen Dehnungsreflex, **polysynaptisch,** mindestens disynaptisch (zwischen dem afferenten Neuron und dem Motoneuron ist mindestens ein Interneuron zwischengeschaltet).
Früher sah man die Hauptbedeutung der autogenen Hemmung in einem Schutz gegen überstarke Kontraktionen. Inzwischen ist gut belegt, dass die Golgi-Rezeptoren besonders empfind-

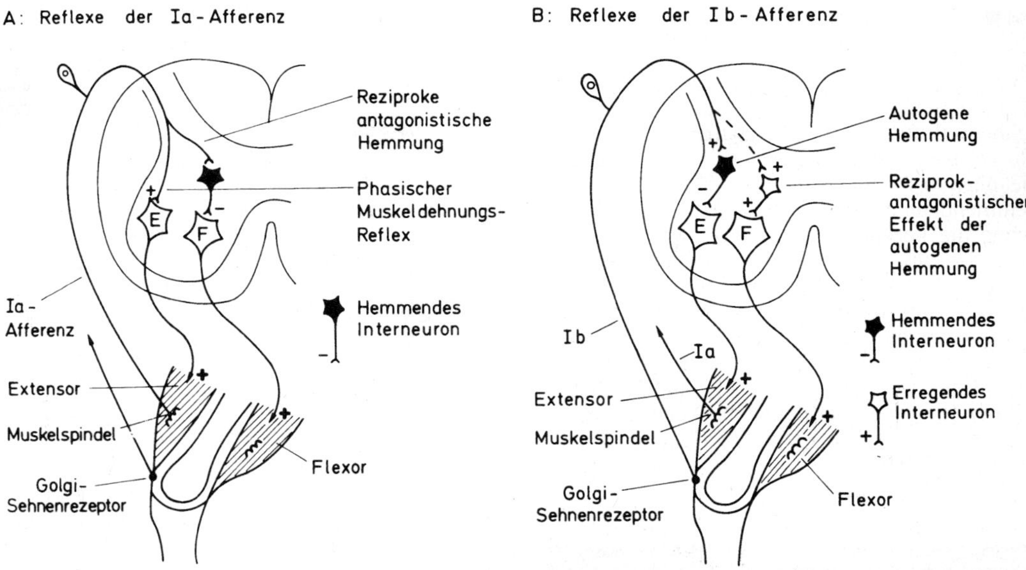

Abb. 15.2 Schema zur spinalen Kontrolle des Skelettmuskels. Teil A: Der phasische Muskeldehnungsreflex über die Ia-Afferenzen von den Muskelspindeln. Aktivierung der Ia-Afferenzen führt monosynaptisch zur Aktivierung der Motoneurone desselben Muskels (Extensor E). Über Kollateralen und ein inhibitorisches Zwischenneuron werden gleichzeitig die Motoneurone der Antagonisten gehemmt (Flexor F): reziproke antagonistische Hemmung. Teil B: Die Ib-Afferenzen von den Golgi-Sehnenorganen führen über ein inhibitorisches Interneuron zur Hemmung desselben Muskels: autogene Hemmung. Teils werden gleichzeitig über Kollateralen und ein erregendes Interneuron die Antagonisten erregt (vgl. Lerntexte XV.6 bis XV.8).

lich auf aktive Spannungsentwicklung reagieren und schon bei sehr schwachen Kontraktionen ansprechen können. Deshalb nimmt man heute an, dass die **Ib-Afferenzen von den Golgi-Sehnenrezeptoren in Kooperation mit den Ia-Afferenzen von den Muskelspindeln die Feinregulation der normalen Motorik** besorgen, im Zusammenwirken mit zentralen Steuerungen und anderen spinalen Prozessen. ■

F92
→ **Frage 15.23:** Lösung C

(C) gilt als falsch. Allerdings ist (B) kritisch. Eine leichte isotonische Kontraktion bei geringem Widerstand muss nicht unbedingt zur Aktivierung der Golgi-Rezeptoren führen. (In einer Modifikation hieß es: *„Golgi-Sehnenorgane können durch die Kontraktion weniger motorischer Einheiten erregt werden"*. In *kann*-Form ist die Aussage richtig.) (**C: 49%/+0,35**; B: 20%/–0,09).

F03 ■
→ **Frage 15.24:** Lösung C

(Eine Frage aus dem Termin F81, in leichter Modifikation)
Hier ist zu entscheiden, ob die skizzierte Reflexverschaltung für Afferenzen von den Muskelspindeln (von den primären Endigungen der Muskelspindeln, Ia-Afferenz) oder für Afferenzen von den Golgi-Sehnenorganen typisch ist. Ia-Afferenzen von den Muskelspindeln führen **monosynaptisch**, also ohne Interneuron, zu einer Aktivierung der α-Motoneurone des Ursprungsmuskels (des Agonisten). Eine solche Verschaltung ist im Bild nicht enthalten. Afferenzen von den Muskelspindeln scheiden somit aus, und damit auch (B), (D) und (E). Afferenzen von den Golgi-Sehnenorganen (Ib-Fasern) lösen eine autogene Hemmung aus: Sie wirken über ein inhibitorisches Interneuron hemmend auf die α-Motoneurone des Agonisten. Zugleich wirken sie fördernd auf die Antagonisten, wobei ein exzitatorisches Interneuron eingeschaltet ist. Das Schema passt demnach für Afferenzen von den Golgi-Sehnenorganen des Flexors (C). Das Bild der Aufgabe entspricht Abb. 15.2 B, (vgl Lerntext XV.5).
(**C: 33%/+0,19**).

F95 ■
→ **Frage 15.25:** Lösung D

Bei dieser Modifikation von Frage 15.24 ist bei nahezu gleichem Text nur im Bild das Interneuron zum Flexor-Motoneuron weggelassen worden. Damit ist das typische Schaltbild für den monosynaptischen Dehnungsreflex, von der Spindel des Flexor zum α-Motoneuron des Flexor, mit reziproker Antagonistenhemmung über ein inhibitorisches Zwischenneuron, entstanden (vgl. Abb. 15.2 A).
(**D: 46%/+0,25**).

F04 ■

→ **Frage 15.26:** Lösung C

Unter autogener Hemmung versteht man die Eigenhemmung eines Muskels, die durch Golgi-Sehnenrezeptoren vermittelt wird. Eine steigende Muskelspannung aktiviert diese Rezeptoren, und die über Ib-Fasern geleiteten Afferenzen wirken hemmend auf denselben Muskel zurück, in dessen Sehne die Rezeptoren liegen. Die Hemmung erfolgt dadurch, dass inhibitorische Interneurone von den Ib-Afferenzen erregt werden, wie in (C) richtig gesagt (ipsilateral ist an sich nicht genau genug, da es nur die Afferenzen vom selben Muskel bzw. von Synergisten sind, nicht aber von Antagonisten). Die Ia-Afferenzen ((A) und (B)) haben mit der autogenen Hemmung nichts zu tun, ebenso wenig andere Afferenzen wie (D) und (E) (vgl. Lerntext XV.7).
(C: 50%/+0,15).

XV.8 Reziproke antagonistische Hemmung

Dem Prinzip der reziproken Innervation folgend geben auch die Spindelafferenzen Kollateralen ab, die zu inhibitorischen Neuronen des Antagonisten ziehen. Diesen Mechanismus nennt man **reziproke antagonistische Hemmung** (Abb. 15.2 A). ■

H94 ■

→ **Frage 15.27:** Lösung A

Die motorischen Nervenfasern der Gruppe Aγ innervieren die kontraktilen Partien der Muskelspindeln und führen so zu einer verstärkten Aktivität der Spindelafferenzen, (A) ist richtig. Dies führt reflektorisch zu einer Kontraktion der Arbeitsmuskulatur (extrafusal) desselben Muskels (phasischer Dehnungsreflex), (D) ist falsch. Nach dem Prinzip der reziproken antagonistischen Hemmung werden dabei die α-Motoneurone der Antagonisten gehemmt, (E) ist falsch.
(A: 77%/+0,39).

In einer **Modifikation** hieß die richtige Aussage: *Hemmung von α-Motoneuronen antagonistischer Muskeln.*

XV.9 Rekurrente Hemmung

Die Neuriten der α-Motoneurone geben bald nach ihrem Ursprung im Rückenmark Kollateralen ab, die zu inhibitorischen Interneuronen ziehen, den so genannten **Renshaw-Zellen,** welche auf das Ursprungsneuron und die anderen synergistischen Motoneurone hemmend zurückwirken, wie in Abb. 15.3 dargestellt. Auch dies ist, ähnlich der autogenen Hemmung, ein Mechanismus der Selbstbremsung, der als Schutz gegen Überaktivität wirken kann, aber auch andere Funktionen in der Feinregulation der Motorik wahrnehmen kann. Als inhibitorischer Transmitter der Renshaw-Zellen gilt Glycin. ■

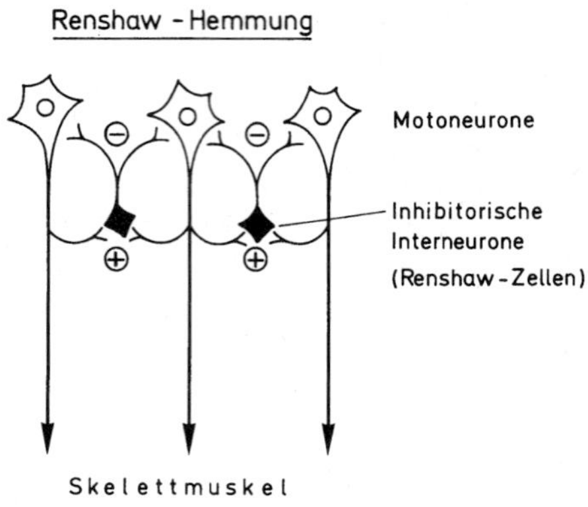

Abb. 15.3 Schema der Renshaw-Hemmung (vgl. Lerntext XV.9).

F04 ■

→ **Frage 15.28:** Lösung E

Vom Neuriten des Motoaxons gehen noch im Rückenmark Kollateralen ab, die die rekurrente Hemmung vermitteln, wie in Abb. 15.3 zu erkennen. Die Kollateralen ziehen zu Renshaw-Zellen, die inhibitorische Interneurone darstellen: Durch Freisetzung des inhibitorischen Transmitters Glycin wirken sie hemmend auf das Ausgangsneuron und andere synergistische Motoneurone zurück. Die Kollateralen vom Motoneuron setzen an der Synapse zur Renshaw-Zelle als Transmitter Acetylcholin frei, wie auch das Hauptaxon an der motorischen Endplatte, und erregen so die Renshaw-Zelle, wie in (A) und (C) richtig gesagt, (E) ist falsch. Von höheren Instanzen können die Renshaw-Zellen sowohl erregend als auch hemmend beeinflusst werden, (B) und (D) treffen zu (vgl. Lerntext XV.9).
(E: 45%/+0,20).

F01 ■

→ **Frage 15.29:** Lösung E

Von (A) bis (D) sind Merkmale der Renshaw-Hemmung richtig benannt (vgl. Lerntext XV.9).
Zu (E): Die γ-Motoneurone innervieren die Muskelspindeln und verstellen deren Empfindlichkeit. Mit der Renshaw-Hemmung haben sie nichts zu tun.
(E: 51%/+0,39).

F04

→ **Frage 15.30:** Lösung B

Der Begriff „rückkopplungsgesteuerte Kontraktion" ist nicht üblich. Man muss annehmen, dass

damit die hier gemeinte Kontraktion von der normalen Kontraktion, die in der Regel über eine α-γ-Koaktivierung ausgelöst wird, abgegrenzt werden soll. Mit der Rückkopplung kann nur die Rückmeldung von den Muskelspindeln gemeint sein. Man darf also davon ausgehen, dass hier, gewissermaßen als Gedankenexperiment, eine Kontraktion gemeint ist, die von den Signalen der Muskelspindeln angetrieben wird. Der Antrieb der Spindelafferenzen könnte durch die motorische Innervation der Spindeln über γ-Fasern erfolgen. Durch die Kontraktion der Spindeln würden dann afferente Signale erzeugt, und zwar sowohl in den Ia-Fasern der Muskelspindeln als auch in den Fasern der Klasse II. Diese Afferenzen würden reflektorisch die α-Motoneurone des Rückenmarks stimulieren und so die Kontraktion auslösen. Für eine solche Kontraktion gilt dann Aussage (A): Die EMG-Aktivierung (elektrische Signale im Elektromyogramm) zeigt die Muskelkontraktion an, die auslösenden Spindelafferenzen treten früher auf. Diese Afferenzen sind auch „kontraktionskorreliert": Je stärker sie sind, desto stärker wird auch die Muskelkontraktion ausfallen.
Zu **(B)**: Die Funktion der Klasse II-Afferenzen ist weniger klar als die der Ia-Afferenzen. Es wird diskutiert, dass sie vielleicht für den Lagesinn wichtiger sind als für die reflektorische Kontrolle der Muskelkontraktion. Die Fasern der Klasse II kommen von den dünneren Kernkettenfasern der Muskelspindel und reagieren v. a. statisch auf die Muskellänge. Die Kernkettenfasern werden auch motorisch durch γ-Fasern innerviert. Man kann also davon ausgehen, dass im Rahmen der hier erörterten Kontraktion auch Aktionspotentiale in den Klasse-II-Afferenzen auftreten. Demnach ist auch (B) eine richtige Lösung.
Zu **(C)**, **(D)** und **(E)**: Diese Aussagen treffen nicht zu. Die Länge der Kernkettenfasern (D) verändert sich natürlich mit der Muskelverkürzung. Die Aktivität der Ib-Afferenzen (E), die von den Golgi-Sehnenrezeptoren kommen, wird mit steigender Muskelkraft (zunehmender Widerstand) zunehmen.
(Ich hätte hier (A) als richtige Lösung markiert – und würde es auf einen Streit mit dem IMPP ankommen lassen.)
(**B: 31%/+0,28**; A: 23%).

H95

→ **Frage 15.31:** Lösung E

Nach einem phasischen Muskeldehnungsreflex sind die beteiligten α-Motoneurone für eine kurze Zeit gehemmt, was man im Elektromyogramm als „stille Periode" erkennen kann. An dieser postreflektorischen Hemmung sind die Mechanismen (A) bis (D) beteiligt. Haut- und Schmerzafferenzen gemäß (E) lösen **polysynaptische** Fremdreflexe aus. Bei den Muskeldehnungsreflexen wirken sie nicht mit.

(Auch wenn die *silent period* nicht zum Basisstoff der Physiologie gehört, lässt sich mit den Basiskenntnissen über die spinale Regulation der Motorik doch die Aussage (E) als eindeutig falsch ermitteln.)
(**E: 69%/+0,28**).

F93

→ **Frage 15.32:** Lösung D

Der phasische Muskeldehnungsreflex (vgl. Lerntext XV.6) lässt sich auch durch elektrische Reizung der von den Muskelspindeln kommenden afferenten Ia-Fasern auslösen (nach dem deutschen Physiologen Paul Hoffmann als H-Reflex bezeichnet). Meist legt man Reizelektroden über dem N. tibialis in der Kniekehle an und registriert das Elektromyogramm von der Wadenmuskulatur. Bei allmählich steigender Reizstärke kommt es zunächst zu einer Erregung der Ia-Afferenzen, und man sieht eine mit der für den Dehnungsreflex typischen Latenz von etwa 30 ms auftretende reflektorische Muskelerregung (H-Antwort), (D) trifft zu. Steigert man die Reizstärke, so werden zunehmend auch die efferenten Aα-Fasern erregt, und man sieht eine mit wenigen ms Latenz auftretende Erregung im Elektromyogramm (M-Antwort). Mit stärker werdender M-Antwort bei steigender Reizstärke wird die H-Antwort immer kleiner, was verschiedene Ursachen hat; u. a. kann die rückläufige (antidrome) Erregung der Motoaxone dazu führen, dass die über den H-Reflex ausgelöste Erregung der Motoaxone durch Kollision ausgelöscht wird. Das sind aber schon sehr spezielle Inhalte, die in der Neurologie durchaus von Bedeutung sind, die aber nicht zum Physikum-Basiswissen zählen.
(**D: 46%/+0,18**).

H93

→ **Frage 15.33:** Lösung B

Vgl. Kommentar 15.32.
(**B: 45%/+0,36**).

F03

→ **Frage 15.34:** Lösung D

Der phasische Muskeldehnungsreflex (Muskeleigenreflex) lässt sich auch durch elektrische Reizung der von den Muskelspindeln kommenden afferenten Ia-Fasern auslösen. Siehe Kommentar 15.32. Hier trifft nur Aussage (D) zu.
(**D: 66%/+0,21**).

XV.10 Fremdreflexe

Fremdreflex bedeutet, dass der Rezeptor nicht wie beim Muskel-Dehnungsreflex im effektorischen Muskel selbst liegt. Ein typischer Fremdreflex ist der **Flexorreflex (Beugereflex)**: Wird

bei einem Tier eine Pfote schmerzhaft gereizt, so wird die Extremität angezogen – gebeugt. Dieser Flexorreflex läuft auch nach Ausschaltung der supraspinalen Kontrollen ab, es ist also ein spinaler Fremdreflex, ausgelöst durch Rezeptoren der Haut. Er wird als Schutzreflex aufgefasst.
Bei Auslösung eines Flexorreflexes auf einer Seite kann man beobachten, dass der Extensorentonus auf der Gegenseite zunimmt: **gekreuzter Extensorreflex.**
Kennzeichen solcher Fremdreflexe ist es, dass sie **über viele Synapsen** laufen, sodass die **Reflexzeit deutlich über dem für den Muskeldehnungsreflex charakteristischen Wert von 20–30 ms** liegt. Die gesamte Reflexverschaltung wird dabei recht kompliziert. Die Afferenzen von den Rezeptoren haben eine starke Divergenz (sie verzweigen sich und ziehen zu vielen zentralen Neuronen), und auf jedes zentrale Neuron konvergieren andererseits Afferenzen von vielen Rezeptoren. Summations- und Bahnungseffekte an den Synapsen spielen dabei eine wichtige Rolle.
Die Auswirkung von Summationseffekten ist in Abb. 15.4 erläutert. Auf ein Motoneuron konvergieren viele erregende Nervenfasern von vielen anderen Neuronen. Jede einzelne Faser löst mit Eintreffen eines Aktionspotentials eine kleine Depolarisation aus, ein exzitatorisches postsynaptisches Potential (EPSP). Dieses bleibt aber, solange nur einzelne Fasern erregt werden, immer unterschwellig – wie für den ersten schwachen Reiz in Abb. 15.4 gezeigt. Treffen aber neue schwache Reize, die selbst alle unterschwellig sind, zu einem Zeitpunkt auf das Motoneuron, wo die Depolarisation von vorangegangenen Reizen noch besteht, so summieren sich die verschiedenen unterschwelligen EPSPs und können so die Schwelle für die Auslösung eines Aktionspotentials erreichen. Dieses Phänomen nennt man **zeitliche Summation** oder **zeitliche Bahnung** (vgl. Lerntext XII.8). Beim Fremdreflex laufen diese Prozesse an allen der vielen beteiligten Synapsen ab.
Der Einfluss der Reizstärke auf die Reflexzeit lässt sich ebenfalls auf Grundprozesse der einzelnen Synapse zurückführen (Abb. 15.4). Trifft eine sehr starke Erregung auf ein Motoneuron, d. h. wenn über viele oder alle erregenden Fasern gleichzeitig ein Aktionspotential am Motoneuron eintrifft, so entsteht durch **räumliche Bahnung** ein sehr starkes EPSP, welches sehr rasch die Schwelle erreicht. ■

H92 ■

→ **Frage 15.35:** Lösung B

Erhöhte Reizstärke im Vorsatz bedeutet in so allgemeiner Formulierung, dass der einzelne Rezeptor stärker gereizt wird und dass auch mehr und mehr Rezeptoren vom Reiz ergriffen werden. Dies führt an den beteiligten Synapsen sowohl zu räumlicher als auch zu zeitlicher Bahnung (vgl. Lerntext XV.10), wodurch sich u. a. die Reflexzeit verkürzt, (B) ist richtig.
(B: 66%/+0,26).

F04

→ **Frage 15.36:** Lösung D

Schmerzrezeptoren sind wesentlich an der Auslösung des Flexor-Reflexes beteiligt: Bei schmerzhafter Reizung an einer Extremität wird diese angezogen, wobei die Beuger aktiviert und die Strecker gehemmt werden – (D) ist also Teil dieser Reaktion und trifft zu (vgl. Lerntext XV.10).

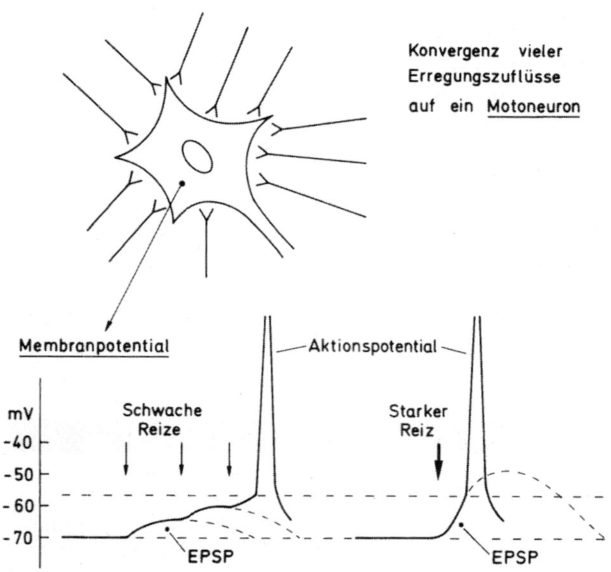

Abb. 15.4 Schema zur Summation unterschwelliger Erregungen an einem Motoneuron (vgl. Lerntext XV.10).

Zu (A) und (B): Die Schmerzrezeptoren sind freie Nervenendigungen, und die afferenten Nervenfasern gehören teils zur Gruppe C und teils zur Gruppe Aδ. Die schnelleren Aβ-Fasern sind am Schmerz nicht beteiligt.
Zu (C): Glutamat gilt als wichtigster Transmitter. Enkephalin gehört zu den Opioiden, die hemmend auf Schmerzneurone wirken.
Zu (E): Beim Schmerz werden Signale u. a. auch zum somatosensorischen Kortex (S1) projiziert, was die Basis für die bewusste Schmerzempfindung ist. Die Projektion erfolgt zur Hand-Region der sensorischen Rinde und nicht zum Vertex. Am Vertex (Scheitel) sind Bein und Fuß lokalisiert.
(D: 29%/+0,32).

H91

→ **Frage 15.37:** Lösung B

Hier kann man sich einfach vom Namen leiten lassen: Von den Eingeweiden ausgehende Schmerzafferenzen führen zu motorischen Reaktionen der Bauchdecken und damit zu gesteigerter Abwehrspannung.
(B: 48%/+0,19).

H81 ■

→ **Frage 15.38:** Lösung D

Nur der Achillessehnenreflex ist ein phasischer Muskeldehnungsreflex (Eigenreflex). **Lidschluss- oder Korneal- oder Konjunktivalreflex:** Reizung der Hornhaut oder Bindehaut führt zu einer reflektorischen Schließung des Augenlids.
Zu (B): Vgl. Lerntext XV.10.
Zu (C): Der **Babinski**-Reflex ist ein **pathologischer Fremdreflex**, der bei spastischer Lähmung positiv ist: Dorsalflexion der Großzehe bei Bestreichen der Fußsohle.

→ **Frage 15.39:** Lösung D

Zu (A): **Bauchhautreflex:** Bestreichen der Bauchhaut führt zu Kontraktion der Bauchdeckenmuskeln.
Zu (B): **Würgereflex:** Auslösung von Würgen oder Erbrechen durch Berühren der hinteren Rachenwand.
Zu (C): Vgl. Kommentar 15.38.
Zu (D): Der **Masseterreflex** ist ein Muskeldehnungsreflex, der durch Klopfen auf den Unterkiefer ausgelöst wird.
Zu (E): **Cremasterreflex:** Streichen der Haut an der Innenseite des Oberschenkels führt zu Kontraktion des M. cremaster: Hochziehen des Hodens.

In **Modifikationen** dieser Fragen war als Eigenreflex noch der **Brachioradialisreflex (Radiusperiostreflex)** genannt, ein Dehnungsreflex des M. biceps. Dieser Bizepsreflex wird ausgelöst durch Beklopfen der Bizepssehne in der Ellenbeuge oder durch einen Schlag auf den Radius, deshalb auch die weniger glückliche Bezeichnung „Radiusperiostreflex“.

15.5 Motorische Funktionen des Hirnstamms

XV.11 Hierarchie der motorischen Regulationen

Die spinale Motorik unterliegt der Kontrolle durch ein kompliziertes und in sich wieder hierarchisch gegliedertes System (Abb. 15.5). Es sind dies, nach oben fortschreitend, der Hirnstamm, die Basalganglien und schließlich der

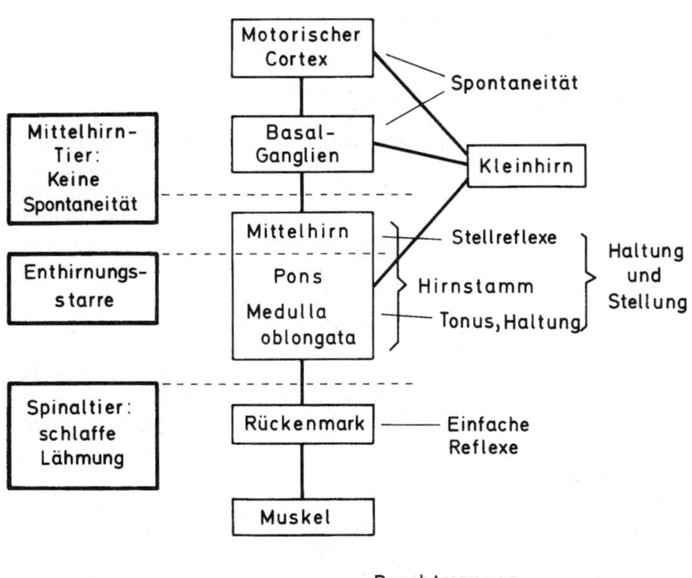

Abb. 15.5 Schema zur Hierarchie der Kontrollprozesse der Motorik (vgl. Lerntext XV.11).

motorische Cortex. Das Kleinhirn unterhält Verbindungen mit allen diesen Instanzen und lässt sich am besten parallel zu diesen eingliedern. Einen ersten Einblick in die Funktion der verschiedenen Instanzen kann man an Hand von Durchtrennungsversuchen gewinnen. Durchtrennung zwischen Rückenmark und höheren Zentren führt – nach Abklingen des **spinalen Schocks** – mehr oder weniger zu schlaffer Lähmung mit Erhaltung der spinalen Reflexe, eventuell mit gewissen Rudimenten einer rhythmischen Lokomotion (beim Tier). Beim **Mittelhirntier** hingegen sind Haltung und Stellung weitgehend normal mit intakten Stellreflexen. Es fehlen jedoch die **spontanen Antriebe,** die sich erst manifestieren, wenn auch die höchsten Zentren noch erhalten sind. Der **Hirnstamm** enthält eine Reihe wichtiger Kerne mit unterschiedlichen Funktionen. Der im Mittelhirn gelegene **Nucleus ruber** beispielsweise fördert die **Flexor-Motoneurone** (α und γ). Bei Abtrennung des Mittelhirns kommt es deshalb zu einem Überwiegen der Antriebe auf die Extensoren, es entwickelt sich eine **Enthirnungsstarre (Dezerebrationsstarre),** die durch eine starke **Tonuserhöhung der Extensoren** gekennzeichnet ist, bedingt durch das Übergewicht des **Nucleus vestibularis lateralis** (Deitersscher Kern). Wichtige motorische Funktionen sind auch in der **Formatio reticularis** verankert, wobei die medullären Anteile die Flexor-Motoneurone fördern (und die Extensoren hemmen) und die pontinen Anteile umgekehrt die Extensoren fördern (und die Flexoren hemmen). Auch dabei werden α- und γ-Motoneurone wieder gleichartig beeinflusst (**Prinzip der α-γ-Kopplung**). ■

F00 ■

→ **Frage 15.40:** Lösung B

Unmittelbar nach Durchtrennung des Rückenmarks besteht ein **spinaler Schock**: Kaudal der Durchtrennungsstelle ist die Skelettmuskulatur gelähmt, und alle Reflexe sind zunächst erloschen. (B) ist falsch. Erst später werden die spinalen Reflexe der kaudalen Partien wieder auslösbar.
(B: 88%/+0,27).

F90

→ **Frage 15.41:** Lösung C

Vgl. Lerntext XV.11 und Kommentar 15.40.
Die Ausfälle gemäß (A) und (B) bleiben auch nach Abklingen des spinalen Schocks dauerhaft bestehen.
(C: 60%/+0,29).

XV.12 Vestibularapparat

Der höchstentwickelte interozeptive Sinn ist der **Gleichgewichtssinn,** dem ein besonderes Sinnesorgan dient, der **Vestibularapparat.** Dieser besteht aus den beiden **Maculaorganen** und den drei **Bogengängen.** In den Maculae befindet sich ein Sinnesepithel mit Mechanorezeptoren. Diesen liegt eine gallertige Masse auf, die durch Kalkeinlagerungen spezifisch dichter ist als die umgebenden Medien (wegen der eingelagerten Steinchen auch **Otolithen**membran genannt). Wegen der Dichteunterschiede führt die Einwirkung einer Beschleunigung zu einer Verschiebung der Otolithenmembran und damit zu einer Abbiegung der in die Gallerte hineinragenden Sinneshaare mit entsprechenden Reaktionen der Rezeptoren. Die Maculaorgane stehen unter der ständigen Einwirkung der **Gravitationsbeschleunigung (Linearbeschleunigung).** Jede Veränderung der Kopfhaltung ändert den Angriffswinkel für die Erdbeschleunigung, und damit auch die Lage der Otolithenmembran und die Entladungsrate der Rezeptoren. Auf diese Weise entstehen zuverlässige **Informationen über die Haltung des Kopfes.**
In den **Bogengängen** befinden sich Sinneszellen, die mit einer gallertigen Cupula verbunden sind, die sich in der Dichte nicht von der Endolymphe unterscheidet. Deshalb vermag eine Linearbeschleunigung keine Cupulabewegung auszulösen. Der adäquate Reiz für diese Organe ist vielmehr eine **Winkelbeschleunigung.** Wird der Kopf in Drehung versetzt, so versucht die Endolymphe infolge ihrer Trägheit, in ihrer Position zu verharren, es resultiert eine beschleunigende Kraft (Pfeile in Abb. 15.6), die die gallertige Cupula in die Gegenrichtung drängt und so zu einer Verbiegung der Zilien führt. Eine Auslenkung der Cupula in Richtung Utriculus steigert die Rezeptoraktivität. Da die Ebenen der drei Bogengänge in etwa senkrecht zueinander stehen, kann das Bogengangsystem auch Winkelbeschleunigungen jeder räumlichen Orientierung aufnehmen.
In Abb. 15.6 ist die Situation für den Beginn einer Rechtsdrehung dargestellt. **Die spiegelbildliche Symmetrie im Aufbau der rechten und linken Vestibularapparate** führt dazu, dass im Beginn einer Rechtsdrehung des Kopfes in beiden horizontalen Bogengängen Beschleunigungskräfte nach links auftreten, die aber rechts die Cupula zum Utriculus hindrücken und damit die Entladungsrate der zugehörigen Rezeptoren steigern, während links dieselbe Rotation zu einem gegensinnigen Verhalten in der Rezeptorentladung führt. Bei anhaltender Rotation mit konstanter Geschwindigkeit gehen die Beschleunigungskräfte gegen Null, die Cupula geht in Mittellage. Beim Anhalten der Drehung wird durch die Trägheit der Endolymphe eine entgegengesetzte Reaktion ausgelöst.

Klinischer Bezug

Bei Störungen des Vestibularapparates auf einer Seite treten Schwindelerscheinungen auf und eventuell auch ein spontaner Nystagmus. ■

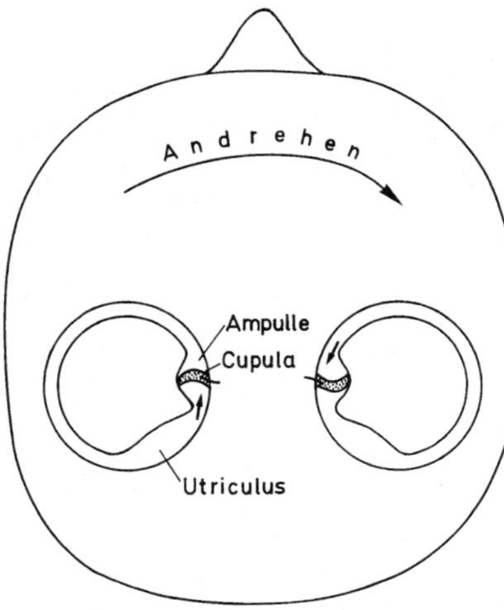

Abb. 15.6 Schematische Darstellung der Cupulareaktionen in beiden horizontalen Bogengängen bei Andrehen des Kopfes nach rechts.

H01

→ **Frage 15.42:** Lösung A

Bei den Haarzellen des Vestibularorgans finden sich, wie bei den Schallrezeptoren im Innenohr, spezielle Erregungsprozesse, die der besonderen Situation in der Umgebung dieser Zellen angepasst sind. Der mit den Sinneshaaren besetzte apikale Pol der Rezeptorzellen grenzt an die Endolymphe. Dort besteht eine hohe K^+-Konzentration, ähnlich der im Zellinneren, und ein positives Potential von etwa +80 mV. Dadurch resultiert ein starker elektrischer Gradient, der K^+-Ionen nach innen drängt. Auslenkung der Sinneshaare verändert bei diesen Zellen die K^+-Leitfähigkeit, und bei Öffnung der K^+-Kanäle kommt es zu einem Einstrom von K^+-Ionen in die Sinneszellen, was zu einer Depolarisation führt, (A) ist die gesuchte Falschaussage. **Bei diesen Zellen wird der erregende, depolarisierende Ionenstrom nicht durch Na^+- oder Ca^{2+}-Ionen getragen, wie wir das von den meisten Erregungsprozessen gewohnt sind, sondern durch K^+-Ionen!** Die übrigen Aussagen sind richtig.
(A: 47%/+0,37).

H02

→ **Frage 15.43:** Lösung B

Die Haarzellen der Vestibularorgane werden erregt, wenn die Stereovilli in Richtung Kinozilium ausgelenkt werden, wie im Vorsatz genannt. Dabei werden die „tip links" (dünne Eiweißfäden, die die Stereovilli verbinden) gespannt ((A) ist falsch), was für die Aktivierung der Transduktionsprozesse verantwortlich gemacht wird. Mit Aktivierung der Transduktionskanäle strömt K^+ in die Sinneszellen – (B) ist richtig – und depolarisiert diese – (C) ist falsch. Die Zellen, die sekundäre Sinneszellen sind, setzen daraufhin Transmitter frei. Aktionspotentiale werden erst im nachgeschalteten Neuron gebildet, (D) ist falsch. Die ungewöhnliche Situation, dass bei Erregung ein K^+-Einstrom ausgelöst wird, beruht auf den Besonderheiten der Potentialverhältnisse und der Ionenkonzentrationen im Innenohr. Die Spitze der Haarzellen ragt in den Endolymphraum hinein, wo ein Potential von +80 mV und eine K^+-Konzentration wie intrazellulär besteht. Die Sinneszellen haben ein typisches negatives Potential (etwa –50 mV) gegenüber dem Perilymphraum. So besteht für K^+-Ionen ein starker elektrochemischer Gradient von mehr als 100 mV in Richtung zum Zellinneren, der den Einwärtsstrom der K^+-Ionen bei Aktivierung antreibt.
Zu **(E)**: Der Vestibularnerv projiziert in die Vestibulariskerne.
(B: 49%/+0,28).

F02

→ **Frage 15.44:** Lösung E

(E) trifft zu (vgl. Lerntext XV.12). Die Makula utriculi liegt bei aufrechter Haltung und normaler Kopfstellung etwa waagerecht, (B) ist falsch. Die Makula sacculi steht senkrecht dazu, (A) ist falsch, der Winkel beträgt 90°. Durch diese Anordnung der beiden Sinneszellebenen erhalten die Zentren sehr zuverlässige Informationen über die Kopfhaltung. Die Sinneszellen der Makula sacculi senden bei normaler Kopfhaltung ständig Aktionspotentiale aus, (C) ist falsch.
Zu **(D)**: Beim Öffnen der Transduktionskanäle der Sinneszellen strömt K^+ in die Zelle hinein, was an den Besonderheiten der K^+-Konzentration und des Potentials in der Endolymphe liegt.
(E: 68%).

F97 ■

→ **Frage 15.45:** Lösung D

Bei den Haarzellen in den Gleichgewichtsorganen handelt es sich, ebenso wie bei den Haarzellen des Innenohres, um **sekundäre Sinneszellen,** d. h. die Rezeptorzellen bilden an ihrer Basis eine chemische Synapse, an der die Erregung auf afferente Nerven übertragen wird. Alle Aussagen außer (D) treffen zu (vgl. Lerntext XV.12).
(D: 75%/+0,33).

H98 ■

→ **Frage 15.46:** Lösung A

Die Cupula der Bogengänge unterscheidet sich in der Dichte nicht nennenswert von der umgebenden Endolymphe. Das ist der Grund dafür, dass Änderungen der Gravitationsbeschleunigung keine Reaktionen in den Bogengangssystemen auslösen. Diese reagieren vielmehr auf Winkelbeschleunigungen (vgl. Lerntext XV.12).
(A: 46%/+0,29).

H95 ■

→ **Frage 15.47:** Lösung D

Vgl. Lerntext XV.12 und Abb. 15.6.
Zur Beantwortung der Frage genügt es zu wissen, dass bei Kopfdrehung die Cupulae beider Seiten immer entgegengesetzt reagieren.
(D: 63%/+0,32).

XV.13 Nystagmus

Eine besonders wichtige Funktion der Bogengänge ist die Regelung der Augenstellung. **Der Bogengangsapparat sorgt für eine Konstanz der Blickrichtung, indem Veränderungen der Kopfhaltung automatisch durch die Okulomotorik korrigiert werden.** Der durch die Bogengänge ausgelöste **rotatorische Nystagmus** ist deshalb auch ein geeigneter Test für dieses Funktionssystem. Wird eine Versuchsperson auf einem Drehstuhl angedreht, so wird durch Bewegungen der Endolymphe in den Bogengängen (vgl. Lerntext XV.12 und Abb. 15.6) eine **langsame** Drehung der Augen in Gegenrichtung ausgelöst (Konstanz der Blickrichtung); bei Erreichen der Extremstellung werden die Augen **schnell** wieder zurückgestellt, usw. Man bezeichnet die Richtung des Nystagmus nach der schnellen Komponente, obwohl die langsame Komponente die eigentliche regulatorische Leistung darstellt. **Beim Andrehen einer Versuchsperson kommt es also zu einem Nystagmus in Drehrichtung.** Bei längerer gleichmäßiger Drehung kommt die Endolymphe zur Ruhe, und der Nystagmus entfällt. **Beim Anhalten aus einer Drehung tritt dann ein Nystagmus gegen die Drehrichtung** auf, weil sich jetzt die Endolymphe, der Trägheit folgend, weiterbewegt, und zwar in entgegengesetzter Richtung wie beim Andrehen. Dieser **postrotatorische Nystagmus** wird für klinisch-diagnostische Zwecke genutzt. Bei der Durchführung des Tests wird dem Probanden eine Nystagmusbrille (Frenzel-Brille) aufgesetzt, die durch starke Sammellinsen das Fixieren von Umweltpunkten verhindert, zugleich aber dem Untersucher ein gutes Beobachten der Augen ermöglicht.
Ein Nystagmus lässt sich auch durch Spülen des äußeren Gehörganges mit warmem bzw. mit kaltem Wasser bei geeigneter Kopfhaltung auslösen (**kalorischer Nystagmus**). Dabei löst die durch die Temperaturänderung induzierte Veränderung der Dichte eine Bewegung der Endolymphe im „horizontalen“ Bogengang aus, der zum Test in eine vertikale Lage gebracht wird (durch Neigen des Kopfes nach hinten).
Vom vestibulären Nystagmus ist der **optokinetische Nystagmus** (Eisenbahn-Nystagmus) zu unterscheiden, der durch regelmäßige Bewegungen der Umwelt bei ruhendem Kopf ausgelöst wird. ■

H93 ■

→ **Frage 15.48:** Lösung A

Ein Nystagmus kann auch *optokinetisch* ausgelöst werden: *Eisenbahn-Nystagmus* (vgl. Lerntext XV.13). (A) ist also falsch. (E) würde besser lauten: *während langanhaltender ... klingt der initiale Nystagmus ab.* Zu Beginn der anhaltenden Drehung gibt es ja einen Nystagmus, sodass – streng genommen – auch (E) falsch ist.
(A: 55%/+0,33; E: 30%/–0,19).

F95

→ **Frage 15.49:** Lösung C

Die mit den Cupulae der Bogengänge verknüpften Sinneszellen reagieren auf *Winkelbeschleunigung* des Kopfes und lösen bei Stimulation einen Nystagmus aus (vgl. Lerntexte XV.12 und XV.13), (C) ist richtig. Die Rezeptoren besitzen viele kleine Sinneshärchen (Stereozilien), aber nur ein größeres Kinozilium (A). Ein kalorischer Nystagmus (E) wird ausgelöst, wenn man den Gehörgang mit Wasser spült, das wärmer oder kälter als der Körper ist. Bei 37 °C sieht man also keine Reaktion. (B) trifft für die Maculaorgane zu.
(C: 62%/+0,34).

H91

→ **Frage 15.50:** Lösung E

(vgl. Lerntext XV.13).
(E: 56%/+0,36).

H03 ■

→ **Frage 15.51:** Lösung A

Für das Gleichgewicht ist der Vestibularapparat (Makulaorgane und Bogengänge) zuständig. Bei Störungen stehen Schwindelerscheinungen im Vordergrund. Fällt das Gleichgewichtsorgan auf einer Seite aus, so kommt es zu Drehschwindel mit spontanem Horizontalnystagmus zur gesunden Seite, (A) trifft zu.

H85

→ **Frage 15.52:** Lösung A

Das Bestandspotential der Retina führt dazu, dass sich das gesamte Auge wie ein elektrischer Dipol verhält, wobei die Cornea positiv ist im Vergleich zum gegenüberliegenden negativen Pol des Auges. Das elektrische Feld dieses Dipols kann mit geeignet plazierten Elektroden am Kopf abgegriffen und registriert werden. Jede Augenbewegung führt dabei zu charakteristischen Ausschlägen (**Elektrookulographie, Elektronystagmographie**), (A) ist richtig. Eine Elektromyographie der Augenmuskeln gemäß (C) ist zu diesem Zweck weniger geeignet.
Zu (**D**): Für die Elektronystagmographie legt man die Elektroden üblicherweise auf beiden Seiten

jeweils am temporalen Rand der Orbita an, sodass die Bewegungen beider Augen gleichzeitig erfasst werden.
(**A: 32%/+0,42**; C: 43%/–0,17).

F01

→ **Frage 15.53:** Lösung B

Augenbewegungen können mittels Elektrookulographie (Elektronystagmographie) erfasst werden, siehe Kommentar 15.52. So sind die Aussagen (A), (C) und (D) zutreffend. Die Querdisparation (B), die für das dreidimensionale, beidäugige Sehen wichtig ist, lässt sich damit nicht erfassen.
(**B: 54%/+0,18**).

15.6 Basalganglien

XV.14 Funktion der Basalganglien

Die Basalganglien haben große Bedeutung für die Koordination der Motorik. Die wichtigsten Anteile sind **Striatum** (Nucleus caudatus und Putamen) und **Pallidum** (Globus pallidus); weiterhin, für Rückkopplungskreise innerhalb der Basalganglien, **Substantia nigra** und **Nucleus subthalamicus.** In diesem System wird die phasisch-tonische Differenzierung besonders deutlich. Das Pallidum ist vor allem für das Phasische (Kinese), das Striatum für das Tonische verantwortlich. Das Pallidum ist die phylogenetisch ältere Instanz, die auch ontogenetisch früher ausreift. Die **Säuglingsmotorik,** mit viel Bewegung und schwachem Tonus, **ist eine Pallidum-Motorik.** Beim Erwachsenen gibt es charakteristische Störungen, die als Gleichgewichtsverschiebung in diesem **extrapyramidal-motorischen System** aufzufassen sind. Dies ist einmal das **hyperton-hypokinetische Syndrom (Parkinson-Syndrom)** bei Übergewicht der tonischen Komponenten, und zum anderen das **hypoton-hyperkinetische Syndrom (Chorea,** Veitstanz), charakterisiert durch ausfahrende, überschießende Bewegungen und Grimassieren bei niedrigem Tonus. Beim Parkinson-Syndrom findet man Bewegungsarmut (**Akinese, Hypokinese, mimische Starre**) bei hohem Tonus (**Rigor**). Der daneben noch bestehende **Ruhetremor** ist aus der Polarität phasisch-tonisch nicht unmittelbar verständlich.
Entsprechend den vielseitigen Funktionen sind die Basalganglien intensiv mit anderen Instanzen verknüpft, was hier nur stark vereinfacht beschrieben werden kann. Als wichtigster Funktionskreis gilt: **Großhirnrinde** – (überwiegend exzitatorische Bahnen, mit Glutamin als Transmitter, zum) **Striatum** – (überwiegend hemmende Bahnen, mit GABA als Transmitter, zum) **Pallidum** – (überwiegend hemmende Bahnen, mit GABA als Transmitter, zum) **Thalamus** – (überwiegend exzitatorische Bahnen, zurück zur) **Hirnrinde.** Dieser Funktionskreis spielt bei der Entwicklung von Bewegungsprogrammen bei der Willkürmotorik eine große Rolle. Vom Thalamus gibt es auch Rückmeldungen zum Striatum.
Bei etwas genauerer Betrachtung kann man einen direkten und einen indirekten Weg vom Striatum zum Pallidum unterscheiden. Im **direkten Weg** gehen hemmende Bahnen, mit GABA als Transmitter, vom Striatum zum Pallidum (Globus pallidus internus, GPi), die dort hemmend auf die Ausgangsneurone (ebenfalls GABAerg) zum Thalamus wirken. Auf diesem direkten Weg wird somit eine Enthemmung, eine Disinhibition von Neuronen im motorischen Thalamus hervorgerufen. **Hemmung von Hemmung bedeutet Förderung.** Da die Neurone des Thalamus glutamaterg sind und aktivierend auf motorische Zentren des Großhirns wirken, **resultiert insgesamt aus der Aktivierung des direkten Weges eine Förderung der kinetischen Komponenten der Motorik.** Auf dem **indirekten Weg** wirken GABAerge Ausgangsneurone hemmend auf GABAerge Neurone des Globus pallidus externus, so dass deren hemmender Einfluss auf glutamaterg-exzitatorische Neurone des Nucleus subthalamicus abgeschwächt wird. Die Aktivität dieser Neurone wird somit gesteigert, so dass eine verstärkte Hemmung vom GPi auf den Thalamus resultiert. **Ausgangsneurone des Striatums führen über den indirekten Weg, über Stimulation exzitatorischer Neurone im Nucleus subthalamicus, zu einer Hemmung der kinetischen Komponenten der Motorik.**
Für die Verarbeitungsprozesse innerhalb der Basalganglien ist das dopaminerge System der Substantia nigra, Pars compacta, von besonderer Bedeutung. Diese dopaminergen Neurone wirken einmal erregend (über D_1-Rezeptoren) auf die GABAergen Neurone des direkten Weges im Striatum, und zum anderen hemmend (über D_2-Rezeptoren) auf die GABAergen Neurone des indirekten Weges. Durch die differenzierte erregend/hemmende Wirkung resultiert schließlich ein **Synergismus des dopaminergen Systems: es fördert die kinetischen Komponenten der Motorik.**
Die Situation wird dadurch kompliziert, dass mit GABA noch verschiedene Kotransmitter freigesetzt werden, vor allem Substanz P und Enkephalin.
Die Kontrolle der tonischen Komponenten der Motorik ist weniger klar. Es gibt Hinweise darauf, dass ein Übergewicht cholinerger Neurone im Striatum zu einem Rigor führen kann.

Klinischer Bezug
Funktionsstörungen der Basalganglien können zum Parkinson-Syndrom und zu anderen Erkrankungen führen, (vgl Lerntext XV.15).

Zur Beachtung: Die Tendenz, relativ häufig Fragen zur Funktion der Basalganglien zu stellen, mit recht detailliertem Inhalt, hält jetzt schon einige Jahre an (seit 1990).

F91 ■

→ **Frage 15.54:** Lösung E

Von der Großhirnrinde gehen Signale zunächst zum Striatum (vgl. Lerntext XV.14).
(E: 42%/+0,22).

F01 ■

→ **Frage 15.55:** Lösung E

GABA ist wohl der verbreitetste inhibitorische Transmitter im Gehirn, so auch im Kleinhirn und in den Basalganglien. Der Eingang vom Kortex zu den Basalganglien ist exzitatorisch (exzitatorische Nerven zum Striatum, mit Glutamat als Transmitter – (C) ist falsch). Die internen Verbindungen innerhalb der Basalganglien sind überwiegend inhibitorisch GABAerg. Wichtigste Ausnahme: nigrostriäre dopaminerge Bahn – (D) ist falsch. Der Ausgang vom Pallidum (von der Pars interna des Globus pallidus) zum Thalamus ist wieder inhibitorisch GABAerg, (E) trifft zu (vgl. Lerntext XV.14). Als Merkhilfe: Es bestehen viele Parallelen zum Kleinhirn: Auch dort gibt es verschiedene exzitatorische Eingänge, z.B. den in (A) beschriebenen. Die internen Verbindungen in der Kleinhirnrinde sind wieder überwiegend inhibitorisch GABAerg. Die Körnerzellen sind die einzigen exzitatorischen Neurone der Kleinhirnrinde – (B) ist falsch. Der Ausgang von der Kleinhirnrinde über die Purkinje-Zellen zu den Kleinhirnkernen ist wieder inhibitorisch GABAerg. (Letztere Verknüpfung war in einer früheren Aufgabe als richtige Aussage formuliert, bei sonst identischen Aussagen wie hier von (A)–(D).)
(E: 52%/+0,51).

F03

→ **Frage 15.56:** Lösung C

(Die überspitzte Frage zur Funktion der Basalganglien, die leider kaum in einem Prüfungstermin fehlt!)
Die Eingänge vom zerebralen Kortex zu den Basalganglien (zum Striatum) sind überwiegend exzitatorisch, mit Glutamat als Transmitter. Die weiterführenden Neurone sind überwiegend inhibitorisch, mit GABA als Transmitter – (A) und (B) treffen nicht zu. Auch die Ausgangsneurone von der Substantia nigra, Pars reticulata, und vom Globus pallidus, Pars interna, zum Thalamus sind inhibitorisch, mit GABA als Transmitter – (E) trifft nicht zu. Auch der Ausgang von der Substantia nigra, Pars reticulata, zum Colliculus superior ist hemmend GABAerg – (D) ist falsch. Erregend, mit Glutamat als Transmitter, sind nur die Neurone des Nucleus subthalamicus mit ihren Leitungen zur Pars interna des Globus pallidus und zur Pars reticulata der Substantia nigra (vgl. Lerntext XV.14).
(C: 34%).

H00

→ **Frage 15.57:** Lösung D

Auch für den Transmitter Dopamin gibt es mehrere Rezeptortypen. Über D_1-Rezeptoren und ein G_s-Protein wird die intrazelluläre Bildung von cAMP gefördert, wie in (D) richtig gesagt, und über D_2-Rezeptoren und ein G_i-Protein wird die cAMP-Bildung gehemmt.
Zu **(A)**: Der typische Transmitter der Neurone des Globus pallidus ist GABA.
Zu **(B)** und **(C)**: Das dem Noradrenalin verwandte Dopamin (Vorstufe bei der Synthese von Noradrenalin) ist auch hinsichtlich der Inaktivierung dem Noradrenalin ähnlich: Es wird überwiegend in die freisetzenden Axone rückresorbiert. Monoaminoxidase fördert den Abbau von Dopamin in den dopaminergen Terminalen.
Zu **(E)**: Intentionstremor findet man bei Störungen der Kleinhirnfunktion. Unterfunktion dopaminerger Neurone in der Substantia nigra führt zu einem Ruhetremor (Parkinson).
(D: 32%/+0,28).

H98

→ **Frage 15.58:** Lösung B

Wenn man weiß, dass die Neurone der Basalganglien überwiegend inhibitorisch sind, meist mit GABA als Transmitter, kann man die richtige Lösung schon finden. Auch die Ausgangsneurone von den Basalganglien, die ihre Axone zum Thalamus schicken, sind inhibitorisch, (B) kann nicht zutreffen. Die Ausgangskerne der Basalganglien sind der Globus pallidus, Pars interna und die Substantia nigra, Pars reticulata. Der Nucleus subthalamicus besorgt Verschaltungen innerhalb der Basalganglien (vgl. Lerntext XV.14).
(B: 59%/+0,32).

H99

→ **Frage 15.59:** Lösung B

Die Tendenz, überzogene Fragen zur Funktion der Basalganglien zu stellen, hält an, (B) trifft zu.
(Die Tatsache, dass selbst im Schmidt/Thews beim Ausgang von den Basalganglien nur vom „motorischen Thalamus" die Rede ist, zeigt, dass diese Frage nicht angemessen ist.)
(B: 38%/+0,23).

H99

→ **Frage 15.60:** Lösung C

Großzügig sagt man, dass vom Striatum GABAerge inhibitorische Bahnen zum Pallidum gehen. Bei

genauerer Differenzierung lässt sich ein direkter und ein indirekter Weg für diese Verbindung unterscheiden. Der direkte Weg führt von Substanz-P-enthaltenden GABAergen Neuronen des Striatum zur Pars interna des Globus pallidus (GPi). Der indirekte Weg führt von Enkephalin-haltigen GABAergen Neuronen des Striatum zunächst zur Pars externa des Globus pallidus – und dieser Weg ist hier angesprochen. Von dort gehen GABAerge Bahnen zum Nucleus subthalamicus, und von dort glutamaterge exzitatorische Bahnen zum GPi. Das ist etwas für Spezialisten (vgl. Lerntext XV.14)!
(C: 51%/+0,08).

XV.15 Parkinson-Syndrom und Dopamin

Die Parkinson-Erkrankung beruht vor allem auf der Insuffizienz eines **nigro-striären, dopaminergen Systems:** Von der Substantia nigra (Pars compacta, die Pars reticulata hat andere Funktionen) ziehen Bahnen zum Striatum, die Dopamin als Transmitter freisetzen, welches teils hemmend, teils erregend auf Striatumneurone wirkt (vgl. Lerntext XV.14).

Klinischer Bezug

Das dopaminerge System ist beim Morbus Parkinson geschwächt. Daraus resultiert eine Abschwächung der kinetischen Komponenten der Motorik, es entsteht ein **hyperton-hypokinetisches Syndrom.** Diese Deutung der Parkinson-Erkrankung wird dadurch gestützt, dass sich mindestens bestimmte Symptome (Akinese und Rigor, nicht jedoch der Ruhetremor) durch Verabreichen von **L-Dopa** bessern lassen. L-Dopa ist eine Vorstufe des Dopamins, es gelangt ins Gehirn und kann dort in den wirksamen Transmitter Dopamin umgewandelt werden und so das dopaminerge System stärken. (Dopamin selbst ist nicht wirksam, da es die Blut-Hirn-Schranke nicht passieren kann.) ■

H03 ■

→ **Frage 15.61:** Lösung C

Degeneration des nigro-striären, dopaminergen Systems der Basalganglien ist die Ursache der Parkinson-Erkrankung. Substantia nigra und Striatum sind Teile der Basalganglien. Das allein genügt, um die richtige Antwort (C) zu finden, da alle anderen Aussagen sich auf andere motorische Instanzen beziehen (vgl. Lerntexte XV.14 und XV.15).

H03

→ **Frage 15.62:** Lösung A

Im Rahmen der Störungen bei der Parkinson-Erkrankung kommt es zu einer Überaktivität exzitatorischer Neurone (Glutamat als Transmitter) des Nucleus subthalamicus. Die vom Globus pallidus, Pars externa, zu diesem Kern ziehenden hemmenden Einflüsse (GABA als Transmitter) sind abgeschwächt. Die Überaktivität des Ncl. subthalamicus stimuliert die inhibitorischen Ausgangsneurone von den Basalganglien zum motorischen Thalamus. Wir müssen also in der Antwortliste ein Parkinson-Symptom suchen: das ist der Rigor (A) (vgl. Lerntexte XV.14 und XV.15).
Zu **(B)**: Ballismus ist eine hyperkinetische Bewegungsstörung, es kommt zu heftigen und schleudernden, überschießenden Bewegungen. Dies beruht auf einer zu schwachen Funktion des Nucleus subthalamicus, die verminderte Hemmungen von den Basalganglien zum Thalamus zur Folge hat.
Zu **(C)–(E)**: Diese Symptome beruhen auf Störungen der spinalen Motorik und der Pyramidenbahnen.

F03 ■■

→ **Frage 15.63:** Lösung C

Eine Degeneration des nigro-striären, dopaminergen Systems führt zur Parkinson-Erkrankung, charakterisiert durch ein **hyperton-hypokinetisches Syndrom** (Rigor, Akinese). Außerdem besteht ein **Ruhetremor.** Es ist also (C) zu markieren. Vom Ruhetremor zu unterscheiden ist der Intentionstremor (Tremor bei einer zielgerichteten Willkürbewegung), der bei Kleinhirnstörungen auftritt (vgl. Lerntexte XV.14 und XV.15).
Zu **(A)**: Verminderter Muskeltonus findet sich beim hypoton-hyperkinetischen Syndrom (Chorea).
Zu **(B)**: Adiadochokinese findet sich bei Kleinhirnstörungen: rasch aufeinander folgende Bewegungen gelingen nicht mehr richtig.
Zu **(D)**: Spastik ist eine dynamische Form eines gesteigerten Muskeltonus, die für Läsionen der Pyramidenbahn charakteristisch ist (nach Schlaganfall).
Zu **(E)**: Ballismus ist eine hyperkinetische Störung: Es treten überschießende, schleudernde Bewegungen der Extremitäten auf.
(C: 88%/+0,37).

H01 ■

→ **Frage 15.64:** Lösung E

Bei Störungen der Basalganglien beobachtet man entweder das hyperton-hypokinetische Syndrom (Parkinson-Syndrom) mit Hypertonus (Rigor), Hypokinese, mimischer Starre und Ruhetremor, oder das hypoton-hyperkinetische Syndrom (Chorea, Veitstanz) mit erniedrigtem Muskeltonus und überschießenden Bewegungen. Athetose und Ballismus gehören zu diesem Krankheitsbild. Nicht in das Bild der Basalganglien-Störungen passt die Spastik (E). Dabei handelt es sich um eine mehr dynamische Form der Muskeltonussteigerung mit gesteigerten Dehnungsreflexen. Die Spastik ist für Störungen im Tractus corticospinalis (Pyramidenbahn) typisch.
(E: 40%/+0,26).

H94 ■

→ **Frage 15.65:** Lösung B

Dopaminerge Bahnen ziehen von der Pars compacta der Substantia nigra zum Striatum – (B) ist richtig – und wirken dort teils hemmend, teils erregend (vgl. Lerntext XV.14). Eine Schädigung dieses Systems ist die Ursache der Parkinson-Erkrankung.
Siehe Lerntext XV.15.
(B: 64%/+0,33).

H97 ■

→ **Frage 15.66:** Lösung C

Bei der Parkinson-Erkrankung führt die Insuffizienz des dopaminergen, nigro-striären Hemmsystems nach komplexen Interaktionen schließlich zu einer Aktivitätssteigerung der Ausgangskerne der Basalganglien (Substantia nigra, Pars reticulata, und Globus pallidus, Pars interna). Von diesen Kernen gehen inhibitorische Bahnen zum ventrolateralen Thalamus. Die Hemmung dieses Thalamusbezirkes wird nach neueren Konzepten für die typische Akinese des Parkinson-Kranken verantwortlich gemacht, (C) gilt als richtig (vgl. Lerntexte XV.14 und XV.15)
(**C: 22%/+0,06;** A: 47%/+0,22).

XV.16 Spastik und Rigor

Sowohl Spastik als auch Rigor sind Zeichen einer motorischen Überaktivität, eines **Hypertonus,** erkennbar am erhöhten Widerstand gegen passive Dehnung. Es bestehen aber qualitative Unterschiede.

Klinischer Bezug

Der **Rigor** ist ein echter Hyper**tonus,** mit Steigerung der tonischen Komponenten der Dehnungsreflexe. Der gesteigerte Tonus ist ständig vorhanden und wird als „wächserner Widerstand" gegen Dehnung beschrieben. Bei der **Spastizität** sind die phasisch-dynamischen Komponenten der Dehnungsreflexe übersteigert, der Dehnungswiderstand erscheint mehr federnd: Die Dehnung ist zunächst möglich, aber durch den übersteigerten phasischen Dehnungsreflex wird sofort eine starke Gegenkraft entwickelt. Die Spastik ist also mehr eine phasische Hyperaktivität (der Ausdruck Hypertonus ist dafür nicht glücklich). ■

H84

→ **Frage 15.67:** Lösung A

(B), (D) und (E) gelten für die Spastizität, (C) gilt für den Rigor.
(A: 73%/+0,30).

15.7 Zerebellum

XV.17 Kleinhirn

Das Kleinhirn ist eine wichtige motorische Zentrale, die umfassende Informationen von den sensorischen Systemen (**Afferenzkopien**) und von den motorischen Zentren (**Efferenzkopien**) erhält und auf die motorischen Akte wieder zurückwirkt. Man kann vereinfachend sagen, dass das Kleinhirn die übrigen motorischen Zentren unterstützt und ihre Funktionen koordiniert.
Für die phylogenetisch älteren motorischen Prozesse wie Körperhaltung und Okulomotorik sind das **Archi-** und **Paläocerebellum** zuständig: Es ist dementsprechend eng mit den Hirnstammzentren gekoppelt. Für die phylogenetisch jüngere Willkürmotorik ist das **Neocerebellum** zuständig, mit entsprechend intensiven Verbindungen zu den corticalen motorischen Zentren.
Entsprechend der **koordinativen Mitwirkung an allen motorischen Prozessen** zeigen sich **Ausfälle des Kleinhirns** nicht in Ausfällen umschriebener Teilfunktionen wie Lähmungen einzelner Muskelpartien, sondern in **Störungen der Feinabstimmung motorischer Abläufe.**
Das Kleinhirn ist ein gutes Beispiel für die **Bedeutung inhibitorischer Systeme** bei der Entfaltung motorischer Prozesse. (Merkhilfe: je schneller und perfekter die Autos werden, desto wichtiger ist die Entwicklung zuverlässiger Bremsen.) Von der **Kleinhirnrinde gibt es nur einen Ausgang,** die Neuriten der **Purkinje-Zellen, die ausschließlich hemmend** auf die Kleinhirnkerne **wirken, über Freisetzung von GABA** (Gamma-Aminobuttersäure) als inhibitorischen Transmitter. Die Purkinje-Zellen erhalten einerseits erregende Zuflüsse, die also die inhibitorische Wirkung der Purkinje-Zellen intensivieren, über **Moosfasern** (nach synaptischer Umschaltung auf die Körnerzellen, dann weiter über die Parallelfasern) und von **Kletterfasern** (direkt), andererseits hemmende Zuflüsse von Korb- und Sternzellen (ebenfalls GABA als Transmitter), wodurch im Sinne einer Disinhibition eine Förderung der durch die Purkinje-Zellen kontrollierten Neurone resultiert. Neben den beiden wichtigsten Eingängen zum Kleinhirn, den Moos- und Kletterfasern (Aspartat und Glutamat als Transmitter) verlaufen noch noradrenerge und serotonerge Bahnen zum Kleinhirn, deren Bedeutung weniger klar ist. Von den verschiedenen Typen der Ganglienzellen der Kleinhirnrinde wirken **lediglich die Körnerzellen exzitatorisch,** alle anderen sind inhibitorisch (über GABA). Am Kleinhirn wurden interessante Prinzipien der Erregungsverarbeitung aufgedeckt, vor allem die Erzeugung komplizierter Raum- und Zeitmuster der Erre-

gung, worauf hier aber nicht näher eingegangen werden kann.

Klinischer Bezug
Bei Ausfällen im Vestibulocerebellum (Archicerebellum) kommt es zu **Gleichgewichtsstörungen** und Störungen der Okulomotorik (**Pendelnystagmus**). Bei Schädigungen des **Vermis** und der **paravermalen Anteile** treten Schwierigkeiten beim Stehen und Gehen auf (**Rumpf- und Gangataxie**).
Besonders anfällig gegen **Läsionen** ist naturgemäß die höchstdifferenzierte Willkürmotorik, für die im Wesentlichen das **Neocerebellum** (laterale Hemisphären) zuständig ist. Bei zielgerichteten Bewegungen kommt es zu Abweichungen und Unsicherheiten (**Intentionstremor**). Bewegungen geraten zu kurz oder zu lang (**Asynergie und Dysmetrie**), rasch aufeinander folgende Bewegungen, regelmäßige Hin- und Herbewegungen gelingen nicht mehr richtig (**Adiadochokinese**), die Sprache wird langsam und verwaschen (**Dysarthrie**), es besteht insgesamt das Bild der **cerebellaren Ataxie** (Unordnung). ■

H01

→ **Frage 15.68:** Lösung E

Das Kleinhirn erhält Informationen über alle motorisch relevanten Ereignisse, und zwar über Moosfasern und Kletterfasern. (E) ist zutreffend. Nach Verarbeitung im Kleinhirn führt der Ausgang über die Axone der Purkinje-Zellen zu den Kleinhirnkernen. Für beide Eingangssysteme, Moosfasern und Kletterfasern, sind auch direkte Verbindungen zu den Kleinhirnkernen beschrieben. Diese wirken aber erregend, und nicht hemmend auf die Kerne, (C) ist falsch.
Zu (**A**): Kletterfasern kommen aus der unteren Olive. (A) ist falsch: In den pontinen Kernen entspringen Moosfasern.
Zu (**B**): Dies trifft für die Moosfasern zu.
Zu (**D**): Die Verschaltungsprinzipien der Eingangssysteme mit den verschiedenen Neuronen des Kleinhirns sind einheitlich in allen Partien des Kleinhirns.
(E: 39%/+0,25).

F01 ■

→ **Frage 15.69:** Lösung B

Aussage (B) trifft für das phylogenetisch jüngste Neozerebellum (Zerebrozerebellum, Pontozerebellum) zu. Das phylogenetisch ältere Vestibulozerebellum ist zuständig für Gleichgewichtsregulation und Okulomotorik, und für diese Partie des Kleinhirns gelten die anderen Aussagen (vgl. Lerntext XV.17).
(B: 40%/+0,41).

H97 ■

→ **Frage 15.70:** Lösung B

Für die phylogenetisch jüngsten Bewegungsprozesse, die Willkürmotorik, ist das Pontocerebellum (Neocerebellum) zuständig, dem vor allem die lateralen Hemisphären des Kleinhirns zugehören. Bei der Ausgestaltung des Programms für eine Willkürbewegung laufen Erregungskreise in zwei parallelen großen Schleifen ab: einmal motorischer Kortex des Großhirns – Basalganglien – Thalamus und zurück zum motorischen Kortex; zum anderen motorischer Kortex – Kleinhirn – Thalamus und zurück zum motorischen Kortex, gemäß (B). Basalganglien und Kleinhirn arbeiten dabei parallel, sodass (A) falsch ist.
(B: 59%/+0,33).

F03

→ **Frage 15.71:** Lösung C

Funktionell gliedert man das Kleinhirn in das phylogenetisch älteste Vestibulozerebellum (zuständig für Gleichgewicht und Okulomotorik), in das Spinozerebellum (mit Hirnstamm und spinalem System gekoppelt) und in das phylogenetisch jüngste Zerebrozerebellum (auch Pontozerebellum genannt, zuständig für die Zielmotorik, Kooperation mit den motorischen Feldern des Großhirns). Danach scheiden (A) und (B) schon aus. Die Vestibulariskerne (D) kooperieren mit dem Vestibulozerebellum. Die Eingänge zum Spinozerebellum kommen aus dem Rückenmark. Die Ausgänge von den intermediären Anteilen des Spinozerebellums ziehen zum Nucl. interpositus (Nucl. globosus und Nucl. emboliformis). Von dort ziehen Bahnen weiter zum Nucl. ruber sowie über den Thalamus zu motorischen Rindenfeldern, (C) ist richtig.
(C: 50%/+0,15).

H02 ■

→ **Frage 15.72:** Lösung E

Die lateralen Hemisphären des Kleinhirns gehören zu den phylogenetisch jüngsten Kleinhirnpartien (Neozerebellum) und sind für die Kontrolle der Willkürbewegungen zuständig (deshalb auch als Zerebrozerebellum oder Pontozerebellum bezeichnet). Bei Ausfall dieser Partien findet man deshalb Störungen der willkürlich kontrollierten Zielbewegungen, neben Intentionstremor, Adiadochokinese, Dysarthrie und zerebellarer Ataxie auch eine Dysmetrie: Die Bewegungen geraten zu lang oder zu kurz.
Zu (**A**): Die als Kletterfasern zum Kleinhirn ziehenden Eingänge vom Rückenmark werden in der unteren Olive umgeschaltet.
Zu (**B**): Die Korbzellen sind, wie die meisten Neurone des Kleinhirns, inhibitorisch. Nur die Körnerzellen sind exzitatorisch.

Zu (**D**): Zur Kontrolle der Willkürbewegung ist das Kleinhirn in eine große Schleife eingebunden, die vom Großhirn zum Kleinhirn und von dort über den Thalamus wieder zurück zu motorischen Rindenfeldern führt.
(**E: 65%/+0,43**).

F02 ■

→ **Frage 15.73:** Lösung D

Beim Kleinhirn unterscheidet man phylogenetisch ältere Partien (Archi- und Paläozerebellum) und das phylogenetisch jüngste Neozerebellum. Ein anderes Gliederungsprinzip ist die Einteilung in Vestibulozerebellum (im wesentlichen Archizerebellum), zuständig für Gleichgewichtsregulation und Okulomotorik, Spinozerebellum (im wesentlichen Paläozerebellum), eng gekoppelt mit dem Hirnstamm und dem spinalen System, und Zerebrozerebellum bzw. Pontozerebellum (im wesentlichen Neozerebellum), zuständig für die Willkürmotorik, in enger Kooperation mit den motorischen Rindenfeldern des Großhirns. Das Pontozerebellum ist vor allem im lateralen Kleinhirn lokalisiert. Die Efferenzen von den Purkinje-Zellen dieser Region projizieren zum Nucleus dentatus. Von dort geht die Erregung weiter über motorische Thalamuskerne zu den motorischen Rindenfeldern des Großhirns. Diese Bahnen sind Teil der zerebro-zerebellären Schleife bei der Programmierung der Willkürmotorik, wie in (D) richtig gesagt. (C) ist falsch.
Zu (**A**) und (**B**): Die Efferenzen von Vestibulozerebellum (dazu gehört der Vermis) und Spinozerebellum verlaufen über die Nucl. fastigii, Nucl. emboliformis und Nucl. globosus, (A) und (B) sind falsch.
Zu (**E**): Die Kletterfasern kommen aus der Olive und ziehen direkt zu den Purkinjezellen, sie wirken aber **exzitatorisch** (Transmitter Aspartat und wahrscheinlich auch Glutamat).
(**D: 65%**).

H02 ■

→ **Frage 15.74:** Lösung D

Alle Purkinje-Zellen der Kleinhirnrinde wirken über den Transmitter GABA, (C) ist falsch, hemmend auf die von ihnen innervierten Neurone. Da im Vorsatz nach den zum Nucleus vestibularis lateralis ziehenden Axonen gefragt ist, muss Aussage (D) auch richtig sein.
Zu (**B**): Kletterfasern wirken erregend auf die Purkinje-Zellen.
Zu (**E**): An der Programmierung der Willkürbewegung ist das Zerebrozerebellum (Pontozerebellum, Neozerebellum) mit seinen Purkinje-Zellen beteiligt, deren Axone zu den Nucl. globosus und emboliformis ziehen.
(**D: 56%/+0,52**).

F92

→ **Frage 15.75:** Lösung B

Von den Moosfasern läuft die Erregung nach Umschaltung auf die Körnerzellen über die Parallelfasern zu den Purkinje-Zellen (vgl. Lerntext XV.17).
(**B: 50%/+0,35**).

H00

→ **Frage 15.76:** Lösung C

Unter Spinozerebellum versteht man die phylogenetisch älteren Partien des Kleinhirns (im wesentlichen Paläozerebellum), die besonders eng mit den Rückenmarksfunktionen verknüpft sind und an der Koordination von Haltung und Lokomotion entscheidend beteiligt sind. Die Axone der Purkinjezellen aus dieser Kleinhirnregion ziehen zunächst zu den Ncl. globosus und emboliformis. Von dort gelangen die Informationen einerseits zum Ncl. ruber und andererseits über den motorischen Thalamus zur motorischen Hirnrinde. (C) trifft somit zu.
Zu (**B**): Dieser Weg gilt für das Pontozerebellum (im Wesentlichen Neozerebellum).
(**C: 39%/+0,39**).

H99

→ **Frage 15.77:** Lösung E

Die lateralen Kleinhirnhemisphären gehören zum Neocerebellum, das für die Kontrolle der Willkürmotorik zuständig ist. Bei Ausfällen findet man deshalb Störungen in der Präzision von zielgerichteten Bewegungen: Intentionstremor, Asynergie, Dysmetrie, Adiadochokinese usw. Die in (E) genannte Rumpf- und Gangataxie ist typisch für Schädigungen in den phylogenetisch älteren Teilen des Kleinhirns (Paläozerebellum) (vgl. Lerntext XV.17).
(**E: 29%/+0,43**).

F99

→ **Frage 15.78:** Lösung C

Die intermediäre Zone der Kleinhirnhemisphären zählt zum Spinozerebellum, zuständig für die Kontrolle der Bewegungsdurchführung. Die Ausgangsneurone (Purkinje-Zellen) dieser Areale leiten ihre Signale zunächst zum Nucleus interpositus (Nucl. globosus und Nucl. emboliformis), (C) ist richtig.
(**C: 24%/+0,05**).

H00 ■

→ **Frage 15.79:** Lösung B

GABA (Gammaaminobuttersäure) ist der wichtigste inhibitorische Transmitter im ZNS. So ist GABA der Transmitter bei allen inhibitorischen Neuronen der Kleinhirnrinde, und damit auch bei den Purkinje-Zellen, (B) trifft zu. Für (A) ist der Transmitter Acetylcholin, für (C) Dopamin.
(**B: 72%/+0,48**).

F00 ■

→ **Frage 15.80:** Lösung A

Das Kleinhirn ist ein großes Hemmsystem! Außer den Körnerzellen sind alle Neurone inhibitorisch, mit GABA als Transmitter.
(A: 80%/+0,23).

H03 ■

→ **Frage 15.81:** Lösung C

Beim Kleinhirn unterscheidet man funktionell phylogenetisch ältere Partien, das Archi- und Paläozerebellum, das für Körperhaltung und Gleichgewicht zuständig ist, von phylogenetisch jüngeren Partien, dem Neozerebellum, das die Willkürbewegungen kontrolliert. Die Kleinhirnhemisphären gehören zum phylogenetisch jüngeren, lateralen Kleinhirn. Bei Ausfällen in diesen Partien beobachtet man Unsicherheiten in den Zielbewegungen (Intentionstremor), Störungen bei rasch aufeinander folgenden Bewegungen (Adiadochokinese (A)), Sprachstörungen (Dysarthrie (E)), es besteht insgesamt das Bild der zerebellaren Ataxie. Auch am Erlernen motorischer Fertigkeiten (B) und am Erstellen komplexer Bewegungsprogramme (D) sind die Hemisphären beteiligt. Die Rumpfataxie (C) hingegen gehört zu den Symptomen bei Schädigung der phylogenetisch älteren, medianen Partien des Kleinhirns.

Kommentare aus dem Examen Herbst 2004

H04

→ **Frage 15.82:** Lösung B

Die Funktion der sekundären Endigungen der Muskelspindeln (Typ-II-Fasern) ist weniger klar als die der Ia-Afferenzen (primäre Endigungen). Im Rahmen des monosynaptischen Muskeldehnungsreflexes werden die sekundären Spindelafferenzen in den meisten Lehrbüchern gar nicht erwähnt. Aussage (D) lässt sich somit schon ausschließen. Die Typ-II-Fasern kommen von den dünneren Kernkettenfasern der Muskelspindel, die v. a. statisch (Proportional-Komponente) und nicht so stark dynamisch (Differenzial-Komponente) wie die Ia-Afferenzen reagieren. So lassen sich auch (A) und (E) ausschließen. Die autogene Hemmung wird durch die Golgi-Sehnenrezeptoren ausgelöst (Ib-Fasern) – auch (C) ist falsch. So kommt man durch Ausschluss auf Lösung (B). Es wird gesagt, dass die Typ-II-Afferenzen v. a. polysynaptische Reaktionen auslösen und u. a. beim Flexorreflex mitwirken, was eine bevorzugte Aktivierung der Flexoren bedeutet.

H04 ■

→ **Frage 15.83:** Lösung D

Die Golgi-Sehnenrezeptoren sind für die **autogene Hemmung** verantwortlich. Eine Spannungszunahme des Muskels aktiviert diese Rezeptoren. Über Nervenfasern der Gruppe Ib, die etwas langsamer leiten als die primären Spindelafferenzen (Ia), werden die Signale zum Rückenmark geleitet, wo über inhibitorische Interneurone Motoneurone desselben Muskels, in dessen Sehne die Rezeptoren liegen, gehemmt werden – deshalb der Name autogene Hemmung, also Lösung (D). Auf aktive Spannungsentwicklung weniger motorischer Einheiten reagieren diese Rezeptoren viel empfindlicher als auf passive Dehnung des ganzen Muskels. Daraus schließt man, dass die Golgi-Rezeptoren an der Feinregulation der Motorik mitwirken. Siehe Lerntext XV.7.
Zu **(B)** und **(C)**: Diese Begriffe gehören zum Hoffmann-Reflex: Mit Reizelektroden in der Kniekehle reizt man den N. tibialis und misst das Elektromyogramm von der Wadenmuskulatur. Bei schwacher Reizung werden zunächst die Muskelspindelafferenzen stimuliert, und man erhält eine reflektorische Kontraktion der Muskulatur (H-Antwort). Mit zunehmender Reizstärke können die efferenten motorischen Nerven stimuliert werden (M-Welle).

H04 ■

→ **Frage 15.84:** Lösung E

Nach phylogenetischen Kriterien kann man ein Archizerebellum, zu dem Nodulus und Flocculus gehören, ein Paläozerebellum (Vermis und mediane Partien der Hemisphären) und ein Neozerebellum (laterale Hemisphären) unterscheiden. Die älteren Anteile Archi- und Paläozerebellum sind für die Regulation des Gleichgewichts und die Kontrolle der Bewegungsabläufe zuständig. Ausfälle in diesen Regionen führen zu Gleichgewichtsstörungen und Ataxie, (E) trifft zu. Das Neozerebellum kontrolliert Willkür- und Zielmotorik. Ausfälle in diesen Arealen führen zu Störungen gemäß (A) und (D) (Intentionstremor, Adiadochokinese usw.).
Zu **(B)**: Ruhetremor ist für die Parkinson-Erkrankung charakteristisch.
Zu **(C)**: Propriozeption ist die Wahrnehmung von Stellung und Bewegung des Körpers (Stellungs-, Bewegungs- und Kraftsinn). Hierzu wird eine Vielzahl von Informationen von Mechanosensoren aus Muskeln, Sehnen, Gelenken und Vestibularorganen im Großhirn integriert. Störungen in diesem System wird man eher bei Ausfällen in den zuständigen sensomotorischen Zentren des Großhirns erwarten.

H04 ■

→ **Frage 15.85:** Lösung A

Für den Nystagmus ist das Bogengangssystem zuständig, das dem Gleichgewichtssinn dient und für die Regelung der Augenbewegungen wichtig ist. Bei Drehbewegungen sorgen die Bogengänge für eine Konstanz der Blickrichtung, bei Kopfdrehung nach links erfolgt eine langsame Drehung der Augen nach rechts, bei Erreichen der Extremstellung kommt es zu einer schnellen Korrekturbewegung in Gegenrichtung. Dieses Hin und Her der Augenachse bezeichnet man als Nystagmus, wobei die Richtung des Nystagmus nach der schnellen Bewegungskomponente benannt wird. Bei Drehung nach links tritt also ein Nystagmus nach links auf – (D) ist falsch. Am Drehstuhl kann man diese Funktion prüfen, man beobachtet dann den Nystagmus nach Anhalten einer Drehung (postrotatorischer Nystagmus), der dem Nystagmus beim Andrehen entgegengesetzt verläuft, wegen der Trägheit der Endolymphe in den Bogengängen. Der Vestibularapparat ist beidseitig angelegt. Bei einer einseitigen Störung kommt dieses empfindliche System aus dem Gleichgewicht, es tritt Drehschwindel auf, und es kann auch zu einem spontanen Nystagmus kommen. Dieser verläuft dann in Richtung zur gesunden Seite, wie in (A) richtig beschrieben.

Zu (**B**): Die Frenzel-Brille besitzt sehr starke Sammellinsen. Die Testperson sieht dann alles verschwommen und kann Umweltgegenstände nicht mehr fixieren. Die Fixierung eines Umweltpunktes kann einen leichten Nystagmus unterdrücken. Bei Aufsetzen einer Frenzel-Brille kann sich also ein Nystagmus besonders deutlich manifestieren.

Zu (**C**): Ein optokinetischer Nystagmus wird nicht durch das Bogengangssystem ausgelöst, sondern durch regelmäßige Umweltbewegungen wie beim Eisenbahnfahren. Er bleibt auch langfristig bestehen.

Zu (**E**): Beim Lesen kommt es zu regelmäßigen sprunghaften Augenbewegungen, die man als Sakkaden bezeichnet. Sie werden durch blickmotorische Zentren des Hirnstammes kontrolliert.

16 Somatoviszerale Sensorik

16.1 Funktionelle und morphologische Grundlagen

16.2 Tastsinn

XVI.1 Tastsinn

Innerhalb des Tastsinnes der Haut lässt sich eine Dreigliederung vornehmen: **Druck, Berührung** und **Vibration.** Den verschiedenen Empfindungsqualitäten lassen sich verschiedene Rezeptoren (Sensoren) mit unterschiedlichen funktionellen Merkmalen, insbesondere im Zeitverhalten, zuordnen, wie in Abb. 16.1 dargestellt. Einmal gibt es Rezeptoren, die auf einen anhaltenden konstanten Druck mit anhaltender Entladung von Aktionspotentialen reagieren, mit nur geringer Adaptation. Dies sind die **Druckrezeptoren** (langsam adaptierende Mechanorezeptoren), auch als **Intensitätsrezeptoren** bezeichnet. Hier überwiegt also die P-Komponente (vgl. Lerntext XII.16). Diese Funktion wird den Merkel-Rezeptoren und den Ruffini-Körperchen zugeordnet. Daneben gibt es rasch adaptierende Rezeptoren, die **Berührungsrezeptoren** (Meißner-Körperchen, Haarfollikel-Rezeptoren), bei denen auf einen konstanten Reiz hin nur eine kurze Salve von Aktionspotentialen gefunden wird, mit rascher Adaptation auf Null. Auf einen gleichmäßig wachsenden Reiz (konstante Geschwindigkeit der Reizzunahme, wie in Abb. 16.1) reagieren diese Rezeptoren mit etwa gleichbleibender Aktionspotentialfrequenz. Hier handelt es sich also um ziemlich reine D-Rezeptoren, deren Aktivität dem 1. Differentialquotienten des Reizes nach der Zeit proportional ist. Man bezeichnet sie deshalb auch als **Geschwindigkeitsrezeptoren.** Ein dritter Rezeptortyp schließlich reagiert auch bei konstanter Reizzunahme mit rascher Adaptation auf Null, und nur bei gleichmäßiger Beschleunigung der Reizstärke, d. h. bei konstantem 2. Differentialquotienten nach der Zeit, findet man eine gleichmäßige Entladungsrate. Man bezeichnet diese Rezeptoren deshalb als **Beschleunigungsrezeptoren** (Vater-Pacini-Körperchen) oder **Vibrationsrezeptoren,** da sie für die **Vibrationsempfindung** verantwortlich sein sollen. ■

F96 ■

→ **Frage 16.1:** Lösung C

Hier wird der Reaktionsverlauf eines PD-Rezeptors gesucht. Die Impulsfrequenz der afferenten Nervenfaser soll sich proportional zur Reizstärke verändern (P = Proportional-Komponente), sie soll die Amplitude der Hautdeformation anzeigen; sie soll weiterhin die Geschwindigkeit der Reizänderung anzeigen (D = Differential-Komponente). Dies trifft nur für Kurve (C) zu: Mit sprunghafter Zunahme der Reizstärke gibt es eine starke, überschießende Erregung (D-Komponente) mit folgender Adaptation, wobei die Impulsfrequenz auch anhaltend

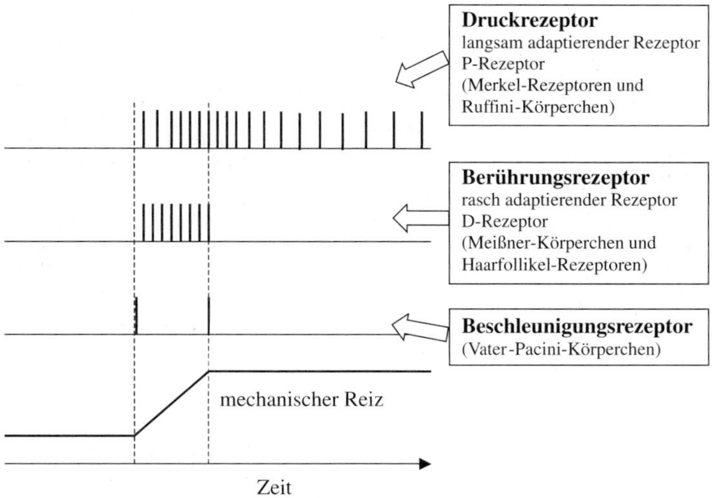

Abb. 16.1 Reaktionen der verschiedenen Typen von Mechanosensoren auf einen mechanischen Reiz (vgl. Lerntext XVI.1)

höher bleibt als zuvor (P-Komponente). Rückgang des Reizes führt zu entsprechenden Reaktionen in umgekehrte Richtung (vgl. Lerntext XII.16 und Abb. 16.1).
(C: 59%/+0,31).

H01 ■

→ **Frage 16.2:** Lösung C

Die Mechanosensoren der Haut gliedert man nach ihrem Adaptations-Verhalten in langsam adaptierende Mechanorezeptoren (Druckrezeptoren, Intensitätsrezeptoren; dazu zählen Merkel-Rezeptoren und Ruffini-Körperchen; SA für slowly adapting), rasch adaptierende Mechanorezeptoren (Berührungsrezeptoren, Geschwindigkeitsrezeptoren; dazu zählen Meissner-Körperchen und Haarfollikel-Rezeptoren; RA für rapidly adapting) und sehr schnell adaptierende Rezeptoren (Beschleunigungsrezeptoren, Vibrationsrezeptoren; dazu gehören die Vater-Pacini-Körperchen; PC für Pacinian corpuscle) (vgl. Lerntext XVI.1).
Das Bild der Aufgabe entspricht dem Verhalten des Berührungsrezeptors (RA-Sensor) in Abb. 16.1.
(C: 35%/+0,08).

F04 ■

→ **Frage 16.3:** Lösung D

Die Mechanosensoren der Haut gliedert man funktionell nach ihrem Adaptations-Verhalten (vgl. Lerntext XVI.1). Das Bild dieser Aufgabe entspricht dem Verhalten des Beschleunigungsrezeptors (Vater-Pacini-Körperchen) in Abb. 16.1.

F02 ■

→ **Frage 16.4:** Lösung B

Die meisten Rezeptoren sind P-D-Rezeptoren, sie reagieren sowohl auf die Absolutgröße des Reizes R (Proportional- oder P-Komponente) als auch auf die Geschwindigkeit der Reizänderung auf den ersten Differenzialquotienten des Reizes nach der Zeit (Differenzial- oder D-Komponente). Das gilt für (C), (D) und (E) und auch für die langsam adaptierenden Mechanosensoren der Haut, bei denen die P-Komponente dominiert (A). Die Vater-Pacini-Körperchen der Haut adaptieren besonders stark und schnell, auch bei gleichmäßiger Geschwindigkeit der Reizänderung klingt ihre Aktivität ab, und nur bei gleichmäßiger Beschleunigung (Zunahme der Änderungsgeschwindigkeit) zeigen sie Daueraktivität, sie reagieren gewissermaßen auf den zweiten Differenzialquotienten des Reizes nach der Zeit. Man bezeichnet sie deshalb auch als Beschleunigungs-Rezeptoren. Sie sind für die Vibrationsempfindung verantwortlich (vgl. Lerntext XVI.1).
(B: 67%).

H02

→ **Frage 16.5:** Lösung A

Für Thermo- und Nozizeptoren gibt es keine „korpuskulären Endstrukturen", die rezeptorische Funktion wird von freien Nervenendigungen wahrgenommen; (C), (D) und (E) sind falsch. Mechanosensoren sind durchweg mit markhaltigen Nerven verknüpft, sodass auch (B) als Antwort ausscheidet. Die der Mechanorezeption dienenden Körperchen (Meißner-Körperchen, Ruffini-Körperchen, Pacini-Körperchen) leiten ihre Meldungen durchweg über markhaltige Nerven, und zwar über schnelle, dicke Axone, meist Typ Aβ, teils auch Aα (schnellstleitende Fasern, bis 90 m/s); (A) ist die richtige Lösung.
(A: 39%/+0,23).

H97

→ **Frage 16.6:** Lösung A

(Vgl. Lerntext XVI.1). (C) ist in jedem Falle falsch, da die P-Komponente bei den Vibrationsrezeptoren fehlt. (B) ist falsch; nicht der Reiz, sondern der Rezeptortyp bestimmt das Verhalten. (D) ist logisch falsch; ein nicht-adaptierender Rezeptor hat keine D-Empfindlichkeit. Laterale Hemmung (E) dient der Kontrastförderung. So bleibt nur Aussage (A) zu markieren, die den heutigen Konzepten entspricht. In den verschiedenen Tastkörperchen sind freie Nervenendigungen in Bindegewebszellen eingebettet, und das Gesamtgefüge des Körperchens bestimmt das Verhalten bei Einwirkung mechanischer Reize.
(**A: 16%/+0,18**; C: 53%/–0,01).

H94

→ **Frage 16.7:** Lösung C

Die Frage gibt nur Sinn, wenn man sinusförmige mechanische Reizungen meint, was unbedingt gesagt werden müsste, da im Allgemeinen Rechteckreize bevorzugt werden.
Bei sinusförmiger mechanischer Reizung von Vater-Pacini-Körperchen findet man das Optimum der Reagibilität, also die niedrigste Schwelle, bei einer Frequenz von 200 Hz, gemäß (C). Damit wird man sein Gedächtnis nicht belasten. Man sollte wissen, dass sich die Mechanorezeptoren der Haut sehr stark in ihrem Adaptationsverhalten unterscheiden, und dass die Vater-Pacini-Körperchen die schnellstadaptierenden sind und deshalb als **Beschleunigungsrezeptoren** oder **Vibrationsrezeptoren** bezeichnet werden. Insofern ist klar, dass die Rezeptoren auf schnellere Sinusreize besser ansprechen müssen als auf ganz langsame. Man wird also mit Anstieg der Frequenz zunächst eine Schwellenabnahme erwarten, sodass die Kurven (B), (D) und (E) ausscheiden. Es ist weiterhin naheliegend, dass bei sehr hohen Frequenzen die Ansprechbarkeit schlechter wird – das findet man ganz allgemein, z. B. beim Ohr und auch bei elektrischer Nervenreizung. Man kann sich auch denken, dass das Auflösungsvermögen für hohe Frequenzen bei den VP-Körperchen nicht so gut ist wie bei dem dafür besonders spezialisierten Ohr (Frequenzoptimum 1 000 bis 4 000 Hz), und wird deshalb am ehesten zu (C) neigen. Insgesamt halte ich die Frage für ungeeignet, was auch die Analysedaten belegen (vgl. Lerntext XVI.1).
(**C: 16%/+0,21**; A: 26%/+0,06).

XVI.2 Raumschwelle des Tastsinnes

Der Tastsinn ist an den verschiedenen Stellen der Haut sehr unterschiedlich ausgebildet. Dies zeigt sich vor allem im räumlichen Auflösungsvermögen, das man durch Bestimmung der **Raumschwelle** ermitteln kann. Die Raumschwelle gibt denjenigen minimalen Abstand an, den zwei mechanische Reize haben müssen, damit sie gerade noch unterschieden werden können. Es handelt sich also um eine räumliche Unterschiedsschwelle. Setzt man die beiden mechanischen Reize gleichzeitig, so erhält man die **simultane Raumschwelle,** bei Setzen der Reize nacheinander die **sukzessive Raumschwelle.** Zur Bestimmung der Raumschwelle kann man die Spitzen eines Zirkels verwenden (Zweipunktschwelle). Die sukzessive Raumschwelle ist kleiner als die simultane. Das beste Auflösungsvermögen findet sich an der Zungenspitze (simultane Raumschwelle 1 mm), der Fingerbeere (2 mm) und den Lippen (4 mm), mit wesentlich höheren Werten an proximalen Extremitätenpartien (40 mm am Unterarm) oder gar am Körperstamm (70 mm am Rücken). Diese Unterschiede beruhen teils auf Unterschieden in der Rezeptordichte, aber auch auf Unterschieden in der zentralen Verschaltung, insbesondere im Ausmaß der Konvergenz.

F96

→ **Frage 16.8:** Lösung A

(Vgl. Lerntext XVI.2). Das beste Auflösungsvermögen findet man an der Zungenspitze (kleinste Schwelle, 1 mm). Die Schwelle nimmt zu in der Folge Fingerspitze – Lippen – Stirn – Arm – Rücken. Hier irritiert der „Zungenrand", für den man in den üblichen Büchern keine spezielle Angabe findet. (B) bis (E) sind aber eindeutig falsch, weil da vor der „Spitze des Zeigefingers" immer eine Hautregion steht, die eine deutlich größere Raumschwelle aufweist.
(**A: 70%/+0,24**).

F03

→ **Frage 16.9:** Lösung B

Die Mechanorezeptoren der Haut untergliedert man funktionell nach ihrem zeitlichen Verhalten (Adaptation bei Dauerreiz) (vgl. Lerntext XVI.1). Das räumliche Auflösungsvermögen, nach dem hier gefragt ist, ist einerseits von der Innervationsdichte und andererseits von der Größe der rezeptiven Felder abhängig. Man hat festgestellt, dass an der Fingerspitze, wo die räumliche Auflösung am besten ist, die Innervationsdichte für RA- und SA- I- Afferenzen besonders groß ist, während sich nur wenige SA-II- und PC-Afferenzen finden, (B) ist richtig. Das liegt aber weit weg vom Basiswissen.
(**B: 50%/+0,17**).

XVI.3 Sensorik und Rückenmark

Die **sensiblen afferenten Nervenfasern treten durch die Hinterwurzeln ins Rückenmark** ein, die motorischen Fasern treten über die Vorderwurzeln aus.

Im Rückenmark kommt es zur **Kreuzung** vieler Bahnen, vor allem **für die Schmerz- und Temperaturafferenzen.**

Klinischer Bezug
Bei **Halbseitenläsion** im Rückenmark entsteht deshalb eine **„dissoziierte Empfindungsstörung"** **(Brown-Séquard-Syndrom)**: Ipsilateral finden sich Ausfälle in der Motorik und im Tastsinn, kontralateral Ausfälle in Schmerz- und Temperaturempfindung. ■

H95 ■

→ **Frage 16.10:** Lösung D

(D) ist die richtige Definition. Die Gliederung in Dermatome deckt sich nicht mit der Gliederung der Innervationsgebiete bestimmter Hautnerven ((A) ist falsch), da es im Verlauf der Nerven vom Rückenmarksaustritt zur Haut zu Umbündelungen der Nervenfasern kommt.
(D: 66%/+0,35).

F03 ■

→ **Frage 16.11:** Lösung B

Werden die Bahnen des Rückenmarks halbseitig unterbrochen (Halbseitenläsion), so kommt es unterhalb der Läsionsstelle auf der Seite der Läsion (ipsilateral) zu einem Ausfall der Motorik und der Tastempfindungen und kontralateral zu einem Ausfall von Schmerz- und Temperaturempfindungen (dissoziierte Empfindungsstörung, Brown-Séquard-Syndrom). Grund dafür ist das Kreuzen der Bahnen für Schmerz und Temperatur bald nach Eintreten ins Rückenmark (vgl. Lerntext XVI.3).
(B: 53%/+0,39).

H99 ■

→ **Frage 16.12:** Lösung C

Nach kompletter Durchtrennung des Rückenmarks kommt es zunächst zu einem „spinalen Schock": Kaudal der Durchtrennungsstelle ist die Muskulatur schlaff gelähmt, und auch die spinalen Reflexe sind zunächst erloschen, (C) trifft zu. Erst später werden die spinalen Reflexe wieder auslösbar (vgl. Lerntext XIV.8).
(C: 79%/+0,26).

H03

→ **Frage 16.13:** Lösung C

Für die Afferenzen der Haut bleibt die somatotope Organisation (räumliche Gliederung nach dem Reizort), die sich in den Projektionsfeldern der Hirnrinde findet, auf dem Weg über die spinalen Bahnen und den Thalamus durchgehend erhalten, nur (C) trifft zu.

Zu (A): Vom Thalamus werden die Erregungen überwiegend weitergeleitet zum primären somatosensorischen Kortex (Gyrus postcentralis des parietalen Kortex).

H97

→ **Frage 16.14:** Lösung D

Der Thalamus ist eine wichtige Umschaltstation für afferente Informationen von den Sinnesorganen. Von den sensorischen Thalamuskernen werden die Erregungen zum Kortex weitergeleitet. Neben den sensorischen Kerngebieten gibt es Kerne mit motorischen Funktionen – dazu gehört der Nucl. ventralis lateralis, solche mit Assoziationsfunktionen und unspezifische Kerne.
Wichtigste Schaltstelle für die Somatosensorik (Hautsinne und Tiefensensibilität) ist der **Ventrobasalkern.** Nach den Ursprungsregionen lässt er sich gliedern in den für das Gesicht zuständigen Nucl. ventralis posteromedialis und den für den übrigen Körper zuständigen Nucl. ventralis posterolateralis, der in dieser Aufgabe gemeint ist.
(Wenn man „Ventrobasalkern – Somatosensorik" abgespeichert hat, ist es verständlich, dass man zwischen den Lösungen (B) und (D) schwankt. Dies sind die Fragen, die das Prüfungssystem in Verruf bringen!)
(**D: 44%/+0,24;** B: 29%/–0,05).

Details über die thalamische Informationsverarbeitung, die nicht zum ärztlich wichtigsten Wissen gehören, wurden in den letzten Jahren trotz durchweg schlechter Resultate immer wieder gefragt.

XVI.4 Sensorische Rindenfelder

Das wichtigste **somatosensorische Projektionsfeld** (S1) liegt im Gyrus postcentralis, durch den Sulcus centralis vom motorischen Gyrus praecentralis getrennt. Hier findet sich die gesamte **Körperoberfläche entsprechend ihrer sensorischen Wertigkeit** abgebildet, es besteht also eine dem motorischen Projektionsfeld analoge **somatotope Organisation.** Hautareale mit dichter sensorischer Innervation und gutem räumlichen Auflösungsvermögen wie Finger und Gesicht nehmen relativ große Areale im sensorischen Feld ein, während die Haut des Rumpfes nur schwach vertreten ist. Der „sensorische Homunculus" ist also ähnlich verzerrt wie der „motorische Homunculus" in der motorischen Hirnrinde. Entsprechend dem Verlauf der afferenten Bahnen ist jeweils die gegenseitige Körperhälfte auf S1 einer Hemisphäre abgebildet. Am Fuß des Gyrus postcentralis lässt sich noch ein sekundäres (supplementäres) sensorisches Projektionsfeld (S2) abgrenzen, mit einigen besonderen Merkmalen, z. B. der Verknüpfung mit beiden Körperhälften. Die hochspezialisierten Sinnesorgane Auge und Ohr haben ihre eigenen Projektionsfelder (**Hören im Temporallappen, Sehen im Okzipitallappen**). Die Intaktheit der primären sensorischen Rindenfelder ist eine notwendige, aber keineswegs hinreichende Voraussetzung für die Wahrnehmung. Die Aktivität der Projektionsfelder reicht für die Empfindung von Reizen, aber nicht für das Erkennen der Bedeutung der Signale. **Eine volle Wahrnehmung erfordert die Kooperation der sensorischen Projektionsfelder mit höheren Assoziationsfeldern.**

Klinischer Bezug
Ein Ausfall eines Assoziationsfeldes führt zu **Agnosie** bei der jeweiligen Sinnesfunktion: Die inhaltliche Erkennung und Interpretation der aufgenommenen Information ist nicht mehr möglich. Ein typisches Beispiel ist die **optische Agnosie (Seelenblindheit)** bei Ausfall des optischen Assoziationsfeldes: Gegenstände können noch gesehen, aber nicht mehr erkannt werden. Entsprechend gibt es auch eine **akustische Agnosie** und eine **taktile Agnosie.**

F84

→ **Frage 16.15:** Lösung D

(D) ist richtig (vgl. Lerntext XVI.4).
Zu (**A**): Die letzte Instanz vor dem Gyrus postcentralis ist der Thalamus.
Zu (**C**): Die Tastempfindungen werden auch in das sekundäre sensorische Feld projiziert.
Zu (**E**): Die Projektion in der Rinde ist mehr für die epikritische Komponente einer Schmerzempfindung verantwortlich. Die besondere Affektbezogenheit zeigt sich in intensiven Verknüpfungen mit den emotionalen Hirnpartien, also mit dem limbischen System.

H94

→ **Frage 16.16:** Lösung A

Im somatosensorischen Projektionsfeld (Gyrus postcentralis) findet sich eine ähnliche somatotope Organisation wie im motorischen Projektionsfeld, der *Homunculus* steht auf dem Kopf, und es ist jeweils die Gegenseite repräsentiert. Bei der Fissura cerebri lateralis finden sich zunächst Zunge und Lippen, also (A).
(**A: 59%/+0,25**).

16.3 Temperatursinn

XVI.5 Temperatursinn und Thermorezeptoren

Im Gegensatz zum eindimensionalen Temperaturbegriff der Physik (Länge der Quecksilbersäule) ist das thermische Erleben des Menschen dual gegliedert. „Warm" und „kalt" wird nicht nur als mehr oder weniger Wärme, sondern auch als etwas qualitativ Unterschiedliches empfunden. Dieser Dualismus findet sich auch auf der Ebene der Rezeptoren (Sensoren). **Warmrezeptoren** reagieren besonders empfindlich im Bereich höherer Temperaturen, bei 30 °C und mehr, während die **Kaltrezeptoren** ihr Aktivitätsmaximum bei niedrigeren Temperaturen haben. Der wesentliche Unterschied zwischen beiden Rezeptortypen liegt im dynamischen Verhalten, in der Reaktion auf Temperatur**änderungen.** In Abb. 16.2 wird in schematischer Vereinfachung davon ausgegangen, dass unter Ausgangsbedingungen eine Temperatur herrscht, bei der sowohl die Nervenfaser von einem Warmrezeptor als auch die von einem Kaltrezeptor unter stationären Bedingungen eine gewisse Aktivität besitzen – eine solche Situation ist bei einer Temperatur um 30 °C durchaus möglich. **Plötzliche und anhaltende Erhöhung der Temperatur führt dann in der Warmfaser zu einer starken Aktivierung** – Anstieg der Aktionspotentialfrequenz – mit folgender Adaptation auf einen neuen stationären Frequenzwert, der höher liegt als der Ausgangswert. Rückstellung der Temperatur führt umgekehrt zu einer initialen überschießenden Hemmung mit anschließender Wiedereinstellung der Ausgangsfrequenz. **Die Kaltfaser reagiert genau umgekehrt.** Beide Rezeptortypen sind also P-D-Rezeptoren (vgl. Lerntext XII.16). Die stationäre Entladungsfrequenz (die anhaltende Entladungsfrequenz nach Adaptation an eine bestimmte Temperatur) der Kaltrezeptoren hat ihr Maximum zwischen 20 und 30 °C. Für die Warmrezeptoren liegt sie über 40 °C (vgl. Abb. Abb. 16.3).
Die thermischen Afferenzen werden überwiegend in marklosen Nervenfasern der Gruppe C geleitet, Kaltfasern gibt es aber auch in der Gruppe Aδ.
Die Thermorezeptoren vermitteln nicht nur bewusste Temperaturempfindungen; sie sind auch für die unbewusst ablaufenden Prozesse der Temperaturregulation mitverantwortlich.

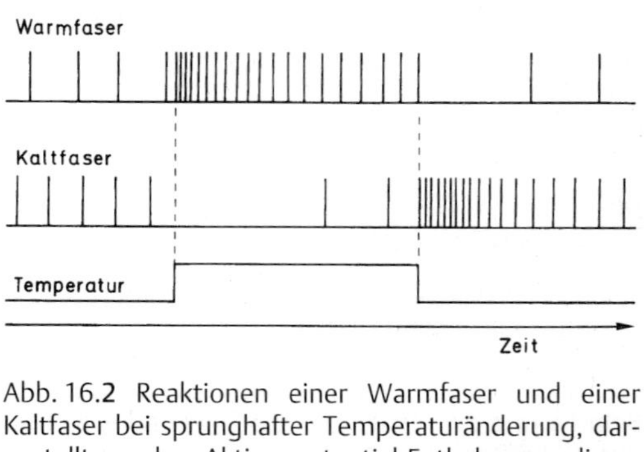

Abb. 16.2 Reaktionen einer Warmfaser und einer Kaltfaser bei sprunghafter Temperaturänderung, dargestellt an den Aktionspotential-Entladungen dieser Fasern (vgl. Lerntext XVI.5).

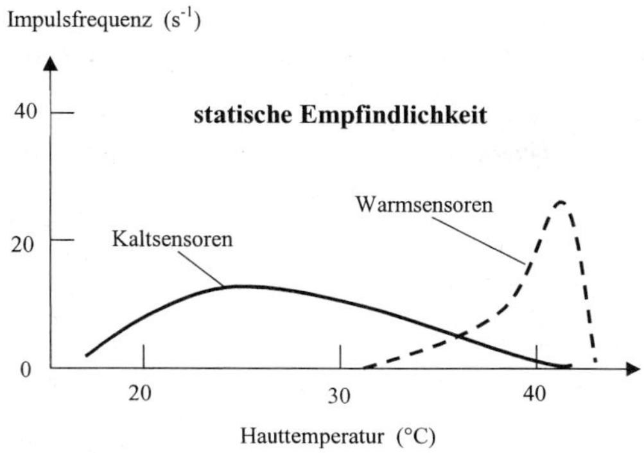

Abb. 16.3 Stationäre Entladungsfrequenz von Kalt- und Warmrezeptoren der Haut (vgl. Lerntext XVI.5).

H03

→ **Frage 16.17:** Lösung E

Die Thermorezeptoren sind PD-Rezeptoren, sie reagieren auf eine gleichbleibende, anhaltende Temperatur (**P**roportional-Komponente) und auf Temperaturänderungen (**D**ifferenzial-Komponente). Als statische Entladungsfrequenz bezeichnet man die Frequenz der Aktionspotentialentladungen, die sich einstellt, wenn man die Temperatur langfristig konstant hält. In Abb. 16.3 ist die statische Entladungsfrequenz als Funktion der Hauttemperatur für Kalt- und Warmsensoren dargestellt. Man sieht, dass für Kaltsensoren Antwort (E) zutrifft.

F04 ■

→ **Frage 16.18:** Lösung C

Kaltreizung der Haut führt zu einer Einschränkung der Wärmeabgabe durch die Haut. Zu diesem Zweck wird die Hautdurchblutung durch Vasokonstriktion vermindert und in diesem Rahmen auch die Durchblutung der arteriovenösen Anastomosen, da ja gerade diese die Wärmeabgabe an den Akren besonders fördern, (C) trifft also zu. Die arteriovenösen Anastomosen werden, wie generell die Widerstandsgefäße der Haut, sympathisch-adrenerg über α_1-Rezeptoren innerviert. β-Adrenozeptoren (A) gibt es beispielsweise in den Muskelgefäßen. Sie vermitteln dort die durch Adrenalin ausgelöste Vasodilatation. Die Wärmebildung kommt bei einem kurzen Kaltreiz noch nicht wesentlich zum Einsatz. Wenn überhaupt, müsste die Muskelaktivität gesteigert werden – (D) bedeutet jedoch eine Abnahme der Muskelaktivität. Das braune Fettgewebe (B) wird über β-Rezeptoren stimuliert – was beim Erwachsenen keine Rolle mehr spielt. (E) würde die Wärmeabgabe steigern.
(C: 58%/+0,21).

16.4 Tiefensensibilität

XVI.6 Tiefensensibilität, Propriozeption

Propriozeption heißt wörtlich übersetzt Selbstwahrnehmung. Ein Synonym dafür ist **Tiefensensibilität.** Die dazu dienenden Rezeptoren heißen Propriozeptoren. Es handelt sich vor allem um Rezeptoren in Muskeln, Sehnen und Gelenken, aber auch die Labyrinth-Rezeptoren gehören dazu. Man untergliedert die Tiefensensibilität in **Stellungssinn** (Empfindungen über die Stellung der Glieder), **Bewegungssinn** (Empfindungen über die Bewegung von Gliedern) und **Kraftsinn** (Empfindungen über die Muskelkraft). Der Kraftsinn wird über Muskelrezeptoren vermittelt und ist unabhängig vom Tast- und Drucksinn der Haut. ■

F97

→ **Frage 16.19:** Lösung E

(vgl. Lerntext XVI.6).
(E: 56%/+0,29).

F95

→ **Frage 16.20:** Lösung D

Zum Bewegungssinn im weiteren Sinn gehören auch Empfindungen über Lage und Stellung von Extremitäten und Gelenken, einschließlich dynamischer Informationen, (1) ist richtig. Neben den Rezeptoren in den Gelenkkapseln sind auch die Muskelspindeln für den Kraft- und Stellungssinn von entscheidender Bedeutung, (3) ist richtig. Eine Aussage gemäß (2) findet sich bei ten Bruggencate (in Deetjen/Speckmann, 1994). Sonst werden derartig spezielle Aussagen nicht zum Standard-Lehrstoff gezählt. Der Tractus spinothalamicus anterior vermittelt Druck- und Berührungsempfindungen, (4) ist falsch.
(Nach der üblichen Darstellungsweise in den Lehrbüchern ist die Frage nach Aussage (2) nicht angemessen, es müssten (B) und (D) als richtig anerkannt oder die Frage ganz verworfen werden.)
(**D: 25%/+0,06;** A: 11%/+0,06; B: 29%/+0,08!).

16.5 Viszerale Sensorik

Fragen zu diesem Thema werden im Zusammenhang mit den entsprechenden Funktionssystemen (Kreislauf, Atmung, usw.) behandelt.

16.6 Nozizeption

XVI.7 Schmerz

Der Schmerz dient dem Schutz vor Schädigungen. Insofern ist es sinnvoll, dass es für den Schmerz keinen ganz spezifischen adäquaten Reiz gibt. Sowohl mechanische und thermische als auch chemische Reize sind bei hinreichender Stärke in der Lage, Schmerz auszulösen. Vereinfacht gesagt: Alles was schädigt, ruft Schmerz hervor. Der Schmerzsinn (**Nozizeption**) hebt sich in vieler Hinsicht deutlich gegen die übrigen Sinnesfunktionen ab. Er ist nur noch wenig umweltbezogen und steht an der Grenze zwischen exterozeptiven und interozeptiven Sinnen. Ein Umweltgegenstand kann heiß oder spitz sein, aber selbst wenn diese Eigenschaften beim Kontakt mit der Haut Schmerz hervorrufen, nennt man den Gegenstand nicht schmerzhaft. Der Schmerz ist weniger „objektiviert", sondern mehr „somatisiert", er vermittelt weniger epikritische, sondern mehr protopathische Empfindungen. Qualitativ lässt sich im Erleben ein **heller, recht gut lokalisierbarer Schmerz** von einem **dumpfen, schlecht lokalisierbaren Schmerz** unterscheiden. Während der helle Schmerz noch stärker umweltbezogen ist und zu Flucht- und Abwehrreaktionen führt, löst der dumpfe Tiefenschmerz eher Hemmung und Ruhigstellung aus. Auch in der Haut sind beide Schmerzformen vertreten, und sie sind mit verschiedenen Nervenfasern verknüpft. Der „schnelle" helle Schmerz wird über Fasern der Aδ-Gruppe vermittelt, der „langsame", dumpfe Schmerz über noch langsamer leitende marklose Nervenfasern der Gruppe C (Tab. 12.1). Ein besonderes Merkmal der Schmerzrezeptoren (-sensoren) ist ihre **geringgradige Adaptation.** Bei schädigenden Reizen entstehen **Schmerzstoffe** im Gewebe. Dazu zählt man vor allem: Wasserstoffionen, Kaliumionen, Histamin, Serotonin, Prostaglandine und verschiedene Peptide wie Bradykinin und Substanz P.

Schmerzempfindlich sind neben der äußeren Haut auch die angrenzenden Schleimhäute und viele innere Gewebe wie Skelettmuskel, Periost, Sehnen, Faszien, Gelenkkapseln, Gefäßwände, Hirnhäute, Rippenfell, Bauchfell usw. Viele innere Organe können schließlich durch Verschaltungen im Rückenmark **übertragenen Schmerz** auslösen und so indirekt Schmerz vermitteln. ■

H00 ■

→ **Frage 16.21:** Lösung B

(B) ist richtig, freie Nervenendigungen wirken als Schmerzrezeptoren (Nozizeptoren). Die afferenten Nervenfasern sind Axone der Spinalganglienzellen, im Hinterhorn des Rückenmarks erfolgt die erste synaptische Umschaltung.

Zu (A): Bradykinin gehört zu den Schmerzstoffen, die die Nozizeptoren stimulieren. Unter den Stoffen, die von den nozizeptiven Nervenfasern freigesetzt werden, werden vor allem Substanz P und CGRP (calcitonin gene-related peptide) genannt.

Zu (C): Im Rückenmark werden die Schmerzafferenzen im Vorderseitenstrang der Gegenseite weiter geleitet.

Zu (D): Schmerzrezeptoren sind häufiger als Mechanorezeptoren.

Zu (E): Die meisten afferenten Nerven von Nozizeptoren sind marklose Nervenfasern. Der „schnelle Schmerz" wird von langsamen markhaltigen Nerven geleitet (Gruppe Aδ).

(B: 51%/+0,40).

F01 ■

→ **Frage 16.22:** Lösung A

Die Schmerzrezeptoren (Nozizeptoren) sind, im Vergleich zu anderen Sinnessystemen, relativ wenig spezialisiert, was ja sinnvoll ist: Alles was schädigt, soll auch die Nozizeptoren stimulieren, sowohl chemische Reize als auch hohe Temperatur oder starker Druck. Sie sind also nicht auf eine Sinnesmodalität festgelegt und heißen deshalb „polymodale Rezeptoren", (A) trifft zu. Die Erregung der Nozizeptoren wird über Nervenfasern der Gruppen Aδ oder C zentralwärts geleitet, also über sehr langsame Fasern – (C) ist falsch.

Zu (B): Es gibt auch freie Nervenendigungen, die anderen Sinnen dienen, z.B. bei der Thermorezeption.

Zu (D): Prostaglandine gehören zu den Gewebsstoffen, die bei Entzündungen oder anderen Schädigungen vermehrt freigesetzt werden und die Nozizeptoren stimulieren bzw. sensibilisieren.

Zu (E): Pacini-Körperchen sind Mechano-Rezeptoren.

(A: 48%/+0,23).

H96

→ **Frage 16.23:** Lösung A

Nozizeptoren werden durch eine Vielzahl von „Schmerzstoffen" stimuliert, wozu auch Histamin gehört. Sie setzen aber bei ihrer Aktivierung auch selbst Stoffe frei, darunter Substanz P, die Entzündungs- und Heilungsprozesse fördern. Histamin, das bei Schmerz- und Entzündungsprozessen eine große Rolle spielt, wird von Mastzellen freigesetzt. (B), (D) und (E) sind synaptische Transmitter.

(**A: 37%/+0,17;** C: 40%/0,0).

In einer **Modifikation** stand als richtige Lösung: CGRP (Calcitonin-gene-related peptide).

F03 ■

→ **Frage 16.24:** Lösung B

Zu den **Schmerzstoffen**, die bei schädigenden Reizen im Gewebe entstehen und Schmerz auslösen können, zählt man: H^+-Ionen, K^+-Ionen, Histamin, Serotonin, Prostaglandine und verschiedene Peptide wie Bradykinin und Substanz P. Die schmerzauslösenden Stoffe sensibilisieren die Nozizeptoren auch für andere Reize. (B) trifft somit zu, (A) und (C) sind falsch.
Zu (**E**): Aktivierung ist in der Regel mit erhöhtem Ca^{2+}-Einstrom und Steigerung der zytosolischen Ca^{2+}-Konzentration verbunden, was auch für Nozisensoren gelten dürfte.
(B: 67%/+0,45).

F04

→ **Frage 16.25:** Lösung D

Die afferenten Fasern des 1. Schmerzneurons ziehen zu Neuronen im Hinterhorn des Rückenmarks. Diese sekundären Neurone projizieren v. a. über **Vorderseitenstrangbahnen** der Gegenseite zentralwärts, zu Thalamus und Kortex, (D) ist die gesuchte Falschaussage.
(D: 62%/0,40).

F00

→ **Frage 16.26:** Lösung E

Als wichtigster Transmitter bei der Erregungsübertragung von Schmerzfasern auf weiterführende Neurone gilt Glutamat. Auch Substanz P wird eine wichtige Rolle zugeordnet. (E) ist jedenfalls falsch. Endogene Opioide wie Enkephalin hemmen nozizeptive Neurone.
(E: 49%/+0,04).

H01

→ **Frage 16.27:** Lösung A

Es trifft zu, dass β-Endorphin von schmerzhemmenden Neuronen als Transmitter freigesetzt wird: Lösung (A) ist richtig, (C) ist falsch. Es wird in der Hypophyse aus Proopiomelanocortin (POMC) gebildet. Das Hauptprodukt der POMC-Spaltung ist ACTH. Daneben entstehen aus POMC noch β-Endorphin, α-MSH und andere Peptide. (B) ist jedenfalls falsch.
Zu (**D**) und (**E**): Enkephalin und Dynorphin gehören mit Endorphin zur Gruppe der endogenen Opioide, sie wirken synergistisch.
(A: 64%/+0,25).

F00

→ **Frage 16.28:** Lösung C

Unter endogenen Opioiden versteht man eine Gruppe von Wirkstoffen (Endorphin, Enkephalin, Dynorphin), die unter anderem eine opiatähnliche schmerzhemmende Wirkung entfalten. Es handelt sich dabei um Peptide, nicht um Steroide, (C) ist falsch. Die übrigen Aussagen treffen zu.
(C: 48%/+0,32).

F02

→ **Frage 16.29:** Lösung D

Die Schmerzafferenzen werden im Hinterhorn des Rückenmarks umgeschaltet und im Vorderseitenstrang der Gegenseite weiter zentralwärts geleitet, (D) ist falsch. Im Hinterstrang verlaufen Afferenzen der Mechanorezeptoren (ipsilateral). Alle anderen Aussagen treffen zu (allerdings nicht durchweg Basiswissen).
(D: 67%).

H81

→ **Frage 16.30:** Lösung D

Eine Herabsetzung der Schmerzempfindlichkeit (Steigerung der Schwelle) heißt **Hypalgesie**, eine völlige Aufhebung **Analgesie.**
Hyperalgesie: Steigerung der Schmerzempfindlichkeit. Gesteigerte bzw. herabgesetzte Empfindlichkeit der Haut für alle Empfindungen heißt **Hyper- bzw. Hypoästhesie**, die völlige Aufhebung **Anästhesie.**

F00 ■

→ **Frage 16.31:** Lösung D

Nervenfasern können durch Druck oder Entzündung stimuliert werden. So ausgelöste Erregungen von Schmerzfasern werden von den Zentren als Schmerzen im normalen Versorgungsgebiet interpretiert, der Schmerz wird in das Versorgungsgebiet des Nerven **projiziert**. Man spricht deshalb von projiziertem Schmerz. Bei den hier geschilderten Schmerzen bei einem Bandscheibenvorfall handelt es sich um einen derartigen projizierten Schmerz, (D) trifft zu.
(D: 71%/+0,16).

H00

→ **Frage 16.32:** Lösung D

In entzündeten Bezirken entsteht typischerweise eine Schmerz-Überempfindlichkeit (Hyperalgesie), wobei die Mechanismen sehr komplex sind. So werden durch Schmerzstoffe die Nozizeptoren im entzündeten Bereich selbst sensibilisiert, (A) ist richtig. Durch eine anhaltende und starke Reizung der Nozizeptoren wird aber auch die Erregbarkeit zentraler Schmerz-Neurone gesteigert, im Sinne von (B). Dabei wirkt Substanz P als Transmitter mit, (E) ist richtig. Auch Mechanismen gemäß (C) sind nach neueren Konzepten beteiligt (was jenseits des Basiswissens liegt). Für den Transmitter Glutamat gibt es an den zentralen Synapsen unter anderem NMDA-Rezeptoren (N-methyl-D-Aspar-

tat-Rezeptoren), die Rezeptor-Kanal-Komplexe darstellen. Diese Kanäle haben die Besonderheit, dass sie auf leichte Depolarisation nicht reagieren, weil sie durch Mg^{2+}-Ionen blockiert sind. Erst wenn durch eine stärkere Depolarisation die Mg^{2+}-Ionen verdrängt werden, reagieren die NMDA Rezeptorkanäle auf den Transmitter Glutamat und ermöglichen bei Öffnung einen starken Ca^{2+}-Einstrom. Dadurch kann eine Langzeitpotenzierung ausgelöst werden, die nach heutigen Vorstellungen bei den Gedächtnisprozessen mitwirkt. – So bleibt bei dieser Aufgabe nur (D) als falsch zu markieren.
(D: 53%/+0,34).

XVI.8 Übertragener Schmerz

Grundlage des übertragenen Schmerzes ist die **Konvergenz von viszeralen Afferenzen mit Afferenzen von der Haut** (vgl. Lerntext XIV.7).

Klinischer Bezug
Durch Konvergenz können Störungen von inneren Organen als Schmerzen in die entsprechenden Hautareale (Headsche Zonen) „übertragen" werden, der Schmerz wird in die Haut lokalisiert, z. B. Schmerzen im linken Arm bei Durchblutungsstörungen des Herzens. Die Konvergenz findet auf segmentaler Ebene im Rückenmark statt. Die Erregung der kutanen Schmerzbahn durch viszerale Afferenzen kann natürlich auch unterschwellig sein. Signale von kutanen Rezeptoren treffen unter solchen Bedingungen auf schon voraktivierte, gebahnte Neurone im Rückenmark, sodass sie leichter eine überschwellige Schmerzempfindung auslösen können als unter normalen Bedingungen; im entsprechenden Hautareal besteht dann eine Schmerzüberempfindlichkeit, eine **Hyperalgesie.** ■

F04

→ **Frage 16.33:** Lösung C

Der übertragene Schmerz beruht auf einer Konvergenz von Schmerzafferenzen und Afferenzen von inneren Organen, und zwar auf segmentaler Ebene des Rückenmarks. So können beispielsweise bei Durchblutungsstörungen des Herzens im Rückenmark Signale auf die Schmerzneurone des zugehörigen Hautsegmentes übertragen werden. Es resultieren Schmerzen, die in das betreffende Hautsegment ausstrahlen, bei Durchblutungsstörungen des Herzens häufig in den linken Arm. Sind solche Übertragungen auf Schmerzneurone so schwach, dass kein bewusster Schmerz auftritt, so sind die Schmerzneurone doch sensibilisiert, sodass ein sonst unterschwelliger Reiz im betreffenden Hautareal zu Schmerzen führen kann, es besteht eine **Hyperalgesie** (erhöhte Schmerzempfindlichkeit), (C) trifft somit zu.
Zu (B) und (D): Dies sind projizierte Schmerzen.
(C: 17%/+0,16).

F98 ■

→ **Frage 16.34:** Lösung C

Bei ausstrahlenden Schmerzen in den linken Arm im Rahmen eines Herzinfarkts handelt es sich um „übertragenen Schmerz", mit den richtigen Merkmalen in (A), (B), (D) und (E). Eine Schädigung der Nervenleitung gehört nicht zur Schmerzauslösung – dabei würden die Schmerzsignale nicht mehr weitergeleitet werden. (C) ist falsch (vgl. Lerntext XVI.8).
(C: 75%/+0,12).

Kommentare aus dem Examen Herbst 2004

H04 ■

→ **Frage 16.35:** Lösung C

Die Mechanosensoren der Haut gliedert man funktionell nach ihrem Adaptationsverhalten. Es gibt langsam adaptierende Rezeptoren, die auch bei anhaltendem Reiz weiter aktiv sind und nur langsam adaptieren. Sie reagieren v. a. auf die Proportionalkomponente des Reizes (P-Rezeptoren), wie in der Abbildung dargestellt. Man kann sie weiter untergliedern in SA1 und SA2 (SA für slowly adapting). Weiterhin gibt es rasch adaptierende Rezeptoren (RA für rapidly adapting), die auf die Geschwindigkeit der Reizänderung ansprechen (auf den Differenzialquotienten des Reizes nach der Zeit, D-Rezeptoren). Bei anhaltendem Reiz adaptieren sie schnell gegen Null, wie in der mittleren Kurve der Abbildung dargestellt, die auch dem Bild der Aufgabe entspricht – also Lösung (C). Und schließlich gibt es Beschleunigungsrezeptoren, die besonders schnell und stark adaptieren. Sie adaptieren auch bei gleichmäßiger Geschwindigkeit der Reizänderung gegen Null, und nur bei einer ständig wachsenden Geschwindigkeit, bei ständiger Beschleunigung bleiben sie aktiv. Bei einer Reizsituation wie im Bild der Aufgabenstellung reagieren sie nur im Moment der Beschleunigung (untere Kurve).
(Eine gleichartige Aufgabe, mit identischem Bild, war im Termin F01 enthalten, eine Aufgabe mit einem Bild entsprechend der unteren Kurve für ein Vater-Pacini-Körperchen im Termin F04; richtige Lösungen bei 35 %.)

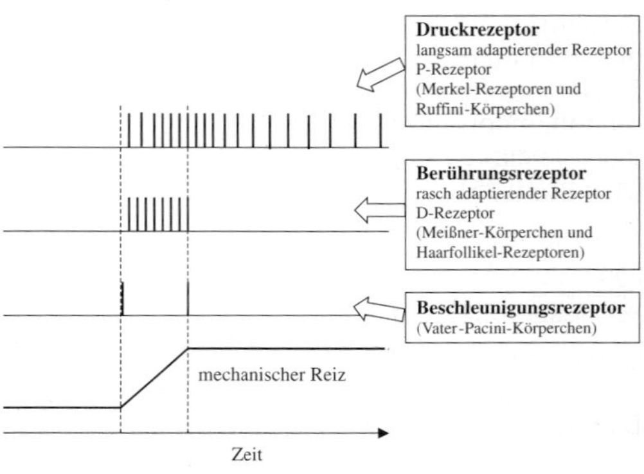

H04 ■

→ **Frage 16.36:** Lösung D

Zwischen Schmerzfasern und Entzündungsreaktionen bestehen Wechselwirkungen. Stoffe, die bei Schädigung und Entzündung vermehrt auftreten – H^+-Ionen, K^+-Ionen, Histamin, Serotonin, Prostaglandine, Leukotriene und Bradykinin – stimulieren und sensibilisieren die Nozizeptoren, und diese setzen bei ihrer Aktivierung Stoffe frei, die Entzündungs- und Abwehrprozesse fördern, z. B. Substanz P und CGRP (calcitonin gene-related peptide). Aussage (D) trifft zu.

Zu (A): Nozisensoren bestehen aus freien Nervenendigungen. Endkörperchen wie Ruffini-Körperchen gehören zu den Mechanosensoren der Haut.
Zu (B): Acetylsalicylsäure (Aspirin) wirkt hemmend auf die Prostaglandinsynthese und hemmt auf diese Weise Schmerzen.
Zu (C): Prostaglandine gehören zu den Schmerzstoffen, die Nozisensoren stimulieren.
Zu (E): Die afferenten Schmerzfasern ziehen zum Rückenmark und bilden Synapsen mit Neuronen des Hinterhorns.

17 Visuelles System

17.1 Dioptrischer Apparat

XVII.1 Abbildung durch Linsen

Eine **Sammellinse** ist in der Lage, Strahlen eines parallelen Lichtbündels so zu brechen, dass sich die Strahlen hinter der Linse im **Brennpunkt F** vereinigen. Je dichter der Brennpunkt hinter der Linse liegt (je kleiner die **Brennweite f**), desto größer ist die **Brechkraft D** der Linse. Der reziproke Wert der Brennweite ist deshalb ein Maß für die Brechkraft: $\frac{1}{f} = D$. Einheit der Brechkraft ist die Dioptrie. Eine Linse mit der Brennweite 1 m hat die Brechkraft 1 Dioptrie.
Dioptrie = dpt = m^{-1}.
Für die Konstruktion eines Bildes, das eine Sammellinse von einem Gegenstand erzeugt, sind drei Strahlen geeignet (Abb. 17.1): der **achsenparallele Strahl,** der in Richtung Brennpunkt die Linse verlässt, der **Brennpunktstrahl,** der die Linse achsenparallel verlässt, und der **Zentralstrahl,** der ungebrochen durch den Linsenmittelpunkt geht. Im Falle des Auges, mit Übergang von Luft auf ein dichteres Medium im Augeninneren, tritt der Knotenpunkt an die Stelle des Linsenmittelpunktes, er liegt etwa auf der Hinterfläche der Linse. Abb. 17.1 geht vom einfachsten Fall einer „dünnen Linse" aus, die **eine** brechende **Hauptebene** besitzt. Die allgemeine Abbildungsgleichung lautet:

$$\frac{1}{g} + \frac{1}{b} = \frac{1}{f} = D$$

(g = Gegenstandsweite, b = Bildweite).
Wird die Gegenstandsweite unendlich

$$\left(\frac{1}{\infty} = 0\right),$$

d. h. alle vom Gegenstand auf die Linse treffenden Strahlen verlaufen parallel, so wird die Bildweite gleich der Brennweite, der Gegenstand wird in der Brennebene abgebildet. Ist vor und hinter der Linse das gleiche optische Medium, so sind auch vordere und hintere Brennweite gleich, wie in Abb. 17.1 angenommen.
Zerstreuungslinsen zerstreuen ein achsenparalleles Lichtbündel zu einem divergenten Bündel (Abb. 17.2). Der Brennpunkt ergibt sich dabei aus dem Schnittpunkt der Verlängerungen der ausfallenden Strahlen mit der optischen Achse. Brennweite und Brechkraft einer solchen Linse sind negativ. ■

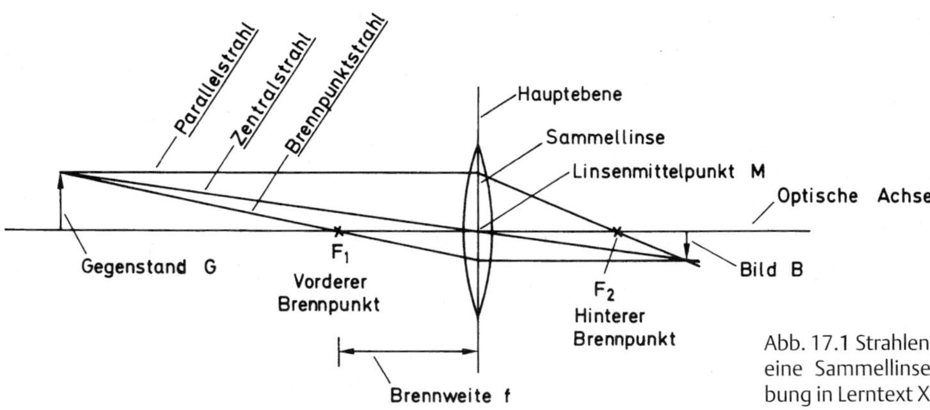

Abb. 17.1 Strahlengang durch eine Sammellinse. Beschreibung in Lerntext XVII.1.

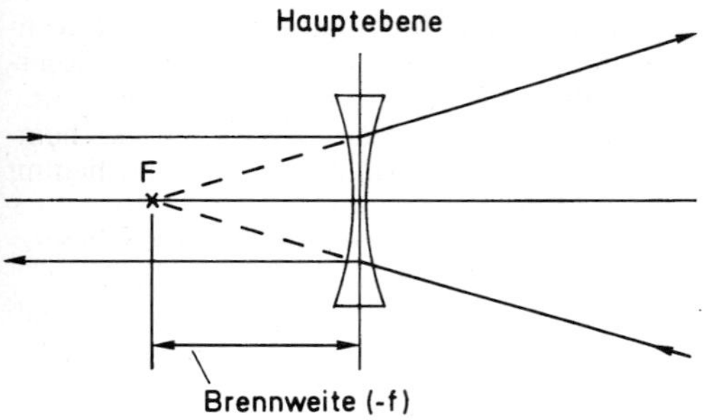

Abb. 17.2 Strahlengang durch eine Zerstreuungslinse. Beschreibung in Lerntext XVII.1.

F80

→ **Frage 17.1:** Lösung C

Die achsenparallel auf Linse 1 treffenden Strahlen vereinigen sich im hinteren Brennpunkt F_1' dieser Linse. Diese Strahlen sind für Linse 2 Brennpunktstrahlen, die achsenparallel hinter Linse 2 verlaufen (Abb. 17.3).

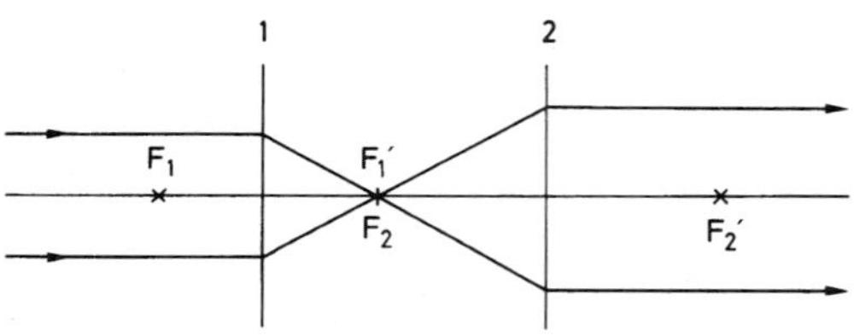

Abb. 17.3 Schema zur richtigen Lösung von Frage 17.1.

F81

→ **Frage 17.2:** Lösung B

Wird ein Gegenstand durch eine Sammellinse **gleich groß** abgebildet, so sind **Gegenstands-** und **Bildweite gleich,** wie sich aus dem gradlinig-ungebrochenen Verlauf des Zentralstrahls in Abb. 17.1 ergibt. Sowohl Bild- als auch Gegenstandsweite betragen also 0,2 m. Aus der Abbildungsgleichung (vgl. Lerntext XVII.1) errechnet sich somit eine Brechkraft von 10 dpt.

Man kann sich für solche Überlegungen auch die Linse zerlegt denken in 2 Linsen, zwischen denen die Strahlen parallel verlaufen. Man benötigt dann eine erste Linse, deren Brennweite gleich der Gegenstandsweite ist, um das vom Gegenstand ausgehende divergente Lichtbündel parallel zu machen (1/0,2 m = 5 dpt), und eine weitere, in diesem Falle gleich starke Linse, welche das Strahlenbündel 0,2 m hinter der Linse vereinigt. Da sich bei zusammengesetzten optischen Systemen die Brechkräfte addieren, hat das Gesamtsystem eine Brechkraft von 10 dpt.

XVII.2 Brechende Medien des Auges

Das Auge ist ein komplexes optisches System mit verschiedenen brechenden Flächen. Der größte Teil der Brechkraft ist durch die Krümmung der Cornea bedingt. Im Übergang von der Cornea zum weniger dichten Kammerwasser ergibt sich eine leicht zerstreuende Wirkung, und die dichtere bikonvexe Linse übt wieder eine sammelnde Wirkung aus. In starker Vereinfachung kann man das Auge als einfaches optisches System darstellen gemäß Abb. 17.4 („reduziertes Auge"), mit einer brechenden Hauptebene, einer vorderen Brennweite von 17 mm und einer hinteren Brennweite von 23 mm. Die Unterschiede zwischen vorderer und hinterer Brennweite ergeben sich aus den Unterschieden im Brechungsindex von Luft (1,0) einerseits und dem von Glaskörper und Kammerwasser (1,34) andererseits (17 mm · 1,34 = 23 mm). Der Brechungsindex des Mediums ist das Verhältnis aus Lichtgeschwindigkeit im Vakuum zur Lichtgeschwindigkeit im betreffenden Medium. Die Gesamtbrechkraft des normalen akkommodationslosen Auges beträgt 58 dpt, davon entfallen etwa 15 dpt auf die Linse. Parallel einfallendes Licht, welches also von Gegenständen im Unendlichen ausgeht, wird unter diesen Bedingungen auf der Retina vereinigt, d. h. im Unendlichen gelegene Gegenstände werden auf der Retina scharf abgebildet, und zwar als verkleinertes, reelles und umgekehrtes Bild. Die hintere Brennebene des Auges fällt unter diesen Bedingungen mit der Retina zusammen.

H92

→ **Frage 17.3:** Lösung E

Die Aufgabe klingt komplizierter als sie ist, sie lässt sich mit Grundkenntnissen gut lösen. Die Brechung der Lichtstrahlen ist an die Unterschiede in der optischen Dichte der Medien gebunden. Wird die Luft (Brechungsindex 1,00) vor dem Auge durch das dichtere Wasser (Brechungsindex 1,333) ersetzt, so kann die Gesamtbrechkraft nur abnehmen, die Lösungen (A) bis (C) scheiden aus. Dass die Abnahme nicht nur 2% beträgt (was bei einer Gesamtbrechkraft von 58 dpt nur etwa 1 dpt wäre), weiß jeder, der unter Wasser schon einmal die Augen aufgemacht hat: Einen Brechkraftverlust von 1 dpt könnte man sofort durch Akkommodation ausgleichen, was aber nicht gelingt. Insofern kommt nur (E) als Lösung in Frage.

Etwas genauer: Der Brechungsindex der Cornea beträgt 1,376. Das Verhältnis der Brechungsindizes geht beim Eintauchen in Wasser von 1,376 auf 1,376/1,333 = 1,032 zurück. Es bleibt also von der Brechkraft von 43 dpt, die durch den Übergang Luft – Cornea zur Gesamtbrechkraft beigetragen wird, nicht mehr viel übrig. Der Hauptteil der Brechkraft im Wasser ist die unveränderte Brechkraft der Linse

von rund 15 dpt. Es gehen also in der Tat etwa $^{2}/_{3}$ der Gesamtbrechkraft im Wasser verloren.
(**E: 32%/+0,19**; C: 32%/–0,08).

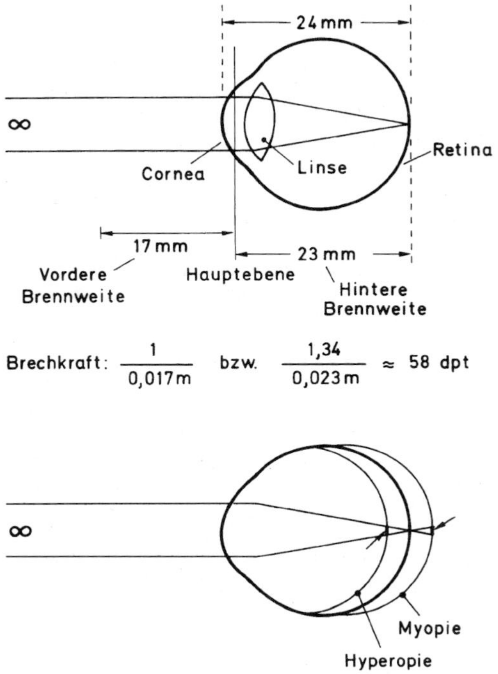

Abb. 17.**4** Schema zum Strahlenverlauf im akkommodationslosen menschlichen Auge (oben) mit Angaben für das vereinfachte „reduzierte Auge". Unten: Veränderungen bei Achsen-Myopie (Augenachse zu lang) und Achsen-Hyperopie (Augenachse zu kurz) (vgl. Lerntext XVII.2).

H98

→ **Frage 17.4:** Lösung D

(D) trifft zu, was an sich ein physikalischer Tatbestand ist. Hat man das vergessen, so kann man auch durch Ausschluss der anderen Aussagen zur Lösung kommen.
Zu (**E**): In der vertikalen Ebene ist die Brechkraft in der Regel etwas größer (durch den Liddruck) als in der horizontalen Ebene, wodurch sich ein leichter Astigmatismus ergibt – meist etwa 0,5 dpt, was keiner Korrektur bedarf.
(**D: 40%/+0,37**).

XVII.3 Akkommodation des Auges

Bei der Einstellung des Auges auf die Ferne (Fern-Akkommodation bzw. akkommodationsloser Zustand) wird ein in der Nähe gelegener Gegenstand auf der Retina nur unscharf abgebildet, erst hinter der Retina würde ein scharfes Bild entstehen (Abb. 17.5). Zur scharfen Abbildung nahegelegener Gegenstände verfügt das Auge deshalb über die Möglichkeit, seine Brechkraft zu steigern. Diesen Vorgang nennt man **Akkommodation.** Die Linse ist an Zonulafasern aufgehängt, die unter einer ständigen elastischen Spannung stehen. Auf diese Weise wird die Linse in Ruhe in einer flacheren Form gehalten, als sie aufgrund ihrer Eigenelastizität einzunehmen bestrebt ist. Der **Ziliarmuskel des Auges greift an der Linsenaufhängung an und produziert mit seiner Kontraktion eine Erschlaffung der Zonulafasern, wodurch die Linse sich mehr der Kugelform nähert und so ihre Brechkraft steigert.** Der M. ciliaris wird (im wesentlichen) **parasympathisch-cholinerg** innerviert, **Atropin** blockiert diese Erregungsübertragung. ■

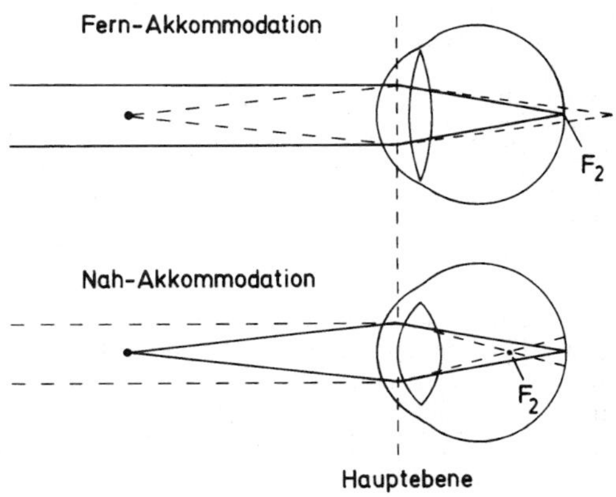

Abb. 17.**5** Oben: Strahlengang im normalen akkommodationslosen Auge (Fern-Akkommodation), wie in Abb. 17.4, oben. Unten: Verstärkung der Linsenbrechkraft im Zustand der Nah-Akkommodation führt dazu, dass parallele Strahlen (gestrichelt) vor der Netzhaut vereinigt werden: die Brennweite ist verkürzt. Dadurch können divergent ins Auge einfallende Strahlen (ausgezogen) auf der Retina vereinigt werden.

H96 ■■

→ **Frage 17.5:** Lösung D

Die Zonulafasern, an denen die Linse aufgehängt ist, sind bei Ferneinstellung gespannt, wodurch die Linse relativ flach gehalten wird. Der M. ciliaris führt mit seiner Kontraktion zu einer Spannungsabnahme der Zonulafasern ((C) ist falsch), wodurch die Linsenkrümmung zunimmt ((E) ist falsch), die Brechkraft der Linse nimmt zu, die Brennweiten werden kürzer ((B) ist falsch) (vgl. Lerntext XVII.3).
(**D: 84%/+0,38**).

H92

→ **Frage 17.6:** Lösung B

Unter den Bedingungen der Fernakkommodation trägt die Linse etwa 15 dpt zur Gesamtbrechkraft von 58 dpt bei (vgl. Lerntext XVII.2).
(**B: 63%/+0,23**).

XVII.4 Akkommodationsbreite

Das Ausmaß der Akkommodation kann man durch Bestimmen von **Nahpunkt** und **Fernpunkt** des Auges quantitativ erfassen. Die maximale Steigerung der Brechkraft, die das Auge durch Nahakkommodation hervorrufen kann, nennt man **Akkommodationsbreite** (gemessen in dpt). Von der Brechkraft des „ruhenden", auf die Ferne eingestellten Auges kann man bei solchen Bestimmungen ganz absehen. Man geht am besten davon aus, dass das akkommodationslose Normalauge paralleles Licht auf der Retina vereinigt, und denkt sich alle Veränderungen in Vorsatzlinsen vereinigt (Abb. 17.6). Zwischen Vorsatzlinse und Normalauge verlaufen die Strahlen also immer parallel. Wird beispielsweise die Brechkraft des Auges durch Akkommodation um 2 dpt gesteigert (Abb. 17.6 A), so ist die Brennweite der gedachten Akkommodations-Zusatzlinse 0,5 m. Das von dieser Brennebene ausgehende divergente Lichtbündel wird somit durch die Akkommodationslinse zu einem Parallelbündel gesammelt und im Auge auf der Retina scharf abgebildet.
Zur Bestimmung des maximalen Akkommodationsvermögens muss man beim Probanden feststellen, bis zu welchem Abstand vor dem Auge ein Gegenstand noch scharf gesehen werden kann, wobei sich die Testperson natürlich um maximale Akkommodation bemühen muss. Der geringste Abstand vor dem Auge, in dem ein Gegenstand noch scharf gesehen werden kann, heißt **Nahpunkt.** Der **Fernpunkt** andererseits ist der größte Abstand vor dem Auge (der fernste Punkt), in dem ein Gegenstand noch scharf gesehen werden kann. Die **Akkommodationsbreite** ist definitionsgemäß die maximale Änderung der Brechkraft, d. h. die Brechkraftdifferenz zwischen maximaler Ferneinstellung und maximaler Naheinstellung. Da beim Normalsichtigen bei Ferneinstellung die Zusatzbrechkraft 0 ist (Fernpunkt im Unendlichen), ergibt sich die Akkommodationsbreite aus der Zusatzbrechkraft bei Nahpunkteinstellung. Bei einem jungen Menschen kann beispielsweise ein Nahpunkt von 10 cm ermittelt werden (Abb. 17.6 B). Die Zusatzbrechkraft gegenüber dem Normalauge ist dann 10 dpt. Für den Normalsichtigen gilt:

$$\text{Akkommodationsbreite (in dpt)} = \frac{1}{N}.$$

N = Nahpunkt, gemessen in m.
Für den Fall, dass der Fernpunkt F in Abweichung vom Normalen nicht im Unendlichen liegt, muss man von der maximalen Brechkraft bei Nahpunkteinstellung die Brechkraftabweichung bei Fernpunkteinstellung abziehen. Die allgemeine Gleichung für die Akkommodationsbreite lautet deshalb:

$$\text{Akkommodationsbreite} = \frac{1}{N} - \frac{1}{F}.$$

Abb. 17.6 C und D geben ein Beispiel. Der Fernpunkt der Testperson liegt bei 1 m. Gegenüber

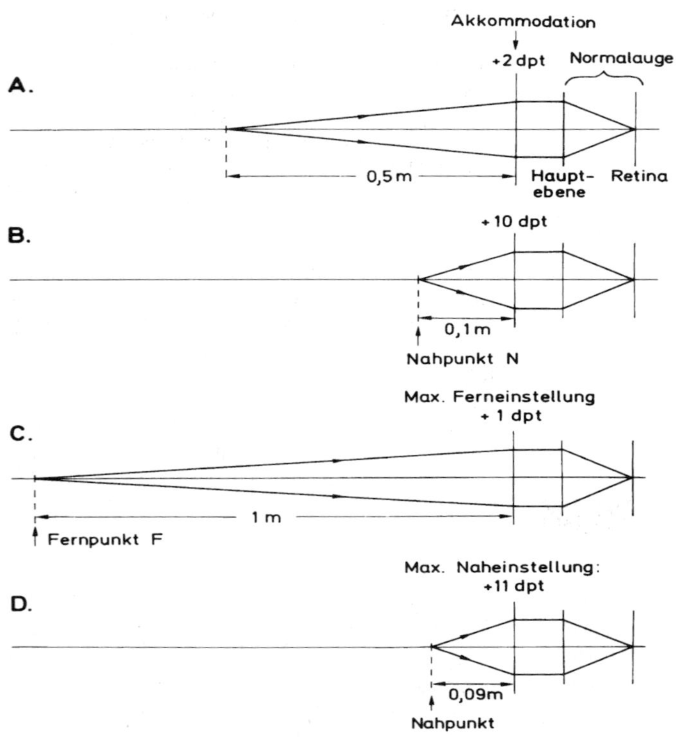

Abb. 17.6 Strahlengänge zur quantitativen Kalkulation von Akkommodationsleistungen. Vom Auge sind nur die Retina und die brechende Hauptebene dargestellt. Abweichungen vom fernakkommodierten Normalauge sind zur besseren Veranschaulichung als Brechkraftänderung vor der Hauptebene dargestellt, obwohl sie in Wirklichkeit in der Hauptebene selbst liegen. A: Erhöht sich die Brechkraft des normalen Auges um 2 dpt, so werden Gegenstände, die 0,5 m vor dem Auge liegen, scharf auf der Retina abgebildet. B: Strahlenverlauf für den Nahpunkt eines gesunden jungen Menschen bei 10 cm. C und D: Nah- und Fernpunkteinstellung bei einem jungen Menschen mit einer Myopie von +1 dpt (vgl. Lerntext XVII.4).

dem Normalauge ist also eine zusätzliche Brechkraft von 1 dpt enthalten, allerdings nicht durch Akkommodation, sondern durch einen Augenfehler (Kurzsichtigkeit, Myopie). Der Nahpunkt dieser Person möge bei 9 cm liegen (Abb. 17.6 D). Die Zusatzbrechkraft beträgt dann 11 dpt gegenüber dem gedachten Normalauge. Die Brechkraftsteigerung durch Akkommodation beträgt in diesem Falle auch 10 dpt (= Akkommodationsbreite). ■

F00 ■■

→ **Frage 17.7:** Lösung C

Bei der betreffenden Person liegt eine leichte Myopie von $-\frac{1}{2\,\text{m}} = 0{,}5$ dpt vor. Die Person hat also bei Ferneinstellung gewissermaßen schon eine Sammellinse von 0,5 dpt vor dem gedachten Normalauge. Bei Einstellung auf die Nähe beträgt die Zusatzbrechkraft vor dem gedachten akkommodationslosen Normalauge $\frac{1}{0{,}2\,\text{m}} = 5$ dpt. Die Differenz zwischen den Brechkräften bei maximaler Ferneinstellung und maximaler Naheinstellung ist definitionsgemäß die Akkommodationsbreite. Sie beträgt hier 4,5 dpt.
Es geht auch mit Formel (vgl. Lerntext XVII.4).
(C: 74%/+0,39).

F94 ■■

→ **Frage 17.8:** Lösung C

Hier liegt eine Kurzsichtigkeit von 2 dpt vor. Im Vergleich zum Normalsichtigen mit einem Fernpunkt im Unendlichen bedeutet ein Fernpunkt von 0,5 m eine zusätzliche Brechkraft von 2 dpt ($\frac{1}{0{,}5\,\text{m}} = 2$ dpt). Bei Nahpunkteinstellung wird diese Brechkraft um 5 dpt erhöht, die Brechkraft ist dann insgesamt um 7 dpt größer als bei Einstellung auf unendlich. Der Nahpunkt liegt somit bei $\frac{1}{7\,\text{dpt}} = 0{,}14$ m = 14 cm (vgl. Lerntexte XVII.4 und XVII.5).
(C: 34%/+0,28).

H97 ■■

→ **Frage 17.9:** Lösung C

Beim Normalsichtigen (Emmetropen) liegt der Fernpunkt im Unendlichen. Im genannten Fall ist die Akkommodationsfähigkeit durch Alter eingeschränkt (Presbyopie), der Nahpunkt liegt bei 80 cm (beim jungen Normalsichtigen bei 10 cm). Die Nahpunkteinstellung kann man sich vorstellen als Vorsatz einer Sammellinse, die das aus einer 80 cm entfernten Lichtquelle kommende Lichtbündel in parallel ausfallendes Licht umwandelt. Diese Sammellinse hat somit eine Brennweite von 0,8 m, und dementsprechend eine Brechkraft von 1/0,8 m = 1,25 dpt. Dies ist die gesuchte Akkommodationsbreite.
Wer die Formel bevorzugt (vgl. Lerntext XVII.4).
(C: 78%/+0,31).

XVII.5 Kurz- und Weitsichtigkeit

Störungen der normalen Brechungsverhältnisse im optischen Apparat des Auges nennt man **Refraktionsanomalien.**

Klinischer Bezug

Ist die Brechkraft des Auges bei Akkommodationsruhe relativ zum Augendurchmesser zu stark, so wird parallel einfallendes Licht bereits vor der Retina vereinigt, und auf der Retina entsteht ein unscharfes Bild (Abb. 17.4 und Abb. 17.7). Der Patient sieht ferne Gegenstände unscharf und nur näher gelegene Gegenstände scharf: **Kurzsichtigkeit (Myopie).** Der Brennpunkt des akkommodationslosen Auges liegt beim Myopen vor der Retina. Der Fernpunkt des Myopen liegt nicht wie beim Normalsichtigen im Unendlichen, sondern im Endlichen – im Beispiel der Abb. 17.7 bei 50 cm. Die häufigste Ursache für eine derartige Störung ist ein zu großer Augendurchmesser, bei normaler Brechkraft von Cornea und Linse (**Achsen-Myopie**). Um diesen Brechungsfehler zu korrigieren, muss man eine Linse vor das Auge setzen, welche paralleles Licht so ausfallen lässt, als käme es aus dem Fernpunkt bei 50 cm, also eine Zerstreuungslinse mit der Brennweite – 0,5 m (Brechkraft –2 dpt), vgl. Abb. 17.7 und Abb. 17.2. Im Beispiel der Abb. 17.7 liegt also eine Myopie von 2 dpt vor. In der Praxis wird so verfahren, dass man direkt mit einer Testbrille (bzw. mit moderneren Automaten) diejenige Linse ermittelt, die zur Korrektur des Fehlers gerade erforderlich ist.
Ist die Brechkraft des Auges zu schwach, so besteht eine **Weitsichtigkeit (Hyperopie, Hypermetropie).** Der Fernpunkt liegt dabei noch weiter weg als im Unendlichen, nämlich im negativ Endlichen; der Fernpunkt ist somit virtuell, im Beispiel der Abb. 17.7 B bei –0,5 m. In diesem Falle werden (beim akkommodationslosen Auge) nur Lichtbündel auf der Retina vereinigt, die mit einer Konvergenz so auf das Auge einfallen, dass sie sich, ohne Brechung, 50 cm hinter der Hauptebene des Auges vereinigen würden. Parallel einfallendes Licht vereinigt sich erst hinter der Retina. Zur Korrektur dieses Fehlers muss eine Linse vor das Auge geschaltet werden, die einem parallelen Bündel eine entsprechende Konvergenz gibt, also eine Sammellinse mit einer Brennweite von 0,5 m (Abb. 17.7 B). Der Jugendliche mit einer Hyperopie von 2 dpt bemerkt seinen Fehler nicht unmittelbar, weil er ihn durch Akkommodation

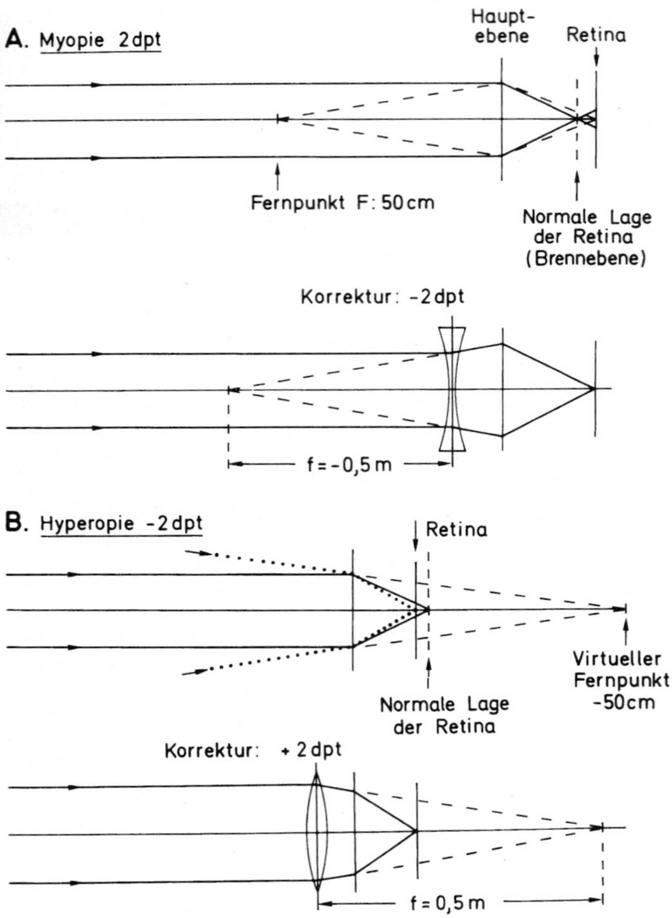

Abb. 17.7 A: Strahlenverlauf bei Achsen-Myopie, und Korrektur der Myopie mit einer Zerstreuungslinse. B: Strahlengang bei Hyperopie und Korrektur mit einer Sammellinse (vgl. Lerntext XVII.5).

automatisch ausgleicht. Man wird indirekt auf den Fehler hingewiesen, z. B. durch **Kopfschmerzen** infolge ständiger zu starker Akkommodation oder durch **Schielen (Strabismus convergens)** infolge der an die Akkommodation gekoppelte Konvergenz-Reaktion (vgl. Lerntext XVII.8). Bei der Ermittlung des Fernpunktes geht man beim Hyperopen so vor, dass man eine stärkere Sammellinse vorschaltet und so den normalen Fernpunkt aus dem Unendlichen heranrückt, z. B. mit einer Linse von +4 dpt auf 25 cm. Findet man unter diesen Bedingungen den Fernpunkt 40 cm vor dem Auge, so ergibt sich eine fehlende Brechkraft von

$$\frac{1}{0{,}4\,\text{m}} - \frac{1}{0{,}25\,\text{m}} = -1{,}5\ \text{dpt}$$

Der virtuelle Fernpunkt liegt dementsprechend bei −0,67 m.

H01 ■■

→ **Frage 17.10:** Lösung D

Bei der Myopie (Kurzsichtigkeit) ist die Brechkraft des Auges relativ zur Länge der Augenachse zu groß, zur Korrektur bekommt der Patient eine Brille mit Zerstreuungslinsen. Die häufigste Ursache dieser Störung ist ein zu großer Augendurchmesser (Achsen-Myopie), (D) trifft zu (vgl. Lerntext XVII.5).

Zu **(A)**: Die Akkommodationsbreite ist bei Kurzsichtigkeit normal.

Zu **(B)** und **(C)**: Effekte dieser Art würden die Brechkraft vermindern, also eine Weitsichtigkeit auslösen.

Zu **(E)**: Die Aussage trifft für den Weitsichtigen zu: Die fehlende Brechkraft kann durch Akkommodation ausgeglichen werden.

(D: 82%/+0,18).

F95 ■■

→ **Frage 17.11:** Lösung A

Die Achsen-Myopie ist dadurch gekennzeichnet, dass der Bulbus zu lang und die Brechkraft in Relation dazu zu groß ist, wie in (B) und (C) richtig beschrieben. Fernpunkt und Nahpunkt rücken deshalb näher an das Auge heran, (E) ist richtig. Dabei wird der Abstand zwischen Nahpunkt und

Fernpunkt (**Akkommodationsstrecke** oder **Akkommodationsbereich** genannt) kleiner. Die Akkommodations**breite** bleibt jedoch unverändert, (A) ist falsch.
(A: 23%/+0,33).

F91 ■■

→ **Frage 17.12:** Lösung B

(vgl. Lerntext XVII.5).
(B: 61%/+0,35).

XVII.6 Alterssichtigkeit (Presbyopie)

Mit zunehmendem Alter nimmt die Akkommodationsbreite ab, von 10–12 dpt beim Jugendlichen auf Werte unter 2 dpt im Alter über 50 Jahren (Abb. 17.8). Der Fernpunkt bleibt dabei in der Regel unverändert, und der Nahpunkt rückt immer weiter vom Auge ab.

Klinischer Bezug

Wenn die Akkommodationsbreite unter den fürs Lesen nötigen Wert von rund 3 dpt abfällt – zwischen 40 und 50 Jahren – benötigt man eine Lesebrille. Die Presbyopie beruht darauf, dass die Linse mehr und mehr ihre Elastizität verliert. ■

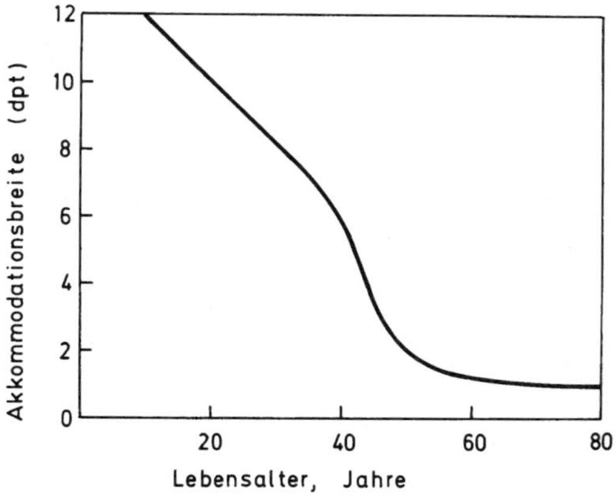

Abb. 17.8 Abnahme der Akkommodationsbreite mit zunehmendem Lebensalter (vgl. Lerntext XVII.6).

F00 ■■

→ **Frage 17.13:** Lösung B

Beim Normalsichtigen (Emmetropen) liegt der Fernpunkt immer im Unendlichen – unabhängig vom Alter. (C) und (D) sind falsch. Mit zunehmendem Alter vermindert sich die Fähigkeit zur Anpassung an die Nähe, die Akkommodationsbreite nimmt ab – (E) ist falsch. Der Nahpunkt – der geringste Abstand vom Auge, in dem noch scharf gesehen werden kann – rückt dabei weiter vom Auge weg. Nur (B) trifft zu (vgl. Lerntext XVII.6).
(B: 65%/+0,14).

H93 ■

→ **Frage 17.14:** Lösung B

Ein Fernpunkt von 25 cm (normal im Unendlichen) bedeutet eine Kurzsichtigkeit von 4 dpt. Wenn die Nahakkommodation bei diesem Fernpunkt nur bis zu 20 cm möglich ist, bedeutet dies eine Akkommodationsbreite von lediglich 1 dpt, also eine Presbyopie (vgl. Lerntexte XVII.4 bis XVII.6). Akkommodationsbreite:

$$\frac{1}{0{,}2\,\text{m}} - \frac{1}{0{,}25\,\text{m}} = 5\text{ dpt} - 4\text{ dpt} = 1\text{ dpt}.$$

(B: 57%/+0,29).

XVII.7 Astigmatismus

Die Brechkraft des Auges kann auch in den verschiedenen Ebenen unterschiedlich sein. In der Regel ist durch den Druck des Augenlids die Krümmung der Cornea in der Vertikalebene etwas stärker als in der Horizontalebene. Abweichungen bis zu 0,5 dpt gelten als normal. Stärkere Abweichungen führen zu einer Unschärfe der Abbildung, die man als **Astigmatismus** (nicht-punktförmiges Sehen) bezeichnet. Ein Punkt der Umwelt wird unter diesen Bedingungen in keiner Ebene als Punkt abgebildet. In der Brennweite des vertikalen Meridians wird er als horizontaler Strich und in der Brennweite des horizontalen Meridians als senkrechter Strich abgebildet. Diese Störung lässt sich durch **Zylindergläser** ausgleichen, die in Stärke und Achsenlage so zu wählen sind, dass eine in allen Ebenen gleiche Brechkraft resultiert. ■

F87 ■

→ **Frage 17.15:** Lösung D

Zu (D): Der um 2 dpt Hyperope hat seinen Fernpunkt bei –0,5 m, vgl. Abb. 17.7. Bei Steigerung der Brechkraft um +0,5 dpt fehlen immer noch 1,5 dpt, der Fernpunkt liegt dann bei –0,67 m, sodass immer noch kein scharfes Sehen möglich ist. Mit der Aussage, dass der Patient nur noch eine Akkommodationsbreite von 0,5 dpt besitzt, ist klargestellt, dass er eine größere Brechkraftsteigerung als 0,5 dpt nicht mehr produzieren kann.
Zu (E): Ein Astigmatismus lässt sich nur durch Zylindergläser korrigieren (vgl. Lerntext XVII.7).

XVII.8 Pupillenreaktionen

Mit der Iris kann der Lichteinfall ins Auge geregelt werden. Die wichtigsten Regulationsmechanismen sind in Abb. 17.9 dargestellt. Der parasympathisch-cholinerg innervierte **M. sphincter pupillae** ist zirkulär angeordnet und bewirkt eine Verkleinerung der Pupillenfläche (**Miosis, Blockierung durch Atropin**). Der **M. dilatator pupillae** hat einen radiären Faserverlauf und

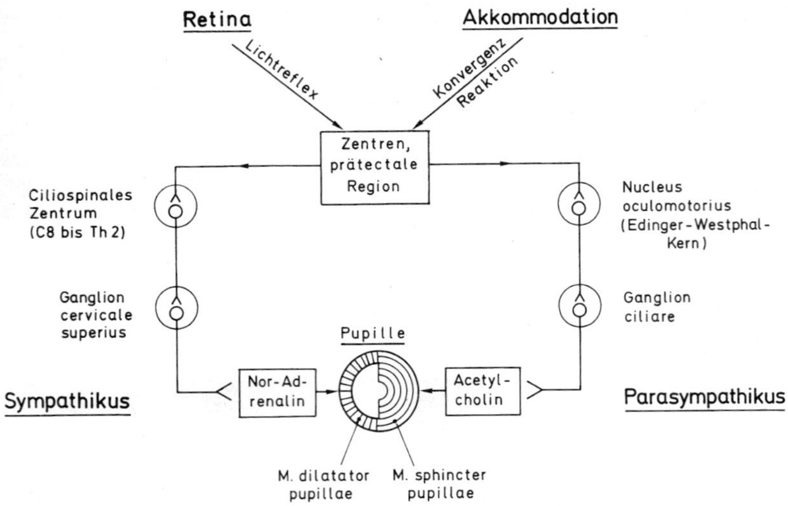

Abb. 17.9 Schema zur Regulation der Pupillenweite.

führt dementsprechend bei Kontraktion zu einer Erweiterung der Pupille (**Mydriasis**); er ist **sympathisch-adrenerg innerviert. Emotion und Erregung (ergotrope Einstellung) sind von Pupillenerweiterung begleitet.** Zur vegetativen Steuerung der Pupillenmuskulatur vgl. Lerntext XIV.4 und Tab. 14.1. Die Fläche der Pupillenöffnung kann (beim Jugendlichen) im Verhältnis 1 : 30 verstellt werden. Die bei Lichteinfall ins Auge auftretende Pupillenverengung ist ein Schutzreflex. Bei Belichtung eines Auges verengt sich nicht nur die Pupille des belichteten Auges (**direkte Lichtreaktion**), sondern auch die des anderen Auges (**konsensuelle Lichtreaktion**). Auch bei Nahakkommodation kommt es automatisch, durch zentrale Verknüpfungen bedingt, zu einer Verengung der Pupille. Dadurch werden die Randstrahlen abgeschirmt, und die Abbildung wird schärfer. Da bei **Naheinstellung auch die beiden Augenachsen konvergieren,** wird die Pupillenverengung bei Akkommodation auch als **Konvergenzreaktion** bezeichnet.

Klinischer Bezug
Die Kopplung von Akkommodation und Konvergenz der Augenachsen kann zum Schielen (Strabismus) führen. Wenn beispielsweise der Hyperope schon beim Sehen in die Ferne stark akkommodieren muss, besteht die Tendenz, auch die Augenachsen zu konvergieren, wie es zur normalen Naheinstellung dazugehört. Dadurch kann es zu konvergentem Schielen (Strabismus convergens) kommen.

F04 ■
→ **Frage 17.16:** Lösung C

Der Sympathikus innerviert den M. dilatator pupillae und löst so eine Pupillenerweiterung (Mydriasis) aus – (D) ist falsch. Der Parasympathikus innerviert den M. sphincter pupillae und produziert so eine Verengung der Pupille (Miosis). Eine Hemmung des Parasympathikus führt demnach zu einer Mydriasis, (C) trifft zu (vgl. Lerntext XVII.8).
Zu (**A**): Lichteinfall löst eine Pupillenverengung aus, aber auch die Nahakkommodation ist mit einer **Engstellung** der Pupillen verbunden, was man als Konvergenzreaktion bezeichnet.
Zu (**E**): Engstellung der Pupille (**Miosis**) führt zu einer Entfaltung des Kammerwinkels und verbessert so den Abfluss des Kammerwassers.
Zu (**B**): Das ist kein Lernwert, und selbst in dicken Lehrbüchern der Physiologie findet man dazu keinen Zahlenwert. Die Latenzzeit beträgt 200–250 ms.
(C: 60%/+0,22).

F98 ■■
→ **Frage 17.17:** Lösung C

Für die Pupillenverengung ist der Parasympathikus zuständig, mit Acetylcholin als Transmitter, wie in (A) gesagt. Der Sympathikus sorgt für Pupillenerweiterung, über Innervation des M. dilatator pupillae, mit Noradrenalin als Transmitter, vermittelt über α-Rezeptoren. Andere α-Antagonisten (auch mit dem etwas antiquierten Begriff Sympathomimetika bezeichnet) haben den gleichen Effekt, (C) ist falsch (vgl. Lerntext XVII.8).
(C: 82%/+0,38).

H95 ■■
→ **Frage 17.18:** Lösung D

Die Pupille wird durch den parasympathisch innervierten M. sphincter pupillae (Transmitter Acetylcholin) verengt und durch den sympathisch innervierten M. dilatator pupillae (Transmitter Noradrenalin) erweitert (vgl. Lerntext XVII.8 und

Abb. 17.9). Atropin blockiert die cholinerge Innervation des M. sphincter pupillae und löst so eine Erweiterung der Pupille aus, (D) ist richtig. Ein alter pharmakologischer **Merkspruch** lautet: Atropin und junge Maid – machen die Pupillen weit. – Altes Weib und Morphium – machen eng sie wiederum.
(D: 90%/+0,28).

XVII.9 Kammerwasser und Augeninnendruck

Das Kammerwasser des Auges wird ständig vom Ziliarkörper gebildet und fließt von der vorderen Augenkammer im Kammerwinkel durch den Schlemm-Kanal wieder ab.

Klinischer Bezug
Bei Abflussbehinderung kommt es zu einer Erhöhung des Augeninnendrucks (Normalbereich: 10 bis 20 mmHg = 1,3 bis 2,7 kPa) mit Funktionsbeeinträchtigung des Auges (Glaukom). Pupillenverengung kann durch Entfaltung des Kammerwinkels den Abfluss begünstigen. ■

F02 ■
→ **Frage 17.19:** Lösung B

Das Kammerwasser des Auges wird vom Ziliarkörper gebildet, (A) ist falsch, und gelangt zunächst in die hintere Augenkammer. Es fließt dann durch die Pupille in die vordere Augenkammer, (B) trifft zu, und fließt im Kammerwinkel durch den Schlemm-Kanal ab, (D) ist falsch. Pupillenverengung (Miosis) begünstigt die Entfaltung des Kammerwinkels und fördert so den Abfluss. Pupillenerweiterung (Mydriasis) behindert den Abfluss, (C) ist falsch.
Zu (E): Das Kammerwasser ist eiweißarm, ähnlich wie die interstitielle Flüssigkeit. Der kolloidosmotische Druck ist dementsprechend niedriger als im Blutplasma.
(B: 58%).

H01 ■
→ **Frage 17.20:** Lösung A

(vgl. Lerntext XVII.9). Pupillenverengung begünstigt durch Entfaltung des Kammerwinkels den Abfluss, (A) trifft zu.
Zu (D): Der Augeninnendruck beträgt 15–20 mmHg. Überhöhter Druck (Glaukom) schädigt den Sehnerv.
Zu (E): Die Bildungsrate des Kammerwassers gehört nicht zum Lernstoff. Aber es ist klar, dass 1 ml/min viel zu hoch ist; es sind etwa 2 µl/min.
(A: 63%/+0,31).

F95
→ **Frage 17.21:** Lösung A

Der Augeninnendruck soll nicht über 20 mmHg (= 2,7 kPa) ansteigen. Die in (A) genannten Werte sind eindeutig zu hoch. Die übrigen Aussagen sind richtig.
Zu (E): Atropin führt über eine Hemmung des parasympathisch innervierten M. sphincter pupillae zu einer Pupillenerweiterung. Dadurch werden die Abflusswege für das Kammerwasser im Augenwinkel eingeengt, was den Augeninnendruck steigern kann.
(**A: 38%/+0,19**; E: 35%/–0,13).

H89
→ **Frage 17.22:** Lösung E

Die Fovea centralis ist der Bezirk des schärfsten Sehens im Zentrum des Gesichtsfeldes, auf dem ein fixierter Gegenstand abgebildet wird (0° des Gesichtsfeldes, vgl. Lerntext XVII.14). Will man beim Augenspiegeln diese Partie untersuchen, so ist es am besten, wenn der Patient dem Untersuchenden direkt ins Auge schaut (0°). 15° nasal liegt die Papilla nervi optici.
(E: 32%/+0,07).

F01
→ **Frage 17.23:** Lösung B

Betrachte ich nach Einstellung auf die Ferne einen nahen Gegenstand, so kommt es zu einer Konvergenz beider Augenachsen, da ja jedes Auge seine Achse auf den nahen Gegenstand einstellt. Der linke Augapfel dreht sich nach rechts, der rechte nach links. Bei Einstellung von der Nähe auf die Ferne kommt es zu einer Divergenz der Augenachsen. Es ist also (B) zu markieren. Bei allen anderen genannten Augenbewegungen bewegen sich die Augen gleichsinnig.
(B: 82%/+0,32).

17.2 Signalverarbeitung in der Retina

XVII.10 Verarbeitungsprozesse in der Retina

Die Retina enthält nicht nur die Photorezeptoren, sondern auch die nächsten beiden verarbeitenden Neurone (Abb. 17.10). Die im Sehnerv verlaufenden Nervenfasern sind also keine afferenten Fasern von Rezeptoren, sondern Fasern des 2. Neurons. Wie in Abb. 17.10 vereinfacht dargestellt, besteht eine starke **Konvergenz:** Die Signale vieler Rezeptoren fließen in einer Bipolarzelle zusammen, und Erregungen von vielen Bipolarzellen gehen auf eine Ganglienzelle über. Es besteht aber auch eine **Divergenz** infolge der starken Verzweigungen von Bipolar- und Ganglienzellen: Ein Rezeptor kann Kontakte mit mehreren Bipolarzellen haben, und eine Bipolarzelle mit mehreren Ganglienzellen. Die starke Konvergenz zeigt sich auch darin, dass auf über 100 Millionen Rezeptoren nur 1 Million Ganglienzellen kommen. Schließlich sorgen Horizontal- und Amakrinzellen noch

für komplizierte horizontale Wechselwirkungen wie die **laterale Hemmung.**
Die Umsetzung des Lichtreizes in Erregung ist an höchstkomplizierte Rezeptorprozesse gebunden. Der erste Schritt ist die Lichtabsorption mit Hilfe spezieller Sehfarbstoffe. Dies ist in den **Stäbchen** das **Rhodopsin,** dessen spektrale Absorption gut mit der spektralen Empfindlichkeit des Auges im Zustand der Dunkeladaptation übereinstimmt. In den **Zapfen** der menschlichen Retina gibt es **drei verschiedene Pigmente** – jeweils in spezifischen Zapfen – mit verschiedenen Absorptionsmaxima. Diese Unterschiede werden für das **Farbensehen** verantwortlich gemacht. Die photochemischen Prozesse der Lichtabsorption führen dann zu Veränderungen des Membranpotentials.
Das Besondere der **Photorezeptoren** liegt darin, dass sie **in Ruhe stark depolarisiert** sind (–30 bis –40 mV) und **auf Belichtung mit Hyperpolarisation reagieren.** Das Rezeptorpotential der Photorezeptoren besteht also in einer Hyperpolarisation! Die Erregungsübertragung von den Rezeptoren auf die nachfolgenden Zellen erfolgt über chemische Synapsen. Horizontal- und Bipolarzellen reagieren ebenfalls noch mit abgestuften, kontinuierlichen Potentialänderungen, und erst im Übergang auf die Ganglienzellen werden Aktionspotentiale erzeugt, die dann im Sehnerv weitergeleitet werden.
Das Verhalten der **retinalen Ganglienzellen** ist am besten untersucht, nicht zuletzt wegen der guten Zugänglichkeit. Die Aktivität dieser Neurone ist das Ergebnis komplizierter Verarbeitungsprozesse vom Rezeptorpotential bis zur Übertragung auf das 2. Neuron. Demgemäß findet man auch, dass sich die Impulsfrequenz einer Opticusfaser von einem relativ großen Netzhautareal beeinflussen lässt, das man als **rezeptives Feld** dieses Neurons bezeichnet. Die beiden wichtigsten Typen von Opticusneuronen sind in Abb. 17.11 dargestellt, für den Ausgangszustand mittlerer Helligkeit. Bei einem Typ führt ein Lichtreiz im Zentrum des Feldes zu Aktivierung, d. h. Zunahme der Impulsfrequenz der Nervenfaser, ein Lichtreiz in der Feldperipherie dagegen zu einer Hemmung. Man nennt diesen Typ **On-Zentrum-Neuron.** Entgegengesetztes Verhalten beobachtet man beim **Off-Zentrum-Neuron.** Bei Gesamtbelichtung dominiert das Verhalten des Zentrums. Auch bei **Dunkeladaptation** wird das Zentrum zunehmend dominant, die Zentrumseigenschaft dehnt sich auf das gesamte rezeptive Feld aus – ein gegensinniges Verhalten bei Belichtung von Zentrum und Peripherie gibt es dann nicht mehr.
Schon auf der Ebene der Bipolarzellen besteht die Differenzierung in On- und Off-Systeme.
Die gegensinnige Organisation eines rezeptiven Feldes wird auf Prozesse der **lateralen Hemmung,** vgl. Lerntext XII.14 und Abb. 12.10, zurückgeführt, die sich z. B. auch im Phänomen des **Simultankontrastes** auswirken: Eine graue Fläche vor dunklem Hintergrund erscheint heller als eine objektiv gleichhelle Graufläche vor hellem Hintergrund. Die Belichtung einer Stelle führt zu einer Hemmung in der Umgebung. Entsprechendes gibt es beim Farbensehen: Simultankontrast in der Komplementärfarbe. ■

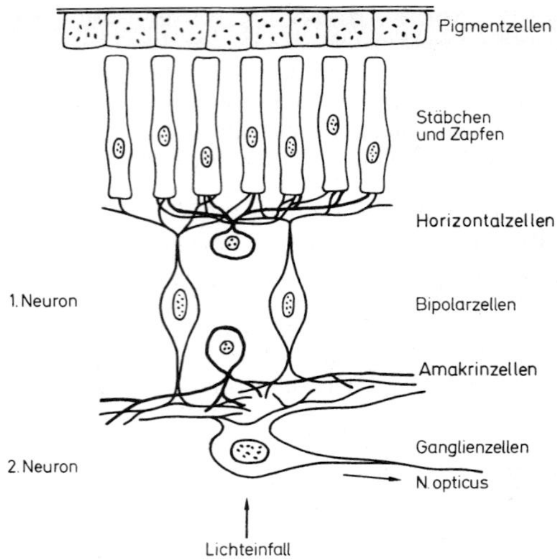

Abb. 17.**10** Stark vereinfachtes Schema zur Verschaltung der Photorezeptoren mit dem 1. und 2. Neuron in der Retina.

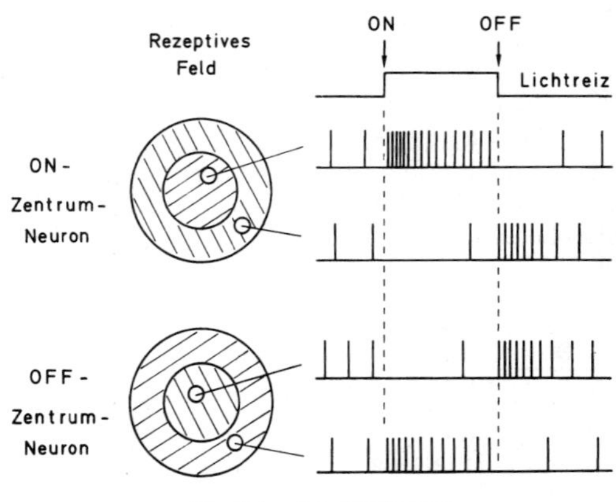

Abb. 17.**11** Schema zur funktionellen Organisation der rezeptiven Felder von Opticusneuronen bei mittlerer Helligkeit. Rechts: Aktionspotential-Entladungen von 2 Einzelfasern des N. opticus, deren rezeptive Felder links dargestellt sind. Das On-Zentrum-Neuron (oben) wird bei Belichtung im Zentrum seines rezeptiven Feldes erregt (obere Kurve des oberen Bildteils) und bei Belichtung der Feldperipherie gehemmt (untere Kurve des oberen Bildteils, Ableitung von derselben Einzelfaser). Ausschalten des Lichtreizes führt zu entgegengesetzten Reaktionen. Beim Off-Zentrum-Neuron (unten) sind die Reaktionen umgekehrt (vgl. Lerntext XVII.10).

H03 ■

→ **Frage 17.24:** Lösung A

Photorezeptoren sind in Ruhe relativ stark depolarisiert (Membranpotential –30 bis –40 mV), bedingt durch eine relativ hohe Na^+-Leitfähigkeit. Auf Belichtung reagieren sie mit Abnahme der Na^+-Leitfähigkeit und Hyperpolarisation, (D) und (E) sind unzutreffend.
Wenn Licht auf ein Stäbchen fällt, wird das Licht vom Rhodopsin absorbiert. Das aktivierte Rhodopsinmolekül reagiert mit einem G-Protein der Membran (Transducin, (A) trifft zu). Darauf folgt die Aktivierung einer Phosphodiesterase ((B) ist falsch), die cGMP (zyklisches Guanosinmonophosphat) zu GMP hydrolysiert, (C) ist falsch. Die hohe Konzentration von cGMP in Ruhe wird für die Offenhaltung der Natriumkanäle (hohe Offenwahrscheinlichkeit) verantwortlich gemacht.

H99 ■

→ **Frage 17.25:** Lösung E

Die Photorezeptoren sind unter Ruhebedingungen relativ stark depolarisiert (Membranpotential um –30 mV, infolge hoher Na^+-Leitfähigkeit). Mit Belichtung läuft eine Reaktionskette ab, von der in (A) bis (D) einige Schritte richtig genannt sind. Dies führt am Ende zu einer Abnahme der Na^+-Leitfähigkeit – (E) ist falsch, wodurch das Membranpotential stärker negativ wird (Hyperpolarisation). Hier liegt also eine Ausnahme von der im Allgemeinen gültigen Regel vor, dass Aktivierung erregbarer Zellen mit einer Depolarisation verbunden ist! Es sieht so aus, als würden die Grundprozesse der Photorezeptoren zum regelmäßigen Prüfungsstoff werden.
(E: 79%/+0,45).

F04

→ **Frage 17.26:** Lösung E

Das Sensorpotential ist hyperpolarisierend, (A) ist falsch (vgl. Lerntext XVII.10). Die Transmitterfreisetzung der Photorezeptoren folgt wieder den allgemeinen Regeln: Depolarisation steigert, Hyperpolarisation vermindert die Transmitterfreisetzung an der Synapse zum 1. Neuron, (E) trifft zu.
Zu **(B)** und **(C)**: Veränderungen der Sehfarbstoffe sind die ersten Reaktionsschritte, unmittelbar nach der Lichtabsorption, (B) ist falsch. In den Folgeschritten kommt es zu einer **Abnahme** der cGMP-Konzentration – (C) ist falsch –, die mit einer Abnahme der Na^+-Leitfähigkeit verbunden ist, und dies ist dann die Ursache für das Sensorpotential: die Hyperpolarisation.
(E: 43%/+0,34).

H99

→ **Frage 17.27:** Lösung E

Der vordere Brennpunkt liegt etwa 15 mm, und nicht 15 cm vor der Cornea. Insofern ist (E) eindeutig falsch.

Ich habe zunächst (B) markiert (und (E) für einen Druckfehler gehalten). Man lernt ja großzügig, dass es in der Fovea centralis nur Zapfen für das Tages- und Farbsehen gibt, und dass zur Peripherie hin die Zapfendichte immer kleiner wird. Die Stäbchen für das skotopische Sehen werden hingegen zur Peripherie hin zunehmend dominant. Genau genommen ist es so, dass die funktionelle Dominanz nicht genau der Rezeptordichte entspricht. Die Stäbchendichte nimmt von der Fovea centralis ausgehend zunächst sehr stark zu und erreicht parafoveal ihr Maximum – (B) trifft zu – und nimmt dann zur Peripherie hin wieder ab. (So etwas zu prüfen halte ich für didaktisch verfehlt.)
(**E: 33%/+0,05;** B: 52%).

F02

→ **Frage 17.28:** Lösung B

Beim Phototransduktionsprozess in den Stäbchen der Retina werden die Lichtquanten vom Rhodopsin absorbiert und bewirken eine Stereoisomerisation des Retinals von der 11-cis- zur All-trans-Form. Anschließend kommt es zu Veränderungen des Rhodopsins über mehrere Zwischenstufen zum Metarhodopsin II. Dieses induziert mit GTP (Guanosintriphosphat) eine Aktivierung von Transducin, einem G-Protein der Scheibchenmembran, das eine Phosphodiesterase (PDE) aktiviert und so die Hydrolyse von cGMP einleitet, (B) trifft zu. Das cGMP hält im Dunkeln Natrium-Calcium-Kanäle in der Membran der Stäbchen-Außenglieder offen und sorgt so für die geringe Polarisation der Stäbchen in Ruhe (etwa –30 mV). Die durch Transducin und PDE induzierte Hydrolyse von cGMP entfernt cGMP von den Kanälen, die sich daraufhin schließen, was zu einer stärkeren Polarisation (Hyperpolarisation) der Stäbchen bis zu –70 mV führt. Transducin löst also nicht eine Depolarisation, sondern eine Hyperpolarisation aus, (D) ist falsch. Die Stäbchen der Retina sind eine Ausnahme von der allgemeinen Regel, dass Erregung eine Depolarisation auslöst!
(B: 44%).

F03

→ **Frage 17.29:** Lösung B

Die retinalen Ganglienzellen, deren Axone die Sehinformationen vom Auge über den N. opticus zum Gehirn leiten, sind bereits das zweite Neuron. Im „direkten Signalfluss" geht die Information vom Photorezeptor auf eine Bipolarzelle (1. Neuron) über und von dort auf eine Ganglienzelle. Daneben gibt es noch einen intensiven „lateralen Signalfluss" über Horizontalzellen und Amakrine. Mit dem Schema ist klargestellt, dass die Frage auf den direkten Signalfluss abzielt. Die Photosensoren sind in Ruhe relativ stark depolarisiert (um –30 mV) und werden bei Belichtung hyperpolarisiert (bis –70 mV), (A) ist falsch. Mit der Hyperpolarisation wird die Freisetzung des Transmitters Glutamat vermindert, (B) trifft zu. Diese

vermindert, (B) trifft zu. Diese Kenntnisse zur Physiologie der Zapfenzelle genügen also schon zur Lösung der Frage. In den folgenden Neuronen kommt es zu einer Differenzierung von On- und Off-Zellen. Die On-Bipolare reagiert auf Lichtreiz, also auf Hyperpolarisation des Sensors, mit Depolarisation, und ebenso die nachgeschaltete On-Zentrum-Ganglienzelle. Bei den Off-Zellen ist die Reaktion entgegengesetzt. Die Bipolarzellen reagieren, wie die Sensoren, mit kontinuierlichen Potentialänderungen, ohne Bildung von Aktionspotentialen. Erst die Ganglienzellen bilden bei Depolarisation Aktionspotentiale. Die Aussagen (C)–(E) sind somit durchweg falsch.
(B: 44%/+0,20).

F87

→ **Frage 17.30:** Lösung D

Abb. 1 der Frage stellt ein typisches rezeptives Feld für ein On-Zentrum-Element dar, Abb. 3 für ein Off-Zentrum-Element (vgl. Abb. 17.11). Diese funktionelle Organisation gilt für mittlere Helligkeiten. Bei Dunkeladaptation dehnt sich die Eigenschaft des Feldzentrums mehr und mehr auf das gesamte Feld aus, sodass Feld 3 in Feld 2 übergeht (D). Wären in Abb. 2 nur „+"-Zeichen, so wäre (A) zu markieren.

H02

→ **Frage 17.31:** Lösung C

Bei den retinalen Ganglienzellen (2. Neuron) lassen sich Neurone mit großem Zellkörper (magnozelluläres System, α-Zellen) und solche mit kleinem Zellkörper (parvozelluläres System, β-Zellen) unterscheiden. Letztere sind deutlich in der Mehrheit (80 %), (D) ist falsch. Die M-Zellen haben größere rezeptive Felder, (A) ist falsch. Sie dienen vor allem dem Bewegungssehen. Für das Farbensehen ist vor allem das parvozelluläre System zuständig, (E) ist falsch.
Zu **(B)**: Die Photorezeptoren treten zunächst in Kontakt mit den Bipolarzellen (1. Neuron) und anderen Zellen der inneren Körnerschicht, und erst dann geht die Erregung auf die Ganglienzellen über (2. Neuron), (B) ist falsch.
Zu **(C)**: So kann man schon per Ausschluss auf Lösung (C) kommen. Schaltstation zwischen Retina und visuellem Kortex ist das dorsale Corpus geniculatum laterale. Ein Teil der Axone der retinalen Ganglienzellen zweigt nach der Sehnervenkreuzung ab zu den Colliculi superiores und der prätektalen Region im Mittelhirn. Die Verbindungen zu den Colliculi superiores dienen unter anderem den Blickbewegungen. Die Axone zu den Colliculi superiores stammen überwiegend von den parvozellulären Zellen, teils aber auch von den M-Zellen. (C) trifft somit zu.
(C: 34%/+0,04).

H99

→ **Frage 17.32:** Lösung D

Bei den retinalen Ganglienzellen (2. Neuron) lassen sich Neurone mit großem Zellkörper (magnozelluläres System, α-Zellen) und solche mit kleinem Zellkörper (parvozelluläres System, β-Zellen) unterscheiden, wobei letztere deutlich in der Mehrheit sind (80%). Das magnozelluläre System ist durch größere rezeptive Felder charakterisiert und dient besonders dem Bewegungssehen – (D) trifft zu, (B) ist falsch. Das parvozelluläre System hat kleinere rezeptive Felder, die Zellen antworten eher tonisch auf konstante Lichtreize und sind farbempfindlich. Die Gliederung in On-Zentrum-Neurone und Off-Zentrum-Neurone gilt für beide der oben genannten Systeme.
(D: 33%/+0,14).

XVII.11 Adaptation des Auges

Das Auge kann sich in weitem Umfang an verschiedene Helligkeiten anpassen. Man misst dies am besten dadurch, dass man die Versuchsperson zunächst einer sehr starken Beleuchtung aussetzt und so den Zustand äußerster **Hell-Adaptation** einstellt. Man schaltet dann die Beleuchtung völlig aus und bestimmt in der Folgezeit fortlaufend die **Sehschwelle** (diejenige unbunte Leuchtdichte, die gerade eben erkannt wird). Diese Schwelle sinkt im Dunkeln immer weiter ab und erreicht nach rund 1 h ihren niedrigsten Wert, d. h. das Auge ist dann am empfindlichsten. Maximale und minimale Schwellen verhalten sich etwa wie 1 000 000 zu 1, d. h. die **Empfindlichkeit des Auges kann durch Adaptation über 6 Zehnerpotenzen verstellt werden.** Die Adaptationskurve verläuft nicht gleichmäßig. Die erste schnellere Komponente wird auf die Adaptation der Zapfen zurückgeführt, die nach einem Knick in der Kurve weiterverlaufende Adaptation auf die Stäbchen. Die zweite Komponente der Adaptation entfällt bei **Nachtblindheit** (Ausfall der Stäbchenfunktion infolge Vitamin-A-Mangels, welches für die Bildung von Rhodopsin erforderlich ist).
Mit Dunkeladaptation verschiebt sich auch die spektrale Empfindlichkeit des Auges zum Kurzwelligen hin, vom Grünen ins Blaugrüne (Purkinje-Phänomen). Das beim Tagessehen (**photopisches Sehen**) bei 560 nm liegende Maximum verschiebt sich beim Dunkelsehen (**skotopisches Sehen**) auf etwa 510 nm (Grün-Blau). Letzteres deckt sich mit dem spektralen Absorptionsmaximum des Stäbchenfarbstoffes Rhodopsin.
Diese und viele andere Befunde sind die Basis für die **Duplizitätstheorie des Sehens,** die besagt, dass die beiden Rezeptortypen Stäbchen und Zapfen zwei verschiedenen Sehfunktionen dienen: die Zapfen dem Tagessehen und der

Farbunterscheidung, die Stäbchen dem Dunkelsehen, ohne Farbunterscheidungsvermögen.
Die Fähigkeit zur Adaptation weist - wie die übrigen Sehfunktionen – auch eine **örtliche Differenzierung** auf. Der zentrale Bereich mit der größten Zapfendichte kann nur weniger adaptieren, die peripheren Bereiche mit der größeren Stäbchendichte dagegen besser. Bei maximaler Dunkeladaptation kann man einen Lichtfleck, den man beim Fixieren der Stelle nicht mehr erkennt, noch deutlich wahrnehmen, wenn man am Testfeld vorbeisieht, d. h. den Lichtfleck auf ein peripheres Netzhautareal fallen lässt.
Bei partieller Belichtung der Retina kommt es auch zu partieller Adaptation, was zum Auftreten von **Nachbildern (Sukzessivkontrast)** führen kann. Betrachtet man längere Zeit einen hellen Gegenstand auf dunklem Grund und blickt dann auf eine gleichmäßig belichtete Fläche, so sieht man den Gegenstand dunkel auf hellem Grund, als **negatives Nachbild.** Dies beruht darauf, dass das belichtete Netzhautareal durch lokale Adaptation unempfindlicher geworden ist. ■

H02

→ **Frage 17.33:** Lösung B

Zu (**A**): Im Auge finden sich etwa 20-mal mehr Stäbchen als Zapfen, (A) ist falsch.
Zu (**C**) und (**D**): Die lichtabsorbierenden Sehfarbstoffe bestehen aus 11-cis-Retinal und Opsin. Das 11-cis-Retinal findet sich bei Stäbchen und Zapfen, aber im Opsinanteil unterscheiden sich die Rezeptoren. Es gibt drei Zapfentypen mit unterschiedlichen Opsinanteilen, was die Basis für die Differenzierung des Farbensehens darstellt. (C) und (D) treffen nicht zu.
Zu (**E**): Die Konvergenz von den Rezeptoren zu den Ganglienzellen der Retina (deren Axone den N. opticus bilden) ist für die Stäbchen sehr viel stärker als für die Zapfen. In der Netzhautperipherie (überwiegend Stäbchen) kann die Konvergenz 1000:1 betragen (von 1000 Stäbchen fließt die Erregung zusammen auf eine Ganglienzelle). In der Fovea centralis dagegen konvergieren nur ganz wenige Zapfen auf eine Ganglienzelle, oder es besteht sogar eine 1:1-Projektion. Das ist die Basis für die große Sehschärfe in der Fovea centralis.
Zu (**B**): Der Ausschluss der übrigen Angebote führt zu (B). An sich ist eine Aussage zu diesem Satz problematisch, da nichts über den Adaptationszustand der Rezeptoren gesagt ist. Bei voller Dunkeladaptation sind die Stäbchen viel empfindlicher, bei maximaler Helladaptation die Zapfen. Nun ist die Absolutschwelle für das Sehen bei manchen Lehrbüchern definiert als Schwelle bei maximaler Dunkeladaptation – dann ist (B) richtig. (Das entspricht aber nicht der Definition der Absolutschwelle in der allgemeinen Sinnesphysiologie. Absolutschwelle ist die Schwelle für die absolute Reizstärke, die Unterschiedsschwelle die Schwelle für die Wahrnehmung von Reizunterschieden. Adaptation ist dann eine Verstellung der Absolutschwelle.)
(B: 56%/+0,28).

H00 ■

→ **Frage 17.34:** Lösung C

Der Zapfenapparat der Retina dient dem Tagessehen (Hell-Adaptation). Mit zunehmender Dunkel-Adaptation kommt der Stäbchenapparat mehr und mehr zum Einsatz. Man wird also (C) markieren. Zeitliches und räumliches Auflösungsvermögen sind beim Tagessehen durchweg verbessert, sodass (B), (D) und (E) nicht zutreffen.
Zu (**A**): Bei Untersuchung der Opticusneurone kann man On-Zentrum-Neurone und Off-Zentrum-Neurone unterscheiden (bei mittlerer Helligkeit). Das Zentrum ist jeweils von einer gegensinnig reagierenden Peripherie umgeben. Mit zunehmender Dunkeladaptation dehnt sich das Zentrum mehr und mehr aus, (A) ist also falsch.
(C: 37%/+0,06).

H89 ■

→ **Frage 17.35:** Lösung B

Zu (**B**): Beim Dunkelsehen (skotopisches Sehen) verändert sich die Organisation der rezeptiven Felder, aber gerade umgekehrt wie in (B) ausgesagt: Die Prozesse der Umfeldhemmung werden abgeschwächt, sodass das gesamte rezeptive Feld die Eigenschaft des Zentrums annimmt (vgl. Lerntext XVII.10 und Abb. 17.11 sowie Frage 17.30).
(B: 60%/+0,43).

F88

→ **Frage 17.36:** Lösung D

Mit starker Dunkeladaptation kann ein Zustand erreicht werden, bei dem die Zapfen gar nicht mehr reagieren. Beim „Vorbeischauen" kann man dann ein schwaches Lichtsignal besser wahrnehmen als beim Fixieren (vgl. Lerntext XVII.11).

H03

→ **Frage 17.37:** Lösung A

Bei Dunkeladaptation verschiebt sich das Empfindlichkeitsmaximum des Auges zum Kurzwelligen hin, vom Grünen ins Blaugrüne (Purkinje-Phänomen). Das für das Dämmerungssehen verantwortliche System ist also besonders empfindlich für kurzwelliges Licht. Will man im Zustand der Dunkeladaptation kurz ins Helle und dabei den Zustand der Dunkeladaptation erhalten (z. B. der Röntgen-Arzt), so muss man deswegen das kurzwellige Licht abschirmen. Das tut man am besten mit einer roten Brille (A), die nur Licht mit größten Wellenlängen durchlässt.

XVII.12 Sehschärfe

Ein Maß für das örtliche Unterscheidungsvermögen des Auges ist die **Sehschärfe.** Man kann diese quantitativ bestimmen als **denjenigen Einfallswinkel, unter dem zwei Gegenstände ins Auge einfallen müssen, damit sie gerade noch als unterschiedlich erkannt werden.** Der Normalwert beträgt **1 Winkelminute.** Meist verwendet man als Maß für die Sehschärfe den **Visuswert,** der sich reziprok zum Schwellen-Einfallswinkel verhält. Ein doppelter Schwellenwinkel (2 Winkelminuten) bedeutet einen Visus von $^1/_2$. Zur Bestimmung der Sehschärfe eignet sich z. B. der **Landolt-Ring** (ein Ring mit einer Lücke, deren Lage richtig zu erkennen ist) oder auch andere Sehzeichen, am häufigsten werden **Ziffern und Buchstaben** verwendet. Die optimale Sehschärfe (Visus 1) wird nur beim Fixieren der Testzeichen erreicht, d. h. bei Abbildung der Zeichen auf dem zentralen Areal des Gesichtsfeldes, welches der Fovea centralis entspricht. Nach außen hin wird die Sehschärfe sehr schnell erheblich schlechter. Dies liegt weniger an der Dichte der Rezeptoren als an ihrer Verschaltung. Der Grad der Konvergenz von Rezeptoren zu nachgeschalteten Ganglien wird zur Peripherie der Retina immer größer.

H80

→ **Frage 17.38:** Lösung C

Außer (C) sind alle Aussagen eindeutig falsch. (C) ist allerdings problematisch. Man kann die Sehschärfe durchaus als reziproken Wert des Einfallswinkels bestimmen und diesem Visuswert die Einheit „Winkelminute^{-1}" geben (vgl. Lerntext XVII.12). Man kann aber auch den Einfallswinkel selbst als Maß der Sehschärfe nehmen, dann ist ihre Einheit „Winkelminute". In der Praxis schließlich wird der Visuswert meist als dimensionslose Größe genommen, was durchaus korrekt ist, wenn man ihn als Verhältnis von Ist- zu Sollwert definiert.

XVII.13 Dreifarbentheorie

Die Theorie des **trichromatischen Sehens** ist heute gut belegt (**Dreifarbentheorie**). Sie besagt, dass die Farbempfindungen durch das Zusammenwirken der drei Grundkomponenten Rot, Grün und Blau zustande kommen. Dafür sprechen sowohl alte phänomenal-sinnesphysiologische Studien als auch neue Resultate der Rezeptoranalyse. Man hat festgestellt, dass es drei verschiedene Zapfentypen mit unterschiedlichen Farbpigmenten gibt, deren spektrale Absorptionsmaxima gut zur phänomenalen Dreifarbentheorie passen.

Klinischer Bezug

Auch die Störungen des Farbensehens werden auf der Basis der Dreifarbentheorie gegliedert. **Protanopie, Deuteranopie und Tritanopie** sind völlige Ausfälle der ersten (roten), zweiten (grünen) bzw. dritten (blauen) Komponente (**Rot-, Grün-** bzw. **Blau-Blindheit**). Entsprechende partielle Ausfälle bezeichnet man als **Prot-, Deuter-** und **Trit-Anomalie.** Bei allen diesen Störungen ist noch ein gewisses Farbunterscheidungsvermögen erhalten. Bei völliger Farbenblindheit werden nur noch Helligkeitsunterschiede wahrgenommen.

H81

→ **Frage 17.39:** Lösung E

Eine **Abschwächung** der Grünkomponente ist eine Deuter**anomalie (vgl.** Lerntext XVII.13). Die Frage wäre fair, wenn dieser Begriff unter (E) aufgeführt wäre. In Wirklichkeit gibt es ja alle Abstufungen von Abschwächungen, und von einem bestimmten Schwächungsgrad an spricht man dann von -anopie. Zu **(D):** Eine Horopteropie gibt es nicht. Zum Horopter vgl. Lerntext XVII.15.
(**E: 36%/+0,18;** C: 49%/–0,08).

H81

→ **Frage 17.40:** Lösung C

Das **Anomaloskop** ist ein spezielles Gerät zur Diagnostik von Störungen im Farbensehen. Man bietet ein Vergleichslicht (spektrales Gelb) und lässt den Patienten durch Farbenmischung aus Rot und Grün ein ihm gleich erscheinendes Licht einstellen. Der Rotschwache (Protanomale) wird dazu mehr Rot wählen als der Normale, der Grünschwache mehr Grün.

F91

→ **Frage 17.41:** Lösung C

(vgl. Kommentar 17.40).
(C: 66%/+0,25).

F94

→ **Frage 17.42:** Lösung B

Außer purpur kommen alle genannten Farben im Farbspektrum eines Prismas vor und können durch monochromatisches Licht „erzeugt" werden. Purpur kommt als Zwischenfarbe zwischen Rot und Violett im Farbenkreis vor und kann durch Mischung von spektralem Rot und spektralem Violett hervorgerufen werden. Es kann aber auch als Farbempfindung „erzeugt" werden, wenn man die Gegenfarbe im Farbenkreis, also das richtige Grün, als Spektralfarbe anbietet und nach Abschalten dieser Farbe das Nachbild beobachtet.
(B: 46%/+0,10).

17.3 Zentrale Repräsentation des visuellen Systems

17.4 Informationsverarbeitung in der Sehbahn

XVII.14 Gesichtsfeld und Gesichtsfeldausfälle (Skotome)

Unter dem **Gesichtsfeld** versteht man den Teil der Umwelt, der mit unbewegtem Auge wahrgenommen werden kann. Zur Bestimmung benutzt man ein **Perimeter.** Die Versuchsperson legt den Kopf auf eine Stütze und fixiert mit dem zu untersuchenden Auge eine vorgegebene Marke, die den Mittelpunkt des Gesichtsfeldes (0°) darstellt. Das andere Auge wird abgedeckt. Zur Ermittlung der Grenzen des (monokularen) Gesichtsfeldes bringt man von außen kommend eine Testmarke in das Gesichtsfeld ein und bestimmt die Stelle, an der die Marke gerade gesehen wird. Die Lage wird als Einfallswinkel zum Auge, relativ zum Fixierpunkt (0°) bestimmt. Unter Optimalbedingungen findet man (für die äußerste Grenze, ohne Farberkennen) nach temporal eine Ausdehnung von etwa 90° und nach nasal von etwa 60°. Das Gesichtsfeld für die Erkennung von Farben ist deutlich kleiner, für Rot noch kleiner als für Blau. Innerhalb des Gesichtsfeldes gibt es einen **blinden Fleck** (ein „physiologisches Skotom", etwa 15° temporal), der dem rezeptorlosen Areal der Retina an der Austrittsstelle des Sehnerven entspricht.

Klinischer Bezug

Für die Klinik spielt die Perimetrie eine große Rolle, weil die Lokalisation von Gesichtsfeldausfällen (**Skotomen**) wichtige diagnostische Rückschlüsse erlaubt. Die Grundprinzipien dafür ergeben sich aus dem Verlauf der Sehbahn (Abb. 17.12). In der Sehnervenkreuzung (Chiasma opticum, Chiasma nervi optici) kreuzen jeweils die Fasern des N. opticus, die von der nasalen Netzhauthälfte kommen, auf die Gegenseite, sodass im rechten Tractus opticus die Bahnen von beiden rechten Netzhauthälften verlaufen, die den beiden linken Gesichtsfeldhälften entsprechen. Eine Unterbrechung des Tractus opticus (und jede weiter zentralwärts gelegene Störung) führt dementsprechend zu einem Halbausfall der Gesichtsfelder beider Augen, und zwar in beiden Augen gleichseitig, es resultiert eine **homonyme Hemianopsie.** Bei umschriebener Läsion in der Mitte des Chiasma opticum (z. B. bei einem Hypophysentumor) kann es zu isoliertem Ausfall der kreuzenden Bahnen kommen, mit einem Ausfall der temporalen Gesichtsfeldhälften bei beiden Augen, es entsteht eine (heteronyme) **bitemporale Hemianopsie** (Bild der Frage 17.44). Das Zentrum der Gesichtsfelder bleibt bei solchen Störungen in der Regel noch relativ gut erhalten, weil Bahnen von der Fovea centralis teils gekreuzt und teils ungekreuzt verlaufen, d. h. von jeder Fovea ziehen Bahnen zu beiden visuellen Rindenfeldern. Eine Unterbrechung des N. opticus führt naturgemäß zu völliger Erblindung eines Auges (Amaurose). Darüber hinaus gibt es natürlich mannigfaltige Partialausfälle im Gesichtsfeld.

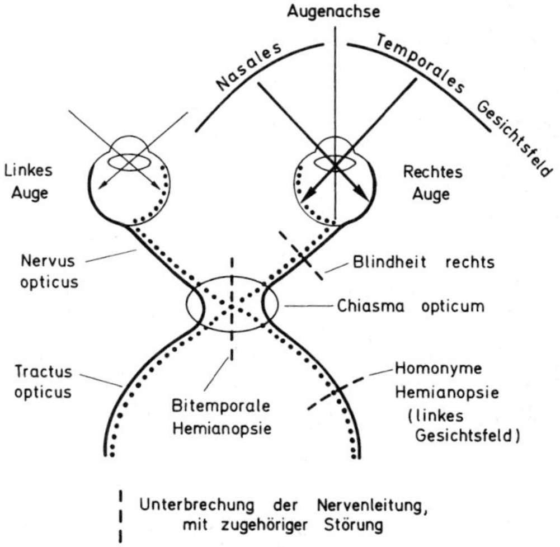

Abb. 17.12 Verlauf der Sehbahn und Gesichtsfeldausfälle bei Unterbrechung der Sehbahn an verschiedenen Stellen (vgl. Lerntext XVII.14).

H97 ■

→ **Frage 17.43:** Lösung E

Am Eintritt des Sehnerven in das Auge, auf der Papilla nervi optici befinden sich keine Photorezeptoren. Deshalb gibt es dort einen „blinden Fleck". Der Sehnerv tritt von nasal an das Auge heran, die Papille liegt etwa 15° nasal von der Fovea centralis. Da die einfallenden Lichtstrahlen bei der Abbildung auf der Retina kreuzen, findet man bei der Gesichtsfeldbestimmung den **blinden Fleck 15° temporal vom Fixierpunkt** – (E) ist falsch (vgl. Lerntext XVII.14). Beim binokularen Sehen, bei der Projektion auf ein „fiktives Mittelauge", fallen die Papillen-Areale nicht auf identische (korrespondierende) Stellen – auf diese Weise gibt es beim beidäugigen Sehen keinen blinden Fleck.
(**E: 45%/+0,30**; D: 26%/–0,04).

H02 ■■

→ **Frage 17.44:** Lösung C

Man macht sich am besten eine Skizze des Sehbahnverlaufs, wie in Abb. 17.12. Dann erkennt man, dass die in der Aufgabe genannte Unterbrechung des Tractus opticus links zu einem Ausfall der beiden rechten Gesichtsfeldhälften führt (homonyme Hemianopsie rechts), also Lösung (C).

Zu (A): Das ist ein zentrales Skotom, bedingt durch eine Schädigung im Bereich der Fovea centralis im rechten Auge.
Zu (B): Bitemporale Hemianopsie, die für eine Unterbrechung im Chiasma opticum typisch ist.
Zu (D): Dies ist ein parazentrales Skotom, das sich beim Glaukom findet, ausgelöst durch den Druck auf die Sehnervenpapille durch den erhöhten Augeninnendruck.
Zu (E): Homonyme Hemianopsie links, bedingt durch Unterbrechung des Tractus opticus rechts.
(Mit gleichem Bild wurde im Termin F01 nach dem Befund gefragt bei „Durchtrennung der Projektion vom Corpus geniculatum laterale nach V1 (Area 17) auf der rechten Seite". Lösung: (E), gleicher Befund wie bei Durchtrennung des Tractus opticus rechts.)
(C: 80%/+0,33).

H93

→ **Frage 17.45:** Lösung D

Das *Chiasma opticum* ist die Stelle der Sehbahn, wo die von den nasalen Netzhauthälften kommenden Nervenfasern kreuzen (vgl. Lerntext XVII.14 und Abb. 17.12). Der typische Befund für eine Läsion im Chiasmabereich ist die *bitemporale Hemianopsie.* Wenn ein Tumor von rechts her auf diese Region hin wächst, erreicht er zunächst die nicht kreuzenden Bahnen von der rechten temporalen Netzhauthälfte, was Ausfälle im rechten nasalen Gesichtsfeld nach sich zieht, gemäß (D). Das würde aber kein Arzt als Chiasmaläsion diagnostizieren.
Die Formulierung im Vorsatz *auf das Chiasma opticum drückenden Tumor* ist nicht angemessen, sondern eher irreführend.
(**D: 51%/+0,26;** A: 23%/–0,03).

XVII.15 Räumliches, dreidimensionales Sehen

Die Tiefenwahrnehmung in unmittelbarer Nähe, im „Greifraum", basiert vor allem auf der Querdisparation, die an das binokulare Sehen gebunden ist. Man kann sich die binokulare Koordination so vorstellen, als wären beide Retinae in einem fiktiven Mittelauge übereinander projiziert. Die bei dieser Projektion sich deckenden Orte nennt man **identische** oder **korrespondierende Netzhautpunkte.** Den geometrischen Ort aller Umweltpunkte, die auf identischen Netzhautpunkten abgebildet werden, nennt man **Horopter** (in der Nähe des Fixationspunktes eine ebene Fläche, die sich nach außen zunehmend krümmt). Punkte, die vor oder hinter dem Horopter liegen, werden mit einem gewissen horizontalen Abstand, mit einer **Querdisparation,** auf dem fiktiven Mittelauge abgebildet. Das Ausmaß der Querdisparation wird in den visuellen Zentren in eine Tiefenwahrnehmung umgesetzt. Mit einer Drei-Stäbchen-Anordnung kann man den Schwellenwert der Querdisparation, der für das Zustandekommen eines Tiefeneindrucks nötig ist, ausmessen und so die **Tiefensehschärfe** bestimmen. Unter Optimalbedingungen erhält man Werte von 5–10 Winkelsekunden, was der Nonius-Sehschärfe beim zweidimensionalen Sehen entspricht.
Die **Tiefenwahrnehmung in größerer Entfernung** basiert auf anderen Mechanismen, die auch monokular funktionieren. Dazu gehören Verdeckung und Verschleierung entfernter Gegenstände, Verteilung von Licht und Schatten, die scheinbare Größe bei Betrachtung vertrauter Gegenstände, Relativbewegungen der Gegenstände bei Bewegung des Beobachters u. a.

H86

→ **Frage 17.46:** Lösung B

Mit zunehmendem Abstand eines Gegenstandes vom Auge wird der Einfallswinkel zu beiden Augen immer kleiner, und damit auch der Unterschied der Einfallswinkel bei räumlichen Unterschieden, der die Querdisparation bestimmt (vgl. Lerntext XVII.15).
(B: 59%/+0,38).

F03

→ **Frage 17.47:** Lösung D

Die Signale vom Auge gelangen nach Umschaltung im Corpus geniculatum laterale zum primären visuellen Kortex (Area V_1, Area 17). Dieses Zentrum ist für die elementare Sehwahrnehmung verantwortlich. Weiterverarbeitung in enger Kooperation mit den unmittelbar benachbarten Feldern V_2–V_4 im Okzipitallappen ist die Voraussetzung für das Erkennen von Form und Farbe. An den „höheren" Sehwahrnehmungen sind große Bezirke der Hirnrinde beteiligt. Für räumliche Zuordnungen ist vor allem der parietale Assoziationskortex zuständig, (D).
Zu (C): Der Hippokampus gehört zum limbischen System und ist vor allem für Gedächtnisleistungen zuständig.
Zu (E): Der orbitofrontale Kortex wird als höchste Kontrollinstanz für Emotion und Motivation angesehen.
(D: 48%).

F94

→ **Frage 17.48:** Lösung E

Unter evozierten Potentialen (EP) versteht man Potentialschwankungen am Gehirn, die man als Antwort auf Sinnesreize erfassen kann. Man muss sie abgrenzen von den spontanen Potentialschwankungen, dem EEG. Die durch optische Reize ausgelösten EP sind visuelle EP, (1) ist richtig. Die im primären Projektionsfeld eines Sinnessystems er-

fassbare erste Reaktion bezeichnet man als primäres EP, (2) ist richtig. Die im Rahmen weiterer Verarbeitungsprozesse auftretenden späteren Komponenten (sekundäres EP) sind auch in anderen Hirnarealen zu erfassen, (3) ist richtig. Mit Hilfe des EPs kann objektiv die Intaktheit eines Sinnessystems untersucht werden, (4) ist richtig.
(E: 46%/+0,11).

Kommentare aus dem Examen Herbst 2004

H04
→ **Frage 17.49:** Lösung A

Zur bewussten Sehwahrnehmung werden die Informationen vom Auge zunächst dem optischen Projektionsfeld, dem primären optischen Rindenfeld (V1, Area 17) zugeleitet, das im Okzipitallappen des Großhirns liegt, in der Region um die Fissura calcarina. Mit den Informationen im Vorsatz ist somit klar, dass der Proband mit optischen Leistungen beschäftigt ist. Es bleiben nur die Lösungen (A) und (E) übrig. Die Weiterverarbeitung der optischen Informationen erfolgt dann in Kooperation von V1 mit benachbarten Assoziationsfeldern der Hirnrinde, die man als V2, V3, V4 und V5 bezeichnet. Bei komplexen optischen Leistungen werden noch viele andere Assoziationsfelder beteiligt. Beim Lesen beobachtet man eine besonders starke Aktivierung im Bereich des Gyrus angularis und des Gyrus circumflexus der linken Großhirnhemisphäre, also Lösung (A).

H04 ■
→ **Frage 17.50:** Lösung *** Diese Frage wurde aus der Wertung genommen.

Eine Hyperopie (Weitsichtigkeit) ist dadurch gekennzeichnet, dass die Brechkraft des Auges im akkommodationslosen Zustand zu klein ist. Dadurch werden einfallende Parallelstrahlen erst hinter der Retina vereinigt. Im Beispiel der Aufgabe fehlt dem Jungen eine Brechkraft von 6 dpt. Das kann der junge Mensch, der eine Akkommodationsbreite von rund 10 dpt besitzt, an sich noch ausgleichen. Er muss dann schon beim Sehen in die Ferne um 6 dpt akkommodieren – wie ein Gesunder beim Betrachten eines Gegenstandes in 1/6 m = 16 cm. Man wird ihm dennoch eine Brille verordnen, weil die ständige starke Akkommodation Kopfschmerzen und konvergentes Schielen verursachen kann. Eine Lesebrille braucht ein älter werdender normalsichtiger Mensch, wenn seine Akkommodationsbreite unter 3 dpt absinkt (im Alter zwischen 40 und 50 Jahren), weil dann die für den Leseabstand von 30 cm nötige Akkommodation nicht mehr geleistet werden kann. Wenn ein Mensch aber schon für das Sehen in der Ferne eine zusätzliche Brechkraft von 6 dpt benötigt, wird er die weitere Steigerung der Brechkraft um 3 dpt fürs Lesen schon mit 25 bis 30 Jahren nicht mehr aufbringen können, wenn die Akkommodationsbreite geringer als 9 dpt wird – (E) trifft somit zu.
Zu (**A**): Es besteht die Gefahr, dass sich ein Strabismus convergens (konvergentes Schielen) entwickelt. Eine Amblyopie (= Schwachsichtigkeit) ist nicht typisch. Eine so starke Refraktionsanomalie kann ohne Therapie sekundär andere Beeinträchtigungen nach sich ziehen, wohl auch eine Einschränkung des Sehvermögens. Aus diesem Grund wurde die Frage wahrscheinlich aus der Wertung genommen, bei Berücksichtigung von (A) als richtiger Lösung.
Zu (**B**): Der Visus (im strengen Sinn) ist nicht beeinträchtigt, weil er als Sehschärfe unter Ausgleich der Brechungsanomalien definiert ist. Aber selbst ohne Korrektur ist der Visus normal, weil die fehlende Brechkraft durch Akkommodation ausgeglichen werden kann.
Zu (**C**): Zum scharfen Sehen in 50 cm Abstand benötigt man eine Akkommodation um 2 dpt gegenüber der Ferneinstellung. Wenn der junge Hyperope, der eine Akkommodationsbreite von mindestens 10 dpt besitzt, davon schon 6 dpt für die Ferneinstellung benötigt, kann er die für die Nähe nötigen zusätzlichen 2 dpt immer noch aufbringen.
Zu (**D**): Eine Brille ist unvermeidbar – ob er hinten um 6,2 dpt oder vorn vielleicht um 6,5 dpt akkommodieren muss, ist unerheblich.

H04 ■
→ **Frage 17.51:** Lösung D

Die Fotorezeptoren weisen unter Ruhebedingungen nur eine sehr geringe Polarisation auf: etwa –30 mV, was ungewöhnlich ist für erregbare Zellen. Dies ist durch eine sehr starke Na^+-Permeabilität der Zellmembran bedingt. Bei Belichtung vermindert sich die Na^+-Leitfähigkeit und es kommt zu einer Hyperpolarisation – wiederum sehr ungewöhnlich. Für die hohe Offenwahrscheinlichkeit der Na^+-Kanäle in Ruhe wird eine hohe intrazelluläre Konzentration von cGMP (zyklisches Guanosinmonophosphat) verantwortlich gemacht. Bei Belichtung führt eine Kette von Reaktionen schließlich zur Aktivierung einer Phosphodiesterase, die cGMP zu GMP hydrolysiert – (D) trifft zu.
Zu (**E**): Wir können davon ausgehen, dass sich die Konzentration der Na^+-Ionen nicht nennenswert verändert, lediglich die Permeabilität wird verstellt.

H04
→ **Frage 17.52:** Lösung B

Die Fotorezeptoren unterliegen einer ständigen Regeneration. Alte Membranscheibchen an der Spitze der Außenglieder werden abgestoßen und neue vom Innenglied nachgeschoben. Die abgestoßenen Scheibchen werden vom Pigmentepithel durch Phagozytose beseitigt, (B) trifft zu.

18 Auditorisches System

18.1 Physiologische Akustik

18.2 Gehörgang und Mittelohr

XVIII.1 Schalldruck, Schallleistung, Schalldruckpegel

Schallereignisse sind periodische Schwankungen des Luftdruckes – im Falle von reinen Tönen sind es Sinusschwingungen. Zur physikalischen Beschreibung benötigt man 2 Größen, die **Frequenz** und den **Schalldruck** als Maß für die Druckamplitude der Schwingungen. Nach dem neuen Einheitensystem (SI) wird der Schalldruck in **Pascal** gemessen:
$1\ \text{Pa} = 1\ \text{N/m}^2 = 10\ \text{dyn/cm}^2 = 10\ \mu\text{bar}$.
Für die medizinischen Bedürfnisse wurde eine eigene, der Physiologie des Ohres angepasste Skala entwickelt: die **Dezibel-Skala,** die gegenüber der Schalldruckskala eine logarithmische Progression aufweist (Abb. 18.1). Man bezeichnet diese Größe als **Schalldruckpegel** (dB SPL = Dezibel Sound Pressure Level). **20 Dezibel bedeuten jeweils eine Verzehnfachung des Schalldruckes.** Die logarithmische Progression wurde gewählt, weil die subjektive Lautheitsempfindung nicht linear mit dem Schalldruck, sondern in etwa linear mit dem Logarithmus des Schalldruckes wächst (**Weber-Fechner-Gesetz**). Der Nullpunkt der dB-Skala wurde nahe an die minimale Hörschwelle gelegt, auf $2 \cdot 10^{-5}$ Pa ($2 \cdot 10^{-4}\ \text{dyn/cm}^2$), vgl. Abb. 18.1.
Daneben wird noch die (an sich entbehrliche) Größe **Schallintensität** (Schallleistungsdichte) verwendet, die in Watt/m^2 gemessen wird. Sie ist dem Quadrat des Schalldruckes proportional, wächst also um den Faktor 100, wenn der Schalldruck um den Faktor 10 steigt. Eine Schallintensitätssteigerung um den Faktor 10 entspricht 10 dB. ■

F96 ■

→ **Frage 18.1:** Lösung C

Vgl. Lerntext XVIII.1 und Abb. 18.1.
(C: 49%/+0,36).

F82

→ **Frage 18.2:** Lösung E

Die Schallintensität ist proportional dem Quadrat des Schalldruckes (vgl. Lerntext XVIII.1). 20 dB bedeutet eine Zunahme des Schall**druckes** um den Faktor 10 und der Schall**intensität** um den Faktor 100.

XVIII.2 Das Hörfeld

Die Gesetzmäßigkeiten des Hörens lassen sich am besten mit einem **Hörfeld** veranschaulichen, in dem Frequenz und Stärke des Schalles gleichzeitig aufgetragen sind, gemäß Abb. 18.1. Wir können Schallereignisse im **Frequenzbereich zwischen 18 Hz und 18 kHz** und über einen **Schalldruckbereich von 7 Zehnerpotenzen** wahrnehmen. Die **obere Frequenzgrenze sinkt mit zunehmendem Alter bis auf etwa 5 kHz ab (Presbyakusis)**. Mit wachsender Frequenz des Schalles nimmt subjektiv die Tonhöhe zu. Dabei ist die Tonhöhenempfindung wieder dem Logarithmus des physikalischen Reizes, hier der Schallfrequenz, proportional. Jeder Oktav-Schritt der Tonhöhe ist ja subjektiv ein gleichartiger Tonhöhenzuwachs. Die Schallfrequenz verdoppelt sich mit jeder Tonerhöhung um eine Oktave.
Aber auch die Intensität der Hörempfindung ist stark von der Frequenz abhängig. Bestimmt man die Hörschwelle bei verschiedenen Frequenzen, so stellt man fest, dass **das Ohr bei 1–4 kHz am empfindlichsten** ist. Bei höheren und niedrigeren Frequenzen benötigt man einen höheren Schalldruck, um eine Hörempfindung auszulösen (Hörschwellenkurve in Abb. 18.1). Wegen dieser Gesetzmäßigkeiten hat man ein weiteres Maß eingeführt, das der subjektiven Lautheitsempfindung besser entspricht: den **Lautstärkepegel** gemessen in **phon. Die phon-Skala deckt sich definitionsgemäß bei 1 kHz mit der dB-Skala.** Für die anderen Frequenzen werden die phon-Werte durch subjektiven Lautheitsvergleich ermittelt. In Abb. 18.1 sind die so zu gewinnenden Linien gleichen Lautstärkepegels (**Isophone**) eingetragen. Die Null-Isophone ist die Kurve der Hörschwelle. (Nach DIN ist neuerdings die normale Hörschwelle bei 1 kHz auf 4 phon festgelegt worden.) **Das phon-System ist somit im Frequenzvergleich rein eigenmetrisch.** Die Intensitätsdimension ist dagegen fremdmetrisch, durch Definition an die physikalische Skala des Schalldruckpegels angelehnt. Ein 40-phon-Ton ist subjektiv nicht doppelt so laut wie ein 20-phon-Ton. Bei der **Sone-Skala** ist auch die **Intensitätsskala eigenmetrisch aufgebaut.** Die **Lautheit** eines Tones von 40 phon bei 1 kHz ist als 1 sone definiert, die weitere Abstufung erfolgt nach dem subjektiven Empfinden der doppelten bzw. halben Lautheit.
Die Umgangssprache liegt nach Frequenz und Lautstärke im mittleren Bereich des Hörfeldes (**Hauptsprachbereich** in Abb. 18.1). ■

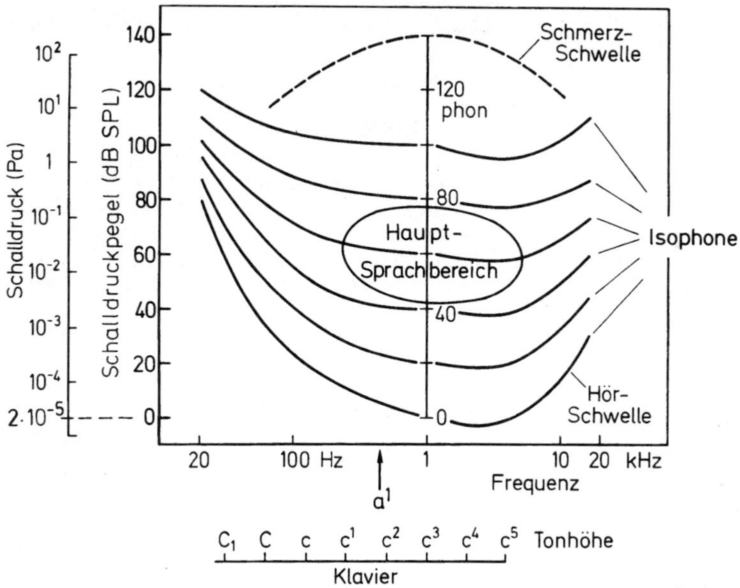

Abb. 18.1 Das Hörfeld des Menschen. Hörerlebnis in Abhängigkeit von Schallfrequenz und Schalldruck. Die eingetragenen Isophone sind Linien gleicher subjektiver Lautheit (vgl. Lerntexte XVIII.1 und XVIII.2).

H94

➔ **Frage 18.3:** Lösung C

Vgl. Lerntext XVIII.2.
(C: 67%/+0,34).

F99 ■

➔ **Frage 18.4:** Lösung C

Siehe Abb. 18.1 und Lerntext XVIII.2.
(C: 67%/+0,26).

H86

➔ **Frage 18.5:** Lösung D

Vgl. Lerntext XVIII.2 und Abb. 18.1.
(D: 78%/+0,24).

F04 ■

➔ **Frage 18.6:** Lösung B

Der Schalldruckpegel (in dB) ist ein physikalisches Maß für den Schalldruck, die dB-Skala ist per Definition fest mit der Schalldruckskala (in Pa) gekoppelt: Eine Schalldrucksteigerung um den Faktor 10 bedeutet eine Zunahme des Schalldruckpegels um 20 dB, (A) ist somit falsch. Anders ist es mit der phon-Skala. Bei 1 kHz sind definitionsgemäß dB- und phon-Skala gleich, aber für die anderen Frequenzen werden die phon-Werte eigenmetrisch ermittelt. Bei 100 Hz beispielsweise ist der 40 phon-Ton derjenige, der von der Testperson genauso laut empfunden wird wie ein 40 dB-(= 40 phon-)Ton bei 1 kHz. So entstehen im Hörfeld die Isophone – (B) ist richtig, (D) ist falsch.

Zu (C): Die normale Hörschwelle ist nach DIN auf 4 phon festgelegt. Bei einer Frequenz um 4 kHz kann auch ein Ton mit einem leicht negativen dB-Wert noch gehört werden, nicht jedoch im Frequenzbereich von 500–1000 Hz.
Zu (E): Bei einer Schallempfindungs-Schwerhörigkeit, wie sie v. a. im Alter auftritt (Presbyakusis), ist der Hörverlust bei hohen Frequenzen stärker als bei niedrigen.
(B: 43%/+0,11).

H03

➔ **Frage 18.7:** Lösung A

Die Altersschwerhörigkeit ist dadurch charakterisiert, dass v. a. für hohe Frequenzen die Schwelle stark erhöht ist. Man misst mit der Audiometrie im hohen Frequenzbereich einen starken Hörverlust, (A) trifft zu. Für die Schallstärken bei normaler Sprache kann das Hörvermögen für hohe Frequenzen ganz ausfallen.
Zu (B): Eine stärkere Einschränkung der Luftleitung als der Knochenleitung ist charakteristisch für Schall-Leitungsstörungen (Störungen im Mittelohr).

F95 ■

➔ **Frage 18.8:** Lösung E

Die größte Empfindlichkeit des Ohres liegt im Frequenzbereich 1 bis 4 kHz, (E) ist deutlich falsch (vgl. Abb. 18.1). Etwas kritisch ist Aussage (B). Großzügig sagt man, phon sei ein Maß für die subjektive Lautstärkeempfindung, und 0 phon

dementsprechend die Schwelle für eine Tonempfindung. Nun wurde aber die phon-Skala per Definition fest mit der dB-Skala gekoppelt: Bei 1 000 Hz sind beide Skalen gleich. Die Hörschwelle schwankt interindividuell, und so hat man nach DIN die normale Hörschwelle auf 4 phon festgesetzt.
(E: 64%/+0,17).

F00 ■

→ **Frage 18.9:** Lösung C

Bei 1 kHz sind definitionsgemäß Dezibel- und Phonskala gleich ((E) ist falsch). Die in (C) beschriebene Erhöhung der Lautstärke von 4 auf 84 phon bedeutet also eine Zunahme des Schalldruckpegels um 80 dB. Eine Zunahme um 20 dB entspricht definitionsgemäß einer Steigerung des Schalldruckes um den Faktor 10, eine Zunahme um 80 dB einer Steigerung um den Faktor 10 000, wie in (C) richtig gesagt (vgl. Lerntext XVIII.2).
(C: 34%/+0,32).

XVIII.3 Unterschiedsschwellen

Das Unterscheidungsvermögen für Tonhöhen und für Lautstärken kann durch Bestimmung der Unterschiedsschwellen quantitativ erfasst werden. Die **Intensitäts-Unterschiedsschwelle liegt unter Optimalbedingungen bei 1 dB,** die **Frequenz-Unterschiedsschwelle unter Optimalbedingungen unter 1%** (bei 1 000 Hz etwa 0,3%). ■

H00 ■

→ **Frage 18.10:** Lösung C

Das Unterscheidungsvermögen für Tonhöhen ist im mittleren Frequenzbereich, um 1000 Hz, am besten, es beträgt weniger als 1 %, (C) ist richtig.
Zu (A): Der Normalwert der Hörschwelle wurde nach DIN auf 4 phon festgelegt, was bei 1000 Hz definitionsgemäß 4 dB SPL(Schalldruckpegel) entspricht.
Zu (D): Die Intensitäts-Unterschiedsschwelle beträgt im Optimalbereich 1 dB.
Zu (E): Die Schwelle für binaurales Richtungshören beträgt 3°, was einer Laufzeitdifferenz zu beiden Ohren von $3 \cdot 10^{-5}$ s entspricht, also 0,03 ms.
(C: 70%/+0,32).

H99 ■

→ **Frage 18.11:** Lösung C

Siehe Lerntext XVIII.3.
(C: 49%/+0,36).

In einer **Modifikation** wurde nach dem Zahlenwert der Frequenzunterschiedsschwelle bei 1000 Hz gefragt. Lösung: 3 Hz.

XVIII.4 Klinische Audiometrie

Für die klinische Diagnostik ist die Ermittlung des Hörvermögens sehr wichtig.

Klinischer Bezug
Bei der klinischen Audiometrie kommt es darauf an, die Abweichungen vom Normalen zu ermitteln. Man hat deshalb Geräte entwickelt, die bei der Intensitätsstellung 0 automatisch die für den eingestellten Ton normale Schwellenintensität anbieten, sodass sich die Abweichungen bequem in dB ermitteln lassen. Im Audiogramm ist die normale Hörschwellenkurve als gerade Nullinie eingetragen. Benötigt man, im Vergleich zum Normalen, einen um 40 dB höheren Schalldruck zum Auslösen einer Schwellenempfindung, so spricht man von einem Hörverlust von 40 dB. ■

F94

→ **Frage 18.12:** Lösung D

Eine Schalldruckerhöhung um 20 dB bedeutet eine Verstärkung um den Faktor 10. Drei 20 dB-Schritte bedeuten demnach eine Verstärkung um 1 000. Ein Hörverlust ist definiert als diejenige Druckverstärkung, die man zum Ausgleich der abgeschwächten Hörleistung benötigt (vgl. Lerntexte XVIII.2 und XVIII.4).
(D: 60%/+0,34).

In **Modifikationen** waren die Zahlenwerte im Vorsatz und im Antwortangebot verändert.

F87

→ **Frage 18.13:** Lösung E

Für das Hören über Knochenleitung gibt es keine Schalleitungsstörung. Misst man bei Knochenleitung einen Hörverlust, so beruht dieser auf einer Innenohrstörung, die sich auch bei Testung über Luftleitung zeigen muss – jedenfalls kann es keine so starken Abweichungen wie 40 dB zugunsten der Luftleitung geben.
(**E: 43%/+0,39;** B: 34%/–0,21).

F97

→ **Frage 18.14:** Lösung B

Mit dem Audiometer kann man die Hörschwellen sowohl für Luftleitung als auch für Knochenleitung bestimmen. Für die Luftleitung wird der Schall mittels Kopfhörer ans Ohr gebracht, sodass der Schall über den normalen Luftleitungsweg über das Mittelohr ins Innenohr gelangt. Für die Knochenleitung werden die Schallschwingungen über einen Schwingkörper auf den Warzenfortsatz neben dem zu testenden Ohr appliziert. Dabei wird das Mittelohr umgangen, die Schwingungen gelangen direkt an das Innenohr. Ist nur die Funktion

des Mittelohres gestört, so findet man nur für die Luftleitung eine Schwellenerhöhung – wie in (B) richtig gesagt. Die Werte für Knochenleitung sind normal. (Zu den anderen Aussagen vgl. Lerntexte XVIII.2 und XVIII.7).
(B: 55%/+0,33).

XVIII.5 Testung der Hörfunktion mit der Stimmgabel

Eine einfache Testung der Hörfunktion ist mit einer Stimmgabel möglich.

Klinischer Bezug
Beim **Weber-Versuch** wird eine Stimmgabel (meist 440 Hz = Kammerton a^1, vgl. Abb. 18.1) angeschlagen und mit dem Griff auf die Mitte des Schädels aufgesetzt. Der Schall wird dann über Knochenleitung dem Innenohr zugeführt und vom Gesunden in beiden Ohren gleich laut wahrgenommen. Bei einer einseitigen **Innenohrstörung** wird der Ton auf der Seite des Defektes schwächer gehört. Liegt dagegen eine **Schall-Leitungsstörung** (Störung im Mittelohr) vor, so wird der Ton auf der gestörten Seite lauter gehört, er wird auf die gestörte Seite „lateralisiert". Wird beim Gesunden die Schall-Leitungsstörung durch Zuhalten eines Ohres imitiert, so findet sich in gleicher Weise eine Lateralisation auf das verschlossene Ohr. Unter Normalbedingungen findet also ein gewisser Energieverlust nach außen statt, der durch Schall-Leitungsstörungen vermindert wird. Beim **Rinne-Versuch** wird die angeschlagene Stimmgabel zunächst auf den Warzenfortsatz gesetzt. Wenn der Proband den Ton über Knochenleitung gerade nicht mehr hört, hält man die Stimmgabel vor den Gehörgang. Beim Gesunden wird dann der Ton wieder über Luftleitung (tympanale Leitung) gehört: „Rinne positiv". Bei einer Schall-Leitungsstörung ist der „Rinne negativ".

F01
→ **Frage 18.15:** Lösung C

Bei einer Schall-Leitungsstörung ist der Antransport der Schallwellen zum Innenohr gestört, durch Verstopfung des Gehörganges oder durch eine Schädigung im Mittelohr. Dabei ist der „Rinne negativ", (C) trifft somit zu (vgl. Lerntext XVIII.5).
Zu **(A)** und **(B)**: Testet man bei der Audiometrie Luft- und Knochenleitung gesondert, so ist beim kranken Ohr bei einer Schall-Leitungsstörung natürlich das Hören über Luftleitung stärker gestört als das über Knochenleitung.
Zu **(E)**: Langfristige Beschallung mit hohen Lautstärken führt zu einer Schädigung des Innenohrs.
(C: 57%/+0,38).

XVIII.6 Schalltransport im Mittelohr

Die durch den Gehörgang einlaufenden Schallwellen treffen auf das **Trommelfell** und werden über die **Gehörknöchelchen,** Hammer, Amboss und Steigbügel, auf das ovale Fenster übertragen. Durch das Flächenverhältnis zwischen Trommelfell und Grundplatte des Steigbügels sowie die Hebelverhältnisse kommt dabei insgesamt eine **Druckverstärkung um den Faktor 20** zustande. Oberhalb der Eigenfrequenz des Mittelohres (1–2 kHz) wird diese Verstärkungsfunktion rasch schwächer.

F91
→ **Frage 18.16:** Lösung E

Die **wichtigste** Funktion des Trommelfell-Gehörknöchelchen-Systems wird üblicherweise als Schalldruckverstärkung für Töne des mittleren Frequenzbereiches (bis etwa 2 kHz) beschrieben, aber nicht am Trommelfell (D), sondern in der Übertragung auf das ovale Fenster, wie es in einer Modifikation der Frage als richtige Aussage formuliert war. Dabei wird auch der Übergang des Schalles von Luft (geringer Schallwellenwiderstand) auf die Perilymphe als Medium mit hohem Schallwellenwiderstand (Impedanz) begünstigt, gemäß (E), und Reflektionsverluste werden dadurch reduziert.
Zu **(A)**: Eine gewisse Schutzfunktion wird diskutiert, sie gilt aber nicht als wesentlich.
Zu **(B)**: Die durch Hebelwirkung zustandekommende Druckverstärkung ist nur sehr gering (Faktor 1,3) und trägt zur Gesamtverstärkung (Faktor 20) nur unwesentlich bei. Hauptfaktor ist das Flächenverhältnis zwischen Trommelfell und Fußfläche des Steigbügels. Außerdem wird nicht die Auslenkungs-Amplitude verstärkt, sondern der Druck.
Zu **(C)**: Die Eigenschaften des Mittelohres tragen zwar dazu bei, dass die höheren Frequenzen schlechter gehört werden, aber die Nichthörbarkeit des Ultraschalles ist davon unabhängig. Ultraschall kann auch über Knochenleitung nicht mehr wahrgenommen werden. Die Begrenzung der hörbaren Frequenzen nach oben liegt also letztlich im Innenohr begründet.
(E: 64%/+0,27).

18.3 Innenohr

XVIII.7 Frequenzanalyse im Innenohr

Die dem Innenohr zugeleiteten Schallwellen werden einer **Frequenzanalyse** unterzogen, die mit Hilfe der **Wanderwellentheorie** gut beschreibbar ist. Der Schall löst in der Schnecke eine „Wanderwelle" aus, die vom Steigbügel in Richtung Helicotrema läuft und die Basilarmembran in Schwingungen versetzt. Die Lage des **Schwingungsmaximums** auf der Basilarmembran ist **frequenzspezifisch (Einortstheorie)**: Hohe Töne werden nahe dem Stapes auf der Basilarmembran „abgebildet", d. h. sie haben dort ihr Schwingungsmaximum, und mit sinkender Frequenz verschiebt sich das Schwingungsmaximum zunehmend in Richtung Helicotrema. Die ursprüngliche Vorstellung, dass die ortsspezifische Abbildung der Töne auf dem Resonanzprinzip beruht (Helmholtz), trifft nicht zu. Vielmehr handelt es sich um eine **frequenzabhängige Dämpfung bei der Ausbreitung der Wellen**, deren komplizierte Theorie hier nicht erörtert werden kann. Mit abnehmender Steife der Basilarmembran vom ovalen Fenster in Richtung Helicotrema wird die Geschwindigkeit der Wanderwellen geringer, die Wellenlänge für einen Ton bestimmter Frequenz deshalb kürzer, was schließlich zur Wegdämpfung der Schwingungen führt, und zwar um so weiter in Richtung Helicotrema, je niedriger die Schwingungsfrequenz (die Tonhöhe) ist. ■

F90 ■

→ **Frage 18.17:** Lösung D

Vgl. Lerntext XVIII.7.
(D: 73%/+0,38).

H97 ■

→ **Frage 18.18:** Lösung D

Die Steife der Basilarmembran nimmt in Richtung Helicotrema mehr und mehr ab, die Ausbreitungsgeschwindigkeit der Schallwellen nimmt dabei ab – (B) ist falsch; die Wellenlänge wird kürzer – (D) ist richtig, bis die Schwingung schließlich weggedämpft wird. Die Schwingungsfrequenz bleibt konstant – (C) ist falsch! Auf diese Weise entsteht für jede Frequenz an einem bestimmten Ort der Basilarmembran ein Schwingungsmaximum. Je niedriger die Schallfrequenz, desto weiter liegt das Maximum in Richtung Helicotrema (vgl. Lerntext XVIII.7).
(D: 21%/+0,10; C: 39%/+0,13!).

XVIII.8 Rezeptorprozesse

Die Schwingungen der Basilarmembran werden durch die Mechanorezeptoren des Cortischen Organs (Haarzellen) in elektrische Ereignisse umgesetzt. Den allgemeinen Regeln folgend entsteht dabei zunächst ein **Rezeptorpotential**, welches bei hinreichender Stärke ein **Aktionspotential** im afferenten Nerven auslöst.
Bei Beschallung des Ohres kann man am runden Fenster ein **Mikrophonpotential** ableiten, welches den Schalldruckverlauf in ähnlicher Weise wie ein Mikrophon abbildet. Der genaue Mechanismus ist nicht geklärt. ■

F03

→ **Frage 18.19:** Lösung A

Die Sinneszellen des Corti-Organs im Innenohr ragen in den mit Endolymphe gefüllten Raum der Scala media hinein. Die Endolymphe ist ähnlich kaliumreich wie sonst die intrazelluläre Flüssigkeit, und das dort herrschende Potential, das als endocochleares Potential bezeichnet wird, beträgt dort, gegenüber der indifferenten Perilymphe, +85 mV, (A) trifft zu. Für die in diesen Raum hineinragenden Sinneszellen bedeutet das, dass das positive Potential einem Ausstrom von K^+ entgegenwirkt, (B) ist falsch. Diese Besonderheiten führen dazu, dass die Haarzellen bei Stimulation ihre Depolarisation nicht, wie bei den meisten erregbaren Zellen üblich, durch Steigerung der Na^+-Leitfähigkeit bilden können. Vielmehr steigern sie ihre K^+-Leitfähigkeit, und die K^+-Ionen werden durch den starken einwärts gerichteten elektrochemischen Gradienten ins Zellinnere gedrängt, was Depolarisation bedeutet.
(A: 41%/+0,18).

H02 ■

→ **Frage 18.20:** Lösung D

Die für die Schallwahrnehmung verantwortlichen Sinneszellen sind die inneren Haarzellen im Corti-Organ. Es handelt sich um sekundäre Sinneszellen, d. h. sie setzen basal einen Transmitter frei, der die Erregung auf das nachfolgende Neuron überträgt. (D) ist somit richtig.
Zu (A): Die hochfrequenten Schwingungen werden auf der Basilarmembran nahe dem Stapes „abgebildet", d. h. sie haben dort ihr Schwingungsmaximum, und mit abnehmender Frequenz verschiebt sich das Maximum mehr und mehr in Richtung Helicotrema.
Zu (C): Bei Erregung der Sinneszellen kommt es zu einem K^+-Einstrom in die Zellen.
Zu (B) und (E): Diese Aussagen betreffen speziellere Inhalte jenseits des Physikums-Stoffes. Man nimmt heute an, dass die **äußeren** Haarzellen durch aktive Längenänderungen eine Verstärkungsfunktion wahrnehmen (B). Die Mikrophonpotentiale (E) werden heute als Rezeptorpotentiale gedeutet.
(D: 52%/+0,29).

H99

→ **Frage 18.21:** Lösung D

Nach heutiger Vorstellung sind die inneren Haarzellen der Cochlea die eigentlichen Sinnesrezeptoren. Die äußeren Haarzellen sind kontraktil und sollen so verstärkend wirken, wobei die Frequenzanalyse im Innenohr wesentlich verbessert wird, (D) gilt als zutreffend (bislang nicht geprüfter Stoff). Alle anderen Aussagen sind falsch (vgl. Lerntext XVIII.7).
(D: 24%/+0,32).

H98

→ **Frage 18.22:** Lösung E

In der Perilymphe besteht ein Potential von 0 mV, wie generell im Extrazellulärraum. Das extrazelluläre Potential ist ja der Bezugswert für alle intrazellulären Potentialmessungen. Die Endolymphe ist in der Ionenzusammensetzung ähnlich dem intrazellulären Milieu – hohe K^+- und niedrige Na^+-Konzentration – und weist ein Potential von etwa +80 mV auf (durch die Funktion der Stria vascularis bedingt).
(E: 24%/+0,22).

H97

→ **Frage 18.23:** Lösung C

Die Endolymphe des Innenohrs, in die die Sinneshaare der Schallrezeptoren hineinragen, entspricht in ihrer Ionen-Zusammensetzung weitgehend der intrazellulären Flüssigkeit, die K^+-Konzentrationen sind in beiden Kompartimenten weitgehend gleich. Es besteht somit kein Konzentrationsgradient, der eine K^+-Diffusion antreiben könnte. Das Gleichgewichtspotential für die K^+-Ionen, d. h. diejenige Potentialdifferenz zwischen beiden Kompartimenten, bei der keine K^+-Ionen über die Grenzschicht diffundieren würden, liegt demnach nahe bei Null (vgl. Lerntext I.7).
(**C: 12%/+0,20;** E: 42%/–0,07).

H90

→ **Frage 18.24:** Lösung C

Vgl. Lerntext XVIII.8.
(C: 55%/+0,38).

18.4 Zentrale Hörbahn und kortikale Repräsentation

H81

→ **Frage 18.25:** Lösung C

Als wichtigster Faktor für das **Richtungshören** gelten die Lautzeitdifferenz (B) und die Intensitätsdifferenz zwischen beiden Ohren (A). Die Fähigkeit, die **Entfernung** einer Schallquelle zu bestimmen, ist relativ schlecht ausgebildet – im Vergleich zu den hervorragenden Fähigkeiten des Auges in dieser Hinsicht. Ein Faktor dabei ist die mit zunehmender Entfernung stärker werdende Dämpfung der hohen Töne im Vergleich zu den tiefen Tönen (D).

H96

→ **Frage 18.26:** Lösung E

Die Laufzeitschwelle für das räumliche Hören gehört nicht unbedingt zum Lernprogramm. Der Normalwert für die zeitliche Auflösung liegt bei $3 \cdot 10^{-5}$ s. Dies bedeutet bei einer Schallgeschwindigkeit von 300 m/s = 300 mm/ms eine Strecke von etwa 10 mm. Die Wege von einer Schallquelle zu den beiden Ohren müssen sich also um mindestens 1 cm unterscheiden, damit ein Richtungsunterschied wahrgenommen werden kann.
Hier kommt man eher durch Ausschluss der anderen Aussagen zur richtigen Lösung. Die Hörschwelle bei 1000 Hz (A) ist mit 4 phon = 4 dB definiert. Die Schmerzschwelle (B) liegt über 100 dB (rund 120 dB). Die Tonhöhenunterschiedsschwelle (C) beträgt im Optimalbereich weniger als 1%. Die Intensitätsunterschiedsschwelle (C) liegt im Optimalbereich bei 1 dB.
(E: 46%/+0,33).

18.5 Sprachbildung und Sprachverständnis

F98

→ **Frage 18.27:** Lösung E

Von (A) bis (D) sind richtige Aussagen zur Stimme zusammengestellt. Beim Sprechen kommt es zu erheblichen Verwirbelungen im Luftstrom, insbesondere bei der Bildung von Konsonanten, sodass (E) nicht zutrifft.
(E: 85%/+0,18).

F86

→ **Frage 18.28:** Lösung C

Das für einen bestimmten Vokal typische Klangbild wird durch die **Resonanzbedingungen im Ansatzrohr** gestaltet (**Artikulation**). Die für eine bestimmte Artikulationsstellung typischen Frequenzbänder nennt man **Formanten.**
(C: 49%/+0,34).

Kommentare aus dem Examen Herbst 2004

H04

→ **Frage 18.29:** Lösung D

Beim Sprechen kommt es zunächst zur Stimmbildung, zur **Phonation** im Kehlkopf, (A) ist falsch. Der Ausatemluftstrom stößt die Stimmbänder zu Schwingungen an. Die Kehlkopfmuskeln können den Spalt zwischen den Stimmbändern, die Stimmritze (Glottis), in der Weite verändern und die Spannung der Stimmbänder verstellen. Dadurch wird die Grundfrequenz der Schwingungen und, zusammen mit der Atmungsmuskulatur, die Stärke des Schalls eingestellt. Die weitere Ausgestaltung der Stimme nennt man **Artikulation.** Dafür sind die Resonanzbedingungen im sog. Ansatzrohr (Mund-Rachen-Nasenraum) verantwortlich,

(D) trifft zu. Die für bestimmte Artikulationsstellungen charakteristischen Obertonmuster nennt man Formanten. Die verschiedenen Vokale sind durch Unterschiede in den Formanten charakterisiert.
Zu (**B**): Beim ruhigen Atmen ist die Stimmritze besonders weit.
Zu (**C**): Der **subglottische** Druck ist für die Stimmbildung wichtig.
Zu (**E**): Für die Stimmbildung ist der N. laryngeus recurrens, ein Vagusast, besonders wichtig. Er kann bei einer Schilddrüsenoperation verletzt werden, was zu Stimmverlust führen kann.

19 Chemische Sinne

19.1 Grundlagen der chemischen Sinne

19.2 Geschmack

XIX.1 Geschmack

Geschmack und Geruch sind chemische Sinne. Spezifische Stoffe gelangen direkt an die Rezeptoren und lösen dort Reaktionen aus. Der Geschmack einer Speise ist eine komplexe Empfindung, an der auch der Geruchssinn und andere weniger spezifische Prozesse beteiligt sind. Sieht man von diesen zusätzlichen Einflüssen ab, so bleiben **vier Grundempfindungen: süß, salzig, sauer und bitter,** die sich auch in Mischgeschmäcken kombinieren können. Für die Grundempfindungen bestehen **typische Lokalisationen auf der Zunge**: **Süß** lässt sich vor allem an der Zungenspitze, **sauer** an den seitlichen Rändern der Zunge, **salzig** an der Spitze und an den seitlichen Rändern und **bitter** schließlich am Zungengrund besonders gut auslösen (Abb. 19.1). Dies sind offenbar die bevorzugten Lokalisationen für verschiedene spezifische Rezeptoren. Mit lokalisierter Applikation bestimmter Lösungen kann man die verschiedenen Rezeptoren selektiv untersuchen, die Geschmacksschwellen bestimmen usw. Bei anhaltend gleicher Reizung zeigen die Geschmacksrezeptoren eine **starke Adaptation.** Die afferenten Fasern von den Geschmacksrezeptoren ziehen zur Medulla oblongata, und mit einigen Umschaltungen gelangen die Informationen zur Hirnrinde. Die primären **kortikalen Geschmacksfelder** grenzen an die sensorischen Felder der Mundhöhle im Gyrus postcentralis an. Darin ist das Korrelat der Geschmacks**empfindung** zu sehen. Der Geschmackssinn ist aber auch an wichtigen Reflexen beteiligt, insbesondere an der **Regulation der Speichelsekretion.** Die Geschmacksafferenzen sind deshalb auch mit den entsprechenden vegetativen Zentren verknüpft. ■

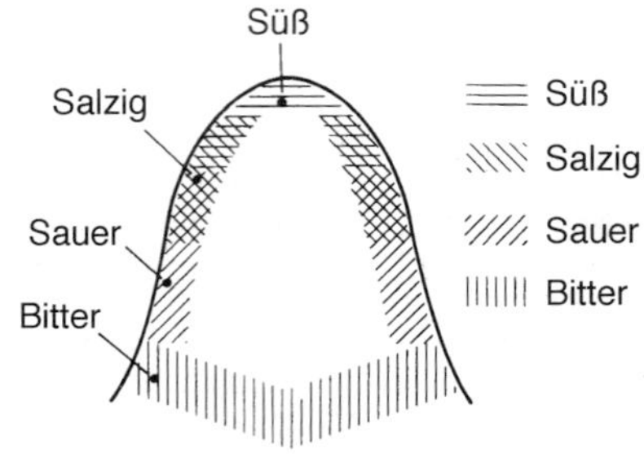

Abb. 19.**1** Aufsicht der Zungenoberfläche, mit Markierung derjenigen Areale, von denen aus sich die vier Geschmacks-Grundempfindungen süß, salzig, sauer und bitter besonders leicht auslösen lassen.

F88 ■

→ **Frage 19.1:** Lösung A

Vgl. Abb. 19.1.
(A: 94%/+0,16).

H99

→ **Frage 19.2:** Lösung B

Rohrzucker ist „süßer" als Traubenzucker, bei Rohrzucker genügen schon geringere Konzentrationen zur Auslösung einer Süß-Empfindung, d. h. für Rohrzucker ist die Schwelle niedriger, (B) ist falsch. Die anderen Aussagen sind zutreffend.
(B: 32%/+0,09).

F01

→ **Frage 19.3:** Lösung B

Die Rezeptorzellen des Geschmackssinnes sind sehr kurzlebig. Im Allgemeinen werden 10 bis 15 Tage als Lebensdauer genannt (es gibt auch noch niedrigere Angaben). Aussage (B) ist in jedem Falle richtig.
Zu (**A**): Der Geschmacksporus ist die Öffnung einer ganzen, aus vielen Sinneszellen bestehenden Geschmacksknospe.
Zu (**C**): Es gibt verschiedene Papillentypen, die Geschmacksknospen tragen, z.B. die Wallpapillen (Papillae vallatae). Die Fadenpapillen gehören nicht dazu, sie haben nur taktile Funktionen.
Zu (**E**): Die Geschmacksrezeptoren sind sekundäre Sinneszellen, d.h. sie gehen nicht direkt in eine

afferente Nervenfaser über. Die Rezeptorzellen übertragen ihre Signale durch Transmitterfreisetzung auf afferente Nervenfasern, die die Erregung zentralwärts leiten.
(B: 33%/+0,35).

H02 ■

→ **Frage 19.4:** Lösung E

Die Geschmacksempfindung „sauer" soll dadurch ausgelöst werden, dass die H^+-Ionen eine Hemmung von K^+-Kanälen hervorrufen, (E) ist richtig, (B) und (D) sind falsch.
Zu **(A)**: Eine besonders hohe Empfindlichkeit des Geschmackssinnes besteht für Bitterstoffe wie Chinin und Strychnin.
Zu **(C)**: Die Papillae filiformes tragen keine Geschmacksknospen. Diese finden sich nur auf den Pilzpapillen (Papillae fungiformes), den Blätterpapillen (Papillae foliatae) und den Wallpapillen (Papillae vallatae).
(E: 39%/+0,22).

H97

→ **Frage 19.5:** Lösung D

Die Spezifität der einzelnen Geschmacksrezeptorzellen ist begrenzt. An einer Rezeptorzelle können durchaus Geschmacksstoffe verschiedener Qualität wirksam werden – (D) ist richtig, allerdings mit unterschiedlichen Empfindlichkeiten. Dadurch ergibt sich für jeden Rezeptor ein bestimmtes „Erregungsprofil". Die verschiedenen Erregungsprofile der Einzelrezeptoren werden an die Zentren weitergeleitet. Durch Integration aller Einzelinformationen entstehen dann zentral bestimmte Erregungsmuster, die für die verschiedenen Geschmacksqualitäten charakteristisch sind. Eine solche „Musteranalyse" in den Zentren ist generell für die Spezifität von Sinnesempfindungen sehr wichtig.
Zu **(B)**: Eine Stimulation der Geschmackszellen führt in der Regel zu einer Depolarisation der Zellen. Teils geschieht dies über eine Aktivierung von Na^+-Kanälen, wie man das am ehesten für eine Erregung erwartet. Manche Stoffe entfalten ihre Wirkung allerdings über eine Hemmung von K^+-Kanälen, was ebenfalls eine Depolarisation auslöst. (B) ist somit als allgemeingültige Aussage nicht zutreffend.
Zu **(C)**: Die Geschmacksnerven gehören – wie auch die afferenten Fasern von Temperatur- und Schmerzrezeptoren – entweder zu den langsam leitenden markhaltigen Nervenfasern der Gruppen Aδ (entsprechend Gruppe III nach Lloyd/Hunt) oder zu den ganz langsam leitenden marklosen Nervenfasern der Gruppe C (entsprechend Gruppe IV nach Lloyd/Hunt).
Zu **(E)**: Die Geschmacksfasern (1. Neuron) verlaufen in den Hirnnerven VII, IX und X und ziehen zum Nucleus solitarius in der Medulla oblongata.
(**D: 40%/+0,09**; B: 43%/+0,02).

F00 ■

→ **Frage 19.6:** Lösung D

Nach den Rezeptorprozessen beim Geschmackssinn (die an sich nicht zum Auswendiglernen sind) wurde in jüngerer Zeit öfters gefragt!
Geschmacksstoffe lösen auf verschiedenen Wegen eine Depolarisation der Sinneszellen aus. Bei salzigen Stoffen führt eine Steigerung der äußeren Na^+-Konzentration zu einem gesteigerten Na^+-Einstrom durch kationenpermeable Kanäle. Die Anionen wirken über spezielle Transportsysteme mit. Bei sauren Stoffen lösen die H^+-Ionen eine Hemmung von K^+-Kanälen aus, (E) ist falsch. Süße Stoffe binden an spezifische Rezeptorproteine der Membran und führen über eine Signalkette (G-Protein, cAMP) zu einer Hemmung von K^+-Kanälen. (D) trifft somit zu. Beim Bittergeschmack kommt es über spezifische Rezeptorproteine und eine intrazelluläre Signalkette schließlich zu einer Erhöhung der intrazellulären Ca^{2+}-Konzentration.
Die Aussagen (A) bis (C) sind klar falsch. (E) ist als falsch zu erkennen, wenn man weiß, dass es bei Geschmacksreizen zu einer Depolarisation kommt. Eine Erhöhung der K^+-Leitfähigkeit würde eine Hyperpolarisation nach sich ziehen. Insofern kann man (D) als Lösung finden, ohne alle Details der Transduktionsmechanismen zu kennen.
(D: 50%/+0,25).

H00

→ **Frage 19.7:** Lösung E

Die über die Hirnnerven VII, IX und X laufenden Geschmacksfasern sammeln sich im Tractus solitarius und werden in der Medulla oblongata, im Nucleus solitarius, auf das zweite Neuron umgeschaltet, Lösung (E).
(E: 73%/+0,47).

H03 ■

→ **Frage 19.8:** Lösung C

Eine „extrem langsame" und geringe Adaptation findet sich am ehesten beim Schmerz. Geschmacksrezeptoren gehören zu den stark adaptierenden Rezeptoren, was man leicht aus eigener Erfahrung lernen kann. Nimmt man eine wohlschmeckende Speise in den Mund und unterbricht alle Kaubewegungen, so lässt der Geschmack schnell nach. Setzt man die Kaubewegungen fort und sorgt dadurch für Verschiebungen der Speise im Mund, so wird der Geschmack gleich wieder deutlicher, v. a. nach Herunterschlucken und neuer Speisezufuhr. (C) ist sicher falsch, alle anderen Aussagen treffen zu.

F99

→ **Frage 19.9:** Lösung B

Unter einem primären Rindenfeld eines Sinnessystems versteht man dasjenige Großhirnareal, in das die Afferenzen des betreffenden Sinnessystems pri-

mär projiziert werden (deshalb auch als Projektionsfeld bezeichnet). Von dort aus werden Informationen zu „höheren" Rindenfeldern weitergeleitet (Assoziationsfelder). Für den Geschmack trifft Aussage (B) zu: die Felder liegen in der Nähe der sensorischen Projektionsfelder der Mundhöhle, im Fuß des Gyrus postcentralis.
(B: 63%/+0,30).

19.3 Geruchssinn und trigeminaler chemischer Sinn

XIX.2 Geruch

Der Mensch kann **über 1 000 Gerüche** differenzieren. Eine befriedigende Gliederung oder eine Reduktion auf wenige Grundempfindungen wie beim Geschmack ist nicht gelungen. Dem Geruch dient ein spezifisches kleines Feld in der Nasenhöhle, die **Regio olfactoria**, die über den Tractus olfactorius mit dem Zentralnervensystem verknüpft ist. Weniger spezifische Reaktionen von anderen, vom N. trigeminus innervierten Bezirken der Nasenschleimhaut können bei den Geruchsempfindungen mitwirken. Für manche Stoffe werden außerordentlich niedrige Geruchsschwellen gefunden, insbesondere bei Tieren, die dem Menschen in dieser Hinsicht weit überlegen sind. Die Geruchsschwellen des Hundes liegen um 6–8 Zehnerpotenzen niedriger als beim Menschen. Für die empfindlichsten Reaktionen hat man kalkuliert, dass schon ganz wenige Moleküle ausreichen müssen, um eine Rezeptorreaktion auszulösen. Beim Geruchssinn liegen somit Chemorezeptoren höchster Empfindlichkeit vor. Der Geruchssinn ist, wohl noch mehr als der Geschmack, an vegetativen Regulationen und emotionalen Reaktionen beteiligt. Entsprechend finden sich nervale Verknüpfungen mit vegetativen Zentren im Hypothalamus und dem limbischen System. ■

H01
→ **Frage 19.10:** Lösung B

Der Geruchssinn ist der empfindlichste chemische Sinn. Man nimmt an, dass eine Riechzelle schon auf die Bindung eines einzelnen Moleküls reagieren kann. So kann (B) als richtig gelten. Die anderen Aussagen sind jedenfalls falsch.
Zu (**A**): Geruchsstoffe müssen wasserlöslich (hydrophil) sein, damit sie die wässrige Schleimschicht über den Rezeptorzellen durchdringen können.
Zu (**C**): Die Axone der Riechzellen sind dünn und marklos.
Zu (**D**): Von den Riechzellen zu den weiterführenden Mitralzellen besteht eine starke Konvergenz (etwa 1000 zu 1).
(B: 52%/+0,20).

F02
→ **Frage 19.11:** Lösung A

Man schätzt die Lebensdauer der Geruchs-Sinneszellen auf 60 Tage, (A) ist richtig.
Zu (**B**)–(**D**): Die marklosen Axone der Riechzellen ((C) ist falsch) ziehen zum Bulbus olfactorius und konvergieren auf die **Mitralzellen**, (B) ist falsch. Die Körnerzellen sind an der Erregungsverarbeitung innerhalb des Bulbus olfactorius beteiligt und auch an der gegenseitigen **Hemmung** der beiden Bulbi, (D) ist falsch.
Zu (**E**): Die primäre kortikale Repräsentation des Geruchssinns liegt im orbitofrontalen Kortex.
(A: 29%).

F95
→ **Frage 19.12:** Lösung E

Die zentrale Repräsentation für die Geruchsempfindung liegt nicht im Gyrus postcentralis (wie für die Sinnesempfindungen von der Haut), sondern im orbitofrontalen Kortex – (E) ist falsch.
(E: 32%/+0,26).

F96 ■
→ **Frage 19.13:** Lösung C

Der Mensch kann über 1 000 Gerüche unterscheiden, aber es gibt nicht so viele verschiedene spezifische Rezeptortypen. Jeder einzelne Rezeptor reagiert auf mehrere Stoffe, aber quantitativ unterschiedlich. So entsteht für jeden Geruch ein spezifisches Reaktionsmuster der ganzen Rezeptorpopulation. (C) ist sicher falsch.
(C: 66%/+0,16).

H96
→ **Frage 19.14:** Lösung C

Riechstoffe müssen durch den Schleim, der die Sinneszellen bedeckt, diffundieren und deshalb wasserlöslich sein, (C) ist falsch.
Zu (**A**): Sowohl Geschmacks- als auch Geruchsempfindungen adaptieren relativ rasch. Genauere quantitative Aussagen darüber sind schwierig, weil das auch innerhalb des Geschmacks für verschiedene Reizsituationen unterschiedlich ist, und ebenso beim Geruch. Im Allgemeinen sagt man, dass der Geruch langsamer adaptiert als der Geschmack, gemäß (B). Das Resultat bekräftigt die inhaltlichen Bedenken gegen diesen Aufgabenteil.
(**C: 25%/+0,09**; B: 50%/+0,06).

H98
→ **Frage 19.15:** Lösung B

Geruchsstoffe verbinden sich mit spezifischen Rezeptorstrukturen in der Zellmembran des Sensors (Sinnesrezeptorzelle) – ein allgemein gültiges Prinzip, wenn Wirkstoffe an Sensoren angreifen (oder Transmitter an ihren Erfolgszellen). Bei der

weiteren Transduktion in elektrische Signale gibt es zwei Wege. Der Wirkstoff-Rezeptor kann direkt mit dem Kanalprotein gekoppelt sein, sodass die Agonist-Rezeptor-Interaktion direkt eine Reaktion des Kanalproteins (Öffnung oder Schließung) auslösen kann. Dieses Prinzip ist vor allem dort verwirklicht, wo es auf hohe Geschwindigkeit ankommt, z. B. bei der Erregungsübertragung auf den Skelettmuskel in der Endplatte. Beim zweiten Weg erfolgt nach der Agonist-Rezeptor-Interaktion zunächst eine Reaktion von G-Proteinen auf der Innenseite der Zellmembran, worauf in einer mehr oder weniger komplexen Reaktionskette ein Botenstoff (Second messenger) freigesetzt wird, der dann Effekte an einem Kanalprotein auslöst. Vereinfachend kann man sich merken, dass überall dort, wo es nicht auf Millisekunden ankommt (im vegetativen Nervensystem und bei vielen Sinnesprozessen), dieser Weg bevorzugt wird. So auch bei den Geruchssensoren, (B) ist falsch.
(B: 45%/+0,17).

H02

→ **Frage 19.16:** Lösung E

Geruchsempfindungen werden ganz überwiegend über die dafür spezialisierten Rezeptoren in der Regio olfactoria in der Nasenhöhle ausgelöst. Weniger spezifische Reaktionen von anderen, vom N. trigeminus innervierten Partien der Nasenschleimhaut wirken aber bei den Geruchsempfindungen mit (allgemeiner chemischer Sinn; auch am Geschmack beteiligt). Die Schwellen für dieses System liegen aber recht hoch. Empfindungen wie „stechend" und „beißend" werden diesem System zugeordnet.
(E: 73%/+0,14).

Kommentare aus dem Examen Herbst 2004

H04 ■

→ **Frage 19.17:** Lösung C

Riechstoffe verbinden sich zunächst mit dem spezifischen Rezeptor an der Membran der Sinneszelle. Als nächster Schritt könnte gleich eine Reaktion eines Ionenkanals folgen, wenn der Rezeptor mit einem Kanal gekoppelt wäre. Derartige Transduktionsprozesse findet man dort, wo es auf eine besonders hohe Geschwindigkeit ankommt, z. B. bei der Erregungsübertragung auf den Skelettmuskel. Bei weniger auf Geschwindigkeit angelegten Prozessen – bei der vegetativen Innervation und auch bei vielen Sinnesprozessen – wird durch die Wirkstoff-Rezeptor-Interaktion zunächst ein G-Protein auf der Innenseite der Zellmembran aktiviert, das dann die weiteren Reaktionen anstößt. So ist es auch bei den Geruchssensoren, (C) trifft zu.
Zu (A): Riechzellen sind kurzlebig, man schätzt ihre Lebensdauer auf 60 Tage.
Zu (B): Das Riechepithel ist mit Schleim bedeckt, in den die rezeptiven Zilien hineinragen.
Zu (D): Aktivierung der Geruchssensoren führt zu einer Depolarisation, wie das für Erregungsprozesse typisch ist.
Zu (E): Im Übergang von den Sinneszellen zu den Mitralzellen im Bulbus olfactorius findet eine Konvergenz von etwa 1000 zu 1 statt.

20 Integrative Leistungen des Zentralnervensystems

20.1 Allgemeine Physiologie und funktionelle Anatomie der Großhirnrinde

XX.1 Elektroenzephalogramm (EEG)

Leitet man mit Elektroden an der Schädeloberfläche die elektrische Aktivität des Gehirns ab (Elektroenzephalogramm, EEG), so findet man beim wachen, entspannt liegenden Erwachsenen bei geschlossenen Augen leichte regelmäßige Potentialschwankungen mit einer Frequenz um 10 Hz (8–12 Hz). **Dieser basale Funktionsrhythmus mit einer Frequenz um 10 Hz heißt α-Rhythmus.** Beim Öffnen der Augen (auf Belichtung) oder anderen Formen der Anspannung kommt es zu einer **Desynchronisation** mit **Frequenzsteigerung auf Werte um 20 Hz (β-Rhythmus,** 15–30 Hz). Langsamere Wellen können im **Schlaf** beobachtet werden: **δ-Rhythmus um 2 Hz** (1–3 Hz); **Zwischenwellen: ϑ-Rhythmus um 5 Hz** (4–7 Hz).
Das EEG wird auf synaptische Potentiale der kortikalen Neurone zurückgeführt, nicht auf Aktionspotentialentladungen.

Klinischer Bezug
Das EEG besitzt eine große diagnostische Bedeutung: Länger andauernde völlige Ruhe im EEG ist Zeichen des **Hirntodes.** Bei umschriebenen Ausfällen des Gehirns (**Tumor, Durchblutungsstörungen**) kann über diesen Arealen das **EEG abgeschwächt** sein. Bei Anfallskrankheiten können große und langsame **Krampfpotentiale** auftreten. ■

F96 ■

→ **Frage 20.1:** Lösung A

Die EEG-Wellen werden auf synaptische Potentiale der kortikalen Neurone zurückgeführt, wobei die Pyramidenzellen dominieren. Die Dauer der synaptischen Potentiale von 10–100 ms passt auch gut zu den üblichen EEG-Frequenzen.
(A: 47%/+0,23).

F04

→ **Frage 20.2:** Lösung A

Das Elektroenzephalogramm (EEG) wird mit Elektroden abgeleitet, die der Kopfhaut aufgelegt werden. Man erfasst also eine Integration über größere Gehirnareale. Die Aktionspotentiale sind kurz und wenig synchronisiert und können deshalb kaum zu den typischen Oszillationen des EEG mit einer Frequenz um 10 Hz beitragen, (B) scheidet aus. Man führt deshalb die EEG-Wellen auf synaptische Potentiale zurück, die sich infolge einer gewissen Synchronisation der Neurone zu messbaren Wellen in der Gesamtaktivität summieren, gemäß (A).
Zu **(D)**: Ergebnisse sensorischer Verarbeitungen nennt man evozierte Potentiale.
Zu **(E)**: Bereitschaftspotentiale sind, ähnlich wie evozierte Potentiale, Ereignis-korreliert und werden nur dadurch sichtbar, dass man durch vielfache Mittelung die EEG-Wellen eliminiert.
(A: 53%/+0,28).

F97 ■

→ **Frage 20.3:** Lösung B

Bei gesteigerter Aufmerksamkeit (B) kommt es zu einer „Desynchronisation" im EEG, gekennzeichnet durch Anstieg der Frequenz und Abnahme der Amplituden im Vergleich zum α-Rhythmus (vgl. Lerntext XX.1).
(B: 68%/+0,28).

H98

→ **Frage 20.4:** Lösung D

Es trifft zu, dass die α-Wellen in den okzipitalen Ableitungen besonders stark ausgeprägt sind, was nicht zum Wichtigsten gehört.
(Die Frage war im Termin H 91 in identischer Form gestellt, mit schlechtem Ergebnis: D: 28%/+0,05. Ich hatte angenommen, dass sie nicht wieder auftauchen würde.)
(D: 60%/+0,26).

H96 ■

→ **Frage 20.5:** Lösung E

Unter Ruhebedingungen (Augen geschlossen) dominieren im Elektroenzephalogramm (EEG) die α-Wellen, die eine Frequenz um 10 Hz besitzen (vgl. Lerntext XX.1). Bei Wachheit und Anspannung (schon das Öffnen der Augen kann ausreichen) wird die Frequenz höher, es dominieren die schnelleren β-Wellen (um 20 Hz). (E) ist also eindeutig falsch.
Zu **(C)**: Für den Schlaf ist der β-Rhythmus nicht typisch, aber er kann zeitweilig auftreten, beispielsweise beim Einschlafen.
(E: 78%/+0,34).

H95

→ **Frage 20.6:** Lösung B

Beim entspannt liegenden Erwachsenen findet man im Elektroenzephalogramm (EEG) einen α-Rhythmus: Wellen mit einer Frequenz um 10 Hz. Beim Öffnen der Augen oder bei anderen Formen der Anspannung kommt es zu einer Desynchronisation: Die Frequenz der EEG-Wellen steigt an (bis über 20 Hz), und die Amplitude wird kleiner. (B) ist die richtige Lösung. Im Tiefschlaf werden die Wellen langsamer und größer. Bei einem epileptischen Anfall findet man besonders große „Krampfpotentiale".
(B: 67%/+0,34).

XX.2 Evozierte Potentiale

Im Gegensatz zum Elektroenzephalogramm (EEG), das die Eigenaktivität des Gehirns bei möglichst guter Abschirmung von äußeren Reizen erfasst, sind **evozierte Potentiale** solche Ereignisse, die man als Antwort auf einen Reiz messen kann. Die Ableittechnik ist im Prinzip die gleiche wie beim EEG. Zur Abgrenzung der evozierten Potentiale gegenüber dem Ruhe-EEG misst man in der Regel mehrere gleichartige Reaktionen und mittelt die Messwerte, wobei sich die vom Reiz unabhängigen EEG-Wellen gegenseitig aufheben. Für alle Arten von Sinnesreizen kann man über den zugehörigen primären Rindenfeldern evozierte Potentiale messen.

H96

→ **Frage 20.7:** Lösung B

Bei hinreichender Reizstärke werden sowohl die motorisch-efferenten als auch die afferenten Nervenfasern erregt. Die Erregungen der Afferenzen gelangen zu ihren normalen Projektionsorten. Die von den Hautrezeptoren kommenden Fasern werden die Erregung also zu den sensorischen Rindenfeldern im Gyrus postcentralis leiten und dort zu elektrischen Reaktionen führen (evozierte Potentiale) (vgl. Lerntexte XVI.4 und XX.2).
(C) ist kritisch, da die Schwellen von der Flusszeit des Reizes abhängen. Mit langen Flusszeiten kann man bevorzugt dünnere Nerven erregen.
(B: 47%/+0,18).

F81

→ **Frage 20.8:** Lösung E

Im Schlaf ist die Informationsweitergabe von den Sinnesorganen zu den Zentren keineswegs aufgehoben – sonst könnten wir auf den Wecker gar nicht mehr reagieren. Es gibt allerdings deutliche Veränderungen in den evozierten Potentialen.

In einer **Modifikation** war die Falschaussage verändert: „sind im normalen EEG als typische langsame große Wellen zu erkennen".

H01

→ **Frage 20.9:** Lösung E

Astrozyten gehören zu den Gliazellen, die wichtige Funktionen bei der Regulation des Milieus um die Neurone wahrnehmen. Den Astrozyten wird vor allem eine Bedeutung bei der Regulation der extrazellulären K^+-Konzentration zugeschrieben. Dazu gehören die richtigen Aussagen von (A)–(D). Diese Zellen können aber keine Aktionspotentiale bilden, sie sind nicht erregbar. Sie verfügen nicht über hinreichend Na^+- und Ca^{2+}-Kanäle.
(E: 72%/+0,39).

H97

→ **Frage 20.10:** Lösung D

Gliazellen des Gehirns sind nicht unmittelbar an den Erregungsprozessen beteiligt, sie bilden selbst keine Aktionspotentiale (A ist falsch). Sie besitzen dementsprechend relativ wenig Natrium- und Calciumkanäle, aber viele Kaliumkanäle ((C) ist falsch). Sie nehmen andere wichtige Funktionen wahr, die nicht in allen Details bekannt sind. Man misst ihnen eine Bedeutung bei der Blut-Hirn-Schranke zu. Weiterhin sollen sie puffernd wirken, wenn bei Erregung benachbarter Neurone die K^+-Konzentration extrazellulär ansteigt. Das Membranpotential der Gliazellen folgt passiv dem K^+-Gradienten, d. h. es stellt sich jeweils das K^+-Gleichgewichtspotential ein (wegen der Dominanz der K^+-Kanäle). Dementsprechend kommt es zu einer Depolarisation der Gliazellen, wenn die extrazelluläre K^+-Konzentration ansteigt, (D) ist zutreffend. Dabei nimmt die Zelle K^+-Ionen auf. Über die gut ausgebildeten Gap junctions ((E) ist falsch) fließen Ausgleichsströme, die die K^+-Pufferung fördern sollen.
(D: 27%/+0,31).

XX.3 Split-Brain-Versuche und Bewusstsein

Bei Patienten mit Durchtrennung der **Kommissurenfasern** (Balkendurchtrennung, Split-Brain) konnten interessante Beobachtungen über **Seitenunterschiede der Hirnfunktion** gemacht werden. Die in eine Hemisphäre gelangenden sensorischen Informationen können bei diesen Patienten nicht mehr mit der anderen Hemisphäre koordiniert werden (**„Spaltung des Bewusstseins"**). Optische Eindrücke aus dem rechten Gesichtsfeld und taktile Eindrücke von der rechten Hand gelangen somit nur in die linke Hemisphäre und umgekehrt. Bei Reizdarbietung rechts sind die Funktionen des Split-Brain-Patienten weitgehend normal, er kann Gegenstände benennen, Worte lesen, aufschreiben usw. Bei Darbietung links ist ein Erkennen von Gegenständen noch möglich. Ein optisch dargebotener Gegenstand kann beispielsweise mit der linken Hand herausgesucht, er kann aber nicht benannt werden. Die einseitige Ausbildung des motorischen Sprachfeldes (Broca-Feld), nämlich immer links beim Rechtshänder und meist auch links beim Linkshänder, war schon lange bekannt. Es gibt verschiedene Hinweise darauf, dass in manchen Funktionen die rechte Hemisphäre der linken überlegen ist. Es ist deshalb besser, nicht von einer generellen Dominanz einer Hemisphäre, sondern von einer Funktionsdifferenzierung zwischen beiden Hemisphären zu sprechen. ■

H02

→ **Frage 20.11:** Lösung D

Durchtrennt man die Verbindungen zwischen beiden Hirnhemisphären (split brain), so kommt es zur „Spaltung des Bewusstseins" (vgl. Lerntext XX.3). Da die Sprachzentren normalerweise in der linken Hemisphäre liegen, sind die Aussagen (B) und (E) falsch. Bietet man Gegenstände im linken Gesichtsfeld an, von wo aus die Informationen entsprechend den optischen Bahnen der rechten Hemisphäre zugeleitet werden, so können die Gegenstände nicht mehr benannt werden. Sie können aber nicht-verbal noch identifiziert werden, z. B. durch Zeigen mit der linken Hand. (D) trifft somit zu.
Zu **(A)**: Für visuell-räumliche Leistungen gilt die rechte Hemisphäre als überlegen.
Zu **(C)**: Die linke Hemisphäre arbeitet mehr nach kausal-logischen Prinzipien und ist deshalb bei mathematischen Aufgaben überlegen.
(D: 63%/+0,16).

F04 ■

→ **Frage 20.12:** Lösung C

Bei einem rechtshändigen Split-Brain-Patienten gelangen die Tastinformationen von der rechten Hand in die linke Hemisphäre. Da das Sprachzentrum ebenfalls in der linken Hemisphäre liegt und die Verarbeitungsprozesse innerhalb der linken Hemisphäre intakt sind, kann der durch Tasten identifizierte Gegenstand auch sprachlich benannt werden, (C) trifft zu. Mit der linken Hand kann ein Gegenstand auch durch Tasten identifiziert und das Ergebnis durch Zeigen oder Heraussuchen mitgeteilt werden, aber eben nicht durch sprachli-

che Benennung, weil die Verbindung von der rechten Hemisphäre mit dem Sprachzentrum in der linken Hemisphäre unterbrochen ist.
(C: 29%/+0,16).

F03

➔ **Frage 20.13:** Lösung D

Bei Patienten mit Balkendurchtrennung (Split-Brain) konnte man Erkenntnisse über die Funktionsdifferenzierung der beiden Großhirnhemisphären gewinnen. Die linke Hemisphäre ist verantwortlich für die Sprache (von wenigen Ausnahmen abgesehen). Damit scheiden (A), (B) und (E) schon aus. Für die Bewegungen der Hand sind jeweils die gegenseitigen Hemisphären zuständig, wegen der Kreuzung der Bahnen, (C) ist falsch. Bei visuell-räumlichen Wahrnehmungen fand man eine Überlegenheit der rechten Hemisphäre, gemäß (D).
(D: 54%/+0,19).

H03 ■

➔ **Frage 20.14:** Lösung C

Wegen der Kreuzung der motorischen Bahnen wird die Motorik der rechten Hand durch die motorischen Zentren der linken Hemisphäre gesteuert. Beim typischen Rechtshänder sind die einseitig angelegten Sprachzentren in der linken Hemisphäre. Für alle Funktionen, die mit Sprechen, Schreiben und Lesen zusammenhängen, ist damit die linke Hemisphäre dominant, also für (A), (B), (D) und (E). Es gibt aber auch Funktionen, bei denen die rechte Hemisphäre dominant erscheint, z. B. bei visuell-räumlichen Wahrnehmungen. Man sagt, dass die linke Hemisphäre mehr nach kausal-logischen Prinzipien arbeitet, die rechte mehr ganzheitlich-gestalthaft. So gibt es Hinweise, dass beim musikalischen Erleben die rechte Hemisphäre eine gewisse Überlegenheit besitzt. Man wird also (C) markieren.

H00

➔ **Frage 20.15:** Lösung A

Mit „dominanter Hemisphäre" ist im Vorsatz wahrscheinlich die linke Hemisphäre, die normalerweise die Sprachzentren enthält, gemeint. Die moderne Auffassung ist an sich die, dass man nicht von einer generellen Dominanz einer Hemisphäre sprechen sollte. Untersuchungen bei Balkendurchtrennung (Split brain) haben ergeben, dass in manchen Funktionen auch die rechte Hemisphäre „dominiert", z.B. bei visuell-räumlichen Wahrnehmungen. Aussage (A) trifft aber in jedem Falle für den parietalen Assoziationskortex zu.
Zu (B): Für das deklarative Gedächtnis ist das mediale Temporallappensystem von besonderer Bedeutung.
Zu (C): Die Sprachfunktion wird man, wenn von Dominanz gesprochen wird, der dominanten Seite zuordnen.
Zu (E): Wichtige visuelle Assoziationsleistungen sind in temporalen und okzipitalen Rindenfeldern verankert, wozu wohl auch die Leistungen gemäß (E) zu zählen sind. Parietale Rindenfelder werden mehr für die Verarbeitung bewegter Muster verantwortlich gemacht.
(A: 35%/+0,21).

H01

➔ **Frage 20.16:** Lösung D

Die Assoziationsfelder der Großhirnrinde haben, wie schon der Name sagt, die Aufgabe, viele Teilfunktionen zu koordinieren und zu integrieren. Dabei ist der parietal-temporal-okzipitale assoziative Kortex vor allem für höhere sensorische Aufgaben verantwortlich, wozu auch die Raumwahrnehmung zählt. Die rechte Hemisphäre scheint bezüglich dieser Funktion der linken überlegen zu sein.
(A)–(C) beschreiben Störungen motorischer Zentren. Gedächtnisstörungen (E) werden dem limbischen Kortex zugeordnet.
(D: 71%/+0,29).

XX.4 Sprachzentren

Bei den für die Sprache verantwortlichen Rindenfeldern lässt sich ein **motorisches Sprachzentrum (Broca-Sprachfeld) von einem sensorischen Sprachzentrum (Wernicke-Sprachfeld)** unterscheiden. Das motorische Sprachfeld liegt im Frontallappen, in unmittelbarer Nachbarschaft derjenigen Abschnitte des motorischen Kortex (Gyrus praecentralis), die für die Sprechmuskeln zuständig sind (Gesicht, Kiefer, Zunge). Das sensorische Sprachzentrum liegt im Schläfenlappen, in unmittelbarer Nachbarschaft der Hörrinde. Die Sprachzentren sind nur einseitig angelegt, beim Rechtshänder praktisch immer in der linken Hemisphäre, beim Linkshänder meistens ebenfalls links, zum Teil aber rechts, manchmal auch bilateral.

Klinischer Bezug

Bei Ausfall des motorischen Sprachzentrums ist das Verstehen der Sprache noch erhalten, aber das Sprachvermögen ist stark gestört bzw. aufgehoben, man nennt dies **motorische Aphasie.** Bei isolierten Schädigungen des Broca-Feldes sind aber die Sprachmuskeln selbst nicht gelähmt. Bei Ausfall des sensorischen Zentrums ist primär das Sprachverständnis gestört. Wegen der Bedeutung der sensorischen Rückmeldung für das Sprechen kommt es dabei aber in der Regel auch zu Störungen des Sprechaktes, es besteht eine **sensorische Aphasie.** ■

H99 ■

→ **Frage 20.17:** Lösung B

Das motorische Sprachzentrum (Broca-Sprachfeld), dessen Ausfall zu motorischer Aphasie führt, liegt im Frontallappen, in unmittelbarer Nachbarschaft derjenigen Bezirke des motorischen Kortex (Gyrus praecentralis), die für die Sprechmuskeln zuständig sind, gemäß (B) der Zeichnung (vgl. Lerntext XX.4).
(B: 74%/+0,35).

H94 ■

→ **Frage 20.18:** Lösung D

Das Broca-Sprachfeld ist das **motorische Sprachzentrum (vgl.** Lerntext XX.4). Bei Ausfall dieser Region ist die Sprache gestört, gemäß (D), was man als **motorische Aphasie** bezeichnet. Von sensorischer Aphasie (E) spricht man, wenn primär die sensorischen Zentren für das Sprachverständnis gestört sind.
Vorsicht bei (A)! Es besteht zwar eine sehr enge Beziehung zum primär-motorischen Kortex, aber das **Sprachfeld ist nicht ein Teil des primärmotorischen Kortex, weil es übergeordnete, assoziative Funktionen wahrzunehmen hat.**
(**D: 46%/+0,15**; A: 36%/+0,04).

F99

→ **Frage 20.19:** Lösung B

Es gibt ein motorisches Sprachzentrum (Broca-Sprachfeld) und ein sensorisches Sprachfeld (Wernicke-Sprachfeld). Das Broca-Areal liegt in unmittelbarer Nachbarschaft der im Gyrus praecentralis gelegenen Repräsentationsorte der am Sprechen beteiligten Muskeln. Dementsprechend ist das Broca-Feld verantwortlich für die Ausführung der Sprechbewegungen. Ist diese Funktion gestört (motorische Aphasie oder Broca-Aphasie), so finden sich die in (A), (C), (D) und (E) aufgeführten Sprechstörungen. Sinnentleerung der Sprache gemäß (B) passt nicht in dieses Bild, sie findet sich bei der sensorischen Aphasie.
(B: 71%/+0,23).

H03 ■

→ **Frage 20.20:** Lösung C

Man unterscheidet ein motorisches Sprachfeld (Broca-Areal), das im Frontallappen nahe dem primär-motorischen Kortex liegt, und ein sensorisches Sprachfeld (Wernicke-Areal), das sich im Schläfenlappen in Nachbarschaft des primären auditorischen Kortex befindet. Beide Zentren kooperieren aber sehr viel enger, als man früher angenommen hat, sodass auch die Störungen nicht immer scharf trennbar sind. Ausfall des motorischen Sprachfeldes führt zu **motorischer Aphasie**: Das Sprachvermögen ist schwer gestört, es werden nur noch kurze Sätze oder einzelne Worte hervorgebracht bei erhaltenem Sprachverständnis. (A), (D) und (E) gehören in diesen Bereich. Bei Schädigungen des Wernicke-Areals steht die Störung des Sprachverständnisses im Vordergrund. Es kommt aber bei dieser **sensorischen Aphasie** auch zu deutlichen Sprechstörungen, weil die Selbstkontrolle beim Sprechen fehlt. Die Sprache bleibt recht flüssig, es kann ein enthemmter Redefluss bestehen, aber es werden Wörter entstellt oder unverständliche Wörter gebildet, was man als Paraphasien und Neologismen bezeichnet, (C) ist richtig.
Zu **(B)**: Ein Mutismus gilt als typisch für subkortikale Schädigungen, die zu Aphasie führen können.

F95

→ **Frage 20.21:** Lösung D

Der Neglekt (lat. neglectus = vernachlässigt) ist im Vorsatz definiert. Es kann vorkommen, dass die Testung der Sensibilität an einem Bein normale Befunde ergibt, dass man aber im Bewusstsein dieses Bein „vernachlässigt", im Extremfall gar nicht mehr als eigenes Bein zur Kenntnis nimmt. Dabei ist die Informationsverarbeitung bis zu den primären sensorischen Rindenfeldern intakt, und die Störung liegt in höheren Verarbeitungsinstanzen, in den Assoziationsfeldern. In diesem Fall im posterioren parietalen Cortex der Gegenseite (D).
Wenn man weiß, dass die beschriebene Störung in den höheren Verarbeitungsinstanzen liegen muss, kann man die Lösung leicht finden. Die in (C) und (E) genannten primären Rindenfelder scheiden dann aus. Die gleichseitigen Rindenfelder in (A) und (B) scheiden aus, weil es zur Kreuzung der Bahnen kommt.
(D: 34%/+0,16).

F02

→ **Frage 20.22:** Lösung B

Die Assoziationsfelder des Frontalhirns (präfrontaler Assoziationskortex) gelten als höchste Instanz in der Kontrolle menschlichen Verhaltens. Bei Ausfällen in dieser Region kommt es zu Störungen im Antrieb und in der Selbstkontrolle, zu Enthemmung usw. Das Gesamtbild bezeichnet man gern als Veränderung der Persönlichkeit, (B) trifft zu.
Zu **(A)**: Aphasie ist eine Störung der Sprache, die bei Ausfällen in den Sprachzentren auftritt: motorische Aphasie bei Ausfall des Broca-Sprachfeldes im Frontallappen, sensorische Aphasie bei Ausfall des Wernicke-Sprachfeldes im Schläfenlappen.
Zu **(C)**: Ruhetremor gehört zum Bild der Parkinson-Erkrankung, einer Insuffizienz des nigrostriären Hemmsystems in den Basalganglien.
Zu **(D)**: Beim Langzeitgedächtnis spielt der Hippocampus eine zentrale Rolle.
Zu **(E)**: Ataxie ist eine Störung in der Feinabstimmung motorischer Abläufe, z. B. die zerebellare Ataxie bei bestimmten Kleinhirnstörungen.
(B: 48%).

F01

→ **Frage 20.23:** Lösung C

Der posteriore parietale Kortex gehört zu den Assoziationsarealen der Hirnrinde, die Funktionen von motorischen und sensorischen Arealen koordinieren und integrieren. Die zentrale Funktion einer bestimmten Region ergibt sich dabei in der Regel aus der räumlichen Nähe zu primären motorischen und sensorischen Rindenfeldern. Der posteriore parietale Kortex grenzt einerseits an den somatosensorischen Kortex (Gyrus postcentralis), und andererseits an den sekundären visuellen Kortex. Unter den möglichen Symptomen bei Störungen in dieser Region findet man auch den visuellen Neglekt (Neglekt = Vernachlässigung) für Objekte im gegenseitigen Gesichtsfeld: Optische Eindrücke werden noch wahrgenommen (Funktion des primären visuellen Kortex), sie können noch erkannt werden (Funktion des sekundären visuellen Kortex), aber die Einordnung in adäquates Verhalten ist gestört. Der Patient „vernachlässigt" gesehene Gegenstände, er verhält sich so, als wären sie nicht da.
Zu (**A**): Hier wäre die Störung in höheren auditorischen Rindenarealen zu suchen.
Zu (**B**): Für den Bewegungsantrieb ist eher der frontale Kortex zuständig.
Zu (**D**): Bei einer Alexie (Störung des Lesens) finden sich Störungen vor allem im Broca-Sprachfeld, wobei aber zu beachten ist, dass motorisches (Broca) und sensorisches Sprachfeld (Wernicke) sehr eng miteinander kooperieren. Sprachdominant ist übrigens die linke Hirnhälfte.
Zu (**E**): Das Riechhirn findet sich im orbitofrontalen Kortex.
(C: 21%/+0,11).

20.2 Integrative Funktionen durch Interaktionen zwischen Hirnrinde und subkortikalen Hirnregionen

XX.5 EEG und Schlaf

Im Rahmen der Schlafforschung hat das EEG große Bedeutung erlangt. 4 Schlafstadien lassen sich unterscheiden. Als Grundregel kann man sagen, dass mit zunehmender Schlaftiefe das EEG immer langsamer wird, im **Tiefschlaf** (Stadium 4) findet sich ein gleichmäßiger, **langsamer δ-Rhythmus großer Amplitude (Frequenz bis herab zu 1 Hz)**. In den mittleren Schlafstadien treten noch besondere Wellenformen (Schlafspindeln und K-Komplexe) auf. Bemerkenswert ist das Schlafstadium, das im EEG dem Stadium 1 bis 2 sehr ähnlich ist, d. h. es erscheint nach den EEG-Kriterien noch als relativ oberflächlich. Die Weckschwelle ist aber ähnlich hoch wie im Tiefschlaf, und der Muskeltonus ist niedrig. Man spricht deshalb auch vom **paradoxen Schlaf**. Auffälligstes Ereignis in diesem besonderen Stadium sind Salven schneller Augenbewegungen, und danach wird dieses Stadium als **REM-Schlaf** (rapid eye movements) bezeichnet. Diese Schlafphase ist offenbar besonders traumreich. Im Verlauf einer Nacht schwankt die Schlaftiefe periodisch, mit mehrfachem Durchlaufen der REM-Phase, begleitet von charakteristischen Änderungen anderer vegetativer Größen wie Anstieg von Herz- und Atemfrequenz (in den REM-Phasen). Beim Säugling und Kleinkind ist das EEG insgesamt langsamer, verknüpft mit dem stärkeren Schlafbedürfnis. Die Gesamtdauer des REM-Schlafes ist ebenfalls beim Kind größer als beim Erwachsenen, beim Neugeborenen kann sie 50% der Gesamtzeit erreichen. ■

F97 ■■

→ **Frage 20.24:** Lösung D

Während des REM-Schlafes ist die Weckschwelle ähnlich hoch wie im Tiefschlaf (vgl. Lerntext XX.5).
(D: 78%/+0,29).

F00 ■

→ **Frage 20.25:** Lösung D

Außer (D) gehört alles zu den typischen Merkmalen der REM-Schlafphasen (vgl. Lerntext XX.5).
(D: 68%/+0,24).

H00 ■

→ **Frage 20.26:** Lösung D

Charakteristisch für den REM-Schlaf ist ein besonders niedriger Tonus der Skelettmuskulatur, sodass (D) falsch ist (vgl. Lerntext XX.5).
(D: 76%/+0,36).

F98 ■

→ **Frage 20.27:** Lösung D

Mit zunehmender Schlaftiefe werden die EEG-Wellen immer langsamer und größer, im Tiefschlaf dominieren große 2-Hz-δ-Wellen. Bei den REM-Phasen (rapid eye movements) werden die EEG-Wellen wieder kleiner und schneller, (D) ist sicher richtig (vgl. Lerntext XX.5).
Zu (**B**): Beim Neugeborenen nehmen die REM-Phasen etwa 50% der gesamten Schlafdauer ein, beim Erwachsenen ist das deutlich weniger.
(D: 72%/+0,25).

F01

→ **Frage 20.28:** Lösung C

Die Synchronisation des endogenen Tagesrhythmus mit dem Tag-Nacht-Rhythmus der Umwelt erfolgt vor allem durch den morgendlichen Lichtreiz. Licht-Informationen gelangen über Kollate-

ralen des Tractus opticus zu den suprachiasmatischen Nuklei. Diese stehen in enger Beziehung zur Zirbeldrüse, die bei Dunkelheit Melatonin ausschüttet. Die Melatonin-Ausschüttung gilt als wichtig für die Synchronisationsprozesse.
(C: 74%/+0,36).

XX.6 Gedächtnis und Lernen

Beim (kognitiven) Gedächtnis kann man unterscheiden zwischen **Kurzzeit- und Langzeitgedächtnis.** Aus der Tatsache, dass diese beiden Komponenten durch verschiedene Eingriffe auch verschiedenartig beeinflusst werden können, muss man schließen, dass sie auch an verschiedenartige Prozesse gebunden sind. Ein eindrucksvolles Beispiel ist die **retrograde Amnesie,** die bei Gehirnerschütterung auftritt. Dabei werden die allerletzten Eindrücke und Erinnerungen ausgelöscht – der Patient kann sich beispielsweise nicht mehr an das Unfallgeschehen erinnern. Je stärker die Hirnschädigung ist, desto weiter reicht die Auslöschung in die Vergangenheit zurück. Aus diesen und anderen Hinweisen folgert man, dass das über einige Sekunden bis Minuten reichende **Kurzzeitgedächtnis** an noch ablaufende Erregungsprozesse, wohl im Sinne von **Erregungskreisen** eines spezifischen Musters, gebunden ist. Auf dieser Basis kommt es dann zu einer **Konsolidierung des Gedächtnisses,** zu einer **strukturell-biochemischen Fixierung von Engrammen.** Merkmal dieses **Langzeitgedächtnisses** ist es, dass sich die Gedächtnisinhalte mit jeder Benutzung und Wiederholung zunehmend festigen. Interessant für die Theorie des Gedächtnisses ist eine klinische Störung (Korsakoff-Syndrom), bei der das Langzeitgedächtnis für die Zeit vor der Erkrankung intakt ist, und auch das Kurzzeitgedächtnis funktioniert noch weitgehend normal. Dagegen gelingt die Überführung von neuen Informationen aus dem Kurzzeitgedächtnis in den Langzeitspeicher nicht mehr **(anterograde Amnesie).** Beobachtungen an solchen Patienten legen nahe, dass das **limbische System,** insbesondere der **Hippocampus,** eine Schlüsselrolle bei der Konsolidierung des Gedächtnisses spielt.
Wenn man von Gedächtnis spricht, meint man im Allgemeinen das oben beschriebene höhere, kognitive Gedächtnis (auch als Wissensgedächtnis, deklaratives Gedächtnis oder explizites Gedächtnis bezeichnet). In neueren Gliederungen wird davon ein prozedurales (motorisches) Gedächtnis unterschieden (Verhaltensgedächtnis, implizites Gedächtnis), das für das Erlernen von Handlungen zuständig ist. ■

H00
→ **Frage 20.29:** Lösung C

Beim Gedächtnis (Wissensgedächtnis) unterscheidet man zwischen Kurzzeit- und Langzeitgedächtnis. Das Kurzzeitgedächtnis wird untergliedert in ein sensorisches Gedächtnis (Speicherzeit weniger als 1 s) und ein primäres Gedächtnis (Sekunden bis Minuten), das Langzeitgedächtnis in ein sekundäres Gedächtnis (Minuten bis Jahre) und ein tertiäres Gedächtnis (unbegrenzt). Aus dieser Gliederung wird schon klar, dass die große Speicherkapazität im Langzeitgedächtnis liegt und die Kapazität im primären Gedächtnis vergleichsweise gering ist. Somit ist (C) die gesuchte Falschaussage.
(C: 77%/+0,22).

H98
→ **Frage 20.30:** Lösung C

Unter anterograder Amnesie versteht man einen Zustand, bei dem die Konsolidierung von Gedächtnisinhalten (Überführung vom Kurzzeitgedächtnis ins Langzeitgedächtnis) nicht mehr funktioniert. Dies findet man bei Schädigung von Hippokampus und Mandelkern, (C) trifft zu.
(C: 62%/+0,34).

H00 ■
→ **Frage 20.31:** Lösung B

Man unterscheidet ein Erlernen von Handlungsweisen (prozedurales Lernen) und eine Aneignung von Wissen (kognitives Lernen), und dementsprechend auch ein prozedurales Gedächtnis (Verhaltensgedächtnis) und ein kognitives Gedächtnis (Wissensgedächtnis, auch als deklaratives Gedächtnis bezeichnet) (vgl. Lerntext XX.6). In diesem Sinne ist (B) eine richtige Definition.
Zu **(A)**: Der Hippokampus spielt eine zentrale Rolle bei der Konsolidierung des kognitiven Gedächtnisses (Überführung vom Kurzzeit- ins Langzeitgedächtnis).
Zu **(E)**: Hier ist die retrograde Amnesie beschrieben.
(B: 60%/+0,37).

F01
→ **Frage 20.32:** Lösung B

Man unterscheidet heute ein motorisches, prozedurales Gedächtnis (Erlernen von Handlungen) und ein deklaratives Gedächtnis (für die höheren, kognitiven Gedächtnisleistungen zuständig). Bei Letzterem spielt der Hippokampus eine zentrale Rolle. Bei Ausfall des Hippokampus ist die Konsolidierung des Gedächtnisses gestört, neue Informationen können nicht mehr vom Kurzzeitspeicher in den Langzeitspeicher überführt werden (vgl. Lerntext XX.6).
(B: 67%/+0,34).

F03 ■

→ **Frage 20.33:** Lösung A

Man unterscheidet ein prozedurales (motorisches) Gedächtnis, das für das Erlernen von Handlungen zuständig ist, und ein kognitives (deklaratives) Gedächtnis, das für die höheren, kognitiven Gedächtnisleistungen verantwortlich ist. Im Rahmen des deklarativen Gedächtnisses ist der Hippokampus zuständig für die Konsolidierung des Gedächtnisses, für die Überführung von Gedächtnisinhalten vom Kurzzeitgedächtnis ins Langzeitgedächtnis. Bei Ausfall dieser Funktion kommt es zu einer anterograden Amnesie (Korsakoff-Syndrom): Das Kurzzeitgedächtnis ist intakt, aber die Überführung ins Langzeitgedächtnis funktioniert nicht mehr, also (A). Die übrigen Aussagen gehören in den Bereich des prozeduralen Gedächtnisses und der zugehörigen Lernprozesse.
(A: 77%/+0,37).

H97 ■

→ **Frage 20.34:** Lösung C

Habituation ist ein Verhalten, das der Adaptation ähnlich ist ((A) ist falsch). Der Ausdruck Habituation wird vor allem für komplexe Reaktionen, wie sie auch beim Lernen ablaufen, verwendet. Wenn sich bei Wiederholung gleicher Reizsituationen die Reaktionen abschwächen, spricht man von Habituation. Man lernt beispielsweise im Verlauf von Wiederholungen, dass eine bestimmte Situation ungefährlich ist, was zu einer Abschwächung von Abwehrreaktionen führt.
(C: 77%/+0,20).

H02 ■

→ **Frage 20.35:** Lösung C

Unter Potenzierung an Synapsen versteht man eine Verstärkung der synaptischen Reaktion bei wiederholter Stimulierung. An Pyramidenzellen des Hippocampus gibt es besonders lang anhaltende Potenzierungen, die man mit Gedächtnis-Prozessen in Verbindung bringt. Die dafür zuständigen Synapsen sind besonders kompliziert. Für den erregenden Transmitter Glutamat – (B) ist falsch – gibt es zwei Rezeptor-Kanal-Komplexe, die man nach agonistisch wirkenden Stoffen NMDA-Rezeptor/Kanal (N-Methyl-D-Aspartat) und A/K-Rezeptor (AMPA/Kainat) nennt (diese Rezeptortypen lassen sich weiter untergliedern). Der NMDA-Kanal wird erst bei gewisser Depolarisation aktivierbar, und zwar durch Verdrängung des blockierenden Mg^{2+}, (C) trifft zu. Er ist dann für kleine Kationen durchlässig, sehr gut auch für Ca^{2+}-Ionen, was mit einer weiteren Depolarisation verbunden ist – (E) ist falsch. Die intrazelluläre Ca^{2+}-Konzentration steigt bei Aktivierung an, (D) ist falsch.
Zu **(A)**: Ein einzelnes Aktionspotential kann bei solchen Prozessen wenig ausrichten.
(C: 62%/+0,27).

F04 ■

→ **Frage 20.36:** Lösung B

Der NMDA-Rezeptor-Kanal-Komplex ist im Zusammenhang mit der Langzeitpotenzierung, die an den Hippocampus-Neuronen sehr ausgeprägt ist, gründlich untersucht worden. Der erregende Transmitter an dieser Synapse ist Glutamat – nicht Glutamin, wie in (A) gesagt.
(B) trifft zu, siehe Kommentar 20.35. Erst wenn durch eine stärkere Depolarisation der Mg^{2+}-Block aufgehoben wird, reagiert auch dieser Kanal und erlaubt einen kräftigen Einstrom von Ca^{2+}-Ionen.
(B: 47%/+0,40).

H02

→ **Frage 20.37:** Lösung E

Glutamat gehört zu den wichtigsten **exzitatorischen** Transmittern im ZNS, (D) ist falsch. Unter anderem ist es der aktivierende Transmitter am NMDA-Kanal, der für die Langzeitpotenzierung an Hippocampus-Neuronen verantwortlich ist, (C) ist falsch. Jeder freigesetzte Transmitter muss zur Begrenzung seiner Wirkung wieder inaktiviert werden. Glutamat wird unter anderem dadurch inaktiviert, dass es von Gliazellen aufgenommen wird, wie in (E) richtig gesagt.
Zu **(A)**: Ryanodin-Rezeptoren sitzen in der Membran des sarkoplasmatischen Retikulums und spielen im Rahmen der elektro-mechanischen Kopplung beim Skelettmuskel eine wichtige Rolle. Aktivierung des Ryanodin-Rezeptors führt zur Freisetzung von Calcium-Ionen aus dem sarkoplasmatischen Retikulum, wodurch die Kontraktion angestoßen wird.
(E: 51%/+0,45).

XX.7 Hunger und Sattheit

Hunger und Sattheit regeln die Nahrungsaufnahme und sorgen so für die **Regulation des Körpergewichtes.** Die koordinierenden Zentren liegen im Hypothalamus. Man unterscheidet ein **Esszentrum,** das die Nahrungsaufnahme fördert, und ein **Sattheitszentrum,** das bremsend wirkt.
Auf die Zentren im Hypothalamus wirken Signale aus dem Kohlenhydratstoffwechsel (**Glucostase-Mechanismen**) und aus dem Fettstoffwechsel (**Lipostase-Mechanismen**) ein. Abfall des Blutglucosespiegels verstärkt beispielsweise das Hungergefühl. Auch andere Signale wie Insulin wirken mit.
In jüngster Zeit hat die Entdeckung des Hormons **Leptin** die Bedeutung der Lipostase-Mechanismen weiter belegt. Das in den Fettzellen gebildete Leptin hemmt die Nahrungsaufnahme (fördert die Sattheit). Je größer die Fettmasse des Körpers, desto stärker ist das Leptin-Signal und damit die Hemmung der Nahrungsaufnahme. So ist Leptin ein sehr emp-

findlicher und wichtiger Signalstoff in der Regulation des Körpergewichtes.
An der Kurzzeit-Regulation des Hungergefühls sind auch Signale von der Nahrungsaufnahme beteiligt. Man unterscheidet Faktoren der **präresorptiven Sättigung** (Geschmacks- und Geruchssignale, Magendehnung u. a.) und Mechanismen der **resorptiven Sättigung** (Blutglucosespiegel, gastrointestinale Hormone wie Cholecystokinin, das die Sättigung fördert, u. a.). ■

F02 ■

→ **Frage 20.38:** Lösung C

Der Hypothalamus ist die höchste Instanz für die Regulation vegetativer Funktionen. So liegen dort auch die Zentren für Hunger und Sattheit (Esszentrum und Sattheitszentrum) (vgl. Lerntext XX.7).
(C: 66%).

H02 ■

→ **Frage 20.39:** Lösung D

Wichtiger neuer Prüfungsstoff!
Bei der Regulation des Körpergewichtes unterscheidet man Glucostase-Mechanismen (Signale aus dem Kohlenhydratstoffwechsel) und Lipostase-Mechanismen (Signale aus dem Fettstoffwechsel) (vgl. Lerntext XX.7). Nach neueren Erkenntnissen ist dabei das in den Fettzellen gebildete Hormon Leptin von besonderer Bedeutung. Durch Angriff an den Zentren im Hypothalamus fördert es die Sattheit und hemmt damit die Nahrungsaufnahme, (D) ist falsch. Mit Zunahme der Fettmasse des Körpers wird automatisch die Leptinproduktion größer und damit die hemmende Wirkung auf die Nahrungszufuhr stärker. Somit liegt hier ein geschlossener Regelkreis für das Körpergewicht vor. (Das erst vor wenigen Jahren entdeckte Leptin ist neu im Prüfungsstoff. Man muss es aber infolge seiner großen Bedeutung zum Basisstoff zählen!)
(D: 63%/+0,36).

F03 ■

→ **Frage 20.40:** Lösung A

Leptin wurde erst in jüngster Zeit entdeckt, aber es gehört zu den wichtigsten Hormonen und ist hauptverantwortlich für die Regelung des Körpergewichtes. Es ist damit zu rechnen, dass es zum regelmäßigen Prüfungsstoff wird.
Leptin ist ein Proteohormon, (A) ist falsch. Es wird in den Fettzellen gebildet und ans Blut abgegeben, (B) trifft zu. Es wirkt auf den Hypothalamus und fördert die Sattheit (hemmt den Appetit), (C) trifft zu. Je größer die Fettmasse des Körpers ist, desto stärker ist das Leptin-Signal und desto stärker auch die Hemmung der Nahrungsaufnahme. So entsteht ein geschlossener Regelkreis für das Körpergewicht (für die Fettmasse des Körpers).
Zu (D) und (E): Dies sind richtige Aussagen zum Konzept des Wirkungsmechanismus. NPY (Neuropeptid Y) steigert den Appetit.
(A: 60%/+0,41).

XX.8 Motivation und Emotion

Antriebe und Emotionen sind sehr komplexe Verhaltensmuster, die an die Kooperation vieler Hirnteile gebunden sind. Als zentrale Instanz wird das **limbische System** angesehen. Gut belegt ist die Auffassung, dass beim Menschen das **Stirnhirn** die **übergeordnete kortikale Kontrollinstanz des limbischen Systems** darstellt. An diese Partien ist offenbar auch die menschliche Fähigkeit, das Triebleben willkürlich zu kontrollieren und zu beherrschen, gebunden. Läsionen in diesen Arealen sind deshalb auch mit Persönlichkeitsveränderungen wie Antriebslosigkeit oder mangelnde Selbstbeherrschung verbunden. Die Versuche, bestimmte psychische Abnormitäten durch chirurgische Eingriffe in diese Systeme anzugehen (**Psychochirurgie**), sind allerdings sehr problematisch. ■

H81

→ **Frage 20.41:** Lösung D

Vgl. Lerntext XX.8.

F04

→ **Frage 20.42:** Lösung D

Unter „positiver Verstärkung" versteht man Prozesse, die im Zusammenhang mit Triebbefriedigung positive Emotionen wie Freude auslösen bzw. verstärken können. Solche Reaktionen sind engstens mit dem limbischen System verknüpft. Es hat sich herausgestellt, dass dabei ein dopaminerges System eine wichtige Rolle spielt, das im Nucleus accumbens endet, gemäß (D).
An sich sollte man sein Gedächtnis mit derartigen Details nicht belasten. Allerdings kann man hier auch mit großzügigem Wissen über die zentralnervöse Organisation der Lösung näher kommen. Dass dopaminerge Neurone bei den positiven Emotionen eine große Rolle spielen, ist klinisch wichtig. Süchtig machende Stoffe wie Amphetamin und Kokain sind Dopamin-Agonisten und greifen an diesen Neuronen an. Andererseits werden Dopamin-Antagonisten als Neuroleptika eingesetzt, um dieses System zu dämpfen. Auf dieser Basis wird man beim Vergleich der verschiedenen Aussagen durch das „dopaminerg" auf (D) gelenkt.
(D: 21%/+0,22).

Kommentare aus dem Examen Herbst 2004

H04

→ **Frage 20.43:** Lösung A

Im Allgemeinen dient das Aktionspotenzial (Spike) als Zeichen der Erregung bei Nerv und Muskel. So werden bei der **Elektromyographie** (C) die Aktionspotenzial-Entladungen des Skelettmuskels abgeleitet, meist mit Einstich-Elektroden (extrazellulär), aber auch mit Elektroden, die über dem Muskel an der Haut angelegt sind, kann man die Aktivität erfassen. Ähnlich ist es bei der **Elektroneurographie** für die Erfassung nervaler Aktivität. Auch das **Elektrokardiogramm** (B) ist eine Messung des Aktionspotenzials. Hier ist die Besonderheit, dass die Myokardzellen synchronisiert sind, sodass der Herzmuskel als Ganzes ein relativ starkes elektrisches Signal erzeugt, das sich auch von der Haut gut ableiten lässt.
Zu (A): Anders ist es beim Gehirn. Die Aktionspotenzial-Entladungen der vielen Millionen von Neuronen sind nicht synchronisiert, und ein einzelnes Aktionspotenzial kann bei der **Elektroenzephalographie**, bei der die Messung ja mit Elektroden an der Kopfhaut erfolgt, nicht erfasst werden. Es gibt aber regelmäßige, über größere Areale synchronisierte Potenzialschwankungen typischer Frequenz, die man auf Veränderungen der synaptischen Potenziale zurückführt. Diese sind an der Kopfoberfläche als regelmäßige Wellen zu erfassen.
Zu (E): Bei der **Elektronystagmographie** liegt eine Besonderheit vor. Die Eigenschaften der Retina führen dazu, dass ein systematischer Potenzialgradient über die Retina hinweg entsteht – die Kornea ist positiv relativ zum hinteren Augenpol. Das Auge ist also ein Dipol und erzeugt ein entsprechendes elektrisches Feld, das man mit Elektroden, die seitlich an den Kopf angelegt werden, erfassen kann. Jede Augenbewegung verändert die Lage des Dipols. So kann man mittels der Elektronystagmographie die Augenbewegungen verfolgen.

H04

→ **Frage 20.44:** Lösung B

Gliazellen sind nicht unmittelbar an den Erregungsprozessen beteiligt, sie bilden keine Aktionspotenziale, (A) ist falsch. Sie besitzen dementsprechend wenig Na^+-, aber viele K^+-Kanäle, (E) ist falsch. Aussage (D) trifft für Gliazellen, nicht aber für Nervenzellen zu. Gliazellen verfügen auch nicht über efferente chemische Synapsen (C). Sie können aber, wie viele Nervenzellen auch, Transmittermoleküle aufnehmen und dadurch regulierend in Transmitterwirkungen an Synapsen eingreifen – nur (B) trifft zu.

H04

→ **Frage 20.45:** Lösung B

Leptin gehört zu den wichtigsten Hormonen unseres Körpers, obwohl es erst vor wenigen Jahren identifiziert wurde – es entwickelt sich mit Recht zum regelmäßigen Prüfungsstoff!
Leptin ist ein Hormon, das das Körpergewicht regelt (genauer: die Fettmasse des Körpers). Es wird in den Fettzellen gebildet, (B) trifft zu, und hemmt die Nahrungsaufnahme (fördert die Sattheit). Je größer die Fettmasse des Körpers, desto stärker ist das Leptin-Signal und damit die Hemmung der Nahrungsaufnahme. Mit Verminderung der Nahrungsaufnahme nimmt die Fettmasse ab, der Regelkreis ist geschlossen. Leptin wirkt auf die regulierenden Zentren im Hypothalamus. Es stimuliert einerseits Neurone, die über Freisetzung von α-MSH (Melanozyten-stimulierendes Hormon) das Sattheitszentrum aktivieren, und andererseits wirkt es hemmend auf Neurone, die über Freisetzung von NPY (Neuropeptid Y) das Hungerzentrum aktivieren.

Literatur

Literaturverzeichnis

1. Berne, R. M., Levy, M. N.: Physiology, 4. Edition. Mosby, St. Louis 2000.
2. Deetjen, P., Speckmann, E. J. (Hrsg.): Physiologie, 3. Auflage, Urban & Fischer, München, Stuttgart, Jena, Lübeck, Ulm 1999.
3. Gauer-Kramer-Jung: Physiologie des Menschen. Bände 1-17. Urban & Schwarzenberg, München, Berlin, Wien 1971 ff.
4. Golenhofen, K.: Kleine Physiologie für die Ärztliche Vorprüfung, Band I: Kompendium. Gustav Fischer Verlag, Stuttgart 1981; UTB Nr. 1120.
5. Golenhofen, K.: Grundlagen der Motorik: Quergestreifte und glatte Muskulatur. In: Haase, J., Arbeitsbuch Physiologie, Band III, Neurophysiologie, 2. Auflage. Urban & Schwarzenberg, München, Wien, Baltimore 1984.
6. Golenhofen, K.: Basislehrbuch Physiologie, 3. Auflage, Urban & Fischer, München, Jena 2000.
7. Haase, J.: Arbeitsbuch Physiologie, Band III, Neurophysiologie, 2, Auflage. Urban & Schwarzenberg, München, Wien, Baltimore 1984.
8. Handbook of Physiology. American Physiological Society, Washington, D. C., ab 1959.
9. Harten, H. U.: Physik für Mediziner, 5. Auflage. Springer Verlag, Berlin, Heidelberg, New York, London, Paris, Tokyo 1987.
10. Hildebrandt, G.: Therapeutische Physiologie. Springer Verlag, Berlin, Heidelberg 1985.
11. Hille, B.: Ionic Channels of Exitable Membranes, 2. Edition. Sinauer Associates Inc., Sunderland, Massachusetts, 1992.
12. Johnson, L. R. (Hrsg.): Physiology of the Gastrointestinal Tract, 2. Edition. Raven Press, New York 1987.
13. Karlson, P., Doenecke, D., Koolman, J.: Kurzes Lehrbuch der Biochemie, 14. Auflage. Georg Thieme Verlag, Stuttgart, New York 1994.
14. Keidel, W. D. (Hrsg.): Kurzgefasstes Lehrbuch der Physiologie, 6. Auflage. Georg Thieme Verlag, Stuttgart 1985.
15. Klinke, R., Silbernagl, S. (Hrsg.): Lehrbuch der Physiologie, 3. Auflage. Georg Thieme Verlag, Stuttgart, New York 2003.
16. Koolman, J., Röhm, K. H.: Taschenatlas der Biochemie, 3. Auflage. Georg Thieme Verlag, Stuttgart, New York 2003.
17. Kuffler, S. W., Nicholls, J. G.: From Neuron to Brain, 2. Edition. Sinauer Associates Inc., Sunderland, Mass. 1984.
18. Löffler, G., Petrides, P. E.: Biochemie und Pathobiochemie, 5. Auflage. Springer Verlag, Berlin, Heidelberg, New York, Tokyo 1997.
19. Lullies/Trincker: Taschenbuch der Physiologie. Gustav Fischer Verlag, Stuttgart, Band III, 1, 1974; Band III, 2, 1977.
20. Patton, H. D., Fuchs, A. F., Hille, B., Scher, A. M., Steiner, R.: Textbook of Physiology. W. B. Saunders Comp., Philadelphia 1989.
21. Reichel, H.: Muskelphysiologie. Springer Verlag, Berlin, Göttingen, Heidelberg 1960.
22. Schmidt, R. F., Thews, G., Lang, F. (Hrsg.): Physiologie des Menschen, 28. Auflage, Springer Verlag, Berlin, Heidelberg, New York 2000.
23. Seibt, W.: Physik für Mediziner. Edition Medizin, VCH Verlagsgesellschaft, Weinheim 1987.
24. Silbernagl, S., Despopoulos, A.: Taschenatlas der Physiologie, 5. Auflage, Georg Thieme Verlag, Stuttgart, New York 2001.
25. Stegemann, J.: Leistungsphysiologie, 3. Auflage. Georg Thieme Verlag, Stuttgart 1984.
26. Thews, G., Vaupel, P.: Vegetative Physiologie, 4. Auflage. Springer Verlag, Berlin, Heidelberg, New York 2001.

Tipps

Tipps für die mündliche Prüfung

Allgemeine Vorbemerkungen

Bei der mündlichen Prüfung setzt man ein Basiswissen voraus, das mit dem für die schriftliche Prüfung weitgehend übereinstimmen sollte. Die überspitzten Details, die heute im Schriftlichen teilweise mitgeprüft werden, sind der Mehrheit der physiologischen Prüfer nicht präsent. Die mündliche Prüfung soll sich auch auf das konzentrieren, was im schriftlichen MC-System nicht zu erfassen ist. Also auf die Fähigkeit, funktionelle Abläufe klar darzulegen, mit Hilfe von Skizzen und Diagrammen, auf das Zusammenspiel der Funktionen in Gesundheit und Krankheit usw.
Die **beste Vorbereitung** darauf ist die Diskussion in kleinen Gruppen, mit wechselnder Rollenverteilung im Frage- und Antwort-Spiel. Dazu wollen die nachfolgenden *Tipps* Anstöße geben, die natürlich nur beispielhaft sein können.

1. Allgemeine und Zellphysiologie, Zellerregung

Frage M 1

Erläutern Sie die Unterschiede zwischen passiven und aktiven Transportprozessen an Zellmembranen. Wie werden die aktiven Transportprozesse untergliedert?

Antwort:

Der entscheidende Unterschied ist, dass der aktive Transport (bergauf) die Zufuhr von Energie erfordert, während bergab die Kugel von allein rollt. *Diffusion* ist ein passiver Transport, der Stoff fließt vom Ort höherer Konzentration zum Ort niederer Konzentration, er folgt also passiv einem Konzentrationsgradienten (für den Fall ungeladener Teilchen) bzw. einem elektrochemischen Gradienten (beim Transport geladener Teilchen müssen Konzentrationsgradient und elektrischer Gradient zusammengefasst werden). Bei der Diffusion steigt die Transportrate üblicherweise linear mit der Konzentrationsdifferenz an (vgl. Fick-Diffusionsgesetz, Lerntext I.3).
Bei aktiven Transportprozessen wird die Energie häufig durch ATP-Spaltung bereitgestellt: primär-aktive Transporte. Häufig wird auch der Na^+-Gradient als Energiequelle genutzt (sekundär aktive Transporte), vgl. Lerntext I.4 (Beispiele: Glucoseresorption und viele andere Transportprozesse im Nierenepithel).
Aktive Transportprozesse haben, wegen der begrenzten Zahl der Bindungsplätze am Transportprotein, eine maximale Transportkapazität (s. Frage M 3).

Frage M 2

Erläutern Sie am Beispiel der Na^+-K^+-Austauschpumpe die Merkmale eines primär-aktiven Transportprozesses an der Zellmembran.

Antwort:

Dem Na^+-K^+-Austausch dient ein in die Zellmembran eingelagertes Transportprotein, welches ATPase-Aktivität besitzt. Nach Anlagerung von 3 Na^+-Ionen innen und 2 K^+-Ionen außen wird die ATPase aktiviert, und mit Hilfe der aus der ATP-Spaltung freigesetzten Energie kommt es zu Konformationsänderungen im Molekül, die es ermöglichen, dass die Na^+-Ionen nach außen und die K^+-Ionen nach innen freigesetzt werden. (Es gibt genauere Modellvorstellungen zu den verschiedenen Schritten dieser molekularen Reaktion.)

Frage M 3

Beschreiben Sie am Beispiel der Glucose-Resorption in der Niere die Merkmale eines sekundär-aktiven Transportprozesses (Diagramm der Transportrate in Abhängigkeit von der Glucose-Konzentration). Nennen Sie einige andere ähnliche Transporte im Nierenepithel. Erläutern Sie dabei die Begriffe *Kotransport, Symport* und *Gegentransport (Antiport).* Gibt es auch Diffusionsprozesse, die eine *Sättigungs-Charakteristik* aufweisen?

Antwort:

Skizzieren Sie die Kurve der Glucose-Transportrate gemäß Abb. 9.5. Die Resorption erfolgt mit Hilfe eines Carrier-Proteins, das seine Energie aus dem Na^+-Gradienten bezieht (Kotransport mit Na^+). Das Na^+-Ion, das vom Lumen in die Epithelzelle fließt, nimmt ein Glucose-Molekül mit. Im niedrigen Konzentrationsbereich wird die Glucose vollständig resorbiert, die Resorptionsrate steigt also zunächst linear mit der Glucosekonzentration im Primärharn an. Sobald aber bei steigender Glucosekonzentration die Bindungsplätze des Carriers voll besetzt sind, ist eine weitere Steigerung nicht mehr möglich, die Kurve geht in einen Sättigungswert über, der die maximale Transportkapazität anzeigt. Dies ist ein wesentliches Kennzeichen solcher Carrier-Transporte. Wenn der aktiv zu transportierende Stoff in die gleiche Richtung fließt wie das antreibende Na^+-Ion, spricht man von Symport (z. B. für Glucose und Aminosäuren), bei Transport in Gegenrichtung von Gegentransport (Antiport), z. B. Sekretion von H^+-Ionen im Gegentransport mit Natrium.

Es gibt eine *erleichterte Diffusion,* bei der die Diffusion durch einen Carrier gefördert wird, der ebenfalls eine begrenzte Transportkapazität besitzt (vgl. Lerntext I.5).

Frage M 4
Ist es möglich, dass per Diffusion Stoffe gegen einen Konzentrationsgradienten transportiert werden?

Antwort:
Ja! Es gibt zwei Kräfte, die Diffusion antreiben können. Einmal einen Konzentrationsunterschied (chemischer Gradient), und zum anderen einen elektrischen Potentialunterschied (elektrischer Gradient). Nehmen wir an, in einer Zelle würde innen und außen die gleiche K^+-Konzentration bestehen. Dann würde ein negatives Potential auf der Innenseite positive Ladungen anziehen und so eine K^+-Diffusion von außen nach innen veranlassen, sodass sich innen eine höhere K^+-Konzentration einstellen würde.

Frage M 5
Was ist ein *Gleichgewichtspotential* im Sinne der Nernst-Gleichung? Nehmen wir an, die K^+-Konzentration sei im Innern einer Zelle 150 mmol/l und außen 1,5 mmol/l. Wie groß wäre in diesem Fall das K^+-Gleichgewichtspotential?

Antwort:
An einer für K^+-Ionen permeablen Membran wird eine Netto-Diffusion von K^+-Ionen stattfinden, solange ein antreibender Gradient zwischen beiden Seiten der Membran besteht. Da sowohl elektrische als auch chemische Gradienten die Diffusion antreiben, muss man beide Kräfte irgendwie miteinander verrechnen, wenn man wissen will, wie der gesamte Diffusionsantrieb aussieht. Dazu dient die *Nernst-Gleichung,* mit der man errechnen kann, unter welchen Bedingungen ein Gleichgewicht zwischen elektrischen und chemischen (Konzentrations-) Gradienten besteht, vgl. Lerntext I.7. Man sollte wissen, dass bei einwertigen Ionen für ein Konzentrationsverhältnis von 1 : 10 ein elektrisches Potential von rund 60 mV erforderlich ist, um ein Gleichgewicht (Nettodiffusion Null) zu erreichen, das *Gleichgewichtspotential* für diese Situation wäre also 60 mV. Für den Fall der Frage M 5 ist das Konzentrationsgefälle 100 : 1 (der Logarithmus des Konzentrationsverhältnisses 2), das Gleichgewichtspotential wäre dann 120 mV, und zwar innen negativ (also –120 mV im Rahmen der festgelegten Terminologie).

Frage M 6
Wie baut ein Nerv sein Ruhemembranpotential auf? Nennen Sie die Voraussetzungen und die Prozesse, die unmittelbar für die Entstehung des Potentials verantwortlich sind. Wie groß ist das Ruhepotential des Nerven?

Antwort:
Voraussetzungen sind die Asymmetrie der Ionenverteilung (vgl. Lerntext I.6) und die Dominanz der K^+-Leitfähigkeit der Membran im Vergleich zu den Leitfähigkeiten für die anderen Ionen. Deshalb fließen K^+-Ionen von innen nach außen und verursachen so, da sie ihre positive Ladung mitnehmen, innen einen Mangel an positiven Ladungen, also ein negatives Potential relativ zur Außenseite. Wäre die Zellmembran für alle übrigen Ionen total undurchlässig, so würde der K^+-Fluss solange anhalten, bis das K^+-Gleichgewichtspotential erreicht wäre, also –90 mV für den Fall des Konzentrationsverhältnisses 150 : 5. Da aber auch andere Ionen, insbesondere Na^+-Ionen, permeieren können, wird das K^+-Gleichgewichtspotential nie ganz erreicht. Das Ruhemembranpotential ist also im Wesentlichen ein K^+-Diffusionspotential. Durch das Mitspielen anderer Diffusionsprozesse stellt sich beim Nerven im Allgemeinen ein Ruhepotential von –70 mV ein.

Frage M 7
Wenn ein Organ nicht hinreichend mit Sauerstoff versorgt wird, kommt es zur Schwellung der Zellen. Bei welchem Organ ist das besonders gefährlich? Worauf beruht das (Grundprinzipien)?

Antwort:
Zellschwellung ist beim Gehirn besonders gefährlich, weil sich das Gesamtorgan nicht ausdehnen kann. Die Schwellung führt deshalb zur Kompression der Blutgefäße, sodass sich das Gehirn schließlich die eigene Durchblutung abschnürt, womit der Schaden irreversibel wird. Die Ursache für eine solche Energiemangel-bedingte Zellschwellung liegt in den Gesetzen der Donnan-Verteilung von Ionen, vgl. Lerntext I.9. In kurzen Worten: Bei Energiemangel kann die Na^+-K^+-Pumpe nicht mehr voll arbeiten, die Konzentrationsgradienten für Na^+ und K^+ reduzieren sich, was eine Depolarisation nach sich zieht. Die Folge davon ist, dass Chlorid-Ionen, die beim Ruhepotential im Gleichgewicht sind, ins Zellinnere strömen und auch positive Ionen mitnehmen, sodass insgesamt die osmotische Konzentration

innen ansteigt, was schließlich den Wassereinstrom und damit die Zellschwellung veranlasst.

Frage M 8

Skizzieren Sie den Verlauf eines Nerven-Aktionspotentials, mit Eichung von Abszisse und Ordinate. Zeichnen Sie zeitgerecht dazu den Verlauf der Membranleitfähigkeit für die beiden wichtigsten Ionen-Arten. Erläutern Sie die wichtigsten Prozesse. Welche Funktionszustände können wir beim Na^+-System der Nervenmembran unterscheiden?

Antwort:

Skizze in Anlehnung an Abb. 12.3. Ursache für die Auslösung eines Aktionspotentials ist letztlich das Natrium-System: Bei hinreichender Depolarisation (Schwelle) kommt es zu explosiver Aktivierung der Na^+-Kanäle, und der Na^+-Einstrom verursacht die Depolarisation, vgl. Lerntexte XII.1 und XII.2.

Drei Zustände lassen sich unterscheiden: Ruhezustand – aktiver Zustand – Zustand der Inaktivierung, vgl. Lerntext XII.2.

Frage M 9

Bei einem Nerv sei das K^+-System, das für die Steigerung der K^+-Leitfähigkeit bei Erregung zuständig ist, mit TEA blockiert. Die Ruheleitfähigkeit sei weitgehend normal. Skizzieren Sie für diese Situation den Verlauf des Membranpotentials nach überschwelliger elektrischer Reizung, und erläutern Sie die Unterschiede im Vergleich zur Normalsituation.

Antwort:

Bei Erregung steigt mit gewisser Latenz auch die K^+-Leitfähigkeit stark an, was unter anderem dazu führt, dass die Repolarisation nach einem Aktionspotential sehr rasch abläuft. Wird das dafür verantwortliche K^+-System mit TEA blockiert (wobei sich die Ruheleitfähigkeiten nur wenig ändern), so muss die Repolarisation sehr viel langsamer ablaufen. Man würde also ein normal großes Aktionspotential zeichnen, dessen Depolarisationsphase genauso schnell verläuft wie normal, bei dem aber die Repolarisation sehr viel langsamer ist (vielleicht 5 oder auch 10 ms statt weniger als 1 ms). **Zu beachten:** Die Repolarisation wird nicht verhindert, sondern nur verlangsamt! Wenn sich am Ende des Aktionspotentials wieder die gleichen Leitfähigkeiten einstellen wie vor der Erregung, so muss sich auch das Membranpotential wieder auf den Ausgangswert einstellen!

Frage M 10

Bei einem Nerv sei die Na^+-K^+-Pumpe blockiert. (Mit welchem Stoff ist das möglich? Zu welchem Zweck wird dieser Stoff medizinisch verwendet?) Wir führen jetzt eine Serie elektrischer (überschwelliger) Reizungen durch. Was sieht man für einen Unterschied im Vergleich zur Normalsituation?

Antwort:

Während der ersten Aktionspotentiale sind praktisch keine Veränderungen erkennbar. Die Ionenmenge, die während Erregung über die Membran hinweg verschoben wird, ist so gering, dass sich die Konzentrationsverhältnisse im Verlauf eines Aktionspotentials nicht messbar verändern. Irgendwann (nach 100 oder 1000 Aktionspotentialen, je nach Dicke des Nerven usw.) werden natürlich die Konzentrationsgradienten zusammenbrechen, und damit auch das Membranpotential und die Erregbarkeit. Die Na^+-K^+-Pumpe ist also *langfristig* unbedingt nötig, um die Voraussetzungen für die Erregung aufrechtzuerhalten. Für den unmittelbaren Ablauf eines einzelnen Erregungszyklus ist sie dagegen entbehrlich.

Eine Blockade der Na^+-K^+-Pumpe ist möglich mit dem Herzglykosid Strophantin (führt beim Herzen zur Verstärkung der Kontraktion, vgl. Lerntext III.14).

Frage M 11

Was passiert, wenn man einen Nerv mit Sinusströmen reizt – einmal bei sehr niedrigen und zum anderen bei sehr hohen Frequenzen? Erläutern Sie die *Akkommodation* des Nervs.

Antwort:

Bei langsamer Depolarisation wird auch das K^+-System mitaktiviert, und außerdem führt Depolarisation zu einer Inaktivierung des Na^+-Systems. Bei hinreichend langsamer Depolarisation, wie beispielsweise bei sehr langsamen Wechselströmen, wird deshalb gar keine Erregung mehr ausgelöst, es kommt zur Akkommodation des Nervs (vgl. Lerntext XII.2). Bei hochfrequenten Wechselströmen wird die einzelne Halbwelle so kurz, dass die Zeit für die Auslösung einer Erregung nicht ausreicht, vgl. Lerntext XII.4. Medizinische Nutzung zur Diathermie: Mit hochfrequentem Wechselstrom (etwa 1 MHz) kann man das Gewebe innerlich durchwärmen, ohne dass es zu einer Erregung kommt.

Frage M 12
Erläutern Sie die Begriffe *absolut refraktär* und *relativ refraktär.*

Antwort:
Die Na^+-Kanäle gehen nach einer Erregung automatisch in den Zustand der Inaktivierung über, d. h. sie sind unerregbar = refraktär. Erst mit Repolarisation werden sie wieder erregbar. Diese Rückkehr zur Normalsituation erfolgt allmählich, sodass man eine *absolute Refraktärzeit* (Zeit der völligen Unerregbarkeit) und eine *relative Refraktärzeit* (Zeit der herabgesetzten Erregbarkeit) unterscheiden kann. Vgl. Lerntext XII.3.

2. Blut und Immunsystem

Frage M 13
Wie sind die Normalwerte für die Erythrozyten- und Hämoglobinkonzentration bei einem gesunden jungen Mann? Errechnen Sie daraus den Färbekoeffizienten (MCH).
Diskutieren Sie in ähnlicher Weise die Normalwerte für Blutvolumen, alle Blutbestandteile, Bildung der Erythrozyten usw.

Antwort:
Die Inhalte der Lerntexte II.1 bis II.4 sind absolutes Basiswissen!
Auch die Regulation der Erythrozytenbildung über Erythropoietin ist beliebter Prüfungsstoff!

Frage M 14
Was ist eine isotonische Kochsalzlösung? Was ist eine osmotische Hämolyse? Was passiert mit Erythrozyten, wenn man sie in eine isotone Harnstofflösung gibt?

Antwort:
Das iso- (gleich) meint in der Regel eine Gleichheit mit einer Normalsituation. Hier ist eine Gleichheit des osmotischen Druckes mit derjenigen im normalen Blutplasma gemeint: also eine Osmolarität von rund 300 mosmol/l. Eine 0,9%ige Kochsalzlösung (9 g/l) erfüllt diese Bedingung. Der Ausdruck *physiologische Kochsalzlösung* für eine solche Lösung ist insofern unglücklich, weil außer der Osmolarität alles höchst unphysiologisch ist!
Besonders unphysiologisch ist eine isotone Harnstofflösung! Bringt man Erythrozyten in eine solche ein, so erfolgt eine sehr rasche Diffusion von Harnstoff in die Erythrozyten hinein, weil Harnstoff lipidlöslich ist und deshalb die Membran sehr gut durchdringen kann. Die Salze aus dem Erythrozyten können nur sehr viel langsamer hinausdiffundieren. So entsteht also trotz anfänglicher Gleichheit der Osmolarität innen und außen bald ein osmotischer Überdruck im Erythrozyten, die Zellen schwellen und platzen schließlich, ganz ähnlich wie beim Einbringen der Erythrozyten in Wasser (osmotische Hämolyse).

Frage M 15
Was ist eine Anämie? Welche Formen von Anämie gibt es, und welches sind die wichtigsten Ursachen?

Antwort:
Unter Anämie (wörtlich: Blutmangel) versteht man nicht etwa eine Verminderung der Blutmenge, sondern eine Verminderung der Hämoglobinkonzentration. Diese kann auftreten bei starken Blutverlusten, bei Eisenmangel (meist Störungen der Eisenaufnahme im Darm), bei Vitaminmangel und als Begleitsymptom bei vielen anderen Störungen, z. B. bei Niereninsuffizienz, weil dann die Bildung von Erythropoietin gestört ist.
Erläutern Sie den Unterschied zwischen hypochromer und hyperchromer Anämie, vgl. Lerntext II.5.

Frage M 16
Bei bestimmten Störungen kann es zu Ödembildung kommen. Was kann das für Ursachen haben?

Antwort:
Mit Ödem meint man meist das interstitielle Ödem, also die Zunahme der extrazellulären, interstitiellen Flüssigkeit. (Das Hirnödem bei Mangelversorgung des Gehirns ist ein intrazelluläres Ödem!) Die Ursachen ergeben sich aus den Gesetzmäßigkeiten der Filtration in den Kapillaren, vgl. Lerntext II.10. Der effektive Filtrationsdruck kann einmal ansteigen durch Abnahme des onkotischen Druckes (also Eiweißmangel im Blutplasma), zum anderen durch Erhöhung des hydrostatischen Druckes in den Blutgefäßen. Deshalb kommt es bei Ödemneigung am ehesten in den Füßen zu einem erkennbaren Ödem. Gefährlich ist das Risiko eines Lungenödems bei Druckanstieg im Lungenkreislauf, z. B. bei Blutrückstau infolge einer Insuffizienz des linken Herzens.

Frage M 17
Bei der Blutstillung unterscheidet man eine primäre und eine sekundäre Hämostase. Erläutern Sie das und beschreiben Sie die Prozesse der primären Hämostase.

Antwort:
Vgl. Lerntext II.11.

Frage M 18
Die Blutgerinnung ist eine wichtige Funktion. Es gibt aber Situationen, bei denen der Arzt die Blutgerinnung hemmen will. Nennen Sie Beispiele und erklären Sie die Wirkmechanismen.

Antwort:
Bei Blutentnahme will man häufig die Gerinnung verhindern, z. B. bei Bestimmung der Blutsenkung. Dies gelingt durch Calciumentzug durch Zusatz von Na^+-Zitrat oder Na^+-Oxalat. Für die Blutgerinnung in vivo ist der Ca^{2+}-Entzug nicht geeignet, weil das Calcium im Blutplasma lebenswichtig ist! In vivo versucht man, vor allem bei Thrombosegefahr, die Blutgerinnung zu hemmen, entweder durch Hemmung der Prothrombinbildung durch Dicumarol (wirkt langsam und langfristig) oder durch Gabe von Heparin. Die Inhalte von Lerntext II.12 und Abb. 2.1 sind wieder elementares Prüfungswissen.

Frage M 19
Bei den Abwehrprozessen unterscheidet man eine spezifische und eine unspezifische Abwehr. Ist diese Trennung sehr scharf? Beschreiben Sie die wichtigsten Prozesse. Es gibt Situationen, wo der Arzt die an sich sehr wichtigen körpereigenen Abwehrprozesse unterdrücken will (Immunsuppression). Was wissen Sie darüber?

Antwort:
Vom funktionellen Ziel her lassen sich spezifische und unspezifische Abwehrprozesse klar auseinanderhalten. Wenn man aber versucht, diese Prozesse bestimmten Zelltypen zuzuordnen, stellt man bald fest, dass beide Komponenten vielfach miteinander verzahnt sind. So bilden die Makrophagen, die ganz überwiegend der unspezifischen Abwehr dienen, auch Monokine (Interleukin I), die das Wachstum von Lymphozyten fördern und so die spezifische Abwehr stimulieren. Andererseits setzen T-Lymphozyten, die vorwiegend der spezifischen Abwehr zuzuordnen sind, Lymphokine frei, die unter anderem Phagozytose fördern. Vgl. Lerntexte II.13 bis II.16.
Die *Immunsuppression* spielt vor allem bei der Organtransplantation eine große Rolle. Eine fremde Niere, die einem Patienten eingesetzt wird, bleibt ein Fremdkörper, selbst wenn man eine möglichst gut verträgliche Niere aussucht. Es werden Abwehrprozesse ausgelöst, die zur Abstoßung des transplantierten Organs führen können, und die man deshalb zu unterdrücken versucht. Weiterhin gibt es Autoimmunerkrankungen, bei denen der Körper Abwehrprozesse gegen körpereigenes Gewebe in Gang setzt. Auch hier versucht man, durch Immunsuppression zu helfen.

Frage M 20
Der Rh-Faktor der Erythrozyten kann zu klinischen Problemen führen. Nennen Sie Beispiele. Was lässt sich dagegen tun?

Antwort:
Probleme mit dem Rhesus-Faktor kann es bei Bluttransfusionen geben, was aber heute bei sorgfältigen Testungen vermieden werden kann. Schwieriger sind die Probleme, die bei Schwangerschaft auftreten können, wenn eine rh-negative Mutter ein Rh-positives Kind bekommt. Vgl. Lerntext II.18 und Kommentare 2.74 und 2.75.

3. Herz

Frage M 21
Zeichnen Sie ein Nervenaktionspotential und ein Aktionspotential einer Herzmuskelfaser (Kammermyokard) auf, mit Eichung von Abszisse und Ordinate. Erläutern Sie die Besonderheiten der Herzerregung, im Vergleich zu Nerv und Skelettmuskel.

Antwort:
Zeichnung gemäß Abb. 3.1, oben. Im Maßstab des Herz-Aktionspotentials ist das Nervenaktionspotential nur ein Strich! Die schnelle initiale Depolarisation wird auch beim Herzen durch ein Natrium-System veranlasst, das dem des Nerven sehr ähnlich ist (auch durch Tetrodotoxin blockierbar). Das Plateau des Herz-Aktionspotentials kommt dadurch zustande, dass mit Erregung noch ein langsameres Kanalsystem anspringt, welches beim Nerven nicht vorhanden ist. Letzteres lässt vor allem Calcium-Ionen in die Zelle fließen *(langsamer Calcium-Kanal).* Außerdem unterscheidet sich das Kalium-System des Herzens von dem des Nerven. Die Kaliumleitfähigkeit nimmt beim Herzen zunächst ab, sodass die repolarisierenden Kräfte geringer sind. – Man könnte die verschiedenen Leitfähigkeiten wie in Abb. 3.1 aufzeichnen. (Diese Darstellung ist vereinfacht. Es gibt beim Herzen verschiedene Typen von Kalium-Kanälen, die man aber als *Kalium-System* zusammenfassen kann.)

Frage M 22

Der Herzmuskel hat eine sehr viel längere Refraktärzeit als der Nerv. Wie sind die Zahlenwerte? Worauf beruht der Unterschied, und was hat dies für eine physiologische Bedeutung? Welche Besonderheiten gibt es bezüglich der *Tetanisierbarkeit* im Vergleich zum Skelettmuskel?

Antwort:

Sowohl das Natrium- als auch das Calcium-System des Herzmuskels bleiben bei einem Membranpotential von 0 mV inaktiviert. Erst mit Repolarisation werden sie wieder erregbar – wie das Na^+-System des Nerven. Deshalb deckt sich auch die absolute Refraktärzeit beim Herzmuskel etwa mit der Dauer der Plateauphase im Aktionspotential, also 200 bis 400 ms, gegenüber 1 ms beim Nerven. Die lange Refraktärzeit beim Herzen hat zur Folge, dass sich nur schlechter eine tetanische Kontraktion auslösen lässt. Allerdings ist ein Tetanus nicht unmöglich. Auch beim Herzmuskel lässt sich mittels elektrischer Reizung eine Superposition von Einzelkontraktionen auslösen, wie in Abb. 3.3 dargestellt. Der Tetanus bleibt aber meist unvollkommen.

Frage M 23

Wenn man bei einem frisch getöteten Frosch das Herz herausschneidet (mit Vorhöfen und den herznahen Venen), so stellt man fest, dass es noch recht lange weiterschlägt. Worauf beruht dies? Was wissen Sie über die Lokalisation des Schrittmachers und über die dabei beteiligten Prozesse? (Skizze zum Potentialverlauf in einer Schrittmacherzelle.)

Antwort:

Erläutern Sie die in Lerntext III.3 beschriebene Situation. Zeichen der Schrittmacher-Aktivität ist die *langsame diastolische Depolarisation,* wie in Abb. 3.4 dargestellt. Es sind vor allem die langsamen Calcium-Kanäle, die die Schrittmacher-Funktion ermöglichen! Die Natrium-Kanäle würden bei so langsamer Depolarisation akkommodieren. (Nach neueren Erkenntnissen sind bei den Schrittmacherzellen nur in sehr geringem Umfang Na^+-Kanäle vorhanden. Blockade dieser Kanäle mit Tetrodotoxin lässt die Schrittmacherfunktion weitgehend unbeeinflusst.)

Frage M 24

Die Herzmuskelzellen sind nicht alle einheitlich. Beschreiben Sie die Differenzierung bezüglich Erregungsbildung, Ausbreitung der Erregung und Kontraktion. Nennen Sie die *Eigenfrequenzen* für verschiedene Partien. Viele Menschen erhalten heute einen *künstlichen Schrittmacher.* Wie arbeitet dieser? Wann wird er einem Menschen eingesetzt?

Antwort:

Schilderung gemäß Lerntext III.3.

Die Schrittmacher-Funktion des Herzens kann von einem künstlichen Schrittmacher übernommen werden. Man setzt dem Patienten unter die Haut ein kleines elektrisches Reizgerät ein, das das Herz elektrisch stimuliert. Man tut dies, wenn die Gefahr eines Herzstillstandes besteht: bei sehr niedriger und unregelmäßiger Frequenz, mit längeren Perioden des Herzstillstandes (mehrere Sekunden).

Frage M 25

Ein besonders gefährliches Ereignis ist das *Herzflimmern,* das rasch zum Tode führt. Was passiert dabei? Wie kommt es zustande? Lässt es sich beheben?

Antwort:

Herzflimmern kann auf der Basis *kreisender Erregungen* entstehen, z. B. bei einem Elektrounfall – vgl. Lerntext III.4. Das Flimmern auf dem Boden einer Herzerkrankung ist komplizierter, und es gibt noch andere Modellvorstellungen (z. B. das Auftreten repetitiver Erregungen bei einer funktionell gestörten Muskelfaser). Mit einem starken Stromstoß kann man das Flimmern durchbrechen (Defibrillation).

Frage M 26

Ein äußerst wichtiges diagnostisches Werkzeug ist das *Elektrokardiogramm.* Wie leitet man es beim Menschen ab? Zeichnen Sie eine Standardableitung auf, mit Eichung von Abszisse und Ordinate und Benennung der typischen Ereignisse. Erläutern Sie das Zustandekommen der verschiedenen Ausschläge.

Antwort:

Der gesamte Lerntext III.5 sollte vorgetragen und erläutert werden können, mit Aufzeichnung von Abb. 3.6.

Frage M 27

Was versteht man unter der *elektrischen Herzachse?* Erläutern Sie den Begriff anhand einer Skizze des *Einthoven-Dreiecks.* Welche Lagetypen sind für welche krankhaften Veränderungen typisch?

Antwort:
Die elektrische Herzachse ist die Richtung des maximalen R-Vektors – vgl. Abb. 3.7. Vergrößerung des linken Ventrikels führt zu einem Linkstyp, Rechtshypertrophie zu einem Rechtstyp – vgl. Abb. 3.8.

Frage M 28
Erläutern Sie (mit Skizzen typischer EKG-Kurven) verschiedene Störungen der Herzfunktion (Herzblock, Extrasystole).

Antwort:
Ein Herzblock ist eine Störung in der Erregungsausbreitung. Die Erregungsübertragung vom Vorhof auf die Ventrikel kann völlig unterbrochen sein (totaler Atrioventrikular-Block, wie im Bild von Frage 3.31) oder partiell. Vgl. Lerntext III.7.
Eine Extrasystole (ES) ist ein Herzschlag, der zusätzlich in den normalen Herzrhythmus hineinfällt. Man kann supraventrikuläre ES (Entstehung im Vorhof oder AV-Knoten, Kammerkomplex im EKG normal) und ventrikuläre ES (Kammerkomplex deformiert) unterscheiden. Vgl. Lerntext III.7.

Frage M 29
Erläutern Sie die verschiedenen Phasen der Herzaktion. Skizzieren Sie dazu das EKG, und in richtiger zeitlicher Beziehung dazu den Druckverlauf im linken Ventrikel. Wann schließen und öffnen sich welche Klappen?

Antwort:
Skizzen in Anlehnung an Abb. 3.10. Vgl. Lerntext III.8.

Frage M 30
Was ist der Unterschied zwischen *Herztönen* und *Herzgeräuschen?* Beschreiben Sie die wichtigsten Töne und Geräusche. Wie kann man mit einfachen Mitteln eine Aortenstenose erkennen?

Antwort:
Physikalisch handelt es sich immer um Geräusche. Die normalen Geräusche beim gesunden Herzen bezeichnet man als *Herztöne,* die pathologischen Geräusche als *Herzgeräusche.* Vgl. Lerntext III.8.
Bei Verengung der Aortenklappe (Aortenstenose) tritt ein systolisches Geräusch auf, also während des normalen Blutauswurfs vom linken Ventrikel. Dieses Geräusch kann man mit dem Stethoskop hören, und zwar am stärksten über dem Auskultationsort für die Aortenklappe: 2. Intercostalraum rechts, neben dem Brustbein.
Bei Insuffizienz einer Klappe (unvollständiger Verschluss) entsteht ein Geräusch in einer Phase, bei der die betreffende Klappe normalerweise dicht verschlossen ist. Bei Aorteninsuffizienz gäbe es also ein diastolisches Geräusch, erzeugt durch den Blutrückstrom durch die insuffiziente Klappe.

Frage M 31
Zeichnen Sie in ein Druck-Volumen-Diagramm des linken Herzens einen typischen Arbeitszyklus des Herzens ein, mit Angabe der wichtigsten Zahlenwerte an Abszisse und Ordinate. Erläutern Sie daran die Eigenregulationen des Herzens bei Veränderungen des venösen Füllungsdruckes und des Aortendruckes (Frank-Starling). Erläutern Sie daran die Begriffe *Herzarbeit* und *Herzleistung.*

Antwort:
Skizze gemäß Abb. 3.11, Erläuterungen nach Lerntext III.9.
Die bei einem einzelnen Herzschlag geleistete Arbeit ist das Produkt aus Druck und Volumen (Druck-Volumen-Arbeit). Die Komponente der Beschleunigungsarbeit kann unter normalen Bedingungen vernachlässigt werden. Im Druck-Volumen-Diagramm (Abb. 3.11) stellt die während eines Herzzyklus umfahrene Fläche die Druck-Volumen-Arbeit dar. Arbeit pro Herzschlag mal Herzfrequenz ist die Herzleistung (Arbeit pro Zeit). Unter Ruhebedingungen wird etwa 10 % des Energieumsatzes für die Herzleistung verbraucht. Vgl. Lerntext III.10.

Frage M 32
Wenn man die Sauerstoffaufnahme des Menschen kennt, kann man mit einigen Zusatzinformationen das Herzminutenvolumen berechnen. Was muss man dazu noch messen?
Führen Sie beispielhaft eine Berechnung durch, in Anlehnung an die normale Situation bei einem ruhenden gesunden Erwachsenen.

Antwort:
Vgl. Lerntext III.11.

Frage M 33
Störungen der Herzdurchblutung gehören zu den häufigsten Krankheiten und Todesursachen. nennen Sie die wichtigsten Merkmale der normalen koronaren Zirkulation. Wie erfolgt die Anpassung der Durchblutung an den Bedarf? Wie kommt es zu Störungen, und welches Ereignis führt häufig zum Tode?

Antwort:
Die Herzdurchblutung wird durch eine lokal-chemische, metabolische Regulation jeweils dem Bedarf sehr gut angepasst, vgl. Lerntext III.12. Probleme treten erst auf, wenn die Koronararterien zu eng werden, was vor allem im Alter mit zunehmender Arteriosklerose passiert. Dann gibt es schmerzhafte Mangelerscheinungen (Angina pectoris). Bei völligem Verschluss einer Koronararterie fällt der Versorgungsbezirk dieses Gefäßes völlig aus (Herzinfarkt). Plötzlicher Verschluss eines Hauptgefäßes führt häufig zum sofortigen Tod.

Frage M 34
Wie wird die Herztätigkeit vom Nervensystem aus beeinflusst?

Antwort:
Vgl. Lerntext III.13: ganz fundamentales Prüfungswissen!

Frage M 35
Die Kontraktion des Herzmuskels wird, wie bei anderen Muskelzellen, letztlich durch Calcium-Ionen angestoßen. Welche Besonderheiten gibt es beim Herzmuskel – im Vergleich zum Skelettmuskel – bezüglich der Steuerung der intrazellulären Calcium-Konzentration?

Antwort:
Ähnlich wie der Skelettmuskel verfügt auch der Herzmuskel über stark ausgeprägte intrazelluläre Calciumspeicher (sarkoplasmatisches Retikulum). Die Menge des Calciums, die bei jeder Erregung aus diesem Speicher freigesetzt wird, bestimmt vor allem die Kraft der Kontraktion. Daneben ist aber beim Herzen (und nicht beim Skelettmuskel) der Calciumeinstrom aus dem Extrazellulärraum durch spezielle Calcium-Kanäle von größter Wichtigkeit, weil darüber die Menge des intrazellulär verfügbaren Aktivierungs-Calciums geregelt wird. Vgl. Lerntext III.14 und Abb. 3.16.

Frage M 36
Das Herz hat, neben seiner Hauptaufgabe als Pumpe für den Blutkreislauf, noch eine andere wichtige Funktion im Bereich der Kreislaufregulationen wahrzunehmen. Welche Funktion ist das?

Antwort:
Das Herz spielt bei der Regulation des Blutvolumens eine wichtige Rolle. Dehnungsrezeptoren in den Vorhöfen sind Messfühler für das Blutvolumen. Außerdem bilden die Vorhofmuskelzellen ein wichtiges Hormon, das ANP (atriales natriuretisches Peptid, Atriopeptin), das auf Dehnung (also bei Anstieg des Blutvolumens) vermehrt freigesetzt wird und Natrium- und Wasserausscheidung durch die Niere fördert (was unter anderem das Blutvolumen vermindert). Vgl. Lerntext III.15.

4. Blutkreislauf

Frage M 37
Welches ist die wichtigste Aussage des Strömungsgesetzes nach Hagen-Poiseuille?

Antwort:
Die Durchblutung steigt mit der 4. Potenz des Gefäßradius! Von daher ist es sinnvoll, dass der Organismus zur Einstellung der Durchblutungsgröße eines Organs die Weite der arteriellen Gefäße, der *Widerstandsgefäße,* benutzt. Vgl. Lerntext IV.3.

Frage M 38
Die Viskosität des Blutes ist keine reine Materialkonstante. Sie hängt auch von der Größe der Gefäße ab, durch die das Blut strömt.
Was wissen Sie darüber?

Antwort:
In den kleinsten Blutgefäßen ist die Fließfähigkeit des Blutes deutlich verbessert (Viskosität geringer als in großen Gefäßen)! Vgl. Lerntext IV.4.

Frage M 39
Beschreiben Sie die Windkessel-Funktion der Aorta. Wie verändert sie sich mit dem Alter?

Antwort:
Die Umformung der diskontinuierlichen Pumpleistung des Herzens in eine kontinuierliche Blutströmung wird durch die *Windkesselfunktion* der elastischen Blutgefäße ermöglicht, vgl. Lerntext IV.5. Mit Verhärtung der Arterien im Alter (Arteriosklerose) wird diese Funktion schlechter (die Blutdruckamplitude wird größer, die Beschleunigungsarbeit des Herzens wächst).

Frage M 40
Beschreiben Sie die unblutige Messung des arteriellen Blutdruckes.

Antwort:
Vgl. Lerntext IV.8.

Frage M 41
Beschreiben Sie die Veränderungen des arteriellen Blutdruckes, wenn ein Mensch vom Liegen in die aufrechte Haltung übergeht (orthostatische Regulation). Was ist ein orthostatischer Kollaps?

Antwort:
Ausgelöst werden die Regulationen dadurch, dass zunächst das Blut beim Aufstehen in die unteren Körperpartien „versackt" und dadurch die Füllungsbedingungen für das Herz schlechter werden, das Schlagvolumen abnimmt usw. Beschreiben Sie in der richtigen zeitlichen Folge und in richtiger kausaler Verknüpfungen die folgenden Reaktionen: Pressorezeptoren melden Blutdruckabfall, dadurch Antrieb des Herzens, Vasokonstriktion usw., vgl. Lerntext IV.10. Gelingt die Gegenregulation nicht gut genug, kommt es zum Abfall des arteriellen Druckes und eventuell zum Kollaps.

Frage M 42
Überhöhungen des arteriellen Blutdruckes (Hypertonie) spielen klinisch eine wichtige Rolle. Wann spricht man von einer Hypertonie? Kennen Sie verschiedene Typen? Bei Störung welcher Organfunktion findet man regelmäßig eine Hypertonie? Nach welchen Prinzipien versucht man, eine Hypertonie zu behandeln?

Antwort:
In der mündlichen Prüfung nimmt man gängige klinische Probleme gern als „Aufhänger". Von der Hypertonie ausgehend kann man alle wichtigen Fragen der Kreislaufregulation erörtern.
Die Hypertonie ist eine Fehlregulation, der Blutdruck ist zu hoch eingestellt, was eine Belastung für das Herz und eine vorzeitige Alterung des Gefäßsystems (Arteriosklerose) zur Folge hat. Hypertonie ist deshalb ein *Risikofaktor* für Kreislauferkrankungen (Herzinfarkt, Schlaganfall). Als Ursachen kommen genetische Faktoren und Stress in Frage; ferner eine Niereninsuffizienz, wobei die Ursachen besonders klar sind: Minderdurchblutung der Nieren – gesteigerte Reninbildung usw. Vgl. Lerntext IV.11.
Mit unterschiedlichen therapeutischen Ansätzen versucht man, bei den verschiedenen Stellgliedern der Kreislaufregulation einzugreifen: Mit β-Blockern wird die Herztätigkeit abgeschwächt; mit Calciumantagonisten wird die Kontraktion der Blutgefäße gehemmt; mit ACE-(Angiotensin-converting-enzyme-)Hemmern wird die Entstehung des Blutdruck steigernden Hormons Angiotensin unterdrückt, und anderes mehr.

Frage M 43
Welche Möglichkeiten hat der Organismus, die Durchblutung eines Organs „richtig" einzustellen? Welche funktionellen Leitlinien gibt es dabei?

Antwort:
Vgl. Lerntext IV.13 und Abb. 4.11.

Frage M 44
Die Durchblutung des Skelettmuskels unterliegt besonders starken Veränderungen. Beschreiben Sie die wichtigsten Regulationen, und nennen Sie die Größe der Gesamtdurchblutung und der spezifischen Durchblutung für die verschiedenen Bedingungen.
In ähnlicher Weise sollte die Durchblutung von Gehirn, Niere, Herz und Haut diskutiert werden.

Antwort:
Anhand der Angaben in den Lerntexten IV.14 bis IV.19 und Abb. 4.12 sollten die Durchblutungsregulationen der verschiedenen Organe diskutiert werden können.

5. Atmung

Frage M 45
Skizzieren Sie den Verlauf eines normalen Atemzuges und zeitgerecht dazu die Verläufe des intrapulmonalen Druckes und des intrapleuralen (intrathorakalen) Druckes, mit Eichung. Erläutern Sie Ursachen und Bedeutung.

Antwort:
Skizze gemäß Abb. 5.1. Erläuterungen gemäß Lerntext V.2.

Frage M 46
Skizzieren Sie ein Spirogramm für normale Ruheatmung: einige Ruhe-Atemzüge, mit einer maximalen Inspiration und einer maximalen Exspiration, mit Volumen-Eichung. Erläutern Sie daran die „statischen Atemgrößen".

Antwort:
Skizze gemäß Abb. 5.2. Erläuterungen gemäß Lerntext V.4.

Frage M 47
Nennen Sie einige „dynamische Atemgrößen" und erläutern Sie ihre Bedeutung für die Diagnostik.

Antwort:
Vgl. Lerntext V.6. Mit der Messung statischer und dynamischer Atemgrößen kann man re-

striktive und obstruktive Ventilationsstörungen differenzieren.

Frage M 48
Beschreiben Sie den Gasaustausch in der Lunge: Gaskonzentrationen in Frischluft und Alveolarluft – Totraum – Ventilationskoeffizient – respiratorischer Quotient.

Antwort:
Erläutern Sie anhand einer Skizze (Abb. 5.5 A) den Atemtotraum und führen Sie beispielhaft eine Berechnung des Ventilationskoeffizienten durch. Vgl. Lerntext V.9.

Frage M 49
Skizzieren Sie die Sauerstoff-Bindungskurve des Blutes, mit Angabe der wichtigsten Zahlenwerte. Erläutern Sie die Bedeutung des Kurvenverlaufs, mit Beschreibung der wichtigsten Faktoren, die den Verlauf verändern können.

Antwort:
Skizze gemäß Abb. 5.7. Die mit Pfeilen markierten Zahlenwerte an der Abszisse sollte man wissen. Es ist wichtig, dass der steile Teil der Sauerstoffbindungskurve relativ weit rechts liegt, weil der im Gewebe freigesetzte Sauerstoff noch einen möglichst hohen Partialdruck haben soll, der die treibende Kraft für den letzten Transportweg, nämlich die Diffusion in die Zellen hinein, bildet. So kann bei weitgehend entladenem Hämoglobin das Myoglobin der Muskelzelle noch stark beladen werden.

Frage M 50
Welche Umstellungen laufen bei längerem Höhenaufenthalt ab (Höhen-Akklimatisation)?

Antwort:
Die akuten Umstellungen der Atmung in größerer Höhe lösen langfristige Umstellungen aus, die man als Akklimatisation (oder auch Adaptation) bezeichnet. Durch diese Umstellungen versucht der Körper, den O_2-Gehalt des arteriellen Blutes wieder zu normalisieren (durch Vermehrung des Hämoglobins), die Alkalose des Blutes zu kompensieren usw. Vgl. Lerntexte V.14 und V.20.

Frage M 51
Skizzieren Sie die CO_2-Bindungskurve des Blutes, mit den wichtigsten Zahlenwerten. Erläutern Sie die Veränderungen beim Gasaustausch in der Lunge und im peripheren Gewebe.

Antwort:
Skizze gemäß Abb. 5.9. Erläuterungen gemäß Lerntext V.17.

Frage M 52
Erläutern Sie anhand einer CO_2-Bindungskurve die Begriffe „respiratorische Azidose“, „respiratorische Alkalose“ sowie „metabolische Azidose“ und „metabolische Alkalose“. Was kann der Körper tun, um eine respiratorische Azidose zu kompensieren?

Antwort:
An einem Ausschnitt der CO_2-Bindungskurve lassen sich die genannten Begriffe gut erläutern, vgl. Abb. 5.12. *Respiratorische* Störungen lassen sich nur *metabolisch* kompensieren, was vor allem Aufgabe der Nieren ist, vgl. Lerntext V.21 und Abb. 5.12.

Frage M 53
Beschreiben Sie die wichtigsten Regulationsprozesse, die dafür sorgen, dass die Atmung jeweils den Erfordernissen gut angepasst wird. Erläutern Sie die Umstellungen bei mittlerer körperlicher Leistung sowie die Veränderungen bei starker Leistung, im Bereich der „Dauerleistungsgrenze“ bzw. beim Überschreiten dieser Grenze.

Antwort:
Vgl. Lerntext V.18. Bei körperlicher Leistung ist die Anpassung von Atmung und Kreislauf in einem weiten Bereich so präzise, dass sich die arteriellen Gaskonzentrationen praktisch nicht verändern. Wenn bei starken Leistungen eine hinreichende Sauerstoffversorgung des Gewebes nicht mehr möglich ist, kommt es durch Steigerung der Milchsäurebildung zu einer Azidose, die einen zusätzlichen Atemantrieb liefert, sodass unter solchen Bedingungen der CO_2-Partialdruck im arteriellen Blut sogar abnehmen kann.

6. Arbeits- und Leistungsphysiologie

Frage M 54
Wir können unseren Ruhe-Energieumsatz im Bedarfsfall erheblich steigern. Beschreiben Sie dies mit Zahlenwerten für verschiedene Dauerleistungen. Erläutern Sie die Begriffe „O_2-Schuld“ und „Dauerleistungsgrenze“. Wieweit können wir kurzfristig den Energieumsatz über die Dauerleistungsgrenze hinweg steigern (Beispiele), und was passiert dabei?

Antwort:
Vgl. Lerntexte VI.1 und VI.2 sowie Abb. 6.1 und 6.2. Kurzfristig kann der Muskel auf seine Energiereserven (ATP, Sauerstoff am Myoglobin) zurückgreifen, sodass der Energieumsatz kurzfristig (beispielsweise beim 100 m-Lauf für etwa 10 s) sehr viel mehr gesteigert werden kann (auf rund das 200fache des Grundumsatzes), als dies langfristig, bei Gleichgewicht von Energieumsatz und Energiezufuhr (unterhalb der Dauerleistungsgrenze) möglich ist.

Frage M 55
Beschreiben Sie die Umstellungen bei Kraft- und Ausdauertraining, insbesondere im Hinblick auf die Herztätigkeit. Welche Sportarten sind für die Gesunderhaltung des Körpers besonders wertvoll, und warum?

Antwort:
Vgl. Lerntext VI.3. Ein Krafttraining ist ohne Steigerung von Kreislauf und Atmung möglich. Ausdauerleistungen hingegen stellen ein Herz-Kreislauf-Atmungs-Training dar, was – in richtiger Dosierung – die Gesundheit dieser wichtigen Funktionen fördert. Deshalb sind Sportarten wie Laufen, Radfahren, Rudern und Skilanglauf medizinisch besonders positiv zu bewerten.

7. Ernährung, Verdauungstrakt, Leber

Frage M 56
Der Mensch muss mit der Nahrung unbedingt ein gewisses Minimum von Eiweiß aufnehmen. Was für „Minima“ kann man da unterscheiden, und wie kann man diese bestimmen?

Antwort:
Vgl. Lerntext VII.2.

Frage M 57
Beschreiben Sie den Ablauf eines Schluckreflexes, insbesondere die Ösophagus-Peristaltik und die Reaktionen des unteren Ösophagus-Sphinkters. Kennen Sie eine charakteristische Erkrankung in diesem Bereich?

Antwort:
Vgl. Lerntext VII.4. Ein kritischer Teil des Schluckaktes ist die Motorik des unteren Ösophagus-Sphinkters. Dieser weist einen ständigen Tonus auf, der den Reflux von Magensaft verhindert. Ist der Tonus zu niedrig, löst der Reflux von saurem Magensaft eine Entzündung aus (Reflux-Ösophagitis). Ist der Tonus zu hoch und wird beim Schlucken keine hinreichende Tonussenkung ausgelöst, so wird das Schlucken behindert (Achalasie), Nahrung staut sich im Ösophagus, und es muss möglicherweise chirurgisch eingegriffen werden.

Frage M 58
Beschreiben Sie die Magenmotorik und die verschiedenen Phasen der Magenverdauung, insbesondere die Regulation der Säure-Sekretion.

Antwort:
Vgl. Lerntexte VII.6 und VII.11 sowie Abb. 7.4. Man kann in diesem Zusammenhang auf die Gastritis sowie Magen- und Duodenalgeschwüre eingehen.

Frage M 59
Beschreiben Sie die Regulationen der Pankreassekretion und der Gallensekretion, sowie die Funktion der Gallenblase bei der Verdauung.

Antwort:
Vgl. Lerntexte VII.12 bis VII.14.

8. Energie- und Wärmehaushalt

Frage M 60
Nehmen wir an, dass ein Mensch in einem Monat 1 kg Fett ansetzt. Wieviel Zucker muss er ungefähr im Überschuss zu sich genommen haben?

Antwort:
Mit den Brennwerten der Nahrungsstoffe sollte man rechnerisch umgehen können. 1 kg Fett entspricht einem Energiewert von 39.000 kJ. Diese Energiemenge ist in 39 000/17 = 2300 g Zucker enthalten. Diese Kalkulation ist natürlich nur eine großzügige Abschätzung, etwas Energie geht bei Verdauung und Umwandlung auch verloren.

Frage M 61
Es gibt verschiedene Möglichkeiten, den Energieumsatz eines Menschen zu messen. Erläutern Sie die wichtigsten Prinzipien. Führen Sie beispielhaft eine Berechnung des Energieumsatzes durch, mit Zahlenwerten der Atmung, die der normalen Ruhesituation entsprechen.

Antwort:
Vgl. Lerntexte VIII.2 und VIII.3.

Frage M 62
Die Innentemperatur des Körpers ist eine präzise geregelte Größe. Skizzieren und erläutern Sie den Regelkreis, mit den wichtigsten Stellgliedern.

Antwort:
Ein vereinfachtes Schema nach Abb. 8.1 genügt zunächst. Man kann das dann durch Einfügen der wichtigen Thermorezeptoren der Haut noch erweitern, gemäß Abb. 8.3. Vgl. Lerntexte VIII.7 bis VIII.9.

Frage M 63
Was ist zu beachten, wenn man sich im Sommerurlaub ins kalte Wasser stürzt?

Antwort:
Die gute Wärmeleitfähigkeit des Wassers führt dazu, dass in kaltem Wasser dem Körper relativ rasch Wärme entzogen werden kann. Vor allem Personen mit schlechter Hautisolation (wenig subkutanes Fett) sind da gefährdet. Vorsicht bei Kindern! Vgl. Lerntexte VIII.15 und VIII.17.

Frage M 64
Wie läuft eine Fieber-Reaktion ab?

Antwort:
Vgl. Lerntext VIII.18. Die Mechanismen der Fieberreaktion sind recht kompliziert. Bei bakteriellem Fieber wirkt zunächst ein Bakterien-Pyrogen auf Leukozyten, worauf eine Bildung von *endogenen Pyrogenen* in Gang gesetzt wird, die dann schließlich auf die hypothalamischen Zentren der Temperaturregulation wirken.

9. Wasser- und Elektrolythaushalt, Nierenfunktion

Frage M 65
Welche Wasserräume des Körpers lassen sich unterscheiden? Was passiert bei Aufnahme einer großen Wassermenge, was bei längerem Wassermangel?

Antwort:
Vgl. Lerntexte IX.1 und IX.2.

Frage M 66
Beschreiben Sie die Filtrationsprozesse im Glomerulus der Niere. Wie kann man die glomeruläre Filtrationsrate messen?

Antwort:
Vgl. Lerntext IX.4. Messen kann man die glomeruläre Filtrationsrate mit der Inulin-Clearance (das Clearance-Prinzip soll man erläutern können). Aber auch die endogene Kreatinin-Clearance (die klinisch viel eingesetzt wird) gibt schon ein recht genaues Maß für diese Größe, vgl. Lerntexte IX.5 und IX. 6.

Frage M 67
Beschreiben Sie die Resorptionsprozesse im proximalen Tubulus der Niere, insbesondere die Glucose-Resorption, mit einer Skizze von Resorptions- und Ausscheidungsrate von Glucose in Abhängigkeit des Blut-Glucosespiegels.

Antwort:
Vgl. Lerntexte IX.7 und IX.8. Skizze gemäß Abb. 9.5. *Auch H^+-Ausscheidung und HCO_3^--Resorption in der Niere sind wichtige Prüfungsstoffe, vgl. Lerntext IX.10.*

Frage M 68
Wieweit kann die Niere den Harn konzentrieren, und wie gelingt ihr das?

Antwort:
Vgl. Lerntext IX.11. Zu beachten ist, dass die Harnstoffanreicherung in der Papillenspitze ganz wesentlich zur hohen Osmolarität beiträgt (etwa zur Hälfte).

Frage M 69
Die Niere hat auch den Elektrolythaushalt zu regulieren. Welches ist dabei das zentrale Hormon, und wie verläuft der ganze Regulationsprozess?

Antwort:
Aldosteron ist das wichtigste Hormon. Die gesteigerte Na^+-Rückresorption unter Aldosteron führt aber in Verbindung mit der Osmoregulation zugleich dazu, dass das extrazelluläre Flüssigkeitsvolumen und damit auch das Blutvolumen durch Aldosteron erhöht werden. Hier sind also verschiedene Regelkreise innig miteinander verknüpft. Das Renin-Angiotensin-Aldosteron-System ist auch klinisch von großer Bedeutung. Vgl. Lerntext IX.13.

10. Hormonale Regulationen

Frage M 70
Beschreiben Sie am Beispiel der Schilddrüsenfunktion die hierarchische Struktur, wie sie für verschiedene hormonale Regulationen gilt.

Antwort:
Vgl. Lerntexte X.1 und X.6 sowie Abb. 10.5 (Skizze!).

Frage M 71
Beschreiben Sie die Wirkung der Schilddrüsenhormone anhand der Erscheinungen bei Über- und Unterfunktion.

Antwort:
Vgl. Lerntext X.6. Eine Überfunktion entsteht häufig auf der Basis einer Autoimmunerkrankung (Basedow). Dabei werden Antikörper gegen die TSH-Rezeptoren der Schilddrüse erzeugt, die selbst auch einen stimulierenden Effekt auf die Schilddrüse ausüben und so die Überfunktion auslösen. Der Exophthalmus bei der Basedow-Erkrankung ist Teil einer Immunerkrankung und nicht eine Folge des erhöhten Schilddrüsenhormonspiegels.

Frage M 72
Bei Störungen der Regulation des Blut-Calciumspiegels kann es zu *Tetanie* kommen. Beschreiben Sie Symptome, Ursachen und mögliche Behandlung.

Antwort:
Vgl. Lerntext X.5.

11. Sexualentwicklung und Reproduktionsphysiologie

Frage M 73
Beschreiben Sie die hormonale Regulation des Menstruationszyklus.

Antwort:
Vgl. Lerntexte XI.1 und XI.2. Die Hormonverläufe gemäß Abb. 11.1 sollten aufgezeichnet werden können.
Alle Inhalte der Lerntexte von Kapitel 11 sind wichtige Prüfungsgegenstände!

12. Funktionsprinzipien des Nervensystems

Frage M 74
Skizzieren Sie die Reizzeit-Spannungs-Kurve und erläutern sie daran die Begriffe *Rheobase* und *Chronaxie.* Welche Folgerungen ergeben sich daraus für die Medizin?

Antwort:
Diagramm gemäß Abb. 12.1, Erläuterungen nach Lerntext XII.4. Die wichtigste Nutzanwendung ist die Diathermie: Ganz kurze elektrische Stromstöße (Wechselstrom von 1 MHz) wirken nicht mehr erregend, sie können deshalb zur Gewebserwärmung eingesetzt werden.

Frage M 75
Wie kann die Natur die Leitungsgeschwindigkeit einer Nervenfaser steigern? Welchen besonderen Vorteil bietet die Myelinisierung? Nennen Sie die wichtigsten Nervenfasertypen, gegliedert nach der Leitungsgeschwindigkeit.

Antwort:
Einmal kann durch Verdickung eines Axons die Längsleitfähigkeit verbessert werden. Um nach diesem Prinzip eine Leitungsgeschwindigkeit von etwa 100 m/s zu erzielen, muss ein Axon aber 1 mm dick werden (Riesenaxon des Tintenfisches). Mittels Myelinisierung kann man eine solche Geschwindigkeit schon bei einer Nervenfaser mit einem äußeren Durchmesser von etwa 10 µm erreichen. Das bedeutet eine Volumenreduktion auf 1/10 000 gegenüber einem marklosen Riesenaxon! Vgl. Lerntext XII.5. Gliederung der Nervenfasern gemäß Tab. 12.4.

Frage M 76
Beschreiben Sie die Erregungsübertragung an der motorischen Endplatte. Nennen Sie ärztliche Eingriffe in diesen Prozess.

Antwort:
Vgl. Lerntext XII.7 und Abb. 12.6. Zur Reduktion der Abwehrspannung bei Operationen führt man eine Blockade der neuromuskulären Erregungsübertragung durch, vor allem mit Succinylcholin. Bei einer krankhaft abgeschwächten Erregungsübertragung (Myasthenie) kann man mit Blockern der Cholinesterase helfen.

Frage M 77
Skizzieren Sie ein EPSP und ein IPSP bei einem Motoneuron und erläutern Sie die dabei ablaufenden Prozesse. Beschreiben Sei die Prozesse bei einer *präsynaptischen Hemmung* am Motoneuron.

Antwort:
Skizze gemäß Abb. 12.7, Erläuterungen nach Lerntext XII.8. Präsynaptische Hemmung: Lerntext XII.9 und Abb. 12.8.

13. Muskulatur

Frage M 78
Beschreiben Sie die Prozesse der elektromechanischen Kopplung beim Skelettmuskel.

Antwort:
Calcium ist der intrazelluläre Botenstoff für die elektromechanische Kopplung, vgl. Lerntext XIII.4. Die Zahlenwerte für die Ca^{2+}-Konzentrationen sollte man wissen!

Frage M 79
Skizzieren Sie ein Kraft-Längen-Diagramm für einen Skelettmuskel und erläutern Sie die verschiedenen Kontraktionsformen. Wie kann man in diesem Diagramm die Arbeit veranschaulichen, die ein Muskel vollbringt?

Antwort:
Skizze gemäß Abb. 13.4. Die Arbeit bei einer Einzelzuckung ist in Abb. 13.3 eingetragen. Vgl. Lerntext XIII.6.

Frage M 80
Was lässt sich mit der Elektromyographie messen?

Antwort:
Mit der Elektromyographie kann man die Muskelerregung beim Menschen messen. Das Einzelsignal, eine spikeähnliche kurze Potentialänderung, entspricht der Erregung einer ganzen motorischen Einheit. Vgl. Lerntexte XIII.9 bis XIII.11.

Frage M 81
Beim glatten Muskel gibt es, im Vergleich zum Skelettmuskel, Besonderheiten in der Rolle der Calcium-Ionen bei der Erregung. Was können Sie dazu sagen? Welche Konsequenzen hat das für die klinische Medizin?

Antwort:
Der glatte Muskel erzeugt seine Aktionspotentiale vor allem durch Einstrom von Calcium-Ionen (Calcium-Spikes). Spezifische Calciumkanalblocker (Nifedipin) werden in der Medizin zur Hemmung des glatten Muskels eingesetzt, z. B. bei Hypertonie zur Verminderung des Gefäßtonus. Vgl. Lerntext XIII.13.

14. Vegetatives Nervensystem

Frage M 82
In den vegetativen Regulationen lässt sich eine *ergotrope* und eine *trophotrope* Einstellung unterscheiden. Welche Teile des Nervensystems wirken da in welcher Weise? Beschreiben Sie die Innervationsmechanismen, die Überträgerstoffe und die verschiedenen Rezeptortypen an den effektorischen Zellen.

Antwort:
Vgl. Lerntexte XIV.2 f. Bei der Steuerung von Herz und Verdauungssystem stimmen die ergotrop-trophotropen Wechselwirkungen recht gut. Im Rahmen einer ergotropen Einstellung über den Sympathikus wird das Herz stimuliert und das Verdauungssystem gleichzeitig gehemmt, und bei trophotroper Einstellung über den Parasympathikus ist es umgekehrt. Die übergeordneten Leitlinien der Leistungs- und Erholungs-Einstellung sind durchaus hilfreich, wenn man die verwirrende Vielfalt der Einzeleffekte etwas ordnen will. So wirken die Sympathikusstoffe Adrenalin und Noradrenalin an verschiedenen Effektorsystemen teils fördernd, teils hemmend, aber das Gesamtmuster ist auf Förderung der Leistung ausgerichtet: Steigerung der Herzleistung, Hemmung der Bronchialmuskulatur (zur Begünstigung einer Ventilationssteigerung), kompensatorische Hemmung im Verdauungssystem, usw. Leider passen nicht alle Einzeleffekte in diese Leitlinien.

Frage M 83
Beschreiben Sie die Prozesse der Erregungsübertragung an einer adrenergen Synapse.

Antwort:
Wenn auch die Prinzipien der Erregungsübertragung an den Synapsen einheitlich sind, so finden sich doch in den Mechanismen starke Unterschiede. Die unterschiedlichen Transmitter erfordern auch Unterschiede in den postsynaptischen Rezeptoren, in den Prozessen der Inaktivierung usw., vgl. Lerntext XIV.6. Bemerkenswert ist, dass es gegenseitige Hemmungen von adrenergen und cholinergen Nerven an den Synapsen gibt.

15. Motorik

Frage M 84
Skizzieren Sie den Regelkreis für die Länge des Skelettmuskels, mit Muskelspindel, Arbeitsmuskulatur usw.

Antwort:
Skizze in Anlehnung an Abb. 15.1, Erläuterungen gemäß Lerntext XV.4 und XV.6.

Frage M 85
Erläutern Sie die Begriffe *autogene Hemmung (Golgi-Hemmung), reziproke antagonistische Hemmung* und *rekurrente Hemmung* bei der Motorik. Beschrieben Sie die Wirkungen einer Applikation von Strychnin.

Antwort:
Vgl. Lerntexte XV.7 bis XV.9. Strychnin blockiert die über Glycin vermittelten Hemmungen am Motoneuron, also auch die rekurrente Hemmung. Dadurch gewinnen die aktivierenden Komponenten die Oberhand, und es kommt zu Muskelkrämpfen, vgl. Lerntext XII.8.

Frage M 86
Beschreiben Sie die Funktion des Kleinhirns anhand der Ausfallserscheinungen bei Störungen.

Antwort:
Vgl. Lerntext XV.17. Klinisch besonders wichtig sind Schädigungen im Neocerebellum, bei denen die Feinabstimmung der Willkürmotorik gestört ist: Intentionstremor, Adiadochokinese, cerebellare Ataxie.

Frage M 87
Erläutern Sie, ausgehend vom Parkinson-Syndrom, die Funktion der Basalganglien.

Antwort:
Vgl. Lerntexte XV.14 und XV.15. Stark vereinfacht kann man sagen, dass in den Basalganglien das Gleichgewicht von phasischen (Zentrum: Pallidum) und tonischen Komponenten (Zentrum: Striatum) der Motorik reguliert wird. Beim Parkinson dominiert das tonische System (Striatum), es liegt ein *hyperton-hypokinetisches Syndrom* vor.

Frage M 88
Ehe eine Willkürbewegung einsetzt, kann man am Gehirn charakteristische elektrische Erscheinungen ableiten. Beschreiben Sie die Messtechnik, die Ergebnisse und die Interpretation.

Antwort:
Bereits 1 s vor Beginn einer Willkürbewegung entwickelt sich ein recht unspezifisches Bereitschaftspotential, das sich allmählich differenziert, bis schließlich unmittelbar vor der Bewegung ein Motorpotential über dem Projektionsort des zu bewegenden Muskels (Gyrus praecentralis) auftritt. Vgl. Lerntext XV.3. Diese sehr schwachen elektrischen Erscheinungen kann man von den größeren Wellen des EEG nur dadurch abgrenzen, dass man über viele gleichartige Ereignisse hinweg mittelt, ähnlich wie bei der Ableitung evozierter Potentiale.

16. Somatoviszerale Sensorik

Frage M 89
Wir geben auf die Haut einen thermischen Rechteckreiz: einen plötzlichen Anstieg der Temperatur, und nach einigen Sekunden eine plötzliche Rückstellung auf den Ausgangswert. Zeichnen Sie zeitgerecht dazu auf, wie sich ein Warmrezeptor und ein Kaltrezeptor in diesem Areal verhalten würden (Skizze).

Antwort:
Skizze gemäß Abb. 16.1. Erläuterungen gemäß Lerntext XVI.5.

Frage M 90
Man kann verschiedene Qualitäten von Schmerz unterscheiden. Beschreiben Sie diese Unterschiede, sowohl in der Empfindung als auch in den damit verknüpften Reaktionen. Welche Nervenfasertypen sind dem Schmerz zugeordnet?

Antwort:
Vgl. Lerntext XVI.7. Der helle Schmerz, der sich etwa durch einen Stich in die Haut auslösen lässt (über schnellere Nervenfasern vermittelt), löst Abwehrreaktionen aus, aktiviert also den Organismus. Der dumpfe Tiefenschmerz hingegen (über langsame C-Fasern vermittelt) führt eher zu Ruhigstellung.

17. Visuelles System

Frage M 91
Erläutern Sie mit einer Skizze des Strahlenganges die Begriffe *Kurzsichtigkeit, Weitsichtigkeit* und *Alterssichtigkeit.* Wie kann man mit Brillen helfen? – Beschreiben Sie die Akkommodation des Auges und die Technik zur Bestimmung der Akkommodationsbreite (was Sie wahrscheinlich im Praktikum durchgeführt haben).

Antwort:
Vgl. Lerntexte XVII.1 bis XVII.6, mit den zugehörigen Bildern.
Alles ganz wichtige Prüfungsthemen!

Frage M 92
Beschreiben Sie die Perimetrie (Versuch im Praktikum?) und erläutern Sie anhand einer Skizze verschiedene Störungen im Gesichtsfeld (z. B. homonyme und bitemporale Hemianopsie).

Antwort:
Die Messung des Gesichtsfeldes ist klinisch von großer Bedeutung, weil Ausfälle wichtige dia-

gnostische Rückschlüsse erlauben. Beispiele in Lerntext XVII.14 und Abb. 17.13.

18. Auditorisches System

Frage M 93
Wahrscheinlich haben Sie im Praktikum einen Versuch zum Drehnystagmus gemacht. Beschreiben Sie das Experiment und Ihre Beobachtungen sowie die Interpretation.

Antwort:
Vgl. Lerntexte XV.12 und XV.13.

Frage M 94
Skizzieren Sie das Hörfeld des Menschen und erläutern Sie die verschiedenen Maßeinheiten (Schalldruck, Dezibel, Phon).

Antwort:
Zeichnung in Anlehnung an Abb. 18.1. Man sollte Abszisse und Ordinate mit den richtigen Zahlenwerten bezeichnen können. Besonders wichtig ist die Erläuterung der Hörschwellenkurve und die Definition der Phon-Skala.

Frage M 95
Wie kann man mit einfachen Mitteln eine Schalleitungsstörung von einer Innenohrstörung unterscheiden? (Messung im Praktikum?)

Antwort:
Durch einfache Stimmgabelversuche, vgl. Lerntext XVIII.5.

19. Chemische Sinne

Frage M 96
Der Mensch kann über 1000 Gerüche unterschieden. Wie ist das möglich?

Antwort:
Es gibt sicher nicht 1000 verschiedene, für einzelne Geruchsstoffe spezifische Rezeptortypen. Die Rezeptoren reagieren auf mehrere Geruchsstoffe, aber jeder hat ein etwas anderes Reaktionsspektrum. Man nimmt an, dass es sich hier um eine Muster-Analyse handelt: Jeder Geruchsqualität ist ein spezifisches Reaktionsmuster der ganzen Rezeptorenpopulation zugeordnet.

Frage M 97
Skizzieren Sie die Zungenoberfläche und markieren Sie die Bezirke, von denen aus sich bevorzugt die vier Grundempfindungen des Geschmacks auslösen lassen.

Antwort:
Skizze gemäß Abb. 19.1, Erläuterungen gemäß Lerntext XIX.1.

20. Integrative Leistungen des Zentralnervensystems

Frage M 98
Wie misst man das Elektroenzephalogramm, und was kann man darin erkennen? (Anwendung in der Klinik.)

Antwort:
Man leitet jeweils die Potentialschwankungen zwischen einer differenten Elektrode auf der Schädeloberfläche und einer indifferenten Elektrode (am Ohr) ab. Man unterscheidet nach der Frequenz verschiedene Wellentypen, vgl. Lerntext XIX.1. Über Tumoren sind die Wellen abgeschwächt. Bei Krämpfen treten charakteristische große Ausschläge auf. Heute spielt das EEG bei der Feststellung des Gehirntodes eine wichtige Rolle: Das EEG ist völlig erloschen (Null-Linien-EEG).

Frage M 99
Beschreiben Sie die verschiedenen Schlafstadien. Wie kann man sie bestimmen? Was ist der REM-Schlaf?

Antwort:
Im Schlaf erfährt das EEG charakteristische Veränderungen, was die Unterscheidung verschiedener Schlafstadien erlaubt, vgl. Lerntext XX.5.

Frage M 100
Es gibt schwere Hirnerkrankungen, bei denen man eine Balkendurchtrennung vornimmt (Split-Brain). Dabei konnte man interessante Beobachtungen über die funktionelle Differenzierung der beiden Hirnhemisphären machen. Was wissen Sie darüber?

Antwort:
Vgl. Lerntext XX.3.

Sachverzeichnis

Sachverzeichnis

A

α-Rezeptoren
Untergliederung 411
α-γ-Kopplung 426
β-Blocker, Herz 214
β-Rezeptoren
Herz 213
Untergliederung 411
γ-Motoneurone
dynamische 419
statische 419
Absorptionsprozesse im Darm 303
Abwehr
humorale 185
spezifische 183, 185
unspezifische 183
zelluläre 185
Abwehrsystem 183
Acetylcholin
Herz 213
motorische Endplatte 381
Rezeptoren 411
Transmitter 406
Acetylsalicylsäure
Thrombozytenaggregation 178
Achalasie
Ösophagus 292
Achsen-Hyperopie 447
Achsen-Myopie 447, 449
ACTH 348, 361, 362
Adaptation 390
Auge 456
adaptive Relaxation 292
Addisonsche Krankheit 361
Adenohypophyse 348
ADH 348, 349, 352
Adiadochokinese 433
Adrenalin
Alarmreaktion 243
Ausschüttung bei Emotion 247
Blutzucker 359
Muskeldurchblutung 243
Nebennierenmark 363
adrenerge 406
Agonisten 407
Antagonisten 407
Erregungsübertragung 411
Rezeptoren 407
Adrenozeptoren 411
Afferenzkopie 432
Afterload 208, 210
Agglutinine 188
Agnosie 440
akustische 440
optische 440
taktile 440
AIDS 186
Akinese 429
Akkommodation
Auge 447
Nerv 374, 377
Akkommodationsbreite 448
Akromegalie 364
Aktinfilamente 391
Aktionspotential 372, 373
Herz 191
Muskel 395
aktive Transportprozesse 162
Aktivierungs-Calcium 217
Alarmreaktion 243, 363
Aldosteron 343, 353
Niere 342
Alkalose 277
metabolische 274
respiratorische 274
Alkohol, Magensekretion 296
Alkylphosphate 382
Allergie 183
Alles-oder-Nichts-Regel 372
Muskel 395
Alterssichtigkeit 451
Alveolardruck 253
alveoläre Ventilation 259
Alveolarepithel 259
Alveolarluft, Zusammensetzung 259
Aminosäuren, essentielle 288
Ammoniak
Ausscheidung 335
Bildung, Niere 336
Amnesie
anterograde 477
retrograde 477
Anabolika 287, 369
anaerobe
Energiegewinnung 283
Analgesie 443
Analsphinkter 414
Anämie 172, 173
hyperchrome 173
perniziöse 173
anaphylaktischer Schock 183
Anästhesie 443
ANF 219
Angina pectoris 212
Angiotensin II 342, 352, 353
annulospiralige Endigungen 417
Anomaloskop 458
ANP 219, 353
Anschlags-Zuckung 397
antidiuretisches Hormon
Niere 338, 341
Antigen 183, 186
Antigen-Antikörper-Reaktion 183
Antikörper 183
Antiport 163, 332
Antipyrin 321
Antithrombin III 179, 181, 182
Aphasie
motorische 474
sensorische 474
Apnoe 271
Arbeit
Skelettmuskel 396
Arbeitsumsatz 311
Archicerebellum 432
Arrhythmie
absolute 202
respiratorische 230
arterieller Blutdruck
beim Aufstehen 234
Hochdruck 230
Normalwerte 235
Puls 227
arteriovenöse
Anastomosen 316
Artikulation 467
Asphyxie 271
Astigmatismus 451
Asynergie 433
Ataxie
cerebellare 433
Atem
-Antriebe 272
-Grenzwert 255
-Größen
dynamische 255
statische 254
-Mechanik 252
-Stoß 255
-Zentrum 270
-Zugvolumen 254
Äthylalkohol, Brennwert 307
Atmung
Formen 271
in größeren Höhen 272
Regulation 270
ATPS 252
ATP-Spaltung,
Skelettmuskel 392
atriales natriuretisches
Peptid 219, 342, 345, 353
Atriopeptin 219, 342, 345, 353
Atrioventrikularblock 202
Atrioventrikularknoten 195
Atropin 411, 447, 451
Pupille 453
Audiometrie 464
Aufheizungsreaktionen 320
Augeninnendruck 453
Augenspiegel 453
Ausdauertraining 282, 284, 287
autogene Hemmung 420
Autoimmunerkrankung
Schilddrüse 357
autokrine Mediatoren 349
Autoregulation 237
Niere 324
auxotonische Kontraktion 397
axonaler Transport 164, 349
Azidose 277
metabolische 274
respiratorische 274

B

Babinski-Reflex **425**
Babinski-Zeichen 416
Bahnung 385, 424

Bakterien im Dickdarm 306
Bakterienpyrogene 320
basaler
  Energieumsatz 282, 310
  Gefäßtonus 239
  Tonus 238, 246
Basalganglien 429
Basaltemperatur 367
Basedow-Krankheit 357
Basophilie 172
bathmotrope Wirkung 213
Bauchhautreflex 425
Bayliss-Effekt 238
Bereitschaftspotential
  Motorik 416
Beriberi 289
Berührungsrezeptoren 436
Beschleunigungsarbeit 211
Beugereflex 423
Bewegungsentwurf 416
Bewegungsprogramm 416
Bewegungssinn 441
BE-Wert 275
Bewusstsein 473
Bikarbonat
  im Blut 269
  im Pankreassekret 300
Bilanzminimum 289
Bilirubin 302
biologische Uhr 312
biologische Wertigkeit
  von Eiweiß 289
Biot-Atmung 271
BKS 175
Blasenentleerung 413
blinder Fleck 459
Blutdruck
  arteriell 222
  Pulmonalkreislauf 222
  statischer 237
Blutdruckmessung 229
Blutdruckregelung 230
Blutdruckwellen 230
Bluterkrankheit 180
Blutgerinnung 178, 179
  Hemmung 179, 182
Blutkörperchensenkungs-
  geschwindigkeit 175
Blutplasma
  Osmolarität 176
  Zusammensetzung 176
Blutserum 177
Blutstillung 178
Bluttransfusion 188
Blutungszeit 178
Blutvolumen 171
  Regelung 353
  Verteilung 221
Blutzuckerspiegel 359
B-Lymphozyten 183, 185
Bogengänge 426
Bohr-Effekt 265
Bombesin 299
Botulinustoxin 381, 384
Brachioradialisreflex 425
Bradykardie 203
Bradykinin 315
Bradypnoe 271
Brechkraft 445, 446
Brechungsindex 446
Brennpunktstrahl 445
Brennwert der Nahrungsstoffe 307
Broca-Sprachfeld 474
Brown-Séquard-Syndrom 439
Brustwandableitungen, EKG 198
BSG 175
BTPS 252
Bursa Fabricii 183

C

Calcitonin **355**
Calcitriol 354
Calcium
  Blutspiegel 355
  Skelettmuskel 392, 393
Calcium-Aktionspotential
  Herz 195
Calcium-Antagonisten 191
  Herz 214
Calcium-Freisetzung
  Herz 216
Calciumhaushalt 354
Calcium-Kanal
  Herz 217
  langsamer 191
Calcium-Kanal-
  Blocker 191, 217, 290
  glatter Muskel 401
  Herz 214
Calcium-Pumpe 394
Calcium-Spikes
  beim glatten Muskel 290, 401
Calmodulin 401, 403
Carbamino-Hämoglobin 268
Carboanhydrase 269
  Hemmung 346
Carrier 163, 332
chemische Antriebe der
  Atmung 270
Chemorezeptoren und
  Atmung 271
Cheyne-Stokes-Atmung 271
Chloridkanal 300
Cholecysto-
  kinin 293, 299, 300, 301
Cholesterin und Galle 302
cholinerg 406
  Erregungsübertragung 411
Cholinesterase 381, 411
Cholinesterasehemmer 384
Chorea 429
Christmas-Faktor 180
Chronaxie 376
chronotrope Wirkung 213
Chylomikronen 303
Clearance 327
CO_2-Bindungskurve
  des Blutes 269
Cobalamin 173
  Absorption im Darm 305
Compliance
  Atemapparat 257, 258
  Blutkreislauf 227
Converting Enzym 342
Corticoliberin 348
Cortisol 348, 361
  Ausschüttung 363
  Blutzucker 359
  Tagesrhythmus 361
Cremasterreflex 425
CRH 348
Cumarin-Derivate 180
Curare 382, 384, 411

D

Darmgase **306**
Darm-Nervensystem 404
Dauerleistungs-
  grenze 282, 283, 285
Defäkationsreflex 414
Defibrillation 197
Dehnungsrezeptoren
  Herz 219
  Lunge 271
Dehydratation 322
Depolarisation
  explosive 372
  langsame diastolische 195
Depolarisationsblock 374, 382
Depression 385
Dermatom 439
Desynchronisation, EEG 471
Deuteranopie 458
Dezibel 462
Diabetes insipidus 341
Diabetes mellitus 335, 359
Diastole 204
Diathermie 376
Dicumarol 182
Differentialblutbild 171
Differential-Rezeptor 390
Diffusion 161
  der Atemgase 261
  erleichterte 164
Diffusionsgesetz 162
Diffusionskapazität 262
  Bestimmung 262
Diffusionskoeffizient 161, 261
Diffusionsleitfähigkeit 162
Diffusionspotential 165
Diffusionsstörung
  Atmung 260
  Lunge 262
Digitalis-Glykoside 217, 218
Dihydropyridine 394
Dihydropyridin-Rezeptor 403
dikrote Welle 228
Dioptrie 445
Disinhibition 385

Divergenz
Retina 453
Donnan-Potential 169
Donnan-Verteilung 169
Dopamin
Basalganglien 431
Doping 287
Dreifarbentheorie 458
dromotrope Wirkung 213
Druckrezeptoren 436
Druckvolumenarbeit 211
Druck-Volumen-Diagramm des Herzens 208
d-Tubocurarin 382
Ductus arteriosus Botalli 247
Dunkeladaptation 456
Duplizitätstheorie des Sehens 456
Durchblutung
bei Leistung 241
spezifische 240
Durchblutungmessung 238
Durchblutungsregulation 237
Durst-Zentrum 352
Dysarthrie 433
Dysmetrie 433
Dyspnoe 271

E

EDRF 238
EEG 471
Efferenzkopie 432
Eigenmetrik 388
Einortstheorie 466
Einschleichen 377
Ein-Sekunden-Ausatmungskapazität 255, 256
Einthoven-Dreieck 200
Einzelzuckung, Muskel 395
Eisenmangelanämie 173
Eiweiß, Brennwert 307
Eiweißaufnahme 289
Eiweißminimum
absolutes 289
Eiweißoptimum 289
Eizelle, Befruchtungsfähigkeit 370
EKG 197
Lagetypen 199
elektrische Herzachse 200
elektrische Synapse 380
elektrochemische Wandlung 381
Elektroenzephalogramm 471
Elektrokardiogramm 197
elektromechanische Kopplung 393
Herz 216
Elektromyographie 399
Elektronystagmographie 428
Elektrookulographie 428
Elementarquantum, Transmitter 382
Emotion 479
Empfindungsstörung
dissoziierte 439
Endolymphe 467
Endothel, Blutgerinnung 178
Endothelin 238
Endozytose 164
Endplattenpotential 381
energetisches Äquivalent des Sauerstoffs 308
Energieumsatz 310
bei Arbeit und Sport 282
bei Leistung 311
Engramm 477
enterisches
Nervensystem 404, 405
Enterogastron 299
enterohepatischer Kreislauf 301
Enthirnungsstarre 426
Entwärmungsreaktionen 320
Entzügelungshochdruck 235
Entzündungshemmung, Cortisol 361
Eosinophilie 172
Epithelkörperchen 354
ergotropes System 405
Erholungswärme 393
Ernährung 288
Erregung, fortgeleitete 372
Erregungsbildung, Herz 194
Erregungsleitung
im Nerven 377
saltatorische 378
Erregungsleitungs-geschwindigkeit, Herz 195
Erregungsleitungssystem 195
Erregungsverzögerungs-System, Herz 195
Erschöpfung 287
Erythroblastosis fetalis 189
Erythropoese 174
Erythropoietin 174
Erythrozyten
Lebensdauer 171
osmotische Resistenz 176
Verformbarkeit 175
Erythrozytenkonzentration 171
Höhenaufenthalt 174
Regulation 174
Eserin 382
Eupnoe 271
evaporative Wärmeabgabe 316
evozierte Potentiale 472
Sehen 460
Exozytose 164
exspiratorisches
Reservevolumen 254
Extensorreflex
gekreuzter 424
extraglanduläre
Wasserabgabe 317
Extrasystole 202
ventrikuläre 202
extrazelluläres Wasser 321
exzitatorisches postsynaptisches Potential 384

F

Färbekoeffizient 172, 173
Farbenblindheit 458
Farbensehen 454
Fernpunkt 448
fetaler Kreislauf 247
Fett, Brennwert 307
Fettgewebe, braunes 315, 319
Fettverdauung 303
Fibrinolyse 179
Fibronektin 178
Fick-Diffusionsgesetz 161
Fick-Prinzip 211
Fieber 320
Filament-Gleit-Theorie 391
Filtration im Glomerulus 325
Filtrationsdruck
effektiver 177, 325
Filtrationsfraktion 325, 327
Flexorreflex 423
Follikelreifung 367
Follikelsprung 367
follikelstimulierendes Hormon 367
Follitropin 367
Folsäure 173
Foramen ovale 247
Formanten 467
Frank-Starling-Mechanismus 208
Fremdmetrik 388
Fremdreflex 423
Frequenzanalyse, Hören 465
Frequenz-Inotropie 217
funktionelle Residualkapazität 254
Bestimmung 255
funktionelles Synzytium
Herz 197, 198

G

GABA 384
Kleinhirn 432
präsynaptische Hemmung 386
Gallenblase, Kontraktion 301
Gallensäuren 301
Gallensekretion 301
Ganglienblocker 406, 411
Gasgesetze 251
Gastrin 296, 298, 299
gastrische Phase, Magensekretion 296
gastrointestinale Hormone 290, 292, 299
gastrokolischer Reflex 294
Gasvolumen
Druckabhängigkeit 251
Temperaturabhängigkeit 251
Gauer-Henry-Reflex 354
Geburt 370
Gedächtnis 477
deklaratives 477
explizites 477
implizites 477

kognitives 477
prozedurales 477
Gedächtniszellen 185
Gefäßendothel 238
Gefäßquerschnitt 222
Gefrierpunktserniedrigung 160
Gegenstromprinzip, bei Harn-Konzentrierung 338
Gegenstrom-Wärmeaustausch 316
Gehirndurchblutung 240, 245
Gehörknöchelchen 465
Gelbsucht 302
Generatorpotential 390
Gerinnungszeit 179
Geruch 470
Geschmack 468
Geschmacksfelder 468
Gesichtsfeld 459
GIP (gastric inhibitory peptide) 293, 299
glatte Muskulatur 401
Verdauungstrakt 290
Glaukom 453
Gleichgewichtspotential 165, 167
Synapse 384
Gleichgewichtssinn 426
Gliazellen 473
Globus pallidus externus 429
Globus pallidus internus 429
glomeruläre Filtrationsfraktion 328
glomeruläre Filtrationsrate 327
Glucagon 359
Glucocorticoide 361
Glucoseresorption, Niere 334
Glucostase-Mechanismen 478
Glutamat, Motoneuron 384
Glycin
Motoneuron 384
Renshaw-Hemmung 422
Goldberger-Ableitungen, EKG 200
Golgi-Hemmung 420
Golgi-Sehnenrezeptoren 419, 420
Gonadoliberin 367
Gonadotropin-Releasing-Hormon 367
Granulozyten
basophile 172
eosinophile 171
neutrophile 171
großer Kreislauf 221
Grundempfindungen, Geschmack 468
Grundumsatz 282, 310, 357
Gyrus postcentralis 439
Gyrus praecentralis 415

H

H^+-Ausscheidung 336
Haarfollikel-Rezeptoren 436
Hagen-Poiseuille-Gesetz 223
Halbsättigungsdruck für Sauerstoff 265
Halbseitenlähmung 416, 439
Haldane-Effekt 269
Hämatokrit 171
Hämiglobin 268
Hämoglobinkonzentration 172
Hämolyse 176, 188
osmotische 176
Hämophilie 180
Hämostase
primäre 178
sekundäre 178
Handlungsantrieb 416
Harnkonzentrierung 338
Harnsäure 335
Harnstoff 335
Hauptebene 445
Hautdurchblutung 240, 313, 315
Hautsinne 436
Hb_E 172
HCO_3^--Resorption 336
Head-Zonen 413
Helium-Einwaschmethode 255
Hemianopsie 459
bitemporale 459
Hemiplegie 416
Hemmung
reziproke antagonistische 422
Heparin 180, 182
Hering-Breuer-Reflex 271
Herz
Aktionspotential 191
Innervation 213
Herzarbeit 210
Herzdurchblutung 240
Herzflimmern 197
Herzfrequenz
Steigerung bei Leistung 284
Herzgeräusche 204
Herzglykoside 217
Herzinfarkt 212
Herzklappe 205
Herzleistung 210
Herzminutenvolumen
Steigerung bei Leistung 284
Herzperiodendauer 207
Herzrhythmusstörungen 195
Herzschlagvolumen 204
Herztöne 204, 207
Herzzeitvolumen
Bestimmung 211
Verteilung 241
Hippocampus 477
Hirnstamm 404
Motorik 426
Hirntod 471
His-Bündel 195
Histamin
Magensekretion 297
Histaminantagonisten 298
Hitzeakklimatisation 319
HLA-Proteine 187
Hochdrucksystem 221
Hoffmann-Reflex 423
Höhenakklimatisation 267, 272
Homoiothermie 312
Hörfeld 462
Horizontaltyp 200
Hormone 348
gastrointestinale 290
Sexualfunktionen 367
Hörschwelle 464
humanes Choriongonadotropin 370
Hunger 478
Hydrogencarbonat im Blut 269
hydrostatischer Indifferenzpunkt 233, 237
Hypalgesie 443
Hyperalgesie 413, 443, 444
Hyperämie, reaktive 239
Hyperästhesie 413, 443
Hyperglykämie 359
Hyperhydratation 322
Hyperkaliämie 353
Hyperkapnie 270
Hypermetropie 449
Hyperopie 449
Hyperpnoe 271
Hyperthermie 320
Hyperthyreose 357
hyperton-hypokinetisches Syndrom 431
Hypertonie 230, 235
essentielle 235
renale 235
Hypertonus, Motorik 416, 432
Hyperventilation 271
RQ 308
Tetanie 356
Hypervolämie 171
Hypoästhesie 443
hypochrome Anämie 173
hypoglykämischer Schock 359
Hypokapnie 272
Hypokinese 429
Hyponatriämie 353
Hypopnoe 271
Hypothalamus 404
Hormone 348
Hypothalamus-Hypophysen-System 349
Hypothyreose 357
Hypotonie 235
Hypoventilation 271
RQ 308
Hypovolämie 171
Hypoxie 175, 243
arterielle 263, 272

I

Immunglobuline 186, 187
Immunisierung
aktive 188
passive 188

Immunität 185
Immunkompetenz 184
immunologische Toleranz 189
Immunreaktion 183
Immunsuppression, Cortisol 361
Inaktivierung 374
Inaktivierung des Transmitters 381
Indifferenztyp 200
Indikatorverdünnungs-
  verfahren 212
  Wasserräume 320
Inhibiting-Hormone 348
inhibitorisches postsynap-
  tisches Potential 384
Innenohr 465
Innenohrstörung 465
Innervation
  vasodilatatorische 237
  vasokonstriktorische 237
  vasomotorische 243
inotrope Wirkung 213
inspiratorisches
  Reservevolumen 254
Insuffizienz, Herzklappe 205
Insulin 359
Intentionstremor 433
Interferon 184
Interleukin-1 184
interstitielles Wasser 321
intestinale Phase,
  Magensekretion 297
intrapleuraler Druck 252, 253
intrapulmonaler Druck 252, 253
intrathorakaler Druck 252, 253
Intrinsic factor 173, 296, 305
Inulin, Wasserräume 321
Inulin-Clearance 327
Inzisur 204
Ionenkanäle
  chemisch gesteuerte 375
  mechanisch gesteuerte 375
  spannungsgesteuerte 374
Ionenleitfähigkeit, Nerv 375
Ionentheorie der Erregung 373
Ionenverteilung an erregbaren
  Zellen 165
Isohämagglutinine 188
isometrische Anspannung
  des Skelettmuskels 287
isometrische Kontraktion 397
isometrisches Maximum 396
Isophone 462
isotonische Kontraktion 397
isotonisches Maximum 396

J

Jodmangel **358**
Jodzufuhr 357
juxtaglomerulärer Apparat 324

K

Kalium-Diffusionspotential **166**
Kaliumleitfähigkeit 373
Kalium-System, Herz 191
Kallikrein, Fibrinolyse 179, 181
Kalorimetrie 307, 308
  direkte 309
  geschlossenes System 309
  indirekte 309
  offenes System 309
Kälteakklimatisation 319
Kälteschmerz 315
Kältevasodilatation 315
Kältezittern 320
Kaltrezeptoren 313, 440
Kammereigenrhythmus 195
Kammerflimmern 197
Kammerwasser 453
Kapazität der Nervenmembran 377
Kapazitation 370
katabole Wirkung 361
Kerntemperatur 312
kleiner Kreislauf 221
Kleinhirn 432
Kletterfasern 432
Kochsalzlösung,
  physiologische 177
Koffein, Magensekretion 296
Kohlenhydrate, Brennwert 307
Kohlenmonoxid-Vergiftung 268
kolloidosmotischer Druck 177
Kolloidosmotischer Druck 176
kompensatorische Pause 203
kompetitive Hemmung 382
komplexe chemische Synapse 384
Konjunktivalreflex 425
Kontraktilität, Herz 210
Kontraktionskraft,
  Skelettmuskel 399
Konvektion 161
Konvergenz, Retina 453
Konvergenz-Reaktion 450
  Pupille 452
Konzeptionsverhütung 367
Kornealreflex 425
Körnerzellen, Kleinhirn 432
koronare Durchblutung 212
Koronarreserve 212
Körpergewicht, Regulation 478
Körpertemperatur
  bei Leistung 313
  Monatsrhythmus 312
  Regelung 312
  Tagesrhythmus 312
Korsakoff-Syndrom 477
Kotransport mit Natrium 163, 332
Kraft-Geschwindigkeits-
  Beziehung 398
Kraft-Längen-Diagramm 396
Kraftsinn 441
Krafttraining 287
Krampfpotentiale, EEG 471
Kreatinin 335
Kreatinin-Clearance 330
  endogene 330
kreisende Erregungen 197
Kreislaufzeit 223
Kretinismus 357
Krogh-Diffusionskoeffizient 162
Kugelzellanämie 176
Kurzleistungen 282
Kurzsichtigkeit 449
Kurzzeitgedächtnis 477
Kussmaul-Atmung 271

L

Laktation **370**
Laktatkonzentration im
  Blut 284, 286
Lampenfieber 320
Landolt-Ring 458
Längswiderstand, Nerv 377
Langzeitgedächtnis 477
Latenz, elektro-pressorische 205
laterale Hemmung 389
  Retina 454
Lebensdauer der Blutzellen 171
Leistung, Herz 210
Leistungszuwachs 311
Leitfähigkeit der Membran 169
Leitungsgeschwindigkeit,
  Nerv 378
Leptin 478
Lesebrille 451
Leukopenie 172
Leukozyten
  Differenzierung 183
  Lebensdauer 171
Leukozytenkonzentration 171
Leukozytose 172
Liberine 348
Lichtreaktion, Pupille 452
Lidschlussreflex 425
limbisches System 479
Linkstyp 200
Lipasen des Pankreas 303
Lipostase-Mechanismen 478
lokal-chemische Regulation 237
Löslichkeitskoeffizient für
  Sauerstoff 264
Luftdruck beim Tauchen 251
Lungendurchblutung 244, 263
Lungenfibrose 262
luteinisierendes Hormon 367
Lutropin 367
Lymphfluss 248
Lymphokine 184
Lymphozyten 172
  Prägung 183
Lymphozytose 172
Lymphsystem 248
Lysozym 184

M

Maculaorgane **426**
Magenentleerung 292, 293
Magengeschwüre 298
magnozelluläres System 456
Makrophagen 184, 185, 187

Makrozyten 173
Markscheide 378
Massenbewegungen 294
Masseterreflex 425
Mastzellen 187
MCH 172, 173
MCHC 172
MCV 172
Mehrdurchblutung, reaktive 239
Meißner-Körperchen 436
Membrankapazität 378, 380
Membranpermeabilität 168
Membranpotential 168
  Photorezeptoren 455
Membranströme 169
Membranwiderstand 378
Menstruationszyklus 367
Merkel-Rezeptoren 436
metabolische Adaptation 319
metabolische Regulation,
  Muskeldurchblutung 247
Methämoglobin 268
MHC-Proteine 187
Mikrophonpotential 466
Mikrozyten 173
Miktionsreflex 413
Milchejektionsreflex 370
Milchsäurekonzentration
  im Blut 283
Milchsekretion 370
Mineralocorticoide 353
Miniatur-Endplattenpotentiale 381
Minuten-Rhythmik 294
Miosis, Pupille 451
Mittelhirntier 426
Mittelohr 465
Modalität 388
Monatsrhythmus,
  Körpertemperatur 312
Monozyten 172, 184
Moosfasern 432
Morbus Cushing 361
Morbus hämolyticus
  neonatorum 189
Morphium, Pupille 453
Motilin 299
Motivation 479
Motoneuron 384
Motorik des Dünndarms 293
Motorik des Kolons 294
motorische
  Einheit 399
  Endplatte 381
  γ-Innervation 420
  -r Kortex 415
  -s Projektionsfeld 415
Mukoviszidose 300
multiple Sklerose 378
muskarinische
  ACh-Rezeptoren 411
Muskel
  roter 400
  weißer 400
Muskeldurchblutung 240, 246
Muskelfasern, langsame 400
Muskelkater 287
Muskelkrämpfe 385
Muskelpumpe 237
Muskelrelaxantien 384
Muskelspindel 417
Muskelzittern 315
Myasthenie 382
Mydriasis 452
myogene Automatie, glatter
  Muskel 401
myogene Reaktion 238
Myopie 449
Myosinfilamente 391

N

Na^+-K^+-Austauschpumpe 162, 164
Na^+-K^+-Pumpe 165, 168, 332
Nachbilder 457
Nach-Hyperpolarisation 374
Nachlast 208
Nachpotentiale 372
Nachtblindheit 456
Nahpunkt 448
Natrium-Kalium-Haushalt 353
Natriumleitfähigkeit 373
Natriumsystem 374
  Herz 194
Nebennierenmark 363
Nebenschilddrüsen 354
negatives Nachbild 457
Neglekt 475
Neocerebellum 432
Nephron 325
Nernst-Gleichung 166, 167
nervale Phase,
  Magensekretion 296
Nervensystem, autonomes 404
Nettowirkungsgrad 311
neuromuskuläre
  Erregungsübertragung 381
Neuropeptide 406
Neurosekretion 348, 349
NH_4^+-Ausscheidung 335
Nidation 367, 370
Niederdrucksystem 221
Nierendurchblutung 240
Niereninsuffizienz, Anämie 173
Nierensteine 335, 346
Nifedipin 191, 217, 290
  glatter Muskel 401
nikotinische ACh-Rezeptoren 411
NO
  siehe Stickoxid 178
  Transmitter 239
Noradrenalin
  Herz 213
  Inaktivierung 411
  Nebennierenmark 363
  Transmitter 406
Nucleus subthalamicus 429
Nutzeffekt der Wärmebildung 315
Nutzzeit 376
Nystagmus 428
  kalorischer 428
  optokinetischer 428
  rotatorischer 428

O

Oberflächenspannung,
  Lunge 258
obstruktive
  Ventilationsstörung 256
Ödem
  interstitielles 177
Off-Zentrum-Neuron, Retina 454
Okulomotorik 428
onkotischer Druck 176
On-Zentrum-Neuron, Retina 454
Opsonisierung 184
Organdurchblutung 240
Organophosphate 382
Orgasmus 370
orthostatische Regulation 233
orthostatischer Kollaps 234
Osmolalität 160
Osmolarität 160
  des Harns 338
Osmoregulation 352
Osmorezeptoren 352
osmotische
  Diurese 341
  Konzentration 176
  Resistenz der Erythrozyten 176
  -r Druck 160
Ösophagus-Achalasie 292
Ösophagus-Peristaltik 291
Ösophagus-Sphinkter 291, 292
Östrogen 367
Overshoot 374
Ovulationshemmung 367
Oxyhämin 268
Oxytocin 348, 349, 370

P

PAH-Clearance 327
Paläocerebellum 432
Pallidum 429
Pankreas-Sekretion 300
Paraaminohippursäure 329
paradoxer Schlaf 476
parakrine Mediatoren 349
Parasympathikus 404
  Pupille 452
parasympathische Innervation 408
Parathormon 354
Parathyrin 354
Parkinson-Syndrom 429, 431
parvozelluläres System 456
patch-clamp-Technik 374
Patellarsehnenreflex 420
Pendel-Rhythmik 293
Perimeter 459
peristaltische Kontraktionen,
  Dünndarm 294

peristaltische Welle
Magen 292
Ösophagus 292
Permeabilitätskonstante 161
perniziöse Anämie 289
Perseveration 417
Perspiratio insensibilis 316, 317
PF 3 178
Pfortadersystem der Hypophyse 348, 350
Phagozytose 183, 184, 185
Phäochromozytom 363
Phasen der Herzaktion 204
phasischer Muskeldehnungsreflex 419
phasisch-rhythmische Aktivität, glatter Muskel 401
phon 462
photopisches Sehen 456
Photorezeptoren 454
Pilokarpin 408
Plasmavolumen, Bestimmung 321
Plasmazellen 183, 185
Plasmin 179
Plasminogen 179
Plateau-Aktionspotential 373
Plazenta 370
Pneumothorax 253
Polypnoe 271
Pontocerebellum 433
positive Rückkopplung 373
positiv-inotrope Wirkung, Herz 209
postganglionäres Neuron 405
Potenzierung 385
PQ-Intervall 202
präganglionäres Neuron 405
präresorptive Sättigung 479
präsynaptische Hemmung 386
Praxishochdruck 230
Preload 208, 210
Presbyakusis 462
Presbyopie 451
Pressdruck nach Valsalva 257
Pressorezeptoren 230
Primärharn 325, 327
Primärspeichel 296
Progesteron 367
Projektionsfeld
somatosensorisches 439
Prolaktin 367, 370
Proopiomelanocortin 361
Proportional-Rezeptor 390
Propriozeption 441
Prostacyclin (PGI_2) 178
Protanopie 458
Proteinpermeabilität der Kapillaren 249
Prothrombin, Halbwertszeit 182
Protonenpumpenblocker 298
proximales Konvolut 331
Pufferbasen 275
Pulswellengeschwindigkeit 223, 228
Pupillenreaktionen 451
Purkinje-Fäden 195
Purkinje-Zellen 432
Pylorus 292
Pyramidenbahn 415, 416
Pyrogene, endogene 320

Q

Qualität, Sinne 388
Querbrücke 392
Querbrückenzyklus 392
Quick-Test 179, 182

R

Rachitis 289, 355
Radiusperiostreflex 425
räumliches Sehen 460
Räumlichkeit, Sinne 388
Raumschwelle des Tastsinnes 438
Rechtstyp 200
reduziertes Auge 447
Reflexe
kutovsizerale 413
spinale vegetative 413
Reflexzeit 424
Refraktärität 376
Refraktärzeit
absolute 376
Herz 193, 194
relative 376
Refraktionsanomalien 449
Regulation
lokal-chemische 237
lokal-mechanische 237
Regulatorproteine 392
Reiz, adäquater 389
Reizschwelle 388
Rekrutierung 400
rekurrente Hemmung 422
Relaxation, rezeptive 291
Releasinghormone 348
REM-Phase 476
renale Clearance 327
renale Hypertonie 342
renaler Plasmafluss 327
Renin 344
Renin-Angiotensin-Aldosteron-System 342
Blutdruckregelung 230
Reninausschüttung bei Minderdurchblutung 342
Renshaw-Hemmung 422
Residualvolumen 254
Resorption im Tubulus 331
resorptive Sättigung 479
respiratorischer Quotient 259, 308
restriktive Ventilationsstörung 255, 256
Retikulozyten 174
Retikulozytose 174
retinale Ganglienzellen 454
rezeptives Feld 389
Retina 454, 456
Rezeptorpotential 390
Schallrezeptoren 466
Rezeptorprozesse
Geruch 470
Geschmack 469
Rheobase 376
Rhesus-Faktor 189
Rh-Faktor 189
Rhodopsin, Retina 454
Rh-Schwangerschaftskomplikationen 189
Rh-Unverträglichkeit 189
Rhythmus, endogener 312
Richtungshören 467
Riesenwuchs 364
Rigor 429, 432
Rigor-Position 392
Rinne-Versuch 465
Risikofaktor für Kreislauferkrankungen 235
Riva-Rocci 229
RQ *Siehe* respiratorischer Quotient
Ruffini-Körperchen 436
Ruhe-Dehnungs-Kurve, Skelettmuskel 396
Ruhepotential 168
Ruhetremor 429
Ruheumsatz 282
Rumpf- und Gangataxie 433

S

Sammellinse 445
Sarkomer 392
sarkoplasmatisches Retikulum 393
Sattheit 478
Sauerstoffatmung 260
Sauerstoffausschöpfung des Blutes 242
Sauerstoff-Bindungskurve 265
Sauerstoffschuld 283
Sauerstofftransport
im Blut 264
Vergiftungen 268
Sauerstoff-Transportkapazität des Blutes 267
Sauerstoffversorgung, fetaler Kreislauf 248
Säuglingsmotorik 429
Säure-Basen-Haushalt 273
Niere 336
Störungen 277
Schalldruck 462
Schalldruckpegel 462
Schallintensität 462
Schallleistung 462
Schall-Leitungsstörung 465
Schellong-Test 234
Schenkelblock 202
Schielen 450, 452
Schilddrüse 357

Schlaf
  EEG 476
Schluckreflex 291, 292
Schmerz 442
  dumpfer 442
  heller 442
Schmerzstoffe 442
schnelle Muskelfasern 400
Schrittmacher
  Herz 194
  sekundärer 195
  tertiärer 195
Schwangerschaft 370
Schweißsekretion 314, 319, 316
Schwellenpotential 372
Schwerarbeit 282
Second messenger 349
Seelenblindheit 440
Segmentations-Rhythmik 293
Sehschärfe 458
Sehschwelle 456
Sekretin 293, 299, 300, 301
Sekretion, tubuläre 327
Sekretionsraten 295
Sensor 389
sensorische Rindenfelder 439
Sensorpotential 390
Serotonin, Blutgerinnung 178
Sexualfunktionen 367
Shunt-Durchblutung, Lunge 263
simultane Raumschwelle 438
Simultankontrast 454
Sinnesphysiologie
  objektive 388
  subjektive 388
Sinnesrezeptor 389
Sinusknoten 194
Skelettmuskeldurchblutung 246
Skorbut 289
Skotom 459
skotopisches Sehen 456
solvent drag 332
Somatomedine 364
Somatostatin 351, 365
  Insulin 360
somatotope Organisation 415
Spaltung des Bewusstseins 473
Spannungsklemme 373
Spastik 432
Speicheldrüsen, Innervation 295
Spermatogenese 369
Spermien, Befruchtungs-
  fähigkeit 370
spezifisch-dynamische
  Wirkung 310
spezifisch-kalorische
  Wirkung 310
Spike 372
spinaler Schock 426
Spirometrie 254
Split-Brain 473
Spontanaktivität, glatter
  Muskel 290, 401
Sportlerherz 287
Sprache 467
Sprachzentren 474
Spurenelemente 289
Stäbchen, Retina 454
Standard-Bikarbonat 275
Statine 348
Stellungssinn 441
Stenose, Herzklappe 205
Stickoxid 406
  Blutgerinnung 178
  Gefäßdilatation 238
  Transmitter 405
Stickstoff
  -Ausscheidung 335
  -Auswaschmethode 255
Stimme 467
Stimmgabel-Versuche 465
STPD 252
Strabismus 450, 452
Streptokinase 179
Stress 361, 363
Striatum 429
Strömchen-Theorie 377
Strom-Spannungs-Kennlinie 374
Strömung
  laminare 223, 225
  turbulente 224, 225
Strömungsgeschwindigkeit,
  Blut 223, 229
Strömungsgesetz 223
Strophantin 217
Strychnin 385
ST-Strecke
  Verschiebung bei Infarkt 203
Substantia nigra 429
Substanz P 299
Succinylcholin 382, 384
sukzessive Raumschwelle 438
Sukzessivkontrast 457
Summation 424
  räumliche 385
  Synapse 385
  zeitliche 385
Superposition 395
Surfactant 258
Sympathikus 404
  Herz 213
  Nebennierenmark 363
  Pupille 452
sympathische Innervation 408
Symport 163, 332
Synapse 380, 384, 385
synaptische Bläschen 381
Syndrom
  hyperton-hypokinetisches 429
  hypoton-hyperkinetisches 429
Systole 204
Systolendauer 207, 216

T

T_3, reverses 358
Tachykardie 203
Tachypnoe 271
Tagesrhythmus
  Körpertemperatur 313
Tastsinn 436
TEA 374
Temperatursinn 440
Testosteron 369
Tetanie 355, 356
tetanische Kontraktion 395
  Herz 193
tetanische Potenzierung 385
Tetanus 395
  unvollkommener 395
  vollkommener 395
Tetanustoxin 385
Tetrodotoxin 374
T-Helferzellen 185
thermische Behaglichkeit 314
Thermoregulation
  beim Neugeborenen 319
  im Wasser 319
Thermorezeptoren 313, 440
Thrombin 179, 180
Thromboplastin 179
Thromboplastinzeit 179
Thrombospondin 178
Thrombostenin 178
Thromboxan A_2 178
Thrombozyten, Lebensdauer 171
Thrombozytenkonzentration 171
Thrombozytopathie 178
Thrombozytopenie 178
Thrombus, roter 179
Thyreotropin 357
Thyreotropin-Releasing-
  Hormon 357
Thyroliberin 357
Thyroxin 357
Tiefenschmerz 442
Tiefensensibilität 441
Tiefschlaf 476
Tiffeneau-Test 255
Titin 392, 397
T-Lymphozyten 183
Toleranzadaptation 319
tonische Aktivität, glatter
  Muskel 401
totaler Herzblock 202
Totalkapazität 254
Totenstarre 392
Totraum, Atmung 259
Totraumventilation 260
tPA 179
Tractus corticospinalis 415
Tränenflüssigkeit 187
Transmitter 381
  vegetatives Nervensystem 406
Transport
  elektrogener 163
  elektroneutraler 163
  parazellulärer 331
  primär-aktiver 332
  transzellulärer 331

Transportprozesse
primär-aktive 162
sekundär-aktive 162
trichromatisches Sehen 458
Trijodthyronin 357
Tritanopie 458
Tritium-markiertes Wasser 321
Trommelfell 465
trophotropes System 405
Tropine 348
Tropomyosin 392
Troponin 392
Tubuli, transversale 393

U

Überleitungszeit 202
übertragener Schmerz 413, 442, 444
Überträgerstoffe, vegetatives Nervensystem 406
unspezifische Abwehr 184
Unterschiedsschwelle 388
Hören 464
Unterstützungs-Zuckung 397

V

Vagus, Herz 213
Valsalva-Pressdruck 237
vasoaktives intestinales Peptid 292
Vasoaktives Intestinales Peptid 407
Vasoaktives intestinales Polypeptid 299
vasodilatatorische Innervation, Muskelkreislauf 247
Vasokonstriktion, hypoxische 244, 263
vasomotorische Innervation, Muskelgefäße 247
Vater-Pacini-Körperchen 436
vegetatives Nervensystem 404
Veitstanz 429
Venenklappen 237
Venenpuls 236
Venenverschluss-Plethysmographie 238
Ventilationskoeffizient 259
Ventilations-Perfusions-Verhältnis 262
Ventilationsstörung 260
restriktive 257
Ventilebeneneffekt 204
Verdunstungswärme 316
Verhaltensgedächtnis 477
Verhaltensregulation 313
Verschlussikterus 302
Verschmelzungsfrequenz 395
Verteilungsstörung
Atmung 260
Lunge 263
Vestibularapparat 426
Vibrationsrezeptoren 436
Viskosität des Blutes 225, 226
Visus 458
Vitalkapazität 254
Vitamin B_{12} 173
Absorption im Darm 305
Vitamin-D-Hormon 355
Vitamine 288
Vitamin-K-Antagonisten 182
Vitaminmangel-Krankheiten 289
VK-Zeit 256
Voltage-Clamp-Technik 373
Volumenelastizitätskoeffizient 226, 228, 229
Volumenrezeptoren des Herzens 354
 352
von-Willebrand-Faktor 178
Vorhofflattern 202
Vorhofflimmern 202
Vorlast 208
vulnerable Periode 197

W

Wachstum 364
Testosteron 369
Wachstumshormon 364
wandernde Aktivitätskomplexe, Darm 294
Wanderwellentheorie 465
Wärme, initiale 393
Wärmeabgabe 313
Wärmebildung 313
zitterfreie 313, 319
zitterfreie 315
Wärmehaushalt 312
Wärmeleitung 313
Wärmestrahlung 313
Warmrezeptoren 313, 440
Wasser, schweres 321
Wasseraufnahme im Darm 303
Wasserdampfdruck 252, 259, 272
Wasserdiurese 341
Wasserhaushalt 320
Wassermangel 322
Wasserräume des Körpers 320
Wasserüberschuss 322
Weber-Fechner-Gesetz 389, 462
Weber-Versuch 465
Wechselstromreizung 376
Wehen 370
Weichmacherfunktion 392
weißer Thrombus 178
Weitsichtigkeit 449
Wernicke-Sprachfeld 474
Widerstandsgefäße 221, 222
Willkürbewegung 416
Willkürmotorik 415
Windkessel-Funktion 226
Wirkung der Eiweiße, spezifisch-kalorische 289
Wirkungsgrad 311, 393
Wissensgedächtnis 477
Würgereflex 425

Z

Zapfen, Retina 454
Zeitgeber 312
Zeitlichkeit, Sinne 388
zentraler Venendruck 236
Zerstreuungslinse 445
Ziliarmuskel 447
zirkadianer Rhythmus 312
Zitterwärmebildung 313
ZNS-Ischämie-Reaktion 230
Zonulafasern 447
Zuckerkrankheit 335
Zusammensetzung der Nahrung 288
Zwergwuchs 364
Zwischenhirn-Hypophysen-System 348
Zwölffingerdarmgeschwüre 298
zystische Fibrose 300
Zytokine 184, 349
Zytose 164

Ihre Meinung ist gefragt!

Sehr geehrte Leserin, sehr geehrter Leser,

ein gutes Buch sollte auch über mehrere Auflagen in Inhalt und Gestaltung den Bedürfnissen seiner Leser gerecht werden. Um dies zu erreichen, sind wir auf Ihre Hilfe angewiesen. Deshalb: Schreiben Sie uns, was Ihnen an diesem Buch gefällt, vor allem aber, was wir daran ändern sollen.
Für Ihre Mithilfe möchten wir uns mit einer **Verlosung** bedanken, an der jeder Fragebogen teilnimmt. Die Verlosung findet einmal jährlich statt. Zu gewinnen sind 10 Büchergutscheine à 50 €. Der Rechtsweg ist ausgeschlossen. Wir freuen uns auf Ihre Antwort, die wir selbstverständlich vertraulich behandeln.

Bitte schicken Sie diesen Fragebogen an:

Georg Thieme Verlag
Programmplanung Medizin
Dr. med. P. Fode
Postfach 30 11 20

70451 Stuttgart

Wie beurteilen Sie diesen Band:

Anzahl der Schemata ausreichend	ja ❐	nein ❐
Anzahl der Tabellen ausreichend	ja ❐	nein ❐
Anzahl der Lerntexte ausreichend	ja ❐	nein ❐

Wie beurteilen Sie die inhaltliche Qualität der Kommentare? Welche Kommentare sind besonders gut, welche Kommentare sind nicht ausreichend?

____

____

____

____

____

____

____

Wie beurteilen Sie die Lerntexte bzw. das Kurzlehrbuch?

____

____

____

____

Zu folgenden Themen wünsche ich mir einen Lerntext/ausführlichere Erklärungen:

____

____

Wie beurteilen Sie den Schreibstil und die Lesbarkeit des Bandes?

Ist die Schwarze Reihe für das Prüfungsfach als Vorbereitung ausreichend? Haben Sie noch andere Lehrbücher benutzt? Welche?

Besonders gefallen hat mir an diesem Band:

Weitere Vorschläge und Verbesserungsmöglichkeiten?

Absender (bitte unbedingt ausfüllen)